博士生导师学术文库

A Library of Academics by
Ph.D.Supervisors

中医文化之研究

（上）

何清湖　严暄暄　主编

光明日报出版社

图书在版编目（CIP）数据

中医文化之研究：上、下册 ／ 何清湖，严暄暄主编
. --北京：光明日报出版社，2021.5
ISBN 978－7－5194－5947－5

Ⅰ.①中… Ⅱ.①何… ②严… Ⅲ.①中国医药学—
文化—文集 Ⅳ.①R2－05

中国版本图书馆 CIP 数据核字（2021）第 066826 号

中医文化之研究（上、下册）

ZHONGYI WENHUA ZHI YANJIU（SHANG、XIACE）

主　　编：何清湖　严暄暄

责任编辑：李　倩　　　　　　　　　　责任校对：傅泉泽
封面设计：一站出版网　　　　　　　　责任印制：曹　净

出版发行：光明日报出版社
地　　址：北京市西城区永安路 106 号，100050
电　　话：010－63169890（咨询），63131930（邮购）
传　　真：010－63131930
网　　址：http：//book. gmw. cn
E － mail：gmcbs@ gmw. cn
法律顾问：北京德恒律师事务所龚柳方律师

印　　刷：三河市华东印刷有限公司
装　　订：三河市华东印刷有限公司
本书如有破损、缺页、装订错误，请与本社联系调换，电话：010－63131930

开　　本：170mm×240mm
字　　数：879 千字　　　　　　　　　印　　张：49
版　　次：2021 年 5 月第 1 版　　　　印　　次：2021 年 5 月第 1 次印刷
书　　号：ISBN 978－7－5194－5947－5
定　　价：168. 00 元（全二册）

编著名单

主　编: 何清湖　严暄暄

副主编: 陈小平　孙相如　胡以仁

编　委: (按姓氏笔画排序)

丁　颖　邓婧溪　甘　宁　叶培汉　冯雅婷

刘　扬　孙相如　孙贵香　肖碧跃　宋　梅

陈　元　陈　洪　陈小平　胡以仁　曹　淼

盛　洁　黎鹏程　魏一苇

秘　书: 宋　梅　甘　宁　冯雅婷　刘　扬

序

　　习近平总书记指出，中医药学凝聚着深邃的哲学智慧和中华民族几千年的健康养生理念及其实践经验，是中国古代科学的瑰宝，也是打开中华文明宝库的钥匙，必须推进其现代化，推动其走向世界，切实把传统财富继承好、发展好、利用好。

　　中医是中华民族的传统医学，是传统文化的"活化石"。在中医学术体系形成过程中，在夏商周时期定型的农耕文明的文明类型奠定了华夏民族天人合一、自然主义的世界观，整体抽象、阴阳辩证的思维模式，乃至和顺谦卑、实用理性的家国一体社会结构和伦理价值观，这些都决定了中医本质特点的形成。先秦两汉时期，中医在之前长期积累的散在的碎片化的医药知识和经验的基础上，基于《周易》奠定的象数思维模式，经过诸子百家时代儒家、道家、兵家、阴阳家、法家等流派哲学思想的理论构建，在两汉时期进一步经由"大一统"这一历史进程进行去伪存真、百川归海式的打磨圆通，上升成为一个完备的医学科学体系。在其后两千多年的历史长河中，中医不断吸收历朝历代当时先进的哲学思想、科技文化，佛家的慈悲济世、佛理功法，理学的格物致知、本源思辨，天文历法，农学百工，不胜枚举。可见，中国传统文化是中医的文化母体，中医深深扎根于传统文化的沃土。在吸取文化养分的同时，中医也不断地从理论和实践角度丰富和完善中国传统文化，且在当代承担和发挥着"活化石"的作用，"以医入道"是认知中国传统文化的"捷径"。

　　中医不仅仅是传统的，在当代社会也具有不可替代的现代价值。我们当今对中医的看法，应该理性地看待，中医学科本质究竟是什么——我认为，中医五性决定其本质：科学性、经验性、文化性、产业性、原创性。中医是一门医学科学,那么自然就有它的学科体系,有它的学科内涵,具有丰富的临床经验,也具有丰富的文化色彩,可以形成颇具经济效益的产业,也具有我国原创的知识产权。这五个属性同时也是中医学的五大优势,中医的现代价值也由此决定。刘延东副总理指出:"中医药作为我国独特的卫生资源,潜力巨大的经济资源,具有原创优势的科技资源,优秀的文化资源和生态资源,在经济社会发展的全局中有着重要的意义。"其中很重要的一点就是文化资源,我们要加以挖掘,合理利用。

中医是瑰宝,我们要传承好、发展好、利用好,这有助于实现中华民族的伟大复兴,实现中国梦,增强民族自信。纵观中外历史,曾经辉煌的古代文明的科学,其他国家的传统的民族医学,在全球的现代化进程中大多都被淘汰或者走入边缘化。然而,中医发展几千年,流传至今仍然作为主流医学被使用,在中国还是中西并重,和西医一样为国家为人民服务,而且走向世界,被很多国家认可和使用。那么,中医的生命力在哪里? ——中医药学凝聚着深邃的哲学智慧,彰显了独特的核心价值观,蕴藏着丰富的临床经验,形成了系统的养生保健思想。所以我们要有文化自信,这个自信是更持久、更深沉的自信。坚持中医的文化自信,要遵从中医整个事业的发展规律,应该对中医文化充分认知、价值肯定、敢于借鉴、不断创新、勤于实践。"中医药振兴发展迎来天时、地利、人和的大好时机",习近平总书记给出了强有力的信号,十八大以来党中央尤为重视中医药事业的发展,制定了一系列保护、扶持、发展中医药的方针政策,近年来更是致力于中医文化的"两创"(创新性发展和创造性转化)。在这么大好的时光下,我们要发展中医事业,要加强对中医的研究,对中医的文化属性我们可以开展一系列研究,深层次地挖掘中医文化宝库中的精华,并加强中医文化的传播,从而实现中医文化的创造性转化、创新性发展。

在这样的宏大背景下,响应党的号召,呼应时代的需求,我和我的学生们近二十年来持续进行了大量中医文化相关研究。秉承湖湘文化特质,我个人提倡在学术上兼容并包,开放拓源,敢于创新。根据多年从事中医药领域相关工作的经验心得,我提出了"中医+"思维,即"中医药学科内部+"(整合中医药领域的内部学科,在原有分科的基础上实现学科内部交叉乃至进行必要融合)和"中医药学+X",即实现中医药学与其他学科的多学科交叉,从真正意义上打破学科的传统壁垒,跳出圈子、转换视角,多方位促进中医药学发展创新。作为硕、博士导师，我也积极鼓励学生们发挥自身学识专长，形成各人的某"中医+X"学术方向，并在分野领域深耕，积累成果和影响力。立足中医学的人文科学及社会科学特性，我们实现了与文化学、哲学、历史学、传播学、人类学、社会学、语言学、翻译学、伦理学、教育学、经营学等学科的交叉，进行多层次的复杂科学研究。团队形成了学术群落，人力资源互通，学术领域交叉，以达到开拓思维、纵横开阖的效果，凸显了在分析和应对复杂问题上的优势，比如，中医药文化研究、发展与传播。

本书是我们团队多年来中医文化研究成果的精粹。从300多篇相关文章中精选120余篇，总字数逾100万字。因规模较大，我们整理成上下两篇。"形而上者谓之道，形而下者谓之器。"（《易经·系辞》）形而上篇更加注重"道"的层面，即哲学思考的方面，包括世界观和方法论，从一个比较拔高的角度来研究我们整个的中医文化本身以及指导中医现代发展的原则，包括"中医与哲学""中医'和'文化""藏象理论与中医文化""中西医学文化比较与结合""'中医+'思维""中医发展战略"六个板块。同时，文化研究也不只是阳春白雪，不仅仅从高大上的层面论道，我们也要"落地"，实实在在地做点事情，这也是近年来中医文化研究和发展的热点，尤其是中医文化传播和地方医学研究方面特别火热。这些"器"的方面我们整理成"形而下篇"，包括"中医文化传播""中医跨文化传播""中医人类学""湖湘中医文化""马王堆医学文化""名老中医学术思想与学术流派"六个板块。当然，形而上和形而下也并不是严格的截然的划分割裂，实际上在每一个主题我们都进行了道的层面的思考，也考虑了怎么落地、怎么实施，基本上在每一个板块都有这样的呈现。

形而上的方面首先就是哲学，"中医与哲学""中医'和'文化"两个板块主承此业，探讨气一元论、整体观、儒释道哲学对中医的影响，在中医里怎样体现，其中肖碧跃博士后以平乐正骨作为一个典型案例阐述了哲学对中医理论体系形成的作用。"和"是中国文化和哲学之根，也是中医的特质。陈元博士对此做了一个比较扎实的研究，她从源考开始，从字的考据开始，探讨中医学"和"的价值和思维方式，考察中医作为"和医学"的健康观、疾病观、治疗观、养生观、治未病等。

关于藏象理论和中医文化的关系，孙相如博士出版了一本专著，也是有相当的积累。板块收录了其发表在核心期刊《中华中医药杂志》上的系列文章。藏象理论作为中医基础理论里最重要和最典型的部分，在此作为一个案例、一个点，来阐发它和传统文化之间的渊源，从点到面地展开，也是一个很有特色的研究。

"中西医学文化比较与结合"板块是我在中西医结合领域深耕多年的部分成果，从文化角度来进行探讨。比较中西医学文化，认识思想、方法的差异，从而审视中西医结合存在的问题，提出结合的思路和方法，以中医外科、重大疑难疾病等领域为例讨论如何具体实践，以及如何构建中西医结合教育体系，等等。

"中医+"思维是我倡议提出来的，海纳百川，有容乃大。我们整本书其实也可以说是在"中医+"思维指导之下的，12个板块是发散得比较开的，所以这个"中医+"思想也是从思维方式角度切入，是一个有创意的、有纲领性的理念。作为一个板块，我们阐述了"中医+"思维的概念和意义，再落实到具体层面上，从哲学的视角，到从中西医临床的运用，到具体的治未病、亚健康领域和湖湘医学领域，再到中医文化传播，由上而下，道器结合。

"中医发展战略"方面，我在《中国中医药报》上发表了一系列文章，有比较扎实的成果，而且思想有一定深度，有全局观，具有战略战术指导意义，获得了全国上下一致的认可。板块选取了一批有代表性的成果，如从中医的五种属性来思考中医的本质和谈中医发展的问题，中医科学性的思辨，中医作为传统文化如何现代化，中医药作为国家文化软实力，中医产业化发展，中医文化的"两创"等，这个板块注重"与时俱进"，着眼于现实问题，提出战略建议。

在形而下篇里，最核心的部分就在于传播。"中医文化传播"板块讨论国内的传播，"中医跨文化传播"讨论国外的传播。国内的中医文化传播，我们从不同的角度已经有很多成果。魏一苇硕士具有传播学专业背景，她分析中医文化传播的困境和出路的那篇文章，写得很清晰，引用率还比较高。关于传播的现代语境，我们在CSCD期刊上发表了五篇专题稿，梳理了传播学语境相关的理论，探讨了中医文化传播面临的语境问题，传统与现代、科学与人文、新媒体、全球化背景、海外本土化等，既有非常经典的话题，也有比较新颖的、与时俱进的话题。板块也选取了一些科普方面的文章，我们做了大量中医科普工作，出版了众多科普读物，获得了数项科普奖，我们总结了一些经验。传承传播当然也包括教育，我们提倡中医药文化教育要拓宽覆盖面,一方面中医文化走进初高中课堂,另一方面中医药专业院校要加强文化教育。此外,中医文化传播要走上文化创意产业化发展的道路,陈小平博士专攻于此。

跨文化传播领域我们已培养了一个初具规模的团队,有了比较丰富的成果。严暄暄博士是其中的主干力量,已出版了一部学术专著。她关于海外中医社科研究的思考是关于整个领域原则性的思考,具有"道"层面思考的性质;其对中医跨文化传播的问题和对策的探讨,以英国田野为例,既宏观又微观,粗中有细,以小见大。其后团队的几篇文章具体到某些研究角度或国别研究,如传播学编码解码的角度,文化智库建设,国际化营销,海外中医药中心,英国的、卢森堡的、马来西亚的中医现状和发展等。还有丁颖博士做的关于来华留学生的中医教育与文化认同方面,也收录了几篇成果。

中医人类学是严暄暄博士做的一个学科交叉的领域。2018年我们主办了首届中医人类学学术论坛,把这个学科明确地提出来,这在国内也是比较新的一个领域。我们对整个学科发展做了历史回顾,尝试了对学科概念、定位、范畴与近缘学科的区分、方法、意义等做明确的界定,讨论了人类学在中医医史、海外中医研究领域的应用。板块也收录了三篇基于田野研究的成果,田野研究是人类学的特色。

湖湘中医文化是我们团队比较经典的一个领域。我作为湖南省中医药文化研究基地的首席专家,一直致力于带领团队研究和传播湖湘中医文化。我的三篇论湖湘中医文化的文章引用率较高,提纲挈领地提出了湖湘中医文化的概念、精神特质,梳理了源流、资源,讨论了发展战略等,把这个领域构架起来。学生们也有一些发散开的研究点,比如,湖湘五老、湖湘中医文献学、湖湘中医伦理学、湖湘中医文化传播传媒等。

湖湘中医文化里最特色的就是马王堆医学文化,我们也是将其作为一个品牌在进行打造,包括我们学术研究方面的品牌。这一块我们的积累也是相当丰厚的,尤其是养生这一块,从基础性研究、养生思想理念,到产生背景、历史,再到当代价值、现代运用,以及国内外传播现状和展望等。落地方面,我指导了两个省级项目,陈小平博士的"基于民生视角的中医药文化研究——马王堆的养生文化"和孙相如博士的"中医健康养生文化创造性转化与创新发展研究"。

"名老中医学术思想和学术流派"板块也是有地方特色的。名老中医都是宝,湖湘名医享誉四海。湖南出了三位国医大师,板块收录了其中两位的文章,还有谭新华和地方流派岳阳正骨的文章,对湖湘特色中医做了一些呈现。

全书 12 个板块可以很清晰地看到我们团队将近 20 年的建树,是一个总结性的精选汇集。这些文章大多发表在核心学术期刊或行业龙头报刊,往往成为某一研究主题的重要文献,引用率较高,具有一定社会影响力。因为大家切入的角度不一样,也形成了中医文化研究的多面体。作为由一位博导带领的团队完成的作品,我们目前预计这样的一个规模应该算是迄今为止在中医文化研究方面大而全的一套书。也感谢光明日报出版社合作出版。

本书的编撰过程有众多学生的参与,感谢大家为共同的目标努力。具体分工如下:何清湖负责制订编写计划,组建团队及分工,组织全书编写、统稿、审稿,审定清样、定稿。严暄暄负责具体统筹。宋梅、甘宁、冯雅婷、刘扬负责文章文档收集,统一格式排版,分担编务。各板块编者按撰写、文章审定负责人如下:"中医与哲学""中医发展战略"板块由陈小平、肖碧跃、胡以仁负责,"中医'和'文化"板块由陈元负责,"藏象理论与中医文化""湖湘中医文化"板块由孙相如负责,"中西医学文化比较与结合"板块由陈洪、叶培汉负责,"'中医+'思维"板块由丁颖负责,"中医文化传播"板块由魏一苇负责,"中医跨文化传播"板块由盛洁负责,"中医人类学"板块由严暄暄负责,"马王堆医学文化"板块由邓婧溪负责,"名老中医学术思想与学术流派"板块由孙贵香、曹淼负责。

仁者乐山,智者乐水,各人的知识结构不同,各有各的看法,各有各的学术观点。所以,必然会有一些学术专家、读者有自己的看法或观点,我们欢迎大家学术共鸣,共同讨论交流,共同促进中医文化的传播,促进中医文化的深入研究,促进中医事业的发展!

何清湖

2019 年 4 月

目　录
CONTENTS

01

| 形而上篇 |

一 中医与哲学

编者按

习近平总书记指出:"中医药学凝聚着深邃的哲学智慧和中华民族几千年的健康养生理念及其实践经验,是中国古代科学的瑰宝,也是打开中华文明宝库的钥匙。深入研究和科学总结中医药学对丰富世界医学事业、推进生命科学研究具有积极意义。"这一重要论述深刻揭示出:中医药学的发展不仅体现了中华民族在医学理论上的伟大造诣,更彰显出中医药学蕴含着丰富的中国哲学智慧。

自古,医理与哲理就相互贯通、相互发明,彼此形成良性互动。这种互动突出地表现在两点。一方面,中医学在其产生与发展过程中,不断汲取中华优秀传统文化包括《周易》、儒、释、道、法、阴阳、兵、农等诸子百家丰富的思想营养,并与当时的哲理、历法、天文、礼仪等相互融合,逐渐形成一套自身固有的理论体系;另一方面,中医学的产生和发展因其独特的规律而成为中国传统文化中一颗璀璨的明珠,对中国哲学的发展又起到了较强的助力作用。

因此,在这一板块中,我们收录了团队主要研究成员关于中医与哲学之思考的若干文章,旨在从哲学视角对中医及其未来发展进行深层次探索。其中,唐乾利从中国传统文化尤其是儒家文化对中医诊疗观形成与发展的影响入手,认为儒《易》一家、医《易》同源,因此,未来亟须从文化和哲学的角度对中医学展开研究,通过方法论及诊疗观的变革,把持和定位好中医独特的诊疗观,真正凸显出中医特色优势和临床疗效。《〈金匮要略〉"天人合一"思维哲学渊源及特点浅述》一文以《周易》、儒家、道家哲学思维为立足点,阐述《金匮要略》"天人合一"整体思维的哲学渊源,无疑能丰富《金匮要略》理论的内涵,有利于把握中医经典《金匮要略》理论形成的轨迹和脉络。

在这一板块中,我们还重点收录了肖碧跃所著中国传统哲学对平乐正骨理论具有重要影响的系列论文。作者认为,第一,作为中医骨伤学重要组成部分的平乐正骨,其理论的形成离不开中国传统文化尤其是传统哲学的滋养;而河洛文化是中国传统文化的核心组成部分——中原文化的精华和典型代表,深受儒家、释家、道家的影响,因此,从儒家、释家、道家发源及其哲学思想探讨平乐正骨的文化渊源,有助于加深对平乐正骨理论内涵的理解。第二,平乐正骨汲取了中国古代哲学"和合"思想之精髓,经过长期的临床经验与沉淀,提出了平乐正骨平衡论思想。第三,平乐正骨理论的发展深受气一元论的影响,认为伤科疾病的病因病机、治疗无不与气血有关。第四,平乐正骨重视阴阳统一、五行统一、五脏统一的整体思维,运用于骨伤治疗及康复疗效显著。第五,平乐正骨从形成到发展繁荣壮大,与其继承并发展中国古代哲学"仁"学思想密不可分。所有这些论文均以中国传统哲学为立足点,阐述平乐正骨理论的哲学渊源,有助于加深对平乐正骨理论的理解,最终用于指导中医临床与实践,而这也正是我们对中医与哲学展开研究的意义之所在。

中国传统儒家文化对中医诊疗观
形成与发展的影响

《黄帝内经》的成书,标志着中医学从巫医一体的理论体系中独立出来,形成自己独特的理论体系,也同时直接指导着中医诊疗观的建立。在统治者推崇儒家文化的年代里,随其重点的变化,中医的诊疗观或多或少地发生了演变,本文就其几个重要的历史时期做一初探,并就中医学发展思路做一些初步思考,以期抛砖引玉。

一、原始儒学时期

先秦时期是以孔孟为主的原始儒学时期。孔子是儒家文化的创始人,曾修诗书,定礼乐,序《周易》,作春秋。其中对《周易》的整理对后世儒家学者的影响极其深远。儒家与易学有着直接的血缘关系,儒家是以《易经》为宗典、以孔孟思想为核心的思想学术派别。

《黄帝内经》是中医理论体系成熟的标志,其成书时间与孔子的年代相差不远,作为医学理论的文字表述,其中的阴阳五行理念并非来自儒家思想,相比之下,与阴阳家的理念更加接近,可惜阴阳家的典籍已全部失传,无从考证。这些理念直接构筑着传统中医的阴阳五行诊疗观念,故在先秦时期,儒家对中医诊疗观的影响并不非常明显。

二、经学时期

1. 汉儒经学的建立及其主要思想

汉以后,依靠秦时耆老耳传重写经书。汉武帝即位后,采纳了当时儒家董仲舒的意见,实行"罢黜百家、独尊儒术",改变博士原有制度,增设弟子员,有五经博士之说,凡不尊六艺、习孔子之术者悉去之,从此儒学独尊,《诗》《书》《礼》《易》《春秋》五经超出了一般典籍的地位,成为崇高的法定经典,也是士子必读的经典。

汉代儒生们即以传习、解释五经为主业,重于在经典的字词句中探求微言大义,自此经学正式宣告诞生。汉代儒家代表人物董仲舒,著书十余万字,奠定了经学在中国 2000 年历史上作为主流文化思想和意识形态核心的地位。其主要哲学思想既承传了汉以前儒家的重视生命、以人为本的益生主题思想,又吸收了墨、道、名、法、阴阳、农等各家学说,不仅接受和发扬了荀子关于礼法并重、刑德兼用的理论,而且大量吸收了墨家"兼爱""尚同"的理论,乃至墨家学说中某些带有宗教色彩的思想。董仲舒比较系统地发展和糅合了先秦儒家的"天人相应"哲学思想、"中和"平衡思想和阴阳家的阴阳五行学说。这些思想不仅渗透于当时的社会生活实践,使天人之学具有了理论和实践的功能,而且成为汉以后儒家学说中的一个重要组成部分。

2. 儒学与中医阴阳观念的差别及儒医形成的基础

董仲舒整理的阴阳学说主要来自《易经》,易经的阴阳主要以二的倍数增长,以一分为二为主体。《周易·系辞传》:"易有太极,是生两仪,两仪生四象,四象生八卦,八卦定吉凶,吉凶生大业。"[1]道明了天地阴阳变化之理,但是《易经》的阴阳与《黄帝内经》里的阴阳并不完全一样。

《黄帝内经·阴阳离合论》:"黄帝问曰:余闻天为阳,地为阴,日为阳,月为阴。大小月三百六十日成一岁,人亦应之。今三阴三阳不应阴阳,其故何也? 岐伯对曰:阴阳者数之可十,推之可百,数之可千,推之可万,万之大不可胜数,然其要一也。"[2]可以看到,在中医诊疗体系中,阴阳的三阴三阳理论是非常独到的创造,不与其他体系雷同,这在东汉末年张仲景的《伤寒杂病论》中所用的主要辨证论治体系就是三阴三阳体系中就可以得到证明。按照《易经》阴阳分法固然合于天道,但是因为取类的不同,对三阴三阳的诊疗观还是形成了不小的冲击,可以说从这个时候开始,中医的诊疗观开始出现了分歧。

儒家官学地位的确立,对于医疗体系乃至社会生活均产生了深远影响,对医疗队伍的组成结构也造成了新的变化,给后世一种医疗群体——儒医的形成打下了良好的基础,而儒医这个群体是最终导致中医学诊疗观分裂的重要人群。汉以后的执业中医的人群结构数据表明,两汉至唐代 52 位著名医家中,儒者多见[3]。

3. 经学后遗症

董仲舒的天人感应说、阴阳五行学说、祥瑞灾异说后来演变成为流行于西汉末并兴盛于整个东汉时代的谶纬,应该是董仲舒始料未及的。由于其理论中提供了谶纬之术的发展空间,同时在对政治措施的影响方式上,逐渐与谶纬神学合汇,尤其是王莽与刘秀在夺取政权之际公开利用,将若干谶语编为官书明白昭告;汉光武帝中元元年又正式"宣布图谶于天下",定为功令的必读书,"言五经者,皆凭谶纬说"。儒生为了利禄都兼习谶纬,称"七经纬"为"内学",而原来的经书反称为"外学",使得谶纬的地位实际上凌驾于经书之上,从而让谶纬之术发达起来。谶纬的兴盛对中医诊疗观的影响是十分明显的。本来《黄帝内经》理论体系构建的传统中医诊疗观已经脱离了传统巫术鬼神占卜的概念,谶纬的兴起直接通过官方把这些理念重新打回到中医的诊疗观中。这在后来的很多医书记述中可以得到证明,从葛洪的《肘后备急方》到孙思邈的《千金方》里都有很多谶纬术的记载。

延至东汉末年,人们得病不是先找医生,而是找巫师,谶纬学泛滥极其严重。张仲景《伤寒杂病论·序》中记载当时的人:"卒然遭邪风之气,婴非常之疾,患及祸至,而方震慄,降志屈节,钦望巫祝,告穷归天,束手受败。"[4]张仲景对此情况痛心疾首,撰著《伤寒杂病论》正本清源,奠定构造了正统的中医辨证论治体系,使中医的诊疗观在文字上规范下来,让中医学独立于谶纬学之外,并显现出不可比拟的临床效果,这是张仲景至今仍被尊为"医圣"的原因。

谶纬之学虽经魏晋以后屡被禁止,但仍然在民间流传,明清时期还有很多医书存在着这些记述。只是到了五四运动以后新文化运动兴起,传统学术退位,谶纬之学才开始真正敛藏起来。

三、理学时期

1. 儒学思想的分野

宋以后,以五经为主干的章句训经学因自身僵化而陷入绝境,熙宁变法失败后社会矛盾激化,佛学南禅宗改革运动的思想浪潮冲击,使得教条经学的专治局面开始发生震荡。疑经之风逐渐兴盛,排《系辞》,毁《周礼》,疑《孟子》,讥《尚书》。儒家文化随之发展成为一种以儒学为宗,吸收佛、道思想,将天理、仁政、人伦、人欲内在统一起来,走向政治哲学化,为统治者提供更为精细的理论指导,以适应增强思想上专制的需要的学说,也因此成为南宋之后的官学。

儒学这时主要分化出两支,一支是以程颐、朱熹为代表的理学。程朱理学坚持"性即理"的根本观念,主张"宇宙之间,一理而已",以"理"为本体、以"穷理尽性"为方法。朱熹则是儒家理学集大成者,其所著的《四书集注》也成为元明以后中国科举考试的教材。另一支是以陆九渊、王守仁为代表的心学。陆王心学则坚持"心即理",主张心外无物,是以"心"为本体、以"发明本心"或"致良知"为方法。《四库全书简明录》记载:"朱子无极之辨,陆九渊攻于前,格物之说,王守仁轧之于后,诸儒各争门户,垂数百年。"

儒学的内部争端体现出明显的思辨性,引经据典皆为阐述自己的观点,并不固守经文本意,这些思想上的变动对中医学的诊疗观产生了深远的影响,甚至可以说直接导致了后世中医诊疗观上的分裂,形成中医的学术分野。《四库全书总目提要·医家类小叙》:"儒之门户分于宋,医之门户分于金元。"这不仅概括了儒与医各自学派分立的时间,也暗指了儒之门户分于宋,与医之门户分于金元之间有着密切关系。

2. 儒医大量产生,改变了原有的医疗队伍

宋朝时,国家对医学非常关注,帝王不仅本身熟悉医学[5],还不断下诏书指导全国的医事活动[6]。《宋会要辑稿·崇儒》:"伏观朝廷,兴建医学,教养士类,使习儒术者通黄素,明诊疗而施于疾病,谓之儒医,甚大惠也。"[7]上有所好,下必甚焉。儒医在官方的提倡下正式形成潮流,不少士大夫亲自整理收集验方、家藏方,如陆游的《集验方》、苏轼和沈括的《苏沈良方》、司马光的《医问》、高若讷的《素问误文阙义》及《伤寒类要》等书[8]。名儒范仲淹"不为良相,便为良医"的名言对此更是具有巨大的推动作用,促使大批儒生加入医学领域之中。由于儒医本身社会地位相对较高,在中医群体中所占比例增大后,其学术观点直接影响到中医学界的观点,中医诊疗观的蜕变亦因此而生。

3. "金元四大家"的产生标志着传统医学诊疗观的分化

金元时,中医的诊疗观开始出现明显的分野,出现了"金元四大家"——刘完素、张从正、李东垣、朱震亨,他们对《黄帝内经》各执一义,先是河间学派刘完素以"火热论"病机创了"寒凉派";张从正师刘完素发展出"以血气流通为贵"的"攻下派";李东垣尤其重视脾胃成"补土派";朱震亨倡导"阳有余阴不足"建"滋阴派"。4人中至少有3人和儒家扯得上关系。张从正著书《儒门事亲》,李东垣曾师从于当时名儒翰林学士王若虚、冯叔献,朱震亨则是师从朱熹的四传弟子许谦学儒门理学,其书《格致余论》亦含有"格物致知"之意。他们都反对"集前人已效之方,应今人无限之病",这些都是受宋儒疑经和部分理学思想影响而生的。由此可知,中医诊疗观的分野与宋朝儒学的门户分别有直接的相关性。

4. 理学后遗症

随着儒家理学的"穷理"深入,逐渐出现了空谈理论、不尚实际的风气,这也对中医诊疗影响很大。到了现代,随着西方思潮的涌入、社会大生产分工的深化,出现了只谈理论不会临床的中医理论家,也许或多或少地还是和理学的遗风有一点关系的。

心学的修习方法必须是德才兼备、智慧过人者方能成功。其发展到最后竟然成了"小人无忌惮",尤其是把"医者意也"发挥到极致之时,其流弊更是直接导致了诊疗的随意性,没有规范,没有章法,诊断上没有精准的判定,疗效上没有确切的估计,中医至此便逐渐衰弱,使西医学乘虚而入占据了主流医学地位。

四、结论与思考

综上所述,儒家文化作为我国传统文化,长期占据官方的统治地位,对中医的诊疗观念有着极深的影响。儒学的几个重要时期的思想演变造成了中医诊疗观的变化,尤其是宋以后儒家分野,造成金元时期中医诊疗观的分野。但最终医学仍是医学,既不是哲学也不全是文化。中医学是中华传统文化,尤其是在儒家文化的变化中伴生发展的一门经验实用学科。从某种意义上说,唯一检验医学理论是否正确的标准就是临床疗效,不论诊疗观如何发展变化,能指导临床治愈疾病的理论才是唯一正确的理论。

中医独特的发展模式决定了其独特的学科属性。中医学对人体本身和人体科学本身以及防病治病都具有独特和卓越的见解,是一门符合自然科学和唯物辩证法基本规律的医学科学[9]。没有古代的中国哲学,就没有现有形态的中医学理论;没有儒家文化,就没有不断发展的中医诊疗观。可以说,中医学是在中国哲学思想的影响和指导下,在儒家文化影响下,通过历代医家长期的医疗实践与不断的积累,反复总结而逐渐形成的具有独特风格的传统医学科学。中医既属于自然科学的范畴,从某种意义上说也属于哲学和文化的范畴。因此,在中医的发展过程中,还需要从文化、哲学的角度来审视和研究中医学的现代化发展,必须进行方法论及诊疗观的变革。

由于儒家文化占据着中国传统文化的统治地位,毫无疑问儒家文化影响着中医学的发展,而中医学是中国传统文化的重要组成部分,不仅属于中国古代自然科学范畴,又以中国古代朴素的唯物论和自发的辩证法思想即气一元论、阴阳学说和五行学说为哲学基础来建构理论体系,并建立了中医学的元气论、阴阳学说和五行学说等,并使之成为中医学理论体系的重要组成部分。显然,中国传统自然观起到了重要作用,它包括两个方面,一方面是关于万物始基的元气本体论,另一方面则是宇宙形式的天人合一论。正是这种具有鲜明民族特色的元气本体论和天人合一论,才使中医学形成对生命和疾病的认识方式和理法方药的独特体系,尤其在中医诊治方法上,也无不富有传统自然观的特质[10]。元气论以及阴阳学说等哲学思想给予了中医发展强大的指导武器。在这种思潮下,中医学形成了一套整体的理论体系,强调人体是一个有机的整体,人与宇宙息息相关,人体无时不受社会环境的影响,主张"天地与我并生,万物与我为一"(《庄子·齐物论》)[11]。

儒家文化作为神州大地普世纲统的传统文化,诚然对中医诊疗观形成与发展产生了重大的影响。然而在广袤的中华大地,东西南北各地域独特的气候、人文、民俗……均形成各不相同的文化差异,亦不同程度地影响了中医学的发展,从而形成诸多医学流派。如马王堆文化及楚文化影响下形成的湖湘中医文化,以"医德为先,心忧天下""思变求新,敢为人先""执中致和,道法自然""兼容并举,中西汇通"为其精神特质[12]。诸如此类有明显地域特征的传统文化也一直影响着中医学的发展。

当今社会,西方思潮涌入,现代医学成为主流,千奇百怪的疾病随着人们生活习惯的改变和科学技术的发展而出现或被发现,中医不仅仅需要处理原有已知的疾病,还需要应对一些现代医学发现和发明且尚未找到治疗方法的疾病。因此,中医面临着新的发展契机和挑战,必须变革方法论及诊疗观。但"西化中医"的研究是不可能发展中医的。研究事物不能脱离它产生时的思维模式,中医学的发展有两个不能脱离:既不能脱离中医学自身的方法论,也不能脱离研究所处时代的新事物。而应立足本土传统,追求传承创新,沟通中外今古,这就需要不断反思与超越[13]。如何在主流医学留下的空间中占据中医自己的市场,如何把持和定位好独特的诊疗观,让现代科学技术为中医诊疗服务,真正凸显出特色优势和临床疗效,成为当代中医必须深入研究的课题。

参考文献:

[1]南怀瑾,徐芹庭,译注.白话易经[M].长沙:岳麓书社,1988.

[2]王冰注.黄帝内经[M].北京:中医古籍出版社,2003.

[3]冯丽梅,张伟兵.古代中医学家区域分布态势探析[J].中医研究,2007(1).

[4]张仲景.桂林古本伤寒杂病论[M].南宁:广西人民出版社,1980.

[5]刘理想.我国古代医生社会地位变化及对医学发展的影响[J].中华医史杂志,2003(2).

[6]韩毅.宋代医学诏令及其对宋代医学的影响[J].中医文献杂志,2008(2).

[7]王云海.宋会要辑稿考校[M].开封:河南大学出版社,2001.

[8]张珍玉.王道与医理——浅谈儒学思想对中医学之影响[J].中医药学报,2003(4).

[9]闻莉.对中医现代化的哲学思考[J].中医药通报,2005(4).

[10]刘锐,朱文峰,常存库.中医传统自然观对中医诊法的规定和塑模作用[J].医学哲学,2002(1).

[11]刘应科,魏飞跃.从理论体系形成管窥中西医医学的差异[J].江西中医

学院学报,2009(4).

　[12]何清湖.再论湖湘中医文化[J].湖南中医药大学学报,2009(5).

　[13]唐乾利.对中医药、民族医药研究和发展中若干问题的思考[J].广西中医学院学报,2009(1).

文章来源:唐乾利,陈小平,覃文玺,等.中国传统儒家文化对中医诊疗观形成与发展的影响[J].学术论坛,2011,34(10):86-89.

儒家、释家、道家对平乐正骨的影响

中原文化是中华民族文化及哲学的根源和主干，是中华民族思想文化的核心，也是百家思想集大成者，被视为中华文明的根源[1]。平乐郭氏正骨发祥于洛阳平乐村，其手法独特，药法并举，疗效可靠，远近闻名，妇孺皆知，研究者也不乏其人。平乐正骨作为一种文化遗产，其形成与发展离不开深厚中原文化的滋养，而以洛阳为中心的河洛文化是中原文化中的精华和典型代表[2]。儒家、释家、道家又与洛阳有着深厚的渊源，是河洛文化的重要组成部分。因此，从儒家、释家、道家发源及其哲学思想探讨平乐正骨的历史与理论渊源，能丰富平乐正骨理论的内涵。

一、儒家、释家、道家发端于中原，从地域上与平乐正骨的产生相关

1. 儒家学说开创并繁荣于洛阳

周公在洛阳"制礼作乐"开创了儒家学说的初基。后孔子"入周问礼"，长期受周文化熏陶，并倾其毕生精力，丰富、发展了儒家学说。河洛大地为儒学渊源之乡。明清时期，儒学的地位空前提高，在中国古代文化中处于核心地位。"不为良相，便为良医"氛围浓厚，儒医大批涌现。平乐郭氏家族大都为书香门第，科第不乏其人，如《郭氏家谱》记载："郭氏由明至清……科第以传十二世……五百年来，支派繁衍，科第连绵。"并记载："八代祖祉字伯富，为人和平异常而礼法却不少拘……为当代巨儒""九代祖文范字禹庵……公以儒官终若不悖躬行君子""十二代祖景运字翼泰。岁进士，赋性忠厚天资颖敏，历代诸儒性命道德之学无不精究"。郭氏历代遵循儒道，深受儒家思想的影响。

2. 释家学说首传并发展于洛阳

"永平求法"，迎来了中国佛教的两位开山鼻祖，并在此创建了"中国第一古刹"——洛阳白马寺。此后，佛教文化在此不断繁荣。因此，洛阳有"佛国"之称，对中华民族文化产生了深刻的影响。据考古勘测，今日洛阳白马寺，大体位于东汉白马寺旧址之上[3]。至明清时期,中原佛教繁荣,洛阳城周围佛寺众多,每年宝殿开光季节,天下僧人接踵而至,热闹非凡。据《洛阳正骨传奇》[4]记载,平乐正骨发祥人郭祥泰之父母就非常信奉佛教,而平乐村邻近洛阳远郊的少林寺,乃武术发源地,寺僧一以习武,一以自伤自救,久而久之,积累了丰富的治疗骨伤经验。

3. 道家学说形成并壮大于洛阳

老子作为中国古代道家学派的创始人,曾任东周王室柱下史,居洛阳长达数十年,与洛阳有着浓厚的历史情结和不解之缘。至唐高宗李治时期,其追尊道家创始人老子为玄元皇帝,道家地位由此骤然提升,后经宋徽宗及明嘉靖皇帝再次提高,洛阳地区新建许多道观,仅平乐村附近就有两所。

儒家、道家、释家浓厚的文化氛围,对中华民族的哲学思想、道德伦理、学术流派产生深刻的影响,其频繁的文化交流活动对平乐郭氏正骨也起着潜移默化的影响。

二、儒家、释家、道家与平乐正骨学术起源的记载相关

平乐正骨术之起源基本有三种说法。其一是授业于明末清初的洛阳道士祝尧民。据《洛阳县志·人物》[5]记载:"祝尧民,字巢夫,少以文明,明亡,弃举业为医,自号薜衣道人,得仙传疡医,凡诸恶疮,敷药少许即愈。或有断胫折臂者,延治无不效,时人比之华佗。"郭鸣岗在《秘授正骨心法》[6]序中也有所体现:"公讳尧民,道号完祀,名医传载之甚详。手出残书半卷,捡集成册。内详展筋接骨剥骨破腹洗肠之术甚详。沿习及身,世传四辈。"据《洛阳县志》记载,祝尧民与郭祥泰虽不是同一时代之人,但郭鸣岗在《秘授正骨心法》中明确提出其术授传于祝老的"奇方手术"。据《郭氏家谱》记载[7],在郭祥泰之前,郭氏家族就不乏精通医术之人,以此推测,祝尧民医术传给郭祥泰前辈,再间接传给郭祥泰及后人完全可能。其二是授业于道人益元君。据郭春园《平乐郭氏正骨法》[8]中《郭氏家训》载:"同祖益元君孟人,与先生交好,益元俊中年离家访道,多年未归,适逢其郡居遭受灾荒,得先人之周济其全家度过灾年……后先人贩丝至鲁,和益元君巧遇,谈起益元君已习练正骨,以八法为之则,以住正科为之术,君口述先人以笔录之。回来后传教后人,先以施药,后来行医,正骨八法相传以后,我家之堂名定为'益元堂',即后人纪念益元君传术之意。"其三是得传于路经平乐村的高僧。传说当时有一位擅医骨伤的高僧,经平乐村时,贫病交加,困于平乐,遇郭祥泰好心收留,热情照顾并疗疾,病愈离别时,传授正骨医术和医书作为报答。郭祥泰潜心学习所得正骨医术,经过长期实践成为远近闻名的正骨师[4]。虽为传说,但平乐村临近少林寺,且附近寺庙较多,交通发达,来往僧人络绎不绝,精通伤科医道者不少,郭氏正骨与

其交流,学习吸收其医术精髓确实便利。综上所述,郭氏平乐正骨医术发源与儒、释、道密切相关。

三、儒家、释家、道家哲学思想影响平乐正骨学术思想的形成

1. 整体哲学思维指导平乐正骨的整体辨证

儒家经典《周易》是整体思维方式的发端,其整体思想的核心是阴阳的对立统一。《易周·系辞传》说:"易有太极,是生两仪,两仪生四象、四象生八卦。"两仪,即阴阳;阴阳在对立中统一才能生万物。道家经典《道德经》为整体思维方式的引领。《道德经》说:"道生一,一生二,二生三,三生万物,万物负阴而抱阳,冲气以为和。"儒家的"天人合一"、道家的"人天统"等宇宙观都体现了中华民族传统的整体思维方式。平乐正骨"三原则"的学术特点[9],整体辨证就是其中最重要的原则,而内外兼治、筋骨并重也无不体现整体辨证思维。平乐正骨在药物治疗方法上始终坚持整体观,提出了"破、活、补"三期用药原则,即,"早期祛瘀接骨、中期活血接骨、后期补肾壮骨"的整体辨证施治原则[10]。

2. 气一元论哲学思维影响着平乐正骨的发病与治疗思想

中国古代哲学以气一元论说明世界的物质本原、肯定世界的物质性。《周易》通篇都是讲阴阳二气,认为万物均由阴阳二气交感、化生、变化而成。《系辞传》说"一阴一阳之谓道",阴阳二气是化生人和万物的根本[11]。《道德经》认为,"道"为万物之本,"道"为万物之母。《道德经》云:"道可道,非常道;名可名,非常名。无名天地之始,有名万物之母。"《道德经》曰:"道生一,一生二,二生三,三生万物,万物负阴而抱阳,冲气以为和。""冲气"即指阴阳二气,《道德经》认为,是"道"产生了阴阳二气而产生万事万物,万物之人也是阴阳二气合和而生[12]。庄子发展了《道德经》的"气",《庄子·知北游》提出了"通天下一气耳",这是古代最早的气一元论[13]。中医学发展深受气一元论的影响。中医学广泛运用气学理论来解释生理现象,认为人体的各种生理功能与病理变化,都是人体之气运动变化的结果。作为中医学的重要组成部分,平乐正骨理论深受气一元论哲学思维的影响,在病因病机、辨证治疗等方面均注重气机的运行与调理。平乐正骨认为,气血是人生命活动的总纲,是人身至宝,也是伤科病因病机之总纲。气机正常与否是保证血液运行正常的关键环节。平乐正骨提出,因气血互根,血药中必加气药才能加速病愈[10]。治伤手法上平乐郭氏正骨非常重视活筋治疗[14],意在促进气血的运行让筋脉有所养,加速病情的愈合。平乐郭氏正骨还强调运用手法后配合功能锻炼,旨在使筋骨放松,气血流通。可见,调气、行气、补气贯穿平乐郭氏正骨伤科治疗的自始至终。

3. "和合"哲学思想孕育着平乐正骨的平衡理论

"和合"是中原文化与中国传统文化的核心和精髓,是中华文化人文精神的积极成果。《周易》中包含了"一阴一阳之谓道"的整体和谐意识、"和而不偏"的中庸和谐观念、"自强不息"与"遁世无闷"的身心和谐等,均能对现实社会生活给予积极指导。道家老子最先表达了"人法地,地法天,天法道,道法自然"的"天人统一"的和谐思想。《道德经》云"道生一,一生二,二生三,三生万物,万物负阴而抱阳,冲气以为和",强调了继生于阴阳二气的协调状态——"和"的关键作用,把"和"视作"道生万物"的一个不可缺少的重要部分[15]。佛家提出了"身和同住、口和无净、意和同悦、戒和同修、见和同解、利和同均"六和思想,也体现"和合"文化的深刻内涵。简而言之,"和合"就是适度,恰如其分,换种说法,就是平衡。平乐正骨吸取其精髓,提出了平乐正骨平衡思想,其气血并调、筋骨并重、动静结合、形神统一、天人合一等平衡学术思想,无不包含"和合"的哲学思维。

4. "仁"的哲学思想是平乐正骨发展壮大的思想灵魂

医者,仁术也;医者,父母心。儒家认为:人无德不可立于世,德乃修身之首。孔子提出:"道之以政,齐之以刑,民免而无耻;道之以德,齐之以礼,有耻且格。"佛家强调修身养性,要深信因果,要度己度人,大慈大悲,方能成佛。平乐正骨之所以发展壮大,与其继承并发展"仁"的哲学思想密不可分。《郭氏家谱》记载平乐正骨创始人郭祥泰:"居心平易,赋性谦逊……专精于正骨,凡有病投者,触手即愈,数十年无遇一症而模糊,亦无一治而不痊者。富贵贫贱一以待之。"郭氏之"仁"并代代相传,《郭氏家谱》记载第三代传人郭贯田"不谄富不欺贫,当治病时恒以来到先后为序,瘥后绝不望本酬……凡所馈赠悉却不受,其他缙绅先生颂扬公德者,门堂之间锦屏匾额不可胜数"。《洛阳县志·人物》记载第四代传人郭聘三:"为河南知府文悌医其子,文以两千金为寿,辞不受……皋司延医其母,以重资报,却之……有贝勒颠马伤,医愈之,贝勒劝之官,不应。"由此可见,郭氏历代行医不分富贫贵贱,看病、配药均不收费,是郭氏家族的传统。郭氏家族历代以德为先的行医准则,是对中原"仁"文化的继承与发挥[16]。

综上所述,平乐正骨的历史,刻画着儒家、释家、道家思想的印迹,并在一定程度上契合着中医、中药的发展脉络,形成自己独特的学术思想,并发展壮大。

参考文献:

[1]赵弼.中原文化的核心内涵与特质[J].湖北省社会主义学院学报,2013,4(2):93-96.

[2]薛瑞泽.论河洛文化与中原文化的关系[J].学习论坛,2006,22(3):

52－54.

　　[3]徐金星.洛阳通览[M].郑州:中州古籍出版社,2008:12.

　　[4]杜维夏.洛阳正骨传奇[M].北京:人民卫生出版社,2008:5－6.

　　[5]雷富祥,许怡鼎.洛阳县志·人物(手稿本),民国三十五年.

　　[6]郭耀堂.正骨心法(手稿),民国二十二年.

　　[7]陈利国,周民强.平乐正骨渊源考[J].风湿病与关节炎,2012,1(2):55－59.

　　[8]郭春园.平乐郭氏正骨法[M].郑州:河南人民出版社,1959:3.

　　[9]崔伟,杜天信,梁峻,等.洛阳平乐正骨的传承[J].光明中医,2011,26(7):1336－1337.

　　[10]郭维淮.平乐正骨[M].北京:中国中医药出版社,1995.

　　[11]张其成.易学与中医[M].南宁:广西科学技术出版社,2008.

　　[12]腊永红,张丽娟.先秦"气"论与《黄帝内经》[J].重庆广播电视大学学报,2012,24(3):45－48.

　　[13]任秀玲.《黄帝内经》建构中医药理论的基本范畴——气(精气)[J].中华中医药杂志,2008,23(1):53－55.

　　[14]孙炳烈,黎君若.介绍高云峰医师的活筋手法[J].中医杂志,1962(9):8－10.

　　[15]姚魁武,薛燕星,熊兴江,等.中医学"和合"思想渊源探析[J].世界中西医结合杂志,2011(2):93－96.

　　[16]崔伟,杜天信,梁峻,等.洛阳平乐正骨流派的医德考[J].广西中医学院报,2011,14(4):116－117.

　　文章来源:肖碧跃,郭艳幸,何清湖,等.儒、释、道家对平乐正骨的影响[J].中华中医药杂志,2016,31(2):385－387.

整体哲学思维对平乐正骨的影响

整体思维是一种从整体角度出发,着眼于整体与部分、整体与层次、整体与环境的相互联系和相互作用,把对象世界理解为一个不可分割、连续整体的思维方式。整体思维贯穿中医始终,渗透中医理论和实践各个方面。中国传统哲学包含丰富的整体思维,中医学整体思维是中国哲学思维在医学领域的具体应用与体现。作为中医的重要组成部分,平乐正骨的学术思想之一就是整体思维,诊断、辨证与治疗均重视整体与局部相结合。因此,以中国传统哲学为立足点,阐述平乐正骨整体思维的渊源,能丰富平乐正骨理论的内涵。

一、平乐正骨整体思维的特点

中医骨伤科是研究防治人体筋、骨损伤与疾患为主的一门学科。主要包括骨伤、筋伤、骨病、筋病四个方面[1]。因此,对筋骨损伤整形、复形是其主要治疗特点之一,也是中医骨伤科区别于其他学科的显著特点。平乐正骨深知骨伤科这一特点,治疗上既重视损伤局部的肿、痛、出血等情况的及时处理,也重视创伤局部的手法、固定以及用药等治疗。但平乐正骨理论更认为"人是一个小天地,牵一发而动全身"[2]。认为人是一个有机整体,组成人体的皮肉、经络、筋骨、气血、脏腑及各种器官,在结构上紧密相连,在功能上互相依赖,又相互制约。

因此,人体局部受到任何损伤,都会引起经络受阻、气血紊乱,脏腑功能受到影响,从而影响全身,使人这个整体处于"不正常状态"。平乐正骨认为,诊断、治疗必须从整体出发,局部与整体相结合,多方考虑,全面分析,达到最佳治疗目标。本文从诊断、辨证、治疗三个方面阐述平乐正骨整体思维在临床上的运用。

1. 诊断、辨证整体思维

平乐正骨重视受伤局部的手法检查,如触摸、按压、对挤、推顶等8种检查手法,用以观察局部受伤情况与轻重[2]。但平乐正骨认为局部的损伤必然影响到其周围组织和全身。临床除对局部损伤手法检查外,还要全面检查,整体诊断,平乐正骨第五代传人郭春园认为对于伤者要整体把握，"检异"和"症征"须细审是否符合，发挥中医望、闻、问、切四诊，采取问伤、察伤、听音、触摸"四诊"，并配合屈动环节，摆动伤肢"二辅"法进行"检异"[3]；第六代传人郭维淮则运用中医四诊，配合检、动、量"七诊"诊断手段，并辅助影像学、检验学等现代技术检查，以弥补"七诊"检查之不足，更为全面、精确地做出诊断。提出切不可孤立看待局部损伤或某一处损伤，而忽略了其周围组织或他处损伤和全身反应，造成漏诊或误诊，影响疾病的治疗与康复，甚至造成严重的后果。同时，整体辨证也是平乐正骨治疗伤科疾病和骨科杂病的核心所在。高云峰在临床实践上，重视整体辨证，注重辨尿液、察指纹以判断气血的盛衰、脏腑之虚实、阴阳之平衡[4]；平乐正骨认为对伤科的疾病发生发展演变要有一个动态整体认识，不可只重视某一阶段或某一个病理。在整体思维的指导下，平乐正骨结合自己经验，总结出了三期整体辨证原则，提出伤后初期以血瘀气滞、气血俱伤为主，中期以瘀去未尽、气血不通为主，而后期以久病体虚、筋骨未坚为主。并指出在三期辨证的同时，还要根据病人的体质、年龄、损伤程度、临床症状不同以及气候的差别，整体辨证[2]。另外，平乐正骨在临床中辨汗、矢、溺、饮食，忌房事，动静结合，以全带局，以上带下，以健带患等都是整体辨证思维在临床上的具体运用。

2. 治疗整体思维

治疗上平乐正骨同样重视整体思维。治疗方法上强调治伤手法、固定手法、药物疗法、功能疗法相结合，药物疗法重视整体与局部并重、内治与外治并举、治本与治标兼顾、三期施治的整体用药思维。平乐正骨认为，外力造成人体局部的损伤，也将引起整体受损的症状，如体温、脉搏、饮食、精神等。故在伤科临证时，除重视肿、痛、出血等局部情况外，还要治疗损伤引起的全身反应，及时处理，做到整体与局部兼顾，以取得良好效果。药物内治与手法外治整体治疗是伤科治疗疾病的一大特色，平乐正骨传人在吸取前人精髓的基础上，结合自己的经验，提出治疗伤科既要重视创伤局部治疗的手法、固定和用药，又要重视辨证施治的内治法，并结合现代科技手段，完善伤科的治疗方法[2]。《龙嘴山馆文集》卷九《郭礼尹先生墓道碑》[5]记载平乐正骨第四代传人郭聘三诊治方面"聘三承祖父业……不用麻沸药，不用针刀刺砭挎割，而是揉之，捏之，推之，筑之，拳屈之，攀之，捞之，俯仰左右之或伸之，正之，正齐之，垫支之"；用药"内汤液，而外丹膏之"，"时其静止，移动"，注重内外同治，动静结合。平乐正骨也认为标与本既对立又统一，治疗上还要充分认识标与本的辩证关系，标本兼顾，整体治疗，才能取得最佳治疗效果，并提出根据急则治标、缓则治本的原则，或先标后本，或标本兼施[2]。并在三期整体辨证的理论指导下，创立了三期"破、和、补"整体治疗原则。伤后初期破血逐瘀,去瘀生新,中期调和气血,活血生新,后期补益气血;并根据中医五脏整体理论,在初期配合疏肝通络,在中期重视补益脾胃,在后期着重补益肝肾。平乐正骨还指出治病要因时、因地制宜,不能忽略季节、气候、地域环境对人体及创伤的影响。

总之,平乐正骨根据骨伤病人的特点,从实际出发,诊断、辨证、治疗强调整体与局部相结合,互为补充,疗效显著。

二、平乐正骨整体思维渊源

道家、儒家哲学思想作为中原文化乃至中国传统哲学文化的重要组成部分,包含丰富的整体思维,尤以阴阳对立统一整体思维、五行相关整体思维、五脏相关整体思维最为突出。发祥并发展于道、儒之乡洛阳的平乐正骨,深受其影响。

1. 阴阳对立统一整体思维

儒家经典《周易》含有丰富的阴阳对立统一哲学思想。《周易·系辞传》说"一阴一阳之谓道。继之者善也,成之者性也。仁者见之谓之仁,知者见之谓之知,百姓用而不知,故君子之道鲜矣",万物都存在阴阳两个方面,只看到事物的一个方面,不是仁者或智者所为。儒家又认为,阴阳虽有差异性,但又是统一的,是一个整体,不能分割。《周易·系辞传》说"阴阳合德,而刚柔有体",《周子通书》云:"阴阳未分之体为宇宙本根,太极动,便有阳分出,动极而静,便有阴分出;动极则静,静极则动,一动一静互根,一阴一阳相继;阳有变动,阴反之以合。"阴与阳对立又统一,贯穿在《周易》构建的无限时空中[6],是儒家理论之精髓。道家同样以阴阳为哲学范畴,解释天地万物。《老子·四十二章》云:"道生一,一生二,二生三,三生万物,万物负阴而抱阳,冲气以为和。"认为阴阳二气相交则生万物,因此,万物均具有阴阳两个方面的性质。朱熹提出"天地之间,无往而非阴阳;一动一静,一语一默,皆是阴阳之理",均是对阴阳对立统一性质的总结与发挥。平乐正骨内外同治、标本兼顾[7]、气血共调[8]、动静互补[9]理论均是阴阳对立统一整体思维在骨伤治疗、康复临床实践中的运用,并取得了很好的疗效。

2. 五行相关整体思维

五行学说是中医基础理论的重要内容。根据事物性质、作用与形态的不同,中医运用木、火、土、金、水"五行"解释人体生理、病理的各种生命现象,并指导临床。《尚书大传》云:"水火者,百姓之所饮食也;金木者,百姓之所兴生也;土者之所资生,是为人用。"说明人们很早就对五行有所认识,后来经人们的推演,用来认识整个物质世界,并认为这5种物质具有相互资生、相互制约的关系[10]。儒家学派邹衍对五行说进行改造,确定了"木克土,金克木,火克金,水克火,土克水"五行相克的顺序;董仲舒继承和发展了邹衍的五行学说,并用父子关系来阐释五行,如《五行之义》记载:"木生火,火生土,土生金,金生水,水生木,此其父子也。"此后,五行学说渐渐被引入中医学,形成中医独特的五行学说,成为中医整体观念的源泉[11],对中医学产生重大影响。《难经·六十一难》云:"望而知之者,望见其五色,以知其病。闻而知之者,问其五音,以别其病。问而知之者,问其所欲五味,以知其病所起所在也。"平乐正骨根据五行生克乘侮的变化规律,发挥中医望、闻、问、切整体治疗手段的优势,并结合伤科的特点及自己独特的经验,来推断病情。其中,典型代表就是高云峰的根据油尿特点判断脏腑的损伤。高老前辈从整体观出发,根据油尿的颜色和特征可分为肝病类、脾病类、肾病类3类。如伤于2~3日,于红色尿液中出现一层"油状薄膜"即为肝火郁发之症;如深黄色尿液中呈现片状油云,高老前辈根据五行生克的关系认为,此时为"肝病传脾",以脾病为中心的病变;如油尿微黄,质浑或稠,则为肾病[2]。

三、平乐正骨整体思维临床运用举例

患者,57岁,2007年8月13日初诊。患者因高处坠落右侧小腿及大腿肿胀、畸形且活动受限3小时收住入院。入院诊断:右胫骨下端骨折(开放性),股骨干中断骨折(右侧)。患者体质虚弱,入院见面色苍白,呼吸喘促而微弱,语声低微,汗出,口渴,脉细,舌质黯,苔薄白。辨证为气虚血瘀。治拟益气养阴、活血止痛。处方:黄芪60g,麦冬15g,党参20g,五味子10g,当归12g,川芎6g,生地黄15g,赤芍10g,桃仁6g,红花6g,炙甘草10g。1剂,水煎服。1剂后喘停汗止。再结合手术和手法复位治疗后,继续按照"活"与"补"相结合的原则,服用相应汤药,后伤愈出院[12]。

参考文献:

[1]胡劲松.中医骨伤科定义之我见[J].中医文献杂志,2013(1):31-23.

[2]郭维淮.平乐正骨[M].北京:中国中医药出版社,1995:3.

[3]郭春园.平乐郭氏正骨法[M].郑州:河南人民出版社,1959:36.

[4]施杞.百家方技精华[M].北京:中国中医药出版社,1990:54.

[5]许鼎臣.龙嘴山馆文集·卷九[M].经川图书馆校刊.

[6]刘玉平.《周易》的阴阳和谐思维[J].济南大学学报,2002,12(3):5-11.

[7]孙贵香,郭艳幸,何清湖,等.平乐正骨标本兼顾平衡论——平乐正骨理论体系之平衡理论研究(七)[J].中医正骨,2013,25(3):75-77.

[8]孙贵香,郭艳幸,何清湖,等.平乐正骨气血共调平衡论——平乐正骨理论

体系之平衡理论研究(一)[J].中医正骨,2012,24(9):70-73.

[9]孙贵香,郭艳幸,何清湖,等.平乐正骨动静互补平衡论——平乐正骨理论体系之平衡理论研究(三)[J].中医正骨,2012,24(11):65-70.

[10]刁宗广.儒、道思想对中医理论的影响[J].安徽大学学报,1998(1):61-64.

[11]后立新.五行学说的流变[J].云南中医学院学报,2009,32(3):53-56.

[12]程坤.郭维淮运用形气学说指导骨伤病治疗的经验[J].江苏中医药,2009,41(3):28.

文章来源:肖碧跃,郭艳幸,何清湖,等.整体哲学思维对平乐正骨的影响[J].中华中医药杂志,2015,30(11):3847-3849.

气一元论哲学思想对平乐正骨理论的影响

气一元论是中国古代哲学中最根本的哲学思想之一[1]，是人体生命观的基本内核。气一元论对中医学的形成和发展产生了深刻的影响，贯穿于中医理论体系的各个环节，而作为中医学重要组成部分的平乐正骨理论也同样深受其哲学思想的影响。平乐正骨理论认为，伤科疾病的病因病机、治疗无不与气血有关；其理论中包含着丰富的气一元论思想。兹将气一元论哲学思想对平乐正骨理论的影响简述于下，以飨同道。

一、气一元论的基本内涵

气一元论中的"气"，是中国古代哲学最基本、最独特的范畴[2]，是构成万物最基本、最原始的物质，是生命的基本条件[3]。《素问·至真要大论》云："本乎天者，天之气也；本乎地者，地之气也。天地合气，六节分而万物化生矣。"中国古代哲学的物质观，从五行学说到阴阳学说，最终统一于气一元论[4]。气一元论是在《周易》的阴阳对立统一理论中建立起来的。《庄子》所说"易以道阴阳"，就是指《周易》中阴阳二气的交感、化生、变化。《周易·系辞传》说"一阴一阳谓之道"，将阴阳二气看作宇宙的本体，也是化生人和万物的根本[3]。《道德经》认为"道"为万物之本，"道"为万物之母。其云："道可道，非常道；名可名，非常名。无名天地之始，有名万物之母。""道生一，一生二，二生三，三生万物，万物负阴而抱阳，冲气以为和。""冲气"即指阴阳二气，"道"产生了阴阳二气而产生万事万物，人也是阴阳二气合和而生[5]。庄子发展了《道德经》的"气"，提出了"通天下一气耳"[6]；认为宇宙万物皆通过"气"而成为一整体，"气"是人体生命活动的基础。

二、气一元论对平乐正骨理论的影响

中医学发展深受气一元论的影响，认为人体的各种生理功能与病理变化，都是人体之运动变化的结果。《素问·宝命全形论》云"天地合气，命之曰人"，人的生长壮老已,皆本于气。人体气的升降出入失去了协调平衡,就会出现各种病理变化。正如《素问·举痛论》所说"百病皆生于气"。作为中医学重要组成部分的平乐正骨理论深受气一元论哲学思想的影响,在病因病机、治疗等方面均注重气机的变化及调理。

1. 病因病机方面

平乐正骨理论认为,气血是人体生命活动的总纲,也是伤科病因病机之总纲[7]。《仁斋直指小儿附遗方论》指出,"概气为血帅也。气行则血行,气止则血止,气温则血滑,气寒则血凝,气有一息之不运,则血亦有一息之不行",气机正常与否是保证血液运行正常的关键环节。闪挫伤、牵拉伤,多以伤气为主。伤气则气虚、气滞,气虚、气滞则致血瘀。而伤血最终又会导致气滞。"肢体伤于外,则气伤于内,营卫有所不贯,脏腑由之不和",这说明人体内在气机失常,营卫之气不相顺接,是导致肌体脏腑功能失常的主要原因。郭均甫认为,伤科病理机制以伤气、伤血和气血两伤为多见;伤气可出现气逆、气虚、气促等[8]。郭维淮认为,伤科的病因与肝的疏泄功能密切相关,易出现肝郁脾虚[9]。《伤科补要》曰:"是跌打损伤之证,恶血留内,则不分何经,皆以肝为主。盖肝主血也,败血必归于肝。"由于损伤耗伤阴血,肝体失养,肝之疏泄功能失常,木病及土,致肝郁脾虚[9]。因此,伤科的病因病机无不与气机的失调有关。

2. 治疗方面

(1)治疗原则

三期辨证治疗是平乐正骨理论的核心,而补气、行气、护气之理念贯穿这三期辨证治疗的始终。平乐正骨理论认为,伤科疾病的早期以气血瘀滞为主证,治宜以行气祛瘀生新为主;中期瘀血未尽,气血不和,治宜以和为主,恐继续用攻破之药耗伤正气;后期久病体虚,治宜以补益气血为主,并强调气血双补的同时要以通为用,提出补一定要兼行气[7]。郭春园认为,骨伤科疾病辨证论治的核心就是调理气血,治疗应以调理气血为先[10]。郭维淮经过常年的临床探索,形成了自己独到的见解,尤其注重调理气血在伤科疾病治疗中的根本地位,强调形气之间的辩证统一[11];指出调治气血是治疗伤科疾病、恢复人体正常机能的基本方法[12]。郭宪章指出,膝关节骨性关节炎以肾气不足、肝气不舒、脾气亏虚为本,故在治标的同时应注重补脾、益肾、疏肝;并强调通过练功可使膝关节气血畅达,关节筋络得以濡养,从而改善膝关节活动,防止筋肉萎缩和骨质疏松的发生[13]。郭艳丝认为,伤科诸证的主要病理变化是气滞血瘀,临床辨证治疗时当考虑到气与血的关系;气行则血行,气滞则血瘀,气虚则血无以化,运行无力而瘀于脉中;治宜以活血化瘀、理气、补气、活血通络为主[14]。

（2）治疗用药

平乐正骨理论提出,因气血互根,故血药中必加气药才能加速病愈。因肝主血,败血必归于肝,同时肝又主疏泄,故治疗伤科疾病时在注重应用活血祛瘀药的同时,还应加上柴胡、香附、川芎、青皮等疏肝理气之品[7]。郭维淮认为,股骨头坏死的病理变化不论气血瘀滞,或痰湿内阻,或气虚肾亏均滞中有虚,虚中有滞,互为因果致经络不通,筋脉失养,故常用益气健脾之法,重用黄芪补气,配合枳壳行气[15]。郭宪章继承其父郭均甫之思想,并发挥之,提出伤科内伤可出现气逆、气虚、气促、气痛等证,分别可用十味参苏饮、二味参苏饮、补中益气汤、木香破气汤、木香槟榔汤等补气、理气之方治疗[13]。笔者对《平乐正骨郭维淮》一书中列出的127首常用方剂进行统计后发现,运用补气药的方剂有39首,涉及的药物为黄芪、人参、党参、红参等,其中重用黄芪的方剂有16首;运用行气药的方剂有64首,涉及的药物为香附、木香、厚朴、郁金、川芎、柴胡、枳壳、陈皮、青皮、小茴香、槟榔、苏木、麝香等。

（3）治疗手法

平乐正骨非常重视活筋治疗,强调治筋给以循经疏导的手法,配合穴位点按,通经止痛,治疗急性伤筋可收到立竿见影的效果[16]。对慢性伤筋采用就近取穴,给以按摩通经活络,配合肢体功能锻炼。在筋伤治疗方面有"点穴按摩法""揉药按摩法""活血理筋法""拍打叩击法""自身练功"等活筋手法,均意在促进气血的运行,使筋脉有所养,加速病情愈合。平乐正骨理论还强调运用手法后配合功能锻炼,旨在使筋骨放松,气血流通。

三、典型病例

患者男,31岁,1986年7月24日车祸致右小腿骨折合并下颌骨折、脑挫裂伤、创伤性休克。当地医院给予抗休克、开颅清除颅内血肿、骨折整复固定治疗。治疗后4个月患者右小腿骨折未愈合,遂于1987年1月2日前来就诊。查体:右下肢肿胀,尤以右足部明显,按之凹陷不起,色青紫,出冷汗,右小腿下1/3处压痛明显。X线片显示右胫腓骨下1/3短斜形骨折,胫骨远端向内移位,骨皮质断端有极少量骨痂生成,骨折线明显,胫腓中段以下及足部骨密度减低。郭维淮认为该患者伤后虚弱,加之损伤日久,耗伤气血,气虚无力运血,致血瘀,瘀不去则新血不生,新血不生则骨不长。故采用具有补气、活血、通络之功效的补阳还五汤加减内服[14],其药物组成:黄芪40g、当归10g、川芎10g、赤芍6g、红花6g、桃仁6g、生姜6片、大枣5枚,水煎温服,日1剂。服药8剂,患肢已有温热感。上方加白术15g、党参10g、升麻3g,黄芪加至60g,服6剂后,右小腿凉感消失,肤色转润,肿胀明显消失。守上方继服 10 剂,肢体远端血供恢复正常,肿胀已消。X 线片显示骨折处有中量骨痂生成,骨密度较前增强。嘱其加强功能锻炼。半月后来诊,骨折已达临床愈合。

参考文献:

[1]王雷,赵桂芝,李春巧.气一元论解析[J].中国中医基础医学杂志,2012,18(9):962-963.

[2]王万春.简述中医学整体观念的源流及意义[J].中国现代药物应用,2009,3(16):189-190.

[3]张其成.易学与中医[M].南宁:广西科学技术出版社,2008.

[4]邬焜.中国古代气一元论学说中体现出的整体统一论思想[J].西安交通大学学报(社会科学版),2008,28(2):58.

[5]腊永红,张丽娟.先秦"气"论与《黄帝内经》[J].重庆广播电视大学学报,2012,24(3):45-48.

[6]任秀玲.《黄帝内经》建构中医药理论的基本范畴——气(精气)[J].中华中医药杂志,2008,23(1):53-55.

[7]郭维淮.平乐正骨郭维淮[M].北京:人民卫生出版社,2008.

[8]郭宪章,郭允章.郭均甫先生学术思想初探[J].甘肃中医,1995,8(增刊):3-4.

[9]郭艳丝.郭维淮老中医治疗损伤后血虚发热的经验[J].河南中医,1994,14(2):81.

[10]龚春柱,张卫红,张军波,等.郭春园骨伤学术思想及经验概述[J].中国老年保健医学杂志,2013,11(5):83-84.

[11]程坤.郭维淮运用行气学说指导骨伤病治疗的经验[J].江苏中医药,2009,41(3):28.

[12]王战朝,马珑,郭艳锦,等.调理气血为骨伤科疾病治疗的总则——郭维淮学术思想撷英[J].中国中医骨伤科杂志,2007,15(1):64-66.

[13]甄文君,郭宪章.郭宪章主任医师治疗膝骨性关节炎经验介绍[J].甘肃中医,2010,23(12):20-21.

[14]郭艳丝,郭艳幸.补阳还五汤临床应用举隅[J].中医正骨,1991,4(4):43.

[15]郭艳锦.名老中医郭维淮治疗缺血性股骨头坏死的经验[J].中医正骨,2000,12(4):54.

[16]孙炳烈,黎君若.介绍高云峰医师的活筋手法[J].中医杂志,1962,8(9):8-10.

文章来源:肖碧跃,郭艳幸,何清湖,等.气一元论哲学思想对平乐正骨理论的影响[J].中医正骨,2015,27(2):62-63,66.

"仁"学思想对平乐正骨的影响

　　《大医精诚》曰"必当安神定志,无欲无求,先发大慈恻隐之心,誓愿普救含灵之苦",习医者要遵循自然道德的必然法则,重德、修德、守德、行德、积德。实践"合同于道",才能"为世良医"。中国传统哲学富含"仁"学思想。"仁"是儒家伦理哲学中最高、最基本的道德准则;释家讲究"佛性",崇尚"以慈悲为怀"。而平乐正骨从形成到发展壮大,与其继承并发展"仁"的哲学思想密不可分。因此,本文以"仁"学思想为基础,探讨平乐正骨渊源,旨在丰富平乐正骨的内涵;同时也对缓解当前紧张的医患关系,构建和谐医患关系提供一点启示。"仁"即"爱"。"仁"是儒家伦理哲学中最高、最基本的道德准则。儒家认为"人无德不可立于世,德乃修身之首"。孔子把"仁""礼"作为中国伦理的主题思想,《论语·述而》曰:"志于道,据于德,依于仁,游于艺。"孟子把"仁、义、礼、智"作为社会道德标准。《孟子·告子上》云"仁、义、礼、智,非由外砾我也,我固有之也,弗思耳矣",认为"仁"是一个人应该具备的最起码的道德品质和素养。《涅槃经·梵行品》曰"为诸众生除无利益,是名大慈;欲与众生无量利乐,是名大悲;于诸众生心生欢喜,是名大喜;自舍己乐施与他人,是名大舍",曰"一切众生,皆具佛性,有佛性者,皆可成佛"。佛家强调修身养性,要度己度人,大慈大悲,方能成佛。佛家深信因果,《观无量寿经》曰:"深信因果,不谤大乘。"《摩诃止观·卷五下》曰:"招果为因,克获为果。"深信善恶有报应,好因就有好果。"仁"学思想对平乐正骨有很大影响,儒、释两家的"仁"哲学思想伴随着中医学的发展与传承,是中医学的一部分。张仲景在《伤寒杂病论·自序》中提出:"精究医术,上以疗君亲之疾,下以救贫贱之厄,中以保身长全,以养其生。"行医者治病救人,应不分君臣亲疏、富贵贫贱。《古今医统大全·医本仁术》曰:"医以活人为心,故曰医仁术。"为医要不计名利,不图报酬,毫无私心,充分体现"仁学"的天然属性。平乐正骨之所以发展壮大,与其继承并发展"仁"学思想密不可分。

一、"仁"是平乐正骨形成的源泉

"仁"一直以来是郭氏家族的行为准则,《郭氏家谱》记载九代镛祖门:"十二代祖景运字翼泰,岁进士……村中族亲有争,辨兴诉兴者,公慨然独出调停和解,必使无事而后已。又捐地积金敦本睦族"[1],载九代谏祖门"十四代祖讳巍镇字峻山……好朴素,恶奢华……方已贫困疾病者,无不设法济救人"[1]。载九代文范祖门"十六代祖讳蓝朴字仲玉,大学生也……家道严肃处理公事,村中有争斗者无不劝解救止,有平困者无不怜恤赈济,终身开创基业真有经济人也"[1]。平乐正骨创始人郭祥泰,继承家族"仁"的传统,也因"仁"与正骨结缘。郭春园《平乐郭氏正骨法》[2]中《郭氏家训》载:"同祖益元君孟人……适逢其郡居遭受灾荒,得先人之周济其全家度过灾年……后先人贩丝至鲁,和益元君巧遇,谈起益元君已习练正骨,以八法为之则,以住正科为之术,君口述先人以笔录之。回来后传教后人,先以施药,后来行医,正骨八法相传以后,我家之堂名定为'益元堂',即后人纪念益元君传术之意。"祥泰之"仁"心毋庸置疑。《郭氏家谱》"九代祖文范祖门"也记载:"十七代祖讳祥泰字致和,列胄监,居心平易,赋性谦逊……专精于正骨,凡有病投者……富贵贫贱一以待之。"[1]治病救人不分贵贱,一视同仁。并一直以"悬壶济世"的典故激励后代,身传身授。第三代传人郭贯田在长期的行医生涯中"不诒富不欺贫,当治病时恒以来到先后为序,瘳后绝不望本酬"[3]。第四代传人郭聘三"为河南知府文悌医其子,文以两千金为寿,辞不受……皋司延医其母,以重资报,却之……有贝勒颠马伤,医愈之,贝勒劝之官,不应"[4]。聘三认为医"以活人为事,即实以活人为心,于生无愧足以"[5]。平乐正骨第四代传人郭耀堂"用自己所得酬金,购买药品施舍乡里,颇受群众赞扬"[1]。郭氏行医不收钱、不图报酬的规矩代代传承,历代以"仁"为先的行医准则,孕育着平乐正骨的形成。

二、"仁"是平乐正骨发展的根本

平乐正骨第五代传人郭灿若能冲破郭氏正骨"传男不传女"的封建束缚,"仁"就是他的最大动力。夫妇俩"无论春夏秋冬,或者逢年过节,只要有患者登门,他们都有求必应……用揉药治病分文不收,用接骨丹治病只对有钱人收费。平时对患者送来的礼物,酌情收点玉米棒、小米、白菜等,其余一概不收"[1]。郭均甫"为解除农民的痛苦,他不怕苦,不说累,不计报酬,登门为患者治病……他破除了不传外的保守思想,建议举办中医骨科培训班,把家传秘方和实战经验毫不保留地传授给学员,为甘肃省培养了一大批骨伤科医生"[1]。第五代传人高云峰先生为完成毛主席、周总理交给她"多带徒弟,好好为人民服务"[6]的重任,冲破家族的阻力,无私地奉献了"接骨丹""展筋丹"、接骨膏药、外洗药、外敷药等祖传秘方[7],并广收徒弟,传播医术,1956 年建立了平乐正骨医院(洛阳专区正骨医院),1958 年创立平乐正骨学院,1959 年又成立平乐正骨研究所,开创了中医骨伤的现代教育,给平乐正骨带来划时代的变革,为祖国中医骨伤事业做出了重大贡献[8]。高云峰一生致力于诊伤治病,对所求医者,不论贫富贵贱,都一视同仁,她富不媚,穷不鄙,尤其对贫困患者,还乐于施舍[9-10]。甚至在"文化大革命"中受迫害、受摧残的时候,还在想着毛主席"为人民服务"的勉励[11]。高老一生光明磊落,为人正直,表里如一,谦谨淳朴,不染薄俗,一向以救人为怀,医德有口皆碑[12],深受群众爱戴。第五代传人郭春园一生创办三所医院,被国家卫生部授予"人民健康好卫士"[13],他冒着癌细胞扩散的危险为患者正骨,他无偿捐献了 13 个祖传秘方,他始终"不问其贵贱贫富,长勤妍蚩,怨亲善友,华夷智愚,普同一等,皆如至亲之想,一心赴救"[14-15]。220 多年以来,平乐正骨践行着"医者仁心"的道德文化观,用生命诠释着"医者父母心"的崇高医德,换来了和谐医患关系的同时,也换来了平乐正骨的发展壮大,换来了全国骨伤事业的发达,拯救了千千万万的病痛患者。

三、"仁"是平乐正骨繁荣的灵魂

平乐正骨第六代传人郭维淮认为,办好平乐正骨学院,为国家培养治疗骨伤的栋梁之材,他责无旁贷,在学院刚办一无所有的情况下,他呕心沥血,和大家一起完成了约 40 万字的《平乐正骨讲义》,把自己的经验毫无保留地传授给学员[16]。并给自己定下规矩:送礼不要,请吃不到。他对家人及子女同样也严格要求,对他们约法三章:对生人、熟人、领导、群众要一视同仁,不准收受任何礼品,不准在他人面前炫耀自己和捞取任何好处[17]。郭维淮从医五十余载,没有收礼的事例,只有他为经济拮据的患者接济钱物,郭老始终把救死扶伤、全心全意为人民服务作为最高准则,陕西省办公厅曾经给洛阳正骨医院送贺匾时写道:"医德高尚,堪称楷模,技艺精湛,公推一流。"[16]在郭维淮精神的感召下,洛阳正骨医院全体员工同心同德,敬岗敬业,推动洛阳正骨医院的繁荣壮大。平乐正骨第七代传人郭艳锦、郭艳幸牢记"处处为患者着想"的祖训,处处站在患者的立场考虑问题,对患者不了解的一些小毛病,能让患者进行自我调节的就自我调节,尽量让患者不花钱;对确实需要治疗的患者,也要本着能节省就节省的原则,把患者的病看好[18]。

220 多年来,"仁"的巨大力量推动着平乐正骨不断发展、前进。平乐郭氏正骨从家庭诊所发展到河南平乐正骨学院,再发展成河南省正骨研究院、洛阳正骨医院,再发展成医、学、研、产四位一体化的三级甲等中医院;从一个院区发展到洛阳东花坛、白马寺、郑州、滨河4个院区;从家族融入社会,从洛阳走向全国、走向国际,成为中医骨伤科重要的学术流派,成为我国中医药文化重要的组成部分。因为"仁",平乐正骨,这块中华骨伤科学的瑰宝也以其独特的魅力闪烁世间,永远记载在华夏文明的沧桑史上。平乐正骨发展壮大的历程,也给了我们行医者深刻的启示,医生要提升,医院要发展,就要充分继承和发扬中华民族传统美德,追溯儒家的"仁",佛家的"慈悲",吸收其仁爱精神、爱护病人、关心病人,并相沿成习,改善当前日趋紧张的医患关系,营造良好的就医环境。

参考文献:

[1]郭永庆.郭氏家谱.1998:26,33,36,1145.

[2]郭春园.平乐郭氏正骨法[M].郑州:河南人民出版社,1959:3.

[3]崔伟,杜天信,梁峻,等.洛阳平乐正骨流派的医德考[J].广西中医学院报,2011,14(4):116-117.

[4]雷富祥,许怡鼎.洛阳县志·人物(手稿本),民国三十五年:34.

[5]许鼎臣.龙嘴山馆文集·卷九,经川图书馆校刊:32.

[6]高云峰口述,王志全整理.我是怎么样传授平乐正骨的[J].健康报,1962.

[7]陈旭照.郭氏正骨:一枝奇花开平乐[N].洛阳日报,2007-11-02(7).

[8]智江水.毛主席夸她技术好——记高云峰及她协办的洛阳正骨医院[J].中国卫生界,1994,34(4):14-15.

[9]郭艳锦.怀念奶奶[N].洛阳日报,2005-05-08(6).

[10]郭松涛.汉魏故城民间传说[M].郑州:中州古籍出版社,2012:122.

[11]毛天东.缅怀正骨专家——高云峰[J].中医正骨创刊号,1989:43-44.

[12]大海,书跟.坐在花轿里的新娘[J].奔流,1981:8.

[13]卫人发[2005]71号.人民健康好卫士——郭春园[J].卫生报,2005(3):64-65.

[14]大爱无言——记深圳好医生郭春园(图)[J].深圳特区报,2004-11-27(6).

[15]光辉南粤先锋足迹纪念中国共产党成立90周年特别报道.郭春园:用生命诠释"医者父母心"[N].深圳特区报,2011-07-13(14).

[16]张镜源.中华中医昆仑——郭维淮传[M].北京:中国中医药出版社,2011:103.

[17]郭建安,张进川.源远流长的"平乐郭氏正骨"——记平乐正骨第6代传人、白求恩奖章获得者郭维淮[J].家庭中医药,1999:5-8.

[18]探秘"平乐郭氏正骨"[N].洛阳日报,2009 - 06 - 16(2).

文章来源:肖碧跃,郭艳幸,何清湖,等."仁"学对平乐正骨的影响[J].中华中医药杂志,2016,31(1):114 - 116.

"和合"哲学思想对平乐正骨理论的影响

　　"和合"哲学思想是中国传统文化的精髓,是当代和谐文化之根[1]。"和合"哲学思想认为,事物的存在是一个动态平衡的过程,提示我们在动态中把握事物的发展方向,注重对事物变化中平衡点的研究[2]。因此,"和合"就是适度、恰如其分,即平衡。平衡观认为,世界事物的存在是各种因素共同作用的结果,是矛盾的对立统一。中医平衡理论伴随古代阴阳五行平衡哲学思想的发展,并引申到中医的各个领域,指导临床。现代医学虽然借助了现代科学手段,但客观上同样重视平衡观,认为肌体是通过各系统、各器官、各细胞综合调节而维持内环境的相对稳定,治疗的最终目的就是恢复肌体内环境的平衡从而消除疾病。平乐正骨同样重视平衡观,吸取"和合"思想之精髓,提出了平乐正骨平衡论思想,逐渐形成平衡理论体系,指导临床,屡获良效。本文以"和合"哲学思想为立足点,探讨平乐正骨平衡理论思想渊源及特点,旨在丰富平乐正骨理论内涵。

一、"和合"哲学思想的基本内容

　　"和合"哲学思想是中华民族文化的本质和精神,渗透到中国文明的各个方面[3]。中华哲学文化的主体——儒家、道家、释家有着丰富的和谐观念。《易传》"和合"思想的核心是阴阳的对立统一。《周易·系辞传》说:"易有太极,是生两仪,两仪生四象,四象生八卦。"两仪,即阴阳,"和合"思想就是从阴阳的对立统一入手而展开,提示只有异性事物相合才能生物。如《荀子·礼论》说:"天地合而万物生,阴阳接而变化起,性伪合而天下治。"儒家的"和合"思想还表现在孔子的"中庸"之道,朱熹高度赞誉"中庸"云:"致中和,天地位焉,万物育焉。"程颖解释"中庸"说:"不偏之谓中,不易之谓庸。中者,天下之正道;庸者,天下之定理。"道家"和合"哲学思想的核心理论就是"道法自然"。《道德经》说:"道生一,一生二,二生三,三生万物,万物负阴而抱阳,冲气以为和",强调阴阳二气之"和"是衍生万物不可缺少的基础。释家的"和合"思想主要体现在"中观"方法论[4],佛家崇尚

"无所从来,亦无所去。若无生灭,是如来清净禅""明与无明,其性无二……不断不常,不来不去,不在中间,及其内外,不生不灭,性相如如,常住不迁,名之曰道",指出"来"与"去"、"明"与"不明"、"生"与"灭"相互依存,在对立、矛盾中统一而和谐。综上所述,"和合"思想即和谐、统一,认为要保持事物统一的稳定性,必须掌握好矛盾的"度",把握矛盾的平衡点,任何"过度"或"不及"均可破坏事物的统一性和稳定性。

二、"和合"哲学思想对平乐正骨平衡理论的影响

中医学继承儒、道、释"和合"思想,阐述生命的生理、病理,并指导临床。平乐正骨吸取"和合"思想之精髓,经过长期的临床经验与沉淀,提出了平乐正骨平衡论思想。

1. 气血共调平衡理论

气血学说是平乐正骨理论的核心。平乐正骨认为,气血是人生命活动的总纲,是人身至宝,也是伤科病因病机之总纲[5]。郭维淮治伤吸取历代医家气血相关之理论和经验,重视气血之调理,治伤过程中或益气散瘀,或补气通痹,或益气活络、补气行瘀接骨[6],提出伤科"三期治疗原则",早期血瘀气滞需破血行气,中期气血不和需调和气血,后期久病体虚用药则强调益气养血,并总结出"治气以补为要,治血以活为旨"之观点。

2. 筋骨互用平衡理论

筋骨互用平衡论是平乐正骨理论体系的特色之一[7]。平乐正骨理论认为,筋与骨是相互依存、相互为用的。《灵枢经》云:"骨为干,脉为营,筋为刚,肉为墙,皮为坚。"筋络骨,骨连筋,筋骨互相协作,共同维持肌体的动态平衡。平乐正骨强调治伤要筋骨并重,认为筋健则骨强,骨强则筋健。即使是单纯的筋伤或骨折,也要注意筋骨同治,治骨须护筋,治筋须治骨,互为利用,互为促进,才能加速疾病的愈合。

3. 动静互补平衡理论

平乐正骨理论认为,"动"与"静"平衡是治疗伤科疾病及其康复的关键所在[8]。平乐正骨充分发挥"和合"哲学的平衡思想,强调把握"度"。根据骨伤病情不同的时期,或以"静"为主,以"动"为辅;或以"动"为主,以"静"为辅;或动静并重。但不管是"静"还是"动",都要适度,过于"静",气血运行不畅,筋骨失养,病情难愈;过于"动",用力过度,则易引起新骨断裂。据《郭礼尹先生墓道碑》记载,郭聘三治伤就强调患者动静结合,提出"时其静止、移动"。郭均甫也提出骨折治疗中包扎时在保证骨折不再移位的情况下,不能影响气血流通,要逐渐增加活

动量[9-10]。郭维淮也认为,动与静是辩证关系[11]。郭艳幸教授经常嘱咐患者,要适当运动,但一定要适度,充分体现了老师动静平衡治疗思想。郭氏正骨把固定与活动、局部固定和按摩活筋、主动活动与被动活动等互相配合的治疗方法,贯穿于平乐正骨整个学术思想之中,为中医骨伤事业做出了重要贡献[12]。

4. 五脏协调平衡理论

五脏相关是中医学的重要内容。平乐正骨理论认为,人体以五脏为中心。五脏六腑的功能活动、病理变化密切相关,常相互影响,气和血的生成有赖于五脏六腑功能的综合作用。认为治疗上恢复五脏的功能协调,是筋骨、气血功能协调的保障。骨病久病必须平衡五脏的关系,或疏肝健脾,或补益肝肾,或宣肺理气等[13]。

5. 形神统一平衡理论

平乐正骨形神统一平衡论强调形神共养,身心并治[14]。平乐正骨理论认为,形与神二者之间相辅相成,相互依附而不可分割。“形神统一”是平乐正骨“整体恒动观”的重要组成部分[15]。《类经·针刺类》中指出:“形者神之体,神者形之用;无神则形不可活,无形则神无以生。”形神和谐统一、身心平衡是肌体健康的重要保证。骨伤科患者由于疼痛的刺激,对病情的不了解,在一定程度上会产生焦虑、抑郁,甚至恐惧、悲观等不良情绪。如调理不当,则加重病情,甚者危及生命。因此,让患者了解自己的病情,了解医生的治疗方案,安抚患者的情绪,尤其在病情后期康复练功过程中,在正确指导患者练功的同时,还要将练功的目的、意义及必要性对患者解释清楚,使其乐于接受,加强练功的信心和耐心,充分发挥其主观能动性,自觉积极进行锻炼是取得良好效果的关键[16]。郭维淮在尾骨综合征治疗时特别强调意念的训练,即意志和情绪锻炼,认为心想事成,病欲速愈[11]。

6. 天人合一平衡理论

《素问·宝命全形论》曰:“人以天地之气生,四时之法成。”天人合一整体观是平乐正骨理论的一大特色[17]。平乐正骨认为,人体与自然界具有相通相应的关系,不论是日月运行、地理环境,还是四时气候、昼夜晨昏、各种变化都会对人体的生理、病理产生重要的影响。违背四时或环境不利,直接影响到气血、脏腑功能,导致气血失调、筋骨失衡,伤科诸症随之而生。正骨强调骨伤患者在预防、治疗、护理、康复等各个阶段要因时、因地制宜,从人与自然整体观出发,才能达到最佳治疗效果。

7. 标本兼顾平衡理论

平乐正骨理论认为,标与本对立统一,并提出内因为本、外因为标,正气为本、邪气为标,内病为本、外症为标,整体为本、局部为标,患者为本、医生为标等理论[18]。明确标本的辩证关系、把握标本轻重缓急是确立伤科疾病治则治法的基础。在诊治伤科疾病的过程中,标本兼顾,才能达到最佳疗效。

8. 膳食平衡理论

膳食平衡论是平乐正骨理论体系的又一特色。《黄帝内经》云:"大毒治病,十去其六;常毒治病,十去其七;小毒治病,十去其八;无毒治病,十去其九;谷肉果菜,食养尽之,无使过之,伤其正也。"用药不能尽病,后期需要以饮食来恢复正气。郭维淮在治疗骨伤时尤其是骨伤后期非常注重患者营养的补充[13],强调饮食不偏、适当,平衡是善。辨证施膳、因人施膳、平衡膳食在骨伤科疾病康复过程中的作用不容忽视。平乐正骨在长期的临床实践中,总结出五味搭配、平衡膳食,荤素均衡、平衡膳食,寒热搭配、平衡膳食,动静结合、平衡膳食,因人制宜、辨体施膳食,顺时摄食、平衡膳食,分期辨证、平衡膳食七大膳食平衡原则[19],运用临床,加速病情的愈合。

9. 起居有常平衡理论

《黄帝内经·上古真天论》云"法于阴阳,和于术数,饮食有节,起居有常,不妄作劳,故能形与神俱,而尽终其天年,度百岁乃去",强调起居有常是强身延年的重要途径。平乐正骨理论认为,起居有常是筋骨健康的基本保证。起居有常、作息有时,则能脏腑健运、气血调和、筋骨平衡;反之,则气血逆乱,筋骨失衡。并总结出天人相应、作息有时,动静平衡、劳逸适度,膳食平衡、饮食有节,房事有度、养肾壮骨,形神合一、调神养骨大起居有常法则[20],运用于临床,屡获良效。

参考文献:

[1]王育平,吴志杰.中国传统"和合"文化探源[J].南京理工大学学报(社会科学版),2009,22(1):85-91.

[2]吴志杰,王育平.和合本体论——中国传统"和合"文化研究系列之一[J].南京理工长学学报(社会科学版),2010,231(1):105-108.

[3]冯石岗,王洋.道家"和合"思想和建设性后现代主义的古今呼应[J].四川工程职业技术学院学报,2013,27(3):55-58.

[4]郭德茂.儒道释论"中"[J].暨南学报(哲学社会科学),1996,18(1):1-9.

[5]贾斌.全国名老中医——郭春园学术思想初探[J].中国伤残医学,2013,2(7):440-441.

[6]郭维淮.平乐正骨郭维淮[M].北京:人民卫生出版社,2008:19.

[7]孙贵香,郭艳幸,何清湖,等.平乐正骨筋骨互用平衡论——平乐正骨理论

体系之平衡理论研究(二)[J].中医正骨,2012,24(10):73-77.

[8]孙贵香,郭艳幸,何清湖,等.平乐正骨动静互补平衡论——平乐正骨理论体系之平衡理论研究(三)[J].中医正骨,2012,24(11):65-68.

[9]郭宪章,郭允章.郭均甫先生学术思想初探[J].甘肃中医,1995(8):3-4.

[10]郭宪章.正骨神手起沉疴　医术蜚声满金城——郭均甫先生传略及学术思想[J].甘肃中医,1992,5(3):10-11.

[11]郭艳幸.名老中医郭维淮治疗骨不连的经验[J].中医正骨,1997,9(4):20-24.

[12]龚春柱,张卫红,张军波.郭春园骨伤学术思想及经验概述[J].中国老年保健医学,2013,11(5):83-84.

[13]王战朝,马珑,郭艳锦,等.调理气血为骨伤科疾病治疗的总则——郭维淮学术思想辑要[J].中国中医骨伤科杂志,2007,15(1):64-67.

[14]张梦环.名老中医郭维淮诊治尾骨综合征的经验[J].中医正骨,1994,6(2):16.

[15]孙贵香,郭艳幸,何清湖,等.平乐正骨形神统一平衡论——平乐正骨理论体系之平衡理论研究(五)[J].中医正骨,2013,25(1):66-70.

[16]甄文君,郭宪章.郭宪章主任医师治疗膝骨胜关节炎经验介绍[J].甘肃中医,2010,23(1):19-21.

[17]孙贵香,郭艳幸,何清湖,等.平乐正骨天人合一平衡论——平乐正骨理论体系之平衡理论研究(六)[J].中医正骨,2013,25(2):69-74.

[18]孙贵香,郭艳幸,何清湖,等.平乐正骨标本兼顾平衡论——平乐正骨理论体系之平衡理论研究(七)[J].中医正骨,2013,25(3):75-79.

[19]孙贵香,郭艳幸,何清湖,等.平乐正骨膳食平衡论——平乐正骨理论体系之平衡理论研究(八)[J].中医正骨,2013,25(4):75-79.

[20]孙贵香,郭艳幸,何清湖,等.平乐正骨起居有常平衡论——平乐正骨理论体系之平衡理论研究(九)[J].中医正骨,2013,25(5):69-71.

文章来源:肖碧跃,郭艳,何清湖,等."和合"哲学思想对平乐正骨理论的影响[J].中华中医药杂志,2016,31(3):851-852.

《金匮要略》"天人合一"思维哲学
渊源及特点浅述

中医学是中国文化的组成部分,表现出中国哲学的基本原理。中医学的思维方式,是近代以来哲学研究的重要内容之一。"天人合一"是中国古代哲学的基本命题[1],与中医学的发展有着很大的关联,本文从周易、儒家、道家"天人合一"哲学思维探讨《金匮要略》学术思想的哲学渊源,能丰富《金匮要略》的理论内涵,有利于把握《金匮要略》理论形成的轨迹和脉络。

一、《金匮要略》"天人合一"整体思维渊源

中医学的成长是一个文化过程,中医学的演进和中国古代传统文化的发展之间具有"同步演进"规律[2]。"天人合一"整体思维是古代哲学思想的基本命题,而《周易》之"天、地、人"三才观,儒家之"天人之际,合而为一"及道家之"人法地,地法天,天法道,道法自然"蕴含着丰富的"天人合一"整体思维。儒家、道家发祥并繁荣壮大于中原,道家、儒家浓厚的文化氛围,对中华民族的哲学思想、道德伦理,对世间事物的认识产生了深刻的影响,其广泛深刻的影响力对《金匮要略》作者河南人张仲景起着潜移默化的影响。《金匮要略》"天人合一"整体思维与儒家、道家哲学思想有着深厚的渊源。

1.《周易》"天人合一"整体思维

《周易》为群经之首,它虽然没有明确提出"天人合一"观点,但这一思想贯穿于《周易》整个体系之中[3]。《周易·序卦》云"有天地然后万物生焉,盈天地之间者唯万物""有天地然后有万物,有万物然后有男女",《周易·系辞传》亦云"天地氤氲,万物化醇,男女构精,万物化生",天地是生万物之源泉,是万物之根本,天地之间阴阳相互作用,就化生万物;人类赖以天地之阴阳,男女交合而产生。因此人要顺应自然,不能违背四时之秩序、天地之意志,如《周易·乾·文言》说:"夫大人者,与天地合其德,与日月合其明,与四时合其序,与鬼神合其吉凶,先天而天弗违,后天而奉天时。天且弗违,而况于人乎,况于鬼神乎。"天地人并存而为一体。《周易·系辞传》说:"易之为书,广大悉备。有天道焉,有人道焉,有地道焉,兼三才而两之,故六。六者非它也,三才之道也。""三才之道"即《周易》中六爻卦,分别代表天地人,《周易·系辞传》说:"六爻之动,三极(天、地、人)之道也。"天地人三才各占一阴一阳之位,人与天地共有阴阳之理,象征着天地人并存的一个整体,即"天人合一"的宇宙模式。

2. 儒家"天人合一"整体思维

儒家整体思维模式最典型的范畴概念就是"天人合一"的整体观念[4]。认为世间万物都处于"和谐统一"之状态。儒家思想认为,研究"天"不能不涉及"人",研究人也不能不涉及"天"。孔子说:"天何言哉! 四时行焉,百物生焉,天何言哉!"自然界四时、万物是人赖以生存的基础,人来源于自然界又依赖于自然界。董仲舒在《春秋繁露·深察名号》中说:"天人之际,合而为一。""际",就是区别;"合",就是统一。意思是天与人本来是两个不同的个体,是有区别的,但他们是有机统一的,息息相关,不可分割。把天与人合而为一,让万物处于一种和谐的状态。孟子说"亲亲而仁民,仁也而爱物""仁者以天地万物为一体",人与自然的关系是天成的,人只有在与天、地和谐的生命体系中生存、发展。

3. 道家"天人合一"整体思维

道家"天人合一"哲学思维的核心理论就是"道法自然"。"道生一,一生二,二生三,三生万物。"在老子看来,"道"是万物的本原和母体,贯通于天、地、人、物中,是支配万物的总规律,还是人类行为的准则。老子认为"人法地,地法天,天法道,道法自然",说明天地人万事万物都要遵循自然的法则和规律,宇宙中的一切事物都要服从自然的法则,反映了天人合一的整体观。根据道家的"天人同源同质"理论,人与万物一样,都禀自同一的"道",庄子发展了老子的整体论,提出"万物一体""道通为一"的思想,其在《齐物论》中说:"天地与我并生而万物与我为一。"因此,道家主张人与自然是平等的,两者构成有机统一整体。提出天人相应、天人感应等思想,人与自然相互联系、相互作用、相互依赖,共同构成无限圆满、完整的宇宙世界。

二、《金匮要略》的"天人合一"整体思维表现与应用

《金匮要略》继承发挥古代哲学思维,认为人与自然是一个统一整体,其阐述的疾病病因、诊断、预防、预后、治疗等方面无不体现着"天人合一"的整体思维。

1. 病因与"天人合一"思维

《藏府经络先后病脉证》第2条"夫人禀五常,因风气而生长",客观提出人与自然相互依存、相互影响,自然界是人赖以生存的基础,四时气候的变化可以影响人体,同时也是人发生疾病的外在条件。四时风气流行,适宜于自然界气候的要求便能生长万物;若是不正常的自然气候,则能毒害万物,对人来说,就将变成一种致病因素,因此"风气虽能生万物,亦能害万物",如出现"未至而至、至而不至、至而不去、至而太过"等情况,即凡是气候先至、不至、不去、太过皆属异常之气候,就容易影响到人的气血而产生疾病。《内经》云:"五脏各以其时受病,非其时各传以与之。"如《素问·四气调神大论》曰:"逆春气则少阳不生,肝气内变。"《金匮要略》云:"春不可食肝,肝旺时,以死气入肝,伤魂也。"春季为肝旺季节,木克土,脾胃本弱,若饮食不节,雨水较多,易致腹胀腹泻、消化不良、食欲减退、全身乏力等脾胃病症状。因此春季要注意调理脾胃,省酸增肝。四时都要遵守此法则。

2. 诊断与"天人合一"思维

《藏府经络先后病脉证》第7条提出"寸口脉动者,因其旺时而动,假令肝旺色青,四时各随其色"。人与自然息息相关,四时气候的变化可以影响人体,人体脉象和色泽随着四时季节的变化而发生改变,以与自然统一协调,如果色、脉与季节不相符合,则属不正常的现象,并根据脉象和色泽的变化特点,能判断何脏有病及病势顺逆,如"肝色青而反色白,非其时色脉,皆当病","天人合一",春季候肝,主色应为青色,脉象应弦,如果反色白,脉毛,则为肺乘肝,又如《惊悸吐血下血胸满瘀血病脉证治》指出"从春至夏衄者太阳,从秋至冬衄者阳明",认为春夏季阳气生发于外,其衄血多属太阳表邪所致;秋冬季阳气收藏于内,其衄血多属阳明里热所致,从季节可辨识邪气所犯之经脉。因此诊病时应当注意时令对人体的影响。

3. 预防与"天人合一"思维

"未病先防,既病防变",首先是顺应自然规律,防病于"未生",这是中医养生的最高则[5]。《藏府经络先后病脉证》第2条提出"若人能养慎,不令邪风干忤经络",会养生之人,不会让邪气侵犯人体,正如《黄帝内经》所说"虚邪贼风,避之有时"。并根据四时季节之特点,提出"服食节其冷热苦酸辛甘,不遗形体有衰,病则无由入其腠理",在服用丹药或草木药养生时要顺应四时的变化规律,对其药性的寒热、五味要有所节制,防止对身体造成伤害,如《灵枢·本神》曰:"故智者之养生也,必顺四时而适寒暑。"饮食也有四气五味、升降沉浮的性能,因而饮食也应顺应四时节气,才会使人"五脏元真通畅,人即和"。具体做法如《果实菜谷禁忌并治》指出:"正月勿食生葱,令人面生游风。二月勿食蓼,伤人肾。……十一月、十二月勿食韭,令人多涕唾。四季勿食生葵,令人饮食不化,发百病。"正如仲景所说:"所食之味,若得宜则益体。"总之,张仲景预防疾病重视"天一",起居和饮食要"因时之序"或"因天之序",生活节律要与昼夜气候适应[6]。

4. 预后与"天人合一"思维

不仅人体发生疾病与自然密切相关,环境也影响到疾病的预后转归,如《血痹虚劳病脉证并治》说:"劳之为病,其脉浮大,手足烦,春夏剧,秋冬瘥。"春夏阳气外浮,病情加剧;秋冬阳气内藏,病情缓解。疾病的预后与四时昼夜相关。因此,临床可根据脏腑五行所属和五脏对应与四时五季的特点,再把五行的生克制化关系引入四时五季,可以推测五脏疾病的起病、加重、好转的时间。如肝应春,肝起病多在春季,所以甲型肝炎在春季是高发节气,而夏季则是肝病预后的最佳时期,心应夏季,肺被抑制,不能乘肝,有利于肝病的恢复,临床运用"天人合一"思维,能把握疾病恢复的最佳时期,提高临床疗效。

5. 治疗与"天人合一"思维

治疗上也要顺应四时气候,《痉湿暍病脉证》提出"值天阴雨不止,医云此可发汗",强调在湿气偏盛的天气时,更应注意正确运用汗法。服药方法上张仲景同样重视"天人合一"整体观,如《痰饮咳嗽病脉证并治》中十枣汤服药时间为"平旦温服之",平旦乃阳气升发之时,乘势温服,即有助于水饮的祛除,减少对正气的克伐,也可以防止或减轻恶心呕吐等副作用。临床上,处方用药要考虑气候对病人的影响,"天人合一",如冬季气候寒冷,气温偏低,病人即使外在有明显的热像,也要仔细甄别,是否兼夹寒证,用药则避免过于寒凉。

《黄帝内经》曰:"人以天地之气生,四时之法成。"人与自然和社会环境是一个整体,人体的生理功能和病理变化必然受到自然环境、社会条件的影响,因此,临床上,预防、养生保健、治疗,要因人、因时、因地制宜,做到"天人合一"。《金匮要略》丰富的"天人合一"整体思维,体现了张仲景对整体观的重视,也体现了中医学整体、动态的思维模式,有助于更好地诠释中医学的内涵,把握中医学的本质,并更好地、更有效地运用中医的思维模式指导临床,进一步地发展中医学。

参考文献:

[1]刘星.中国古代"天人合一"观及对中医学影响的研究[D].武汉:湖北中医药大学,2004.

[2]李如辉.论中医文化学研究[J].浙江中医学院学报,2002,26(2):4-7.

[3]康学伟.论《周易》的"天人合一"思想[J].社会科学战线,2008(4):27-29.

[4]吴光.论儒家思想的基本特点[J].天津社会科学,1991(6):38-44.

[5]李云海,张雪荣.也谈《金匮要略》养生思想[J].中医药学刊,2005,23(12):2257-2258.

［6］李晓屏,曾律滔,陈新宇.论固扶阳气"治未病"［J］.湖南中医药大学学报,2014,34(8):9－12.

文章来源:肖碧跃,喻嵘,艾碧琛,等.《金匮要略》"天人合一"思维哲学渊源及特点浅述［J］.湖南中医药大学学报,2016,36(7):35－37.

二　中医"和"文化

编者按

放眼全球历史,战乱斗争往往给国家、社会和人民造成了诸多伤害,"和"是人类的永恒追求。中国传统文化正是以"和"为中心。全面复兴以"和"为典型代表的优秀传统文化,有助于提高民族文化自信,促进中国向更高层次发展。但在中国社会已出现现代转型的今天,如何实现传统文化的现代复兴是我们需要探索的重大命题。中医药学是几千年中华优秀传统文化的结晶,它蕴含着传统文化的核心思想,同时由于其临床有效性与实用性使其更容易为人们所认可与接受,因此发展中医药学是实现传统文化复兴的重要路径。而中医药学本身是文化与技术的融合,离开了文化的技术就失去了灵活性与创新性,从而阻碍其发展,因此众多学者将目光投向中医药文化研究。中医学是一门以"和"文化为核心的医学,不管是其价值观念、思维方式、基础理论、临床实践还是历代医家对理论的发展无不建立在"和"文化的基础上。故我们认为"和"文化是中医学之本,是中医学需要着重继承的内容,创新也应该保持"和"文化特质。因此,我们注重从"和"的视角探索中医学的深层理论。

团队针对中医学本身的"和"文化进行了较为深入的探讨与研究,也发表了一系列相关的论文。本板块选择了11篇有代表性的学术论文,从"和"的字源开始进行阐述,并分析了"和"与"同"的辩证关系,着重阐述建立在"和"文化基础上的中医药学的价值观、思维方式、健康观、疾病观、治疗观、养生观等,并在此基础上进行了具体的临床分析,也对历代医家的医学思想的"和"内容进行了探讨。总的来说,这11篇文章构成了一个相对完整的体系,其不单单是就文化谈文化,而是以"和"为中心对中医学的理论与临床进行了全盘的思考。

但中医"和"文化研究尚有很大空间,比如,对以"和"为中心的中医学临床分析明显不足,关于历代医家的医学思想的"和"内容这一部分研究较少。我们将继续在此领域深耕,也希望有更多的学者能加入中医学"和"文化之研究的队伍当中来,一起为中医学的继承与创新,也为祖国传统文化的复兴贡献自己的一点微薄之力。

论"和"之源考

　　"和"是谈论中国文化不可或缺的字眼,是中国文化这棵参天大树最发达也是最重要的根系,正因为其对各种养分的吸取才造就了这棵大树的枝繁叶茂与硕果累累。那"和"究竟来源于何处,又有哪些内涵呢？许慎在《说文解字》中释"和"为:"咊,相应也。从口,禾声。户戈切。"[1,2]徐锴在《说文系传·通论》中指出:"咊,不刚不柔曰'龢',言若官商之龢声,五味之龢羹以相济也。禾者,五谷之龢气也……太平之世,人含和气,以食和穀,故于文口、禾为'和'。"[2]钱坫在《说文解字斠诠》中提出"'咊',相应也,此唱和字,琴瑟之和当用'龢',和羹之和当用'盉'"[2]。桂馥在《说文解字义证》中引用《五经文字》的"'禾'之言'和'也,以二月始生,八月而孰,得时之中,名之曰'禾'"[2]等说明"禾""得时之中和"。由此可知"和"与"禾""咊""龢""盉"均有莫大的关联,那"和"到底来源于何处呢？

一、禾

　　"禾"位于《说文解字》第七卷《禾部》:"'禾',嘉穀也。二月始生,八月而孰,得时之中,故谓之禾。禾,木也。木王而生,金王而死。从木,从巫省。巫象其穗。"[1]嘉谷是对"禾"的总体概括,一个"嘉"字肯定了"禾"不同于"莠"的性质,段玉裁《说文解字注》:"王氏念孙说莠与禾绝相似,虽老农不辨,及其吐穗,则禾穗必屈而倒垂,莠穗不垂,可以识别。"[3]"《生民》传曰:'黄、嘉穀也。'嘉穀亦谓禾。民食莫重于禾,故谓之嘉穀。"[3]明确了嘉谷即"禾"的颜色为黄。黄在中国传统文化中是一种极其贵重且内涵丰富的颜色,对此《康熙字典》给出的解释为:"《说文》地之色也。《玉篇》中央色也。《易·坤卦》黄裳元吉。象曰:黄裳元吉,文在中也。《文言》君子黄中通理。"[4]在中国传统社会中土地是人们赖以生存的最重要的物质资料,离开了土地就意味着人们的生存难以为继,故土地有"生"的内涵,此"生"不仅指的是"生物",更能"生人""使民生"。这与"和"之"生"的内涵有一致性,"禾生"是"和生"的一种具体表现形式,"和生"相对于"禾生"更加抽象,内涵更为丰富。"中央色也""黄中通理"来源于"地之色也",在五行学说中,土位于中,是枢纽,能灌溉四方。这与中医将脾、土并论也有较强的相关性,因脾胃位于中焦,且是后天之本,也具有"生"的内涵,故有众多医家将调养脾胃的方法视为"和法"。土地具有深厚的德行,其厚德载物,养育众生,天下之大德莫过于生,故君子可以"黄中通理"。

"二月始生,八月而孰,得时之中"是从生长时间的角度来述"禾"。徐锴在《说文系传·通论》中提出二月刚中有柔,以生长万物:"二月阳气虽盛,犹有阴气存焉,微阴辅阳生长万物。阴阳适和,犹臣辅君以德政行施,以养育天下。"八月柔中带刚,以成熟万物:"八月阴气虽壮,犹有阳气存焉,微阳助阴以成熟万物。阴阳亦适和,犹君任臣以刑罚行义以断,以化成天下。"[2]二月与八月皆阴阳适合,"阴不孤立,阳不独存","中和而生,中和而成",故"禾"得时之中和。由此得知"禾"字蕴含着"和"之适合与不刚不柔之意。田吴炤在《说文二徐笺异》中释"禾":"大徐本作'得时之中',小徐本作'得时之中和'。炤按《薈归禾序》疏:禾者,和也。又《管子·小问》:故命之曰'禾'。注:禾以其调和人之性命。与此'得时之中和'以声为训,于例本合。"[2]阐述了"禾"有"和"之意。

"从木,从巫省。巫象其穗"是从"禾"之形或是"禾"字由来的角度论"禾"。古禾作𥝌,陈炜湛《甲骨文同义词研究》中认为甲骨文"禾""上象穗与叶,下象茎与根,为禾稻之象形"[5],谷衍奎《汉字源流字典》同样认为"甲骨文像一棵茎叶根俱全而成熟的禾谷垂穗形"[6]。"禾"字从象形的角度明显可以看出禾穗下垂之态,古人将这种下垂之姿喻为君子之德,如《淮南子·缪称训》曰:"但其夫子见禾之三变也。滔滔然曰,狐向丘而死,我其首禾乎。高注云,禾穗垂而向根,君子不忘本也。"[7]君子之德是儒家一直强调与追寻的一种德行,《论语》中"君子和而不同"就道出了君子之德与"和"的关系,君子之德本身就内含着"心和"与"人和",同时它又是"人和"与"政和"的手段。

二、咊

"咊"位于《说文解字》第二卷"口"部:"相应也,从口禾声。"[1]"口"有饮食与言语两大功能,故"咊"之意也是从饮食与语言两个方面来确定的。当"口"理解为饮食之功能时,"咊"就具有"禾""盉"之意。"禾"的最大价值就在于"生民",而这一价值的实现需要借助"口"的饮食功能才能实现,故"咊"能"生民"。当"禾"理解为引申义"和"之时,"咊"强调的是饮食调和,即与"盉"同。一个汉字的产生与存在在于它拥有独特的意义,因此古人更多的是从"口"的言语功能来理解"咊"的含义。而言语的意义是在问与答中产生的,故"咊"应当理解为问与答之间的和谐,即相应、呼应、附和,这与许慎给"咊"的释义相同。钱坫《说文解字斠诠》:"'咊',相应也,此唱和字,琴瑟之和当用'龢',和羹之和当用'盉'。"[2]指出了"咊""龢""盉"三者的不同,肯定了"咊"的相应之意。桂馥《说文解字义证》曰"《诗》云唱予和汝。《周易》鸣鹤在阴,其子和之是也。《诗·棠棣》妻子好合,如鼓琴瑟。笺云鼓琴瑟之声,相应和也。《葛覃》其鸣喈喈。……《鬼谷子·反覆篇》其和也,若比目鱼。注云和答问也。因问而言申叙其解,如比目鱼相须而行"[2],强调了"咊"的相应之意。两者之间的相应关系蕴含着主从与先后关系,先唱后和,先问后答。

三、龢

"龢"位于《说文解字》第二卷"龠"部:"调也,从龠禾声,读与和同。"[1]"龢"字最早写为左龠右禾,"龠"是"思""理"之意,见于段玉裁《说文解字注》:"龠,思也。龠下曰:'龠,理也。'《大雅》毛传曰:'论,思也。'按,论者、龠之假借。思与理义同也。"[3]故可以理解为"龢"为"禾"之理,即不刚不柔,得时之中和,且同时具有生民之理。"龢"从左龠右禾演变为左龠右禾,"龠"在《说文解字》中被释为"乐之竹管,三孔以和众声也。从品龠,龠理也"[1]。龠是类似笛子的乐器,对于龠器之孔的数量,历代存在较大的分歧,饶炯在《说文解字部首订》中提出"龠乃竹管之通名,而非专器",因"郑康成、郭璞皆云三,诗传云六,广正云七,数量各不相同"[2],而且吴大澂在《说文古籀补》中提出"古龠从二口"[2],故可以将量词"三"理解为"多"与"众"之意。由徐锴《说文系传·祛妄》"入古集字,品像从窍"[2]与郭庆藩《说文经字正谊》"龠,跃也,气跃出也"[2]以及"龠,理也"可知"龠"是一种能通过一定的音乐节律将众孔窍中因气流跃出而发出的声音聚合起来的竹质多孔乐器,其本身就具有"和"之多样性统一内涵。在此"禾"可以理解为嘉谷,"龢"就理所当然可以认为是一种奏龠求禾的卜禾活动,即通过演奏乐器与奉上供品向山神、河伯、祖先等祈求五谷丰登,这在古文献中是有记载的,如《逸周书·商誓》:"王曰:在昔后稷,惟上帝之言,克播百谷,登禹之绩,凡在天下之庶民,罔不维后稷之元谷用蒸享。在商先誓王明祀上帝□□□□亦维我后稷之元谷用告和用胥饮食。"[8]谷物的获得需要天、地、人三者的共同合作,天更多指的是气候,适宜的自然气候是获取谷物的关键且不可控因素,是古人"卜禾"的目的,相对天来说,地与人的因素是可控的,是可以人为选择的。只有天、地、人三方面之间的和才能获得谷物的丰收,三者中的任一因素没达到和的条件,均无法得"禾","禾"即"和"的产物,故"禾"理解为嘉谷与禾理解为"和",二者没有本质的区别,"龢"的含义依旧是指音乐的和调。

四、盉

"盉"位于《说文解字》第五卷"皿"部:"调味也,从皿禾声。"[1]"皿"字根据历代学者的注释有"饮食之用器"与"饭食之用器"之分,桂馥《说文解字义证》曰"小字本及《玉篇》《类篇》《集韵篇》《海通志》《韵会》并作饭食"[2],严可均《说文校议》曰"小徐、《御览》卷七百五十六引与毛本同"[2],沈涛《说文古本考》曰"该'饭'古无饭食并称者,自当作'饮'为是,《御览》七百五十六器物部引作饮食,可见毛本不误也"[2]。但不管是"饮食之用器"还是"饭食之用器","皿"都类似于碗,是用来盛放食物的器皿。"禾"字在此可以理解为实体意义之谷物与抽象意义之"和",当理解为谷物时"盉"为盛放谷物的器皿,当理解为"和"时,"盉"就具有调和之意,即将器皿中的食物通过特定的方式调和起来,使之成为和羹。在古文献中"盉"字的两种解释均建立在将"禾"理解为"和"的基础上:其一为器皿,如段玉裁《说文解字注》"古器有名盉者,因其可以盉羹而名之盉"[3];其二为调味,即五味调和。而器皿之盉来源于其能调味,可以盉羹,故众人理解的"盉"更多地为调味,引申为调和。在《左传·昭公二十年》中晏子释"和"为"和如羹焉,水火醯醢盐梅以烹鱼肉,燀之以薪。宰夫和之,齐之以味,济其不及,以泄其过",杨伯峻在《春秋左传注》中释"醯"为醋;"醢",肉酱也;"梅",味酸,古人调味亦用;"齐之",使酸碱适中也[9]。此"和"实为"盉",由此可知"盉"不是将众多食材与配料简单地混合在一起,而是需要根据食材与配料的性味进行合理的搭配,且要注意烹饪时间的先后与长短等,只有每一步骤都恰到好处才能成为和羹,人食之才能心性安和。

"和"字在《康熙字典》中有以下几种含义[4]。①合适的,不刚不柔。《广韵》顺也,谐也,不坚不柔也。《谥法》不刚不柔曰和。这一含义主要来源于"禾","禾"生于二月,熟于八月,而二月与八月皆阴阳适合之时节,二月刚中带柔,八月柔中带刚。②和谐。《尚书·尧典》协和万邦。《易·乾卦》保合太和。"禾""龢""盉"三者均有整体和谐之意,"禾"侧重于天、地、人三者的和谐;"龢"侧重于音乐的和调;"盉"侧重于饮食的和调。③应和。《诗·小雅》和鸾喤喤。《传》在轼曰和,在镳曰鸾。《疏》和,亦铃也,以其与鸾相应和,故载见曰和铃央央是也。《广韵》声相应。《易·中孚》鸣鹤在阴,其子和之。这一含义来源于"咊",强调事物之间的相应关系。④音乐和调。《尔雅·释乐》大笙谓之巢,小笙谓之和。《注》和,十三簧。《尔雅·释乐》徒吹谓之和。小笙、十三簧都是类似于"龠"的乐器,它们能够吹出和谐的音乐,故这一含义明显来源于"龢"。⑤饮食调和。《礼运》五味,六和,十二食,还相为质也。《注》春多酸,夏多苦,秋多辛,冬多咸,加以滑甘,是谓六和。《周礼·天官》内饔掌王及后世子膳羞之割烹煎和之事。从饮食的角度论"和",显然此含义来源于"盉"。⑥地名。《书·禹贡》和夷底绩。云和,地名。《周礼·春官·大司乐》云和之琴瑟。《广韵》州名,在淮南,汉属九江郡,齐为和州。⑦人名。《尚书·尧典》乃命羲和。《注》羲氏,和氏,主历象授时之官。地名与人名没有明显的"和"意,不属于研究范围。⑧军门。《周礼·夏官·大司马》以旌为左右和之门。《注》军门曰和,今谓之垒门,立两旌以为之。此处的军门有两重含义:其一,两军交战必定是挑战方与应战方同时存在,如应战方不愿出战,挑战方就会攻打城门,两军将在城门展开战事,故军门曰"和",此处"和"强调两军的交战;其二,如果两国交往或通商,必定有一国使者或是商人先踏入另一国的国门,而这国门也即军门是两国交往或通商的起始点,故曰"和"门。这两重含义的引申义均可为多样性的交感,因"龢"与"盉"都蕴含着多样性的交感,只是强调对象有所不同罢了,故此意可能来源于"龢"或是"盉"。

　　《辞海》中"和"字除了《康熙字典》中的多种含义外,还具有三种不同含义,它们有三个不同的读音,分别为"hú""huó""huò"。"Hú"字指的是"打麻将或斗纸牌时,某一家的牌合于规定的要求而胜出"[10]。这可以引申为将多样性的事物按照一定的规则或规律组合在一起,使之成为一个整体,此意来源于"龢"或"盉"。"Huó"字指的是"粉状物中加水搅拌揉弄,使有黏性"[10]。给粉状物加水搅拌揉弄,需要掌握粉状物与水的比例,只有两者之间的比例合适,才能使水和粉状物完美地结合在一起。这一层含义来源于"禾"的不刚不柔,与合适。"Huò"字指的是"混合,使粉状或粒状物掺和在一起,或加水搅拌使成较稀的东西"[10]。这可以理解为将多样性的事物混合在一起,可能来源于"盉"。

　　五、结语

　　综上所述,"和"来源于"禾""咊""龢""盉",正是四者的不同含义造就了其丰富的内涵。总体来说,"和"包括四方面的内容:其一,适度,不刚不柔;其二,和生,生是建立在和的基础之上的;其三,和谐,即按照特定的规律将多样化的事物聚合在一起,使事物之间形成你中有我、我中有你的关系与状态;其四,相应也,有主有从,强调事物的同一性。因此将"和"定义为:多样化的异质事物在遵循一定的规律或规则下相互碰撞、融合达到具有"生"的功能的元整体状态与过程。

参考文献:

[1]许慎.说文解字(影印本)[M].北京:中华书局,1963.

[2]丁福保.说文解字诂林[M].北京:中华书局,1988.

[3]段玉裁.说文解字注[M].南京:凤凰出版社,2007.

[4]张玉书.康熙字典(标点整理本)[M].上海:汉语大词典出版社,2002.

[5]于省吾.甲骨文字诂林[M].北京:中华书局,1996.

[6]谷衍奎.汉字源流字典[M].北京:华夏出版社,2003.

[7]刘安.淮南子(高诱注)[M].上海:上海古籍出版社,1989.

[8]张闻玉.逸周书全译[M].贵阳:贵州人民出版社,2000.

[9]杨伯峻.春秋左传注[M].北京:中华书局,1990.

[10]夏征农,等.辞海(第六版彩图本)[M].上海:上海辞书出版社,2009.

文章来源:陈元,何清湖,易法银.论"和"之源考[J].中医药导报,2018,24(17):1-4.

"和""同"关系探析

目前学者们在谈论"和""同"关系时,无一例外都会谈到"和而不同",着重阐述"和"与"同"之间的对立关系。既然大家极力强调两者之间的对立,那么两者之间显然存在某种统一关系,使人们容易混淆。本文主要从和而不同、和而需同两个角度来阐述"和"与"同"的关系。

一、和而不同

《国语·郑语》中西周末年太史史伯在回答郑桓公"周其弊乎"的问题时,开创性地将"和"与"同"作为一种对立的哲学概念提出。他批评周幽王"弃高明昭显,而好谗慝暗昧;恶角犀丰盈,而近顽童穷固"即"去和而取同"。他认为"和"与"同"是事物生与灭的决定因素,"和实生物,同则不继。以他平他谓之和,故能丰长而物归之;若以同裨同,尽乃弃矣"。"和"指的是多样性的统一,如"以和五味以调口,刚四支以卫体,和六律以聪耳,正七体以役心,平八索以成人,建九纪以立纯德,合十数以训百体","同"指的是同类事物的简单相加,因"声一无听,物一无文,味一无果,物一不讲",否定了"同"丰长生物的功能。万物的生长需要"和",故国家的存在与发展离不开"和",要求"聘后于异姓,求财于有方,择臣取谏工而讲以多物"。

《左传·昭公二十年》中齐国晏婴在向齐景公阐述"和与同异乎"时对史伯和而不同的观点进一步深化,使"和"的哲学内涵更加丰富。他不仅用美羹与音乐来释和,更将和羹与和乐作为心和的一种手段:"和如羹焉,水火醯醢盐梅以烹鱼肉,燀之以薪。宰夫和之,齐之以味,济其不及,以泄其过。君子食之,以平其心";"声亦如味,一气,二体,三类,四物,五声,六律,七音,八风,九歌,以相成也。清浊,小大,短长,疾徐,哀乐,刚柔,迟速,高下,出入,周疏,以相济也。君子听之,以平其心"。用"若以水济水,谁能食之? 若琴瑟之专一,谁能听之?"来喻同之不可为。晏婴在史伯基础上将"和"的内涵扩充为三个方面。其一,多样化或相反事物之间的统一。"水火醯醢盐梅以烹鱼肉"与"一气,二体,三类,四物,五声,六律,七音,八风,九歌"同史伯"和"的多样化统一相一致;"清浊,小大,短长,疾徐,哀乐,刚柔,迟速,高下,出入,周疏,以相济也"提出了"和"是对立性的统一,由此指出不同不仅指的是多样化,还包括对立相反这一层面。其二,合适的。"济其不及,以泄其过"强调在达成"和"的过程中要使各方面要素保持一个合适的度。其三,"和"是一个动态的过程,和羹与和乐的产生不是静态的,是一个动态和谐的过程。同时和羹与和乐能使人们在享受它们的过程中,以及之后的一段时间内都能心平气和,从而有利于人和与政和的实现。

孔子吸收了史伯与晏婴和而不同的哲学思想,在《论语·子路》中正式提出了"和而不同"的命题。"君子和而不同,小人同而不和"是针对人际关系而言的,君子在与人交往中拒绝同流合污,坚持自己的原则与底线,而小人则人云亦云,趋炎附势。孔子将"和""同"关系提升至道德的评判标准,能以"和而不同"的态度与原则处理人际关系的即为君子,反之则是小人。

史伯、晏婴、孔子的"和而不同"思想均是建立在对"同"做完全相同即"一"的理解基础之上。

二、和中需同

《老子·第四章》中描绘什么是道时,将"和""同"并用,"道冲,而用之或不盈,渊兮似万物之宗。挫其锐,解其纷,和其光,同其尘,湛兮似或存。吾不知谁之子,象帝之先"。"和其光"之"和"与"同其尘"之"同"没有本质的区别,两者均可以理解为融合。在光明的地方,道就融合于光明中;在尘垢的地方,道就融合于尘垢中,道无处不在,它融合在世间万物之中,却不可用肉眼感知,象征着无。老子用"无"来告诫众生,顺应自然之道,与道同,就可以维持天地万物之"和"。"同"是达成"和"的一种手段,即"无为"。

《庄子·齐物论》同样以"同"求"和":"何谓和之以天倪?曰:'是不是,然不然。是若果是也,则是之异乎不是也亦无辩;然若果然也,则然之异乎不然也亦无辩。化声之相待,若其不相待。和之以天倪,因之以曼衍,所以穷年也。忘年忘义,振于无竟,故寓诸无竟。'"庄子认为将"是"与"不是"、"然"与"不然"同等对待,忘却二者之间的界限,则可以调和万物。因"是"与"不是"、"然"与"不然"的区分在于不同的立场与角度,其本身是无所谓区分的,甚至可以说原本就不存在。万物齐同是"道",顺应这种自然之道就可以"和"。

针对纷繁复杂的国际关系,周恩来在1955年的万隆会议上提出了"求同存异"的处理方针。"求同存异"指的是在维持多样性的基础上寻找合作的共同点,这是一种处理人与人、国家与国家关系的最佳方式。"同"是建立在"异"的基础之上的,"异"是一种自然的状态,"同"是一种寻求的结果,有"异"不一定有"同",但求"同"必须存"异"。

在针对西方的文化霸权时,我们高举"尊重文化的多样性""越是民族的越是世界的"旗号,这无可厚非,这是弱者向强者寻求尊重的一种宣誓。但一味地强调"异"带来的弊端也是惊人的。过分强调"异",将会导致以"异"为标签来定义自己的文化,世界上各个文明、国家、民族、地域、群体乃至个人都在寻找自己与众不同的地方,并将其无限扩大。文明之间越强调差异性就会越凸显其矛盾不可调和,人们对外来文明的敏感度将持续增加。强势文明为了防止弱势文明对自己的可能性冲击,一方面通过某一角度在国际上诋毁弱势文明,如人权、民主等;另一方面以经济输出为媒介大力推导文化输出,企图以文化霸权的方式同化其他文明,当弱势文明不愿与强势文明交往时,将会受到武力甚至是战争的威胁。弱势文明为了防止强势文明的吞噬,一方面高举"尊重文化多样性"的旗号为自己赢得国际舆论的支持,另一方面采取封闭的形式,避免与强势文明直接接触。在经济全球化的今天,强势文明的"霸权原则"与弱势文明的"避免原则"都不是获取世界和平的有力方式,正如亨廷顿在《文明的冲突》中指出的"除了'避免原则'和'共同调解原则'外,在多文明的世界里维护和平还需要第三个原则,即'共同性原则':各文明的人民应该寻求和扩大与其他文明共有的价值观、制度和实践"[1]。对国家与民族而言,过分强调"差异性"将会导致民族意识的觉醒,使分处于不同国家的民族与部分国家内部的民族高举独立的旗号,企图成立新的民族国家。前者会导致国家之间的战乱,后者会导致国家的分裂,这对于世界和平而言明显是不利的,如果一个个新的民族国家成立对于世界和平与交往而言只会增添一道又一道障碍。对地域而言,过分强调差异性导致有些地区为了最大程度地实现自己的利益提出地区独立的要求。对于群体与个人而言,尊重多样性的发展是有条件的,否则各种扭曲的价值观会不断涌现。各种扭曲的价值观不仅与道德相违背,甚至与法律法规也相左。有人对法律法规的绝对权威提出了怀疑,认为法律法规是人为的产物,并不是一定要遵守,那需不需要为了迎合某些扭曲的价值观而去更改法律法规呢?法律法规是行为对与错的评判标准,价值多样性的极端化将会抹去对错之间的界限,将两者混为一谈。对与错确实是相伴而生,在某些事上甚至很难给其定性,但一旦成为法律法规,它将是确定的,必须遵守的,这是这个社会的"同",没有这个"同",社会、国家是很难运转的,更不要提"和"。从对"异"极端化的追求结果中,我们可以明白"异"中求"同"才是"致和"的方式。

从《康熙字典》中可以得知古人是"从合""共""辈""齐""聚"和"等"字眼来

给"同"下定义的:《说文》合会也。《玉篇》共也。《广韵》辈也。《易·同人》天与火同人,君子以类族辨物。《书·益稷》敷同日奏罔功。《广韵》齐也。《书·舜典》同律度量衡。《诗·小雅》我马既同。又聚也。《诗·小雅》兽之所同。《传》同犹聚也。又和也。《礼·礼运》是谓大同。《注》犹和也,平也。""合""共""辈""齐""聚""和"六者的存在前提是"多",结果均为"一"。"合"可以理解为多种事物或因素的集合或聚合,与"聚"同义。"共"指的是多种事物或因素共同拥有。辈,在此可理解为类的意思,即多种事物因某一共同点被归为一类。"齐"则可以理解为多种事物或因素处于同一层面或高度。因此"同"也可以理解为"多"与"一"的关系,而非纯粹的"一",其存在前提也是多样性的事物。

从《说文解字》及其各种注解训诂中,我们可以得出"和"的含义来源于"禾"的"得时之中""咊"的"相应"以及"龢"与"盉"的"和调"之意。[2]"和"来源于"得时之中"的含义被引申为适度,不刚不柔,这或许也是儒家"中和"思想的理论源头。"和"来源于"相应"的含义,读音为"Hè",除了表示"天人相应"之外,与现在主流的"和"的内涵相去甚远。"和"来源于"和调"的含义,被引申为多样性统一的和谐关系与状态,这是"和"的哲学解释,"和实生物""以他平他谓之和""君子和而不同,小人同而不和""致中和,天地位焉,万物育焉"等"和"的思想都来源于此含义,同时这也是人们对"和"普遍认同的含义。

三、小结

"和"与"同"都可以理解为"多"与"一"的统一关系,多样性的存在是"和""同"共同的前提。"和"凸显了"同"中之"异",即"一"中之"多";"同"凸显的是"异"中之"同",即"多"中之"一"。只"异"而无"同"如同永不相交的平行线,绝无新事物产生的可能,故"同"是"和"中不可或缺的一环。

参考文献:

[1](美)塞缪尔·亨廷顿.文明的冲突与世界秩序的重建[M].周琪,等译.北京:新华出版社,1998:370.

[2]陈元,何清湖,易法银.论"和"之源考[J].中医药导报,2018,24(17):1-4.

作者:陈元,何清湖

中医学"和"的价值

马克思提出,"价值这个普遍性的概念是从人们对待满足他们需要的外界物的关系中产生的"[1],说明价值不是事物本身的属性,而是一种关系状态,即事物的价值产生并存在于自身对人的需要的满足当中。学界将"价值"普遍定义为:价值产生并存在于人与客观事物的关系中,是客观事物的存在及其属性对人的需要的满足[2]。由此可知,中医学的"和"价值为中医学的"和"的存在及其属性对主体人的需要的满足,探索中医学的"和"的存在及其属性对人的何种需要的满足是解决中医学的"和"价值的关键。

中医学作为一门防病治病的学科,产生于人对自身的健康与长寿的需要当中,也即对自身生命的"生"之中。要实现人体的健康与长寿需要解决以下问题:其一,人的生命是如何产生与运转的;其二,处于自然当中的人该如何与自然相处;其三,处于社会当中的个体该如何与社会相处;其四,个体生病之后当用何种方式治疗;最后,如何处理医者与患者的关系。这五个问题的解决是人类实现健康与长寿的需要,针对这五个问题医学有自身特有的处理方式。

一、"阴阳和"解释生命的产生与运转

1. 生命的产生

《素问·宝命全形论》曰"人以天地之气生,四时之法成""夫人生于地,悬命于天,天地合气,命之曰人",说明天地二气是人的生命得以产生的物质基础,"合"是人体生命得以形成的关键。天地之气又称为阴阳二气,故《素问·生气通天论》曰"夫自古通天者,生于本,本于阴阳",阴阳二气的调和是生命得以产生的根本。老子在《道德经·第四十二章》言"道生一,一生二,二生三,三生万物,万物负阴而抱阳,冲气以为和",同样说明了生命的产生在于阴阳二气的调和,其中"一"当指"太极","二"指阴阳两端,"三"指阴阳两气相交而化合之"和气","三生万物"明确指出万物的化生在于"和","万物负阴而抱阳,冲气以为和"则道出了万物在生

成之后,通过"负阴抱阳"的方式来达到阴阳之和,从而实现自身生命的存在与新生命的延续。

2. 生命的运转

人体生命运转的关键在于气机,气机的升降出入正常则代表着生命的健康,升、降、出、入失常则显示疾病的产生,升、降、出、入止息则意味着生命的终结。正如《素问·六微旨大论》所言:"出入废则神机化灭,升降息则气立孤危。故非出入,则无以生、长、壮、老、已;非升降,则无以生、长、化、收、藏。"气机的升降出入是阴阳二气运动的方式,阳气轻轻上浮保卫体表,即"阳者,卫外而为固也";阴气入里蓄藏精气于体内,为阳气的充养提供来源,即"阴者,藏精而起亟也"。阴阳二气的消长化生了五行,阴中之阳为木,阳中之阳为火,阳中之阴为金,阴中之阴为水,而土为木、火、金、水四气冲和的结果。五行的升、降、出、入实则是阴阳二气升降出入的具体化,从整体来说,木火主升,金水主降,而土为升、降、出、入的枢机,即升中有降,降中有升;从部分来说,木、火、土、金、水中都有各自的升降关系,只是升降的占比不一样,故而呈现出其主升主降的功能。五行之间气机升、降、出、入的和调是通过其自身的生克制化关系的调节而实现的,正是五行之间气机运转的和调才维持了人体以五脏为中心的肌体的正常运转。

综上,中医学通过"阴阳和"解释了生命的起源、运转与延续,满足了人类对生命起源、运转与延续的认知需求,故"阴阳和"是中医学对人的价值的一种呈现形式。

二、"天人相应"阐述人与自然的相处之道

人本自然而生,依赖自然而存。人生于自然之间,其为人类的生存提供了适宜的"五气""五味"。随着人类对自然自和能力的破坏,"五气""五味"也遭到了破坏,人的生存受到严重的威胁。人与自然遵循着同样的规律,这种规律主要表现在时间与空间两个层面。从时间层面来说,人体的气血运行与生理功能呈现出日、月、年的节律信息。日节律阐明了人体的生理与自然共享着昼夜阴阳变化规律;月节律阐明了人体的气血关系受到月亮引力的周期影响,呈现出月循环规律;年节律阐明了人体的生理也如自然一样拥有春升、夏长、秋收、冬藏的规律,阴阳气血随着自然四季的变化而变化。从空间层面来说,不同地域有着不同的气候特点,从而在体质上呈现出一定的地域性规律。如吴有性在《温疫论》中指出,西北风高气躁,鲜有湿证;南方地处卑湿之地,时有感湿者。

遵循自然规律是个体主动顺应自然的过程,也是个体不破坏自身的阴阳自和的过程。中医学的"天人相应"学说为人与自然提供了一种相处模式,即人类顺应自然规律,不破坏自然的自和之道,使人与自然共生。

三、"少欲""仁爱"调解人与社会的矛盾

寻求人与人在社会中如何相处才有利于人的生存以及生命的健康与长寿的答案,是每一个人的现实需求。中医学的"少欲"与"仁爱"思想可为调解人与社会的矛盾提供方向与途径。

1."少欲"

少欲之人才可以做到"恬淡虚无""志闲"与"内无思想之患",使喜、怒、忧、思、悲、恐、惊七情"发而中节",达到真正的精神内守。"少欲"则少思虑,思虑少则心神不伤;"少欲"则少悲哀,悲哀少则气机不竭绝;"少欲"则喜乐不过,喜乐不过则气不散;"少欲"则少愁忧,愁忧少则气行而不闭塞;"少欲"则少盛怒,盛怒少则少神志昏迷;"少欲"则恐惧少,恐惧少则精神不动荡。"少欲"是中医学从对自身要求的角度来探讨人与社会的相处之道,只有"少欲"才易知足,才能做到真正的"精神内守,病安从来"。

2."仁爱"

"仁者寿"三个字概括了道德与健康的关系。孙思邈在《千金要方·养性序》中提出的"德行不克,纵服玉液金丹,未能正寿",明确了道德与健康之间存在着一定的关系。而《古今医统大全·仁道类第四》明确写道:"仁者静,静者寿""仁者必得其寿"。仁者为何寿?荀悦在《申鉴·俗嫌》中给出了答案,即"仁者,内不伤性,外不伤物,上不违天,下不违人,处正居中,形神以和,咎征不至,而体嘉集之,寿之术也"。仁者之仁更多地体现在与他人的相处过程中,表现为"仁爱"。对他人"仁爱"之人,无害人与计较之心,心中无私,常心情舒畅、心宽神安,易于长寿。"仁爱"是中医学从对他人的角度来探讨人与社会的相处之道,如果每个人都行仁爱,那人与人之间的和谐将变得简单且容易。

四、"执中调和"论治人体的疾病

中医学"执中调和"的治疗方式为患者的现实需求的满足提供了一种选择。"和"的思想贯穿于中医学治疗疾病的始终,"和"既是其出发点也是其目的与归宿。中医学以"和"代表着健康,"失和"代表着疾病的产生,而"调其不和"意味着疾病的治疗,即扭转失和的状态,将人体恢复到阴阳气血调和,并与环境和谐相处的健康[3]。而"调"的前提是通过"察其不和"的方式明确疾病的病机。"察其不和"针对的是中医整体观的三个层次:一是人与外部自然环境和社会环境是否和谐,二是人的生理和心理是否和谐,三是人体生理上的脏腑、气血、经络是否和

谐[4]。通过对这三个层次的考察,明确疾病发生的病机在哪一个或哪几个整体层面,在此基础上顺应人体的自和机制,实行"虚则补之,实则泄之,寒则温之,热则凉之,不虚不实,以经调之"的执中调和的治疗方法。用药方面亦贵在执中,用之不及则无效,用之太过则伤正,正如张景岳在《类经·论治类》中所言"盖以治病之法,药不及病,则无济于事,药过于病,则反伤于正而生他患矣,故当知行制,而进止有度"。用之不及往往可以通过加量来解决,而用药太过造成的损害有时是难以挽回的,故医家更多强调施药勿过,"汗而勿伤,下而勿损,温而勿躁,寒而勿凝,消而勿伐,补而勿滞,和而勿缓"[5],已成为一种治疗共识。中医学通过"执中调和"的治疗方式,恢复人体整体观的三个层面的和谐,最终达到"阴平阳秘"的"平人"状态。

五、"仁心仁术"处理医者与患者之间的不平

医者与患者的和谐相处是治愈疾病不可或缺的一环,如何构建和谐的医患关系是人类治愈疾病的现实需求。中医学通过"仁心仁术"的理念而构建的和谐医患关系可为缓解医患关系提供新视角。

"仁心仁术"最初指的是君王的为政之道,为何后又指为医之道呢?《本草纲目》对此答曰:"夫医之为道,君子用之以卫生,而推之以济世,故称仁术。"《言医》答曰:"仁,即天之理,生之源,通物我于无间也。医以活人为心,视人之病,犹己之病。"将为医之道称为"仁心仁术",也就直接要求医者能惠泽世人,行"无伤"之术,能"视人之病,犹己之病",救济天下。"大医精诚"是"仁心仁术"的具体要求,只有医术"精",才能行"无伤"之术,而惠泽天下;只有对生命"诚",才能"视人之病,犹己之病",救济天下。

医者在与患者的相处过程中占据着主导地位,故中医学更多的是提出对医者的要求。而在现实生活中,提出对患者的要求也是缓解紧张医患关系的一种方式。首先患者当相信医者,其次患者当尊重医者而不允许随意伤害他们,我们姑且将这种对医者的相信与尊重称为患者的"仁心"。只有医者的"仁心仁术"与患者的"仁心"同时具有,紧张的医患关系才能重现和谐。

六、小结

中医学用"阴阳和"解释生命的产生与运转,用"天人相应"阐述人与自然的和谐相处,用"少欲""仁爱"调解人与社会的矛盾,用"执中调和"论治人体的疾病,用"仁心仁术"处理医者与患者之间的关系,因此说中医学的"阴阳和""天人相应""少欲""仁爱""执中调和""仁心仁术"的思想满足了人类对健康、长寿的认知需求。故"阴阳和""天人相应""少欲""仁爱""执中调和""仁心仁术"是中医学的"和"价值所在,其都是为了"生"即健康与长寿。人类的生生不息是中医学"和"价值的最高追求,也是中医学能给予人类需要的最大满足。

参考文献:

[1]马克思,恩格斯.马克思恩格斯全集(第19卷)[M].北京:人民出版社,1963:406.

[2]王旭东.中医文化价值的基本概念及研究目标[J].医学与哲学,2013,34(4A):8-10.

[3]陈丽云,严世芸."和"的追求:传统哲学视域中的中医学理[J].华东师范大学学报(哲学社会科学版),2011,2(1):29-36.

[4]何清湖,孙相如.中医:"和"文化孕育的"和"医学[N].中国中医药报,2013-07-31(3).

[5]中医研究院.蒲辅周医疗经验[M].北京:人民卫生出版社,1976:17.

文章来源:陈元,何清湖,易法银,等.中医学"和"的价值[J].中医杂志,2018,59(8):640-642.

从"和"的视角探究中医学的思维方式

"和"是中国传统文化的核心与精髓,而中医学根植于传统文化的土壤,故其理论的构建离不开一个"和"字。"和"是要素、方法与结果的融合,即多样性的事物或元素在一定的标准(方法)下相互调节、协同最终形成具有"生"的功能的元整体的过程与状态。"和"的思维方式即是以"和"为中心的角度、方式和方法来看待事物。中医学之"和"不仅仅指称的是"和"的过程与状态,更多指的是"和"的思维方式,即以"和"为中心来思考人的生理、病理、诊断、治疗与养生的思维过程。中医学"和"的思维方式是其他思维方式的本质表达,它贯穿并主导着其他的思维方式。笔者将通过对象思维、整体思维、辨证思维以及治未病思维中"和"的思维的阐述来探究中医学"和"的思维方式。

一、象思维

象思维是以"象"为核心建构的思维方式,指的是以客观事物自然整体显现于外的现象为依据,以物象或意象为工具,运用直觉、比喻、象征、联想、推类等方法,以表达对象世界的抽象意义,把握对象世界的普遍联系乃至本原之象的思维方式[1]。中医学将这种思维方式归结于取象类推与取象归纳、演绎两种模式。

1. 取象类推

取象类推指的是在观物取象的基础上根据相同点或相似性进行类推以达到发现新的知识与说明问题的一种方式。如《素问·离合真邪论篇》"天地温和,则经水安静;天寒地冻,则经水凝泣;天暑地热,则经水沸溢"中通过不同的气候对河水的影响,得出温和是事物的最佳状态,寒气具有凝泣、缩敛的功效,热气则具有沸腾的功能等规律。这些规律同样适合于人自身,故"寒则血凝泣,暑则气淖泽"。中医学众多的理论或治法的创新都来源于这种类推,如"提壶揭盖"治疗癃闭,补益脾土治疗口腔溃疡,泄气分热治疗热入营血,百合紫苏治疗失眠等。类推得以实现的根源就在于人与自然遵循着同样的规律,即人通过对自然规律的遵循达到人与自然的和谐,因此说人与自然的和谐是取象类推得以实现的深层根源。

2. 取象归纳、演绎

取象除了类推以外更重要的目标是归纳与演绎,归纳与演绎才能使以"象"为核心的理论形成自身的整套系统。中医学取象比类中的归纳与演绎指的是通过归纳提取共象,然后以共象为基础对个象进行演绎推理[2],这其中当数气、阴阳、五行理论的演绎推理更为典型。

(1)气理论的演绎推理

气的概念最初来源于自然界的气流与人体的呼吸等,古人将其归纳为肉眼看不见的极其精微物质,后来将人体肉眼看不见的物质、现象、功能、作用、性质等均冠之以气之名[3]。气的功能与作用更多的是靠运动来呈现,其运动有升降出入之分。气机的升降出入正常是人体"生"的标志,失常则意味着疾病的产生,而废止则意味着生命的终结,正如《内经·六微旨大论》中所言:"出入废则神机化灭,升降息则气立孤危。故非出入,则无以生长壮老已;非升降,则无以生长化收藏。"气在人体内的升降出入是受一定目的所引导的,而这种目的就是"和",没有"和"的引导,气如何在体内周流不息地运转,而不发生冲突也不冲出体外?故说"和"是气机升降出入正常的深层原因,是其决定者。

(2)阴阳理论的演绎推理

《素问·阴阳离合论》曰"阴阳者,数之可十,推之可百,数之可千,推之可万,万之大不可胜数,然其要一也",其中的"一"指的是相互对立、转化,互藏与互根的关系。如何让两种相互对立的事物在同一个整体内生生不息呢?互根互转互藏是自发的必然的结果,也是自然选择的结果。如果不进行这样的选择,处于对立关系当中的两者可能最终只有一方的存在,即有热无寒或有寒无热、有动无静或有静无动、有暗无明或有明无暗、有升无降或有降无升等,而现实中两者生生不息的共存状态否认了这一选择。阴阳间这种自发的相互对立又相互转化且互根互藏的关系用一个字概括就是"和",故阴阳的关系也可用"阴阳自和"来表述。故说"和"是阴阳关系的深层主导者与决定者。

(3)五行理论的演绎推理

阴阳之间这种相互对立又相互转化且互根互藏的关系决定了事物并不完全处于绝对的阴阳关系当中,而是阴中有阳,阳中有阴。古人根据阴阳所占的比例将其划分为少阳、太阳、少阴、太阴、阴阳对等五种状态,又根据五种状态所发挥的功能以及相互间的制约与生化作用,用木、火、金、水、土来概括这五种状态。用木来呈现少阳的升发功能,火呈现太阳的生长功能,金呈现太阴的肃杀与收敛功能,水呈现太阴的收藏功能,土呈现阴阳对等的化育功能。虽有牵强,但鉴于木火土金水之间的生克乘侮关系将"阴阳自和"的关系进行了更细致的解说,突出了多种异质事物是如何在一个元整体中相互制约又相互促进的"和"关系。五行之间生克乘侮的关系为"和"的运转提供了一种新的思路与模式。中医学将五行理论引入医学,用来说明人体脏腑经络"和"的运转,将人体的脏腑、经络、组织器官以及人类能通过视、嗅、听、味、触等感知的现象与事物,如颜色、口味、气味、情志、植物、牲畜、谷物、气候、季节、时辰、星辰、声乐、数字、脉象、药物乃至性格等统归于五行之下。通过五行之间的生克乘侮关系,将人自身与自然、社会形成一个不可分割的生生不息的有机整体。

总之,中医学的气一元、阴阳、五行理论是一脉相承,其运转都离不开深层的规律"和","和"既是其目标也是其引导者与决定者还是其最佳的状态,故说"和"是象思维中取象归纳、演绎的最深层的本质。

二、整体思维

中医的整体思维主要体现在三个层面:一是人与外部自然环境和社会环境是一个整体,二是人的生理和心理是一个整体,三是人体生理上的脏腑、气血、经络是一个整体。[4]

1. 人与外部自然环境和社会环境是一个整体

人一出生就置于一定的外部自然与社会环境当中,人是自然与社会的一部分,故人与外部的自然及社会是不可分割的有机整体。人通过对自然规律的遵守——天人相应,与不破坏自然自和的能力——无伐天和,来达到人与自然的和谐;通过恬淡虚无的人生态度与仁心仁爱的相处方式来达到人与社会的和谐,最终实现人与外在自然、社会这一整体的生生不息。和谐是这一整体生生不息的深层原因,离开了"和",这一整体将陷入一损俱损的悲惨处境。

2. 形神是一个整体

形神二者是生命的基本表现形式,只有形神俱备,人的生命才能得以产生与保存,正如张景岳在《类经》中所言:"人禀天地阴阳之气以生,借血肉以成其形,一气周流于其中以成其神,形神俱备,乃为全体。"形与神之间是不可分割的有机整体,形为神之质,神本形而生;神为形之主,形本神而存。形与神俱是人体健康的一种呈现形式,养形可以促进神志的和谐,养神也可以促进形体的养护;形损易致神损,情志不畅也容易造成相应脏腑的疾病的产生;当神与形离则意味着生命的终结。形与神之间的关系就是阴阳之间关系的具体化,两者遵循着同样的规律,即处于相互对立与转化以及互根互用的关系当中,因此"和"也是形神共存的内在支配规律。

3. 人体生理上的脏腑、气血、经络是一个整体

人体的脏腑经络归结于以五脏为中心的五大系统,遵循的是五行的生克乘侮的规律,而五行的生克乘侮根植于内在的"和"的规律,以"和"为目标与导向。人体的气血之间同样是不可分割的有机整体,两者之间的关系概括为气为血之帅,血为气之母。在临床治疗中,经常会在补气的同时加以补血养血之物,如补中益气汤;在养血与活血中增加大量的补气药,如补阳还五汤等,体现了血中求气、气中求血的治疗原则。这与左右归饮、左右归丸遵循着同样的治疗法则,即阴中求阳,阳中求阴。治疗法则的一致意味着背后所遵循规律的一致,气血同样也是阴阳的具化,其背后都遵循着"和"这一规律。

因此说中医学"和"的思维方式是其整体思维方式的本质表达,并且贯穿于整体思维的始终。

三、辨证思维

中医学的辨证思维指的是通过望、闻、问、切所得之象来推断人体内在的生理与病理的变化,得出病因病机的一种思维方法,简单而言就是"司外揣内",即《灵枢·本藏》所言:"视其外应,以知其内脏,则知所病矣。"国医大师孙光荣将这种司外揣内的思维方式分为三个步骤,四诊审证→审证求因→求因明机,是其"中医辨治六步程式"的前三步程式。[5]

通过对四诊所呈现的症候群的分析得出其背后的共同点就是证,即四诊审证;继而通过对证的审查,明确其病因是外因六淫、内因情志或是饮食、劳倦、房事、蛇虫等不内外因,即审证求因;最后分析病因是如何作用于人的肌体从而导致相应证的产生即求因明机。由于人体是一个自和的自组织体,它遵循着自身的规律运转,当病因袭击它而致病时,会阻碍其正常的自和功能的运转,同时人体也会做出相应的应激反应来进行调整。中医学在明机时,一定要分清楚哪一些是正常的自和功能受到阻碍,哪一些是应激反应,而应激反应是不需要进行治疗的,它会随着自和功能的恢复而消失。如太阳病的风寒袭表时,因寒导致的头身疼痛与恶寒是人体体表的阳气被风寒所遏制而产生的自和功能失调的结果,是需要治疗的,而发热则是人体的一种与表寒相对抗而产生的应激反应而已。当明确病因是如何作用于人体的肌体时就意味着疾病的病机得以阐明,人体的主证也得以确立,同时也意味着"揣内"的结束。辨证思维总的作用表现于在人体的自和机制上审察人体不和的根源,因此说中医学的辨证思维离不开其"和"的思维方式。

四、治未病思维

《素问·四气调神大论篇》曰"是故圣人不治已病治未病,不治已乱治未乱,此之谓也。夫病已成而后药之,乱已成而后治之,譬犹渴而穿井,斗而铸兵,不亦晚乎",其明确了中医学治未病的思维方式为治在病而未起之时即未病先防、欲病救萌、已病防变、病瘥防复。

1. 未病早防

未病先防与病瘥防复可以用未病早防来概括,其共同点是生命暂时处于"和"的状态,通过提前采取防护措施和干预手段,预防"不和"状态的产生。中医学通过顺应自然来维持人与自然之间的和谐;通过修身养性与适量运动来维持形神之间和谐;通过饮食和宜与房事有节等维持人体脏腑气血经络之间的和谐,即通过预防中医学整体观三个层面的不和,来维持人体生命"和"的健康状态。

2. 病后防变

欲病救萌与已病防变可以用病后防变来概括,两者的共同点是生命暂时处于"不和"的疾病状态,通过早治疗、早预防的手段与措施,阻断疾病的进程,安未受邪之地,最终恢复人体"和"的健康状态。疾病的发生、发展、传变总遵循着由浅到深、由轻到重、由简单到复杂的过程,如果及早采取治疗与预防措施,将会阻断疾病朝深、重、复杂的过程演变,恢复人体健康的"和"状态将会变得相对简单与容易,故《素问·阴阳应象大论》言:"故邪风之至,疾如风雨,故善治者治皮毛,其次治肌肤,其次治筋脉,其次治六腑,其次治五脏。治五脏者,半死半生也。"同时根据人体阴阳五行自发的传变规律,提前安抚尚未受邪但又容易受邪之地,斩断疾病相应的传变方向,也属于病后防变的范畴。如因肝木易克制脾土,故见肝病时,先实其脾,阻断脾土因肝木克制而导致的疾病的产生。因热能伤津,故见温热病时,先顾护其阴液。

未病早防防的是人整体观的三个层面的不和,也即维护人体的自和功能;病后防变防的是疾病"不和"程度的加深,也即加快人体自和功能的恢复。因此说中医学的治未病思维与"和"的思维方式息息相关,甚至可以说"和"的思维方式是治未病思维的深层决定因素。

五、小结

中医学的"和"的思维方式贯穿于象思维、整体思维、辨证思维和治未病思维中,成为其思维展开的深层主导者与决定者。从"和"的视角来阐述中医学的思维方式比单独从象思维、整体思维、辨证思维和治未病思维来阐述中医学的思维方式更加深刻,也更容易让人理解中医学是如何构建自身的生理、病理、诊断、治疗与养生体系,从而为实现中医学的继承与创新提供新的视角。

参考文献:

[1]邢玉瑞.中医象思维研究述评[J].现代中医药,2015,35(30):53-57.

[2]邢玉瑞.中医象思维模式研究[J].中医杂志,2014,55(17):1441-1443.

[3]孙相如,何清湖.藏象理论与中医文化[M].北京:中国中医药出版社,2017:44.

[4]何清湖,孙相如.中医:"和"文化孕育的"和"医学[N].中国中医药报,2013-07-3(3).

[5]孙光荣.中医临床思维模式中医辨治六步程式[N].中国中医药报,2017-05-10(4).

文章来源:陈元,何清湖,易法银.从"和"的视角探究中医学的思维方式[J].中华中医药杂志,2018,33(11):4827-4829.

儒家"和"文化孕育"和"医学

中国传统思维方式都是在"和实生物"这一基本原则的指导下形成的,国家与人民的生生不息是中国传统文化理论的最终追求,而"生"又是"和"的本质,故其理论都是以"和"为中心建构的,安定有序的国家与社会是国家与人民生生不息的土壤,故以"和"代表着国家的安定有序,"失和"则意味国家与社会失序,探寻国家与社会失序的根源就是"察其不和",而针对这种失序原因采取的相应对策与手段就是一个"调其不和"的过程。儒家在中国传统文化中扮演着主体的角色,故说在某种程度上儒家文化是以"和"为中心建构的。而中医学是在历代医家反复临床实践的基础上,在以儒家为主导的传统文化中孕育而成,故其理论一样是以"和"为中心建构而成,因此将中医学也称为"和"医学。

一、"和"文化的内涵

"和"字最初的本义指的是禾的"得时之中"、龢的音乐调和之意、盉的饮食调和之意以及咊所表达的相应之意,由此引申为"不刚不柔",适度、和调、附和、和谐等抽象含义,很显然异质事物的存在是"和"的前提。"和"的多样性是古代哲贤的共识,由"和同之辩"得以凸显。西周末年太史史伯提出的"和实生物,同则不继。以他平他谓之和,故能丰长而物归之;若以同裨同,尽乃弃矣"(《国语·郑语》),不仅强调了"和"的多样性,更凸显了"和"的本体论意义,即万物由"和"而生,"和"是万物的最佳存在状态。"和实生物"明确了"和"的本质在于"生"[1],"生"内在于"和"之中,以"和"为中心的思维模式由此开启。"和如羹焉,水火醯醢盐梅以烹鱼肉,燀之以薪。宰夫和之,齐之以味,济其不及,以泄其过"(《春秋左传·昭公二十年》),是齐国晏子"和"与"致和之道"的经典阐述,由此可知"和"是一种完满的状态,是不可分割的整体,是组成这一整体的异事物各自发挥其功能的结果,而"济其不及,以泄其过"是其"致和"之道。"济其不及,以泄其过"得以执行的前提是有一个标准,只有标准确立才能明白何谓不及,何谓其过。综上所述,我们得知"和"的内涵为:按照一定的标准,各种不同事物通过发挥各自的功能而达到一种不可分割的整体和谐状态。何为文化?《易·贲卦·象传》曰"刚柔交错,天文也;文明以止,人文也。观乎天文以察时变,观乎人文以化成天下",道出了文化的作用为以文化人、教化天下。文化是教育的产物,是与自然相对的人化结果。统治者或有学之士以文字、典籍等为媒介教育人们遵循特定的规范礼节与道德标准,在这个过程中,人们逐渐地摆脱原有的自然本性,改变其对事物的态度与看法以及处理事物的方式,形成新的适应当前生活的价值观与思维方式。故"和"文化指的是以"和"为中心的价值观与思维方式。

二、儒家"和"文化

儒家思想是以"仁"与"礼"为核心,以"中庸"为方法,以"和"为目的的一整套思想学说。孔孟荀三人是早期儒家思想的典型代表,孔子确立了儒家思想的大纲,孟子与荀子则分别从两个不同的角度对孔子思想进行继承、发扬与完善,使之成为一套拥有系统、完整体系的学说,故关于儒家"和"文化的阐述是从此三人的"和"思想来进行说明。

孔孟荀三人都生活在社会混乱而动荡的春秋战国时期,都有"为天地立心,为生民立命"的志向。"和"才能"生"物,社会安定有序才能培育生生不息的主体——国家与人民;相反,社会的动荡、混乱、失序则不利于国家与人民的生存。如何建立国家与社会的秩序是摆在他们三人面前的一道难题。每一个失序的国家就如同一个病患,恢复国家的秩序就如同使患者重获健康。要使患者重新恢复健康,就得明确其生病的病因与病机,然后才能对症下药,同样,治理国家一样需要诊断,需要明确其"不和"的根源在哪儿,才能采取对策进行"调其不和"的治疗。

"礼崩乐坏"是表现在孔子面前的症状,孔子以恢复周礼为己任,如同他在《论语·八佾》中所言:"周监于二代,郁郁乎文哉,吾从周。"为什么会持续出现季孙氏"八佾舞于庭院""三家者以雍彻"等有礼而不循礼的事件呢?其原因在于"礼"无信也,世人心中无礼。如何使世人心中有礼呢?正名就是孔子给出的治疗方法,在《论语·子路》中,孔子明确提出为政之先在于正名的思想。正名即"君君臣臣父父子子":君行君之道、臣行臣之道、父行父之道、子行子之道。由此可知"名"指称的是现实生活中各种角色的名称如君、臣、父、子、夫、妻、兄、友等,以及与此名称相对应的权利与责任。冯友兰称"每个名都有一定的含义,这种含义就是此名所指的一类事物的本质,这些事物都应当与这种理想的本质相符"[2],那这种理想的本质或权力与责任是什么呢?现实生活中的各种角色都处于一定的社会关系当中,使这种社会关系达到"和"的状态就是其理想的本质。如父子关系中的父亲慈爱、儿子孝顺,则父子关系就会和谐,故慈爱是父亲这一角色的本质规定,孝顺就是儿子这一角色的本质规定;如君臣关系中的君王仁德、臣民忠诚,则君臣关系和谐,故仁德是君王这一角色的本质规定,忠诚是臣民这一角色的本质规定。由此孔子将"仁"的概念引入"名"中,以"仁"来解释"名"。那何为仁?孔子对此没有固定的答案,克己复礼、忠恕、爱人、恭、敬、忠、友、宽、敏、慧、孝悌、不巧言令色等都是他针对不同弟子给出的仁的解释,很显然,仁的这种解释没有穷尽,它属于一个具有无限延展性的概念。那评判是否"仁"的标准是什么?个人认为是"和",即有利于构建安定有序的和谐社会的行为都可以称为仁。每个人都自觉按照各自角色的本质规定行事,处理好各种角色之间的差异即为"正名"。当各种社会角色的理想本质以具体的规定表述出来即为"礼",当然这种"礼"是"仁"的视域中的"礼",故孔子说"人而不仁,如礼何"。如果每个人都按照礼的规定行事,那么社会的安定有序就会实现,即"礼之用,和为贵",但并不代表有"礼"即可达到"和","执中"是以"礼"成"和"不可或缺的环节,只有个体恰到好处地执行各个角色的"礼"时,"和"才能最终实现,也即"执中致和"。因此说孔子是用以仁为价值基础的正名理论解决社会失和的病机——礼不信,使社会重新恢复至"和"的状态。

战争频繁,思想百家争鸣,社会伦理道德荡然无存是表现在孟子面前的症状,而孔子"君君臣臣父父子子"的"名正"社会则是孟子心中的理想社会状态。现有社会中到处充斥着名与实严重不相符的状态,如君主"以政杀人""率兽而食人",大臣搜刮百姓、祸害民众等。孟子认为"名"与"实"的不相符合是社会失序的根源。"正心"则是他提出的解决方案,他认为"心"的状态决定了人们的行为方式与行为结果[3],其"心"在现在来说就是信仰、价值体系。"正心"指的是"以斯道觉斯民"即以仁义之道使民觉悟,使君主行"仁政",民众行仁义。"行不忍人之政,治天下可运之掌上"是孟子为君王实行"仁政"所找到的依据,同时他通过对人性本善的解释来解决世人行仁义的途径,认为每个人都有不忍人之心——"恻隐之心""羞恶之心""辞让之心""是非之心",而这四心又是仁义礼智的四端,每个人只要将其发扬光大,就可以实现个人的仁、义、礼、智。仁义礼智等仁义之道必须通过一定的社会规则与规范来承担或表现,如果每个人都按照这些规则来行事,就会实现人际关系之"和",那整个社会就会和谐有序。"执中有权"是孟子为这些社会规则的遵守所定的基本原则,"执中"指的是对社会规则恰当的遵守,这一方法主要用于各种没有冲突的社会角色规定。"权"即"通权达变",主要用于同时处理两种及两种以上社会关系之中,强调其灵活性,经过权衡,最终实现对社会规则的根本原则——仁义之道的履行。"权"是一种更高级别的"执中",是在冲突环境中对社会规范的一种灵活把握与践行,两者的目的都是处理好人际关系之和,从而实现社会之和,由此完成了以正心达人和的全过程。因此说孟子以"正心"来解决社会失序的病机——名实不相符,重建社会秩序之和。

　　各国纷纷变法以寻求统一历经四五百年分裂与战乱的中国社会是荀子面前的表现症状。没有统一的礼法是社会失序的原因,"义分则和"的治国理念则是他的解决方式。首先他通过对人能力的弱点与需求的多样化的分析,提出"人生不能无群",而分又是人能群的依据,来阐述为什么要分。其次他通过对人性恶的解说来阐释为什么需要"义分","人生而有欲,欲而不得,则不能无求。求而无度量分界,则不能不争;争则乱,乱则穷"(《荀子·礼论》),义分指的是合理的分工与分配。最后,如何"分"的问题。分的前提是"名"的制定,名指的是不同领域的不同社会角色名称。分的原则为德能,即以德行与能力进行划分,即每个人都得到与其德行与能力相称的工作,各得其所,各安其事。为了避免出现分配的不公平,则选择由君王或是有德有能之人来进行划分。因此"义分"指的是每个人按照德行与能力进行社会分工与分配,达到各载其事、各行其宜。这种社会分工、分配以及各种社会角色的规定必须以一定的制度固定起来,才具有可实践性,这种制度就是"礼",再由专门的机构来进行协调与管理,最终形成整个社会的互助与合作,实现"分"的目标"和"。社会成员认真遵守"礼"的规定,履行自身的角色权利与义务则可以得到报酬,相应地破坏这种规定的个人将会受到"法"的惩戒。"礼"与"法"都是"义分"实现"和"的工具,两者的完美配合使得整个社会都遵从各自的角色与义务,最终形成社会和政治的和谐有序,即达到"义分则和"的状态。

　　综上所述,儒家的"和"文化,是以"和"为社会的安定有序,失序即"失和",孔、孟、荀通过对社会整体的考察,探究其"失和"的原因,在于仁与礼的缺失,三者分别通过正名明礼、正心达和、义分则和的方法致和。"执中"是正名、正心、义分与"和"之间不可跨越的必然存在,也是其"和"得以实现的最后一步。道家与佛家文化一样以"和"为中心,以"和"为社会的安定有序,失序就意味着"失和",只是各家看待"失和"的原因各异,故其致和方式也各不相同。正如儒家以"仁"与"礼"为核心,以"中庸"为方法致"和";道家以"道"为核心,以"无为"为方法致"和";佛家则以"缘起""因果报应"为核心,以践行"慈悲"为方法致"和",三家理论都是在"和实生物"这一大框架下形成与发展的,其目的都是一个字——"生":"为天地立心,为生民立命,为往圣继绝学,为万世开太平。"

三、"和"医学

中医学是以儒家"和"文化为主导的传统"和"文化孕育的瑰宝,其理论的建构同样离不开一个"和"字,遵守同样的"和"思维原则,故中医学也称为"和"医学。这也是古人会说"秀才学医,笼中捉鸡"与"上医治国"的根源。对于中医学而言,"和"是生命之本,人类的健康是其生生不息的根源,因此说人类的健康就意味着"和",是人体正常的状态描述,当然,"不和"就意味着生命出现了疾病,寻找疾病产生的根源就意味着探寻生命"不和"的原因,而治疗就意味使生命重新恢复至和的状态,养生则是尽力维持生命的"和"的状态。简单点说,中医学的健康观为"和",疾病观为"不和",诊断观为"察其不和",治疗观为"调其不和",养生观则为"维和"。[4]

1. 健康观——"和"

健康是生命的一种自然常态,故中医学将健康之人称为"常人""平人"。何为人之常平呢?《灵枢·本脏》给出的精彩答案为:"是故血和则经脉流行,营复阴阳,筋骨劲强,关节清利矣。卫气和则分肉解利,皮肤调柔,腠理致密矣。志意和则精神专直,魂魄不散,悔怒不起,五脏不受邪矣。寒温和则六腑化谷,风痹不作,经脉通利,肢节得安矣。"知平人即"血和""卫气和""志意和""寒温和"之人,一个"和"字凸显了人的健康。

"血和""卫气和"意味着气血和,经络是气血运行的通道,要达到气血和就必须经络通畅即经络和,气血通过经络贯通与濡养五脏六腑,故气血和与经络和必然使脏腑和。人体脏腑、气血、经络是一个不可分割的整体,这一整体代表着人的生理层面。"意志和"则"五脏不受邪"突出了形神的统一性。形为神之体,神为形之用,无形则神无以生,无神则形不可活。神与形两者共同构成了生命的基本表现形式,只有神形具备方能成人,正如张景岳所言,"人禀天地阴阳之气以生,借血肉以成其形,一气周流于其中以成其神,形神俱备,乃为全体"(《类经》)。形与神的整体性体现了人作为个体的整体性,是心理与生理的统一。而"寒温和"则意味着人与外在自然环境的和谐,而作为个体的人,一出生就意味着处于一定的自然与社会环境当中,除了与自然的和谐外,与社会的和谐也是健康很重要的一面,随着社会的发展,越来越多的社会因素影响着人类的健康,人与社会的和谐越来越成为衡量一个人是否健康的评判条件。人与外在的自然与社会环境是一个更高层面的整体,它意味着人是现实生活中活生生的个体,而不是那个脱离了外在环境的实验室中的人。因此说,如果一个人整体的这三个层面都达到和谐则意味健康,也即中医学说的"阴平阳秘"。

2. 疾病观——"不和"

人与外在自然、社会环境的和谐,形神的和谐,脏腑、气血、经络的和谐是人体"和"的健康观的三种呈现形式,其"不和"就意味着个体的不健康也即疾病的产生,故中医学的疾病观为"不和"。人与外在自然、社会环境的不和谐,形神的不和谐以及脏腑、气血、经络的不和谐都可能导致疾病,而成为疾病产生的原因。

自然的风寒暑湿燥火原本只是很平常的自然现象,但当它们表现太过,超出了人体的承受范围,或者个体因自身的体质较差,承受不了正常的风寒暑湿燥火的影响,就会导致相应的疾病的产生。而这一类疾病的产生归根于一点即人与自然的不和谐。人生于自然当中,如不遵守自然的规律也会导致疾病。在中医学中自然的规律基本概括为"春生、夏长、秋收、冬藏"的四时阴阳变化规律,而遵守这一自然规律就要求个体在春季顺从其生发之气、在夏季顺应其盛长之气,在秋季顺应其收敛之气,在冬季顺应其闭藏之气。个体的起居、运动、饮食、情志等都要顺应四时之气才能达和,否则就是"不和"。人与社会之间的不和更多地体现为社会地位与职业的变化以及各种社会压力给人体的健康造成的不良影响,如《内经·疏五过论》就明确阐述了"先贵后贱""先富后贫"与"脱营""失精"之间的直接关系,以及突然的欢乐与痛苦都会损伤人体的精气,损坏人的形体。而现代社会的风险性、竞争性与投机性都使得因社会地位与职业的变化对个体的健康造成影响的人员基数不在少数,而因职业、学业、生存等社会压力对人的健康造成影响已成为一种普遍化的趋势。因此,人与社会是否"和"是现代疾病产生的一个很重要的方面。

形与神的不可分割性,使得人体内部的病变会导致相应的情志方面的异常,同时情志方面的异常也会导致相应的脏腑功能失调以及气、血、津液的不足与失序,这就是神与形的病理观——"不和"的体现。夜寐不安、健忘、癫狂、痴呆等都是情志异常的表现,其根源除了情志刺激外,更多的是脏腑与气血津液的失调造成的。同时,情志的异常也会导致相应的脏腑功能失调以及气、血、津液的不足与失序。"怒伤肝,喜伤心,思伤脾,忧伤肺,恐伤肾"(《素问·阴阳应象大论》);"怒则气上,喜则气缓,悲则气消,恐则气下,惊则气乱,思则气结";"病有奔豚,有吐脓,有惊怖,有火邪,此四部病,皆从惊发得之"[5](《金匮要略·奔豚气病脉证治》)等描述了情志失常对形体的影响,也即神对形的致病作用。神与形一方的失常,会导致另一方的失常,当然一方的调节也可以对另一方起作用。

人体全身的脏腑、经络、气血是处于同一个元整体中,每一部分都有其特定的功能,彼此协调,共同维护生命的健康。如果某一部分的功能失调就会导致这一整体"和"的状态被破坏,同时还会引起其他部分功能的失调。如以脾为例,当脾气虚或是湿气重时,脾的运化与升清功能就会受到影响,因脾与胃互为表里,脾不运化就会导致食欲不振,脾不升清则胃的降浊功能受限,从而出现脾胃的升降功能失调,出现腹胀腹痛等临床表征;因脾与肺相生,脾为肺之母,脾气虚就不能化生水谷精微以养肺,即"土不生金"。经络是人体五脏六腑的联系通道,五脏六腑的主克乘侮都是通过它们来起作用的,它们也被划分为以五脏为中心的统一体中,故脏腑的不和调,就意味着它们功能失常。气血是五脏功能活动的物质基础,其"失和"会导致脏腑、经络等的失调,同时这也是分析各种疾病病机的基础,正如《素问·调经论》所说:"气血不和,百病乃变化而生。"[6]因此就生理层面而言,脏腑、经络、气血只要其中有一项不和谐,就意味着疾病的产生。

3. 诊断观——察其不和

中医通过望、闻、问、切的手段,综合实际情况运用八纲、六经、气血津液、脏腑、卫气营血等辨证方法进行诊断,这种诊断观就可以概括为"察其不和"。"察其不和"简单而言指的是查找中医整体观三个层面中的不和谐因素。

从人与外在的自然、社会关系中查找"不和"的根源。人与外在自然的不和在临床上更多地体现为外感病的诊断中。是否经历了风寒暑湿燥火的侵袭是医生根据不同的季节气候来进行的询问,是否有发热恶寒,汗出、头身疼痛、口渴等的症状,可以察看舌苔的颜色与厚薄以及是否兼腻,再通过切脉得知浮沉紧弦迟数等,可以由此确定是否有外感,以及区分开外感病的寒热属性。面对寒性外感我们选择六经辨证的内容,面对热性外感我们更多的是选择卫气营血的辨证内容。在对外感病的诊断中,我们同时也要参考形神的诊断,以及查问其病史,是否有其他兼证需要考虑。如一个患者形强、有神、发热恶寒、无汗、头身疼痛剧烈,舌薄白、脉浮紧,毫无疑问是外感风寒表实证。如在此基础上增加一项"项背强",就属于葛根汤证;如果在此基础上加上烦躁、口渴,就属于外感风寒兼有郁热的大青龙汤证。人与外在社会环境的不和在临床上更多地体现为情志病的诊断中,询问其工作,了解其压力状况以及近期是否有工作、家人、情感等的变动,理解其生病的原因,再根据形神的情形以及舌脉的诊断,确定其证型。

从神、形关系中查找"不和"的原因。当一个患者出现在医生面前,医生首先看到的是其形体,强弱胖瘦即可分辨,气血也略微知晓,正如《素问·三部九候论》所说:"必先度其形之肥瘦,以调其气之虚实,实则泄之,虚则补之。"形强者,身体健壮,肌肉结实,筋骨强健、皮肤润泽,足显其脏腑坚实、气血充盈,是小病或新感疾病。形弱者,身体瘦弱、肌肉瘦削,筋骨无力、皮肤干枯则显其脏腑脆弱、气血不足,是重病或久病。形胖者,脂肪偏多、头圆颈粗、大腹便便,足显其痰湿重,即所谓"胖人多痰"。形瘦者,肌肉消瘦,头细颈长、腹部平瘪,甚至大肉尽脱,足显其阴虚火重,即"瘦人多火"。[7]其次是神、志。人的神采主要是通过眼睛、脸色、神情、体态来呈现。双睛灵动有光彩,脸色红润有光泽,思维清晰、有序;动作敏捷,转侧灵活等都是有神的标志。相反,双眼呆滞无采,脸色晦暗而枯槁,思维紊乱、神志不清,动作迟缓、转侧不利等都是无神的标志。有神意味着精、气、血、津液的充盈与有序,脏腑的和调;而无神就意味其不足与失序以及脏腑功能的失常。形、神二者基本上是通过望诊来进行的诊断,通过对二者的诊断,我们可以基本得知气血津液以及脏腑的运行状态,即所谓"望而知之谓之神"。

从脏腑、气血、经络的关系中寻找"不和"的根源。当我们否定有外感病与情志病的时候,就更多地需要从脏腑、气血、经络等的关系中来寻找其"不和"的根源。如失眠,排除因喜怒哀乐等情志过极而导致的阳气无法入阴这一情志致病之后,我们当明白阳气为什么不入阴。首先从阳气的角度而言,阳盛或不及都可能导致不寐,那从阴气的角度而言,血虚、阴虚、血瘀、痰浊都可能导致阴气无法承受阳气的入里,还有就是阴阳两气的角度而言,阳气阳盛与不及与阴气的血虚、阴虚、血瘀、痰浊等共同存在时,阴阳就不能相交。当然我们需要结合舌脉象以及其他的表征,来确定其证型。因为脏腑、气血、经络之间的关系非常复杂,因它们之间的随意组合可以形成的病种是不可胜数的,也是我们没法预料的,所以我们要做的只是根据现有的临床表征阐明其病机,以及弄明白这一病机下的不同证型的区别,最终确立某一患者生病的证型。

4. 治疗观——调其不和

中医学的治疗观最直接的表述为调整其不和的因素,使其重新回到"和"的状态,即"谨察阴阳所在,而调之,以平为期"(《素问·至真要大论》)。

当处于人与自然"不和"的外感表证中时,调其不和的手段为解表达和。如何解表就得看患者个体的差异了。如果是单纯的表证,只要分清寒热属性,分别采取辛温与辛凉解表的方法进行治疗即可。如有兼证,则根据不同的兼证进行相应的辨证治疗。当人与社会不和更多地体现在情志病的发生上,明确当时的情志问题是否损伤相应的脏腑、气血、经络,如果还仅仅存留在神志的层面,我们可以采用治疗情志的方法,而一旦损伤,我们则需要根据病位与病性进行相应的治疗。

当人处于形神不和时,我们可以采取治形以全神,或是情志相胜、语言开导法等进行治疗。治形以全神是临床上解决神形不和问题最常用的方式。当明确生病不和的病机时,则采取"损其有余,补其不足"的方式来进行治疗。如失眠,如果是心脾两虚则采用归脾汤加减;如果是痰热扰心,则采用黄连温胆汤加减;如果心肾不交则采用六味地黄丸加交泰丸加减;如果是阴虚火旺则采用黄连阿胶汤加减;如果是肝火扰心则采用龙胆泻肝汤;如果是肝血虚则采用酸枣仁汤加减;如果是阳虚失眠则采用桂枝龙骨牡蛎汤加减；如果是胃不和导致的失眠则采用黄芪建中汤加减……或许我们将来还会发现更多失眠的证型，唯一不变的是失眠的病机为阳不入阴，只要阴阳不交都可能导致失眠。《素问·调经论》则用更自然的方式来解释治形以全神，用"泻其小络之血，出血勿之深斥，无中其大经"的方式来治疗"神有余则笑不休"，用"视其虚络，按而致之，刺而利之，无出其血，无泻其气"的方式来治疗"神不足则悲"。情志相胜法指的是根据《素问·五运行大论》中"怒伤肝，悲胜怒""思伤脾，怒胜思""忧伤肺，喜胜忧""恐伤肾，思胜恐"，以五行相胜的原理为指导，治疗情志异常的疾病的一种方式。语言开导法则较为常见，通过解释、安慰、鼓励等方式调整病人的精神状态，是日常开导与心理治疗中常用的手段。

当人处于脏腑、气血、经络不和的疾病中，我们要在辨证论治的基础上发挥身体的阴阳自和的自组织功能，采用顺势而治、治病求本、扶正祛邪等原则来治病。顺势而治指的是顺应肌体的自和调节趋势而致和的治法原则，如肝气郁结的病人，我们在治疗时，要顺应肝脏体阴用阳的脏腑本质，在疏肝的同时要养肝柔肝。同时采用健脾补脾之药，使脾的功能得以强化，而不被肝所克制，即治肝当先实脾。治病求本指的是治病过程中要明确疾病的最深层病机，再在此基础上发挥其阴阳自和的功能，最终实现"和"的治法原则。如汗出并不仅仅是敛汗则可，需要明白其汗产生的病机是什么，或气虚，或阴虚，或实热，再根据其病机采取相应的治法。扶正祛邪是针对正虚邪实的病机而采用的一种治疗原则。针对正虚则需要扶正，即通过"补"来调动身体自身的"生生"机制，针对邪实则通过"泄"来调动机体的"御邪"机制，两者具有相对性，正虚也可能是相对于邪气太盛，而不能发挥自和的机能；邪胜也可能是相对于正气太虚，而不能自和。气血不和也同样遵循着这三条治法原则而达和。如气滞血瘀，气滞则需要通过行气而发挥气的统率作用，这是顺应气对血的统率功能；其次，需要明白是气滞导致的血瘀，还是血瘀导致的气滞，论证其深层病机，达到治病求本的目的；最后，如果气滞是因为气虚而导致的，我们则要补气以活血，属于扶正；如果瘀血较重，气无力推动，形成的气滞，则是邪实，我们要去邪以扶正。而经络又从属于五脏六腑，故其治疗方式与其一致。

5. 养生观——"维和"

维持人体正常的和谐状态即为养生，故将养生观称为"维和"，即维持健康之"和"。

从人与外在自然、社会环境的整体性来"维和"。针对人与自然而言，人是自然的产物，又处在一定的自然环境当中，故对"太过"的风寒暑湿燥火要"避之"，使人体的健康之"和"不受六淫的干扰。同时平时的饮食、起居、运动、情志、服饰、用药等都要遵循春生、夏长、秋收、冬藏的自然规律即"顺四时而适寒暑"。如在春季，万物复苏，自然界的阳气开始生发，故春季养生与治病都应该顺应其生发之气，强调一个"生"字。在饮食方面，应"多辛甘少酸"，辛甘化阳，可以使生发之气不断得到充盛，而酸涩收敛，可以导致生发之气抒发不畅；在起居方面，应"夜卧早起"，白昼变长、夜晚缩短，夜卧、早起能最大程度接收阳气，顺应其生发之气；劳动方面与运动方面都强调"小劳"，劳动与运动强度过大都会导致阳气的耗损；在情志方面，应保持心情舒畅，力戒暴怒忧郁，暴怒忧郁会导致肝气郁滞，从而影响其生发与疏泄；在服饰方面，要衣着宽松，莫忘"春捂"，宽松的服饰可以使身体舒缓，"春捂"能保护人体稚嫩的少阳；用药方面，应多用具有生发功能的"风药"与"甘药"，而对于有收敛、沉降、淡渗之药宜少用。因此处于不同的季节，饮食、起居、运动、情志、服饰、用药则要服从该季的特点，最大程度地与自然相符。对于人与社会而言，能在复杂的社会当中处理好人与人的关系就意味着与社会和。个人认为"仁义"与"寡欲"是维持人与社会"和"的两大法宝。"仁者寿"三个字概括了"仁义"与生命之"和"直接的关系，仁义之人对别人不会算计，内心坦荡，且能从所做之事中获得认同与满足感，心情愉悦故能促进气血的调和。而"寡欲"会使自己摆脱精神上的纷扰，做到真正的恬淡虚无，故而不会对形神有损伤。

从神与形的整体性来维"和"，达到"神形皆俱"。我们通过饮食、起居、运动来养形，通过情志来养神。我们的饮食、起居、运动、情志除了要顺应"春生、夏长、秋收、冬藏"的自然规律外，还需要按不同的时辰与年龄来养生。《灵枢·顺气一日分为四时》把一日的不同时辰与季节联系起来："以一日分为四时，朝则为春，日中为夏，日入为秋，半夜为冬。"同时，我们也将人一生的不同时期与季节联系起来：少年为春，青年为夏，中年为秋，老年为冬。因此，按时与按年龄养生都遵循着四季养生之道。饮食、运动除了要遵循四季养生之道外，还要遵守适度的原则，避免进食与运动太过。"饮食自倍，肠胃乃伤"（《素问·痹论》），"肥者，令人内热，甘者令人中满，故其气上溢，转为消渴"（《素问·齐病论》），都告诫世人饮食的适中是五脏六腑、气血是否和谐的很重要的方面，只有脏腑与气血和谐，养形才能变得较为容易。"形劳而不倦"是适度运动的最好诠释，运动张弛有度，休息有时。适度的运动能促进个体气血的运行，使其行而不滞；相反，过度的运动则易损伤人体之气血。适度的饮食与运动是通过影响人体的脏腑、气血之和来达到养形的目的。过度的情志对脏腑与气血的消极影响使得大家都追求情志的适度，而情志的适度是一件非常难以把握的事情，需要每个人去探索与琢磨。

维持人体健康之"和"，最根本的方法是"执中致和"，每个人恰到好处地遵守自然、时间、年龄以及自身自和的规律,维持人与外在的自然与社会的和谐、人体形神的和谐,自身脏腑、气血、经络的和谐,最终达到颐养天年的目的。

参考文献:

[1]朱贻庭."和"的本质在于"生"[J].江汉论坛,2016(11):43-49.

[2]冯友兰.中国哲学简史[M].北京:北京大学出版社,1996:37.

[3]丁小丽.孔孟荀"名分"思想研究[D].北京:北京师范大学,2002.

[4]何清湖,孙相如."和"文化孕育的"和"医学[N].中国中医药报,2013-07-31(3).

[5]李今庸.李今庸金匮要略讲稿[M].北京:人民卫生出版社,2008:96.

[6]李国臣.中国传统文化"和谐思想"对中医药的渗透、影响与推动研究[D].成都:成都中医药大学,2011.

[7]刘应科.形神是中医辨证要素的首要条件[J].湖南中医药大学学报,2016,36(1):1-9.

作者:陈元,何清湖

中医学的健康观——和

关于什么是健康,学界目前还无法给出一个准确而完备的概念,但大健康概念已深入人心。大健康概念现呈现出三种趋势:从客观化向主观化的转变,从标准化向个性化的转变,从医学向社会化转变。[1]中医学的健康观正是一种大健康概念,它从一种天然的视角思考了与人类健康相关的种种因素。人们只有处理好与这些因素的关系,实现"和"的状态,才称得上健康。因这些因素最终影响的是人与自然、人与社会、人的形神之间以及人体自身的脏腑经络气血之间的和谐。故说,中医学的健康观可以用一个字——"和"来诠释,即人与外部的自然和社会环境、形神以及脏腑经络气血津液之间的和谐。

一、人与自然的和谐

人与自然相互影响,一方面人秉天地而生,是天地阴阳和合的产物,人的生命的运转天然地遵循自然的规律;另一方面"天地之性,人为贵",人能掌握自然阴阳变化的规律,与天地同参,对自然也存在一定的影响。人与自然的和谐是中医健康观的一部分,人不仅要顺应自然的时间变化规律,也要遵循不同地域的变化,同时还要遵守自然自和的规律,不人为破坏自然的生态系统。只有这样,人才可能获得与自然的和谐,才有可能健康。

1. 人本自然而生,是自然的产物

关于生命起源的探讨,早在西周时期,太史史伯就提出了"和实生物"这一论断,其明确指出万物的生成归于一个"和"字。老子的"道生说"——"道生一,一生二,二生三,三生万物,万物负阴而抱阳,冲气以为和",是这一理论继承与发展的典型代表。老子以最简单的两种异质事物的存在即"阴"与"阳"来阐述"和","和实生物"演变为"阴阳和"而化生万物。阴阳是两个抽象的概念,两者如何沟通?气的概念被引入阴阳之中,阴阳通过气来沟通,阴气与阳气的交感化生了万物。而阴阳的最大代表为天地,故天地和气成为阴阳二气交感化生万物的代言。

人当然也不例外,是天地和气的产物,这在《黄帝内经》中多次被强调,如《素问·宝命全形论》言:"人以天地之气生,四时之法成。""夫人生于地,悬命于天,天地和气,命之曰人。"

2. 人体生命中蕴含着自然规律

人生于天地之间,是自然系统的一部分,其体内蕴藏着一定的自然规律,正如《灵枢·岁露论》所言:"人与天地相参也,与日月相应也。"时间节律就是一种典型的自然规律,具体表现为日、月、年等节律信息。人体生理的日节律主要表现在人体气血的运行与生理功能以昼夜为循环周期[2],同时还存在于四时五行藏气主时及盛衰节律上[3]。月节律表现为人体的气血关系受到月亮引力的周期影响,呈现出月循环的规律。这在女性的月事上呈现尤为明显,且目前的研究人员发现人体的这种月节律与新生儿的出生[4,5]、失眠[6]等有密切联系。人体生理的年节律更多地表现为人体的阴阳气血也如自然一样遵循着春生夏长、秋收冬藏的规律。人与自然遵循着同样的自然规律,这为人与自然之间和谐的构建提供了天然的条件。

3. 人能适应自然的变化

人能适应自然的变化主要分为两个方面:其一,人能适应当地的自然气候;其二,人能适应异地的自然气候。各个不同地域的个人对于自身长期生存的地域环境有一定的适应能力,其生理状态也与其地域环境相一致,且能根据每一年的中运、司天与在泉的状态判断一年气候的异常与否,针对气候的异常,人类可以采取相应的措施减少其对自身的损害。不同地域的气候条件虽然存在着较大的差异,但人类仅需针对性地预防即可适应异地气候,且随着去异地时间与次数的增多,人类的适应能力会进一步增强。

4. 人不破坏自然自和的能力

人与自然是一个整体,当人类破坏自然自和能力的同时,自然也将破坏人体自身的自和能力。人的健康与自然的健康是正相关关系,自然越健康,人也越健康,自然难以自和,人类的健康也将是一个大的问号。大量文献证明空气污染、水污染、土质污染的不断加深,是很多疾病暴发的重要原因。空气、水、土壤是人类生存必须依附的自然环境,只有当人类停止对自然的无休止的侵犯,帮助自然恢复自身的调节系统,自然才可能为其提供安全的外在环境,人类才可以有机会去追求真正的健康。

二、人与社会的和谐

马克思的一句"人的本质是一切社会关系的总和",道出了人与社会的密切关系。简单而言,人与社会的关系实际上就是人与人之间的关系,人与社会之间的和谐也可以称为"人事和"。

"人事和"是健康很重要的一个方面,这在《内经》中得到明确表示。《素问·上古天真论》曰:"是以志闲而少欲,心安而不惧,形劳而不倦,气从以顺,各从其欲,皆得所愿。……故合于道。"明确"志闲""少欲""心安"与"百岁而动作不衰"之间的直接联系。同时如果每个人都按照自己的角色规范做好相应的事情,那人与人之间的关系将会变得和谐,由此而导致的心理的、躯体的损伤将会大大降低。

三、形神和

形神二者共同构成了生命的基本表现形式,形与神俱才能健康长寿、尽享天年。张景岳在《类经·针刺类》中将形神关系表述为"形者神之体,神者形之用;无神则形不活,无形则神无以生"。只有形神合一即"形不受贼,精神不外越"才意味着健康,方能"度百岁而去"。

1. 形为神之源

神的产生依赖于脏腑功能的正常,气、血、津液是神赖以产生的物质基础。如《灵枢·本神》言"故生之来谓之精,两精相搏谓之神",《素问·六节藏象论》言"气和而生,津液相成,神乃自生"等。形的强弱也决定着神的盛衰,气血充盛、气机升降出入正常、营卫和调决定着神志的明盛;气血衰微、气道阻塞、五脏之气不和调、营卫失调决定着神志的衰微。这可见于《灵枢·营卫生会》中"壮者之气血盛,其肌肉滑,气道通,营卫之行不失其常,故昼精而夜瞑","老者之气血衰、其肌肉枯,气道湿,五脏之气相搏,其营气衰少而卫气内伐,故昼不精,夜不瞑"。

2. 神依形而存

形对神的作用不仅体现在精、气、血、津液对神的化生与濡养作用,还表现为神对形的依附作用,正如《素问·上古天真论》中所言"形体不敝,精神不散"。后世医家的"形者神之舍""身为神气之窟宅""形为神明之宅"等都明确赞同了神对形的依附作用。《素问·宣明五气论》言"心藏神,肺藏魄,肝藏魂,脾藏意,肾藏志"表明代表人精神思维活动的神、魄、魂、意、志分别藏存在心、肺、肝、脾、肾五脏中。而《灵枢·本神》中"肝藏血,血舍魂""脾藏营,营舍意""心藏脉,脉舍神""肺藏气,气舍魄""肾藏精,精舍志"明确表示五脏是通过血、营、脉、气、精等载体来藏存神、魄、魂、意、志五神。血、脉、营、气、精藏于五脏,如果其功能异常,离开了所属脏腑,则神志异常,正如《灵枢·本神》所云:"至其淫泆,离脏则精失,魂魄飞扬,志意恍乱,智虑去身。"因此,精、气、血、津液等精微物质是五神依附于五脏的中间桥梁,离开了这些精微物质,五神将会涣散,而无所谓对五脏的依存。

3. 神为形之主

虽形为神之源,神依附形而存,但神主宰着五脏六腑的功能与精、气、血、津液的运行,神的盛衰与否直接决定着形体的强弱。故张景岳在《类经·摄生类》中言:"虽神由精气而生,然所以统驭精气而为运用之主者,又在吾心之神。"《灵枢·本脏》中"志意和则精神专直,魂魄不散,悔怒不起,五脏不受邪矣",《素问·生气通天论》中"苍天之气,清净则志意治,顺之则阳气固。虽有贼邪,弗能害也"的记载,也说明"意志和"是维持五脏功能正常的基本条件,神旺则阳气固密,卫外之气强盛,保护五脏不受邪气的侵扰。由"怒则气逆""喜则气缓""恐则气下""惊则气乱""悲则气消""思则气结"等可以得知神是通过气机的调控来主导人体的脏腑功能。神调控着脏腑的气机的升降出入,使精、气、血、津液得以化生,再通过经络濡养全身的脏腑组织,使其发挥各自的功能,故可以阳气固密,不受外邪的侵扰,即使邪气过盛,也不能深入。

总之,健康的神形关系是通过精、气、血、津液的运行为桥梁搭建的,一方面五脏通过精、气、血、津液的生成来生养神志,同时使五神等神志以其为载体存藏在五脏之中;另一方面神志通过对精、气、血、津液的调控来主导五脏六腑功能正常进行,最终形成两者之间的相互依存与相互作用。

四、脏腑、经络、气血、津液之间的和谐

人体是以五脏为中心,以六腑为配合,以气、血、津液为物质基础,通过经络将五脏六腑以及五官九窍、四肢百骸等组织联系在一起的统一整体。这一整体属于中医整体观的第三个层面,其和谐共处、功能正常也是中医健康观的第三个层面,即脏腑、经络、气血、津液之间的和谐。

1. 脏腑和

人体的脏腑之间通过经脉互为络属,构成一一相对的表里关系,且根据其功能可划分于木、火、土、金、水五行。木火土金水五行之间没有贵贱强弱之分,每一行都处在生与被生、克与被克之间,它因生、克与其他四行紧密联系在一起。五行是一个元整体,五者之间相互对立与依存,试想作为元整体内的五个因素该如何保存自身呢?当然是"和",即以相生相克的关系自发形成"和"的状态。因此说元整体是"自和"的背景与内在根据,而"自和"是元整体内部各要素运动变化的内在要求与必然结果[7]。如此,被划分为五行的处于元整体当中的五脏六腑其内在的"自和"规律无时无刻不要求其朝着"和"的方向与状态运动。因此说脏腑之间处于一种天然的自和状态,这种自和状态即是健康。

2. 气、血、津液和

气、血、津液是人体产生一切生理机能和维持生命活动的物质基础，三者处于一个共生的元整体状态，相互依存与制约。气能参与血与津液的化生，气充盛则化生血液、津液的功能增强，血液与津液就会充足。气能推动与调控血液与津液的正常运行与输布，气的充盛且气机调畅，是血液运行有序的保证，也是津液输布转化以及排泄功能得以正常进行的基础。气对血与津液的作用除了化生、运行之外，还有固摄。同时，气的有序运行建立在对血、津液的依托之上，离开了这种依托，则会出现气散、气乱等。气、血、津液之间的这种相互依存与制约的功能的正常则意味着健康，意味着三者处于一个整体的和的状态。

3. 经络和

各经络之间相互联系和配合，发挥好各自的功能，是健康的体现，也即我们所说的经络和。经络的功能首先表现在其沟通作用上。脏腑之间主要靠十二经脉相沟通，每一条经脉都有属络特定的脏腑，有些甚至联系多个脏腑。脏腑与四肢百骸、五官九窍之间的对应关系也是通过经络沟通才得以实现。正是经络对脏腑、形体与官窍以及自身之间的沟通作用，才使得人体成为一个相互联系不可分割的有机整体。经络的功能其次表现在其对气血津液的运输作用上。气血津液通过经络的运输才能通达全身，发挥其濡养脏腑形体组织的作用。正是因为气血津液濡养全身的功能建立在经络的运输基础上，故当经络功能失和时，气血津液的功能也将难以发挥，出现相应的病变。经络的功能还表现在对信息的感应与传导以及调节作用上。正是因为这种对信息的感应传导与调节才使得针灸按摩技术产生、发展与繁盛。

总之，人体的脏腑、气血、经络按照各自不同的功能结合在一起，只有每一种功能正常发挥，人体才处于"和"的状态，这种"和"是人体生理健康的标志。因此说个体脏腑、气血、经络等方面的和谐是人体"和"的健康观的一种呈现方式。

参考文献：

[1]海青山,金亚菊.大健康概念的内涵和基本特征[J].中医杂志,2017,58(13):1085-1088.

[2]李铭舜,贺雅琪,李启耀,等.浅述《内经》中的时间医学[J].中国民族民间医药,2015,24(14):8-9.

[3]张立平.《黄帝内经》对人体日节律的认识[J].中国中医基础医学杂志,2016,22(10):1288-1290.

[4]田仁.人的出生与月亮相位关系初探[J].南京中医学院学报,1987(3):

47 - 50.

［5］周玲,王利,王平.《黄帝内经》"月—人相关"理论与新生儿出生的探究［J］.中华中医药杂志,2016,31(7):2496 - 2498.

［6］Vollmar Jing,任宏珊,刘彬冰.从中医阴阳气血理论浅析满月与不寐［J］.湖南中医杂志,2016,32(4):3 - 5.

［7］王小平.中医学和合思想的研究［D］.济南:山东中医药大学,2001.

文章来源:陈元,何清湖,朱珊莹,等.和——中医学的健康观［J］.中华中医药杂志,2019,34(7):2870 - 2872.

中医学的疾病观——不和

　　人与外在自然、社会环境的和谐,形神的和谐,脏腑、经络、气血、津液的和谐是人体"和"的健康观的 3 个层面,其"不和"就意味着个体的不健康,即疾病的产生,故称中医学的疾病观为"不和"。

一、人与自然的不和

1. 违逆自然的时间规律

　　人本自然而生,是自然的产物,其体内蕴含着一定的自然规律,人只有遵循这些自然规律,才能健康,相反,疾病随之而来。

　　(1)违背四时阴阳变化规律

　　四时阴阳变化规律简称春生、夏长、秋收、冬藏。"春生"意味着在春季不违背其生发之气,饮食上的酸敛与苦寒之物、起居上的早卧晚起、运动上的长期不动、情志上的抑郁不畅等都会损害人体阳气的生发,导致"少阳不生,肝气内变"与"夏为寒变"。"夏长"意味着夏季不伐伤其生长之阳,饮食上的各种冰镇食物,起居上的整宿吹空调、星月下露卧等都易损伤人体的阳气,导致"太阳不长,心气内洞"与"秋为痎疟"。"秋收"意味着秋季该顺应其收敛、肃杀之势,饮食上的辛散升浮之品,运动上的高强度以及情志上的喜怒不调都会损伤人体的收敛之气,导致"少阴不收,肺气焦满"与"冬为飧泄"。"冬藏"意味着冬季应顺应其闭藏之势,使阳气潜藏,饮食上的过于温补,起居上的晚睡早起等易损伤人体肾气的阴阳,导致"太阳不藏,肾气独沉"与"春为痿厥"。

　　(2)违背月令变化规律

　　月生之时泄气血津液,易出现气血的亏虚,特别是营卫之气的衰弱,可致女性经期的推后甚至闭经。月满之时补阳气,易致阳气过亢,损伤阴液,出现失眠、情绪亢奋以及各种出血症等。月廓空时,人体的气血津液最虚,易招邪气的侵袭,故不要随意扰动。正如《素问·八正神明论》所言:"故月生而泻,是谓脏虚;月满而补,血气扬溢,络有留血,命日重实;月廓空而治,是谓乱经。"

（3）违背昼夜变化规律

违背人体昼夜节律变化最典型的行为是长期熬夜与晚起。熬夜使卫阳之气夜半仍循行体表,无法入藏休养,直接损伤人体的阳气,甚至是最根本的肾阳之气;同时夜半之时仍未入眠,易致阴气不生。肝主平旦,晚起则肝气得不到升发,从而导致其疏泄功能紊乱。现有研究表明昼夜节律紊乱使节律基因表达异常并增强了肿瘤的易感性,包括乳腺癌、肺癌、胰腺癌、前列腺癌、直肠癌和血液系统肿瘤等[1],同时也显示昼夜节律失调不仅与癌症、消化系统疾病、心血管疾病还与抑郁、肥胖、婴幼儿发育迟缓等的发生呈现出一定的正相关关联。[2]

（4）违背人体的年龄规律

50 岁"肝气始衰",不注意肝胆的养护,易发生与肝的疏泄相关的疾病;60 岁"心气始衰",忧愁与悲伤的情绪让人易患心脑血管疾病;70 岁"脾气虚",不注意饮食,易患脾胃疾病;80 岁"肺气虚",不注意肺气的养护,如吸烟等易患呼吸系统的疾病;90 岁"肾气焦,四脏经脉虚空",要适当养肾气,且情绪不能过激,五脏皆虚,任何一种情志的过激都可能导致生命的终结。

2. 异常气候的侵袭

（1）当地异常气候的侵袭

当地气候的异常主要表现在时气的过盛,即春温、夏热、长夏暑湿、秋燥、冬寒四时之气的过盛,或非时之气的侵扰。如春天气候过于温热,因春主风,而风性主动又善行数变,极易侵袭人体阳位,从而导致春温病的发生。非时之气的侵扰如"春大寒""夏大凉""秋大热""冬大温"等,其更多出现在五运六气的不当位之时。

（2）异地气候的不适

各地的气候在温度、湿度、气流、气压等方面存在较大的差异,故说对新地域气候的不适也是人与自然不和而产生疾病的一个方面。民众因为工作、求学、旅游等原因来到新的地域环境,当环境的变化超出了肌体的适应能力,疾病就会产生。如低海拔地区的民众初到高寒地区,易因其低气压、低气温、低湿度和强日照辐射,发生急、慢性高原病。

3. 自然与生态环境的恶化

自然与生态环境的恶化,特别是空气、水与土壤的污染,使人类的生存空间受到挤压,疾病也随之增多。如空气污染中以颗粒物污染对人体的危害最大,颗粒物粒径小于 $10\,\mu m$ 即可通过鼻腔进入人体,粒径越小进入人体越深。当粒径小于 $2.5\,\mu m$ 时,颗粒物则可深达肺泡并沉积,进入血液系统。[3]而且颗粒物还能携带大量有害的物质如各种多环芳烃、重金属、病原微生物等进入体内造成新的损伤。

　　总之,不遵守人类自身的自然规律如日月年节律以及年龄规律,对异常气候缺乏足够的应对能力,破坏自然的生态环境都是人与自然"不和"的表现,"不和"就意味着各种疾病的产生。

二、人与社会的不和

　　《素问·疏五过论》曾阐明人事不和将会导致诸多疾病,而随着经济的发展与社会的进步,与人事不和相关的疾病越来越多,如抑郁症、焦虑症、强迫症、自杀、艾滋病、性别苦恼、多重人格障碍等。人与社会不和的根源主要归结于两点:其一,对"名"的不尊重;其二,欲望过盛。

1. 对"名"的不尊重

　　人与社会不和的根本原因在于民众对"名"的不尊重。何为名?"名"指的是人与人之间相对的各种角色的名称如父、子、夫、妻、兄、友等,以及与此名称相对应的权利与责任,正如冯友兰所称"每个名都有一定的含义,这种含义就是此名所指的一类事物的本质"[4]。现代人对"名"的漠视,出现幼无所依,老无所养;夫妻间相互猜忌与防备;教师不尊崇传道授业解惑;医者不讲仁心仁术;官员致力于权力寻租;食品工作人员不关注食品的安全等现象,而这些现象又像社会毒瘤一样,牵动着每一个人的神经,成为社会不和谐的关键因素。

2. 欲望过盛

　　人与社会不和的另一个原因是欲望过于强盛。社会的普遍个体化使得群体性约束急剧减弱,加剧了个体对自身欲望的追求。欲望与精神疾病,特别是抑郁症、焦虑症、强迫症等密切相关。

三、形神不和

　　形为神之源且神依形而存,使得人体内部的病变会导致神志方面的异常,即形损及神;同时神为形之主,神志方面的异常也会导致相应的脏腑功能失调以及气、血、津液的不足与失序,即神损及形。

1. 形损及神

　　神通过气血津液等载体藏于五脏,是故五脏的虚实都可导致神志、情志的异常。如肝气盛则怒,虚则忧、悲;心气盛则喜,虚则悲;脾气盛则欢乐,虚则畏;肺气盛则悲、恐;肾气虚则恐。外邪侵袭导致的经络不和亦可致神志与情志的异常。如从《灵枢·经脉》中可知,外邪侵犯足太阴脾经时,会出现舌本强、心烦、不能安卧。气血津液是神得以产生的物质基础,是故气血津液运行的异常会导致神志与情志的异常。首先,气血的不足与过盛会引起喜怒忧思悲恐惊的产生,如《素问·

调经论》中言:"血有余则怒,不足则为恐。"其次,气血津液等的不足与运行障碍会引起神志的异常,因气血津液等营养物质不能濡养心神与脑髓是各种神志病发生的深层病机。

2. 神损及形

神为形之主,神主宰着五脏六腑的功能与精、气、血、津液的运行,是故神病必然引起脏腑、精气血津液等功能的失常,而致病。神损及形最典型的莫过于七情的太过对人体造成的损害。七情的太过不仅仅损伤单个脏器,而有可能同时损伤多个脏腑的功能。如过度的恐惧能损伤心、肾功能,过度的忧愁损伤脾、肺的功能,过度的悲伤能同时损伤肺、心、肝的功能,过度的喜乐损伤心、肺功能,过度的愤怒会损伤肝、肾功能,过度的惊吓会损伤心、肾功能。

四、脏腑、经络、气血、津液不和

1. 脏腑不和

脏腑之间是以五脏为中心的相互促进与制约的自和整体,脏腑之间的这种相互促进与制约的关系是多重的,故某一脏腑的失调或是超出了肌体自身的自和能力,就会引起其他脏腑功能的紊乱,导致疾病的产生。

(1)肝病引起其他脏腑的不和

肝病指的是肝主疏泄与藏血功能的失常,其会影响心、脾、胃、肺、胆、女子胞、男子胞等的功能的正常。肝的疏泄不及会导致全身气机郁滞不畅,出现气滞痰凝血瘀等,其使心之脉络为痰瘀阻滞,运行不畅;使脾胃运化功能失调;使肺气宣发不及;使胆汁分泌排泄不畅,瘀阻于内;使男子排精不畅;使女子月经延后,经行不畅。肝的疏泄太过会导致脾气不升反降,胃气不降反升;气机上逆犯肺,使肺气肃降功能失常;会导致胆气上逆;亦会出现男子精室被扰。肝血虚或不足会导致心血虚,使心失所养;会导致肾阴不足,从而使肺阴不足,出现肃降失常;亦可致女子月经量少,甚至闭经。

(2)心病引起其他脏腑功能的不调

心病主要表现为心气、心阳、心血的不足。心与肾、小肠的关系密切,是故心病易导致二者功能的失常。当心阳不振时,心火不能下行资助肾阳,亦无法镇摄下焦寒水的上逆。当心阴血不足时,心神不安守而外荡,易致肾精不得闭藏而外遗。心与小肠互为表里,心病常影响到小肠。心火旺盛,可移热于小肠,导致小肠实热症候;心阳虚寒,温煦推动乏力,可致小肠气机不畅,使其分清泌浊的功能发生障碍。

（3）脾病引起其他脏腑功能的不调

脾病总的来说是脾（胃）气亏虚与脾（胃）邪亢盛两个方面，其会影响肝、心、肺、肾等脏腑功能的发挥。脾胃为后天之本，是人体的气血生化之源。脾（胃）气虚则气血生化不足，可致土不植木，可致心的气血不足，使心失所养，可致肺气虚，脾虚日久会累积到肾，表现出一定程度上的肾气虚损。其次，脾病则无力化津，水湿内停，积聚成痰，痰凝则气血运行不畅，日久出现气滞血瘀痰凝，痹阻清窍，发生胸痹心痛等；痰浊亦易上渍于肺，贮存于肺中，影响肺气的宣发与肃降；若脾湿太盛，脾土乘其所胜，下流于肾水，使水湿之气独归于肾，肾水泛滥无所制，出现下肢甚至全身浮肿，即"湿土胜而肾气伤"。

（4）肺病引起其他脏腑功能的不和

肺病主要指的是肺失宣发与肺失肃降两个方面。肺病易影响肝气的升发，导致其疏泄失职。肺气虚，易致肝郁不畅，因气虚则血滞，肝主藏血，血滞故肝郁不畅；肺阴不足，失其滋润则肺金清肃不能，不能抑制肝气升发太过。肺病及肾多为虚症，若肺气久虚，日久及肾，则导致肾不纳气；若肺的宣发肃降以及通调水道功能失常，必累及肾，致肾主水液功能失常。

（5）肾病引起其他脏腑功能的失常

肾病主要指肾气虚、肾阴与肾阳的不足。肾气虚，则肾不纳气，肺气不降，壅阻肺中。肾阳不足则阳不制阴，下焦阴寒内盛，肝木必受虚寒之苦，导致肝脉寒滞；肾阳不足则鼓动肾阴上乘无力，无法滋养心阳，则心火不降，出现上热下寒等；肾阳虚则脾阳无以温煦，导致其运化水谷功能失常。肾阴不足，阴不制阳，则下焦虚热内生，且肾水无法上升资助心阴，故心火亢盛于上；肾水干枯，火无水制则沸腾，肝木必受焚烧之祸，即水不涵木，导致肝血不及，易致肝阳上亢；肾阴与肺阴间相互滋生，若肾阴不足则肺阴亦不足。

2. 经络不和

经络失常主要体现在因外邪或脏腑失常导致循行其中的气血津液的不通畅以及由此而引发的其他经络的病变。从《灵枢·经脉》中可明确知道十二经脉和十五络脉因受邪会导致具体的相应的疾病。如肺手太阴之脉受外邪侵袭则"肺胀满，膨膨而喘咳，缺盆中痛，甚则交手而瞀"；大肠手阳明之脉受外邪则"齿痛颈肿"。经络不和还体现在经络之间疾病的传导，根据人体体质盛虚的差异，其传变方式亦不同，有循经传变、越经传变、表里传变三种主要方式。经络是各脏腑主导的气血津液运行的通道，其盛虚、传变与各脏腑的盛虚密切相关，甚至可以说是由其所决定，故脏腑不和也会引起经络的失常。

3. 气血津液不和

气血津液是人体组织运行的物质基础,其不和必然导致各种疾病的产生,正如《素问·调经论》所言:"血气不和,百病乃变化而生。"气血津液的失和主要表现为气对血与津液的化生、运行、固摄作用的失调以及血、津液对气的负载、濡养功能的失调。

五、小结

中医学整体观三个层面的不和,即人与外在自然、社会环境的不和谐,形神的不和谐以及脏腑气血经络的不和谐都会导致相应疾病的产生,故称中医学的疾病观为"不和"。

参考文献:

[1]董菲.节律基因在肿瘤中的研究进展[J].国际检验医学杂志,2016,36(2):65-67.

[2]杨璞.专家解读熬夜十大危害新发现[N].中国中医药报,2015-01-22(7).

[3]周晓平.气象环境对温病发病影响的研究[D].南京:南京中医药大学,2007.

[4]冯友兰.中国哲学简史[M].徐又光,译.北京:北京大学出版社,1985:52.

文章来源:陈元,何清湖,张国松,等.中医学的疾病观——不和[J].中华中医药杂志,2019,34(8):3382-3385.

中医学的治疗观——调其不和

中医学的治疗目的是促进和激发人体的自和机制,使人体重新恢复协调有序的功能状态,是故《素问·生气通天论》提出"因而和之,是为圣度",将"调其不和"视为人体治愈疾病的最高法度。如何调?其根本大法在于一个字——"顺",即顺应机体的自和调节趋势,遵循"化不可代,时不可违"的原则。

一、顺应自然的时间规律而自和

1. 顺五运六气的运气规律治病

五运六气能帮助辨清疾病的病性与部位,且能明确其传变规律,故在治疗时能根据其传变规律阻断其病变。如木运太过之年,在治疗疾病时当考虑肝气过盛,且加强脾胃功能的运转,预防脾胃功能的失调;其次应该利用木运的生发功能治疗气机的郁滞与下陷,肝郁气滞或脾气下陷之人可以在木运太过之时稍微提升其生发之气,即可收到满意的疗效。当气候以六气为主之年,可以通过对司天与地泉所主之气的确认来明确疾病的性质与病位,再通过六气的客主加临,明确当年六气每一步的气候特点,再做针对性的预防与治疗。

2. 顺四季的气机与属性治病

四季的规律为春生夏长秋收冬藏,在治疗疾病时,我们要根据四季的特性来确定治法与用药。春季治愈疾病应该采用使气机上升的治法,夏季则应该采用使气机外泄的方法,秋季则应该采用使气机下降收敛的治法,冬季则应该采用使气机闭藏的方法。李东垣提倡"春宜吐,夏宜汗,秋宜下,冬闭藏"的按时治疗原则[1],正是根据四季特性来确定的。四季的用药也应该顺应其升降出入与寒热温凉属性,故春季宜用具有生发之气的清凉风药,夏季宜用具有外泄能力的寒性药物,秋季宜用具有收敛之气的温性润药,冬季宜用具有闭藏之气的热性药物。

3. 顺月节律治病

我们要尊重和运用月节律来进行疾病的治疗,尤其是女子经、带、胎、产方面的疾病,以期获得更好的疗效。气、血亏虚或不足以及阳虚内寒导致的疾病,可以通过益气养血、温经养血等方法在上弦时调之。寒凝、气滞、血瘀等引起的相关疾病,可以通过温经活血、行气化痰、祛瘀通络等方法在月满之时治疗。月经淋漓、不易受孕或孕后胎动下血等相关疾病可以选用补气摄血、温经养络、固肾安胎等方法在下弦时调气血固冲任。朔时气血亏虚,此时当健脾补肾肺,加强人体卫气的调养。

4. 顺日节律治病

治病要顺应和利用昼夜阴阳的变化规律以及脏腑气血分旺于十二时辰的规律进行,其主要指药物与针灸治疗应顺日节律。

(1)药物治疗顺日节律

中医学在治疗疾病时,会根据一日昼夜、时辰选方用药。如张元素在《医学启源·主治心法》中关于潮热病的治疗时,指出:"潮热者,黄连、黄芩、生甘草。辰戌时发,加羌活;午间发,黄连;未间发,石膏;申时发,柴胡;酉时,升麻;夜间,当归根。"同时,中医学在治疗疾病中会根据药物、治法的不同采用不同的服药时间。升提外透与温阳补气的药物在午前服用能借助阳气的生发与温煦之力;沉降下沉的药物在午后服用能顺应下沉收敛的气势;滋阴养血、清阴分浮火的药物在入夜服用能借助较强阴气,增强疗效。治法同药物一样可以借助人体与自然的阴阳昼夜变化规律,汗法、吐法、温补法均适宜于午前;下法适宜于午后;清热法、补阴法宜入夜服用。

(2)刺灸治疗顺应日节律

中医学的针刺理论是在准确把握气血在全身的运行时间规律的基础上建立的,其补泻有特定的时间依据。子午流注针法和灵龟、飞腾八法是刺灸治疗顺应日节律的典型代表,三者从不同的角度揭露气血盛衰的时间运行规律。子午流注针法是根据十二经脉的原穴和五腧穴的周期性开阖规律建立的,而灵龟、飞腾八法则是建立在八脉交会穴的周期性开阖规律之上。

二、顺应神形之间的自和机制

中医学的形神之间不和的治疗更多的是通过激发和顺应形神之间的自和机制来进行,具体表现为治神以全形与治形以全神两个方面。

1. 治神以全形

中医学在临床上非常重视通过对神的治疗来达到治愈形病的目的,其主要运用语言开导法和情志相胜法来治疗因过度精神刺激或情志失调导致的脏腑、经络、气血津液等的失和。

（1）语言开导法

用语言对病人进行解释、鼓励、劝告、安慰等，使其精神状态得到调整。如《灵枢·师传》中所言："告知以其败，语之以其善，导之以其所便，开之以其所苦。"传统中医学的祝由术也属于语言开导法，其通过对疾病缘由的解释，转移患者的精神情志，调理气机、疏畅脏气最终达到调整、改变患者的不良心理与生理状态。[2]

（2）情志相胜法

《黄帝内经》时期就有了比较完备的五情相胜法，其基本理论建立在五行相克的基础上。后来朱丹溪将五情相胜法扩充为七情胜制法，并将情志相胜从单向调节发展为多向调节，认为七情之病不仅仅可以被其所不胜之情志克制，还可以被其母所化解。情志相胜法的本质在于情志对气机的调节，因"怒则气上""喜则气缓""忧则气凝""思则气结""悲则气消""恐则气下""惊则气乱"，从朱丹溪的七情胜制法可以得知气上，可以用气下、气凝来治疗，气缓可以用气下、气上来治疗，气凝与气结可以用气上、气缓治疗，气消可以用气下、气上来治疗，气下则可用气结、气凝来治疗，气乱则可用气凝和气下来治疗，这虽然与我们的常识有些差距，但这是名家根据理论与临床总结的经验。

2. 治形以全神

从形来治神一直是中医学的主流，临床上各种情志或神病大都采用针刺或药物疗法。《素问·调经论》中通过"泻其盛经出其血"来治疗血有余之怒，"内针其脉中"来治疗血不足之恐。张仲景通过百合地黄汤的加减来治疗百合病；通过栀子豆豉汤来治虚烦；通过桃核承气汤、抵挡汤来治疗狂证与健忘证；通过大承气汤治疗阳明腑实证的谵语，不识人，循衣摸床，惕而不安，微喘直视；通过酸枣仁汤治疗肝血不足的失眠等。后来众多医家都是从气虚、阴虚、痰滞、水停、胃不和、阳虚等角度组方配药治疗失眠不寐；从心脾不足、肾精亏耗、痰瘀阻滞、瘀血痹阻等方面治疗健忘；从髓海不足、脾肾两虚、痰浊蒙窍、瘀血内阻、心肝火旺的角度治疗痴呆；从痰气郁结、心脾两虚等治疗癫证；从痰火扰神、火盛伤阴、痰热瘀结的角度治疗狂证。[3]总而言之，因神依附形体而存，形是神之源，形病会导致相应的神病，故治形可以全神。

三、顺应脏腑相互间的自和机制

某一脏腑失调，其治疗不仅需要顺应该脏腑自身的生理功能，更要通过对与之相关的脏腑的调治，发挥脏腑间的自和功能。因脏腑以五脏为中心，故治疗可以从五脏功能的失调出发，顺应五脏的生理功能以及其与其他脏腑之间的自和机制，来恢复其和谐的功能状态。五脏之间的自和机制不仅仅是简单的五脏之间的递相生克的单项联系,还包括五脏之间互生互克、生克互涵的双向关系,也包括五脏互藏的多项关系。如治肺病可顺从五脏之"自和"规律,从肝、心、脾、肾四脏着手进行治疗。[4]

四、顺应经络之间的自和机制

经络是沟通脏腑之间气血津液的运行通道,是故脏腑之间的各种相关性规律亦呈现在其所主经络中。经络之间的相关规律是人体一个巨大的宝藏,但我们目前对其相关规律的认知相对表浅且有限。激发我去思考人体经络之间的相关规律的当属周尔晋老先生提出来的人体 X 形平衡法[5],且其疗效确切。人体经络之间像这种 X 形平衡规律的规律还有很多,我们应该尽力去研究与发现,然后再根据这些规律来治疗疾病。人体经络之间的自和正是气血遵循其相关规律运行而达到的,故我们在用经络治疗疾病时必须遵循其自和机制方能收到满意的疗效。

五、顺应气血津液之间的自和机制

我们在疾病的治疗中要顺应气血津液之间的自和机制,即顺应气能生血行血、气能生津行水、血能载气、津能载气等规律。

1. 顺气能生血

当血气不足时,顺应气能生血这一规律,补脾气使脾得健运而生血,或在补血药中加补气药,往往能快速收效,且补而不腻。当归补血汤是气能生血的典型方剂,大补黄芪发挥气能生血的功效,少佐当归,引气补血。

2. 顺气能行血

血瘀或血行不畅时,要注意补气调气,发挥气能生血的功效。从疏肝的角度论治冠心病就是调气行血的最好例证,疏肝使气机调畅,气行则血行,其瘀自消。调气可行血,补气亦可行血,如补阳还五汤以黄芪为主药,顺应气能行血的规律,再少佐活血化瘀之药,其活血化瘀之力强健,且活血而不伤血。

3. 顺气能生津

当津液不足或亏损时,要顺应气能生津的规律,补气生津。脾为气血津液生化之源,通过大补脾气,使津液自生;或在养阴生津之药中,加补气之品,发挥气能生津之功效,而麦门冬汤是运用气能生津的典型方剂。

4. 顺气能行水

当水饮痰湿聚于人体时,可根据其部位的差别采取相应行水的方式。聚于体表,用风药宣肺气,水随气行,使水湿从汗而解。水湿痰饮在里可补脾气运化水湿、宣降肺气行水、补肾阳通阳化气行水、疏肝理气行水等使水湿痰饮无存,或汗或尿液中排出。总之,气顺则一身之津液随即也顺,水湿痰饮皆可消。

5. 顺血、津液载气

血、津液能载气强调气对血与津液的依附作用,故补气时该补血与津液,使气能有所负载,而不会出现气有余则成火之症候。如补中益气汤在大量补气药中加一味当归,遵循了血能载气之道,使气有所负,达到补气的功效。

六、顺应病势趋向治病

人体是一个自和的自组织体,当病邪侵袭人体时,其会举全身之力驱邪外出,或者阻邪深入,这种自主性反应会表现出一定的病势趋向,如向上、向下、向外、向内等。我们治疗疾病就是要顺应和利用人体的这种自和机制所表现出来的病势趋向,补正气之不足、泻邪气之太过,帮助机体进行自我调节,重建和谐。

1. 吐法——其高者因而越之

《素问·阴阳应象大论》"其高者因而越之"道出了吐法的适用对象为高者,即病邪位于人体胸膈以上的部位,吐法的具体方法为越之,即使病邪从上而解的方法。风疾、宿食、酒积、水饮、痰湿、瘀血等邪气在胸膈以上的大满大实之症皆宜吐。如有医者用如瓜蒂散饲鼻取嚏或流涕引湿热浊邪从鼻而出治疗上焦之湿热黄疸。[6]

2. 下法——其下者引而竭之

《素问·阴阳应象大论》"其下者引而竭之"道出了下法的适用对象为下者,即病邪位于人体胃脘以下的部位。下法的具体方法为竭之,张从正解释为"推陈致新",即使病邪从下而解的方法。食滞、热壅、寒结、水聚、痰滞、血瘀等邪气在下焦者皆可下。

3. 汗法——在皮者汗而发之

《素问·阴阳应象大论》"在皮者,汗而发之"道出了汗法的适用对象为在皮者,即病邪位于人体肌表,汗法的具体方法为汗之,即通过疏散外邪而解的治疗方法。风、寒、暑、湿、水、痰、瘀血等邪气滞留于肌表都能通过疏散外邪而治。

4. 泻法——中满者泻之于内

《素问·阴阳应象大论》"中满者泄之于内"道出了泻法的适用对象为中满者,即病邪位于人体的中焦,泻法的具体方法为泻之于内,即病邪不通过吐、汗、下而出,而是宣通脾胃气机调泻于中。

七、小结

中医学"调其不和"的治疗观关键在于顺,即治疗顺应自然的时间规律与地域特点、顺应神形间的自和机制、顺应脏腑间的自和机制、顺应经络间的自和机制、顺应气血津液间的自和机制、顺应病邪的病势趋向等,来恢复人体的"自和"功能。

参考文献:

[1]李贞翠.罗天益《卫生宝鉴》时间医学研究[D].成都:成都中医药大学,2014.

[2]黄智敏.《儒门事亲》情志病方药疗法研究及其在香港都市情志病中的应用初探[D].广州:广州中医药大学,2009.

[3]吴勉华,王新月.中医内科学[M].北京:中国中医药出版社,2012:149 -168.

[4]陈元,易法银,张璐砾,等.顺五脏之"自和"规律治肺病[J].中医杂志,2018,59(19):1702 -1704.

[5]周尔晋.人体X形平衡法[M].合肥:合肥工业大学出版社,2002:3 -12.

[6]郭峰.曾斌芳教授学术思想和临证经验总结——基于复杂网络分析方法研究慢性乙型肝炎的辨治经验[D].北京:北京中医药大学,2016.

文章来源:陈元,易法银,何清湖,等.中医学的治疗观——调其不和[J].中华中医药杂志,2019,34(10):4507 -4509.

中医学的养生观——维和

维持人体正常的和谐状态即为养生,故将中医学的养生观称为"维和",即维持健康之"和"。如何维持,当从人们的日常生活着手,其包括饮食、起居、运动、情志、道德、房事六个方面来维持人体的健康之"和"。

一、饮食"和"

饮食是人体生命得以维持的根本,但不慎饮食又是人体得病的重要根源,故养生当从饮食"和"开始。如何饮食才能"和"呢? 中医学给出的答案为饮食有节、谨和五味与饮食有洁。

1. 饮食有节

饮食有节指的是饮食应按照脾胃运化规律进行,具体包括饥饱有节、寒温有节、食时有节、厚薄有节。

（1）饥饱有节

饮食的食量要按照脾胃的运化能力来确定,过饱与过饥都会导致诸多疾病。《素问·生气通天论》"因而饱食,筋脉横解,肠澼为痔。因而大饮,则气逆"明确指出饱食会导致胃的收缩功能下降,出现经脉横逆弛缓,也会导致胃肠积热,形成痔疮等;过饮则痰湿内生,水液停聚,引发气机升降失调,形成气机逆乱的变证。过饥也不利于健康,易致气血不足,不能濡养五脏,如《灵枢·五味》所言"故谷不入,半日则气衰,一日则气少矣"。

（2）寒温有节

饮食性质与温度要寒热适度,过热过寒都会损伤脾胃功能,进而影响全身各脏腑组织功能的正常发挥。过寒易损伤人体的阳气,首伤脾胃之阳,由脾传肺、心,再至肾脏损伤人体之元阳。过热易损伤人体的阴气,首伤胃肺之阴,再而影响各脏腑。故饮食要寒温适中,定"热无灼灼,寒无沧沧"方能使"气将持,不致邪僻也"。

（3）食时有节

食饮当按脾胃运化的时间节律来进行。脾胃运化能力随阳气的生发而增强，随阳气的入里而减弱，故食饮当在阳气生发与入里之间进行，方能不损脾胃。同时食饮也应按四季而食，春季宜食生发，夏季宜清暑，秋季宜凉润，冬季宜温热。

（4）厚薄有节

饮食的味之厚薄要以脾胃的运化能力为标准，过于肥甘厚腻或过于清淡都不能食养。《素问·生气通天论》言："高梁之变，足生大丁"；《素问·奇病论》言："肥者令人内热，甘者令人中满，故其气上溢，转为消渴"等表明常食肥甘厚腻之品易致人生内热，胸腹满闷，导致痛风、消渴等。现在医学研究表明过食肥甘会产生一系列代谢性疾病，如糖尿病、高血压、高血脂、肥胖、痛风等。同时饮食过于清淡易致气血不足，使五脏失养。

2. 谨和五味

食物有酸、苦、甘、辛、咸五味，五味入五脏，养五气，气和而人自和，精神乃生。酸入肝，过酸则伤肝；苦入心，过苦则伤心；甘入脾，过甘则伤脾；辛入肺，过辛则伤肺；咸入肾，过咸则伤肾。过食五味不仅损伤本脏，还能损伤相关脏腑，如《素问·生气通天论》所言："味过于甘，心气喘满，色黑，肾气不衡。味过于咸，大骨气劳，短肌，心气抑。味过于苦，脾气不濡，胃气乃厚。味过于酸，肝气以津，脾气乃央绝。味过于辛，筋脉沮弛，精神乃央。"故以食养生，定当谨和五味，方能使皮肤、肌肉、筋骨、脏腑、五官九窍得以充养，使人体自和，若偏嗜一味，则五脏失和。

3. 饮食有洁

饮食有洁是现代食养中必不可少的内容，食品安全已成为举国上下关注之中心，因其已威胁到世人的健康。随着社会主义市场经济的发展，饮食不洁问题日益凸显，农作物的农药残留超标、重金属超标；食品添加剂的泛滥；食物的变质、污染等都牵动着每一个人的神经。虽饮食不洁不是一个能快速解决的问题，但饮食有洁是我们必须重视的一环。

二、起居"和"

人体的健康与生活起居密切相关，故养生必谈起居。起居"和"指人们的起居生活要顺应四时与昼夜变化的规律，其包括起卧有常、环境适宜、穿衣适宜等。

1. 起卧有常

从《素问·四气调神大论》中可知起卧养生要顺应春生夏长秋收冬藏的规律。春季阳气生发，起卧应顺应其生发之势，做到"夜卧早起，广庭于步"；夏季阳气旺盛，起卧应顺应其生长之势，做到"夜卧早起，无厌于日"；秋季阴气初起，阳气收敛,起卧应顺应其收敛之势,做到"早卧早起,与鸡俱兴";冬季阴气旺盛,阳气闭藏,起卧应顺应其闭藏之势,做到"早卧晚起,必待日光"。因一日昼夜亦有四季之分,故每日的寅、卯、辰为春,辰、巳、午为夏,申、酉、戌为秋,亥、子、丑为冬。[1]每日在寅、卯、辰时起能顺应肝之生发之气,如若过辰不起,则阳气将得不到生发,其人易患抑郁、气滞、寒病等。亥、子、丑时入睡能顺应肾之闭藏之气,如若过丑不睡,易损害人体的肾脏。故起卧只有顺应自然四季与昼夜变化规律进行才能养生,否则是伤身。

2. 环境适宜

好的居住环境对人体的健康很重要,其不仅可以避风寒、暑湿、燥火等外邪,还可以调节人的情志使人心情愉快。身处风寒、暑湿、燥火之地,则必须进行适当调节方能养生,如湿气过重之处,应该居于高处,或是在房屋周边与地下修筑排水沟;风气过大之地,可选择居于低处等。

3. 穿衣适宜

穿衣养生主要强调穿衣要顺应四季的变化规律、顺应自身气血阴阳的运行规律以及辟邪有道。春季穿衣要顺应少阳之气的升发,可选下厚上薄宽松舒适的浅色系服饰。夏季穿衣要顺应太阳的生长之气,应穿轻薄透气之衣物。秋季穿衣该顺应其收敛之气,适当"冻一冻",能使阳气更快入里。冬季天寒地冻,切记注意保暖,"美丽冻人"易损伤人体之正气。顺应人体气血阴阳的运行规律主要指寒头暖足,因人体的双脚离心脏较远,易受寒邪侵袭,即使是炎热的夏天也应该注意保暖;头部是人体诸阳之首,该避免过热造成的烦躁,故即使在寒冷的冬天也应该保持适度的清凉。辟邪有道即避免邪气侵入的方式或方法,如衣服汗湿应该尽快更换,易使湿热之气侵袭肌表而长疮或风疹;脱掉汗湿之衣服切记不要在有风处,易患中风偏瘫;忌穿久晒未退热之衣,易患热毒缠身。[2]

三、运动"和"

动静适宜是我们从运动视角养生的基本原则。动静适宜也可以称为运动"和",其可以用八个字来表述,即"劳而不倦""顺时而动"。

1. 劳而不倦

劳而不倦有两层含义,其一为劳,其二为不倦。运动养生强调劳,强调动,但要适度,以养而不伤为目的的小劳,就是运动养生。运动养生强调不倦,倦则伤气,一方面气主行血与津液,倦则气血津液在体内快速循环代谢,故气耗,另一方面气负载于血与津液之上,倦则大汗出,呼吸喘促,气随津泻,正如《素问·举痛论》中所言曰:"劳则气耗,劳则喘息汗出,外内皆越,故气耗矣。"

2. 顺时而动

运动顺应四季与昼夜阴阳变化的规律即顺时而动。春夏养阳,动则阳气升,故春夏可以大量运动,但注意不要过量汗出,阳气易随汗液外泄。秋冬养阴,故不适宜大量运动,特别是冬季阳气闭藏,不宜扰动。顺应"春夏养阳,秋冬养阴"的运动养生亦可应用于人体的昼夜变化规律中,表现为白天养阳,夜晚养阴。白天顺应人体的阳气运动,调动气血的循环;夜间则需静养。故现在流行的夜跑实则是损伤人体的运动方式,其逆时而动易招致疾病。

四、情志"和"

情志在一定程度上有益于身心健康,但如果超出了人体的适度范围就会导致气血功能紊乱,损伤脏腑。只有情志"和"方能养生,情志"和"可从情志发而中节与少欲不争处寻求。

1. 情志发而中节

情志发而中节意味着情志的发出要符合人体脏腑气血的运行规律,提升脏腑功能的发挥。利用情志间的相互克制,来调理脏腑气血的运行是情志发而中节的核心内容。以怒为例阐述如何利用情志来调理气血的运行。怒则气上,气血随之上逆,而悲则气消,可以抑制上逆的气血;喜则气缓,能疏解壅滞向上的气血;恐则气下,能改变气血上逆的运动趋势。怒之上逆不仅可以被多种情志化解消除,其还能化解消除其他情志导致的气血失常。思则气结,怒能使气血上逆而消散其郁结;恐则气下,怒能改变气血向下运动的趋势,故说怒可制思与恐。

2. 少欲不争

《素问·上古天真论》明确指出少欲不争是情志养生的重要方面,即"志闲而少欲,心安而不惧"。少欲不争指人们不受外在的金钱、物质、名望的诱惑与驱使,专心诚意地做好自己应该或喜欢干的事情,但亦不过度思考与劳累,其能使气血随时间在脏腑经络中运行流畅。

五、顺道德达"和"

道德养生指的是儒家以道德为修炼导向,注重以内在的德行修养来平衡和调适生命的养生方法。[3]道德养生的根本是从道德的角度来寻求人体之中和,即顺道德达"和",具体包括两个层面:其一,仁者寿;其二,正名而养。

1. 仁者寿

仁者为何能寿?孔子在《论语·子罕》中给出的解释为:"仁者不忧。"仁者一生致力于自修与爱人,循天理而行,无私欲之累,内心坦荡,何忧之有,即使是贫贱、患难亦可有颜回"一箪食,一瓢饮,在陋巷。人不堪其忧,回也不改其乐!"的豁达。《素问·上古天真论》则解释为:"内无思想之患,以恬愉为务,以自得为功。形体不敝,精神不散,亦可以百数",其阐述仁者内心思想坚定,无精神之内扰,生活清净愉悦、悠然自得,故可长寿。仁者寿的根源在于内无私欲,外无贪念,心中坦荡,精神不散。

2. 正名而养

正名而养是儒家道德养生的另一重要内容,其简单理解就是通过正名来养生。现代社会最是缺乏正名,个人不按自己角色的本质要求行事,思虑繁杂,期待获得除角色以外的各种利处,故易气血紊乱,而与角色相关之人亦不可获得预期结果,也是忧心忡忡,思虑繁杂。试想如果每个人都按照自己角色的本质规定行事,不仅可以自养还能养人,其可以让自身无精神内扰,坚定从事角色的本质规定之事,故无情志疾病,气血循行通畅;其还可以让与角色相关之人无忧虑之苦,他们定会收到预期的结果,故可以养人。

六、房事"和"

房事是男女两性之间必不可少的生理需求,如何发挥房事的优势,避免其损害,是房事"和"而养生的重要内容,其具体包括房事不绝、房事不纵、房事有乐、房事御而有时四个方面。

1. 房事不绝

人为的绝房事会给身体带来诸多疾病,对此葛洪在《抱朴子·内篇》、孙思邈在《千金方·房中补益》中都有明确表示。同时适当的房事能宣通气血,使气机不郁,从而濡养五脏六腑,这在马王堆汉墓医书《合阴阳》中表述为"能发闭通塞",使"中府受输而盈"。由此可见适当的性生活是健康的必需选择,而禁欲等绝房事行为是违背人体生理需求的不健康行为。

2. 房事不纵

房事不可绝,但亦不可纵,只有适度的有节制的房事行为才是健康养生的选择。性生活的频繁无度,易致精液亏损而导致一系列虚劳性疾病,如《素问·痿论》《抱朴子·内篇》《千金要方·房中补益》都有相关记载。在现代临床中易多见因房事纵欲而导致肾气虚、肾之阴阳亏损等病证。故懂节制、守精固精、不忘劳作才是房事养生正确的打开方式。

3. 房事有乐

两性交融时的欢快与愉悦不仅能放松心情,通阻塞之气血,还能增进夫妻感情,是一种情志养生的好调剂。如何使两性在交合中能获得更大的欢愉一直是房中术中很重要的一个方面,正如《合阴阳》中所言:"交筋者,玄门中交脉也,为得操揗之,使体皆乐痒,悦怿以好。"如何使"体皆乐痒"呢,对此《合阴阳》也给出了答案:"握手,出腕阳,揗肘房,抵腋旁,上灶纲,抵领乡,揗拯匡,复周环,下缺盆,过醴津,凌勃海,上恒山,入玄门,御交筋。"

4. 房事御而有时

房事的交合讲究知时,知所宜之时与所不宜之时。所宜之时指的是有利于阴平阳秘的最佳交合时机。故两性间的交合需要遵四时而行房,春季阳气生发,故适宜多交合;冬季阳气闭藏,不宜扰精室;夏秋二季交合适度减少。正如《养生集要》所言:"春天三日一施精,夏及秋当一月再施精,冬当闭精勿施。"同时,所宜交合之时亦需察寻可以交合之征象,这在《合阴阳》中有明确表示,即"一曰气上面热,徐响;二曰乳坚鼻汗,徐抱;三曰舌薄而滑,徐屯;四曰下液股湿,徐操;五曰嗌干咽唾,徐撼,此谓五欲之征"。所不宜之时指交合易损健康之时,其包括醉酒、劳倦、饱食、饥饿、患病、新搓、气候异常、妇女经孕产三期等。

七、小结

只有做到饮食"和"、起居"和"、运动"和"、情志"和"、顺道德达"和"、房事"和"才能真正谈得上养生,达到颐养天年的目的,某一方面的不和,都可导致人体的失和,从而产生疾病。

参考文献:

[1]陈晓辉,刘兴兴,张媛,等.《黄帝内经》养生学中和思想探讨[J].河南中医,2017,37(10):1698-1700.

[2]李琴,薄彤.《中外卫生要旨》中医养生思想研究[J].江苏中医药,2017,49(5):64-66.

[3]王晓宏.仁者寿——儒家"道德养生"思想探析[J].江淮论坛,2015(3):110-113.

文章来源:陈元,何清湖,朱珊莹.中医养生观之维和[J].中华中医药杂志,2019,34(10):4914-4916.

顺五脏之"自和"规律治肺病

"和"指的是多样性的事物按照一定的规律或规则形成相互促进与制约的和谐的元整体状态与过程。"自和"指的是自发、主动的求"和",而人体五脏之间存在着这种自发、主动的求"和"规律,故治疗五脏的相关疾病不仅需要从本脏入手,还应该顺应五脏之间的"自和"规律来进行调节,以期达到恢复人体"和"的状态。故肺脏之"不和"不能仅仅调理肺脏,还应该顺应五脏之间相互制约与促进的自和规律,从其他四脏入手,以期恢复其主宣发与肃降的功能状态。

一、肺病

肺病是指肺脏不和,即其宣降功能的失和。肺主气司呼吸、行水、主治节的功能都建立在肺气的宣发与肃降功能的协调之上。肺气宣发与肃降功能的失和主要表现为肺失宣发与肺失肃降两个方面。

1. 肺失宣发

肺主宣发指肺气具有向上升宣和向外周布散的作用,其生理功能具体表现为通过呼气宣散人体代谢的浊气;将脾胃转输的水谷精微布散全身,外达皮毛,使皮毛不燥;宣发卫气,以温分肉、充皮肤、司开合,使卫气的得固;清理呼吸道异物。故肺失宣发相应地表现为不能将人体浊气以呼气的形式排出,甚至呼吸困难等;不能将水谷精微布散全身,外达皮毛,使其凝聚成痰,阻塞呼吸通道,导致肺气郁闭,气机上逆,同时肌肤、皮毛因缺水谷精微的滋养形成各种皮肤疾病如干燥综合征等;外邪侵犯肌表,引起腠理闭塞,卫气郁滞等病理变化,或因宣发无力导致卫表不固,抵御外邪侵袭的能力低下,出现多汗、易于感冒以及鼻炎等现象;呼吸道受邪气侵袭,如粉尘、烟尘、雾霾、痰等,导致肺气上逆之咳喘。

2. 肺失肃降

肺主肃降指肺气具有向下肃降和向内收敛的作用,其生理功能具体表现为通过吸气吸入自然之清气以滋先天元气及诸脏腑脏气;向下布散水谷精微,以荣脏腑;将津液代谢后的产物下输膀胱,经膀胱与肾的气化作用,生成尿液排出体外;因肺与大肠相表里,能通达肠道气机,助大便与矢气的排出。故肺失肃降则表现为气机不降之胸闷、咳喘,甚至出现肾不纳气等;向下布散水谷精微失职,聚而成水湿痰饮,侵袭肌肤形成水肿;肺气不降导致二便失调、腹胀等。

肺气的宣发与肃降功能相互为用,不可分割,宣发功能的失调可引起肃降功能的失调,肃降功能的失调亦会引发宣发功能的失调。如外邪侵犯肌表,导致肺卫失和,可引发气机上逆之咳喘的发生;肺阴虚导致肃降失和日久出现盗汗、多汗等肺失宣发的症候。

二、从肝治肺

1. 肺失宣发从肝调治

肝主疏泄,调畅全身的气机,当肺气郁滞出现咳吐痰涎、胸闷、咽中有异物感,或见背部胀痛等肺气宣发失常时,当从肝调治。可应用柴胡、枳壳、白芍等药疏肝理气,使气机畅而不郁,升降相应,气顺则痰去,痰去而咳喘平,故说当气郁痰聚于肺,应注重条达木郁。肝气郁结可导致肝失疏泄,引发血行不畅,出现气阻血停于胁或血瘀阻肺,必然导致肺气出纳受阻,气逆而作咳喘。正如唐容川在《血证论·瘀血》中所言:"瘀血乘肺,咳逆喘促。"同时肝气郁结可导致肺气布散水谷精微失职,聚而成痰;肝气郁结亦可克制脾土,使脾失健运,水湿凝聚成痰,此痰皆为肝气郁结所致,可称为"郁痰"。而肺为贮痰之气,郁痰壅滞在肺,则肺气不得宣降,遂发为哮喘。如同《证治准绳·杂病》中所言:"或七情内伤,郁而生痰,脾胃俱虚,不能摄养一身之痰,皆能令人发喘。"因肝气郁结疏泄不及导致的肺病当从疏肝调治,气畅则血行痰去,肺气得宣降而愈。当外邪侵袭肌表导致卫气郁滞之时,可用风药助肺气的宣发,使其汗出而解,为寒邪之时,佐以辛温之风药,为热邪之时,佐以辛凉之风药。

2. 肺失肃降从肝调治

若肝火旺盛或气郁化火,木火循经上犯心肺,肺为娇脏,不受木火,则肺失宣降,出现头痛目赤、呛咳甚则咳血等,称为"木火刑金"。"木火刑金"重在治肝,选用柴胡、黄芩、栀子、白芍、桑白皮等清泻肝肺之热,外加杏仁、贝母、前胡等肃降肺气,当火逆伤阴则可选用沙参、麦冬等清润凉降之品,清肺热滋肺阴,其病自愈。若肺病日久伤津致肺津不足、阴液亏损时,临床常见久咳不愈者,消瘦无力等气阴两虚之证,治疗可选用地黄、麦冬、沙参、白芍、五味子等药养肝阴清热以滋肺津,用川贝母、紫菀、桔梗、杏仁等润肺止咳。

从肝治肺在肺病的现代临床治疗中也得到广泛应用,如覃骊兰[1]等提出哮证的关键病理因素为"风、气、痰、瘀、虚",而这些病理因素又与肝肺功能的失调相关,并指出肝肺生理功能失常是引发哮喘,特别是过敏性哮喘的关键病机,故调肝理肺为治疗哮喘的基本大法。张玲燕[2]等研究表明宣肺平肝汤治疗不明原因慢性咳嗽能够明显改善患者临床症状及生活质量。丁旭[3]在研究许铣教授的临床经验中认定肝肺失调是贯穿银屑病始终的核心病机,急性期银屑病治疗以凉血清肺热为主,常常合用清热平肝息风之羊角粉等;慢性期银屑病以活血搜风、疏肝解郁为主,佐以清肺利咽解毒之射干、草河车、木蝴蝶等;同时对于阴虚血燥为主的银屑病,则润肺、补肝、滋肾三者同用。

三、从心治肺

1. 肺失宣发从心调治

肺与心同为上焦,心主血,肺主气,心血的运行得益肺气的推动。当心阳不足或心气虚无力推动心血的运行时形成瘀滞,瘀血浊邪阻滞心肺,则肺气宣降失常而致咳嗽。临床以咳嗽痰多,甚则咳吐粉红色泡沫痰,呼吸不利,心悸胸闷,心胸痹痛,口唇青紫,舌紫黯苔腻,脉细涩或结代为主要表现。治疗当从心论治,在温通化瘀或补气化瘀的基础上宣肺止咳即可。心气悲亦可导致肺病,如《素问·举痛论》言:"悲则心系急,肺布叶举,而上焦不通,荣卫不散,热气在中,故气消矣",可见悲则导致心肺同病,如要使上焦得通,荣卫调和,必调其心,使气血运行正常。

2. 肺失肃降从心调治

心为火,肺为金,火易克金。故肺气易受心火克制,当肺气病时,可泻心火,而肺病自愈。如陈修园在《金匮要略浅注·妇人妊娠病脉证治》中用刺劳宫泻心气恢复肺气行水的功能,"夫肺主气化者也。肺不养胎。则胞中之气化阻。而水仍不行矣。腹满便难身重。职是故也。是不可治其肺。当刺劳宫以泻心气。刺关元以行肾气。使小便微利。则心气降。心降而肺自行矣"。心火旺盛,上炎肺金,煎蒸津血,或心血营阴亏虚,导致阴虚火旺,灼伤肺络,均可致肺失清肃,上逆而咳。前者当从清心泻火、润肺止咳的角度治肺失肃降,后者当从滋养养血、补益心肺的角度治肺失肃降。

从心治肺在现代临床中亦有体现,如葛师言[4]等运用张潞"凉心敛肺方"治疗肺胀咳喘中的难治汗证40余例,均获显著疗效。

四、从脾治肺

1. 肺失宣发从脾调治

脾为肺之母脏,肺气虚则责之于脾,补脾即可补肺,故肺气虚导致的宣发无力、肺卫不固当从脾调治。如临床上肺气虚导致的自汗、易反复感冒、乏力或是日间嗽,多吐咯白沫,或恶心者等都可用六君子汤或参苓白术散加减,脾气得健且充足,则肺气生而有源,何患肺气之不足!肺为贮痰之器,痰不仅是肺病的致病之源,可引发多种肺病如哮喘、咳嗽、肺胀等,且是肺病常见的病理产物,如痰始终贯穿于 COPD 整个病程[5]。治肺之痰从脾而治,脾气健运,水湿运化正常,清者升浊者降,则痰无从而生,故说从脾治痰是治本之法。

2. 肺失肃降从脾调治

培土生金不仅仅用在补气化痰上,也可用在补津上。肺阴虚导致肺失肃降时,可以通过补脾滋胃阴的方式治疗,如麦门冬汤,麦门冬汤由麦冬、半夏、人参、大枣、粳米、甘草组成。麦冬,入肺胃二经,即可滋二经之阴,还可清二经之热,其即可直接滋养肺阴,还通过滋胃阴以达到滋肺阴之功。半夏降逆下气、化痰湿,一方面可以化湿运脾,另一方面降胃之逆气,调和脾胃二气使津自生。人参、大枣、粳米、甘草滋养脾胃之气,脾胃得养其津自生,一方面通过补母之气达子之气,另一方面通过补母之阴养子之阴。甘草调和诸药,共奏"培土生金"之歌,使肺气得补,肺阴得滋。气阴两虚是诸多肺病之基本病机,如肺痈后期、肺痿、肺痨等,而脾胃为后天之本,其既可补肺气之虚,又可补肺津之不足,故从脾调治是治疗肺气阴两虚之根本大法。正如《医门法律·肺痈肺痿门》中所言:"肺痿者,其积渐已非一日,其寒热不止一端,总由胃中津液不输于肺,肺失所养,转枯转燥,然后成之。盖肺金之生水,精华四布者,全借胃土津液之富。"

从脾治肺在现代临床上应用广泛,如杨维华[6]从脾肺论治小儿咳嗽;于跃武[7]通过观察,认为补肺醒脾汤对改善肺阴亏虚症之肺胀的临床症状与体征,具有较好疗效;杨俊[8]等认为肺胀发生的根本原因是脾胃虚弱,运化失职,故四君子汤与六君子汤是治疗肺胀的基础方;朱婷婷[9]等认为脾肺气虚之肺痿当施以麦门冬汤,肺胃并治,培土生金。

五、从肾治肺

肺司呼吸的功能需要借助肾主纳气之功才能实现,故肾气虚则肺失肃降出现呼吸短浅,气不能续接,咳喘等,该补肾助肺,使气得纳。肾主水,为元阴之本,故当肺阴不足导致肺失肃降的咳喘、汗多、潮热时,可通过补肾阴来滋养,正如雷丰在《时病论·拟用诸法四》中所言:"金能生水,水能润金之妙耳。"滋补肾阴可用甘咸养阴法,如用生地、龟板、阿胶、旱墨莲、女贞子等,其中生地甘寒,龟板咸寒,皆为养阴之要药。阿胶甘平,为补血养阴之佳珍。旱莲甘寒,汁黑属肾,女贞甘凉,隆冬不凋,皆能补益肾阴。肾阴足则自能润金,肺阴充则咳喘、汗多、潮热当自愈。当肺中有水气影响其宣发与肃静功能时,亦可补肾,通过补肾阳以通阳化气,使水气从小便利而不上逆于肺中,肺之宣降随之恢复正常。

从肾治肺在现代临床上亦得到了应用。王娟[10]等通过临床观察认为史锁芳教授运用补益肺肾法治疗肺胀,效果显著。来薛[11]等通过研究认为晁恩祥教授在慢性肺系疾病的临床实践中,提出了调补肺肾的学术主张,且调补肺肾法治疗肺痿可收到良好效果。

六、小结

综上所述,治肺病除了从肺之本脏入手来调节其宣发与肃降功能的失调,也该注重五脏之间的相关规律,顺应五脏之自和来进行调节,达到神应之功效。但目前五脏之间的自和规律还处于认识当中,这就需要更多的学者从事相关的研究,为中医理论的发展增添砖瓦,使其焕发出更加强健的生命力。

参考文献:

[1]覃骊兰,蓝毓营.论哮证基本病理因素与肝肺之关[J].辽宁中医杂志,2016,43(6):1173-1175.

[2]张玲燕,花佳佳,乔楠.宣肺平肝法治疗不明原因慢性咳嗽的临床研究[J].陕西中医药大学学报,2016,39(6):60-62.

[3]丁旭.许铣教授学术思想及从肝肺论治银屑病传承研究[D].中国中医科学院,2016.

[4]葛师言,韩瑚.凉心敛肺方治疗肺胀汗证的经验[J].甘肃中医学院学报,2000,17(4):42-43.

[5]蔡光先,朱莹.从脾胃论治慢性阻塞性肺病的体会[J].湖南中医杂志,2010,26(2):42-43.

[6]杨维华.肺脾同治小儿咳嗽[J].中医儿科杂志,2015,11(5):12-14.

[7]于跃武.补肺醒脾汤治疗肺胀之肺阴亏虚证[J].中国医药指南,2014,12(29):289.

[8]杨俊,江胜.肺胀从脾调治[J].河南中医,2011,31(1):43-44.

[9]朱婷婷,曲妮妮.从肺、脾、肾辨治肺痿[J].实用中医内科杂志,2015,29

（1）:76 - 78.

[10]王娟,周奎龙.史锁芳运用补益肺肾法治疗肺胀经验[J].中国中医药信息杂志,2014,21(4):95 - 96.

[11]来薛,张洪春,王辛秋等.晁恩祥调补肺肾法治疗肺痿临床经验[J].北京中医药,2013,32(5):349 - 350.

文章来源:陈元,易法银,何清湖等.顺五脏之"自和"规律治肺病[J].中医杂志,2018,59(19):1702 - 1704.

张仲景医学思想的"和"内容

　　张仲景是我国第一个用"和"来系统阐述其健康观、疾病观、诊断观、治疗观的医家,其理论都建立在"自和"之上,强调人体是一个以"和"为目的与归宿的自主运行主体。当人体自主运行正常即为和,也意味着健康;当自和机制被打破即为不和,也即意味着疾病;察寻人体自和机制被打破的根源即为诊断;最后恢复和重建人体的自和即为治疗。

一、以"和"表示健康

　　张仲景用"和"与"安和"表示人体的健康状态,其可见于《金匮要略·脏腑经络先后病脉证》:"若五脏元真通畅,人即安和"。五脏元真通畅意味五脏功能运行正常,五脏脏气充足,且精气血津液在五脏与经络中运行通畅,则是健康。同时张仲景在《伤寒论》与《金匮要略》中还多次强调"津液自和""荣卫和""里和""表和""荣和""卫和""胃气和""脉和""身形和""口中和"等来表述人体之正常状态。故说张仲景以"和"来表述人体的健康与正常状态。

二、以"不和"表示疾病

　　张仲景用"不和""未和"来表示疾病与人体的失常状态,其可见于《伤寒论》:29 条"胃气不和"、54 条"卫气不和"、93 条"里未和"、152 条"表解里未和"、157 条"胃中不和"、252 条"睛不和"。这种"不和"一般是表述病邪较为单一的病证;而病邪重、病情深的疾病,张仲景用"家"来表示,如"湿家""疮家""淋家"等;对于脉症典型、主症突出的病证,他一般用"病"表示,如疟病、中风历节病、奔豚气病、水气病、百合病、黄疸病等。[1]但不管是"家""病"还是"不和"都是人体自和机制被打破的象征,意味着人体的自和功能因某种因素无力自和或是自和被阻断。

三、以察"不和"的病性、病位、病势表示诊断

张仲景诊断人体"不和"的病位、病性、病势都是从病邪与人体自和调节能力相争斗的状态来进行确定,病位是病邪与人体自和能力相争斗的场所,其会随着双方能力的强弱发生变化;病性是病邪与人体自和能力相争斗所呈现出的风、寒、湿、燥、热、水、痰饮、瘀血、食滞等实证,阴阳气血津液的不足等虚症;病势是病邪与人体自和能力相较量的结果,也会随着双方能力的强弱发生变化。

1. 病位的诊断

病位的诊断在《伤寒论》中集中在六经,当外邪不盛,人体的自和能力不衰之时,病邪集中在太阳经,由经入腑出现太阳蓄水与太阳瘀血证。当外邪进一步朝内发展,病邪就集中在阳明经与腑上或是半表半里的少阳经之上。当外邪再进一步发展就入里侵袭人体的三阴经或是外邪强盛直逼人体的三阴经。同时在人体未感外邪之前或许其本身的自和能力就曾受到挑战,原本就有相应的病变部位,此时就有多个病变部位,如原本肺气虚的患者初感寒邪,就有两个病变部位,一个在表一个在肺部,此时就应考虑两个病变部位。病位诊断在《金匮要略》中就较为复杂,更多表现在人体的经络脏腑之上,当外邪不盛,人体的自和能力不衰时,病邪集中在太阳经之表。当各脏腑出现不和时,病邪更易乘虚侵袭,各脏腑即表现为病变部位。总之病变部位是人体自和能力与内外之邪相斗争的场所,当人体自和之力强,病变部位一般集中在表,人体自和之力较弱,病变部位则集中在里,当初感病邪时,或许有多个病变部位并存,当邪气在深入的过程中也会同时出现多个病变部位的可能。

2. 病性的诊断

病性的性质也是人体的自和之力与病邪相互作用的结果,不单单是指所感之内外病邪之性,如寒邪入阳明经、少阳经就被热化,出现阳明经、腑或是少阳经证。病性的性质往往以人体所呈现出来表征为准,恶寒、畏冷、痛症明显,遇寒则甚等往往其病性属寒;发热、口渴、喜饮凉水、小便灼热,遇热加重等其性属热;重浊、苔腻、缠绵难愈,雨天加重其性往往属湿;汗出、发热、变动不居,畏风,遇风则甚等则性属风;口干燥、喜饮、脉细数遇燥加重,经脉失濡养等其性往往属燥;卫外无力、汗出、短气、倦怠乏力、水液代谢失常,遇劳则甚,其性往往与气虚有关;面色淡白或萎黄,脏腑、经络、形体失养,唇舌爪甲色淡,头晕眼花,心悸失眠、四肢麻木、脉细等,其往往与血虚有关;腹满拒按、爱腐吞酸、不欲饮食、大便不爽、脉滑或寸口脉大,按之反涩,食后加重等其往往与食滞有关;身体面目浮肿者一般与水气有关。张仲景在《金匮要略》中所述的杂病往往兼多种病性,如风寒、风湿、风热、寒

湿、湿热、寒饮、风痰、热痰、寒痰等。如张仲景在《金匮要略·痉湿暍病脉证治》中重点阐述了风燥、湿病、风湿、湿热在表的症状。

　　3. 病势的诊断

　　病势同样是人体的自和能力与邪气相斗争的结果,两者之间的强弱会通过一定的征兆表现出来。风寒在表之太阳证,如"脉若静者,为不传;颇欲吐,若躁烦,脉数急者,为传也"(《伤寒论》4 条),可知邪气胜过自和之气,入里传化;如"伤寒二三日,阳明、少阳证不见者,为不传也"(《伤寒论》5 条),可知自和之力与邪气相当或略胜于邪气,其有自愈之可能。当邪气胜于人体自和之力,邪气从太阳入里,病势也随着双方斗争的盛衰变化出现顺传、逆传、直中演变形式。

　　顺传指的病邪从表入里,从经入腑,从阳入阴步步深入的传变规律。从太阳经传阳明经,邪气与自和之力斗争剧烈,出现热甚。传入少阳,两者之间的力量相差较少,故见寒热往来,当自和之力胜,其有转表之势,三阴不受邪,可见"其人反能食而不呕"(《伤寒论》270 条)之征兆;当邪气胜,则入三阴,可见"无大热,其人躁烦者"(《伤寒论》269 条)等征兆。邪入三阴,多呈现出邪气盛自和能力衰或是两者皆衰的危险、衰微之势。邪入三阴,人体自和之力衰减,但并不意味着没有自愈的机会,当出现"太阴中风,四肢烦疼,阳微阴涩而长者"(《伤寒论》274 条)邪入太阴可欲;当少阴出现"手足反温,脉紧反去者"(《伤寒论》287 条)等征兆时,可见阳气来复,可驱寒邪而外出;厥阴为阴极之时,其可其阳气来复,当"脉微浮"(《伤寒论》327 条)、"渴欲饮水者"(《伤寒论》329 条)、"厥五日,热亦五日,设六日当复厥,不厥者"(《伤寒论》336 条)、"发热四日,厥反三日,复热四日"(《伤寒论》341 条)、"下利有微热而渴,脉弱者"(《伤寒论》360 条)、"下利脉数,有微热汗出"(《伤寒论》361 条)等征兆时,厥阴病可自愈。当然也有阳气来复太过,出现热证的时候,如"下利脉数而渴者,今自愈;设不瘥,必清脓血,以有热故也"(《伤寒论》367 条)。

　　逆传就是不按六经顺序规律依次相传,而呈突进型或跳跃式地向纵深发展。[2] 如从太阳证不经传阳明、少阳二经,而直传太阴、少阴与厥阴,其病势较急,但大抵是由误治而来,如太阳病经汗后出现太阴证"发汗后,腹胀满者"(《伤寒论》66 条);太阳病经汗后出现少阴证"发汗病不解,反恶寒者,虚故也"(《伤寒论》68 条)。当然其逆传还有从少阳经传往太阳经或是从三阴经传往三阳经等,其意味着病情的减轻与好转。

　　直中指的是不经太阳经,直中少阳、阳明、太阴、少阴、厥阴。直中少阳、阳明往往来势较猛,热化迅速,出现津液枯竭、神志昏迷等,如"阳明病,发热、汗多者,急下之"(《伤寒论》253 条),故仲景有急下存阴之告诫。而直中太阴、少阴或厥阴,其病势也很危急,如直中太阴,出现"自利、不渴者"宜服"四逆辈"(《伤寒论》277条)回阳救逆;如直中少阴,出现"吐、利、躁烦、四逆者",仲景以"死"告诫。

误治后,因人体的自和功能发挥作用,也可能出现病势不变的局面,如张仲景多次强调太阳病误治后,仍属表证,其可见于"太阳病,桂枝证,医反下之,利遂不止,脉促者,表未解也"(《伤寒论》34条);"太阳病,下之微喘者,表未解故也,桂枝加厚朴杏子汤主之"(《伤寒论》43条)等。

四、循"自和"而治的治疗观

张仲景的治疗观建立在对病性、病位与病势掌握的基础上,其循"自和"而治,其主要包括顺病势而治、顺六经欲解时治和顺脏腑间自和机制治病,同时也提出其治疗无伐天和,不破坏人体的自和机制。

1. 顺病势而治

张仲景的治疗强调顺应人体的自和机制,其汗、吐、下、温、消、补、清、和等具体治法都是为了恢复人体之和,其汗、吐二法是顺应疾病自和的趋势而治,下、消、清二法则是为自和消除障碍,温、补二法则是对自和能力的扶养,使人体的自和能力更强,和法则是对前7种治疗方法的调和使用。顺病势而治是顺应人体自和机制进行治疗的最直观体现,故本文主要阐述顺病势而治的汗、吐二法。

(1)汗法

当自和能力和病邪相互作用的结果显示其病位在表,其病势趋向于从表而解时,无论病性是什么,都选择汗法。其病性可以是单纯的风寒、风湿、湿寒、湿热等表证;也可以是兼有各种里证的表里同病证,如素有水饮、气血、阳气不足的患者初感寒邪等。

风寒在表有表实与表虚之别,恶寒发热、无汗、头身疼痛等属风寒表实证,其代表方为麻黄汤,在《伤寒论》中有8处用到麻黄汤,其分别是35条、37条、46条、51条、52条、55条、232条、235条,其共同点都是太阳表实,或但见脉浮或脉浮无汗或脉浮紧无汗而衄或脉浮无汗头身疼痛。随着病情的变化,在麻黄汤基础上加减化裁的方主要有葛根汤,其在麻黄汤证的基础上出现"项背强几几"(《伤寒论》14条、31条),"小便反少,气上冲胸,口噤不得语,欲作刚痉"(《金匮要略·痉湿暍病脉证治》)。在《伤寒论》32条、33条肯定葛根汤、葛根厚朴汤可治太阳、阳明合病之下利或呕吐之证。恶寒、发热、汗出、脉浮缓等属风寒表虚证,其代表方为桂枝汤,桂枝汤证在《伤寒论》与《金匮要略》中用法广泛,特别是针对有虚症或是经过误治后仍显示有风寒表证的患者,在此我就不一一说明了。

风湿在表也有表实与表虚之分,风湿表实证以麻黄杏仁薏苡甘草汤为代表,其主要症状为身痛、发热、日晡潮热;风湿表虚证则以防己黄芪汤为主方,其主要症状为脉浮身重,汗出恶风。同时风湿在表的表阳虚证则采用桂枝附子汤,其主要症状为身体疼烦、不能自转侧,脉浮虚而涩。

寒湿在表以麻黄加术汤为代表方治疗,其以麻黄汤散其表邪,重用白术燥除湿气,其主要症状恶寒发热、头身疼痛、无汗、身重等。湿热在表,以白虎加人参汤为代表方,其主要症状是汗出恶寒、身热而渴。

兼有表证的各种表里同病证,如喘家外感风寒用桂枝厚朴杏子汤主之;热性体质或素有热重的患者外感风寒用大青龙汤主之;心下素有水饮的患者感寒用小青龙汤主之;平素阳虚体质的患者感寒用麻黄附子细辛汤主之……

(2)吐法

当自和能力与病邪相互作用的结果显示病位在上焦,其病势趋向于从上而解时,可以选择吐法。张仲景用吐法可见于"病如桂枝证,头不痛、项不强、寸脉微浮、胸中痞硬、气上冲喉咽不得息者,此为胸有寒也。当吐之,宜瓜蒂散"(《伤寒论》166条);"少阴病,饮食入口则吐;心中温温欲吐,复不能吐。始得之,手足寒、脉弦迟者,此胸中实,不可下也,当吐之"(《伤寒论》324条);"病患手足厥冷,脉乍紧者,邪结在胸中,心下满而烦,饥不能食者,病在胸中,当须吐之,宜瓜蒂散"(《伤寒论》355条);"酒黄疸者,或无热,靖言了了。腹满欲吐,鼻燥。其脉浮者先吐之,沉弦者先下之。"(《金匮要略·黄疸病脉证并治》5条);"酒疸,心中热,欲呕者,吐之愈。"(《金匮要略·黄疸病脉证并治》6条)。从上可知张仲景吐法的病性为寒邪置于上焦的寒实证与黄疸,其气机不利,有上越之势,表现为"气上冲喉咽不得息者""心中温温欲吐""腹满欲吐""欲呕者"等,顺其上越之势用吐法使病邪从上而解,收效立现。

2. 顺应六经欲解时治病

张仲景在《伤寒论》中明确提出了六经病的欲解时,其分别为:"太阳病欲解时,从巳至未上"(9条);"阳明病,欲解时,从申至戌上"(193条);"少阳病欲解时,从寅至辰上"(272);"太阴病欲解时,从亥至丑上"(275条);"少阴病欲解时,从子至寅上"(291条);"厥阴病欲解时,从丑至卯上"(328条)。六经欲解时是六经经气最旺之时,六经病可期在最旺之时减轻甚至消退。太阳为人体之巨阳,其对应的是人体阳气最盛之时,巳午未是一天中阳气最旺之时,故太阳经之经气在此时最盛。阳明为二阳,其对应的是阴气渐生,阳气逐渐减退之时,一天中阳气到申时开始真正减退,到戌时则阳气已虚,气门乃闭,故从申至戌是阳明经经气旺盛之时。少阳为稚阳,代表着阳气的生发,故其对应的是人体阳气生发之时,人体的阳气在寅时才从阴中破展而出开始生发,而巳时已是阳气正旺之时,故从寅至辰是人体少阳经经气旺盛之时。太阴为人体阴气最盛之经,其对应的也是人体阴气最重之时,亥子丑是一天中阴气最重之时,故太阴经经气在此时最旺。少阴为二阴,其病证以阳气虚衰为主,子时一阳生,阳气来复,而寅时阳气已破阴而出,故子至寅是少阴经气最旺之时。厥阴为一阴属阴尽阳生之经,其对应的是阴气逐渐消退,阳气渐长之时,其与少阳经经气最盛之时有很大重叠,其区别在于厥阴属阴,故厥阴当从阳气破阴而出之前盛行,故从寅之前的丑时开始经气的充盛,少阳属阳,是故厥阴经气充盛的时间当比少阳早一时辰结束,故从丑至卯是厥阴经经气盛行之时。[3]人体治病当循六经经气最旺时,就是最大程度顺应人体的自和之力治病。虽然张仲景没有明确提出循六经欲解时治病,但他提出六经欲解时的用意当属利用其准确的判断疾病愈后与治疗。

3. 顺脏腑之间的自和治病

脏腑之间存在相互促进与制约的自和机制,特别是五脏生理功能之间的相互促进与制约,被有些学者称为五脏相关理论。五脏之间的自和机制不仅仅是单指五行之间的相克乘侮规律,还包括众多相关规律,但五行之间的相克乘侮规律无疑是脏腑之间自治机制的典型体现。张仲景就是顺应五行之间的相克乘侮规律来体现其顺脏腑之间的自和机制治病,如其通过对心、肝、脾、肾的治疗来达到治肺的目的。具体为:《金匮要略·妇人妊娠病脉证并治》11 条通过刺泻心包之劳宫穴泻心火,使火不邪金,肺复其主气之用而自能养胎;《金匮要略·妇人杂病脉证并治》5 条通过疏泄肝之郁气,解除肝木对肺金的反侮作用,使肺气调畅,痰凝得开,自能发挥其敷布津液的功效;《金匮要略·血痹虚劳病脉证论治》16 条通过补脾气,顺应土能生金,使肺气得充养,从而腠理固密使风邪不可干;《金匮要略·痰饮咳嗽病脉证并治》17 条通过补肾温化寒饮,使小便得利,发挥子能令母实的功效,使肺气得利,短气子除。

4. 其治不损自和

张仲景强调其治法要顺应人体的自和机制,同时也一直强调其治疗要不损害人体的自和。汗法是阳作用于阴的结果,其能损阴亦能损阳,故阴虚、阳虚者均不可发汗。故张仲景提出津液、营血不足者;里阳虚者;少阴病;少阳病四大汗法禁忌。[4]津液、营血不足者不可发汗可见于《伤寒论》49 条、50 条、83—88 条。《伤寒论》49 条:"身重、心悸者,不可发汗,当自汗出乃解"表明阴阳两虚不可发汗,心阳虚阳气不能布达全身故身重,心阴血虚,不能濡养故心悸。《伤寒论》50 条提出营气不足,血少不可发汗。《伤寒论》83—88 条分别阐述了咽喉干燥者、淋家、疮家、衄家、亡血家、汗家均不可发汗,因津血同源,不血虚者亦不可发汗。里阳虚与少阴病大抵属于阳虚者,阳虚者发汗易亡阳也,故不管是何部位的阳虚都不能发汗,易造成危证。少阳病处在半表半里,故不能发汗,发汗则谵语,可见于《伤寒论》265 条。同时张仲景提出汗法中病即止,不可过发,也是其治补损人体自和的表现。吐法与汗法一样易损人体津液与阳气,最易伤脾阳与胃阴,只有顺应其病势才能将吐法的危害降到最低,但有些患者仍要谨慎使用。张仲景提出体虚者、寒饮者、表证者、少阳证患者均禁用吐法。其可见于《伤寒论》23 条强调阴阳俱虚者不可吐;《伤寒论》324 条强调膈上寒饮者不可吐;《伤寒论》264 条强调少阳证不可吐,吐则悸而惊;《伤寒论》120 条、121 条分别强调表证发汗后导致脾阳与胃阴的虚损。下法易导致邪气入里,且能损伤人体正气,是故张仲景特别强调表证、经证、体虚者以及病邪在上者不可下。《伤寒论》44 条、189 条强调病在表不可下,131 条强调病在表发于阳者下则结胸,病在表发于阴者下则成痞。表证、经证、邪在上者下之易致邪气入里,损伤人体的自和之气,而脾胃虚寒、气血津液亏虚、阳虚等虚症均不可下,因阴虚者下则伤阴,阳虚者下则伤阳。总之张仲景认为一切损伤人体自和之力的治法都不是可取的,应该禁用。

参考文献:

[1]吴明,富蒋明.张仲景关于"和"的医学观[J].中医文献杂志,2009(6):19 -21.

[2]曹德泓.《伤寒论》病势思想探讨[J].安徽中医学院学报,1991,10(1):5 -7.

[3]张贝,赵鸣芳.浅谈《伤寒论》中六经欲解时[J].四川中医,2015,33(2):20 -21.

[4]郭玉娜.张子和对仲景汗吐下三法学术思想的继承与发展[D].北京中医药大学,2014.

作者:陈元,何清湖

三　藏象理论与中医文化

编者按

对于中医学知识理论体系来说,藏象理论无疑是其理论衍生、方药发展、技术革新所源起、围绕的核心理论。因此,研究藏象理论的发生发展规律对于我们认识和把握整个中医学理论知识体系的演化进步具有代表性的启示意义。概观藏象理论,一方面该理论作为认识人体生理的医学学说,尽管其本身依傍了一定的解剖观察作为理论的形成基础,但因为古代技术能力、道德观念的约束,其发展不得不借助其他理论和方法,由此中国主流、传统的文化思想便成了理论构建的良好途径和重要工具。而从另一方面来说,藏象理论的演化主要依托两个方向的发展,一个方向是通过长期大量的临床实践所积累的成功经验成为藏象理论实际应用的动力;还有一个方向是临床得来的成功经验通过文化思想的回炉加工,才能合理地融汇、改善和充实原本的理论知识体系,促使学说得以进一步的传承和推广。可见,这种理论发展过程不仅是藏象理论在反复实践中得到锤炼的过程,也同样是其不断受文化思想背景引导与制约的哲学思辨过程。故而,每当时下的实际需求及主流文化思想发生了改变,藏象学的理论也会随之产生变化,乃至演化出新的理论学说甚或发生根本性的改动。从这两个方面来说,除开实际的医疗需求,文化思想在很大程度上影响甚至主宰了藏象理论的发生、发展乃至变化,因此我们认为从中国传统文化的角度对中医藏象理论进行探究是必要而有意义的,并提出了藏象理论之文化基础的研究方向。

孙相如博士的系列文章从文化视角对藏象理论的演化发展进行研究,分析了理论产生及演变的文化思想背景及社会实践需求,在此基础上总结藏象理论发展演化的文化基础,为中医药理论研究与创新的思路与方法进行了初步探索。这个研究思路与以往研究主要有以下几个方面不同:

首先,研究中医基础理论的学者大有人在,然而较少有人从文化层面分析中医基础理论。从文化层面解读理论,以哲学思辨、历史考据为基础,将涉及在藏象理论研究领域中著名医家、医著所形成理论观点的文化背景及其本身反映的文化特征等一系列内容，将之综合起来解读理论，把对于理论的学习代入其产生的文化背景之下，拓展了中医学理论研究的范畴及思路。

其次，中医基础理论作为中医学的根基需要紧随时代步伐呈现其内涵意义。孙博士旨在通过文化层面的研究，剖析藏象理论的时代文化内涵及意义，尽量促使其能客观真实地呈现本源内涵。同时，通过系统梳理厘清藏象理论发展演化的文化基础脉络，来形成中医药文化研究的新模式。

第三，历来对于中医药文化的研究主要着眼于历史、哲学层面的泛文化研究，鲜有学者围绕医学理论反溯文化渊源，致使文化研究往往流于浅表层次而实践意义及学术研究价值受到局限；故而孙博士以中医理论为出发点，通过对其文化内涵乃至中西医文化的比较展开探究，致力于促进中医文化研究与医学研究的紧密性、实际性，进一步拓宽中医药文化研究的实际意义。

总之，本板块所撰述的有关研究，将通过对藏象理论发展演化过程中的基础文化因素进行系统梳理来进行初步的理论探究，为中医学理论的研究及创新、为中医药文化研究的实质性发展提供新的思路与角度。

中医藏象理论文化基础的研究意义

　　中医藏象理论研究历时日久，笔者拟尝试从中国传统文化的角度对其展开研究，并希望通过论述这一研究的提出、可行性及研究意义为读者呈现新的研究思维和角度。

一、中医藏象理论文化基础研究的提出

　　中国传统文化是独立于西方国家之外自行发展而形成了自己的独特风格和特有概念以及表达方式[1]。正是因为中国思想文化的绚烂多姿、不断升华，才形成了中华民族丰富多彩的精神智慧、情感和意志，也从而将中华民族特有的价值观理论化和系统化，可以说中国传统文化深深地植根于中国本土诞生的各个学科之中，而每一个时期文化的导向往往引领了整个时期各个学科的思维方式、价值取向，因此剖析和认识中国的学术内涵，必然需要着眼于学科所蕴含的文化内涵。同时，反观中医文化，有学者认为：强调整体的价值观、注重事实而不注重本原的认知方式以及采用辩证逻辑为主的直觉思维构成了中医文化的基本特性，因而表明了中医是把人和宇宙整体大环境作为对象的综合学科体系[2]，因此中医文化是学科建立的根本基因，换句话说：中医文化对中医的形成发展起到了命题作用。

　　而对于中医藏象理论来说，一方面藏象理论作为认识人体的医学学说，尽管其本身依傍了解剖作为理论的形成基础，但因为古代技术能力和道德观念的约束，其理论发展不得不借助其他理论和方法[3]，从而文化思想便成了理论构建的良好途径和重要工具。而从另一方面来说，藏象学的演化主要依托两个方向的发展[4]，一个方向是通过长期大量的临床实践所积累的成功经验成为藏象理论的实际应用的推动力；还有一个方向是临床得来的成功经验通过文化思想的回炉加工，才能合理地融汇于理论体系之中，充实完善藏象学说。这是一个受到时代文化背景制约与引导的哲学思辨过程，每当时下的主流文化思想发生了改变，藏象学的理论也会随之产生变化，甚至演化出新的理论学说或发生根本改动。从这两

个方面来说,文化思想主宰了藏象理论的发生、发展乃至变化,因此笔者认为从文化角度对中医藏象理论进行探究是必要而有意义的,并提出了中医藏象理论文化基础的研究方向。

二、简述中医藏象理论形成发展与传统文化的关系看研究的可行性

那么,研究中医藏象理论的文化基础是否可行,我们试从中医学藏象理论的形成发展来分析其可行性。

藏象理论体系的正式确立是从《黄帝内经》开始,而其藏象理论的形成又是中医理论"援引文化诠释医学"的典型体现[5]:如援引古代哲学文化中"精气"的概念,提出了如脏腑之精、脏腑之气、水谷精微、谷气、先后天之精、元气、中气、宗气等;援引《易经》以"阴阳二气"作为宇宙本源的说法[6],把脏与腑分阴阳、心分阴阳、肾分阴阳等;援引以《洪范》为代表所提出的"五行"学说,将五脏对五行进行相互配属,并进一步以此为基础描述五脏之间生克制化、乘侮、母子相及等;援引了以《管子·内业》为代表提出的"形神"学说,如论及形脏、神脏以及形神关系、情志学说等皆来源于此。其他还有如援引兵家文化,如"兵法曰:无迎逢逢之气,无击堂堂之阵;刺曰:无刺熇熇之热,无刺漉漉之汗"(《灵枢·逆顺》);援引农家文化:"下有渐洳,上生苇蒲,此所以知形气之多少也"(《灵枢·刺节真邪论》);而援引儒家官本位思想文化,如《素问·灵兰秘典论》云:"心者,君主之官也,神明出焉……"使藏象有了一种形象独特的比喻,可称之为"官制藏象说",即用国家行政机构的各个"官"来比喻各藏,如心为君主之官,肺为相傅之官,肝为将军之官等,完全不谈人与天地阴阳四时之气相应的"自然关系"模式,而用"社会关系"模式来类比说明"十二藏"的生理功能和相互关系,这种认识明显地承袭了经学中的礼乐思想[7],从而产生了将脏腑的生理功能及相互之间的关系用社会关系模式类比描述的观念;在《黄帝内经》中的《五藏别论》篇还提到了一种天地藏象说,其有云:奇恒之府为"地气之所生","藏于阴而象于地";"府"则为"天气之所生","其气象天",这一种对藏象的描述以"天地之气"比喻,而未提及五行理论,不可否认从这种认识中可以看到儒学"天地人"三才观的影子。仅在《黄帝内经》中,古代先贤便运用了大量的文化思想理念来阐发构建藏象理论,也因此有学者敏锐地察觉到:仅就"藏象学说"而言,就非一脉相承,而是有各家基于不同角度阐述的不同的藏象学说[8],其意义各有不同,这些学说的不同,恰恰是不同的医家依据不同的文化思想对藏象进行探讨的结果。

在《黄帝内经》之后,社会变迁,藏象理论也进而随着文化变迁改变。时至金元后期理学思想渐盛,相应的医学领域的理论也出现变化,"阴阳藏象"得到重视

并逐步成为主流。刘完素在人体藏象理论中首次引入《黄帝内经》五运六气"君火以明,相火以位"的君火与相火概念;而张元素在这一时期亦开始论及命门相火,并进一步结合了"元气"的概念,着重强调了"命门"之重要。显然刘张二人的命门相火论受到了时下社会重视阴阳学说的影响。李东垣于《脾胃论》中,首次突破五藏均衡看待的常规而突出脾胃为中心,重点论述内伤病,却忽略其他诸藏。其思想明显有宋儒思想的印记,且其"火与元气不两立"之理论明显带有阴阳学说的色彩。宋明理学以朱熹之"理学"、张载之"太虚一气"说、周敦颐之"太极"理论为其学科基础[9],藏象学中一个非常鲜明的变化就是宋时五行理论逐步被淡化,而阴阳太极理论受到格外重视。此外,对比汉代儒士宽宏包容的思想,宋儒更讲究实际,逐步扬弃了汉代建构宏大、包容万物的理论体系追求,变而精钻某一点的内涵意义。故时人论及藏象,往往从某关键点出发,围绕其引申体系,再因医人之间学历、见识之不同,各家学说流派的争鸣也始于此时。因此,"命门学说""脾胃学说"等藏象相关理论开始独树一帜,还可以看到王好古在《阴证略例》中重点关注脏腑虚损之候,罗天益于《卫生宝鉴》中辟三焦辨治之蹊径等。而朱丹溪作为"援儒入医"的代表,自身的儒学素养和思维模式使得他在医学领域中引入了大量的理学内容,"人身各有一太极"的思想便是由他提出,这种理论的哲学色彩很是鲜明。再如朱氏论"君火""相火",可使人明显感到程朱理学"天理""人欲"的思想片段。朱丹溪所提出的相火论、阳常有余阴常不足论和脏腑阴阳升降等学说对藏象学说提供了新的思路和角度,他明确地以阴阳思想作为核心的理论思想,为后世的命门学说发展提供了基础。由此,到明代理学发展到高峰时期便诞生了诸如孙一奎"命门动气"之说、赵献可"君主命门"之说以及张景岳"水火命门"学说,这三家学说成为其时藏象理论的潮流和标杆,也是诸位医家在宋明理学影响下将《易》之阴阳学说融入中医理论的新高度。[10]

从明代以后经清代、民国至近代,在文化思想的变迁乃至外来文化的侵入、吸纳过程中,中医藏像理论亦不断发生变化,便不一一赘述。就综上我们可发现:诸多先哲的文化思想在藏象理论的形成发展过程中产生了影响,其中诸如《易经》的阴阳精气论、五行学说,儒学的三才观、礼乐思想、中庸思想以及理学"太虚一气"说、"太极理论"等,无不影响着人们对于藏象的认识,乃至指导人们应用理论于实际医疗活动。其他思想诸如道家的"道法自然",佛教的"禅宗文化"[11]等各自在其文化的盛行时期亦多少影响了中医理论。不同文化有不同的源头和体系[12],中医孕育于中华文化,故而只有从中医文化的体系和本质上弄清中医学术发生之源头、背景,谙熟其表述的方式,认清其体貌,才能真正明白中医的学术原理,深刻理解中医的理论与实践,认清其价值,明白其走向,并焕发出探究它的动力。故而笔者认为以各种文化思想对藏象理论的影响作为出发点进行探究,有助于藏象理论含义的真实还原,可以帮助我们无限地接近中医学藏象理论的本质,并在一定程度上帮助藏象理论中的诸多争论点和悬案尽早地盖棺定论。

三、中医藏象理论文化基础的研究意义

1. 增补现阶段中医藏象理论研究角度

根据白鸿[13]等学者的研究,现阶段的中医藏象理论的研究主要集中在几个方面:(1)文献研究:以探究藏象内涵为主,通过文献考据界定藏象与脏腑的区别,界定藏府之间的区别,以及探讨藏象功能的内涵等;(2)临床研究:包括与藏府有关的病证结合的诊断标准化研究、与藏府有关的证候实质研究等;(3)实验研究:建立与藏府有关的动物实验模型进行观察等;(4)思维模式研究:研究藏象理论特有的复杂科学式的思维模式,从系统论、黑箱方法等方面诠释其思维模式。尽管在这些领域的研究中,许多学者已经取得一定成果,但同时也凸显出更多问题。笔者认为,对于问题的研究理应从多个角度、多种方法入手,在这个探索的过程中,类似于盲人摸象——有人把中医当作科学问题来研究,有人把中医当作文化问题探讨,也有人视中医既是科学也是文化[14],但我们只有从各个角度、各个层面完整地解读学科,最终整合结论,才能真正做到还原学科本质的目的。因此不论我们如何进行学科的研究,都不应当有所偏颇,不应因为自己的研究倾向而否定学科的另一属性。故而,对比国内有关中医藏象理论的研究现状,笔者发现鲜有人对于中医藏象理论从传统文化角度上展开研究,而以往藏象理论的所谓文化研究较为偏重文献考据而忽视宏观观察,因此藏象理论的文化基础研究有增补现阶段研究角度的积极意义。

2. 为现代藏象理论研究的诸多难点、问题提供思路与方法

学者白鸿[13]等还指出,在藏象理论现阶段研究状况下暴露出诸多研究思路与方法的局限,如:(1)藏象内涵不能得到确定;(2)因为文化土壤贫瘠而造成的传统思维缺乏;(3)实践与理论的联系不足;(4)研究上盲从科技,忽视本质,轻视思维,轻传承而重革新等。

从中,笔者总结出目前中医学藏象理论的研究尚面临着诸多难题:一是藏象定义的不确定性:因为中医理论知识构建周期长达千年之久,难免造成后学在理解认识上的困惑,也使得以中国传统文化为基础进行描述的藏象理论不能为现代人所轻易理解认可而造成争议,在一定程度上造成了学术概念的混淆;二是始终不能给予理论完整可靠的逻辑支撑:因为如今知识体系与古代的差异,造成了藏象理论中许多内容不能用现代逻辑思维进行解读而仅能通过中医语言诠释,这是

造成理论传播困难的重要原因,也使藏象理论至今面临藏象强调的功能整体与脏器强调的实质形态不能统一若即若离的难题;三是理论与实际的脱节,因为不能够全面正确地把握藏象理论的内涵,造成了实践运用上的困惑,使藏象理论中的许多内容未能印证于临床实践之中。

笔者认为:解决这些难题的根本并非取决于科研能力问题,而恰恰是在于古今的文化差异问题。藏象理论在历史发展的过程中深受中国传统文化影响,因此对其研究不能抛开文化不谈,解决了文化上的认识难题,才能把握理论研究的正确方向,也才能进一步客观、准确地运用现代方法研究藏象理论。

3. 为中医药文化研究的深入、实用拓宽研究思路

从另一方面来说,尽管目前对于中医药文化的研究如火如荼地进行当中,但学者郑晓红依旧指出目前中医药文化研究尚存不少问题亟待解决[15],如目前中医药文化研究中俯瞰比照类泛文化研究多,未能顾及中医文化实用价值和科学价值,近年中医文化研究主要包括内涵、与传统文化的关系、哲学及方法论、多学科或跨学科、学科地位研究等;且许多研究对于中医文化内涵外延及形态表征、中医哲学及方法论等做了较为深入的研究探讨,但偏离了医学背景谈中医文化,脱离中医学与时代经济社会发展、人类健康事业的关系谈中医文化,难免流于泛文化研究;且仿古形式类浅文化研究多,难以触及中医学核心部分和实力部分;以及分割肢解式伪文化研究多,偏离中医学的核心价值和普世功能等问题。笔者深以为然,并认为:如果不能将中医文化的研究同中医理论及实践结合起来,很容易使文化研究陷入曲高和寡的境地,因此笔者拟通过藏象理论的文化基础研究拓宽中医文化研究思路,使文化研究为理论学术所用。

四、结论

有学者曾提到说:古代中医认识到人体的主要生命活动和病理变化不能通过解剖一探究竟。因为一方面迫于技术手段落后的限制,如《汉书·王莽传》记载:"翟义党王孙庆捕得,莽使太医、尚方与巧屠共刳剥之,量度五藏,以竹筵导其脉,知所终始。"类似粗陋方法当然不可能检测到细微结构及其生理运转机制;另一方面因为生命是运动变化的,解剖之后面对失去生命活力的尸体无从了解其生理活动机制,也因此,名医王清任在其《医林改错》中虽以解剖实践为方法,且西方解剖理论已渐行国内,但仍不免得出"心无血说"、降主动脉为"卫总管""隔下为血府"等错[16]。因此笔者认为:正是在种种条件的限制之下,中医藏象理论乃至中医学为了进一步在文化命题和客观条件的限制下阐述医学问题,便大量引入文化思想内容以形象生动地勾勒出医学世界,也因此在中医藏象理论的文化基础中研究

问题,可以进一步解读古人视角下生命动态的运转情况。

通过对中医藏象理论研究现状的认识,对藏象理论研究难题和中医文化领域现存问题的分析,以及对于中医传统文化与中医理论尤其是藏象理论发展关系的探讨,笔者认为:中医理论原理和方法的形成离不开它独特的研究方法[17],中医藏象理论的产生、发展、变化与中国传统文化有着密不可分的关系,面对藏象理论研究中的种种难题,中医学者可以考虑首先以文化作为切入点,通过理论文化基础的研究解决文化变迁和差异造成的认识理解上的误解和模糊,才有可能进一步地同现代接轨以深化研究;同时,在中医文化研究领域,亦可以把中医理论的文化基础研究作为切入点之一,是文化与实践研究相结合的途径之一。所以说,中医藏象理论的文化基础研究具有较为重大的启示意义和实践意义。因此,笔者拟以中医藏象理论的文化基础研究作为理论研究和中医文化研究的新视角、新领域为中医学科的发展贡献力量。

参考文献:

[1]冯友兰.中国哲学简史[M].北京:北京大学出版社,1985.

[2]王旭东.中医文化价值的基本概念及研究目标[J].医学与哲学,2013,34(4A):8 – 10.

[3]王平.儒家思想对《黄帝内经》藏象理论的影响[J].光明中医,2011,26(3):431 – 432.

[4]张宇鹏,杨威,刘寨华.藏象学理论体系框架探讨[J].中国中医基础医学杂志,2007,13(3):168 – 179.

[5]李如辉,王荣平,郭淑芳."援物比类"在中医藏象学说构建过程中的发生学意义[J].中华中医药学刊,2013,31(2):388 – 399.

[6]孙广仁.《周易》阴阳气论对中医藏象理论的影响[J].南京中医药大学学报,2004,5(2):75 – 77.

[7]鞠宝兆.《黄帝内经》藏象理论的社会官制文化特征[J].中国中医基础医学杂志.2005,11(2):96 – 102.

[8]刘可勋.《黄帝内经》藏象学说中的各家观点[N].中国中医药报,2007 – 06 – 04(5).

[9]何清湖.解读中医——青年学者对中医本质和发展的思考[M].北京:人民军医出版社,2012,75 – 83.

[10]严世芸.中医学术发展史[M].上海:上海中医药大学出版社,2004:212 – 334.

[11]何清湖.解读中医——青年学者对中医本质和发展的思考[M].北京:人民军医出版社,2012,95-101.

[12]潘朝曦.皮之不存,毛将焉附? ——谈传统文化与中医教育的关系[J].中医药文化,2008,3(1):22-23.

[13]白鸿,沈欣,吴建林.藏象研究思路与方法探析[J].中国中医基础医学杂志.2012,18(2):121-123.

[14]陈少宗.中医科学与中医文化有关问题的思考[J].医学与哲学,2013,34(4A):1-3.

[15]郑晓红.试论中医文化的核心价值体系及其普世价值[J].中国中医基础医学杂志.2012,18(1):108-109.

[16]吴弥漫.把握藏象研究方法,走出中医藏象研究误区[J].广州中医药大学学报,2006,(3):180-183.

[17]任秀玲.“以形正名”形成中医理论概念.中华中医药杂志,2011,26(4):644-646.

文章来源:孙相如,何清湖.探讨关于中医学藏象理论文化基础的研究意义[J].中华中医药杂志,2014,29(5):1304-1307.

中医藏象理论的历史演化

　　中医独特的思维模式与传承方式决定了其学科属性与中国传统文化是息息相关密不可分的,也因为如此,中医理论的发展演化深受中国历史时下社会主流文化的影响。藏象理论作为中医理论的核心内容,其理论演化有着明显的随中国文化进步而发展的印记。作者通过初步描述藏象理论的历史演化,尝试为中医理论及中医药文化研提供新的思维和角度。

一、藏象理论形成与奠基于先秦两汉时期

　　秦代早期的时候,在医林先贤的思维中,其实尚未形成清晰的藏府概念,当时人们把肝、胆、心、肺、脾、肾、肠、胃等并称,尚无藏与府之区分。"五藏"一词最早出现于《庄子》一书,而具体以五藏指代心、肝、脾、肺、肾则最早明确于《管子》一书,且书中将五藏与五味、五肉、九窍等内容相互联系配合,算是初步体现了五行与五藏之间的相互联系。藏象学理论初具雏形时,其理论繁多,仅就"藏"而言,其内容就有"五藏""六藏""九藏""十一藏""十二藏"等众多说法;从五行配属上来说,《吕氏春秋》言"心属土",而《黄帝内经》云"心属火",亦为其时研究的一大争论点。时至两汉时期,《黄帝内经》深受经学思想的影响,以象数思维为指导,杂糅气一元论、阴阳学说、五行学说等文化思想进行阐释发挥、去粗存精,最终形成了相对系统庞大的藏象理论体系,也就是我们今天所接触的藏象学说的基本内容。其后,《难经》又进一步补充了《黄帝内经》许多未曾提及的内容,如对五藏形状细致的描述等,说明当时中医藏府理论其实是以一定的解剖观察作为基础的,而源于《难经·三十六难》的"左肾右命门"说则成为后世"命门"学说的灵感来源。自《黄帝内经》初步确立藏象理论体系之后,《华氏中藏经》一书成为传承这一理论体系的承上启下之作,并进一步将藏象理论体系梳理清晰而成为可以指导实践运用的成熟知识系统[1]。藏象学说的又一次较大突破来自医圣张仲景,在其著作《金匮要略》中论"藏府经络先后病脉证",开辨证论治运用藏府概念之先河,而

《伤寒论》中以六经辨证论治外感的方式方法亦处处体现出张仲景贴近临床、有验于实践的藏象观,可以说张仲景的藏象观是藏象理论结合临床最为经典的范例。

二、藏象理论在隋唐到金元时期得到进一步补充及发挥

至唐代,孙思邈在《千金要方》中首创了"藏府类证、方"方法,论病以五藏六府、寒热虚实为纲目,再进一步结合病证论述,从而形成了更为系统而庞杂的藏象理论体系。在孙思邈的融会贯通下,藏象理论体系进一步成熟稳定且内容更为丰富。

至宋代时期,钱乙在《小儿药证直诀》中以藏府为核心对儿科各类疾病进行辨证论治,从而形成了其独特的与临床实践紧密契合的藏象理论体系,更为明显地突出了以五藏为核心形成的辨证论治方法,且格外注重藏府虚实及五藏之间生克制化的关系,并首开滋阴补肾的先范而成为后世诸多医家侧重某藏府来阐发藏象观的重要借鉴思想。

金元时期,随着时代变迁、社会需求的变化,旧有的医学理论逐渐不能适应实践要求。同时,北宋理学思想发展至此逐渐成为当时文化思想的主流意识,在潜移默化中影响了时人的思维模式。相应的,医学领域的理论也出现了变化,原本庞杂繁复的藏象理论体系呈现了"侧重、集中"的变化趋势。金代刘完素在著作《素问病机气宜保命集》中通过"亢害承制"之理把藏象理论中五行思想运用到治则之中,是一次理论认识上的突破,但因其主要仍以病机展开医理探讨,故而其对于藏象的认识主要服务于病机的阐发,故本研究并未深究其对于藏象理论的认识与探讨,但不可否认的是其有关藏象理论的诸多观点成为后世医家阐发藏象的思想源起,如其首次引入《内经》五运六气"君火以明,相火以位"的君火与相火概念,把心作为君火,命门指为相火,创立"命门相火"说,成为后世认识"肾阳"的重要启示。张元素在这一时期不仅系统地整理历代医家的藏象理论而立足藏府辨证展开医理阐发,同时围绕藏象而结合运气学说指导用药处方、创立药物气味归经学说等,对藏象理论的实践运用是一次有力的补充和创新性十足的发明。其后,张元素传人李东垣,著《脾胃论》而首次突破综合均衡看待五藏的常规,他在一定程度上结合实践而继承发挥了张元素重视脾胃的倾向,重点突出脾胃为中心,主要针对内伤病的问题进行论述;其探究藏府生理本源的思想有了更为明显的理学色彩,且其提出的"火与元气不两立"之理论则明显受到理学探讨阴阳关系之学说的影响。元代医家朱丹溪是河间学派的传人,本是儒生身份,而在"援儒入医"后,自身的儒学素养和思维模式使得他在医学领域中引入了大量的理学内容,"人身各有一太极"的思想便是由他提出的,这种理论的哲学色彩很是鲜明;再比如,

朱氏论述"君火""相火",可以使人明显感受到程朱理学"天理""人欲"的思想片段；朱丹溪所提出的相火论、阳常有余阴常不足论和藏府阴阳升降等学说提供了新的藏象理论研究思路和角度，他明确地以阴阳思想作为核心的理论思想，为后世的命门学说的发展提供了基础[2]。

三、"命门学说"异军突起在明代

命门作为独特的藏府称谓，最早见于《难经》，当时所指为右肾，乃男子藏精、女子系胞所在之处，是"肾间动气""元气之所系"，具有重要的生理意义。这一学说对后世影响深远。然自汉代到北宋千年之久，命门学说并无较大突破，始终被看作肾之所属，肾、命门为一种说法。其性质也皆属于水，为"肾者主水"所囊括，属于五行之一。直到明代，诸多医家逐渐地开始据命门立论，如李时珍、虞抟、李梴等，但诸医家之中却以温补学派的代表薛己、孙一奎、赵献可、张景岳、李中梓五位为突出，他们的医理论述中包含了较为明显的宋明理学思想，因此形成了创新性十足藏象理论体系。其中，薛己主张"脾肾并重"，并仍以传统的阴阳五行学说为说理工具。孙一奎是"命门学说"的领衔大家，提出了"命门动气"之说；孙氏继承了丹溪"人身必有一太极"之思想，融理学之"太极"论于医学领域，再合《难经》原气论共同诠释命门，并用"太极之本体"来形象地说明命门的重要性，是五藏六府生成的前提条件。赵献可提出了"君主命门"之说，他认为两肾之间乃命门所处，此说彻底摆脱肾藏关联，并称命门乃主宰十二官的"真君真主"，且描述命门之功能架于五藏六府之上，是"主宰先天之体"及"流行后天之用"的重要器官；赵献可还受孙一奎影响而以《易经》之"坎"卦的形象寓意诠释肾与命门之间的关系，但与孙氏认识不同的是：赵氏认为两肾有形实质属水，命门无形无影而属火，命门位于两肾之间，即"一阳陷于二阴之中"，阴阳相济方能化气进而孕育生命，这其中命门之火具有主导作用。赵献可的命门理论体现了理学、易学及道学等多种思想观念，具备承上启下的作用，其理论影响深远。张景岳汇总前人各家学说，深入系统地讨论和诠释命门学说，并提出了"命门兼具水火之性"学说；张景岳诠释命门的过程中大量运用太极阴阳理论，把命门比作人体之太极，乃生命之本源，包囊阴阳、五行、精气。且命门兼具水火之性，阴阳同气，"水火"对于人身来说便是阴阳精气，从而在人体内把阴阳、精气、水火等概念有机地联系起来；张景岳创"命门兼具水火之性"的学说，是其对"太极命门"概念理解的新高度，也是易学思想结合中医学阴阳理论发展的新高度，产生了由太极一气至两仪阴阳，先化出"先天无形之阴阳"，而后生成"后天有形之阴阳"，喻元阳之火为生命活动之功能，将真阴之水喻为气血津液及藏府，用水火之关系表现阴阳互根、互用并相互制化之理论，形成了其独特的"五行互藏、太极命门、阴阳一体"等观点认识,这一体系的形成使张景岳成为集明代命门理论大成之家[2]。孙、赵、张三家是命门学说立论的核心医家,与薛己不同,这三者阐发医理的过程中融贯了大量文化思想内容,使得命门学说的内涵外延极其丰富,也进一步有力地充实了藏象理论。明代末期,李中梓是一位兼采诸家学说而力求无所偏倚的医家,他的藏象观尽管具有温补学派诸家观点的思想片段,但相对而言较为平和且不再囿于"命门学说",转而倡导"脾肾为本、乙癸同源"等学说。总起来说,命门学说的出现又一次大力地推动藏象理论的发展,该学说对于生理、病理的诸多认识至今仍有着重要的临床借鉴意义。

四、清代以后,对藏象理论的不断探讨持续至今

清代进入了我国传统学术总结的鼎盛时代,传统的考据训诂之学"汉学"成为这一时期的学术代表,其提倡无证不信,这一学说的兴盛使得普遍的治学方式逐步走向嗜古考据。清代的汉学通过大量的文献整理工作为未来的研究打下深基,但最终走向极端,使得学风变得脱离实际、烦琐考证[3]。同样,这一风气影响了中医学的发展。因此这一时期产生了诸多医学著作皆是对于《黄帝内经》《伤寒》等经典的反复考据和注释。但不可否认,这一时期涌现的大量临床家的著述亦进一步补充了中医学理论临床应用的内容,且有更多的发挥和开拓。值得一提的是,清末至民国时期,因为西方文化的强势入侵,中医学藏象理论受到了一定程度的冲击,引发了许多中医前辈的新探索[4],如王清任以实证观察来探究藏府实质;张锡纯尝试以西医之解剖知识反证藏象理论,但并非否定中医理论,而是主张"能汇通则汇通之,不能汇通则存异";而恽铁樵云"《内经》之五脏非血肉的五脏,乃四时的五脏"(《群经见智录·五行之研究》),阐明了中医藏象理论以整体观为本,说明了中西医方法论的区别,旨在寻找结合点[5];陆渊雷提倡用西医药知识提高中医,却抹杀了中医之科学性,忽视了辩证唯物主义认识论[6];等等。在一定程度上,这些对于藏象理论的认识从多个角度进行了阐发探讨有助于时人进一步理解藏象,但却未能实现实质性的理论突破。这一时期因为受到西方文化的影响,可以说藏象理论同其他中医理论一样开始经受反复验证甚至遭受质疑的考验。

时间转回到现在,现代对于中医学藏象理论的研究内容繁多。有从藏象理论的含义进行探讨者:孙广仁教授在文章《藏象的概念及其生成之源》中认为:目前公认的"藏"之内涵指两个方面:一方面为脏器之义,即实质的器官,也就是说属于"形藏";另一方面指"气藏",即非实质的器官,而是指人体气机升降出入变化而呈现的不同状态。而"象"有三种含义:一是内脏实际形象;二是内脏反映到外部的生理病理征象;三是内部以五藏为中心形成的系统与外部自然相互呼应的现

象,也就是通过类比两者而获得一种比象[7]。目前,孙广仁教授所阐述的藏象理论含义是业界普遍认同的,如盛岩松[8]、王颖晓[9]等学者亦持有类似观点。还有许多学者试图从藏象生理解剖的角度探讨藏象理论:如白云静等学者在《从五行关系探讨五藏互藏理论》一文中认为中医学的藏象学说并非将解剖形态学作为主体理论基础,而是完整地概括了人体生理、病理、病证,每藏涵盖多个系统和功能的含义,且系统之间共同作用行使功能[10]。而学者孙尚拱从藏象理论的形成探讨藏象理论生理解剖基础的意义,他认为是三个因素造成了藏象的形成:一定程度的解剖知识、观察生理及病理的现象和古代哲学思想[11]。还有一些学者认为藏象理论的研究方法属于黑箱理论范畴,这在业界得到了普遍认可。还有学者刘可勋认为:在古代条件下,是不可能直接了解藏本身的生理功能和病理变化的,于是就只得采用类似现代控制论的"黑箱"方法来推测,即通过人体表现于外的象来推知藏的功能变化,从而形成了中医学的"藏象"理论[12],等等。因为思考角度不同,现代多元的思维方式产生了众多学者对于藏象理论的不同认识,就不再一一赘述。

五、总结

综上所述,可以看到藏象理论的发展并非一成不变,经由历代医家的发挥阐释,藏象理论枝繁叶茂、源远流长。藏象理论的演变,可以大致勾勒出一幅简略的演化图(见图3-1),在这些藏象理论的变化中,我们可以明显地观察到时代文化背景对理论变化的影响力,也可以说,中医学藏象理论的演化并非完全取决于临床经验或生理观察的积累,亦为文化思想所左右,故而从文化角度探究中医理论的发展应是必要的研究路径之一。

参考文献:

[1]钱成辉,王庆其.中医藏象学[M].上海:上海中医学院出版社,1987:8-11.

[2]严世芸.中医学术发展史[M].上海:上海中医药大学出版社,2004:212-334.

[3]郭齐勇,冯达文.新编中国哲学史[M].北京:人民出版社,2004.

[4]吴爱华,易法银,胡方林.藏象学说百年概述[J].湖南中医学院学报,2005,25(3):29-30.

[5]上海中医学院,中医年鉴[M].北京:人民卫生出版社,1984:418.

[6]浙江省中医药研究院文献研究室.中西医汇通研究精华[M].上海:上海

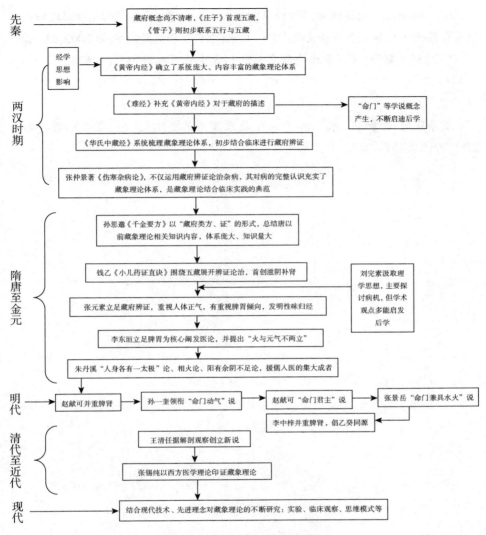

图 3-1 藏象理论历史发展简图

中医学院出版社,1993:144.

[7]孙广仁.藏象的概念及其生成之源[J].中医研究,1997,10(5):1—5.

[8]盛岩松,王敏.藏象理论的溯本求源[J].黑龙江中医药.2008(2):4-5.

[9]王颖晓.藏象之"象"含义探析[J].上海中医药大学学报,2006,20(4):4547.

[10]白云静,孟宪林.从五行互藏探讨五藏互藏理论[J].国医论坛,2002,17(1):14—16.

[11]孙尚拱.用统计方法检验中医藏象(五行)学说[C].2003中国现场统计研究会第十一届学术年会论文集(下).北京:中国现场统计研究会,2003:23—30.

[12]刘可勋.中医藏象理论研究思路和方法的再探讨[J].中医研究.1996,9(3):1-4.

文章来源:孙相如,何清湖.中医学藏象理论历史演化[J].中华中医药杂志2014,29(2),365-367.

中国传统文化思想对中医藏象理论的影响

中医藏象理论研究历时日久,笔者拟尝试从中国传统文化的角度对其展开研究并希望通过论述这一研究的提出、可行性及研究意义为读者呈现新的研究思维和角度。

一、文化思想与藏象理论的关系

中国哲学是独立于西方国家之外而自行发展的[1],形成了自己的独特风格和特有概念以及表达方式。而正是因为中国哲学思想的绚烂多姿、不断升华,也才形成了中华民族丰富多彩的精神智慧、情感和意志,也从而将中华民族特有的价值观理论化和系统化,可以说哲学深深地植根于传统文化之中,是中华民族文化思想的集中体现。因此哲学思想往往引领一个时期整个社会文化思想的走向。

对于藏象理论来说,一方面藏象理论作为认识人体的医学学说,尽管其本身依傍了解剖作为理论的形成基础,但因为古代技术能力和道德观念的约束,其发展理论不得不借助其他理论和方法[2],从而文化思想便成了理论构建的良好途径和重要工具。而从另一方面来说,藏象学的演化主要依托两个方向的发展[3],一个方向是通过长期大量的临床实践所积累的成功经验成为藏象理论的实际应用的推动力;还有一个方向是临床得来的成功经验通过文化思想的回炉加工,才能合理的融汇于理论体系之中,充实完善藏象学说。这是一个受到时代文化背景制约与引导的哲学思辨过程,每当时下的主流文化思想发生了改变,藏象学的理论也随之会产生变化,甚至演化出新的理论学说或发生根本改动。从这两个方面来说,文化思想主宰了藏象理论的发生、发展乃至变化,因此从文化角度对中医藏象理论进行探究是必要而有意义的。

二、影响藏象理论演化的各类文化思想

1. 五行藏象体系与阴阳藏象理论——两汉经学和宋明理学的无声更迭主导

了藏象理论的主要演变

有学者认识到,在中医藏象理论体系之中,存在着两套不同的理论模型[3]:一种是《黄帝内经》《难经》中阐发描述藏象学理论模型,它以广泛地运用五行生克理论为学术特点,故可以称之"五行藏象体系";另一种则是以明代温补派孙一奎、赵献可、张景岳等人为代表创立并详述阐发的命门学说,这一学说更加注重阴阳变化之道,故可以称之"阴阳藏象体系"。当然还有些未能成为体系的独立藏象学说,如四海学说、脑髓学说、膜原学说等。造成这些理论学说发生变化甚至衍生出新型理论的原因,与这些理论学说所依据的社会主流文化思想及其创建时代的文化背景不同有很深的关系,当时下的人群认识世界的方式发生了变化,必然会不可避免地反映于中医领域,藏象理论在这种影响下的改变尤为明显。

两汉时期,随着《黄帝内经》的问世,五行藏象理论随之形成。故而,两汉时期的主流学说"经学"成为藏象理论的理论出发点与哲学依据。而两汉经学中,两种文化思想对藏象理论的定位、定性产生了主要影响:一种是确立天人合一思想,另一种是结合阴阳五行理论,这两点是藏象理论的核心思想。故而《黄帝内经》《难经》所阐发的五行藏象理论在较大程度上是以经学理论为模板进行的创建。而宋明理学是阴阳藏象体系所产生的大文化背景,以朱熹之"理学"、张载之"太虚一气"说、周敦颐之"太极"理论[4]为其学科基础。且宋代正值易学复兴,道教诸学说亦有发展,这些思想都为命门立论提供了养分。

相较于五行藏象学说,就能看得到医学领域中两汉跟宋明主流文化思想的差异。对比汉代儒士宽宏包容的思想,宋儒更讲究实际,逐步扬弃了汉代建构宏大、包容万物的理论体系追求,变而精钻某一点的内涵意义。故时人论及藏象,往往从某个关键点出发,围绕其引申体系,再因为医人之间学历、见识之不同,各家学说流派的争鸣也始于此时。此外,藏象学中一个非常鲜明的变化就是宋学时五行理论逐步被淡化,而阴阳太极理论受到格外重视。尽管在宋学之前,医人论及藏象亦论其阴阳,但主要指藏府之间分阴阳或五藏之间分阴阳,属于较为单纯的属性判别,未能体现出较大的实际意义。而正是因为宋学的阴阳藏象理论体系的形成,在藏内再分阴阳,如心之阴阳,肾之阴阳,进而将之结合盛衰虚实运用于临床中,这一理论认识逐步造就了明清之后的主流医学观。

2. 在藏象理论体系中检索各类文化思想的闪影

有学者认为,尽管《内经》的藏象学说中五行藏象学说在其整个藏象理论体系中占主导地位而论述最详、应用最广、影响深远,但因为《内经》的内容并非一家之言,有诸如"针经家言""脉经家言""运气家言"和"藏象家言"等各家学说,且仅就"藏象家言"而说,亦非一脉相承,而是有各家藏象的学说[5],且意义各有不同。这些学说的不同,恰恰是不同的医家依据不同的文化思想对藏象进行探讨的结果。

正如前文而言,五行藏象体系尽管是最初藏象理论的主导体系,但当时依然有阴阳藏象理论的存在,尽管其内容仅限于藏府之间、五藏之间的阴阳分属。而这种阴阳藏象认识的产生,显然是受到《易学》以"阴阳二气"作为宇宙本原之气思想的影响[6],这种思想无疑在先贤认识藏象的方法学上起到了类比思维的作用。《周易》阴阳二气的思想应该也是宋明之后阴阳藏象理论体系的来源之一。

在《内经》中的《五藏别论》篇还提到了一种天地藏象说,其有云:奇恒之府为"地气之所生","藏于阴而象地";"府"则为"天气之所生","其气象天"。这一种对藏象的描述以"天地之气"比喻,而未提及五行理论。看似有悖于两汉经学,但不可否认从这种认识中可以看到儒学"天地人"三才观的影子。可以说这种对藏象的认识正如其篇名一般,是"藏象的另一种理论"。

值得一提的是,我们还可以看到《内经》中对于藏象有一种形象独特的比喻,可称之为"君臣藏象说",即用国家行政机构的各个"官"来比喻各藏,如心为君主之官,肺为相傅之官,肝为将军之官等。此时,作者完全不谈人与天地阴阳四时之气相应的"自然关系"模式,而是用的"社会关系"模式来类比说明"十二藏"的生理功能和相互关系。这种认识明显的承袭了经学中的礼乐思想[7],从而产生了将脏腑的生理功能及相互之间的关系用社会关系模式类比描述的观念。

三、总结

综上我们可以发现,许多先哲的文化思想在藏象理论的形成发展过程中产生了影响,据此我们绘出了一幅简略的理论与文化关系图(见图3-2)。以经学和理学为主,其中诸如《易经》的阴阳精气论、五行学说,儒学的三才观、礼乐思想、中庸思想以及理学、"太虚一气"说、"太极理论"等,无不影响着人们对于藏象的认识,乃至指导人们应用理论于实际医疗活动。其他思想诸如道家的"道法自然",佛教的"禅宗文化"[8]等各自在其文化盛行的鼎盛时期或多或少地对中医理论造成过影响。不同文化有不同的源头和体系[9],中医孕育于中华文化,是中华大文化的分支之一,故而只有从中医文化的体系和本质上弄清中医学术发生之源头、背景,谙熟其表述的方式,认清其体貌,才能真正明白中医的学术原理,深刻理解中医的理论与实践,认清其价值,明白其走向,并焕发出探究它的动力。故而,笔者认为以各种文化思想对藏象理论的影响作为出发点进行探究,有助于藏象理论的含义的真实还原,可以帮助我们无限地接近中医学藏象理论的本质,并在一定程度上帮助藏象理论中的诸多争论点和悬案尽早地盖棺定论。

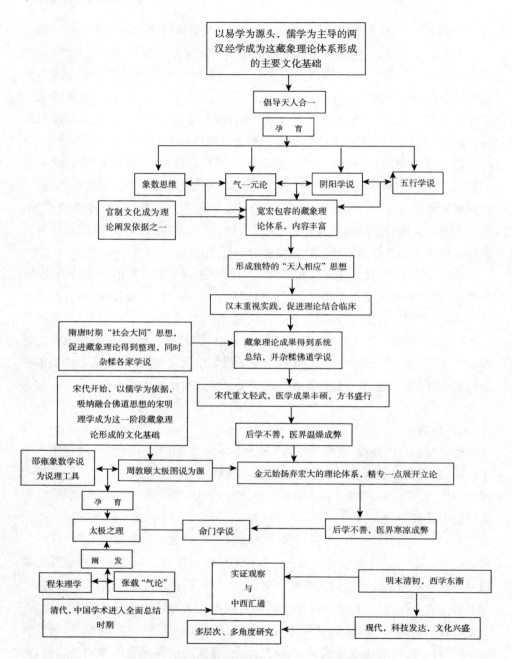

图 3－2　文化因素影响藏象理论演化发展直观图

参考文献:

[1]冯友兰.中国哲学简史[M].北京:北京大学出版社,1985.

[2]儒家思想对《内经》藏象理论的影响[J].光明中医.2011,26(3):431-432.

[3]张宇鹏,杨威,刘寨华.藏象学理论体系框架探讨[J].中国中医基础医学理论杂志.2007,13(3):168-179.

[4]何清湖.解读中医——青年学者对中医本质和发展的思考[M].北京:人民军医出版社,2012,75-83.

[5]刘可勋.《内经》藏象学说中的各家观点[N].中国中医药报,2007-06-04(5).

[6]孙广仁.《周易》阴阳气论对中医藏象理论的影响[J].南京中医药大学学报,2004,5(2):75-77.

[7]鞠宝兆.《内经》藏象理论的社会官制文化特征[J].中国中医基础医学杂志.2005,11(2):96-102.

[8]何清湖.解读中医——青年学者对中医本质和发展的思考[M].北京:人民军医出版社,2012,95-101.

[9]潘朝曦.皮之不存,毛将焉附?——谈传统文化与中医教育的关系[J].中医药文化,2008,3(1):22-23.

文章来源:陈小平,孙相如,何清湖.中国传统文化思想对中医藏象理论的影响[J].中医药文化.2014(5):4-6.

先秦两汉时期象数思维的文化渊源及
其对藏象理论的影响

　　"象数"思维是中国传统文化根本基础的思维方式,影响了包括中医学在内诸多学科理论的形成,成了中医学在医疗实践活动中收获知识、积累经验并进而形成理论体系的重要方法[1]。也因此,想要理解并进一步掌握"阴阳""五行"等概念在藏象理论等中医理论里的体现与应用,我们就有必要认识"象数"这一重要的思维方式。

一、先秦两汉时期"象数思维"的文化渊源

1. "象数思维"的产生与确立

　　"象数"的产生要追溯到先秦、两汉以前很早时神学巫卜之说流行的中国远古。如《左传·僖公十五年》载韩简曰:"龟,象也;筮,数也。物生而后有象,象而后有滋,滋而后有数。"[2]所述,龟卜时产生的裂纹形态便是"象"的起源,而"数"则源于占筮揲蓍及数字记录,人们通过对这两类事物的笃信来揣度事物变化、预测事态发展。可以说,从中国的神学时期伊始,"象数"思维便牢牢地占据了人们的信仰而得以根深蒂固、流传推广。"象"与"数"起初来源不同、意义有别,之后"象数"结合用以纪日、纪月、纪年,殷人甲骨中已有六十甲子与干支的全部配合;继而又配以方位、阴阳、五行。最终,"数"的意义超越了计量、数字,与"象"紧密结合而成为代表诸多事物意义的符号[3]。1977 年中国考古学家在安徽阜阳县双古堆西汉古墓中发现汉文帝七年(前 173 年)的太乙九宫占盘,就是以"象数"结合的形式展现了超前的数字艺术,这一形式在河图、洛书图、纳甲图等中都有体现[4]。通过这些图与干支、八卦等内容的配合,使得象数系统进一步完善,并最终成为《易经》成书的核心思想,在《易经》中"象数"成熟融合并形成系统理论而影响深远。

　　随着人们生产水平的逐步提高,对自然、社会的认知能力及生产、生活的实践

能力大幅度提升,巫卜之说渐渐退出历史舞台,人们对宇宙万物开始了趋于理性的哲学思考。但"象数"思维模式已成为人们惯常的思考方式,且在此思维方式下产生的理论观点往往能以理服人地揭示事物普遍规律,由此才产生了以"象数"思维为基础而成系统的理论著作——《易经》。如《周易·系辞传下》有语曰:"古者包牺氏之王天下也,仰则观象于天,俯则观法于地,观鸟兽之文与地之宜,近取诸身,远取诸物,于是始作八卦"[5]。一方面说明了"八卦"源于"观象",另一方面也说明"八卦之象"能反映"万物之象";《周易·系辞传上》亦有语:"子曰:'书不尽言,言不尽意。'然则圣人之意,其不可见乎? 子曰:'圣人立象以尽意,设卦以尽情伪,系辞焉以尽其言。变而通之以尽利,鼓之舞之以尽神。'"[5]。则申明了"象数思维"在表达事物意义方面具有优越性。凡此种种皆是强调了"象数"思维的权威性。简单来说,在一定程度上《周易》就是一本论述从卦象推导比拟物象、从物象推导比拟意象之过程的理论著作,可视之为"象数"思维的滥觞之作[6]。经由《易经》构筑系统完备的"象数"系统,《易传》进一步对其阐发说明,"象数"思维得以确立并进一步推广传播而成为古代诸多文化思想形成的源点。

2. "象数思维"的内涵外延

在中国传统文化中,"象"主要包含两层意思,即"物象"和"意象","物象"是事物外在的客观现象、形象,而"意象"是人们对事物的主观感知和体验感悟。如《周易·系辞传》谓:"是故夫象,圣人有以见天下之赜,而拟诸其形容,象其物宜,是故谓之象。"说的便是先贤通过观察事物而感知并比拟得出"象"的过程,简单来说就是人们通过观察事物客观形象进而通过比拟和推导得出其意义、内涵及与其相联系的具有类同性质的事物。由此可概而言之,"象"包含了先贤认识事物的不同层次:事物的形象,即"物象";由"物象"比拟推导其"意象";通过"象"再援物比类进一步充实"象"的内容[1]。

"数"在中国传统文化中也主要包含两层意思,即量化数字和代表事物性质的"数"。"数"产生于度量、记录和测算,有数目、数量、计算的意义,如《管子·七法》言:"刚柔也、轻重也、大小也、实虚也、远近也、多少也,谓之计数。"指的就是通常人们认识的用以量化的数字;此外,"数"有"自然之理""易数"等意义,如天地生成数、九宫数、河图数、洛书数等,这是因为古人在生活生产实践中发现自然界的普遍事物都有一定数量的规律特征,如三百六十五日、十二月、四季、五指、五趾等,古人进而对具有相同数字或相承接数字的事物进行了联系推拟和援物比类,从而使"数"成为一类富含事物性质的象征,也使其与"象"的意义共通融合[1]。如《吕氏春秋·不苟论第四·贵当》有语:"性者,万事之本也,不可长,不可短,因其固然而然之,此天地之数也。"[7]表明了"数"是作为自然规律的存在,万物皆有

"定数"。而《周易·系辞传上》云:"引而伸之,触类而长之,天下之能事毕矣。"则申明了"数"在自然界中的权威性。

综上可知,"象数"思维就是古人在观察世界的过程中通过直接观察和客观感受到的图像、数字以及符号来辩证地比拟推导事物联系、揭示自然规律,从而构筑了独特的世界观、认识观[8]。以这一思维作为基础,古人又不断对世间万物进行取象比类而进一步充实传统文化的思想体系。如《吕氏春秋·季春纪·圜道》语曰:"五曰:天道圜,地道方。圣王法之,所以立上下。何以说天道之圜也?精气一上一下,圜周复杂,无所稽留,故曰天道圜。何以说地道之方也?万物殊类殊形,皆有分职,不能相为,故曰地道方。"[7]便是取象天地规律以阐发王制法度。《大戴礼记·本命》有语曰:"分于道,谓之命;形于一,谓之性,化于阴阳,象形而发,谓之生;化穷数尽,谓之死。故命者,性之终也。则必有终矣。"[9]以"象数"思维阐发生命活动变化。《淮南子·地形训》语曰:"天一地二人三,三三而九。九九八十一,一主日,日数十,日主人,人故十月而生……二九十八,八主风,风主虫,虫故八月而化。"[10]将动物孕期的周期数与代表自然界事物的"数"联系而做类比。还有东汉经学大师郑玄注《易传·系辞》有云:"天一生水于北地,二生火于南,天三生木于东地,四生金于西,天五生土于中。阳无耦,阴无配,未得相成……二五阴阳各有合,然后气相得施化行也"[11]。将"气、天地、阴阳、五行"等事务与特定的"象数"进行系统联系。诸如此类,在"象数"思维模式的指导下,中国传统文化思想形成了整体联系、丰富多彩且系统稳固的理论体系,这一体系无疑也对中医学理论的形成产生了巨大影响。

二、象数思维对藏象理论形成所带来的影响

"象数"思维作为古人思维模式的根本基础,在引入"气一元论""阴阳""五行"等学说概念以后,共同构成了稳定成熟的认识观和方法论。在这一系统稳定的认识观和方法论的指导下,中医学藏象理论的产生也就顺理成章、水到渠成了。在笔者看来,"象数"思维对于藏象理论的形成主要有以下影响。

1. 直观观察以认识藏府形象,即藏府"物象"

多数人在学习理解藏象理论的过程中主要着眼其"意象"而忽视了与理论相关的"藏府形象","象数"思维的首要过程就是认识事物形象,即"物象"。无疑,《黄帝内经》作为藏象理论体系形成的滥觞,在"象数"思维的指导下对于藏府的形象也有着比较充分的直观观察。

如《素问·六节藏象论》语曰:"帝曰:藏象何如?岐伯曰:心者,生之本,神之变也;其华在面,其充在血脉……肺者,气之本,魄之处也;其华在毛,其充在皮

……肾者,主蛰,封藏之本,精之处也……肝者,罢极之本,魂之居也;其华在爪,其充在筋,以生血气……脾、胃、大肠、小肠、三焦、膀胱者,仓廪之本,营之居也,名曰器,能化糟粕,转味而入出者也;其华在唇四白,其充在肌……"除略其中对于各藏与四时之气、五色、五味的类比推导,首先这一段文字描述的就是通过直观观察得出的各藏府生理功能的联系及表现,亦即藏府的生理"物象"。《灵枢·肠胃第三十一》云:"伯高曰:请尽言之,谷所从出入浅深远近长短之度,唇至齿,长九分,口广二寸半……第四节肠胃所入至所出,长六丈四尺四分,回曲环反,三十二曲也。"则更是直白的描绘了解剖后肠胃的度量形态,是肠胃本身的物理形象。还有《灵枢·邪气藏府病形第四》云:"岐伯曰:臣请言五藏之病变也。心脉急甚者为瘛疭;微急为心痛引背,食不下。缓甚为狂笑;微缓为伏梁,在心下,上下行,时唾血……肾脉急甚为骨癫疾;微急为沉厥奔豚,足不收,不得前后。缓甚为折脊;微缓为洞,洞者,食不化,下嗌还出……"描述的是五藏病变时表现的脉象及外在症状,即五藏病理"物象"等。类似的直观观察结果在《黄帝内经》里论述颇多,有时藏府之"物象"和"意象"被并列阐述,当我们理解了"象数"的思维过程,就应当有意识地重视藏象理论中对于"物象"的直观观察并加以区别解读。

2. 比拟推导藏府的"意象"

如前述《易传·系辞上》曰:"子曰:'书不尽言,言不尽意。'"古人认识到观察藏府形象后的直接语言描绘是不能将藏府生理联系、功能表现、病理因机等事物全部表达清楚的,特此在《黄帝内经》中尤其浓墨重彩的便是对藏府"意象"的比拟推导。运用"援物比类"方法阐发藏府的"意象",使得藏府的形象活动丰富了起来,不再局限于客观观察到的形态表现。

如《素问·阴阳应象大论》语曰:"东方生风,风生木,木生酸,酸生肝,肝生筋,筋生心,肝主目……北方生寒,寒生水,水生咸,咸生肾,肾生骨髓……"便是经典的推导五藏"意象"的论述,其中将五个方位、五种自然现象、五行、五味、五声、五音、五种情志等事物援入以比拟五藏生理功能,使得五藏功能与人体各种生理、情志表现及自然界的紧密联系形象起来,这一描述既基于观察也得益于比拟推导,从而形成了相对完整的五藏"意象";《素问·金匮真言论》亦有语:"岐伯曰:有。东方青色,入通于肝,开窍于目,藏精于肝,其病发惊骇。其味酸,其类草木,其畜鸡,其谷麦,其应四时,上为岁星,是以春气在头也,其音角,其数八,是以知病之在筋也,其臭臊……北方黑色,入通于肾,开窍于二阴,藏精于肾,故病在豀,其味咸,其类水,其畜彘,其谷豆,其应四时,上为辰星,是以知病之在骨也,其音羽,其数六,其臭腐。"将四时、五种星宿、五谷、五畜等事物援入比拟五藏,使得五藏生理形象鲜活具体起来,指导人们进一步认识并掌握五藏特性;还有《素问·灵兰秘典论》曰："心者,君主之官也,神明出焉……三焦者,决渎之官,水道出焉。"将官制形象援入比拟五藏,使五藏的生理功能一目了然、生动具体。总之,"象数"思维方式下比拟推导出的藏府"意象"使得其生理活动、功能表现等难以直接观察的现象鲜活具体起来,使人们对于藏府的认识进一步加深。

3. 总结归纳藏府生理、病理及诊治规律

以"象数"思维直观观察得到的藏府"物象"以及比拟推导得出的藏府"意象"奠定了中医"司外揣内"的基础,如《素问·评热病论》言:"视其外应,以知其内脏,则知所病矣。"不仅是病理规律,五藏的生理、诊治规律也得以进一步推导总结。

如《素问·上古天真论》曰:"女子七岁,肾气盛,齿更发长;二七而天癸至,任脉通,太冲脉盛,月事以时下……丈夫八岁,肾气实,发长齿更……七八,肝气衰,筋不能动天癸竭,精少,肾脏衰,形体皆极,则齿发去。"便是在客观观察的基础上以"阳数七、阴数八"与"女子为阴,男子为阳"相合按"阴阳和合"的"意象"推导出的生长发育规律[12];《素问·五脏生成》语曰"故色见青如草兹者死,黄如枳实者死……黑如乌羽者生,此五色之见生也。"在客观观察的基础上结合五藏与"五色"对应的意象归纳了望诊五色预后疾病的规律;还有如《灵枢·九宫八风第七十七》语曰:"风从南方来,名曰大弱风,其伤人也,内舍于心,外在于脉,气主热……风从东南方来,名曰弱风,其伤人也,内舍于胃,外在肌肉,其气主体重。"则以方位与五藏相联系的"意象"推导归纳了自然界不正常的气候对于藏府的病理影响[13];还有如三阴三阳、灵龟八法、三部九候等指导诊治疾病的方法皆得益于运用"象数"思维的推导总结。

三、总结

"象数"思维作为古人认识世界、解读自然的思维方式基础,奠定了整个中国传统文化思想的认识观和方法论,也从而对包括藏象理论在内的中医理论形成产生了深远影响。在笔者看来,"象数"思维对于藏象理论形成的影响包括认识藏府"物象",比拟推导藏府"意象"以使其生理表现、功能活动形象具体以及归纳总结藏府相关规律三个方面。而这三个方面的内容都是值得我们重视并加以学习理解、实践运用的,切忌执着于其中某一方面而忽视其他内容,尤其是藏府"物象",须知作为医学理论,藏象理论的可靠主要源自直观、客观的观察,而观察也是"象数"思维展开推导、总结规律的根本基础。

参考文献：

[1]王琦.取象运数的象数观[J].中华中医药杂志,2012,27(2):410－411.

[2]冀昀主编.左传(上册)[M].北京:线装书局,2007:107.

[3]张宗明,赵峰.自然辩证法概论[M].北京:科学出版社,2003:205－206.

[4]马伯英.中国医学文化史[M].上海:人民出版社,1994:236.

[5]徐子宏译注.周易全译(修订版)[M].贵阳:贵州人民出版社,2009:290－323.

[6]张其成.东方生命花园——易学与中医[M].北京:中国书店,1999.103.

[7]李春玲译.吕氏春秋[M].西宁:青海人民出版社,2002.

[8]张其成.中医哲学基础[M].北京:中国中医药出版社,2004:289.

[9]高明注译.大戴礼记今注今译[M].北京:商务书馆,1977:460.

[10](汉)刘安等撰.安顺,张文年等译.白话淮南子[M].西安:三秦出版社,1998:138.

[11](宋)王应麟著.郑振峰等点校.王应麟著作集成:周易郑康成注[M].北京:中华书局,2012:55.

[12](明)张介宾编著.郭洪耀,吴少祯校注[M].北京:中国中医出版社,1997:28.

[13]高立珍,孟彪.浅淡《周易》与《黄帝内经》中的象数思维[J].医学与哲学(人文社会医学版),2010,31(3):55,80.

文章来源:孙相如,何清湖,陈小平,等.先秦两汉时期象数思维的文化渊源及其对藏象理论的影响[J].中医杂志.2016,57(23),1981－1984.

先秦两汉时期气一元论的学说渊源
及其对藏象理论的影响

在先秦、两汉时期,"气一元论"出现很早且是诸多学说理论的基础哲学概念。在一定程度上,了解"气一元论"的内涵意义,才能够理解许多中国古代文化学说的合理性、逻辑性。因此,我们有必要对于"气一元论"的渊源进行探讨,以便于认识这一古老的概念。

一、先秦两汉时期"气一元论"的学说渊源

1. "气一元论"的产生与确立

在《说文解字》中解释"气"为"云气也",说明古人最开始认为"气"是自然界的气流[1];还有把"气"作为人体呼吸气息的,如《礼记正义·祭义注》语曰:"气,谓唏嘘出入者也。"[2]但真正把"气"作为宇宙本原进行探讨则经历了一段认识过程。

探讨世界的本原,一直是中国古代文化里十分重要的命题,也因此产生了诸如《易经》把世界看作由"天、地、风、雷、水、火、山、泽"八种自然现象构成的观点,还有五行学说把"金、木、水、火、土"看作构成万物最为基本物质的学说。到了春秋战国时期,开始出现"水地""精气"的说法。《管子·水地》有语曰:"地者,万物之本原,诸生之根菀也,美恶、贤不肖、愚俊之所生也。水者,地之血气,如筋脉之通流者也。"还有"水者何也? 万物之本原也,诸生之宗室也,美恶、贤不肖、愚俊之所产"也的说法。在这里,世界的本原开始锁定在"水、地"上。综上我们可以看到,从"八卦"到"五行"再到"水地"说,这一数目的逐渐减少标志着古代先贤的哲学观逐步趋于高度概括,"气一元论"也就是在这种探讨背景下产生的[3]。

《管子·内业》有语曰:"精也者,气之精者也。""凡物之精,此则为生。下生五谷,上为列星。流行于天地之间,谓之鬼神。藏于胸中,谓之圣人。是故民气。杲乎如登于天,杳乎如入于渊,淖乎如在于海,卒乎如在于己。是故此气也,不可

止以力,而可安以德;不可呼以声,而可迎以意。"开始出现"精气"的说法,并把"精气"看作五谷、列星、高山、大海、智慧等一切有形物质及无形精神的本原[3]。而老子《道德经》有云:"道生一,一生二,二生三,三生万物,万物负阴而抱阳,冲气以为和。"正式把"气"看作了世界万物的本原,可视之为"气一元论"的滥觞[4]。之后,庄子传承老子的学说而在有关"气"的论述上多有发挥,如《庄子·至乐》语曰:"察其始而本无生,非徒无生也而本无形,非徒无形也而本无气。杂乎芒芴之间变而有气,气变而有形,形变而有生。"进一步阐明了万物生于"气","气"是一切有形物质的基础。而《庄子·知北游》更是用"通天下一气耳"的观点,高度概括了"气"为世界的本原,使得"气一元论"正式成立[5]。

2. "气一元论"的学说内容

对于"气一元论"所涉及的内容,古代学者多有阐发,使这一学说不断得以充实并被运用到各个学科之中。如对于"气"是宇宙本原的说法,先秦时期的《荀子·礼论》中有语:"天地合而万物生,阴阳接而变化起。"还有《荀子·王制》语:"水火有气而无生,草木有生而无知,禽兽有知而无义,人有气、有生、有知亦且有义,故最为天下贵。"[6]东汉时期的王充在《论衡·自然》中有语:"天地合气,万物自生。"[7]《公羊传解诂》也有语:"元者,气也。无形以起,有形以分,造起天地,天地之始也。"[8]都是后来学者在前人言论基础上进一步肯定了"气"为宇宙本原的说法。而对于"气"的运动形式,许多学说也多有阐发,如《素问·六微旨大论》有语:"岐伯曰:出入废则神机化灭,升降息则气立孤危。故非出入,则无以生长壮老已;非升降,则无以生长化收藏。是以升降出入,无器不有。"表明了"气"有升降出入的运动形式,且只有不断运动才使得世界能无时不刻生机变化。而《吕氏春秋·召类》有语:"类同则召,气同则合,声比则应",《鹖冠子·环流》有言:"万物相加而为胜败,莫不发于气"[9],则表明了"气"在自然界也作为一种介质的存在,使得万事万物之间都可以因为"气"而感应、联系。综上我们可以看到,经由历代学者探讨,基本确立了"气一元论"的内容主要包括:"气"是宇宙的本原;万事万物皆由"气"构成;"气"具有"升降出入"的运动形式;只有"气"不断地运动,世界才有生机变化;"气"还是事物之间的介质,因为有"气"的存在使得事物之间可以产生普遍联系。

"气"作为宇宙本原,自然也是人体形成的根本来源,如《庄子·知北游》语曰:"人之生,气之聚也,聚则为生,散则为死。"[5]《管子·心术》也说:"气者,身之充也。"[3]因此,"气一元论"也逐步渗透入中国医学,成为中医学诸多理论的学说基础。

二、"气一元论"对于藏象理论形成所产生的影响

在中国古代先贤的阐发下,"气"成为宇宙间形成万事万物的根本,而立足于"气一元论"的思想,古人对于自然、生命的认识视角开始变得宏观、广泛。藏象理论正是基于古代医学家宏观、广泛看待生命体的视角而形成的。在笔者看来,"气一元论"带给藏象理论的影响有以下三个方面。

1. 具备唯物的认识观

在许多人看来,中医学用以阐释理论而借用的"气一元论""阴阳五行"是缥缈虚构的,实则不然。在笔者看来,古人开始运用"气一元论"等学说阐发理论正是唯物观的开端,就是这些学说首先把人类目不能及的细小精微的物质和无影无形的变化表达了出来,用朴素直接的语言对各类自然现象进行了直观描述,而非责之于"鬼神学说",我们可称之为"唯物的认识观",即力求在认识和表达的过程中赋予尚且未知的事物以实物的形象来肯定其物质性。

据学者统计,《内经》有八十余种"气"的说法,除了一部分阐述的是人体功能、能量、信息等内容,绝大部分描述的是物质实体的功能变化[10]。如《素问·上古天真论篇》有语:"岐伯曰:女子七岁肾气盛,齿更发长。二七而天癸至,任脉通,太冲脉盛,月事以时下,故有子。……丈夫八岁肾气实,发长齿更。二八肾气盛,天癸至,精气溢泻,阴阳和,故能有子。……"就是用"肾气""肝气"的描述实物化了人们所不能肉眼见到的肝肾功能,由此使人们对于肝肾功能有了客观直接的认识。还有如《素问·上古天真论》有云:"……是故味过于酸,肝气以津,脾气乃绝;味过于咸,大骨气劳,短肌,心气抑;味过于甘,心气喘满,色黑,肾气不衡;味过于苦,脾气不濡,胃气乃厚;味过于辛,筋脉沮驰,精神乃央。……"也是以"藏气"代表藏府功能。类似于这种将人们不能所见的功能、作用、性质等冠之以"气"的说法还有很多,如代表生理物质的胃气、经气、脉气、真气、宗气、营气、卫气、血气、筋膜之气、清气、浊气、精气等,病理物质如"邪气"等[11]。笔者认为:古代先贤客观观察人体生理病理现象,在遇到肉眼不能及的现象和物质时则以"气"冠名而实现了唯物化,没有以"鬼神之说"阐释,已经是一种客观承认事物现象的唯物观。因此"气一元论"对于藏象理论形成产生了深远的唯物观影响,而以"气"树立理论的唯物观,也是当时所能采取的最为可靠的科学方法。

2. 形成恒动的认识观

如前所述,先秦、两汉时期的"气一元论"学说内容中还描绘了"气"的运动,认为"气"是具有活力、生机勃发而运动不息的物质。而气所构成的万事万物也都处在无休止的运动变化之中[12]。如《素问·六微旨大论》中除概括"气"的运动为

"升降出入"的形式以外,还提出了与"气"相关的恒动观,有语:"岐伯曰:夫物之生从于化,物之极由乎变,变化之相薄,成败之所由也。放气有往复,用有迟速,四者之有,而化而变,风之来也……岐伯曰:不生不化,静之期也。"强调了"气"往来进退、缓慢迅速促使物质产生运动变化,而不断地运动变化则是生命运转的常态和根本。由此可见,"气一元论"运动不息的理论内容使得中医学形成了一种恒动的认识观,从而中医先贤善于以变化发展的视角认识和观察生命。而藏象理论也正是在这一种视角下所形成的。

如在《灵枢·营卫生会》中有语:"岐伯答曰:人受气于谷,谷入于胃,以传与肺,五脏六腑,皆以受气,其清者为营,浊者为卫,营在脉中,卫在脉外,营周不休,五十度而复大会,阴阳相贯,如环无端,……夜半而大会,万民皆卧,命曰合阴,平旦阴尽而阳受气,如是无已,与天地同纪。"描述了水谷之气进入体内以后分化为"营卫"二气运行周身不休,用"阴阳营卫"阐述不同时间段人体所产生的不同生理变化;还有如《素问·六微旨大论》有言:"岐伯曰:显明之右,君火之位也;君火之右,退行一步,相火治之……帝曰:何也? 岐伯曰:亢则害,承乃制,制则生化,外列盛衰,害则败乱,生化大病。"则通过六气的变化表明了五行之间存在生克制化、亢害承制等运动变化关系,并强调正常的生克制化是维持事物生化不息的基础,而过度的生克制化则会产生病变。类似"营卫"和"五行生克制化"等都是藏象理论形成过程中不可或缺的重要概念,而"气一元论"的恒动变化成为这些概念成立的基础。更为明显地体现恒动观的藏象理论阐述还有《素问·藏气法时论》语曰:"病在肝,愈于夏;夏于愈,甚于秋;秋不死,持于冬,起于春……肾病者,愈在甲乙;甲乙不愈,甚于戊己;戊己不死,持于庚辛,起于壬癸。肾病者,夜半慧,四季甚,下晡静。"用恒动的视角对各藏府疾病的发展变化进行了预判,以运动的眼光对各藏府可能的病变情况进行了指导。综上可知藏象理论在形成过程中处处体现了"气一元论"所带来的恒动观影响。

3. 形成整体系统的思维模式

整体观念一直是中医学的重要理念,旨在强调事物的整体性与统一性,而"气一元论"的学说奠定了这一理念的产生[4]。整体观念包含两个方面的内容,一是人体本身是一个有机的整体,二是人与自然息息相关而具有统一性。如前所述,正是因为古人把"气"作为世间万物形成的本原,从而使得"气"在事物之间具有了介质作用,促使世间万物能够相互感应,甚至有相似相通之处,正是这一点使"气一元论"成了整体观念的重要理论基础,也促进了藏象理论的进一步完善。

在《素问·四气调神大论》中有语:"春三月,此谓发陈……此春气之应,养生之道也。逆之则伤肝,夏为寒变,奉长者少……冬三月,此谓闭藏……此冬气之应,养藏之道也。逆之则伤肾,春为痿厥,奉生者少。"便首先将四季气候与藏府生理联系起来,阐述了人体藏府与自然之气联系相应的观点。还有如《素问·金匮真言论》中有语:"黄帝曰:天有八风,经有五风,何谓？岐伯对曰:八风发邪,以为经风,触五藏,邪气发病。所谓得四时之胜者……故春气者,病在头;夏气者,病在藏;秋气者,病在肩背;冬气者,病在四支。故春善病鼽衄,仲夏善病胸胁,长夏善病洞泄寒中,秋善病风疟,冬善病痹厥……天之阴,阴中之阳也。故人亦应之。"进一步将自然界的"八风"与人体病变联络在一起,并把四时气候与相应藏府及身体部位做了联系,更突出了中医学对于人体、自然认识上的整体观念。总体来说,笔者认为:这种把自然之气与相关藏府联系起来以及把藏府与相应身体部位联系起来以全面考量人体生理病理状况的整体观思维方式就是建立在以"气"作为自然界普遍事物介质的基础之上。而《灵枢·决气》所言:"余闻人有精、气、血、津液、脉,余意以为一气耳。"更是以"气"高度整体地概括人体生理。正如《素问·至真要大论》有语"本乎天者,天之气也。本乎地者,地之气也。天地合气,六节分而万物化生矣",还有《素问·天元纪大论》有语曰:"太虚寥廓,肇基化元,万物资始,五运终天,布气真灵,把统坤元",以及《素问·宝命全形论》有语曰:"人以天地之气生,四时之法成"。强调了在"气"的基础上万事万物具备的整体性,也从而阐明"气"使人与天地、四时相应相关。可以说最终"气"所体现的介质作用以及"气一元论"的高度概括性促使藏象理论形成了人体内部藏府组织相联系、藏府与人体各部位相联系及藏府与自然变化息息相应的整体系统的思维模式。

三、总结

"气一元论"作为先秦、两汉时期古代先贤原创的朴素的唯物主义观,被广泛地用来阐发认识当时所不能理解、不能观察到的细微物质以及事物的精微变化,是当时所能采取的相对客观科学的阐述方法,是一种认识世界万物的高度概括学说。在观察和实践的过程中先贤把"气"作为世界本原,并认识到了"气"的不断运动变化以及"气"联系万事万物的作用,最终"气一元论"成了诸多学说理论的基础逻辑支撑学说,也自然被引入到医学领域。而藏象理论在形成过程中受"气一元论"影响而以"气"描绘诸多藏府功能表现、变化和联系,形成了唯物、恒动的认识观以及整体的思维方式,"气一元论"给藏象理论形成时期带来这些影响之后也始终贯穿了其在后来的发展演化。

参考文献:

[1]何添.说文解字形声字探原疑义例释[M].新亚研究所,1993:86.

［2］方有国.四库家藏·礼记正义·4［M］.济南:山东画报出版社,2004:1437.

［3］薛公忱.中医文化溯源［M］.南京:南京出版社,2013:60.

［4］王琦.气为一元的一元观［J］.中华中医药杂志,2012,27(5):1353-1354.

［5］孙以楷,甄长松.庄子通论［M］.北京:东方出版社,1995:168.

［6］吴乃恭.儒家思想研究［M］.长春:东北师范大学出版社,1988:124.

［7］张其成.中医哲学基础［M］.北京:中国中医药出版社,2004:76.

［8］边家珍.汉代经济学发展史论［M］.北京:中国文史出版社,2003:297.

［9］王琦编.中医理论与临床思维研究［M］.北京:中国中医药出版社,2012:26.

［10］卢玉起,郑洪新.《内经气学概论》［M］.辽宁:辽宁科技出版社1984:1.

［11］任秀玲.《黄帝内经》建构中医药理论的基本范畴——气(精气)［J］.中华中医药杂志,2008,23(1):53-55.

［12］王玉兴.试论中医学的哲学基础——气一元论［J］.北京中医药大学学报,1996,19(3):12-15.

文章来源:孙相如,何清湖,陈小平,等.“气一元论”学说对藏象理论形成的影响［J］.中医杂志.2015,56(17),1445-1448.

先秦两汉时期阴阳学说的形成发展
及其对藏象理论的影响

阴阳是中国传统文化中产生极早的概念,最为朴素,却也适用范围极广。春秋战国时期诸子百家的理论学说涉及人文、政治、天文、地理、医学、物候等内容,但在阐述学说的过程中,总会运用到阴阳等概念,说明了阴阳学说的普适性和实用性。因此,在探讨学科理论与传统文化关系的过程中,我们有必要厘清阴阳等根本概念。

一、先秦两汉时期阴阳学说的形成与发展

1. 阴阳概念的形成

在历史上,"阴阳"二字出现的时间很早,目前已知在甲古文中出现了"阳"字,尚未发现"阴"字;而金文中"阴阳"二字皆见。但当时,"阴阳"还只是作为普通的词语存在于世,并未涉及广泛的事物内容,其意义也只是简单的作为"光明与幽暗"存在[1]。如在一些年代较早的古代文献中,可以看到"阴阳"单纯的意义,如《诗经》中《邶风·终风》"曀曀其阴,虺虺其雷",《小雅·黍苗》"芃芃黍苗,阴雨膏之"以及《豳风·七月》"春日载阳,有鸣仓庚",《大雅·皇矣》"度其鲜原,居歧之阳"等内容[2],虽有"阴、阳"二字,但其意义无外乎指阴雨天气和明亮向阳。

但"阴阳"作为一种理念的产生,却并未桎梏于两个字当时含义的局限。普遍认为,"阴阳"概念的肇始与"八卦"的产生息息相关[3]。大约在殷、周之际,古人便已将四对对立的现象(天地、风雷、水火、山泽)高度概括为"八卦",用"﹣﹣、—"(后来的典籍才称其为"阴爻、阳爻")的不同排列组合分别代表"八卦",这一种朴素的矛盾对立思想,尽管在当时著作中并没有直接赋予其"阴阳"的称谓,在作者看来可视之为阴阳概念产生的滥觞。

2. 阴阳学说的确立与发展

根据目前文献所载,直到春秋时期,才逐渐有一些学者在生产和认识逐渐积累的过程中开始直接用阴阳描绘事物的发生,如《国语·周语上》中伯阳父用"天地间阴阳二气失调"解释地震,《国语·越语下》载范蠡论"治国之道要因循阴阳变化的规律"等内容,逐渐地开始赋予"阴阳"二字更多的意义来诠释自然现象、政治军事等。但至此,"阴阳"仍未成为能够贯穿一切事物的核心学说[4]。

约活动于公元前571年到公元前477年之间的老子所著《道德经》说出了关于"道"的著名语句:"道生一,一生二,二生三,三生万物,万物负阴而抱阳,冲气以为和。"其中提到了"阴阳"。尽管通本《道德经》也仅在此处出现"阴阳",但也从此使"阴阳"成为道家论述学说时需要运用的重要衔接概念,并发现了运用"阴阳"描绘事物的自然与方便,这一思想也逐步影响了诸子百家。直到《庄子·天下第三十三》有言"《易》以道阴阳"的时期,应该是明确了阴阳学说作为《易经》的主要思想,也代表了阴阳学说约在战国中晚期开始相对流行[5]。而《易传》(《十翼》)的产生,无疑对阴阳学说的确立、充实以及成为相对权威的理论起到了推动作用,如《说卦》云:"立天之道曰阴与阳,立地之道曰柔与刚……"表明"阴阳"能够代表普遍矛盾关系;《系辞上》云"一阴一阳谓之道,继之者,善也;成之者,性也……"则表明了阴阳作为自然普遍规律的权威性;《系辞下》则云"乾,阳物也,坤,阴物也。阴阳合德,而刚柔有体,以体天地之撰,以通神明之德……"[6]表明了阴阳学说开始成为一切变化的统一说法,可谓之"天下大道"。至此,阴阳学说基本成熟完备,并广泛地为当时诸子百家各个学派所借鉴发挥,普遍地用来描述各种事物的发明发现,其内涵意义、指向比类不断地被充实完善,也得以渗透于医学理论之中。

3. 阴阳学说的内涵与特性

至秦汉时期,诸多学者已然达成共识,认同阴阳学说可以用来描绘宇宙间万事万物发生发展变化的普遍规律。如《吕氏春秋·大乐》云:"万物所出,造于太一,化于阴阳。"《吕氏春秋·知分》:"凡人物者,阴阳之化也;阴阳者,造乎天而成者也。"[7]在这一期间,阴阳学说的权威性及内涵特性已基本稳定确立,并为诸多学著所论述。

先秦时期诸多学者对于阴阳的内涵外延多有阐发,一般将带有向上、光明、火热等积极属性的事物代表"阳",而把向下、阴暗、冰冷等属性的事物代表"阴"。但总体来说,阴阳学说实际是阐述存在事物之间或事物内部的矛盾关系的学说,认为凡事万物皆有阴阳属性的存在,并按照阴阳的发展规律而不断地发生着变化。而阴阳的发展规律特性主要包括四个方面:一是对立统一,指二者有着相反相成的关系,对此《素问·阴阳应象大论》中曾论述:"积阳为天,积阴为地。阴静阳躁,阳生阴长,阳杀阴藏……"表明了阴阳对立矛盾却又统一互促的关系。二是动静升降,指的是二者的运动形式,《素问·阴阳应象大论》有云:"清阳上天,浊阴归地,是故天地之动静,神明为之纲纪,故能以生长收藏,终而复始"就阐述了这种上下升降、周而复始的关系是事物发展的正常规律。三是互根依存,指二者互相影响且互相维系,是一种你中有我、我中有你的关系,如《文子·微明》有云:"阳中有阴,阴中有阳,万事尽然,不可胜明"[8]表明了这种互相依存的关系,中医学常称之为"互根互用"。四是剥复转变,指的是事物不断发展更新、周而复始、物极必反、剥极必复,如《素问·阴阳应象大论》所说的"寒极生热,热极生寒","重寒则热,重热则寒……故重阴必阳,重阳必阴"等内容不仅描述了阴阳剥复规律,且也是生理病理现象的实际阐发。

阴阳学说在先贤总结阐发之下愈发完备成熟,并渗透于医学理论之中,《黄帝内经》中藏象理论的形成便借鉴了已经相对成熟稳定的阴阳学说,深受其影响且反过来也发展了阴阳学说。

二、阴阳学说对藏象理论形成的影响

藏象理论的产生确立肇始于《黄帝内经》,在这一理论产生的过程中受到文化背景、技术水平的影响而难免需要借用当时丰富而成熟的文化思想用以阐发理论[9]。在这一前提下,阴阳学说成为贯穿《黄帝内经》诸多医学理论的纲领与核心,因此我们可以见到,仅在《黄帝内经素问》的八十一篇内容中,就有四十五篇论及阴阳,阴阳学说与生理、病理、诊断、治疗的内容都密切相关,而我们主要探讨的是其对藏象理论形成所产生的影响。

1. 确立藏象理论阐发的根本原则

在《黄帝内经》中,直接而单纯地将"阴阳"与"藏象"结合起来进行论述的内容并不算多,但不能就此认为阴阳学说对于藏象理论的形成所产生的影响不大,反而其有着提纲挈领、贯彻始终的重大影响。

首先《黄帝内经》在专门阐述阴阳的篇章中,就已经表明了以其作为包括藏象理论在内几乎所有中医理论阐述时所应遵循的根本原则。《素问·阴阳应象大论》开篇便有语云:"黄帝曰:阴阳者,天地之道也,万物之纲纪,变化之父母,生杀之本始,神明之府也。治病必求于本。"可以说为不仅承接了秦汉时期普遍学者所达成的关于阴阳学说普遍适用的共识,同时为整本《黄帝内经》中医学理论的阐发定下了根本原则,表明无论是养生、藏象、经络、诊断、治则、治法等各个理论及理论所描绘的各个事物都可以以阴阳作为根本原则进行剖析解读。据此,《黄帝内经》在阐述藏象理论时几乎所有的内容都遵循了这一根本原则。抛开直接单纯以"阴阳"论述藏象的篇章(如《素问·金匮真言论》《素问·六节藏象论》等),在其他与藏象理论相关的篇章中,也可见"阴阳"的学说贯穿,如《素问·上古天真论》:"岐伯曰:女子七岁……男子八岁……"以代表阳、阴的"七、八"之数作为男女的生理节律描述身体肾气的生长、盛壮乃至衰败;《素问·五藏别论》:"岐伯对曰:脑、髓、骨、脉、胆、女子胞,此六者地气之所生也,皆藏于阴而象于地,故藏而不写,名曰奇恒之腑……"用"藏泻、满实"等区别藏府;《灵枢·本神篇》:"……肝气虚则恐,实则怒。……脾气虚则四肢不用、五藏不安,实则腹胀经溲不利。……心气虚则悲,实则笑不休。……肺气虚则鼻塞不利少气,实则喘喝胸盈抑息。……肾气虚则厥,实则胀,五藏不安。必审五藏之病形,以知其气之虚实,仅而调之也"以"虚实"论述五藏病状;《灵枢·寿夭刚柔篇》:"伯高答曰:形与气相任则寿,不相任则夭。皮与肉相果则寿,不相果则夭。血气经络胜形则寿,不胜形则夭。黄帝曰:何谓形之缓急? 伯高答曰:形充而皮肤缓者则寿,形充而皮肤急者则夭……"文中用皮肤、血脉、骨肉的缓急、大小、厚薄、坚脆等内容判别人体健康状况;《灵枢·本藏篇》:"五藏者,固有高下大小坚脆端正偏倾者,六府亦有小大长短厚薄结直缓急……"以各藏府大小、高下、坚脆、端正偏倾等列述病状;等等。在这些篇章论述与藏象相关的生理、病理等内容的过程中,并未全部直接冠以阴阳的概念,但其语言描述中充满了"虚实、大小、上下、坚脆、缓急"等代表对立矛盾的内容,无时无刻不在通过抓住藏象表现的主要矛盾以阐发理论。其他文中涉及藏象理论的论述方式还有诸如"天地、贵贱、父母、左右"等说法。作者以为,这一种表述方式尽管没有直接以"阴阳"冠名,却无时无刻不体现的是阴阳学说的根本思想,彰显了《黄帝内经》在藏象理论形成的阐发过程中为阴阳学说所高度渗透,而不言自明。

如《素问·阴阳应象大论》:"故曰:天地者,万物之上下也;阴阳者,血气之男女也;左右者,阴阳之道路也;阴阳者,万物之能使也"所言,这句话不仅格外强调了阴阳学说在自然界普遍适用,也为阴阳学说作为藏象理论形成以及之后其他医家发展这一理论时所必须遵循的根本原则定下了基调。

2. 为藏象理论的阐发做出类推范式

在藏象理论的形成雏形中,《黄帝内经》里有部分篇章也直接将"阴阳"的性质赋予了人体各部位及藏器官窍。如《素问·阴阳应象大论》:"故清阳出上窍,浊阴出下窍;清阳发腠理,浊阴走五藏;清阳实四肢;浊阴归六府"初步描述了上下官窍、五藏四肢六府的阴阳属性。《素问·金匮真言论》:"言人身之阴阳,则背为阳,腹为阴;言人身之藏腑中阴阳,则藏者为阴,腑者为阳,肝、心、脾、肺、肾五藏皆为阴,胆、胃、大肠、小肠、膀胱、三焦六腑皆为阳。……故背为阳,阳中之阳,心也;背为阳,阳中之阳,肺也;腹为阴,阴中之阴,肾也;腹为阴,阴中之阳,肝也;腹为阴,阴中之至阴,脾也。此皆阴阳表里、内外、雌雄相输应也,故以应天之阴阳也"进一步相对详细地对人体各部位及藏府进行了阴阳定性;等等。作者认为:进行这样一种阴阳属性赋予的意义有两方面,首先是初步以阴阳学说对人体各部组织器官进行属性确定,以使人们在认识人体生理的过程中确立基本立体的阴阳藏象观;但其次,更为重要的是,这一理论阐发方式的意义并非在于对藏府组织绝对的定性定位,而是旨在通过这样一种表述方式为藏象理论的阐发做出一个类推的范式,通过这一示范作用启迪人们在医学研究的过程中善于主动地运用类似如此阴阳关系的方式诠释生理现象、推导生理演化过程,正如《素问·金匮真言论》开篇有语曰:"故曰:阴中有阳,阳中有阴。"还有如《素问·阴阳离合论》有语曰:"岐伯对曰:阴阳者,数之可十,推之可百,数之可千,推之可万,万之大不可胜数,然其要一也"等,便是道明了阴阳学说在医学理论运用过程中的真正意义,即凡是万物都有阴阳关系的存在,紧抓这一认识便能灵活辩证地解决医学问题。因此,先贤反复赋予人体藏府组织官窍阴阳属性的意义在于:做出阴阳学说运用的类推范式以启迪人们能主动灵活以阴阳观进行包括藏象理论在内的医学理论探究,并非是单纯而绝对地对人体生理进行了阴阳定性。

3. 阴阳学说形成中医学对于藏象理论根本的认识观

作者认为,基于阴阳学说对于藏象理论形成所带来的两个方面影响,不仅先贤们在《黄帝内经》中对于藏象理论的形成遵循了阴阳学说的作为根本原则进行阐发论述,且历代医家在藏象理论今后的研究发展过程中多遵循这一原则并在阴阳藏象学说类推范式的启迪下进一步在"藏"的内部区别阴阳、论述机理,可谓影响深远。也可以说,阴阳学说促使中医学者在医学领域内形成了以符合阴阳关系及其发展规律特性为主的认识观。

三、结论

综上可知,阴阳学说的理念起源很早,但赋予"阴阳"二字丰富的理论内涵并最终确立成熟丰富的阴阳学说含义特性却经历了长时间的演化发展。在先秦、两汉时期阴阳学说基本确立了相对稳定的内涵意义,因此被广泛地引入了各个学科领域,中医学亦不例外。从藏象理论形成过程中便可以看到阴阳学说广泛而深刻的影响,在作者看来:阴阳学说对于藏象理论形成的影响主要在于两方面,一是确立了认识、诠释藏象理论的根本原则,使得阴阳学说的理念深刻渗透于整个藏象理论形成过程的阐发;二是为以阴阳学说进行藏象理论研究及构建做出了类推范式,以此启迪人们在今后医学理论探究过程中对于阴阳学说的运用。总而言之,阴阳学说作为描述事物之间及事物内部既对立矛盾又辩证统一的重要文化思想对藏象理论及其他医学理论的形成有着重要积极的意义,值得我们进一步探究[10]。

参考文献:

[1]胡化凯.金木水火土:中国五行说[M].深圳:海天出版社,2012:108.

[2]陈节.诗经[M].广州:花城出版社,2002:36,358,193,388.

[3]严世芸.中医学术发展史[M].上海:上海中医药大学出版社,2004:5.

[4]马伯英.中国医学文化史[M].上海:人民出版社,1994.5:236.

[5]刘英,刘旭.庄子[M].北京:中国社会科学出版社,2004:383.

[6]刘大钧,林忠军.易传全译[M].成都:巴蜀书社,2006:123,91,105.

[7]许维遹.《吕氏春秋》研究[M].北京:中华书局,2009:552.

[8]彭裕商.文子校注[M].成都:巴蜀书社,2006:149.

[9]孙相如,何清湖.中医学藏象理论历史演化[J].中华中医药杂志,2014,29(2):365 - 367.

[10]孙相如,何清湖.探讨关于中医学藏象理论文化基础的研究意义[J].中华中医药杂志,2014,29(5):1304 - 1307.

文章来源:孙相如,何清湖,陈小平,等.先秦两汉时期阴阳学说的形成发展及其对藏象理论的影响[J].中华中医药杂志.2017,32(8),3367 - 3370.

先秦两汉时期五行学说的形成发展
及其对藏象理论的影响

　　五行学说在藏象理论中的应用历史悠久且意义深远,至今仍是中医领域内认识人体生理、病理的重要概念,也是历代医家反复探讨、不断探究的重要医学命题。可以说,在一定程度上掌握了五行学说的内涵意义,有助于理解和认识中医学藏象理论。笔者旨在探讨这一学说在先秦两汉时期产生发展的渊源,并尝试归纳概括这一学说对于藏象理论产生的影响。

一、先秦两汉时期五行学说的形成与发展

1. 五行学说的产生

　　据目前文献所载,"五行"第一次作为具体内容的出现应当源自《尚书·周书·洪范》里著名的"洪范九畴"[1],即箕子向周武王论述九项"天地之大法",其中"九畴"第一项便论述了五行:一曰水,二曰火,三曰木,四曰金,五曰土;水曰润下,火曰炎上,木曰曲直,金曰从革,土爱稼穑;润下作咸,炎上作苦,曲直作酸,从革作辛,稼穑作甘。用朴素的语言描绘了五种人们日常生活中所接触到的代表性事物,并对五种事物的特点、属性进行了初步的描绘,应该可以视为"五行学说"的滥觞。尽管在《洪范》及《尚书》其他篇章中有不少诸如"五事、五典、五礼"等内容的出现,但当时它们之间尚未产生系统而广泛的联系,也因此《洪范》给出的五行概念并未明确系统的五行联系以及五行广泛的内涵外延。

2. 五行学说的发展与确立

　　尽管彼时五行学说尚未充实并成为系统,但与这种学说相类似的对于事物认识归纳的方法逐渐流行了起来。《礼记·学记》有云:"古之学者,比物丑类。[2]"便是这一思维方式的直观描述,也即《韩非子·难言》所说的"连类比物"。而这一思想从先秦时期便已经开始变得十分活跃,如有学者曾说:"整个先秦时期,几乎很少有思想家不谈论五行,所差别的只是分量的多寡和方面的不同而已。"[3]

在周代史书《国语》中便可见到为数不少以"五"为单位进行的论述,如《国语·周语》有"五味实气、五色精心、五声昭德、五义纪宜"的说法,《国语·鲁语上》有"及地之五行,所以生殖也"的说法,《国语·郑语》有"夫和实生物,同则不继……故先王以土与水火金木杂,以成百物。是以和五味以调口……"的说法[4]。从诸多春秋时代的著作中我们都可以看到与五行学说类似说法的流行,尽管仍尚未成为体系,但可以看到五行学说所涉及的资料在不断积累。如《孔子家语》有载:"孔子曰:昔丘也闻诸老聃曰'天有五行,水、火、金、木、土,分时化育,以成万物'"[5]。标志着五行的说法逐渐有了代表性的地位,《左传·昭公二十五年》有载:"……生其六气,用其五行,气为五味,发为五色,章为五声……"逐步地开始广泛集合五行的资料,甚至在《左传·昭公三十二年》有"火胜金,故弗克"及《左传·哀公九年》有"水胜火,伐姜则可"等五行相胜的说法[6]。

直到战国时期,得益于著名的阴阳家邹衍的《五德终始说》,五行相胜(相克)理论进一步完善,尽管其内容是以五行相胜描述朝代更迭,有一定的唯心成分,但对于五行学说来说是一次完善与发挥。而五行相生的理论尽管在战国时期已然形成并流行,如《管子》《礼记·月令》《吕氏春秋·十二纪》等书中已经以"木、火、土、金、水"的相生顺序排列来对大量事物的进行五行属性的归纳与描述(如四时、五方、五畜、五音、五虫等),但并未直接陈述"木生火、火生土……"[7];包括《黄帝内经》在内,往往用藏府之间的相生关系表现出五行相生的理论,也并未直言这种相生关系。直到西汉《淮南子·天文训》(甲乙寅卯,木也;丙丁巳午,火也;戊己四季,土也;庚辛申西,金也;壬癸亥子,水也。水生木,木生火,火生土,土生金,金生水。子生母曰义,母生子曰保,子母相得曰专,母胜子曰制,子胜母曰困。以胜击杀,胜而无报。以专从事而有功。以义行理,名立而不堕。以保畜养,万物蕃昌。以困举事,破灭死亡。)和董仲舒《春秋繁露》中才完整而直接地呈现了五行相生理论[8]。至此,五行学说越发得充实完善,不仅五行成为系统概念,且在诸多典籍中被广泛地"连类比物"而具有了充实的内容,这一学说基本确立而稳定。

3. 五行学说的外延与内涵

诸如《管子》《吕氏春秋·十二纪》《礼记·月令》《淮南子》《黄帝内经》等著作极尽翔实全面地为五行学说集合了资料[7],最大限度地赋予了自然界包括五方、十天干、五帝、五神、五虫、音律、五味、五色、五谷、五堂、五藏等事物以相应的五行属性,且通过阴阳关系及五行生克来描绘事物之间的联系,在一定程度上使得五行学说的外延内容广泛而丰富。值得一提的是,《黄帝内经》中在医学领域引入的五行学说不仅充实了学说内容,而且拓展了五行之间除生克以外更多的关系。如《素问·至真要大论》有语"有胜之气,其必来复"和《素问·五常政大论》

有语"微者复微,甚者复甚,气之常也"描绘了五行以"胜复"维系动态平衡的关系;还有《素问·五运行大论》有语"气有余,则制己所胜,而侮所不胜;其不及,则己所不胜侮而乘之,己所胜轻而侮之"描绘了五行"乘侮"的不正常现象。这两种概念应该是运用五行描述生理、病理过程所产生的。综上,因为赋予自然界诸多事物以五行属性,而使五行学说外延丰富;而在医学领域内的学说运用使五行之间在正常的"生克"关系外,还有了维系平衡的"胜复"关系和平衡破坏的"乘侮"关系。

笔者认为:五行学说的内涵意义,首先是将事物的属性进行基础的分类以便认识和把握事物特性,且认为事物之间普遍存在生克制化等关系;同时这不仅是一个取类比物的认识观,更在于强调自然界事物之间普遍的联系,是强调运用系统性、相关性的方式认识思考事物的思维模式。而这一内涵意义在中医学领域内尤其是对于藏象理论的形成来说有着重要的奠基意义。

二、五行学说对藏象理论形成产生的影响

众所周知,五行学说在中医学藏象理论中的应用十分广泛。因为五行学说的渗透,五藏六府及其相关的组织官窍皆依据一些生理特性而被赋予了一定的五行属性,也因此形成了对各个生理系统言简却意深的高度概括性描述。但如前所述,赋予事物五行特性的意义并非单纯的"连类比物",不是仅仅把事物固定的符号化,更重要的是通过归类事物来探讨它们之间广泛的联系。据此,笔者认为五行学说对藏象理论的影响有三个方面。

1. 确立人体脏腑组织器官的普遍联系

藏象理论最早形成于《黄帝内经》,在这一理论形成最初,我们可以看到五行学说被广泛而紧密地与藏象理论的阐发相结合。直到今天,我们也会依据五行学说对藏象理论的相关内容进行认识和掌握。

在笔者看来:五行学说与藏象理论的结合,首先基于人们对于脏腑功能生理活动的观察,依据其生理特性进行了五行属性的归纳,并进一步总结与各个脏腑功能相联系的其他生理功能和组织官窍,而后同样赋予这些络属不同脏腑的生理组织或功能以与其脏腑相同的五行属性。如在《素问·金匮真言论篇》有语:"……东风生于春,病在肝,俞在颈项;南风生于夏,病在心,俞在胸胁;西风生于秋,病在肺,俞在肩背;北风生于冬,病在肾,俞在腰股;中央为土,病在脾,俞在脊。……"首先对于五藏的五行属性进行了初步归纳,同时将身体上五藏相联系的部位同样赋予了五行的属性;还有在《素问·阴阳应象大论》有语:"岐伯对曰:东方生风,风生木,木生酸,酸生肝,肝生筋,筋生心,肝主目……在声为呼,在变动为

握,在窍为目,在味为酸,在志为怒。……北方生寒,寒生水,水生咸,咸生肾,肾生骨髓,髓生肝,肾主耳……在声为呻,在变动为栗,在窍为耳,在味为咸,在志为恐。恐伤肾,思胜恐;寒伤血,燥胜寒;咸伤血,甘胜咸",近乎全面地把五行属性赋予了肝、心、脾、肺、肾,并进一步联系到与各藏有关的生理组织,如筋、血脉、肉、皮毛、骨髓及目、舌、口、鼻、耳等,以及有关的生理表现,如呼、笑、歌、哭、呻及握、忧、哕、咳、栗等,以及五种情志、五种味道等,同时还通过"悲胜怒,辛胜酸"等描述把相克关系引入了藏府之间;我们应当明白,这一系列分属归纳首先建立在已有的医学成果上,必然因为古人已经首先发现各藏府组织生理官窍之间的联系,为便于归纳总结才进一步以五藏为中心对各组织部位进行了五行的属性赋予。这一个认识过程不应当颠倒,笔者认为:类似阴阳五行一类的中国传统文化学说的意义旨在阐发当时已经发现的医学事实,在医学成果传播的过程中必然需要借用文化学说进行理论加工,而后还要经历实际验证才能够成为稳定可靠的医学理论[9]。而并非机械地以五行对于五藏进行符号化的标识,更不可能是机械地将具有符号属性的组织官窍与藏府揉捏在一起,如果理论阐述按照这样的形式形成,必然几乎不可能验证于医学,更不可能形成稳定的理论。

综上,笔者认为:五行学说对藏象理论的认识和阐发具有确立人体藏府组织官窍普遍联系的作用,首先通过赋予每一类组织器官、生理活动、心理表现等共同的五行之一的属性而归纳了五类生理系统,而后在五行学说的基础上赋予了五个生理系统之间以生克制化的关系,从而使人们形成的生理观有了相对具体的、确立的系统性、整体性的认识方式和思维模式,可以说五行学说对于藏象理论形成所产生的这一影响奠基了整个中医学藏象理论的发展。

2. 具象藏象与自然、社会的关系

藏象与天地自然、社会等诸多事物息息相应是藏象理论的特点之一,这一特点的形成首先应当源自古代文化的"天人合一"观,而五行学说对于藏象理论的渗透则进一步具象了藏象理论与自然界的关系。

在《素问·金匮真言论》中有语:"帝曰:五藏应四时,各有收受乎?岐伯曰:有。东方青色,入通于肝,开窍于目,藏精于肝,其病发惊骇;其味酸,其类草木,其畜鸡,其谷麦,其应四时,上为岁星,是以春气在头也,其音角,其数八,是以知病之在筋也,其臭臊……北方黑色,入通于肾,开窍于二阴,藏精于肾,故病在溪;其味咸,其类水,其畜彘,其谷豆,其应四时,上为辰星,是以知病之在骨也,其音羽,其数六,其臭腐。"除了描绘了五藏本身的生理联系,同时普遍联系了五方、五色、五畜、五星、五音、五数、五臭等,用具体的比对方式具象了五藏与自然界各种事物的对应;还有《素问·五运行大论》有语:"岐伯曰:……在天为风,在地为木,在体为筋,在气为柔,在藏为肝。其性为暄,其德为和,其用为动,其色为苍,其化为荣,其虫毛,其政为散,其令宣发,其变摧拉,其眚为陨,……在地为水,在体为骨,在气为坚,在藏为肾。其性为凛,其德为寒,其用为藏,其色为黑,其化为肃,其虫鳞,其政为静,其令霜雪,其变凝冽……"建立了五藏与五种天气、五性、五德、五用、五虫等事物的普遍联系。类似把五藏与自然、社会事物相联系的阐述,《黄帝内经》中还有很多,笔者认为:这种方式建立的基础仍然基于长期的生活实践观察,尽管可能在五行学说引入后带来的诸多内容有古人推导演化的结果,但不可否认的是自然、社会对人体生理、病理所产生的影响,基于对这种影响的观察,古人运用五行学说具象了藏象与自然、社会之间的联系。

总而言之,古人在藏象理论的形成过程中,通过长期的观察总结并推导演绎了自然和社会中与藏象息息相关的事物,并以五行学说的形式进行了具象地描述,但这一描述的意义在于使人们在认识、思考藏府生理、病理的过程中不能仅仅着眼于藏府本体,同时应当充分考虑外界客观因素对人体的影响。这种影响简直就是整个中医学核心思想的写照,是中医学相对先进的医学模式的代表成果。

3. 完善藏象理论形成过程中的认识观、思维模式

五行学说对于藏象理论渗透的全面广泛,代表了这一学说在医学理论论述过程中较为实用方便,也代表了这一学说在理论实践过程中相对可靠稳定,但这一切首先基于古人长时间的医学实践,而后引入学说才使得理论成形。在这样一个融合形成完整理论的过程中,五行学说对藏府组织器官进行具体化的归纳与联系以并具象了藏府与自然、社会事物之间的联系,其带来的影响并非是桎梏于文字所阐述的五行五藏相关的广泛资料,而是旨在通过这样的联系过程完善了藏象理论形成过程中的认识观思维模式,从而也促使中医学形成整体性、系统性的医学认识和"天人相应"的医学模式。

三、总结

总而言之,笔者认为:五行学说广泛而紧密地与藏象理论的结合意义深远,尽管运用五行学说描述的藏象理论所涉及的许多内容还有待商榷,在未有科学验证以前尚不能盖棺定论,但这一学说带给藏象理论的影响更多的是认识观与思维模式上的,可以说这一学说在藏象理论领域中的运用是中医学整体思维的代表与体现。

参考文献:

[1]严世芸.中医学术发展史[M].上海:上海中医药大学,2004:10.

[2]高时良.学记研究[M].北京:人民教育出版社,2006:192.

[3]庞朴.沉思录[M].上海:上海人民出版社,1982:219.

[4]胡化凯.金木水火土:中国五行说[M].深圳:海天出版社,2012:11－12.

[5]冯国超.孔子家语[M].长春:吉林人民出版社,2005:141.

[6]韩路主编.四书五经全注全译本·第4卷[M].沈阳:沈阳出版社,1996:782－857.

[7]方立天.中国古代哲学问题发展史(下)[M].北京:中华书局,1990:529.

[8]马伯英.中国医学文化史[M].上海:人民出版社,1994.5:232.

[9]孙相如,何清湖.探讨关于中医学藏象理论文化基础的研究意义[J].中华中医药杂志,2014,29(5):1304－1307.

文章来源:孙相如,何清湖,陈小平,等.先秦两汉时期五行学说对中医藏象理论形成的影响[J].中医杂志.2015,56(23),1981－1984.

先秦两汉时期官制文化的渊源
及其对藏象理论的影响

以君主专制、中央集权为主要特征的中国古代政治制度催生出中国特有的"官制文化"现象,这一文化现象体现在诸多传统文化学说之中,其影响也渗透在许多中国科学技术的理论阐述之中,因此我们有必要探讨这一文化现象对于中医学的渗透和影响。

一、先秦两汉时期"官制文化"的渊源

夏朝的建立标志着中国正式进入阶级社会[1],中国的官制历史逐步走向完善成熟。夏朝以降,商朝到西周时期,官制的体系已相对成熟稳定,有了分管政务的"尹""宰""卿"等;分管宗教事务的"卜""占""巫"等;武官有"亚""师""射""卫"等;商朝时期在地方还设立了"侯""伯""男""田"等官职;在西周官制中,据《周礼》记载还有"三公""三孤"作为君主的顾问以及"六卿"作为政务官员[2]。春秋战国时期,各国官制设置不尽相同,多是因为不同的政治、经济因素而形成的,但随着社会的发展,任官之法、考绩之制、文武分别逐渐成熟,也充实完善了中国封建社会的官制内容。自秦统一六国以后,以秦官制为主,吸收各国官制特点,进一步统一了官制相关制度,加强了君主专制和中央集权,而汉代直接继承了秦朝官制,故而往往秦汉官制并称。总而言之,先秦、两汉时期随着社会发展、民族融合,中国古代官制逐步成熟完善,并最终随着整个国家的统一局面而趋于稳定集中。

先秦、两汉时期,因为官制形成很早,官制思想不断渗透影响着当时各类文化学说,也从而形成了"官制文化"丰富的内容。如早在《诗经·小雅·北山》中便有云:"溥天之下,莫非王土。率土之滨,莫非王臣。[3]"尽管这一诗篇内容是在表达作者对于劳于王事的不满,但可见君权思想已然在作者心中根深蒂固。还有

《论语·颜渊》语曰:"齐景公问政于孔子。"孔子对曰:"君君,臣臣,父父,子子。[4]"代表儒家发表了关于"君臣有序"的重要声明,认为"君臣父子"各守其职、各安其序、尊卑不同、长幼有别才是政治清平的重要前提。《论语·季氏》有云:"天下有道,则礼乐征伐至天子出;天下无道,则礼乐征伐自诸侯出[4]"也是进一步肯定了君臣礼制等级分明有序才是社会正常秩序的观点。《荀子·王制》语曰:"君子者,天地之参也,万物之总也,民之父母也。无君子,则天地不理,礼义无统,上无君师,下无父子,夫是之谓至乱[5]"也强调了君主对于国家的重要性,在一定程度上肯定了当时的官制制度和礼义制度。诸如此类,可见官制思想对于中国传统文化的影响,而借助于诸多传统文化思想进行理论阐述的中医学也就难免受到"官制文化"的影响与渗透,正如董仲舒在《春秋繁露·通国身》中语"治身者以积精为宝,治国者以积贤为道,……上下相制使,则百官各得其所。形体无所苦,然后身可得而安也。百官各得其所,然后国可得而守也",直接把养生与治国之道相结合阐述的观点,可见当时不少哲人开始有意识地将医学道理与官制思想进行结合。

二、"官制文化"对于藏象理论形成所带来的影响

无疑,《素问·灵兰秘典论》对于藏象理论的阐发广泛地结合了官制文化,几乎将各个藏府配属了与其功能特性相符合的官职称谓。尽管有学者认为这一表述方式并无太大实际意义[6]。但笔者认为如果需要从文化角度探讨藏象理论的形成发展,我们有必要对于"官制文化"带来的影响进一步进行分析[7]。

1. 浅析如何对藏象理论进行的官职配属

藏象理论的官职配属与以下三个方面相关:

一是与藏府所处位置相关,如《素问·灵兰秘典论》云:"心者,君主之官,神明出焉。"不仅因为这一脏器的重要性而称之为"君主",还在于其位置相对居于整个躯干中部,自古以来先贤对于"中央位置"便有着一定的崇拜和重视,如《礼记·中庸》有语:"中也者,天下之大本也;和也者,天下之达道也。致中和,天地位焉,万物育焉[8]",尽管这里的"中"描述的是处世态度,但已然把与"中"相关概念都抬到了很高的位置;而《王子渊·四子讲德论》语:"君者中心,臣者外体。"更是直接将"君"的位置与中心结合起来;《管子·心术》亦云:"心之在体,君之位也[9]"则在用身体比喻治国之道时直接陈述心所处人体位置就是君主的位置。由此我们可以看出心所处的近似躯体中间位置已经使先贤对于心有了"君主"的定位。

二是与藏府本身功能相关,应该来说这一原因是官职配属的决定因素。如把

心作为"君主之官",很大程度上是因为当时人们把"主神明"的功能赋予了心,而"神"因为代表人体生理活动和思维意识活动,而有《灵枢·天年》之语:"失神者死,得神者生也。黄帝曰:何者为神?岐伯曰:血气已和,营卫已通,五脏已成,神气舍心,魂魄毕具,乃成为人。"故而心因"主神"而成为生死攸关的"君"。再如"肺者,相傅之官,治节出焉。肝者,将军之官,谋虑出焉……脾胃者,仓廪之官,五味出焉"等配属均与各藏府功能息息相关。比如"相傅"等同"相位",是辅助、辅佐君主治理国家的官职,正如《素问·经脉别论》所言"经气归于肺,肺朝百脉,输精于皮毛,毛脉合精,行气于府,府精神明,留于四藏"阐述肺作为"气之本"能将"气"注入人体全身各藏府组织官窍,表明了肺居相位的重要意义;而肝的功能如《素问·五藏生成论》语"人卧则血归于肝,肝受血而能视,足受血而能步,掌受血而能握,指受血而能摄"便视肝为能够屯兵(贮藏血液)打仗(肢体官窍活动)的将军;《素问·五藏别论》描述胃说:"胃为水谷之海,六府之大源也。五味入口,藏于胃"便把脾胃看作职管贮藏和转输粮食的"仓廪之官",其中要说明的是尽管古代没有"仓廪之官"的说法,但周朝曾设"仓人"主管精粮,还设"廪人"执掌九谷之数,汉代还有"廪牺",掌管藏谷养牲等事务。可知仓、廪二字自古以来皆与粮食的储备、转输相关。

三是直接描述生理特性的官职配属。这一点与前两点的不同主要在于这一类藏府所配属的官职往往并不能在当时正常的社会官制中找到对应称谓,但该篇作者用直接概括其生理特性、功能表现的名称赋予了官职。如胆与藏府相连,具有阴阳两个方面的属性,且胆经位于人体半表半里之间,根据易理而定其位为"中正",而称之"中正之官"[10]。还有命名肾为"作强之官",膻中是"臣使之官",大肠为"传道之官",小肠为"受盛之官",膀胱为"州都之官",三焦为"决渎之官"。这一做法表明当时作者在运用官制文化阐述藏象理论时并未完全附会社会制度,也有灵活的发挥与创造,在官制描述藏象的前提下,还是以能客观描绘藏府生理为前提。

2. 探讨官制文化对藏象理论的影响

笔者认为,引入官制文化来描述藏象,既有积极的一面,同时也难免有牵强之处。积极的一面是凡事万物都有相通的道理,阐述藏象理论的过程中引入官制文化并无可厚非,不仅为人们提供了了解藏象理论、认识生理构造的一种直观生动的途径、方法,同时也让人们明白人体构造也遵循一定秩序、规律,在保养身体的过程中应当按秩序规律而有轻重缓急之分,如《素问·灵兰秘典论》中云:"凡此十二官者,不得相失也。故主明则下安,以此养生则寿,殁世不殆,以为天下则大昌。主不明则十二官危,使道闭塞而不通,形乃大伤,以此养生则殃,以为天下者,其宗大危,戒之戒之",便突出了作为君主"心"的重要性,引起人们对于心的重视;且很明显在古代这样一种以身体比喻国家的表达方式得到了广泛的传播,被许多医学行业内外的学者先哲反复借用比喻,有着相对较好的理论传播效果。但无疑,这样一种"官制藏象说"也有其局限性和狭隘的一面,正如开篇有云:"黄帝问曰:愿闻十二脏之相使,贵贱何如?"便是开篇定下了把五藏六府区分高低贵贱的基调,尽管笔者认可在保养身体过程中应当有先后轻重之分,但还是主张把五藏六府一视同仁看待,也不应如前所述过分地突出心的重要性,如此阐述很容易误导人们过分重视心而忽视其他藏器。由此可知,尽管在赋予藏器官职称谓时作者也灵活地进行了调整,但难免仍有牵强附会之处,如《国语·郑语》曰:"和实生物,同则不继。[11]"不应该把社会官制与藏象完全等同来看,二者的类似之处有助于启发思维、理解事物,辩证客观地看待运用官制文化对藏象理论的描述才不会走入认识的误区。

三、总结

综上所述,在藏象理论的形成过程中古代先贤运用过多种传统文化学说来阐述医理,而服务于统治阶级的官制文化也无形中渗透进了藏象理论的构建过程。但这一引用确是一种生动直观的阐述方法,也为藏象理论的研究开拓了思路,并非完全是毫无意义的。我们应当认识到这一理论学说的产生有其时代文化背景,并用辨证客观的方式认识理解这样的阐述方式。在笔者看来,这一种对于医学理论的表达方法无疑是一种值得借鉴的文化传播方式,值得我们思考在今天可以采取怎样的文化表达才有助于传播中医学理论。

参考文献:

[1]陈书禄.中国文化通论[M].南京:南京师范大学出版社,2004:144.

[2]崔高维.周礼[M].沈阳:辽宁教育出版社,1997:5.

[3]张兆裕.诗经[M].北京:中国友谊出版公司,1997:225.

[4]张卫中.论语[M].杭州:浙江教育出版社,2011:127,182.

[5]申笑梅,王凯旋.诸子百家名言名典[M].沈阳:沈阳出版社,2004:427.

[6]李如辉.发生藏象学[M].北京:中国中医药出版社,2003:58.

[7]孙相如,何清湖.探讨关于中医学藏象理论文化基础的研究意义[J].中华中医药杂志,2014,29(5):1304-1307.

[8]崔钟雷.四书五经[M].长春:时代文艺出版社,2009:18.

[9]周成华.先秦文学观止[M].长春:吉林大学出版社,2010:243.

[10]陈明,张丽蓓.胆府为何称中正[J].国医论坛,1990(4):10.

[11]孙汝建.中国优秀传统文化教育读本[M].北京:中国轻工业出版社,2008:79.

文章来源:孙相如,何清湖,陈小平,等.先秦两汉时期官制文化的渊源及其对藏象理论形成所带来的影响[J].中华中医药杂志.2016,31(5),1761–1763.

解析张仲景的藏象观特点及其文化思想背景

张仲景著《伤寒杂病论》开创了中医学辨证论治的先河,其中《伤寒论》在论治过程中突出了"六经辨证"的方法,而《金匮要略》则突出了"藏府辨证"的方法。但要知道,实际上仲景在整个辨证论治过程中处处是以"八纲辨证""六经辨证""藏府辨证"为基础的,尽管会在论述某病时以某种辨证方法为纲领,但其论述过程涉及并联系了多种辨证方法,这一辨治的全面性也造就了仲景学说历久弥新、传承不衰的局面[1]。在笔者看来,正是因为仲景在面对复杂肌体病变时的全面考量使之著述时运用了多种辨证方法相互支撑、纲举目张,在这一过程中,从《伤寒杂病论》不断涉及的描述藏府功能失调的相关内容里我们可以总结出张仲景相对成熟独特而不同以往的藏象观,并进一步解析这一藏象观的特点及其文化思想背景。

一、试析张仲景的藏象观

1. 张仲景的"论病藏象观"

不论是《伤寒论》中以"六经"为名论述外感,还是《金匮要略》中正式用"藏府辨证"论治杂病,仲景的论治过程每时每刻都会涉及藏府功能失调而引起病变的论述[2]。如《伤寒论》32条曰:"太阳与阳明合病者,必自下利,葛根汤主之"提到的"下利"一症便是侧面地表明了肺部病邪影响大肠传导所致的病变;再如《伤寒论》242条曰:"病人小便不利,大便乍难乍易,时有微热,喘冒不能卧者,有燥屎也,宜大承气汤",又从侧面反映了因大肠实热,腑气阻滞导致肺气肃降不行而出现喘息的症状。

由上可见,在这样类似的论述过程中,可以看出仲景承袭的是藏象理论体系中关于藏府相表里的有关内容,因为本来藏府表里便源自临床观察,故而这一理论相对可靠且印证于仲景的医理阐述中。但我们可以发现,仅就《伤寒论》而言,仲景对藏府之间、藏与藏之间因功能关系失调而产生病变的论述方式不同于以往对藏象的阐发,即在多数情况下不再反复探讨藏象之间的关系、不再过多赘述藏象与自然界的联系、不再侧重对藏府病变做推导演绎,反而补充以大量对症状、证型的直观客观描述。尽管其实质的确是在阐述藏府功能失调的内容,但很明显"病、症、证、脉"已经成为《伤寒论》的主要表述对象,而藏府关系、外界对于藏府的影响及藏府病变预后等内容多数时候便依托这些对象的表述而表达出来。再如论述两腑之间功能失调时,《伤寒论》199条语:"阳明病无汗,小便不利,心中懊憹者,身必发黄"及221条曰"阳明病,脉浮而紧,咽燥口苦,腹满而喘,发热汗出,不恶寒,反恶热,身重……"说的是因为"胃中实热内盛或湿热蕴结"导致了"胆热"而致胆汁外溢引起口苦、发黄等症状,同样并未直接言明是何藏府的病象。显然,因为《伤寒论》以"六经"论述外感病变为主,故未直言藏府,但这种通过论述"病、症、证、脉"来侧面阐发藏府功能失调引发病变的方式已经构成了仲景独特的藏象观,也进一步充实完善了中医学藏象理论的知识体系,使之与临床实证的联系出现了飞跃式的进展[3]。而即使在《金匮要略》中,仲景已经开始直接以"藏府辨证"立论,但对于藏府的描述同样建立在大量对"病、症、脉、证"的描述中,如《肺痿肺痈咳嗽上气病脉证治第七》语曰:"问曰:热在上焦者,因咳为肺痿。肺痿之病何从得之? 师曰:或从汗出,或从呕吐,或从消渴,小便利数,或从便难,又被快药下利,重亡津液,故得之。曰:寸口脉数,其人咳……肺痿吐涎沫而不咳者,其人不渴,必遗尿,小便数,所以然者,以上虚不能制下故也。此为肺中冷,必眩,多涎唾,甘草干姜汤以温之。若服汤已渴者,属消渴。"对于肺藏疾病的论述可见一般。

综上我们可以看到,自张仲景开始,藏象理论开始进一步与临床紧密结合。基于这一结合,笔者认为张仲景的学术理论里产生了当时最为实际有效的藏象观。而产生这一藏象观的原因在笔者看来是源自张仲景对于"病"概念的成熟认识,自《伤寒杂病论》开始,中医学才具有了相对完整的"病"的概念,"病"是全面概括疾病进展整个过程属性、特征及发展变化规律的诊断概念,因此"病"应当囊括病因病机、发生发展、预后的全部内容,显然张仲景在《伤寒杂病论》中就细致地对每一个病从病因病机、症状、体征、发生、证型、治疗乃至治疗干预后的转归、预后等进行了近乎详尽的直观客观描述[4]。笔者由此把张仲景的藏象观总结为"论病藏象观"。

2."论病藏象观"列举

以"脾藏"为例,仅就《伤寒杂病论》对"脾阴虚"相关病变的阐述便形成了较完善的知识体系。如《伤寒论》第247条论"脾约",《伤寒论·辨太阴病脉证并治》论述"太阳病误下",《金匮要略》中《血痹虚劳病脉证并治》论治虚劳、《妇人杂病脉证并治》论治脏躁、《呕吐哕下利病脉证并治》论治"胃反"、《腹满寒疝宿食病脉证治》论治"寒疝腹痛"、《妇人妊娠病脉证并治》及《妇人杂病》论治妊娠脾虚失养等，便通过全面的论述"病象"而形成了关于"脾阴虚"的完整病变概念，如下表所示：

病因	病机	症状	病名	证型	治疗
素体阴亏，太阳病误下，七情内结、思虑过度，产后失血或怀妊伤血，食伤、劳伤、忧伤、房室伤、饥伤、经络营卫伤等	平素脾阴亏虚，或诸多病因导致脾阴血不足，使得脾血无力濡润而阴虚火旺、迫血妄行等	不思饮食，口淡乏味，腹胀腹痛，口干咽燥，心悸，衄血，遗精，趺阳脉浮涩，神志不宁等	阳明病	脾约证	麻子仁丸
			太阴病	太阴腹痛证	桂枝加芍药汤，桂枝加大黄汤
			血痹虚劳病	虚劳证	小建中汤
				虚劳干血证	大黄䗪虫丸
			呕吐哕下利病	胃反证	大半夏汤
			腹满寒疝宿食病	寒疝腹痛证	当归生姜羊肉汤
			妇人妊娠病	妊娠腹痛证	当归芍药散
			妇人杂病	脏燥症	甘麦大枣汤
				妊娠腹痛证	当归芍药散

由上表可见，仅就脾藏的"脾阴虚"一证，仲景就凭翔实细致的临床观察对"病"展开了全面论述。而"病"的全面论述无疑是仲景对藏象理论的知识体系进行了一次有力补充，藏象理论体系也从过去的烦琐探讨推演藏府生理病理或未成系统的藏府辨证论治的瓶颈中脱颖而出。综上，笔者把仲景通过详述"病、脉、症、证"而完整阐发各藏府"病象"的藏象观称为"论病藏象观"，正是"论病藏象观"的产生使得藏象理论体系开始与临床实际紧密接轨。

二、解析"论病藏象观"特点及其文化渊源

医学作为自然科学的同时也是一门社会科学，因此不同的时代文化背景必然会影响到一个时代的医学思想转变[5]。因此，在认识理解古代医贤学术理论产生的过程中有必要了解理论观点所产生的时代文化背景，有助于我们能客观正确地理解认识中医学理论[6]。基于上述认识,笔者尝试解析张仲景的"论病藏象观"特点及其文化思想背景。

1. 东汉末期的社会文化思潮

到了东汉末期,朝代终结的弊相凸显,君主骄奢淫逸,外戚、内宦、豪强轮势专权,内忧外患;各类正常政治制度也为各方势力把控而被不断破坏,由此催生出了东汉末期态度鲜明的批判性思潮。在当时学界里,早先被推崇神话的经学已不能调节社会政治的乱局,从而经学地位下滑,而诸子学说兴起,一种以博通自由、务本求实为特点的思想潮流给东汉末期的混乱局势带来一股清风。在此背景下,王符、崔寔、仲长统、苟悦等代表中小地主阶级的知识分子用大胆、批判、揭露的哲思引领了批判思潮,同时以王充《论衡》为代表的哲学思想著作也开始流行[7]。

张仲景生活的绝大多数时间处于东汉末期,《伤寒杂病论》成书时也正是东汉末期,由此从仲景著述医论与以往医著迥然不同的风格及求真务实的医理阐发便可以感受到其在一定程度上受到了社会批判思潮影响。且单就仲景《伤寒杂病论·原序》中的部分言辞,也可看出他强烈的批判思想,如有语曰:"观今之医,不念思求经旨,以演其所知;各承家技,终始顺旧,省疾问病,务在口给……夫欲视死别生,实为难矣。"便与王充对学术传承弊端的批判言辞几乎如出一辙,如《论衡·别通》有语:"守信一学,不好广观,无温故知新之明,而有守愚不览之闇"[8],还有《论衡·正说》曰:"前儒不见本末,后儒信前师之言,随旧述故,滑习辞语。[8]"由此仲景的批判思维可见一般,而其"论病藏象观"的诸多特点也与时下的流行文化思想颇有渊源。

2. "论病藏象观"的特点及其文化思想背景

在笔者看来,张仲景的"论病藏象观"有三个特点:刻意淡化的"天人合一"观,自然朴素的气一元论思想以及全面运用了"阴阳学说",对这三个特点及其文化渊源的解析如下:

(1)刻意淡化的"天人合一"观:两汉初期,董仲舒在杂糅阴阳思想后所推崇的经学将"天人合一"视为最高定律,"天人合一"思想又在"独尊儒术"的时代背景下得到当权者的过分重视强调,最终导致了经学的神学化,谶纬之学泛滥、神仙巫祝风行也因此而起。

东汉前期,王充便已经开始对董仲舒经学的谶纬之说进行强力批驳。王充据古代物质客观的气一元论学说和道家描述天道为"自然无为"的思想,而提出了"元气自然论"。如《论衡·自然》有语:"天地合气,万物自生。""夫天覆于上,地偃于下,下气蒸上,上气降下,万物自生其中间矣[8]",说的是"气"是天地万物生成的本原,并没有凌驾于自然之上的主观意志操控世界变化。《论衡·说日》亦语："天道无为，人道有为。[8]"更是直言世间仅有人是有意识、有意志的，而"天道"则是自然存在的，并不具备改变世界的主观意志。这一唯物的自然论哲学思想直到东汉末期礼崩乐坏之际才得以流行，彼时的学者对于"天人关系"有了更为清醒客观的认识，张仲景也不例外。

因此，我们可以看到《伤寒杂病论》内容相对更为重视客观观察且开始运用直观描述的方式直接的阐发医学临床现象，重新回归到人本身进行生理病理观察论述，不再烦琐地用取类比象的方式广泛联系自然与藏府及藏府之间的关系。即使有与五行生克、藏府表里相关的内容，如《金匮要略·脏腑经络先后病脉证》云："夫治未病者，见肝之病，知肝传脾，当先实脾，四季脾旺不受邪，即勿补之；中工不晓其传，见肝之病，不解实脾，惟治肝也。"所言正是"肝木乘脾土"之理，却未见仲景以五行学说阐发，而是刻意地直接阐述了临床实践中可见的一种"肝脾病象"；再如《伤寒论》108 条语："伤寒腹满谵语，寸口脉浮而紧，此肝乘脾也，名曰纵，刺期门"及 109 条语："伤寒发热，啬啬恶寒，大渴欲饮水，其腹必满，自汗出，小便利，其病欲解，此肝乘肺也，名曰横，刺期门。"也是以"纵、横"来代表"肝乘脾"及"肝木侮肺金"的病象，但就是不言五行。由此，可以看到仲景"论病藏象观"刻意淡化了"天人合一"观。但值得注意的是，这一淡化并非否认"天人合一""五行学说"等先贤整体、唯物的哲学思辨，实是为了扬弃当时已为经学神话的"天人合一"思想，本着求真务实的学术精神而对医学进行了更为实际有用的阐发。

（2）朴素自然的气一元论思想：以董仲舒《春秋繁露》《易纬·乾凿度》《白虎通·天地》为代表的著作尽管承认"气"为宇宙生成的本原，只不过它们把"气"神化并使阴阳、五行等诸多唯物哲学思想服务于"天授皇权"的思想。如前所述，得益于东汉末年社会批判思潮的哲思，气一元论本身所具有的自然唯物客观的性质得以恢复，并成为当时哲人们用以批判经学思想的重要理论依据。而在《伤寒杂病论中》也可以看到朴素自然的气一元论思想所带来的影响。这一影响的直接体现便是仲景医学思想中重要的"恒动观"[9]，如从仲景六经辨证来看，对于病程进展、病邪传变的叙述便始终体现发展恒动思想，除本经病外，仲景会详述并病、合病、失治误治乃至治疗预后，每一病因或多种病因在不同部位的不同表现都被仲景进行了细致阐述，如仅就《太阳病脉证并治》篇论述误汗误下的变证达 75 条之多，可见仲景重视观察"变化"的医学特点；再如仲景在《伤寒论》第 16 条论述治法时提出了"观其脉证，知犯何逆，随证治之"的方法便体现了灵动发展的治疗观；还有如"实则太阳，虚则少阴""实则阳明，虚则太阴"等论述也是仲景对机体正邪动态变化的敏感观察。

如《素问·六微旨大论》提出"气"恒动特性，有语："岐伯曰：夫物之生从于化,物之极由乎变,变化之相薄,成败之所由也。放气有往复,用有迟速,四者之有,而化而变,风之来也……岐伯曰:不生不化,静之期也"强调了"气"往来进退、缓慢迅速促使物质产生运动变化,而不断地运动变化则是生命运转的常态和根本。显然,仲景受到了这一原始、朴素、自然的气一元论思想影响,在辨证论治过程中处处以发展变化的敏锐目光观察疾病发展转归,源自这一思想使得张仲景的"论病藏象观"具有了丰富的临床内容。

(3)全面运用了"阴阳学说":东汉末期,社会动荡不安之际,道家思想乘势兴起,"阴阳学说"也日渐流行[5]。在这一时代背景下,虽未见仲景学说中明显的"道学"痕迹,但显然仲景并不排斥"阴阳学说",并大量引入著述之中。综观《伤寒杂病论》,张仲景几乎将"阴阳学说"运用到各个与疾病相关的论述中[10],如以"三阴三阳"立论的六经辨证;以"阴阳"区别症状,像《伤寒论》131 条语:"病发于阳,而反下之,热入因作结胸;病发于阴,而反下之,因作痞也"以"阴阳"区别结胸与痞的病因;用以描述脉象的,如《伤寒论》3 条曰:"太阳病,或已发热,或未发热,必恶寒,体痛呕逆,脉阴阳俱紧者,名为伤寒。""阴阳"描述脉的部位;表示正邪变化的,如《伤寒论》342 条曰:"伤寒厥四日,热反三日,复厥五日,其病为进。寒多热少,阳气退,故为进也。"以阳代表正气,表示正虚邪进;还有在《金匮要略》里对于各藏府阴阳虚实的阐述等,不再一一赘述。诸如此类,可以见到"阴阳学说"在仲景学术体系中运用之广泛,自然这一运用也体现在了仲景的"论病藏象观"中,成为其特点。

三、总结

综上所述,张仲景在《伤寒杂病论》中对于疾病全面翔实的论治内容对藏象理论的知识体系进行了一次有力补充,使藏象理论在历史上首次真正系统的与临床实践紧密结合[11]。因为张仲景对"病"概念的成熟认识和全面论述,笔者认为可把仲景的藏象观称为"论病藏象观",而这一观点的产生正是源自东汉末期批判思潮的影响,由此仲景论述医理才采取了与以往不同的形式风格,且在汲取当时社会流行的哲学思想以后,使得其理论学说有了求真务实的明显特点,实为医学理论实践运用的大突破、大进步。总而言之,张仲景的"论病藏象观"的产生与时代文化背景息息相关,这一藏象观的产生为藏象理论的进一步演化发展打下了坚实基础。

参考文献:

[1]袁长津.辨证论治的内涵及其发展[J].湖南中医杂志,2011,27(3):

44－45.

　　[2]王琦.中医藏象研究与临床[M].北京:中国中医药出版社,2012:59.

　　[3]钱成辉,王庆其.中医藏象学[M].上海:上海中医学院出版社,1987: 8－11.

　　[4]朱文锋.从《金匮要略》看张仲景的辨病论治思想[J].湖南中医学院学报,1999,19(3):24－25.

　　[5]徐一慧,张维波,黄涛,等.汉末思想嬗变对《伤寒杂病论》的影响[J].医学与哲学(人文社会医学版),2008,29(6):66－67.

　　[6]孙相如,何清湖.探讨关于中医学藏象理论文化基础的研究意义[J].中华中医药杂志,2014,29(5):1304－1307.

　　[7]吴根有.中国社会思想史[M].武汉:武汉大学出版社,1997:148－167.

　　[8]齐豫生.中华文学名著百部(第37部)[M].乌鲁木齐:新疆青少年出版社,2000:143.

　　[9]曹贵珠.恒动观是《伤寒论》理论的基本思想[J].江苏中医,1992(1): 28－30.

　　[10]夏小军.张仲景辨证论治学术思想初探[J].中医药学刊,24(7): 1218－1219.

　　[11]孙相如,何清湖.中医学藏象理论历史演化[J].中华中医药杂志,2014, 29(2):365－367.

　　文章来源:孙相如,何清湖,陈小平,等.解析张仲景的藏象观特点及其文化思想背景[J].中华中医药杂志.2016,30(5):1614－1617.

四　中西医学文化比较与结合

编者按

推进健康中国建设,根本在于坚持中国特色卫生与健康发展道路。党的十九大报告指出:"坚持中西医并重,传承发展中医药事业。"坚持中西医并重、中医药与西医药相互补充和协调发展,这是中国特色卫生与健康发展道路的显著特征,也是我国卫生与健康事业的显著优势。全面贯彻党的十九大精神,围绕健康中国的战略目标,坚持中西医并重,传承发展中医药事业,全方位、全周期地保障人民健康,这是当前国家医疗卫生事业所面临的重大使命和重要主题。

中西医结合事业是一项长期任务,经过几代人的不懈奋斗,目前已从初步探索,到逐步深入,正在向高层次发展,构筑了中西医结合的新医学体系,中西医结合医疗、科研、教育等领域取得长足进步,成绩斐然。前卫生部部长陈竺同志做了一个精辟的论断:"中西医结合是东方和西方两种认知力量的汇聚,是现代医学向更高境界提升和发展的一种必然趋势。"时至今日,随着现代医学模式的转型和现代医学目标的进步,坚持中西医结合道路,当是构建现代医学体系,勇攀人类医学高峰的必由之路。

何清湖导师作为全国中西医结合教育最早的探索者与践行者,二十余年来一直深耕于该领域,最早提出了全国中西医临床医学专业规划教材体系的构建,并且作为中西医临床医学专业目录的执笔人,见证了中西医临床医学专业正式获得本科招生资格的历史性时刻。湖南中医药大学作为全国开办最早的一批中西医结合教育专业,开创了"一体两翼"人才培养模式,获得全国同行的广泛认可。我们的中西医结合学科团队围绕中西医文化比较、中西医结合思维与实践、中西医结合临床、中西医结合教育等方面,做了一系列深入的探讨与研究,发表了50余篇论文,主编了《中西医结合思路与方法》《中西医结合男科学》《中西医的抉择:狼与羊的故事》等一系列有影响力的著作。

在此板块中我们选取了学科团队12篇相关学术论文,旨在通过中西医学文化的比较,从认识论上寻求两者之间的共同点和交融的契合点,探索中西医相互促进和补充的发展思路和学科思维;立足于当前中西医结合发展存在的问题,就中西医结合研究与实践提出基本思路和建议对策;针对中西医结合在临床治疗中的有效应用,探讨其在重大疑难疾病的诊断、治疗等方面的独特优势;着眼于当前高等中西医结合教育的发展概况和现实困惑,就中西医结合人才的培养提出了一些思考和展望。

最后,借用"狼"与"羊"的比喻,谈谈我们对中西医结合医学的期待与祝福。以经验医学为显著特征的中医学具备阴阳自和、讲求宏观等"羊"性,而建立在分析综合上的西方现代医学具备注重微观,疗效显著等"狼"性。狼与羊之间的关系并非不可调和,在以生物—社会—心理—生态—文化医学模式为发展迅速的今天,中西医之间的鸿沟越来越小,合作空间越来越大。我们坚信,未来的医学一定能够开创出中西医学各美其美、美美与共,共同增进世界人民健康与福祉的美好图景。

国医大师孙光荣论中西医学文化的比较

　　中西医学虽然分属于不同的医疗系统,但两者都是医学,人体的生命、健康与疾病问题是其共同的研究对象,而更好地提高医疗卫生服务水平是其共同的研究目标。由于根植于不同的哲学文化背景,两者之间存在着巨大的差异。国医大师孙光荣通过系统的对比,得出两者之间在学科属性、医疗模式、诊疗思维、发展特点、治疗特点五个方面存在较大的差异。在此,笔者则分别从这五个方面对两者之间的差异进行详细阐述。

　　其一,学科属性。国医大师孙光荣认为中医学具有自然科学与社会科学的双重属性,西医学则属于单纯的自然科学。自然科学与社会科学的区别主要在于四个层面的差异。一般而言自然科学的研究对象以物为主,偏于客观主义一极;其认识主体是认识对象的旁观者;其研究目的是探寻自然的普遍规律;研究方法大多采用实证与理性逻辑的客观主义方法。社会科学的研究对象以人与物、人与人之间的关系为主,偏于主观主义一极;其认识主体是直接参与者,认识内容明显带有主观色彩;其研究目的更多的是个别事实;其研究方法则偏向于依靠直观与体悟等主观主义方法。[1]中医学的研究对象是处于自然社会当中的活生生的个体,这是众所周知的,但这种认识过于宽泛,且不确定,严重阻碍了人们对中医学的认识的深化。中国社会科学院哲学所刘长林教授认为中医学是对生命现象研究的科学,笔者对这一认识深表认同,因为现象是中医学认识人体生命运动,探索疾病的病因病机与防治方法以及疗效判定的切入点,离开了生命运动表现在外的生理与病理的征迹、症状与体征等现象,中医学的基础理论与诊疗体系将瞬间瓦解。中医学是通过对生命活动的外在现象的研究来把握人体生命与疾病的状态的一门科学,故说现象是中医学的具体研究对象。西医学的研究对象为人体的组织结构及其功能,这是毋庸置疑的。现象、组织结构及其功能都是客观对象,故中西医学从研究对象而言是属于自然学科。中医学强调医者自身的学识与理解顿悟能力,四诊审证、审证求因、求因明机、明机立法、立法组方、组方思路的"六步法"诊疗程序中的每一步都渗透着医者的主观色彩。西医学的医生与研究者一般而言是整个认识过程的旁观者,其认识不带个人的专断特征,而是利用实验和设备检测所得的真实结果。因此,从认识主体的参与与否而言,中西医学属于社会科学与自然科学。中西医学两者的研究目的都是揭示生命与疾病的本质规律,由此可知从研究目的层面而言,中西医学都属于自然科学。最后,从研究方法而言,中医学因采用的是司外揣内与取象比类的方法属于社会科学,而西医学采用的是直观形态观察法、控制实验法与还原法等,故属于自然科学。总之,鉴于对研究对象、认识主体的参与与否、研究目的与研究方法四个层面的分析,中医学既属于自然科学又属于社会科学,而西医学则属于自然科学。

其二,医学模式。国医大师孙光荣认为中医学为整体医学模式,西医学为生物医学模式或生物—社会—心理模式。整体医学模式指的是人们用整体性的观点和方法研究、认识和处理疾病与健康问题的医学模式。整体观是中医学的学科特质,其"辨证论治"与"治未病"的思维方式都是整体性思维方式的延伸。中医学的整体性思维具体的表现在人与外部自然和社会环境的和谐,人的生理和心理的和谐,人体生理上的脏腑、气血、经络的和谐,这也是评判一个人健康的标准,[2]即"阴平阳秘"。这三者之间出现了"不和"就意味着疾病的产生,扭转失和的状态,将人体恢复到阴阳脏腑气血调和,并与自然、社会环境和谐相处的健康状态,是治疗疾病的关键,也是治疗的目的。故说中医学是整体医学模式。生物医学模式认为每一种疾病都可以在器官、组织、细胞或生物大分子上找到形态结构的或生化代谢的特定变化,且可以确定出生物、物理、化学的特定原因,并应能找到对应性的治疗手段。[3]这一模式的内在优势为对传染性疾病、寄生虫病与营养缺乏病的疗效显著,相反其缺陷也是明显的,即偏离了人的"完整性",仅仅把人当作一个由各个系统、器官、组织等形态组成的机器,这也是西医学受人诟病的一大原因。随着疾病谱的改变与健康定义的提升,人们发现与心理性、社会性因素有关的疾病显著增多,而这一切又超出了生物医学模式的能力范围,因此对生物—社会—心理医学模式的呼声越来越高。现代西医学总体上还处于生物医学模式阶段,但随着与心理、社会相关的疾病越来越多,巨大的社会需求与医学自身的发展要求将推动着医学模式朝生物—社会—心理模式的转变。

其三,诊疗思维。国医大师孙光荣认为中西医学拥有完全相反的诊疗思维,即中医学是包容性思维,主张非定点清除致病因子;西医学则是对抗性思维,主张定点清除致病因子。医学的诊疗思维根源于其地域环境中人们的生存方式与哲学本体论思想。由于陆性地理环境、相对的文化隔绝机制、适宜的气候条件,中国古代很早就开始了以农牧业为主的生产和生存方式。[4]农牧业的收成与否除了土壤、劳动还与自然气候直接相关,故古人为了农牧业的丰收必须顺应自然,同时人们也认识到一些疾病与自然气候存在着一定的相关性。为了生存,古人的生产生活必须与天相应,久而久之就形成了一种包容顺从的心态。中医学也是人们为了生存的产物,故其拥有包容性思维。中国古代气一元论的哲学本体论思想认为元气是一种混沌未开的本源之气,是世界的物质本原。中医学吸收了这一理论,认为气是生命的本原,气是构成生命的基本物质。气的运动被中医学称为"气机",气机的生降出入正常就是生理状态,否则就是病理,通过对气机的调节恢复至生理状态,而非清除治病因子。古希腊因地理环境与气候条件使得人们不能顺应自然而生存,相反较为发达的航海、商业则需要发挥自己的能力与自然争生存,对抗性思维由此萌芽。古希腊人们在与自然和社会的争斗中,逐渐形成了以原子论为主导地位的自然观。原子论认为原子是一种不能再分的细小颗粒,它通过不同的排列组合形成世间万物。这种自然观对西医学的影响主要体现在西医学把人体看作是原子或元素组合成的一种物质构成,是可分解的。人体的组合发生机制决定着其解剖、分解和还原成为必然的研究思路,是故西医学的诊疗思维为对抗式思维与定点清除致病因子。

其四,发展特点。国医大师孙光荣认为中西医学的发展特点呈现出起点高、发展慢与起步晚、发展快两种截然相反的状态。因为中医学是涉及多学科的复杂医学,历代对中医学人才的要求都比较高。不仅要求能懂理、法、方、药,更要在这个基础上背大量的中医经典著作与方剂,要求有"上知天文、下知地理、中通人事"的渊博知识,还要求丰富的想象力与较高的德行,故说中医学的发展起点高。中医学的发展起点高,能在真正系统掌握中医理论与临床诊疗技术之上窥探生命的医家少之又少,且能窥探到生命之理的医家又不能将自己所掌握的信息完完全全保留下来,这既是传承更是发展难以突破的难题。中医学理论在两千多年的发展过程中,其基本理论、医学模式、思维方法、临床诊断方式、获取新知途径等基本上处于封闭状态,因为中医药体系从理论到临床无须转化,在一定阶段均呈现出完满自足的状态。它只有到了疾病谱发生大的变化而原有理论无法对其进行合理解释时,才能出现理论上的突破创新,且这种创新还是建立在原有理论体系之上,是对这一体系某一方面的补充,一旦补充完毕,它又会继续呈现出完满自足的状态。因此说中医学发展慢。西医学直到 19 世纪哈维的血液循环学说才开启现代医学之门,之后通过不断吸收一切可以利用的现代科学技术成果发展自己,如通过吸收新技术成果发展出 B 超、CT、监护起搏、纤维内镜、核磁共振、导管支架、生化及分子和离子等先进技术和设备。在医学理论实践研究中不断吸收新的方法,如系统论、控制论和信息论等。在学科发展中,则通过与其他基础学科的交叉不断形成新的学科,如生物医学工程、生物统计学等。三百年来,随着观察实验技术的提高,西方医学开启了火箭式似的速度向前发展,其研究不断朝微观深入,现在已经发展到了分子乃至量子水平。现代西医学的发展从19世纪到现代才三百来年,故说其起步晚,短短三百年来就占据了世界医学系统的主导地位,故说其发展快。

最后,治疗特点。国医大师孙光荣认为"观其脉证,知犯何逆,随证治之"与"中和"是中医学的治疗特点;强调数据支持,临床路径、介入、干预则是西医学的治疗特点。"观其脉证,知犯何逆,随证治之"简而言之就是"辨证论治"。"观其脉证"即以"望闻问切"四诊为手段采集临床资料,通过四诊合参获得"主证";"知犯何逆",即通过"审证求因"与"求因明机"的思辨获得病机的"主变";"随证治之"即针对"主证""主变"抓"主方"。[5-6]在辨证过程中,首要明白的是病位与病性,其次追寻病因病机,审查身体不和的根源。在遣方用药的过程中在顾护正气,顺应和激发人体"阴阳自和"能力的前提下,注意用药的"中和"。中医学的诊疗特点强调"个性化的辨证论治"和顺应"阴阳自和"达"中和"。数据的支持是西医学确诊的前提,没有数据就无法确定疾病的性质。西医学不同于中医学的"个性化辨证论治",而是强调"临床路径"的建立即针对某一疾病建立一套标准化治疗模式与治疗程序,这样一方面有利于多科室医护工作人员之间的协调,另一方面可避免医生治疗方案的随意性,提高医疗的准确性与预后的可评估性。西医学的对抗性思维与还原论主张决定着"介入疗法"与"干预疗法"是其解决问题的有效且安全的手段,如介入治疗因其创伤小、疗效高、可重复操作等特点对肝癌的治疗起显著作用,使其成为目前公认的除手术外治疗肝癌的首选方法。[7]

综上所述,国医大师孙光荣通过学科属性、医疗模式、诊疗思维、发展特点以及治疗特点五个方面详细地阐述了中西文化学的差异,借此希望世人明白中西医学分属于不同的医学体系,不能因为两者之间存在差异而去否认对方,而应该尽最大的能量发挥两者各自的优势,以及在此基础上寻求两者之间的共同点与交融的契合点,共同促进医学的发展,共同为世人的生命保驾护航。

参考文献:

[1]李醒民.知识的三大部类:自然科学、社会科学和人文学科[J].学术界,2012(171):5-33.

[2]何清湖,孙相如.中医:"和"文化孕育的"和"医学[N].中国中医药报,2013-07-31(3).

[3]彭瑞骢,常青,阮芳赋.从生物医学模式到生物心理社会医学模式[J].自

然辩证法通讯,1982(2):25-30.

　　[4]申俊龙.中西医学差异起源的历史比较与分析[J].南京医科大学学报(社会科学版),2008(3):183-189.

　　[5]孙光荣.中医药创新切勿循"以西律中"之路[J].中医药通报,2015,14(6):1-3.

　　[6]叶培汉,孙贵香,何清湖,等.国医大师孙光荣论"观其脉证"[J].湖南中医药大学学报,2017,37(2):119-123.

　　[7]张俊,温晓斐,闫鹏,等.原发性肝癌的介入治疗现状与进展[J].现代生物医学进展,2016,16(29):5797-5800.

文章来源:陈元,何清湖,孙贵香,等.国医大师孙光荣论中西医学文化的比较[J].湖南中医药大学学报,2017,37(11):1181-1183.

中西医当相互促进和补充

　　历史的推手让中医与西医在人类文明的长河中不期而遇。作为一个医学专业的老师,我经常会被问到这样一个问题:"到底是中医好还是西医好?"我往往会做出这样的回答:"人体是一个极其复杂的系统,人类到目前为止依然没有探索清楚人体的全部奥秘,更没有找出方法解决人类健康所遇到的全部问题。不论是中医还是西医,都不可能解决所有疾患。中医有中医的优点,西医有西医的长处,二者没有优劣之分,只是方法不同、理念相异,无从可比。只能说在某些病的治疗上某种医学会更有优势。"我想,通过中医与西医的比较以及对二者关系的探讨,能带给我们更多关于中医发展的思索。

一、从西学东渐到中西汇通

　　每每提到西医,许多中医行业的铁杆粉丝总会觉得西医对我们中医一直抱以嗤之以鼻、不值一哂的态度。但事实上,我们中医行业有许多专家学者看待西医也是横眉冷对甚至咬牙切齿。一提到西医,许多老中医会表现得伤感而愤恨;再一提到中西医结合,部分老中医们就会越发的悲愤不已。我觉得这是十分没有必要的,作为一个学者不应该这么没有胸怀。有人喜欢把中医比作"羊",把西医比作"狼",认为狼来了就必定要把羊吃掉。我常喜欢开玩笑说:"狼有时不一定会吃羊,羊也不一定害怕狼,在如今这个时代,羊其实是可以爱上狼的。"从现实来讲,这个世界需要狼与羊的共存,羊讲究调和,狼讲究侵犯,羊要比狼跑得更快,狼也要追赶越来越快的羊,狼和羊就是在互相促进、不断赶超对方的情况下各自强壮着自己的族群。这个比喻或许不甚恰当,但中医与西医就应当通过对比优劣、互通有无不断地完善自己的学科,而并不是一种医学取代另一种医学。

　　谈到中医与西医,就不得不提西学东渐的历史,西学东渐是指近代西方学术思想向中国传播的历史过程,通常而言指在明末清初以及晚清民初两个时期欧洲及美国等地学术思想的传入。这段时期,中国人对西方事物的态度由最初排斥到逐渐接受甚至要求"全盘西化"。西学东渐的过程中,借由来华西人,出洋华人,各种报刊、书籍,以及新式教育等作为媒介,以澳门、香港、其他通商口岸以及日本等作为重要窗口,西方的哲学、天文、物理、化学、医学、生物学、地理、政治学、社会学、经济学、法学、应用科技、史学、文学、艺术等大量传入中国,对中国的学术、思想、政治和社会经济都产生了重大影响。

1605 年利玛窦辑《乾坤体义》被收于《四库全书》为"西学传入中国之始"。当时对中国的影响主要在天文学、数学和地图学方面,但只在少数的士大夫阶层中流传,大部分深藏皇宫,未能很好普及。而到了 19 世纪中叶前后开始,西方人再度进入中国,以各种媒介带来西方新知识。其时由于鸦片战争及英法联军的刺激,促使清朝政府在 1860 年开始推行洋务运动,同时促使西方的科技再次广泛地传入中国。而当时的洋务人士主要采取"中学为体,西学为用"的态度面对西学,其主要的注意力放在了西方的先进武器以及相关器械运输等上,并未试图对西方的学术思想加以学习,因此在这期间学术思想方面的传入主要借由西方传教士创办的媒体,以及洋务机构中为军事目的顺便翻译的书籍。而在 19 世纪的中后期西方医学也开始大量涌入中国。西方列强获得自由出入中国各通商口岸的特权后以教会为主体兴办了一些医院、医学校、药厂;传入包括基础医学和临床医学在内的各种西医书籍,吸收留学生,派遣传教医士来华。

甲午战争以后,由于中国当时面临着国破家亡的命运,许多有识之士开始更积极全面地向西方学习,出现了梁启超、康有为、谭嗣同等一批思想家。他们向西方学习大量的自然科学和社会科学的知识,政治上也要求改革。这一时期的西方知识海量涌入中国,影响极其广泛。许多人转译日本人所著的西学书籍来接受西学。进入民国时期,由于对政治的极度不满进一步导致知识分子们提出全盘西化的主张,在五四时期这种思想造成了很大的影响。这一波的西学东渐,一直持续到当代而未止。在西学东渐的历史背景下,中医不可避免地受到舶来品的冲击。在冲击之下,有医人毅然抗拒,不闻亦不问;有学者则遽然西化,坚决诋毁中医。然而时下亦有许多医林贤者,以兼容并包之姿决然积极地寻求中西医合璧之道,开创了中医历史上又一个新的局面,这就是中西汇通学派,主张将中西医学汇聚沟通。在中西汇通的医学主旨下,有医家试图从理论上汇通;有的则在临床上综合使用中西药物;也有主张借之改进中医或中医科学化者。该派的学者们在一个时期内,致力于兴办学校,创立期刊,旨在通过学新而取长补短发展中医,在当时的历史情况下起到了培养中医人才和传播中医学术的作用。

可以说,汇通学派实是中西医结合之先声。两种医学体系的思维方法、理论体系和研究方法的迥异,必然会影响到传统医学的发展前景。由于不同的理念、不同的方法,中西医汇通派也有着不同的思潮和方法,在汇通的进程上也产生了不同的深度和广度。

以唐容川为主要代表的思潮认为中医传统的体系已经较为完善,优于西医体系。但是,又不能不承认西医体系中有值得学习之处,学习这些东西,是为了保持中医固有体系,以免其湮没于西方医学的冲击之中。他曾说过"西医亦有所长,中医岂无所短",希望"不存疆域之见,但求折衷归于一是",但他始终认为中医已发展到"气化"的阶段,超越解剖学阶段。这种汇通比较初级,实是貌合神离。

而以朱沛文、恽铁樵、杨则民和张锡纯等人为代表的思潮则认为,中西医体系各有长短,需互相学习,互相吸收彼此优点,才能使中医学继续发展和提高到一个新的阶段。其中还有人认为可以贯通两者之长,形成一个新的体系。这种思潮在中国近代医学发展史上占主导地位,他们在不同程度上深入学习研究了西医的知识。朱沛文主要从生理解剖学的角度出发,认为两个体系各有短长,他说:"各有是非,不能偏主,有宜从华者,有宜从洋者。大约中华儒者精于穷理而拙于格物,西洋智士长于格物而短于穷理。"他反对"空谈名理",重视"察脏腑官骸体用",主张结合二者。但他并没有深入理论到实践之中。恽铁樵深入地学习研究西医,从理论上阐明了中西医汇通的重要意义。他一方面在著作中与全盘否定、消灭中医的谬论开展论战,维护中医的生存权益;另一方面又主张"欲昌明中医学,自当沟通中西,取长补短","吸取西医之长,与之化合,以产生新中医"。张锡纯不仅从理论上进行中西医学汇通的尝试,更进一步从临床上,尤其是中药与西药的结合方面身体力行,付诸实践,创制出一些中西药结合的治疗方剂。其代表作是《医学衷中参西录》。杨则民《内经哲学之检讨》则主要从哲学的高度探讨中医理论之提高、中西医辨证和辨病之互通。汇通派的理论,形成了近代中医发展史上一股强劲的、不容忽视的医学思想潮流。

二、中医西医大不相同

眼界禁锢于学科之内,很难评判其优劣。但事物之间相互比较,就可以使二者的优缺点较为直观地展现出来。对比中医与西医,我认为至少在7个方面二者存在很大的不同。

第一,学科来源不同。中医可以说是一门经验医学,几千年来历代医家反反复复临床得出的经验构成了其基本的学科体系,在发展进程中一直依靠经验不断完善、得到充实,是一个从临床总结为理论再应用于临床的学科。而西医的学科更多的是来源于实验,可以说是一门实验医学。在西医的学习过程中,它的解剖、生理、生物理化、分子生物学等理论大多是在实验室里得到验证的理论,是一个由实验得出理论再用于临床的学科。

第二,理论体系不同。中医理论体系的两大特点是整体观念和辨证论治。总的来说就是以患病的人为关注对象,并仔细考察与人相关的一切内外条件,把它们作为一个整体考量以指导诊治,并充分考虑个体之间的差异。而西医更强调局部、微观、客观,所针对的是人所得的病。西医研究人是从系统到器官,再到组织,再进一步细化到细胞,现在已到达分子水平的研究。这种研究立足局部、微观,并充分信任客观观察结果,却因此而忽视了整体联系,忽略了机体的复杂性。

第三,诊断思维不同。中医的诊断思维类似于"黑箱思维",故而中医看病强调审证求因,善于透过现象看本质,通过司外揣内处理病、证、症之间的关系。西医的诊断思维就是一种"白箱思维",病人患的什么病,病位在何处,病灶是什么,病理性质是什么等一定要通过现代的仪器设备检测出来,过分地依赖仪器,导致有时当病理检测呈阴性时,西医会不承认疾病的存在。

第四,治疗思维不同。中医治疗讲究"调和"。调整人与自然的关系,调整生理与心理之间的关系,调整脏腑经络、精气血津液之间的关系,最终使人达到"阴平阳秘"的状态。而西医更强调对抗治疗,用直达病所、直击病原、直除病灶的方式治疗疾病。两种治疗思维各有优劣,不能绝对地一分高下。

第五,优势病种不同。中医的优势更多地体现在慢性病的调治、多因素疾病的应对以及未病亚健康状态的预防康复上。西医则在急性病、感染性疾病以及手术治疗方面有着较为突出的优势。

第六,在性价比方面,中医总体来讲具有简、便、廉、验的特点。

第七,在治学的精神上还有很大不同。从某种程度上说,中医的治学相对保守自闭,因为中国尊经崇古的学术习惯,故而其治学偏好自圆其说,一方面这样有益于传承,另一方面又不可避免地阻碍了学科的进步。在这方面,西医的治学精神更为兼容并包、开放自由。西医善于吸收优秀的事物,最初 X 射线、超声成像、核磁共振等技术并非为医学所创造,但却为西医学所用,这也是西方科学精神的体现,得益于这种科学精神,欧美等国家也在逐步吸纳中医学。

通过这几方面的对比,我们应该对中医与西医各自的优劣强弱有个基本判断。总体来说,在特点优势方面:西医学以实验结果为主要依据,理论严谨,概念明确,它的诊断更为规范,其医疗结果的可重复性强,体系开放,并与现代自然科学同步发展,现代人更容易接受它的科学形式和思维方法;而中医的整体恒动观符合现代信息论、系统论以及控制论的科学思想,其三因制宜的辨证论治思维和防治方法是全面、先进的医学观,现代"生物—心理—社会—环境"医学模式与之不谋而合,且中医方剂治疗平和低毒,受众甚广,且其摄生防病的主张是现代人越来越追求的保健模式。在缺点不足方面：西医偏重局部研究，过分定量检测，从整体上认识生命复杂现象不足，仍较为偏重生物医学模式，医源性、药源性疾病日增，医疗资源浪费较大，费用较高；而中医理论概念较抽象，哲理性强、思辨性强，缺乏公认的评价方法和标准，以经验为主导的医疗依据可重复性不强，不利于学科创新发展。在现实需求方面：西医迫切寻找"替代医学"，以寻求更为健康的医治手段，降低医疗耗费；中医则迫切寻求方法使其能紧随时代步伐并能够得到现代科学证明。

三、中西医结合尚在探索中

因为从事过多年中西医结合教育及临床研究的工作，故而对于中医与西医两个学科的比较，我颇有些心得体会。对于中西医结合的现状及发展，我也进行过思考、探索并尝试对一些问题进行解答。

为什么我们要中西医结合呢？如前文所述，每一种医学都是不完美的，都各有优势也各有缺点，没有任何一种医学可以解决人类遇上的所有健康难题，因此我们需要结合各种医学的优势为人类健康保驾护航，有时可能不只是中西医结合，还可能需要结合到其他种类的医学。那么中西医能不能结合，该怎样结合呢？我认为，中医与西医的结合，不是牵强附会的形式结合，更不能是泯灭各自学科本性而强迫结合形成另类的医学体系，我主张在各自保持学科特色、学科思维方式的基础上坚持"病证结合，优势互补，求同存异"，将二者顺其自然相结合，以追求在临床过程中最大化地发挥两种医学的优势，在这样的前提下进行结合，才是科学客观的，这样做也才有可能实现真正意义上的中西医结合。因为中医和西医在各个方面都有着很多不同，因此实现中西医结合是一件艰难的事情，但我们许多优秀的专家、学者一直在积极地努力探索，在一些二级学科体系的构建上已经较为初步地形成了中西医结合的理论体系，医院的专科如外科、骨伤、妇科等的临床过程中在逐步应用中西医结合诊疗方案，许多中医和西医也开始自觉地运用中西医结合的方法进行诊治。在我主编的《中西医结合思路与方法》这本书中，对中西医结合从哲学思维、临床研究及药物结合等方面进行了探究，并初步取得了一些成果。由于处于探索阶段，难免会产生错误，我希望通过进一步的努力能够有学者对错误进行否定并加以修正，因为学术的进步就是建立在不断否定前人错误的基础之上。

在这个行业中，常会听到有人提出以西医取代中医的声音，如："人的认识进步后，以往落后的认识必然被更科学的认识所代替，正如热的运动学必然要淘汰热的物质学一样。"但这是指同一事物、同一体系上认识的进步才会出现新的取代旧的。中、西医学属于两种医学体系,中医学源于东方文明,受中国传统文化、古代哲学思想影响,推行整体观念,辨证论治;西医学源于西欧文化,受自然科学、形式逻辑影响,注重对局部、形态、结构、具体的研究。两者各有优势,应该相互促进,相互补充,并非相互对立。

中西医结合依然处在探索之路上,但中西医结合必将为我们的中医发展注入新的活力,我们应当积极探索、尝试。

文章来源:何清湖.中西医当相互促进和补充[N].中国中医药报,2013 – 07 – 15(003).

中西医结合发展存在的问题及对策建议

一、中西医结合管理及相关政策调查研究

为了进一步了解中西医结合管理与政策的现状,研究加强中西医结合管理,促进中西医结合事业发展的政策,特别是针对国家正在组织起草的《中医药法》中有关中西医结合的内容,我们"中西医结合管理及相关政策研究"(国家中医药管理局课题)课题组专题进行了问卷调查和座谈调研,并就中西医结合管理及相关政策立法有关问题向专家们咨询。

1. 中西医结合管理及相关政策的调研结果

此次调查问卷共分 11 个选择题和 1 个问答题,内容涉及中西医结合管理与政策、医院与医疗制度、教育与人才培养、科研与学术发展等多个方面。具体内容与调查结果如下:

表 4-1　中西医结合管理及相关政策研究问卷调查结果

调查内容	调查结果		
1. 在《中医药法》中设立中西医结合内容专项条款的必要性	非常必要 (87.7%)	必要 (12.3%)	不必要 (0)
2. 在《中医药法》中设立中西医结合专项条款的重点内容为	目标定位 (84.9%)	医疗体系建设、人才培养政策及科研方向 (均有 74.0%)	扶持政策和管理制度 (均有 54.8%)
3. 在市(州)地级地方政府应该设立中西医结合医疗机构	(82.2%)	其他级别地方政府应该设立 (17.8%)	

调查内容	调查结果			
4. 影响中西医结合事业发展的最主要因素	国家投入不足（69.9%）	政策和管理（65.8%）	学术本身（41.1%）	人才队伍（38.4%）
5. 中西医结合医院发展存在的主要问题	经费投入问题（74.0%）	学科建设（69.9%）	人才队伍（69.9%）	基本建设（42.5%）
6. 在中西医结合医疗中存在的主要问题	诊疗技术不规范（74.0%）	执业管理不规范（67.1%）	服务体系不完善（41.1%）	队伍素质不高（37.0%）
7. 中西医结合人才培养存在的主要问题	政策不配套问题（79.5%）	培养模式不适合（68.5%）	办学层次不合理及教学内容不切实际（41.1%）	
8. 中西医结合人才的培养模式	中西医一体化教育（74.0%）	多种培养模式并存（60.3%）	西学中教育（34.2%）	
9. 中西医结合教育的办学层次	多层次办学（76.7%）	本科教育为主（54.8%）	研究生教育为主（27.4%）	
10. 中西医结合科研存在的主要问题	理论体系不系统（75.3%）	评价标准不完整（75.3%）	研究目标不明确及方法不成熟（43.8%）	
11. 中西医结合学术发展的重点应该是	提高临床疗效（93.2%）	建立理论体系（78.1%）	促进中医理论发展（49.3%）	

通过调查问卷的总结分析，得出以下初步结论：

（1）在《中医药法》中设立中西医结合内容专项条款非常必要。如在《中医药法》中设立中西医结合专项条款，重点列入内容首先是明确中西医结合工作的目标定位，其次是中西医结合医疗体系建设、中西医结合人才培养政策及中西医结合的科研方向，再次是中西医结合工作的扶持政策和中西医结合工作的管理制度。

此外，专家认为在《中医药法》中还需设立关于中西医结合的条款集中在如下方面:①明确中西医结合的定义、性质、目标、合法地位等;②建立中西医结合专门管理机构;③加大对中西医结合工作的扶持力度;④重视中西医结合人才培养;⑤中西医结合医院的界定标准,鼓励支持其发展;⑥医师执业执照的单列,医疗准入制度,服务范围、权利和义务等内容。

(2)当前影响中西医结合事业发展的最主要因素是国家经费投入不足,其次是政策问题和管理问题;再次是学术本身问题和人才队伍问题。在市(州)地级地方政府应该设立中西医结合医疗机构,中西医结合医院发展存在的主要问题是经费投入问题,其次是学科建设问题和人才队伍问题,再次是基本建设问题。在中西医结合医疗中存在的主要问题是诊疗技术不规范问题,其次是执业管理不规范问题,再次是服务体系不完善问题和医师队伍素质不高问题。

(3)中西医结合人才培养存在的主要问题是教育政策不配套问题,其次是培养模式不适合问题,再次是办学层次不合理问题和教学内容不符合实际问题。中西医结合人才的培养模式为中西医一体化教育,其次是多种培养模式并存,再次是西学中教育。办学层次为多层次办学,以本科教育为主。

(4)中西医结合科研存在的主要问题是缺乏系统的理论体系和缺乏完整的评价标准,其次是缺乏明确的研究目标和缺乏成熟的研究方法;中西医结合学术发展的重点应该是提高中西医结合临床疗效,其次是建立中西医结合理论体系,再次是现代医学促进中医理论发展。

2. 中西医结合发展存在的主要问题

通过此次中西医结合管理及相关政策研究调查问卷的分析,课题组认为中西医结合医学虽然得到党和国家的大力支持,广大中西医结合医学工作者近50年的辛勤劳动,取得了大量的成果,快速发展成为中国特色社会主义卫生事业的一支重要力量,在我国人民的医疗卫生保健中发挥着重要作用。但是仍然存在不少问题,具体如下:

(1)中西医结合工作在现行法律法规体系中缺乏完整专门的阐述。中西医结合工作的目标定位至今未在法律法规上明确,中西医结合专业名称问题仍然困惑着中西医结合学术界和教育界,目前教育部本科专业目录无中西医结合专业,现批专业名为"中西医临床医学",尚不承认"结合"两字,仍有许多院校仅作为中医学专业的一个方向。

(2)中西医结合事业发展仍然处在自主探索、自力更生阶段。由于国家投入于中医药发展的经费有限,对中西医结合工作的经费投入更少,目前,中西医结合医院发展普遍存在经费不足,基本建设滞后的问题,加之中西医结合管理和政策还不配套,医师执业管理制度不完善,中西医结合诊疗技术不规范等问题,严重制约了中西医结合事业的发展。

（3）中西医结合教育面临着多种问题：①中西医结合专业学制问题，目前中西医结合专业学制多为5年制本科或3年制专科，由于该学科内涵的特殊性以及现代高等教育对人才要求的多样性，普遍反映学制时间过短，难以达到培养目标。但长学制又会影响中西医结合毕业生在基层、农村就业，这也是一个关系到本学科人才培养的根本性问题。②中西医结合临床一体化师资缺乏问题。中西医结合临床强调中西医相互结合诊治病患，教授中西医结合临床课程对于师资力量提出了较高的要求，教师既要对中医、西医知识有较好的把握，还要对中西医学差异和如何开展中西医结合有较深刻的理解，在临床教学中能够启发中西医结合思维。而目前中西医结合教师往往缺少此方面的知识储备和思考。③后期临床教学问题，目前大部分院校缺少专门的中西医结合临床实践教学基地，没有完备的中西医结合临床实践教学体系，包括临床课程学习和实习计划与大纲；临床实习指南；临床实习考核大纲都没有完善的制度和管理措施，对于中西医结合医学生的后期临床教学要不偏向中医，要不偏向西医，难以做到具有中西医结合特色的后期临床教学。

（4）中西医结合执业医师考试规范化问题。目前中西医结合执业医师考试规范化做得不够，尤其是临床实践技能考核往往是中医内容和西医内容的简单相加，没有体现中西医结合临床一体化特色，影响本专业人才培养方案的制定与实施。甚者很多省市没有专门的中西医结合医师执业考试制度，面临着有中西医结合医院却没有中西医结合医师的尴尬局面。

（5）中西医结合科研与学术发展存在的困惑：中西医结合防治疾病的优势和效果虽然获得普遍的公认，但是缺乏系统的理论体系和完整的评价标准，使中西医结合作为一门学科的发展受到了很大的制约。

二、中西医结合管理及相关政策的有关建议

1.《中医药法》中有关中西医结合条款的建议

课题组通过召开专家咨询会及邮寄调查问卷函，广泛征求中西医结合各方面专家的意见，总结后提出如下建议。

（1）《中医药法》总则第二条或者法律注释中明确说明中医药包括中西医结合。

（2）《中医药法》总则第三条中另起一行，说明中西医结合的性质、地位和作用。

中西医结合是在我国既有中医又有西医的历史条件下产生的，是中国特色社

会主义卫生事业的重要组成部分,在我国人民的医疗卫生保健中发挥着重要作用。中西医结合充分吸收两种医学特长,并使之相互沟通、相互融合、相互促进、相互补充,对继承发展中医药学,实现中医药现代化,促进我国医学和世界医学的进步具有重要意义。

(3)《中医药法》第二章政府职责第十三条中"政府举办的中医医疗机构实行全额预算管理。"修改为"政府举办的中医、中西医结合医疗机构实行全额预算管理。"

(4)《中医药法》第三章中医医疗机构第十四条中"(一)综合性中医医院、中西医结合医院、中医专科医院、中医门诊部、中医诊所,"修改为"(一)综合性中医医院、中西医结合医院、中医专科医院、中西医结合专科医院、中医门诊部、中西医结合门诊部、中医诊所。"

"(二)综合医院、专科医院、社区卫生服务中心、乡镇卫生院的中医科室,"修改为"(二)综合医院、专科医院、社区卫生服务中心、乡镇卫生院的中医科室或中西医结合科室。"

(5)《中医药法》第三章中医医疗机构第十五条中"(一)县级以上行政区域应当设立相应规模的综合性中医医院,"修改为"(一)县级以上行政区域应当设立相应规模的综合性中医医院、中西医结合医院。"

(6)《中医药法》第三章中医医疗机构第十九条中"国家实行中医医疗技术评估、认证和新技术准入制度。"修改为"国家实行中医、中西医结合医疗技术评估、认证和新技术准入制度。"

(7)《中医药法》第四章中医医疗从业人员第二十四条中"中医医疗从业人员应当恪守职业道德,遵守中医药诊断治疗标准和技术操作规范。"修改为"中医、中西医结合医疗从业人员应当恪守职业道德,分别遵守中医、中西医结合诊断治疗标准和技术操作规范。"

(8)《中医药法》第五章中医药教育第二十六条中补充一句:"鼓励开展中西医结合教育。"

(9)《中医药法》第五章中医药教育第二十九条中补充一句:"加强中西医结合高层次人才的培养。"

(10)《中医药法》第五章中医药教育第三十五条中补充一句:"鼓励西医人员学习中医,中医人员学习西医。"

(11)《中医药法》第六章中医药科学研究第四十条中"中医药科学研究应当重视中医药基础理论研究,加强中医药对常见病、多发病和疑难病的防治研究,"修改为"中医药科学研究应当重视中医药基础理论研究和中西医结合研究,加强中医、中西医结合对常见病、多发病和疑难病的防治研究。"

2. 关于今后进一步加强中西医结合工作的建议

(1)明确中西医结合事业的法律地位和重要作用,完善中西医结合的发展政策和管理制度。在国家出台的一系列有关中医药的法律法规中对中西医结合虽有所涉及,但是目前我国还没有专门的中西医结合法规乃至部门规章,中西医结合的政策和管理的内容散在于各相关卫生、中医药等法规与规章中,既不明确,也不系统,不能完全体现中西医结合自身发展规律和管理特点,甚至有些内容过时且存在空白,不能适应中西医结合事业的发展要求。因此,有必要在《中医药法》中明确中西医结合事业的法律地位和重要作用,明确中西医结合工作的基本政策和管理原则,并按照《中医药法》的有关要求,制定专门的中西医结合行政法规和有关部门规章,完善中西医结合事业的发展政策和管理制度。

(2)健全中西医结合医疗服务体系,加强中西医结合医院的建设。明确各省应建立一所达到三级甲等医院标准的中西医结合医院,各地、州(市)相应建立一所达到二级甲等医院水平的中西医结合医院,提倡和鼓励地、州(市)以下政府建立相应的中西医结合医院,中医院和综合性人民医院中开设中西医结合特色专科,并建立分级管理的中西医结合医院管理体系和中西医结合医院准入制度,以完善中西医结合医疗网络体系。同时继续推进全国重点中西医结合医院建设,建成一批中西医结合特色突出、专科优势明显、临床疗效显著、管理规范科学的重点中西医结合医院,并以此为示范带动全国中西医结合医院整体建设水平的提高,更好地为人民群众健康服务。

(3)加强中西医结合的标准化和规范化建设,重视中西医结合诊疗技术规范的制定工作。当前,标准已经成为国家科技发展的重要战略。近年来,国家有关部门颁布了120多项中医药标准规范,涉及医疗、教育、科研、中药、管理等各个方面。但中西医结合管理与技术标准建设还比较落后,国家中医药管理局应动员和组织全国力量,加快中西医结合的标准和规范建设,特别是要高度重视和优先开展中西医结合临床诊疗技术标准、规范的研究与制定,以规范中西医结合临床诊疗行为。

(4)加强中西医结合专业技术队伍建设,重视中西医结合人才培养。各地应充分利用现有中医药和卫生教育资源,多层次、多形式、多模式培养中西医结合人才。应抓住中西医结合临床专业列入教育部新增专业的机遇,鼓励各中医药院校、医学院校和部分综合性大学开办中西医结合专业。要加强中西医结合人才培养模式、课程体系、教学内容、教学方法、基地建设、人才质量标准等的研究,根据不同层次中西医结合人才的培养要求和培训目标,组织编写中西医结合专业教学大纲和教材,加强中西医结合师资队伍建设,努力培养适应社会需求的中西医结合人才。要充分利用高等中医药院校和中医、中西医结合医疗机构,举办不同层次的西医学习中医班,鼓励西医人员离职学习中医。要积极举办中西医结合继续教育项目,采取多种形式,组织开展在职中西医结合人员继续教育,提高中西医结合专业队伍的素质。同时进一步完善中西医结合执业医师以及中西医结合专业技术职务的资格考试与评审制度,科学规范执业医师考试的内容和方法,扩大初、中级专业技术职务资格考试的学科范围,制定符合实际的中西医结合高级专业技术职务资格的考评标准和办法。

(5)加强中西医结合理论与临床研究,促进中西医结合学科发展。中西医结合医学,是我国自主创新的医学学科,要想保障中西医结合医学可持续发展,则必须贯彻自主创新的战略,大力开展中西医结合理论与临床的自主创新研究。在中医、西医理论指导下,结合先进的科学技术,通过多学科的交叉、渗透与融合,深入探索中西医的结合点。加强中西医结合基础研究,揭示中西医结合防病治病原理,促进中西医药学理论的结合,创立中西医结合医学新理论;积极开展中西医结合临床研究,特别是针对目前严重危害人类健康的重大疾病和疑难疾病,提出中西医结合防治的新方案和新方法。

(6)多层次、多渠道开展中西医结合对外交流与合作。要大力宣传和介绍我国中西医结合科研成果与诊疗方法,促进中西医结合医学在国际上的传播。要积极举办中西医结合的国际学术会议及专题培训班,与国外的专家学者就中西医结合的研究思路与方法进行深入探讨,交流学术经验,推广科研成果。各级中医药行政管理部门要重视建立国家和地区间的学术交流与技术合作的渠道,鼓励各中西医结合医疗、教育、研究机构与国外学术机构建立稳定的合作关系,开展中西医结合对外科技合作项目。

文章来源:何清湖,郭子华,雷晓明.中国中西医结合学会管理专业委员会学术会议论文集[C].2007:32-41.

浅论中西医结合研究与实践的基本思路

中西医结合所要研究的问题可以说俯拾皆是,问题的研究是一种创造性思维过程,不存在统一固定的模式。但中西医结合研究有自己学科进步所追求的总体目标,这一总目标是三个方面的合取:一是中西医结合理论与经验事实的匹配,包括理论在解释和预言两个方面与经验事实的匹配,而这种匹配又包含了质和量两个方面的要求;二是中西医结合理论的统一性和逻辑简单性的要求;三是中西医结合医学在总体上的实用性。以这一总目标为依据,应当遵循一些基本的方法论原则。正确的原则能反映事物客观规律。明确中西医结合研究与实践的指导原则,将会产生科学的思路与方法。

一、坚持一分为二的指导思想原则

中西医结合研究的实践要自觉地运用辩证唯物主义的哲学思想作指导,才能排除形而上学和各种错误思想的干扰,揭示和发现真理,正确地认识客观世界,在科学的道路上避免或少走弯路。辩证唯物主义哲学是一个开放的体系,现代自然科学(包括医学)的一切成果都在不断地丰富和发展辩证唯物主义。而以辩证唯物主义思想和方法指导中西医结合研究的核心,是运用"一分为二"的观点,对中医和西医两种医学体系进行认真地分析,突显两者的特点,找出各自的优势所在,同时指出各自的缺点与不足,促进中、西医相互渗透、相互吸收,把两者的优点和精华,在辩证唯物论指导下结合起来,以达到取长补短、优势互补的目的。

中医学有着数千年的临床实践,积累了极为丰富的经验,作为中国传统文化的重要组成部分,它的博大精深的理论体系,有着深厚的文化哲学底蕴。它的"天人相应""天人合一"理论是机体一体化、机体与环境相统一的整体观念的体现。阴阳、五行、八纲、脏腑、经络、气血津液等学说都充满对立统一的朴素的辩证思维。体表与内脏、脏腑与五官、脏腑与脏腑之间密切相关、互相联系的思想,在病因病理学中的发生发展的平衡调节观,治疗工作中的辩证论治的原则,都有着极丰富的科学内容。中医药治疗一些慢性病、身心疾病、内分泌系统疾病、免疫系统疾病、心血管系统疾病、病毒性疾病、亚健康状态等的疗效优势，丰富多彩、简便廉验、崇尚自然、毒副作用较少的鲜明个体化治疗方法，在预防与康复中所发挥的重要作用等，均能体现中医药这个伟大宝库的巨大生命力。

西医学的学术理论体系可以追溯到古希腊、古罗马时期。欧洲文艺复兴之前，西医的治疗学相对落后于中国传统医学。在欧洲文艺复兴后，从神学桎梏下解放出来的西医学，借助实证研究发展为实验医学，并逐渐形成近现代西医学，短短几百年内，很快成为世界的主流医学。西医学在其发展过程中，直接受自然科学的影响，积极主动地吸收近现代自然科学所取得的先进成果，运用其先进的技术和方法，丰富西医学的科学理论，不断提高诊疗水平，注重分析局部病理组织细胞的改变，重视实验科学和实证的逻辑方法，观察细微、准确，能充分运用现代仪器设备测定反映疾病病理改变和病变过程的理化指标，有客观的、精确的定性定量的数据，为临床诊断和疗效评判提供可靠的依据。西医学对一些急性病、外科疾病、感染性疾病等，有其卓越的疗效。

中、西医学体系迥异，各有优势，同时又都存在着一定的不足或缺点。中医学对疾病的认识和治疗缺乏精确的客观指标作依据，不可能做深入细致的客观分析，多以患者的主诉和医生的直观检查为依据，很难排除主观因素的影响，理论阐述也较为模糊。西医学由于受细胞学说、机械唯物论的影响，比较注重分析局部器质与功能的病变，其实验研究也多注重还原分析，较少注意机体的整体性和各部分之间的密切联系。

总而言之，中医学重功能关系而略于形态，重类比体悟而轻于实证，西医学则重形体结构而略于机能联系，重逻辑实证而短于顿悟思维。因此，中西医结合的研究与实践，必须坚持辩证唯物主义思想做指导，从总体上对两个医学体系有深刻了解，分析彼此的优势与不足，在具体环节上应权衡两者利弊，取长补短，实现有机结合。

二、坚持继承发扬的创新性原则

创新是当今时代的主题，创新是将新的观念和方法付诸实践，创造出与现存事物不同的新东西，从而改善现状。中西医结合医学是一门刚崛起的新学科，创新性应当是它最鲜明的特征和品格。

应该看到，创新与继承的关系是对立的统一。科学史上真正从零开始的科学家几乎是没有的。牛顿说："假如我看得比较远，那是因为我是站在这些巨人的肩膀上。"人们总是在不断地积累、总结已有的知识成果，同时在这个基础上又不断创新。继承并不是不加分析地百分之百地肯定,继承发扬包含了对传统理论批判地继承和辩证地扬弃的内容。继承不仅指对前人积累的科学知识的继承,而且包括对前人科学方法的继承。要充分利用科学知识、科技成果和研究方法上的累积性、继承性、连续性,在高起点继承基础上进一步提高、突破、飞跃,实现中西医结合知识创新。知识创新的结构主要由基础研究、应用研究和开发研究三部分组成。中西医结合基础研究的目的是不断探索生命科学的自然规律,追求新发现和发明,积累科学知识,创立新的学说。中西医结合应用研究则是要把理论知识和临床实践紧密联系起来,把理论发展到临床应用的形式,促进基础研究转化为临床实用技术,使中西医结合医学理论具备直接为人类生命健康服务的品性。开发研究是当代最为普通的一种科研活动形式,应用研究的成果,还只是技术上的成功,到临床实际应用尚有一定的距离,这就需要开发研究。然而基础研究、应用研究和开发研究这三者并非截然分立的,它们时常交织融汇,组成一个相互关联的系统。

中西医结合研究要立足于中医学的基本理论。“整体观念”与“辩证论治”既是中医学的基本特点,也是中医学的优势所在。中西医结合的重要任务之一,是要为中医现代化做出贡献。进行中西医结合的研究与实践,必须符合中医学基本原理,不能以西医的标准与尺度作为“科学标准”,不要强以西医原理解释中医。不能丢失中医学的精髓,而应保持中医学的特点与优势,把整体观念和辩证论治体现于结合之中。不能一味分割人体,全凭依赖实验与局部检测,完全走西医的道路。以往的中西医结合研究与实践证明,忽视中医学整体观念、辩证施治的基本特征,简单地把中医西化,那将使中西医结合徒有形式,难成善果。

进行中西医结合的研究与实践贵在创新,要勇于探索,敢于突破。中西医结合是实现中医现代化,使中医走向世界的重要途径。中西医结合科研工作者和临床实践者不能因循守旧,唯古是尊,故步自封,而要充分运用现代、先进的科学理念、成果与方法,为我所用,形成、发展和完善中西医结合新的概念、理论和诊疗方法。唯有如此,才能实现毛泽东同志所希望的“出几个高明的理论家”“培养出中西结合的高级医生”。但是,中西医结合创新必须正确处理继承与发扬之间的辩证关系。中医学是数千年临床经验与中国传统文化积淀下来的宝贵财富,是中华民族的瑰宝,有着极为丰富的临床经验,并有一整套独特的理论体系。从事中西医结合研究和实践,必须挖掘中医药学的精华,先做到“系统学习,全面接受”,才能“整理提高”。继承是中西医结合研究和实践不可缺少的第一步。没有认真的继承,发扬就缺乏基础,成为无源之水,无本之木。当然,继承也包括学习好现有的西医学的理论和临床成就。继承与发扬两者是统一的,不能互相代替,更不能绝对分割。"继承不泥古,发扬不离宗",这是在处理继承与发扬的关系时应遵循的准绳。

中西医结合医学突显了如下几个特征:一是古代优秀文化遗产与当代科技文化思潮、方法和手段的会通;二是本土科学文化资源与外来先进文化观念的汇合;三是人文与科学技术的融汇。这三者密切相关,若能很好地兼顾,就有可能开辟医学理论和实践的新局面,产生推动生命科学发展的巨大成果。由此可见,中西医结合理论和实践的创新有着非常广阔的发展前景。

中西医结合创新的核心是研究内容、手段、方法的先进性。欲使研究具有先进性,首先必须有先进的科学构思。要充分了解同类研究的沿革与现状,分析其不足与缺陷,客观评价自己的科研条件与人员素质,确定研究范围与目标,设计优于已有研究的技术路线与方法;要从人体观、疾病观、病证诊断、治疗及疗效评价等方面,寻求优于中、西医方法的中西医结合的思路与方法。

三、强调医药实践检验的实践性原则

中医、西医、中西医结合临床是客观的实践活动,它是医学发展的基本检验尺度。实践是检验真理的唯一标准。在中西医结合研究过程中,必须遵循医疗实践检验的实践性原则。中西医结合是从实践经验开始的,所形成的理论与方法也必须在医学实践中接受检验从而得到确认和发展。

人们的科学认识并不是从头脑中凭空想出来的,而是由于实践的需要,并在实践中发生的。恩格斯指出:"社会一旦有技术上的需要,则这种需要就会比十所大学更能把科学推向前进。"纵观近百年医学科学的发展,可看到大致有三个方面的重大突破:一是大多数传染病因的阐明及其防治手段的改进;二是各种营养物质缺乏病病因的揭示和防治方法的解决;三是分子生物学的成就和数以千计的分子病的发现。为什么在这三个方面会涌现如此多的丰硕成果,主要是科学集团依据现实社会中临床医疗实践出现的大量问题而确立主攻方向的产物。历史事实和社会现实表明,不仅某些基础研究应该由临床来最终检验,重大的战略决策、颇有苗头的治疗方法、新药投产、诊断仪器等使用价值的评定,临床检验都是不可缺少的。还有许多药物包括西药的被淘汰或意义被否定,也大多数依赖临床实践的结果,或临床运用效果不确定,或发现了严重的毒副作用,或得失权衡弊大于利,这都说明临床诊疗实践对于包括中西医结合在内的医学科学和医疗卫生事业是何等重要。

临床、药物中西医结合研究,首先必须着眼于提高临床疗效,把研究成果转化为生产力。任何医学研究的理论成果,最后必须经受临床实践的检验,能够指导

临床实践,提高临床疗效;否则就是纸上谈兵,没有实用价值。临床疗效是硬道理,中西医结合研究的最终目的无非是要博采中、西医之长,克服中、西医之弊,提高临床疗效。故必须结合辨证与辨病的诊疗思维方法,研究总结各种疾病的诊治规律,研究一系列治疗方药,提高治病疗效。中西医结合学术发展的基础在于疗效。

中西医结合研究的实践,当然不仅是临床诊疗的实践,也应包括实验室的研究,特别是探索规律与原理的中西医结合研究。科学实验越来越成为科学认识的主要源泉和发展动力,实验是形成和检验科学假说与理论的实践基础,要很好地把握实验的主动性、目的性、精确性、可重复性、可控性等重要特点,使中西医结合研究凭借实验室的优越条件,超越临床实践的某些局限,走在临床实践的前面,为中西医结合医学的发展开辟广阔的途径。必须在临床实践基础上,深入进行实验室基础理论研究,同时又将其研究成果指导临床实践。只有这样,才能使中西医学在理论高度上结合起来,才能使阴阳、五行、脏腑、经络、气血津液、八纲、证候等概念的实质得到现代科学的阐释,才能进一步提高临床疗效。

四、促进中西医结合理论体系形成的理论性原则

中西医结合医学正在发展中,中医理论和西医理论在目前尚未达到融汇状态,还没有形成统一的中西医结合理论体系。而中西医结合医学同一般的中西医结合工作不同,它不应只是中医知识和西医知识的简单相加,也不只是中医临床与西医临床之间的简单相加。从中西医各自形成理论的科学方法上来看,西医总的特征是公理化的逻辑加实验系统,中医则是以取类比象、悟性直觉的思维模型加经验系统。两者的差别造成西医注重分析还原,中医注重整体过程;西医长于以结构来说明功能,中医则从关系中把握功能。多年来许多学者认为两者格格不入,但到了系统生物学时代,两者在逐步寻找共同语言。正如分子生物学家陈竺院士所指出的:中医和西医在系统生物学的基础上进行整合将为医学的发展带来革命性的变化,有可能创造出一个全新的以认识人体机理为基础的预防医学体系。

中西医结合是从实践经验开始的。通过数十年的实践,从人体生理、病理和疾病诊疗过程的众多认识对象中,逐步产生并经过验证形成了一些有别于中医学或西医学传统理论概念的、反映认识对象本质特征的思维形式,这种思维形式用专用的词或词组来概括表述,就形成了中西医结合理论的新概念。这些新概念不但体现了东、西方思维模式的有机结合,更重要的是中西医学结合研究不断深化,逐渐形成中西医结合新理论体系的重要标志。如微观辨证,是中医辨证与微观检

测相结合的中西医结合诊断方法,这种新概念的形成促使了西医学的微观检测和辨病诊断从多方面介入中医辨证论治体系,为逐渐形成"中西医结合诊断学"奠定了基础。其他如隐潜性证、生理性肾虚、急瘀证、急性虚证、高原血瘀证、小儿感染后脾虚综合征、菌毒并治等中西医结合新概念,均具有较大的理论价值和临床指导意义。

科学发展的历史表明,在长期实践基础上创造的新概念,借助概念的逻辑内涵系统描述现象,形成理论的要素,逐渐构建理论的轮廓;再经过实验与实践的检验与选择;然后运用科学的逻辑分析与经验实证,形成反映相对真理性的科学理论。这是现代科学方法的重要原则,推动着自然科学不断向未知领域发展。中西医结合的最高层次,是通过理论研究,逐步形成能有效指导中西医结合临床,又有别于中、西医传统概念和理论的新理论体系。中西医结合新理论概念的形成,不仅仅是新的思维模式的表述,更重要的是它反映着中西医结合由初级的兼容结合向高级的理论上的结合的研究不断深化,是中西医结合新理论体系正在逐渐形成的重要标志。

一门学科的创立、形成与发展,首先有赖于理论体系的突破和完善。没有成熟的理论总结,再丰富的临床经验也只能是经验,而不能发展成为独立的学科。理论的发展与创新,既是临床应用的基础,也是一个学科成熟的标志。只有在中西医结合理论研究上取得重大突破,中西医结合的学术才能取得划时代的成果。一门学科的理论要逐步完善,需符合三个基本特征:第一,坚持科学实验。科学实验是科学理论形成的基础,真理隐藏在科学实验中,任何科学理论都建立在一定科学事实基础上,而科学实验又是科学理论发展的直接源泉和动力。第二,科学实验要以科学理论为指导。科学理论以科学实验为基础,科学理论又反过来指导科学实验。第三,科学实验和科学理论矛盾的不断出现进而推动科学的前进,激发人们提出新观点、新学说,寻求新理论。中西医结合医学理论体系的形成,同时还要处理好五种关系:科学理论和科学实践的矛盾、科学理论内部的逻辑矛盾、同一学科内部矛盾、不同学科之间的矛盾、继承与创新的矛盾。总之,要发扬学术民主,大胆探索,敢于走前人所没有走过的路。我国的中西医结合理论体系,经过众多中西医结合研究者多年的艰苦努力,各专业学科,从基础医学到临床医学,都已取得了较丰富的系统的理论成果,已出版了中西医结合系列丛书和教材,出版了各类中西医结合临床或基础专著。在中西医结合的研究工作中,要进一步重视理论的发展与创新,充分发挥各学科中西医结合专家及中青年专家的作用,及时进行实践和理论的系统总结,整理研究成果,努力著书立说,形成越来越多的中西医结合新理论、新概念,不断完善和发展中西医结合理论体系,推动中西医结合的学术发展,从而为更高层次中西医结合的研究与发展创造条件,打下坚实基础。

　　文章来源:殷平善,吕志平,何清湖.浅论中西医结合研究与实践的基本思路[J].现代中西医结合杂志,2008(30):4691-4693.

从中西外科的比较谈外科中西
医结合的思路与方法

一、中西医外科的发展、外延与内涵

1. 中西外科共同源流自体表及外伤的治疗

外科学是医学科学的一个重要组成部分,它的范畴是在整个医学的历史发展中形成,并且不断更新变化的。在古代,外科学的范畴仅仅限于一些体表的疾病和外伤。伴随着外伤、体表感染和战争救护,外科操作就在反复实践中发展起来。先是涂裹、包扎、吸吮、按摩等原始的外治法,继而认识了一些止血、止痛、解毒的药物,发明了砭石、骨针、竹针、小刀、柳叶刀、镊、钳、探针等简单工具。可以说外科学在漫长的历史发展阶段,中、西医外科临床多是局限在体表疾病与外伤的范围内,二者本质上是没有明显区别的。

2. 西医外科演变为全力发展外治疗法的革新

19 世纪以来,随着医学科学的发展,对人体各系统、各器官的疾病在病因和病理方面获得了比较明确的认识,加之诊断方法和手术技术不断地改进,西医外科学坚持了全力发展外治疗法的道路,各种手术疗法以及所伴随的无菌术、麻醉术、输血术日新月异,突飞猛进,实现了从体表外科向体腔外科迈进的划时代转移。在这个过程中,尽管少不了药物疗法和整体调节的配合,但手术疗法一直处于主导地位。现代外科学的范畴已经包括许多内部的疾病,主要研究如何利用外科手术方法去解除病人的病原,从而使病人得到治疗。

3. 中医外科"重内轻外,重理轻技"日渐形成

与之相对应,中医外科在早期是较为注重操作技巧的,后来,正统的"儒医"习气形成了"重内轻外,重理轻技"的思维偏向,人们主张"治外必本诸内",外科著作突出反映了内治法和外用药物的治疗经验,手术疗法则在"尽属刽徒"的声讨中逐渐减少。既没有深入研究人体的解剖结构,又没有探索手术中的疼痛、感染和

失血的防治办法,中医外科学从而错过了实现从体表疾病向体内疾病过渡的伟大转变。

4. 中西外科疾病的范围

外科病,是指运用外科方法治疗的疾病,包括损伤、感染、肿瘤、畸形以及结石、梗阻、血液循环障碍、内分泌功能失常(如甲亢)等疾病。中医外科学教材则分为疮疡、皮肤病、肛门病、肿瘤(中医名词),以及风、毒、痰等其他,共五类。事实上,这都是远远不够的。外科病与内科病没有截然的界限,外科学与内科学则是相对的。

二、中西医外科的差异性

对比中西医外科学,人们一定可以找到很多区别:西医长于手术,中医长于方药;西医长于形迹,中医长于气化;西医长于局部,中医长于整体;西医长于辨病,中医长于辨证;等等。就病因而言,中医外科学归为外感六淫、感受特殊之毒、外来伤害,情志内伤、饮食不节、房室损伤等方面;西医外科学归为物理性因素、化学性因素、生物性因素、机体防御因素、营养因素、精神因素、遗传因素等等。就病理而言,中医强调气血凝滞、经络阻塞在外科发病中的重要地位,并考虑脏腑整体功能失调、邪盛正衰等因素;西医则重视血循环障碍、水肿、炎症、变性、坏死等组织形态变化在外科病中的作用。就诊断而言,中医外科有辨病与辨证相结合的临床特色,体现出以疾病表象为依据进行归类划分的诊断模式;西医外科多从现代实验检测出发、反映出以微观病理改变为特点的疾病诊断体系。就治疗而言,中医外科形成了消、托、补内治与多种外治方法相结合的内外合治格局;西医外科则采取重点发展各种手术疗法以拓宽外科治疗病域的战略方针。

三、中西医外科结合思路与方法

"综合就是创造。"中西医结合外科学是一门新兴综合学科,它是中医外科学与现代外科学相互渗透的结果,它是以不断综合中西医外科知识为基础进行知识创新、技术革新的产物。在时代背景下,做好二者之间的有机结合,应坚持终以"提高疗效,探索规律,突出手术,也重方药"的学科发展思路。具体体现在:

1. 病证结合提高外科诊断水平

临床工作中,中医诊断基本上是按证候进行诊断、辨证施治,西医则是按系统、按病诊断,二者各有偏差,而采用辨病与辨证相结合进行诊断的方法,比传统的中医或单纯西医诊断更全面、完整和准确,不仅提高诊断水平,同时还可以为选择最佳的治疗方案提供重要客观依据。如腹痛,只是一个症状,比较模糊,很多内外科疾病均可引起腹痛。中医诊断为腹痛(症状诊断),再根据其他佐证,可分为阴、阳、寒、热、虚、实进行辨证施治,确立理法方药;西医则根据客观体征和理化检查结果,即可进一步明确诊断,制订治疗方案。就外科急腹症的范围可以诊断的常见疾病有胆系结石、泌尿系结石、肠梗阻、消化道溃疡穿孔、阑尾炎等。急症时需明确诊断,立刻治疗。症状和体征只是疾病的现象,中医虽有"有诸内必形诸外"的说法,其实质是机体内部发生了质和量的病理改变。临床上疾病最早的表现并不是症状、体征,而是疾病的病理改变,这些病理改变的早期发现、早期诊断,更有利于患者早期治疗。

2. 中西结合完善外科治疗手段

中医外科治疗疾病方法除了常用内治法外还有外治法,它包括药物疗法(膏药、散剂、酊剂),非药物疗法(引流法、垫棉法、竹筒法、针灸法、熏蒸法、熨烫法、浸渍法),手术疗法(切开、烙法、砭镰法、飞针法、挂线法)等,引进和借鉴西医外科手术器械及不同的给药途径,可以丰富中医外科的治疗手段,完善治疗措施,充分发挥中医药的作用,并可根据不同的病情选择最佳的治疗方法。从另一方面讲,继承和发扬传统的操作技术充实现代外科疗法的内容。如枯痔疗法、药物锥切疗法、针刺麻醉、结石总攻疗法等,已取得重要进展,中西医动静结合治疗骨折则丰富和发展了现代骨科疾病的治疗学思想。

如结石症(胆、肾),经现代仪器诊断后,确定其位置、大小,决定治疗方法,对较小的结石可以直接利用中药排石溶石疗法,较大的结石可先行碎石疗法后排石,或直接采取手术切开取石,提高治疗效果。又如休克病人在外科以感染性多见,在抗感染、抗休克治疗中,配合中药回阳救逆方药,临床效果更显著。

3. 中西医结合提高外科的整体疗效

在现代外科学里,手术是主要的治疗方法,但不是唯一的治疗方法。手术不仅存在很多禁忌症利危险性,而且其创伤性治疗本身也是万不得已的利害性选择。例如急腹症患者,象胆道蛔虫病、急性胆囊炎、急性胰腺炎、单纯性或化脓性阑尾炎、单纯性肠梗阻、溃疡病穿孔等,过去多采用手术疗法,后来根据中医"六腑以通为用"的思路。采取通里攻下、清热解毒、活血祛瘀等治法,对其早中期病例运用中西医结合非手术治疗已取得明显效果;又如已失去手术机会的中晚期癌症病例,采用对症处理与改善机体整体状态相结合的中西医结合疗法,对其生存率和生命质量的提高有显著价值。

此外,近年来中西医结合在急腹症、周围血管病、针刺麻醉、恶性肿瘤、烧伤、骨折等方面取得很好的效果。

4. 中西医结合提高外科的科研水平

采用中西医相结合的检查、观察和实验等研究方法,可以更客观准确地判断中医的疗效,科学地阐明其机理,发掘出高效的理法方药,可总结外科疾病发生和发展规律,进而促进中医外科新理论、新观点和新方法的形成。

如从细胞、分子水平的研究,中西结合,提出菌毒并治的新理论。众所周知,西医药中的抗生素除多粘菌素 B,只有杀菌和抑菌作用,无拮抗内毒素的作用;为数较多的中药则具有拮抗内毒素的作用,以抗生素杀菌抑菌,又用清热解毒中药抗毒解毒,形成了"菌毒并治"的新理论。

四、中西医结合外科的研究方向

1. 创新概念及理论研究

回顾过去,在中西医结合新理论的创建过程中,一些新概念应运而生,如"微观辩证""血瘀证""动静结合""增效减毒"等名词活跃在中西医结合的术语中。新理论体系的建立需要有创新精神、创新思想,希望在中西医结合外科的队伍中,涌现一批具有创新意识的高级人才,在高层次中发展中西医结合理论和方法。

2. 加强中西医"结合点"的选择

结合点一般有两种:①疗效是中西医结合的共同点。②如采取中医宏观与西医微观相结合的研究方法,阐明生命活动的机制,这就是中西医学在理论上的互补结合点。

3. 加强外科领域中中西医结合成果的整理和开发

新中国成立以来,在外科领域中西医结合研究取得了大量的成果。有些已经推广普及,有些进行了论著整理,但有相当数量的成果缺乏深入研究和开发,忽视了其实用价值,甚至一些国家攻关课题资料长期封存,其价值仅作为科技人员升职条件。中西医结合科技成果的应用与开发,应引起高度重视,各级科研管理人员,必须长年不懈地进行研究整理。有创新性理论的,可上升到教材推广;有广泛应用价值的,则要普及到基层医院造福于患者。

表4-2　从中西医差异比较谈中西医结合思路与方法

	中医	西医	思路与方法
学科形成	穷理(辩证逻辑)、经验医学、个案积累	格物(形式逻辑)、实验医学、循证医学	临床与实验相结合、循证与案例相结合
哲学基础	形而上(象)	形而下(器)	功能与形态相结合

	中医	西医	思路与方法
理论体系	整体宏观	局部微观	局部与整体相结合,微观与宏观相结合
诊疗思维	辨证论治(病人)	辨病论治(疾病)	病证结合
诊断方法	黑箱(司外揣内)	白箱(规范直观)	中医诊断的客观化、标准化、规范化研究
治疗原则	和谐	对抗	中西医临床治疗的互补
学科精神	自圆	开放	遵循中医自身规律,开展多学科研究
防治思想	未病(亚健康)	已病	防治结合
优势病种	慢性、复杂性、多因素致病疾病	危急重症、外科、感染性疾病、单因素致病疾病	不同疾病善于采取不同的中西医结合模式进行治疗

文章来源:[1]何清湖.从中西外科的比较谈外科中西医结合的思路与方法[A].中华中医药学会外科分会.

[2]2011年中医外科学术年会论文集[C].中华中医药学会外科分会,2011:5.

从中西医学的异同探讨
中医证候基因组学

证候是机体在疾病发展过程中的某一阶段的病理概括,是宏观的、动态变化的、不稳定的;基因组学是关于基因、基因功能以及相关技术的研究,是微观的、静止的、相对稳定的。这两者看似相差甚远,实则有着千丝万缕的联系,它们之间的这种关系,正体现了中医学与西医学之间的差异与统一。本文将从中西医学的差异与统一入手,发现证候与基因之间的联系,为中医证候基因组学研究提供一定的思路与方法。

一、中西医学的差异

中医学源于中国传统文化,是以整体观念为主导,辨证论治为特色的医学理论体系;西医学源于古希腊文化,是以近代物理、化学、生物学、数学等为依托,运用实验、逻辑、数学等方法,以解剖学、生理学、病理学、药理学、病原生物学等为基础的医学理论体系。两者在产生来源、思维方式、治疗模式、研究思路等方面各具特色。

1. 传统与现代的碰撞

中医学是一门诞生在中华文化母体基础上的学科,其在发展的每一阶段,除吸取当时的医学知识外,还将历代哲学、儒家、道家、佛家、兵家、天文、气象、地理学等知识共治一炉,发挥所长,互补不足,有着丰厚的中国文化底蕴。气一元论、阴阳、五行等学说直接参与了中医学理论的形成,贯穿于中医学的病因、病机、证候、治法等理论体系中。完全可以这样认为:缺了中医药文化的传统文化是不完整的中华文化;同样,没有传统文化土壤的孕育,也不可能有中医药的兴盛与繁荣。虽然西医学在诞生之初,同样免不了受神权和自然哲学的影响,但随着文艺复兴后西方自然科学的发展,"还原论"成为最主要的研究方法,开始广泛的将数学、物理、化学等自然科学的研究成果应用于自身的学科发展,因而自然科学中任何一次变革,如显微技术、光电磁技术、化学分析合成技术、抗生素技术、物理提取技术和解剖学、细胞学等,都对西医学的发展产生了巨大的影响。

2. 整体与局部的差异

中医学对人体的生理、病理现象及规律研究,采取的是"总—分—总"普遍联系的整体思维方式,即把组织、器官放到生命个体中去认识,把人放到自然界和社会中去认识,以点连面,趋向于"无限大"。认为人体脏腑、精、气、血、津液、经络是一个统一的功能系统,相互联系,相互制约,提倡整体观念,主张"天人合一""形神合一",从宏观层面研究生命。西医学恰好相反,随着解剖学的发展,采取的是"分—总—分"的局部思维模式,即把人从自然界和社会中拿出来,把病变从生命个体中分出来,趋向于"无限小"。因此从人体系统到器官、组织、细胞、蛋白质、基因等,从微观层面对生命的认识不断深入。

3. 治人与治病的反差

由于中西医学在思维模式上的差异,也就决定了两者在治疗上的不同。中医学讲究的是治疗"患病的人",认为人的患病与个体体质、社会状况、生活环境等息息相关,不同个体之间对同一疾病的反应状态是有差异的,并且这种差异是一个动态变化的过程,最终以"证候"的形式表现出来,因此在治疗中更重视的是"人",形成了最具特色的"辨证论治"体系。而西医强调的是治疗"人患的病",注重对致病因子或病理产物的研究,努力探寻该种病有没有微生物? 该种病血液里是不是缺少了什么物质? 治疗的目的在于如何消除致病因子或病理产物,较少考虑到人身整体。所以西医往往可以用同一种药物来治疗患同种疾病的不同人,而中医常常需要根据证候的变化而更改方药,采取"同病异治"或"异病同治"的治疗原则。

4. 和谐与对抗的区别

中医学认为人体是一个和谐的整体,疾病是机体出现了不和谐,治疗的实质是通过调理使机体由不和谐转为和谐,即所谓"谨察阴阳所在而调之,以平为期""平治于权衡"。因此,中医在治疗上注重的是人体功能的恢复和新的平衡的建立,着重调动机体的抗病潜能,遣方用药讲究中病即止,既防太过又防不及,强调防、治、养并重,"未病先防,既病防变""三分治疗,七分调养"。西医学过多的是借助现代科技研制出更多的针对某一病因的化学武器,如抗生素、化疗药、降压药、降脂药、退烧药等,不可否认这些药物的临床应用价值,但完全以药物为"武器"、以疾病为"靶点"、以人体为"战场"的对抗治疗模式,其弊端正日益暴露。

5. 开方与开药的不同

中医治病讲究的是理、法、方、药,丝丝入扣,临证处方要求"有是证,用是方",将多味药物按照君、臣、佐、使相互配伍而形成一个完美的方剂,发挥组合协同效应,达到临床最佳疗效,也就是岳美中老师所讲的最上等医生,"辨证分析,准确细微,论治方药,贴切对病"。若只是"全凭自己对症用药,纳呆则麦芽、山楂,头痛则白芷、川芎,头痛医头,脚痛医脚",那就是个二等的用药医生了。西医学则不同,在治疗中我们更多的是讲开药,无论是对症治疗,还是对因治疗,利用最多的还是药物的具体靶向性。若一个病人患有原发性高血压、冠心病、高血脂症、糖尿病,临床上则是降压药、扩冠护心药、降脂药、降糖药都要开,并不像中医那样开一个方就可以了。

6. 经验与实验的鸿沟

"医者,意也。"中医学历来强调理论的传承与发展需要"悟性",许多理论认识是个人在长期临证实践的基础上,反复揣摩,深入体悟才能得来。这种体悟也可以说就是经验,是诸多老中医特有的思维模式,是他们对同一问题的不同学术观点,是一种主观上的东西,需要长时间的积淀方能取得。这也就不难理解为什么"看病要找老中医"了。因为他们经验更丰富些。西医学则不同,更注重的是客观化、标准化、可重复性,采用实验研究的方法,以动物模型复制出人体的生理病理状况进行微观研究,制定出疾病的诊疗规范,供临床医生参照执行,做到有标准可依、有规范可循,相比中医的经验那是更好理解了。

7. 名医与名院的差距

大家清楚,找中医看病一定要找名中医、老中医、好中医,但并不一定要这位中医是北京、上海、广州这些大城市的大医院里的,只要他有名气,治病疗效好,就算是在某个城市的某条巷子,就算他九十岁、一百岁高龄,都会有很多人慕名前来。西医则不同,更多的是依赖先进的检测设备,一旦离开了医院,对疾病的诊断、治疗就很困难了。因此,国家提出的中医"三名战略","名医、名科、名院"建设,先有名医,才会有名科、名院,这是完全符合中医发展规律的。

二、中西医学的统一

从上述的比较中我们知道,中医学的优势在于宏观把握,治疗上强调调和阴阳、治人,以期达到治病求本;西医学缺点是过于孤立和片面,尤其是在对抗治疗上面临着越来越多的困境。但是不可否认西医学借助现代科学技术手段,从微观方面探究疾病的病因、病理,明确诊断、治疗,讲究规范化、标准化,以及先进的外科手术等,都是中医学所不能企及的。中、西医学都不是完美的,但两者都有其统一性,我们应集两者的优势互补,求同存异。

1. 治疗对象的统一

不论是中医还是西医,不论是从整体还是微观的角度去观察和解决问题,也不管是用什么方法去治疗疾病,我们的治疗对象都是统一的,那就是人类本身。只是我们在研究过程中,采取了不同的方法研究而已。这种方法上的不同造成了中、西医学各自的差异,但都为人类的健康事业做出了巨大贡献,是人类文明发展的智慧结晶。

2. 治疗目的的统一

中、西医学不但研究的对象是统一的,而且治疗的目的也是统一的,那就是让病人通过治疗,恢复身体的各项机能,提高人们的生活质量,达到自然和谐的生活状态。

三、求同存异的中医证候——基因组学研究

1. 证候

证候,是在广泛收集临床症状、体征的基础上,对疾病发展过程中某一阶段的病理概括。由于它包括了病变的部位、病因、性质以及邪正关系,反映出疾病发展过程中某一阶段的病理变化的本质,因而它比症状更全面、综合地揭示了疾病的本质。证候反映了环境、药物、体质、心理状态、营养状况、年龄、发育过程、性别等多种因素的综合作用。"候",即外候、表现之意,故证候常简称为"证"。所谓辨证,就是将四诊(望、闻、问、切)所收集的资料、症状和体征,通过分析、综合,辨清疾病的病因、性质、部位以及邪正之间的关系,概括、判断为某种性质的证,据此再通过辨证分析确定相应的治疗方法。因此,证候是辨证论治的核心,对证候的准确把握,直接影响着疾病的论治。那么证候的本质是什么? 能否建立起客观的、科学量化的证候诊断标准? 这些问题随着基因组学研究的开展也许能得到有效解决。

2. 基因组学

基因组学是关于基因、基因功能以及相关技术的研究。随着 2000 年 6 月人类基因组工作草图的绘制完成,生命科学已实质性地跨入了以基因组全序为基础的后基因组时代,研究重心开始从揭示生命的所有遗传信息转移到在分子整体水平对功能的研究上,一个新兴学科——功能基因组学产生了,它的研究内容主要包括:进一步识别基因,识别基因转录调控信息,分析遗传语言;采取序列同源性分析、生物信息关联分析、生物数据挖掘等手段,注释所有基因产物的功能;研究基因的表达调控机制,研究基因在生物体代谢途径中的地位,分析基因、基因产物之间的相互作用关系,绘制基因调控网络图;在基因组水平对各个生物进行比较基因组学研究,揭示生命的起源和进化,发现蛋白质功能。

3. 中医证候基因组学

中医证候基因组学,是指在证候理论指导下,运用功能基因组学的方法,通过

探讨证候,特别是同病异证或异病同证时基因的变异及差异表达情况,揭示与某一证候形成相关的所有基因及其功能,从整体基因表达的水平阐明证候的本质。将中医证候与基因组学进行交叉,一方面有利于从生命活动的本质上揭示证候的本质,另一方面也为功能基因组学的研究提供新的视角与内容,产生具有中国特色的创新性研究成果。要实现中医证候与功能基因组学的完美交叉,笔者认为需真正理解中西医学之间的差异,做到三个统一。

(1)整体与局部的统一

证候的形成是先天体质与后天环境共同作用的结果,是机体对疾病的整体反映,并随着病程的进展发生相应变化,因此,我们说证候是宏观的、整体性的;西医学则认为疾病是由于单个基因或多基因调控紊乱而引起,完全从微观、局部的角度阐述发病学机制。所以我们在进行中医证候基因组学研究时,必须考虑到基因组是一个相互联系的整基因表达谱之间的差异,了解基因表达调控的共性体,从一个机体或一个组织、一个细胞等不同层次"整体"的基因角度来揭示和阐明中医证候形成与发展的基本规律,只有这样才不会走向局部的还原论,而保持中医的整体特色。

(2)经验与实验的统一

目前对于证候的评价有八纲辨证、脏腑辨证、经络辨证、气血津液辨证、六经辨证、卫气营血辨证等。一方面由于中医证候的辨证标准尚不统一,各学者的辨证观点不尽相同;另一方面由于对证候的把握,很大程度上依赖于医家对中医文化的理解及临床经验的积淀,因此,在主观上对同一疾病得出不同的辨证分型就在所难免,影响了中医证候的客观化、标准化、量化。中医证候基因组研究,则可以利用基因芯片等技术,发现不同证候与个性,从而确定证候相关基因,有助于证候量化标准的建立。

(3)治人与治病的统一

中医学在治疗疾病过程中,注重的是对人体功能的恢复,新平衡的建立以及证候的宏观变化,而很少关注某一局部形态或结构的改变;西医学在治疗中则更多的是对某一指标、某一结构的客观改变。中医证候基因组学研究,必须做到治病与治人的统一、结构与功能的统一,在研究中医对证候改善的同时,探索是否在调控、修饰疾病的相关(易感)基因表达及表达产物上发挥着重要作用。只有在临床中将二者结合起来,相互促进才能有助于中医药的现代化。

文章来源:何清湖,周兴.从中西医学的异同探讨中医证候基因组学[J].湖南中医药大学学报,2012,32(3):3−5,26.

用中西医临床协同思维解决重大疑难疾病

近日,国家中医药管理局、国家卫生健康委员会、中央军委后勤保障部卫生局在京对重大疑难疾病中西医临床协作试点工作进行专题部署,并对各项目实施方案开展专家论证。笔者有幸作为论证专家参加了相关会议,感触良多,拟从原因、内容及应取得的成果 3 个方面解读中西医临床协同思维解决重大疑难疾病。

一、中西医临床协作势在必行

实施健康中国战略的需要。要充分发挥中医药在治未病中的主导作用,在重大疾病治疗中的协同作用,在疾病康复中的核心作用,我们要找准中医药在健康中国建设中的着力点,积极主动融入深化医改大局,充分发挥中医药临床疗效确切、预防保健作用独特、治疗方式灵活的特色优势,努力为人民群众提供覆盖生命全周期的健康服务。重大疑难疾病周期长、花费大,严重危害人类健康,给国家、社会、家庭带来沉重负担。在应对重大疑难疾病挑战中,不管是西医还是中医,靠单打独斗或“局部战争”很难取得令人满意的效果。而强化中西医临床协作,开展重大疑难疾病中西医联合攻关,形成独具特色的中西医结合诊疗方案,提高重大疑难疾病、急危重症的临床疗效,探索建立和完善国家重大疑难疾病中西医协作工作机制与模式,提升中西医结合临床服务能力就显得极为迫切。

中医、西医各自优势及不足的现实要求。中医以整体恒动观、三因制宜的辨证论治临床思维与防治方法更符合现代生物—心理—社会—环境医学模式,中药方剂平和低毒,中医药治疗相对简便验廉,更易为现代人接受,而且中医的摄生防病更符合现代人的养生保健模式。但也存在受传统文化羁绊,学科的现代科学基础薄弱,理论概念较抽象,缺乏当前医学界可以接受的评价方法和技术标准,以经验为主导,临床疗效可重复性低,在发展中较难接受现代科技的成果,从而技术手段落后,使其现代科技含量较低,不利于学术创新发展,迫切需要现代化。

西医立论以实验结果为主要依据,理论严谨,概念明确,诊断规范,疗效确切,可重复性强,而且体系开放,与现代自然科学同步发展,其科学形式和思维方法易为现代人接受。但也存在偏重局部研究,过分依赖定量检测,整体认识复杂生命现象不足,从总体上仍然偏重于生物医学,尚未真正完成医学模式的现代转变,当前医源性、药源性疾病日益增多,医疗费用越来越昂贵,让西医面对临床问题也力有不逮,迫切需要中医协助。

因此在临床实践过程中采用中西医临床协同思维,追求中医、西医诊疗方法上的优势互补、病证结合,从而达到临床疗效的最大化是必然选择。

新时代人民群众追求全方位全周期健康服务及幸福生活的需要。随着经济社会的发展,人们新时代的医疗需求从"能看病"发展到"看好病""不得病",这对卫生与健康工作提出了更高的标准和要求,因此开展重大疑难疾病中西医临床协作攻关工作,提高临床疗效和患者就医满意度,是实施健康中国战略的重大任务,是满足人民群众全方位全周期健康服务需求的重要内容,是实现人民群众幸福生活的现实需要。

中西医临床协同思维取得斐然成果。中国工程院院士吴咸中教授开展中西医结合治疗急腹症研究,其研究成果"通里攻下法在腹部外科疾病中的应用与基础研究"荣获 2003 年国家科技进步二等奖。另外,中西医结合治疗非典型肺炎的临床研究、中西医结合的"病证结合"诊疗模式方法的确立与运用、中西医结合研发新药服务临床都是中西医临床协同思维指导下取得的斐然成果。

二、如何协作

国家中医药管理局、国家卫生健康委员会与中央军委后勤保障部卫生局决定共同开展重大疑难疾病中西医临床协作试点工作是为了认真贯彻落实党的"中西医并重"卫生工作方针,充分汲取中医、西医两种医学优势,采用中西医临床协同思维,使之相互融合、相互促进、相互补充,运用中西医结合手段及方法防治疾病、促进健康,提高我国健康服务能力和综合医疗救治水平,保障人民群众身体健康与生命安全。其主要的协作内容如下。

建设重大疑难疾病中西医临床协作平台,促进服务模式标准化。围绕中医诊疗具有优势的重大疑难疾病、危急重症,由中医医院重点专科联合综合医院相关重点专科和优势学科共同组建中西医临床协作组,按照"整合资源、优势互补,强强联合、协同攻关,中西融合、提高疗效"原则,建设重大疑难疾病中西医临床协作平台,充分发挥中医、西医各自特色与优势,从临床入手,针对重大疑难疾病发生、发展过程中的某一阶段、关键环节,挖掘整理中医药治疗经验和特色疗法,开展中西医结合临床协作,以提高临床疗效为目的,在临床实践基础上形成业内专家广泛共识的中西医结合诊疗方案。

建立重大疑难疾病中西医临床协作疗效评价体系,促进协作成果逐步推广应用。对中西医结合诊疗方案的临床实施进行动态管理,强化对临床病例资料的分析、总结与评估,探索中西医结合、病证结合治疗重大疑难疾病的临床疗效评价方法和评价标准,形成中西医协作防治重大疑难疾病的技术中心及推广应用平台;形成基于循证医学研究、长期随访观察和远期疗效评价的机制和模式。

促进临床科研的综合发展。重大疑难疾病中西医临床协作项目不像一般的临床科研项目只强调技术层面的目标要求,定位是"重临床、高门槛、引领性、权威性",希望通过中西医多学科、全方位协作,形成医疗、教学、科研相结合、协同发展,以提高临床疗效为主要目的。

探索重大疑难疾病的中西医协作人才培养新途径,实现人员协作常态化。研究制定西学中、中学西的中西医交叉培养制度,开展中西医领军人才的临床实践对话,明确重大疑难疾病的中西医人员协作职责和任务,形成具有中西医融合思维的中西医协作诊疗团队。

创新重大疑难疾病的中西医临床协作机制,促进运行机制制度化。创建中医临床诊疗团队和西医临床诊疗团队的协作诊疗互动机制,建立中西医人员紧密协作的会诊、联合门诊、联合查房、联合病例讨论、学术联合、中西医科室负责人交叉任职等协作模式与医疗制度,为患者提供一站式中西医协作综合诊疗服务,提高疾病治疗难点处理能力。

研究重大疑难疾病的发生发展规律,促进中西医结合学科发展。发挥中西医各自优势,坚持以人为本的理念,多学科、全方位协作,形成医疗、教学、科研相结合,从预防、治疗到康复的中西医协作防治重大疑难疾病诊疗体系,推动中西医临床协作机制建设和服务模式创新,促进中西医协同创新发展。

三、应取得的成果

中西医专家采用中西医协同思维联合攻关重大疑难疾病,将有利于中医学突破局限与短板,有利于加快中医学现代化进程,在互助融合中发挥更大效能,这也是中医学能够持续良性发展的重要保障之一。用中西医临床协同思维解决重大疑难疾病,应该能产出 5 方面的成果,即出疗效、出方案、出成果、出人才、出模式。

出疗效。比如,由上海交通大学附属瑞金医院作为牵头单位,联合上海中医药大学附属岳阳中西医结合医院、附属市中医医院的再生障碍性贫血项目以中西医专科合作为纽带,开展血液疾病的中西医结合诊疗,西医重在探寻病因、早期诊断,找到有效干预的关键因素;中医通过辨证施治,改善患者的生活质量和临床症状,取得满意的临床疗效。

出方案。重大疑难疾病一般都很复杂,不可能靠中医的单方、验方,或者一个具体方法就能解决,需要中西医相互配合的诊疗方案。中西医临床协同思维能够促进诊疗模式改革创新,建立如中西医人员紧密协作的会诊、联合门诊、联合查房、联合病例讨论、学术联合等协作模式及医疗制度,形成独具特色的中西医结合诊疗方案,促使临床疗效的提高。

出成果。上海交通大学附属瑞金医院王振义、陈竺和陈赛娟 3 位院士领衔的团队已经通过中西医临床协作攻克急性早幼粒白血病复发难题,其项目"全反式维甲酸与三氧化二砷治疗恶性血液疾病的分子机制研究"获国家自然科学二等奖,人类白血病分子机制研究及其临床应用获国家科技进步二等奖。未来我们可以期盼通过更多的重大疑难疾病中西医临床协作项目解决目前的医学难题,获得成果。

出人才。协作项目将在一定程度上探索重大疑难疾病中西医协作人才培养新途径,实现人员协作常态化,开展高层次中西医人才交叉培养,完善中西医结合高层次人才培养模式。

出模式。中西医临床协同思维解决重大疑难疾病应该以病人为中心,因病制宜,视不同情况,既可以由西医作为主体,也可以由中医作为主体,还可以中医、西医齐头并进,在学科层面积极推进单病种多学科的综合诊疗模式,真正实现中医与西医的强强联合与优势互补,逐步建立中西医临床协作长效机制。

文章来源:何清湖.用中西医临床协同思维解决重大疑难疾病[N].中国中医药报,2018-05-30(003).

中医诊断学发展十问

中医诊断学是沟通中医基础与临床的桥梁,目前发展迅速,但也出现了不少问题。现提出十点思考,以做学术探讨。

思考一　在大健康时代,中医诊断学的概念应如何定义?

《中医诊断学》第九版教材对中医诊断学作了如下定义:中医诊断学是在中医学理论指导下,研究诊法、诊病、辨证的基本理论、基本知识和基本技能的一门学科。诊,诊察了解;断,分析判断。诊断就是通过对病人的询问、检查,掌握病情资料,进而对病人的健康状态和病变的本质进行辨识,并对病、证做出概括性判断。

目前中医诊断就是搜集病情、分析病情、判断病情,这是照搬西医的概念,完全按西医的标准诊断,只是加上了一部分中医理论的指导。中医最大的特点是整体观,关注生命的全过程,包括健康、亚健康和疾病,而目前中医诊断学是以"病"为中心。大健康时代,中医诊断学不应只研究疾病的诊断,而应该同时研究健康和亚健康的界定,以及思考如何将体质概念融入其中等。

思考二　传统四诊方法与现代诊疗方法应如何取舍?

中医学在诊断手段上充分调动了人的"主观感觉"和"主观意识",形成了以望、闻、问、切为主体的信息采集手段和加工模式。《医宗金鉴》所说"望以目察,闻以耳占,问以言审,切以指参,明斯诊道,识病根源"是对四诊的高度概括,对四诊信息的加工、分析和综合过程就是辨证与辨病的过程。可以说,四诊是针对疾病外在"表象"特征的采集过程,为之后在此基础上对疾病内在本质做分析、判断的辨证与辨病过程做好铺垫。

但传统四诊方法也并非尽善尽美,由于更多是依靠医者的"主观感觉"和"主观意识",有时,收集的四诊信息并不一致。所以,要想得到尽可能全面且正确的信息资料,可以充分利用现代诊疗的新技术、新成果,使其真正为中医所用。

思考三　如何处理辨病与辨证的关系？

每一种疾病的发生发展都有其规律性，这正是辨病的基础；而同一种疾病在不同的内外环境、不同的患病个体、不同的发展阶段下，也会有不同的表现形式，这是辨证的依据。因此，在强调辨证是中医的特色和优势时，千万不要忘记辨病。辨病与辨证相结合是中医论治疾病的有效途径，早在《黄帝内经》中，已有辨病与辨证相结合诊治疾病的记载。如《素问·痹论》认为痹证的基本病机为"风寒湿三气杂合而至"，根据风、寒、湿等邪气的轻重，分行痹、痛痹、着痹辨证论治，又可根据所客之脏，分为五脏痹论治。张仲景开创了辨证论治理论的先河，但也并没有忽视辨病，如《伤寒论》《金匮要略》各篇名先讲病再讲证。直至后世温病学家同样继承了这种模式，如《温病条辨》之三焦论治，在谈及三焦治则时，提出"治上焦如羽，非轻不举；治中焦如衡，非平不安；治下焦如权，非重不沉"的思想，可看作是辨病而施。

总之，辨病与辨证二者缺一不可，或以辨证为主，或以辨病为主，当根据具体病情特点灵活运用。辨病为辨证提供了大方向、大原则，辨证则是在此指导下的主观能动性的发挥。重视辨病，是针对普遍规律性的全面把握，强调辨证，是针对特殊性具体情况具体分析。

思考四　如何把握宏观辨证与微观辨证？

中医临床历来常用的辨证方法包括八纲辨证、经络辨证、脏腑辨证、六经辨证、气血津液辨证、病因辨证、卫气营血辨证和三焦辨证等。传统的辨证论治方法是建立在宏观认识问题的基础上，依据望、闻、问、切四诊之所见，对病因、病位、病性做出概括性总结，着重运用整体的、运动的观点去认识人与疾病的关系，故在宏观、整体、定性、动态方面的研究有独到之处，基本把握了疾病的本质。因此，属于宏观辨证论治。宏观辨证论治体系是历代医家在几千年来长期临床实践中逐步总结形成和发展起来的，为中医防治疾病发挥了重大的作用。在科学技术高度发达的今天，仍然能够有效地指导中医临床实践。

20世纪80年代，"微观辨证"的概念被提出后，诸多学者对其进行研究，目前以实验为主的课题项目基本是围绕这个做文章。微观辨证看起来似乎更接近现代西医的研究思维，但其无法脱离现代医学一些固有的局限性和机械性。因此，实行微观辨证不能简单用一些现代医学微观指标同中医的"证"画上等号。任何一个微观指标都难以全面阐释"证"的本质，只能从一个侧面说明部分问题。所以，微观辨证必须强调多指标合参、同步、动态观察。

传统中医学以宏观辨证为主,现代开始逐步发展了微观辨证,但目前的微观辨证研究还不足以构成一门学科,因为没有系统的知识体系,没有成熟的方法,没有在临床上大面积推广。目前大部分的国家自然科学基金课题都侧重在微观辨证,但是研究成果却难以在临床上应用。笔者认为,研究重点应向宏观辨证倾斜,对其做深入挖掘和传承。

思考五　如何理清证的逻辑结构?

"证"是中医诊断学的一大特色,但对于其逻辑结构不甚明朗。比如,都是血瘀证,可能存在病因病机不同(如寒凝、热盛、气滞、气虚、外伤、砂石等)、部位不同(如在头部用通窍活血汤,在胸部用血府逐瘀汤,在膈部用膈下逐瘀汤,在少腹用少腹逐瘀汤等)的情况。故而,需要有形式逻辑,将中医证候分成一级结构、二级结构、三级结构等。有专家提出"证素辨证"研究即致力于此。这是一项巨大的工程,需要借助临床大量的数据分析,才能理清"证"的逻辑结构。

思考六　中医诊断学是基础学科吗?

学科分化本来源自学科发展需求、社会实际需求,是学科在发展过程中必然产生的现象,是无可厚非的自然状况。然而,中医学科的分化有实际需求的因素,也有模仿西医模式而人为划分学科的因素,这在一定程度上违背了中医学发展规律,同时也为其传承埋下了隐患。

中医诊断学是立足"整体观念"而构建的学科体系,无论学科如何分化,以整体视角考量生命,判断健康、亚健康及疾病发生发展规律的学科内核应当是这一学科应用及研究的宗旨及主要方向。西医首先研究的是动物实验、解剖、生理、病理,而中医首先是来源于临床,中医的生命力也在于临床。因此,中医诊断学不应仅仅是一门基础学科,不应和临床脱节,而应该和临床紧密联系起来。

思考七　可否基于证素辨证统一多种辨证方法?

"证素辨证"是结合现代数学模型,建立在八纲、脏腑、病性、六经辨证等实质内容的基础上所创立的,"根据证候、辨别证素、组成证名"是一种新的、系统的综合辨证方法。以外感病的辨证方法为例,六经、三焦、卫气营血辨证基本概括了外感病发生发展的规律,可结合证素辨证对外感辨证方法进行判断和量化,以证素辨证不同计量值为基础进行证型鉴别。

但是,以证素辨证统一中医外感病辨证方法的难点在于,其一,传统辨证方法各有所侧重,基于大量的临床实践,不能完全地等同于证素辨证,况且传统辨证方法沿用已久,深入人心。其二,证素辨证能否继续延续传统辨证方法对疾病认识的深刻性,保持其优势与特性尚需讨论,所以还需要在临床实践中不断探索。

思考八　中医诊断学与临床学科之间是什么关系?

中医诊断学作为一门与临床紧密相关的学科,理应与内、外、妇、儿、五官等各临床学科紧密结合,这就要求我们要综合应用多学科的理论和方法,从不同角度和不同层次对其进行研究,在这种全方位的研究中,中医诊断学必须深入至某一具体领域,与某个学科发生关系,进行专门的研究,并与其相互融合,从而产生某一领域条理化和系统化的知识集合,进而形成特定的分支学科,这是对中医诊断学学科综合研究的必然结果。例如,中医诊断学理论与中医临床各科误诊误治及其防范处理措施相结合形成的《中医误诊学》;与全息生物学相结合形成的《中医全息诊断学》;与计量学相结合形成的《中医计量诊断学》;与中医临床主诉相结合形成的《中医主诉诊疗学》;与西医临床诊断技术与方法相结合形成的《现代中医临床诊断学》;与心理学相结合形成的《中医心理诊断学》;与分子生物学相结合形成的《分子/基因证候诊断学》等。中医诊断学应致力于在更深入、更科学、更现代、更宽广的领域中探索、发现,只有这样,学科的理论、技术和知识体系等才能不断丰富和创新。

思考九　中医诊断学如何进入大数据时代?

逻辑结构决定了中医诊断学需要大数据的支撑,而"中医＋"思维是一个很好的切入点。"中医＋"思维主要建立在中医药学本身的学科特质及独特的发展规律之上,并针对行业发展过程中出现的问题提出解决方案,这为学科的进一步发展提供了新的思路与方法。在中医药行业发展获得重大机遇的今天,势必要以契合中医诊断学本质的创新思维来促使学科突破瓶颈、迎接挑战。

笔者提出四点建议。其一,与人文社科领域相结合。中医诊断学要吸纳人文社科的研究方法、学科人才,展开系统的中医药学人文社科领域的研究,为解决中医诊断相关问题等提供丰富的思路与方法。其二,与自然科学领域相结合。现代中医诊断学成果的产生不能忽视自然科学研究手段的重要性,与现代生物化学、药理学、药物化学、分子遗传学等研究的方式方法结合能够促进中医诊断学学科产生新的科研成果。值得注意的是,要借助自然科学手段拓展中医诊断学,也要避免在研究中医药过程中唯自然科学化。其三,结合实际需求,学科需要延伸。在完善中医药学整体医学特色的基础上,理应进一步结合实际拓展学科,如健康、亚健康等。其四,与先进传播推广模式相结合。当今的中医药学传承及传播必然不能完全与古代的坐堂医相同,应当注重与时下先进的推广传播模式相结合,扩大中医药学科知识及文化思想的传承与传播。如结合"互联网+"推广模式实现中医诊断知识的广泛普及及更大范围的便民服务。

思考十 民间诊断技术如何传承?

民间诊断技术往往简便易行,不受设备条件限制,通过对某些体征、症状的观察对疾病做出早期的诊断及鉴别,有时还能判断疾病的转归,故而在临床上有一定实用价值。比如,"胸部隐隐作痛,咯痰异常腥臭,以生黄豆嚼之,如不觉腥臭辣味,而反有甘味者为肺痈""炎暑季节,如有发热畏冷,全身酸楚,或头晕重痛,要辨是否中暑,可用大蒜1~2瓣,令患者咀嚼,如感觉无辣味而有甜味者,即为中暑"等。这些民间简便的诊断方法由于多种原因很难见于教材之中,加之民间医生大多是口口相传,导致大量的民间诊断方法和技术失传。因此,为民间诊断技术的传承打通路径已迫在眉睫。

文章来源:何清湖,叶培汉,孙贵香.中医诊断学发展十问[N].中国中医药报,2018-01-17(003).

中西医结合医院如何保持优势不掉队

中西医结合医学是我国独有的医学学科,是在中医学的基础上,充分汲取西方医学特色与优势而形成的独树一帜的医学门类。在近现代医学发展过程中,中西医结合医学不仅开辟了新的科研领域,同时也在临床服务中体现了独特而不可或缺的优势。尤其是围绕中西医结合医学而构建的不同层次的中西医结合医院,成为满足基层百姓健康需求的重要医疗机构。在新的历史时期,如何全面深入地贯彻党的十九大精神,如何以习近平新时代中国特色社会主义思想为指导,从而进一步完善和提升中西医结合医院的建设与发展,是我们关心中西医结合医学和致力于中西医结合研究的专家学者要共同思考与面对的问题。笔者认为:只有坚持五个基本原则,才能进一步办好契合人民需求、学科发展的中西医结合医院。

一、坚持以人民为中心

人民的需求是一切学科进步发展的原动力。医学的目的在于预防疾病发生、维系人体健康、遏制疾病发展、促进病后康复以及探索生命的奥秘。无论何种医学,其根本目的就在于为人民百姓的健康服务。人民的健康需求与不同时期的社会发展、科学认识以及疾病谱改变是密切相关的,因此,随着社会的进步、文明的进展,不同时期的百姓会有着不同的健康需求,在这样的客观情况下,就要求医学要不断地做出改进。

那么,如何才能满足新时期人民群众不断变化、不断提增的健康服务需求?笔者认为:首先作为中西医结合医院应始终坚持高质量发展,精益求精,不论是对中医学理、法、方、药的传承与发展,还是对西医学知识与技术的更新和进步,都应主动完善,力求尽善尽美,才能够打好中西医结合医院建设根基;第二,医学的进步始终是以临床服务为指规,因此中西医结合医学的临床服务能力是最为实际的评判指标,治病的有效率、就医的体验感均是中西医结合医院在临床服务过程中重要和优先考虑的医疗目标,只有充分保障人民群众享有安全、有效的健康服务,才是中西医结合医院的建设精髓;第三,契合并增强人民群众的获得感,身为医院,在医疗服务过程中不仅要致力于"治病",还应承担起"预防"及"医学普及"的重任,从而让百姓在治病防病的同时有所学、有所获、有所用,也能够进一步避免百姓因为医学知识的匮乏而盲目、盲从,这也是中西医结合医院的建设义务。总而言之,中西医结合医院建设应当以满足人民群众日益增长的健康服务需求为根本的核心的出发点和落脚点。

二、坚持优势互补

中西医结合医学至今仍然备受业内外学者所争议。但在笔者看来,中、西两种医学各有所长,我们在建设中西医结合医院的过程中理应保持绝对客观、秉持绝对公正、摒弃一切成见,在临床医疗实践中抛开杂音,一切以临床疗效为指规。

中、西两种医学如何结合、结合到什么程度一直是医务工作者所思所想的重要命题。因为两种医学在思维模式、在技术方法、在医疗形式等方面均有较大差异,因此是结合、融合、配合还是凑合,一直以来成为不少人的困惑,也是我们中西医结合学者一直在不断探索的命题之一。笔者在很早以前就提出了中西医结合基本原则——优势互补、取长补短、求同存异。作为区别度较高,同时也各自确有疗效的不同医学,它们之间的结合必然不会自然而然,而是需要在探索与协作的过程中不断地碰撞和交汇,才能不断形成新的办法与路径。中西医结合医院建设过程中,我们应始终坚持一体两翼,不能刻意地、机械地规定每种医疗服务的中、西医比例如何,务必结合临床实际进行合理的中西医结合。我们应当注意:临床许多疾病,中医疗效优势明显,几乎不需要西医学参与;另有部分情况,西医学手段高明,中医药参与必要性不大;还有一些情况,中、西医学均具有较好优势,全程配合应用使效能完全大于单独应用某种医学;面对很多重大疑难疾病,中、西医学优势均不明显,就得各显神通、协同作战;另有某些病患,在不同阶段或不同情境中,两种医学各有所长,就依据实际情况分阶段或情境采用等。在两种医学的应用统筹上下功夫,以疗效的提升为标准,进行合理有益的优势融合,才能够使中西医结合医院在临床服务中取得更大突破。

三、坚持实践标准

中西医结合医院的建设离不开学术的发展和科技的进步。在致力于学术研究过程中,应当始终坚持以实践为标准,将临床服务实践的真实情况作为检验真理的唯一标准。

医学的进步与发展,离不开临床实践。虽然随着科学的进步、科技的发展,很多医学成果能够从实验室中走出来服务临床、普惠百姓。但科研的构想、设计、实施及其应用，始终离不开实际的临床需求，更不能脱离真实的临床验证。虽然随着医学的进步，学科分化趋向于精细、分支越发庞杂，但身为医务工作者或者医院建设者，应当不忘初心的围绕临床实际、围绕健康形势、围绕人民需求来思考问题、设计研究并解决问题。少争论、多实践，始终坚持科研与临床的紧密结合、坚持理论与应用的紧密结合，身为学术研究者或者科研工作者，既不能好高骛远，也不能坐井观天，不能削足适履，亦不能东施效颦。一步一个脚印的从实际中来，到实践中去，用临床疗效、百姓体验来检验中西医结合的成果，中西医结合医院才能真正务实的推动中西医结合医学的研究和学术创新。

四、坚持开放包容

历史证明，任何一个学科的进步，都需要开放包容的姿态，闭关自守、唯我独尊必然是自取灭亡。有关中、西医学的争议由来已久，在笔者看来：相较于实实在在的临床疗效、普惠世界的医学成果，诸多争议实在不值一提。

办好中西医结合医院，真正成为两种医学协力奋战的好阵地，成为中、西医务人员互帮互助的好单位，成为中、西医学成果互参互证的好平台，就需要医院建设者以及广大工作者尽皆保持科学的、客观的、冷静的学术姿态，不偏不倚、不带成见地学习与认识两种医学，务须充分发挥开放包容的精神，用谦和、尊重的态度，用学习、协作的精神，共同提高，促进医学的发展与进步。作为医院，不仅要提倡良好的、包容的医学交流氛围，更是要搭建不同医学研究者、工作者互相交流、学习的平台，最大程度地鼓励大家通过不同途径、采取不同方法进行探索与创新，促进不同医学更好地融合。医学之间的差异是客观存在的，思路决定出路、态度决定程度，开放包容之精神必然是中西医结合医院建设的核心价值。

五、坚持创新发展

中、西医学的不断进步是医学工作者长期以来坚持创新发展的结果，唯有创新发展才能够使学科源远流长而生机无限。但创新发展需要创新精神，更需要继承精神，正所谓"厚积而薄发、有博能返约"，深厚的学科知识积累是创新发展的根基所在，唯有根基牢固，才能在创新发展过程中充分遵循学科规律，也才能产生令学界信服、经得起考验的科研成果、建设成果。

学科的发展有其自身规律，中医学在长期的传承与实践过程中形成了自身独特的学科发展模式，西医学亦有着自身的学科进步规律。中西医结合医院在建设与发展过程中，首先要充分尊重中、西医学不同的学科规律与特质，从而坚持充分发挥中医学特色与优势,并充分汲取西医学技术与方法,既能采取传统、有效的中医药理论研究方法,也要合理、积极地利用现代科学技术与方法,才能够更好地探索出中西医结合的模式,最终合理合适地促进中、西医学的进步与融合。

"要着力推动中医药振兴发展,坚持中西医并重,推动中医药和西医药相互补充、协调发展"是习近平总书记对于我国医学发展所寄予的希冀与重托。中西医结合医院的建设在推动中西医结合医学事业发展过程中尤为关键。总而言之,只要坚持把人民的需求放在首位、坚持合理的结合医学优势、坚持以实践为检验标准、坚持开放包容的精神、坚持进行符合学科规律的创新发展,中西医结合医院就是能够办出水平、办出特色、办出优势、办出理想的医学阵地。

文章来源: 何清湖,孙相如. 中西医结合医院如何保持优势不掉队[N]. 健康报,2019 – 01 – 02(005).

构建中西医结合教育模式培养创新性人才

　　创新是人类文明的源泉。江泽民同志说:"创新是一个民族进步的灵魂,是一个国家兴旺发达的不竭动力。"培养具有创新意识、创新能力和创业精神的人才,是知识经济时代高等学校培养高层次人才的重要内涵。培养创新性中医药人才同样也是高等中医药院校的重要任务。中西医结合高等本科教育于 20 世纪 90 年代初期开设中西医结合临床医学专业起步,至今已有 13 年历程,为我国卫生事业培养了一批人才。但中西医结合人才如何培养,一直存在争议。我校作为最早开办中西医结合高等本科教育的院校之一,较早提出"两个基础,一个临床"的培养模式,在教学过程中强调创新能力的培养。经过 10 余年的探索与实践,在构建中西医结合教育模式,培养创新性人才方面,积累了一定的经验,现总结如下。

一、构建一体两翼培养模式,强调一体化的教学方法,孕育创新环境

　　由于中西医结合高等本科教育是新生事物,无经验可循,在探讨中西医结合高等本科教育培养模式问题上,不同的专家有不同的主张,一直存在争议。我们在教学实践过程中,在全国较早提出"两个基础、一个临床"的培养模式和课程体系设置,即中医基础和西医基础课程分别由中医、西医讲,临床课程中、西医结合在一起讲,要求临床课程教师用"一张嘴"说话。为适应这一培养模式,我校还先后于 1995 年、2001 年编纂出版了中西医结合临床系列教材,在全国产生较大影响,先后作为中西医结合执业医师资格考试和中西医结合中级技术资格考试蓝本教材。"两个基础,一个临床"的培养模式的优点在于"一个临床"能充分反映中西医结合临床学科发展的现状,使中、西医的"病证结合,优势互补"融入教学之中,体现中西医临床结合的特色与优势;"两个基础"能使中、西医的基础理论得到系统学习,为进一步的中西医结合临床课程学习打好基础。"两个基础,一个临床"的一体两翼的培养模式更适合目前中西医结合发展的现状和水平,现已得到全国同行的认可。中西医结合事业本身就是一个不断探索的过程,特别需要改革

意识和创新精神。实行"两个基础,一个临床"的培养模式,对从事该专业教学教师尤其是临床课程教学教师的理论素养和知识结构提出了许多新的要求和挑战。"一个临床"的教学模式要求从事中西医结合临床课教学的教师,既要懂中医,又要懂西医,还要掌握所讲授课程中医、西医、中西医结合研究的最新进展及动态,将其吸收入教学中。这就要求临床教学教师除了要有较扎实的中、西医学知识之外,还要有创新意识,要勇于创新教学方法,改革教学模式。我校高度重视中西医结合临床师资的选拔和培训,目前中西医结合学院的 30 余位临床专职教师队伍中,大部分具有博士学历,理论素养较高,而且形成了浓厚的科研和创新氛围,教研和科研成果卓著。教师自身具有较好的创新意识和科研素质,自然而然地在其教学过程中会向学生灌输创新思想,培育创新的沃土。我校中西医结合专业学生的特点之一就是思维活跃,勤于思考,勇于开拓,已形成良好的创新学习环境。

二、开设创新课程,全面提升学生创新素质

课程的改革与创新是我国当今改革教育培养创新性人才的基础和核心。为了提升学生的创新素质,我们在教学过程中,除了完善优化必修课程的设置外,还开设了《中医科研设计与统计方法》以及《中西医结合思路与方法》等创新性课程。《中医科研设计与统计方法》由我院王净净教授主讲,使用教材《中医科研设计与统计方法》(由湖南科学技术出版社出版)为王净净教授所主编,旨在通过对中医药科研设计基本方法的介绍,让学生从本科阶段起就掌握科研创新的基本原则和方法,充实其科研创新的基本素质,激发其创新灵感。课程自设置以来,选修率一直达98%。《中医科研设计与统计方法》于 1998 年获湖南省教育厅科技进步一等奖,湖南省科技进步三等奖。《中西医结合思路与方法》自 1996 年开始在中西医结合本科班开设,先后由凌锡森、何清湖教授主讲,现使用教材《中西医结合思路与方法》(由人民军医出版社出版)为何清湖教授主编,作为一门指导性课程,旨在通过对中西医学模式方法和中西医结合的内涵和外延、中西医结合研究与实践的指导性原则和基本方法的介绍,让学生掌握中西医结合的思维方法和技术方法,增强其专业兴趣和专业意识。《中西医结合思路与方法》课程的开设及教学获湖南中医药大学 2006 年教学成果奖一等奖。这些专业特色浓厚的创新课程的设置,为学生创新素质的培养提供了时空条件和知识、技能、方法的准备。

三、利用科研成果转化为教学内容,在实践中培养科研创新能力

我校中西医结合学院师资力量相对雄厚,科研创新能力较强,近 10 年来,我院先后获国家自然科学基金资助科研项目 11 项,国家科技攻关项目 2 项,省部级

科研项目 60 多项,获省部级科研奖项 29 项,其他科研、教研奖项 21 项,科研创新氛围浓厚。这些科研成果是创新教学的丰富资源。在教学过程中,我们主张专职教师将自己的科研思路和体会转化为教学内容,就自己的研究领域在课堂教学时适当向纵深拓展,让学生了解中医药研究领域的新进展、新发现,以及今后研究探索的方向。另外,根据学生个性,选拔一些基本功较扎实的高年资本科学生,让他们较早参与科研过程,在实践中掌握创新方法,培养创新思维。

四、拓开教学时空,开辟第二课堂,培养观察、实践、创新能力

在培养高素质创新性人才的思想指导下,我院积极拓开教学时空,充分开辟第二课堂,发展和完善"课堂教学——校园文化和科技活动——多种社会实践"三位一体的培养途径,给学生创造一种全方位培养创新能力的氛围、环境和机会。具体措施包括:

1. 开办"岐黄论坛"校园学术网站,通过网上教学、网上辩论等方式,拓展教学时空。

2. 开展具有中西特色的"中西论坛"学术文化交流活动。通过"中西论坛"这个学生组织的学术交流平台,定期邀请知名专家教授进行学术讲座,以拓宽学生视野,激发学习兴趣。先后登临"中西论坛"的专家有中国中西医结合学会秘书长陈士奎教授,教育部长江学者计划长沙首席科学家、留美博士、湖南师范大学张健教授,以及本校知名教授尤昭玲、蔡光先、吴子明、田道法、何清湖、何泽云、王若光等。

3. 积极组织学生开展社区医疗和暑期"三下乡"活动,通过下乡实践,了解社会对医药的现实需求,激发学习的动力和兴趣,让同学们更多地在实践中获得真知,增强"面向"和"服务"意识。历年来,我院组织的"三下乡"活动都因表现突出被评为学校的优秀团队,2003 年还获得了湖南省团委的优秀表彰。自 2003 年起,我们还开展了暑期"三个一"工程,要求学生暑假期间都必须完成一篇科技论文、一份社会调查、一项小发明,"逼"学生开动脑筋,主动去发现问题,解决问题。

4. 鼓励学生参加校、省、国家各级创新赛事活动,成立专项基金予以奖励和资助,并配备专业教师予以指导。正是由于有浓厚的科研创新氛围,加上学校重视,我中西医结合学院的学生在各类级别的创新赛事活动中取得很好的成绩。其中,2003 年由何清湖教授指导的姚小磊同学论文"论房水循环与五轮的关系及其应用于治疗五风的内障"获全国大学生科技竞赛"挑战杯"科技论文奖三等奖;由我院雷磊教授指导 2001 级 7 年制林志宏同学的论文"中草药在电话机消毒杀菌方面的应用研究"获湖南省中医药院校科研论文大赛二等奖,雷磊教授指导 2001 级

7 年制刘杰同学的论文"试述脐疗防治慢性疲劳综合征"在《中医药导报》上发表；在我校举办的多次校级创新赛事活动中,我中西医结合学院学生几乎包揽所有的奖项。

5. 划拨专项经费鼓励学生独立开发科研项目,从选题、立项到科研都以自主完成为主,配备专家教授予以指导、咨询。完善奖励激励机制,制定学院关于学生科技创新的奖励规定,鼓励学生参加科技创新活动,发表创新论文,研发创新成果。让学生的创新活动得到坚实的物质保障。

通过构建一体两翼的培养模式,完善课程体系设置,开设创新课程,将科研成果转化为教学内容,积极开设第二课堂这些方式,培养了一批具有创新意识的中西医结合人才,并促进了学科的建设和发展。

文章来源: 何清湖,刘朝圣. 构建中西医结合教育模式培养创新性人才[J]. 中国中医药现代远程教育,2007,5(4):42-44.

高等中西医结合教育发展概况、困惑与展望

一、高等中西医结合教育发展概况

高等中西医结合教育自新中国成立以后历经 3 个发展阶段：

1. 西学中阶段：新中国成立以后，人民政府十分重视医药卫生事业的发展。在 1950 年召开的第一届全国卫生工作会议上，毛泽东主席为会议题词："团结新老中西医各部分医药卫生工作人员，组成巩固的统一战线，为开展伟大的人民卫生工作而奋斗。"这一批示无疑为中西医团结一致共同发展定下了基调。以后在 1954 年全国高等医学教育会议上及 1956 年同音乐工作者谈话中，中央多次提到"西医学习中医"问题。以 1958 年中央批示卫生部党组关于"组织西医离职学习中医班的总结报告"为标志，一个西学中热潮很快兴起，全国各地广泛地开办了"西学中"班，培养了很多人才。由于 20 世纪 50 年代中期到 60 年代早期的不懈努力，我国初步形成了一支中西医结合队伍，为中西医结合理论研究和临床实践奠定了基础。

2. 研究生教育阶段："文革"后，在党中央拨乱反正方针指导下，医药卫生工作又得到了恢复、整顿与重建。1978 年以来，原国家教委设置了中西医结合学位（硕士、博士）及双学位教育。国家计委、教委、计生委、国家自然科学基金会、卫生部和中医药管理局在科研编目中建立了中西医结合课题编号，学科专业委员会确定了中西医结合为独立的一级学科，一些高等医药院校和研究单位相继开展了硕士、博士研究生的高层次中西医结合高等教育。20 世纪 90 年代，博士后流动站首先在西苑医院和天津急腹症研究所启动，全国无论是高等院校还是研究院所都取得了一大批中西医科研成果。

3. 本科教育阶段：1992 年，泸州医学院率先在五年制中医学专业中开设中西医结合方向；1993 年，湖南中医学院在湖南省教育厅的批准下正式开设五年制中西医结合临床医学专业；1998 年广州中医药大学整合广东省中医院资源优势，与

南方医科大学联合开办七年制中西医结合专业方向;1999 年河北医科大学招收七年制临床专业(中西医结合方向)学生,主要培养研究型或应用型的高级中西医结合人才;2000 年,教育部回复中西医结合暂不作为专业,可在七年制中医学专业试办中西医结合临床医学方向,各校可自主成立中西医结合系(学院),中西医结合高等教育事业得到国家政策支持;2002 年,教育部批准泸州医学院、河北医科大学、湖南中医学院等部分院校在专业目录外设置中西医临床医学专业;2003 年,中西医结合规划教材建设委员会主张专业名为"中西医结合临床医学"。目前,高等中西医结合教育状况如下:

1. 各中医院校、西医院校、部分综合院校已广泛开办高等中西医结合教育,据初步统计开办五年制中西医结合临床医学专业的院校达 20 余所,开展中医学专业下中西医结合方向本科(含七年制)的院校约 30 余所,开办三年制中西医结合专业的院校约 50 余所,各层次在校学生人数达 6 万余人。每年参加中西医结合执业医师、执业助理医师的人数大幅度上升,为中西医结合队伍输送了大量人才,为中西医结合事业的可持续发展奠定了基础。

2. 各高校根据社会对中西医结合的人才需求、中西医结合学科发展的现状与各高校自我特色,确定人才培养模式,制定相应课程体系,编纂各具特色的中西医结合专业教材。通过 10 余年的探索与实践,形成了大家较公认的"两个基础、一个临床"的中西医结合临床医学专业人才培养模式,认为中西医结合教育现阶段"两个基础、一个临床"的培养模式和课程体系设置已得到基本确定,优点在于"一个临床"能充分反映中西医结合临床学科发展的现状,使中、西医的"病证结合,优势互补"融入教学之中,体现中西医临床结合的特色与优势;"两个基础"能使中、西医的基础理论得到系统学习,为进一步的中西医结合临床课程学习打好基础。这种培养模式能充分反映中西医结合学科发展的现状,体现中西医结合的特色与优势,应是现阶段中西医结合高等本科教育切实可行的专业培养模式。

3. 在教育部、国家中医药管理局宏观指导下,由中国中西医结合学会教育工作委员会和全国高等中医药教育教材建设委员会共同主办,各医药院校、中医院校联办,中国中医药出版社协办,完成了我国第一版中西医结合临床医学专业规划教材(第一批)的编纂和出版工作,第一批教材共 16 部,包括《中外医学史》《中西医结合医学导论》《中西医结合内科学》《中西医结合外科学》《中西医结合妇产科学》《中西医结合儿科学》《中西医结合骨伤科学》《中西医结合眼科学》《中西医结合耳鼻咽喉科学》《中西医结合传染病学》《中西医结合口腔科学》《中西医结合皮肤性病学》《中西医结合危急重症医学》《中西医结合肛肠病学》《中西医结合精神病学》《中西医结合肿瘤病学》。目前这套规划教材已正式投入教学使用,得到了师生的广泛好评。同时,2005 年正式启动了中西医结合临床医学专业基础课程教材的编纂工作。

4. 各中医院校、西医院校、部分综合院校在开办中西医结合教育事业的基础上,广泛开展高等中西医结合教育的研究,并取得了部分阶段性成果,如:(1)尤昭玲、何清湖教授主持的《中西医结合本科教育体系的构建与实践》项目获 2004 年湖南省高等教育教学成果奖二等奖,该成果创建了"一体两翼"的中西医结合人才培养模式,并构建相应的教学体系和教材体系,国内首次编纂五、七年制本科两套中西医结合临床系列教材,在全国较早开办中西医结合本科教育,培养了一大批中西医结合人才;(2)尤昭玲、何清湖教授主持的"中西医结合本科教育临床课程教学内容体系的研究与教材建设"项目获 2005 年中国中西医结合学会科学技术三等奖;(3)凌锡森、何清湖教授主持的"中西医结合思路和方法的研究与教学实践"项目获 2006 年湖南省高等教育教学成果奖二等奖;(4)张炳填、何清湖教授主持的"构建适应中西医结合执业医师资格考试制度,强化实践技能培养模式的研究与实践"项目获 2006 年湖南省高等教育教学成果奖三等奖。

5. 各中医院校、西医院校、部分综合院校在自主办学的同时,相互交流,已在河北石家庄、湖南长沙召开了两届全国中西医结合教育研讨会,并实行了学校之间的交流,如部分西医院校每年召开一次中西医结合教育经验的交流会。

二、高等中西医结合教育发展的困惑

1. 中西医结合工作在现行法律法规体系中缺乏完整专门的阐述。中西医结合工作的目标定位至今未在法律法规上明确,中西医结合专业名称问题仍然困惑中西医结合学术界和教育界。目前教育部本科专业目录无中西医结合专业,现批专业名为"中西医临床医学",尚不承认"结合"两字,仍有许多院校仅作为中医学专业的一个方向。

2. 中西医结合专业学制问题。目前中西医结合专业学制多为五年制本科或三年制专科,由于该学科内涵的特殊性以及现代高等教育对人才要求的多样性,普遍反映学制时间过短,难以达到培养目标。但太长的学制有时又会在现有阶段中使得中西医结合人才毕业后怎么样为基层、为农村服务成为问题,这也是一个关系到本学科人才培养的根本性问题。

3. 中西医结合临床一体化师资问题。中西医结合临床强调中西医相互结合诊治病患,教授中西医结合临床课程对于师资力量提出了较高的要求,教师既要对中医、西医知识有较好地把握,还要对中西医学差异和如何开展中西医结合有较深刻地理解,在临床教学中能够启发中西医结合思维。而目前中西医结合教师往往缺少此方面的知识储备和思考。关于开办中西医结合高级师资研修班的构想难以付诸行动。

4. 中西医结合执业医师考试规范化问题。目前中西医结合执业医师考试规范化做得不够,尤其是临床实践技能考核往往是中医内容和西医内容的简单相加,没有体现中西医结合临床一体化特色,影响本专业人才培养方案的制定与实施。

5. 后期临床教学问题。目前大部分院校缺少专门的中西医结合临床实践教学基地,没有完备的中西医结合临床实践教学体系,包括临床课程学习和实习计划与大纲、临床实习指南、临床实习考核大纲都没有完善的制度和管理措施,对于中西医结合医学生的后期临床教学要不偏向中医、不偏向西医,难以做到具有中西医结合特色的后期临床教学。

三、高等中西医结合教育发展展望

1. 明确中西医结合的地位与作用:(1)中西医结合是我国卫生医疗事业中重要的一支力量;(2)中西医结合是一门学科;(3)中西医结合是中医现代化的重要途径。由笔者主持的"中西医结合政策与管理的研究"课题,为《传统医药法》中加入有关中西医结合条款的建议报告就明确建议:《传统医药法》总则中应说明中西医结合的性质、地位和作用:中西医结合是在我国既有中医又有西医的历史条件下产生的,是中国特色社会主义卫生事业的重要组成部分,在我国人民的医疗卫生保健中发挥着重要作用。中西医结合充分吸收两种医学特长,并使之相互沟通、相互融合、相互促进、相互补充,对继承发展中医药学、实现中医药现代化、促进我国医学和世界医学的进步具有重要意义。

2. 中西医结合专业名称的规范化要求。建议中西医结合本科专业名更名为"中西医结合临床医学",体现中西医结合特色,明确中西医结合内涵,并提示主要是培养临床应用型人才。

3. 多层次办学体系的建立。应构建多层次的中西医结合高等教育办学体系。包括三年制中西医结合临床医学专业的专科教育,五年制中西医结合临床医学专业的本科教育,七年制本硕连读中西医结合临床医学专业的本科教育,以及中西医结合(含临床与基础)硕士研究生教育,中西医结合(含临床与基础)博士研究生教育,中西医结合(含临床与基础)博士后工作流动站。因为:(1)我国各地社会、经济、文化发展的不平衡性,城乡差别较大,各地特别是城乡之间医疗卫生发展水平与要求存在较大差异,应根据各地具体情况培养与其相适应的中西医结合人才,满足不同层次人群对中西医结合卫生服务的需求;(2)中西医结合作为独立的一级学科本身也存在阶段性和一定的不成熟性,有初级的结合,也有高级的结合;有中、西医医术之间的相互弥补,也有理论上的相互结合等,均是中西医结合,否认初级的结合,也就谈不上高级的结合。

4. 加强师资培训工作。选择部分教学条件较好、具有较丰富教学经验的高等院校大力开办高级中西医结合教师研修班或相应的学位班,提高中西医结合专业教师的专业素养,特别是加强中西医结合临床一体化思路与方法的培养,提高中西医结合临床教学水平。

5. 完善中西医结合执业医师考试制度。根据中西医结合专业发展的情况,建立完善的中西医结合执业医师考试制度,修订、完善现有的中西医结合执业医师考试大纲,编纂出版配套的中西医结合执业医师考试用书,以指导考生更好地复习与考试,并成为真正的中西医结合执业医师。

6. 建立一套系统的中西医结合临床医学专业规划教材及相应的配套教辅、教参丛书。规划教材建设是中西医结合高等本科教育发展的一个重要内容,是中西医结合本科教育教学的需要,是中西医结合临床医疗规范的需要,是中西医结合执业医师、中高级技术资格考试的需要,也是中西医结合学科发展的需要——学科体系标志性成果。目前在中西医结合临床专业规划教材(第一版共 16 本)出版之后,下一步需要做的是基础课程教材建设。

7. 加强创新型中西医结合人才的培养。充分利用课题和课堂外的机会,开展中西医结合创新性思维的培养,指导学生参加"第二课堂"、参加"挑战杯"等活动,开办中西医结合科技论坛,推广中西医结合创新活动,强化创新意识,提高中西医结合的创新能力。

8. 加强中西医结合临床医学专业学生的后期教学与临床实践,重视如下几个方面的建设:(1)临床教学实践基地建设,以全国 11 所重点中西医结合医院和 27 所重点中西医结合专科建设带动全国中西医结合医院建设,形成真正具有中西医结合特色的临床教学基地;(2)后期临床教学重视案例教学方法,在后期临床各门学科中广泛开展案例教学,解剖麻雀,举一反三,提倡临床课程床边教学,让学生真正做到早临床、多临床与反复临床,提高本专业学生的临床实践能力;(3)强化管理,落实中期考核和巡查指导工作,切实考核学生中西医结合临床实践成绩;(4)明确目标:培养真正中西医结合的人才。

9. 争取得到教育部、国家中医药管理局的支持专项,开展全国性大协作,对中西医结合临床医学专业的培养模式、办学层次、课程体系、教学内容、教材建设、教学方法、人才质量标准、教学基地、病案教学等进行全方位的研究,以进一步完善高等中西医结合教育体系,培养社会真正需要的中西医结合人才,更好地发展中西医结合事业。

文章来源:何清湖,雷晓明.高等中西医结合教育发展概况、困惑与展望[J].中医教育,2007,26(5):7-10.

综合医院发展，"西学中"教育不可少

"西学中"教育如果从 1956 年算起，到今年恰好是 60 年了。60 年间，中西医结合事业有高潮，也有低谷。近几年来，"西学中"又出现了喜人的局面，国家中医药管理局从政策、经费等多方面给"西学中"教育以大力支持。但是，在综合性医院，有部分临床医生包括医院管理者，对"西学中"还是存在一些困惑，还有些怀疑，甚至抵触。有些同志认为，当前西医日新月异，诊疗规范标准，诊疗设备先进，临床解决问题的能力在不断提升，为什么还要学习发源于几千年以前的中医？对于综合医院改革，"西学中"教育开了个好头，应成为我们今后重点关注的内容。在此，根据我们的办学经验和认识，来谈谈新时期条件下"西学中"教育的三大关键问题：为什么要学，学什么，怎么学。

一、综合医院为什么要"西学中"

新时期条件下为什么要"西学中"，有以下几点理由。

1. 中医是真正的生物—心理—社会医学模式

中医学倡导"天人合一""形神合一"的健康观，认为人与宇宙，人与自然界气候、地理环境，人与社会，人与人均处于对立统一之中。这些外界因素的超常变化，或机体适应能力下降，势必引起机体内环境的失衡而导致疾病发生。中医把生物—气象—心理—社会诸因素联系在一起，这与生物—心理—社会医学的观点特别吻合，并且在内容上更加丰富和全面，是一种"生命—心神—环境医学模式"。另外，中医治病求本、未病先防、既病防变的治未病理念，在医学目的转向为"健康"服务的当下，也更能体现其整体观念的理论优势。中医药的繁体字"藥"，上面是一个草字头，下面是一个快乐的乐字，说明中医特别强调心理情志与人体健康之间的密切关系，认为开心快乐是最好的良药，所以中医有句话"药补不如食补，食补不如心补"。《黄帝内经》说"恬淡虚无，真气从之，精神内守，病安从来"，认为我们临床遇见的大部分疾病都与心理因素有着密切的关系。总之，中医学始终把人放在医学的核心,其所理解的"生命"比"生物"深刻,是真正的生物—心理—社会医学模式。

2. 中医的整体观在方法论上有先进性

现代医学特别强调疾病与基因之间的关系,人类基因图谱的绘制被誉为世纪成果之一。但是当医学过分拘泥于分子和基因的时候,我们的思维就局限了。基因检测预防如乳腺癌之类的疾病,在最近几年被热捧。但这种理念是一种线性思维,实际上疾病的发生是非常复杂的,是非线性的。生物医学在不断的发展过程中,也发现当过分注意局部的时候,就忽视了整体。西方医学提出了"系统生物学"的概念,也是强调既要注意微观、局部,也要注意整体。

什么是中医的整体观念呢?就是三个合一:第一是天人合一,人与自然界息息相关;第二是形神合一,人不但是有形体的,还是有心理的人;第三是藏象合一,认为人本身就是一个有机整体,它是以脏腑为中心,以心为大主,通过经络,运行气血津液,与外部的四肢九窍保持有机的整体关系。整体观念对中医理论的指导和影响,涉及病因病机学说、诊断学理论系统、治则治法学说等各个环节。如中医认为,癌细胞是机体发生个体细胞病变这一事件的最终结果,能够消除这一结果的途径是在其原因上进行的干预。在整体水平上使机体不再产生使细胞癌变的原因,消除癌变细胞的产生及生存环境,才是消除癌变的有效途径。在癌症治疗中要形成以人为中心的整体观念,确定病人当前的主要矛盾,抓住主证,辨证施治,才能提高临床疗效。从个体生命活动的整体出发,强调健康的整体性是现代健康的核心理念。西医有必要汲取中医整体观念,适应医学发展的新需要,在医学模式的转变过程中突出整体观念,加强学科综合建设,进而促进医学发展。

3. 中医理论与临床紧密结合的思维值得借鉴

西医的教材,对于病因病理的阐释,有很多阐释得比较清楚,但也有病因病理不清,与多方面因素有关。我们在慢性疾病动物实验研究过程中,发现了一个问题,一些论文影响因子越高,它与临床相关性可能越远,临床运用的价值可能越低。所以西方医学提出了转化医学的概念。而中医的理论就来自临床,它与临床息息相关,张仲景是理论家,也是临床家,李时珍是中药本草专家,还是临床医生。中医历来强调理论与临床紧密结合,在临床过程中发生理论创新。而中医理论的创新,主要不来自实验室,而是来自于临床,所以中医不存在转化医学。因此,西方医学在开展医学动物实验的同时,可学习中医把理论与临床紧密结合的思维方式。

4. 中医对功能性和复杂性疾病有更多手段和经验

在临床上,有时会遇到一些临床病例,特别是一些功能性疾病,诊断已经很明确了,但是西医没有很好的治疗方法,甚至根本就没有治疗办法。这个时候中医通过辨证论治的思维方式,包括借鉴名老中医的一些经验,可以提出有针对性的治疗和干预措施。这样可以增加我们的治疗手段与方法,掌握更多的防治疾病的武器。比如,神经性头痛,某些胃病,某些心脏疾病,还有病毒表面抗原阳性的携带者,诊断容易明确,但就是没有很好的治疗办法。特别是一些恶性肿瘤晚期阶段,放疗化疗和手术都不是很适合了,没有很多办法可想了。这个时候中医有解决办法,不一定把它治好,它有办法延长生存时间,提高人的生活质量。这时中医可以发挥作用。

5. 中医在治未病方面有深厚底蕴和独到优势

西方医学有严格疾病诊断标准,假如一个病人有很多症状,如腰酸背痛,头昏脑涨,睡眠不好,但如果 CT、心电图、X 线检查等没有发现明显病灶,西医认为这个人没有病,也没有很好的干预手段。而中医在养生保健、预防医学、不治已病治未病领域有值得西医学习的地方。《黄帝内经》讲得很清楚,"夫圣人不治已病治未病,不治已乱治未乱,此之谓也。夫病已成而后药之,乱以成而后治之,譬犹渴而穿井,斗而铸锥,不亦晚乎?"药王孙思邈判断上医、中医、下医的标准是什么呢?第一上医治国,中医治人,下医治病,下等的医生仅仅是治病,中等的医生不但治病还治人,上等的医生不但治病、治人还治国,治理社会;第二个判断标准是上医治未病之病,中医治欲病之病,下医治已病之病。就是上等的医生让人养生保健少得病不得病;中等的医生在身体不舒服的时候,还没有达到疾病诊断标准,也就是亚健康状态的时候,及时调理,在黄灯区的时候不要进入红灯区;下医才治已病。

6. 中医药在辅助西医药减毒增效方面有可取之处

西方医学发展很快,无论是诊断方法,诊断仪器,还是一些治疗方法,包括化学药物、微创手术和生物治疗方法,日新月异,在不断地进步。我觉得西方医学在利用当代科学成果方面的敏感性是特别值得中医学习的。西方医学成为世界的主流医学是毋庸置疑的。在国外中医是属于传统医学的范畴,属于替代医学、补充医学。在中国是中西医并重,强调中西之间的相互团结,以及促进中西医结合,这是国家的卫生政策,都是主流医学,没有谁主谁次。但在综合性医院肯定是西医为主,我们要考虑的是怎样发挥中医的重要作用,不仅仅是中医科,还要通过中医科辐射到其他科室来发挥中医的作用。在临床过程中,不管是放疗、化疗,包括一些生物疗法,包括外科手术,甚至包括微创外科,只要时间一长,就可能带来一定的副作用。在中国,滥用抗生素普遍存在。中医在围手术期,在减毒增效方面,在弥补西方医学治疗过程中一些副作用,确实有可取之处。

二、综合医院"西学中"学什么

1. 学中医"大医精诚"的价值观

西医的价值观是救死扶伤,把快死的救活,把伤的扶起来。中医的价值观有几个词,比救死扶伤好,如"大医精诚",有丰富的内涵,有丰富的历史文化价值。再如"仁心仁术",中医讲仁心仁术,一个仁字有多大的学问,从儒家文化、从孟子开始提倡仁者爱人,到谭嗣同先生写的《仁学》,真正的儒家文化讲仁义礼智信,仁心仁术有丰富的内涵。中医有个典故叫"杏林春暖",多有内涵、多有历史、多有故事性,比救死扶伤更有文化内涵。我们不能把中医优秀的东西当作垃圾扫掉了。中医典故"橘井泉香"就和湖南郴州有关,现在在当地政府想申报非物质文化遗产,还准备建橘井国医馆,准备把中医药文化打造成郴州的旅游产业名片之一,因为这是有文化、有历史、有内涵的东西。在价值观方面,西医有优秀的地方,希波克拉底的医学生誓言是值得我们学习的,但中医的价值观更有历史和文化底蕴,是西医要学习的地方。

2. 学中医的思维方法

大部分西医如果学中医的话,可能大多会用西医的思维方式来学中医。但是要学好中医,依靠西医的思维模式只能学点皮毛,只能把中医某些技术方法当成工具、手段。最近我们在讲青蒿提炼青蒿素,那也是中医,但是真正的中医一定要遵循中医的思维方法。中医的整体观念,中医辨证论治的思维方法,中医治未病的思想,中医因时因地因人的思想,中医讲"观其脉证,知犯何逆,随证治之",小柴胡汤证讲"但见一证便是,不必悉具"。这些都是中医的思维方法,诸如取类比象,整体思维,由此及彼。我们学脉诊,脉端直以长,对应弦脉,滑脉是往来流利,如盘走珠。那是什么思维方式,医者,意也。不学习这个思维方式,只能把中医当成工具和手段,不能真正把中医学好。

3. 要夯实中医基本理论

做一个好的中医,特别强调名老中医,强调经验的传承,但是中医必须要有理论的。西医有理论,有解剖学、生理学、病理学、病理生理学、生化等这一些基础学科,中医有基本理论,中医诊断学有中医诊断学的基本理论,中药学有中药学的基本理论,方剂学有方剂学的基本理论,我们不学习这些理论,不夯实这些理论,一味地去追求灵丹妙药、祖传秘方,头痛医头,脚痛医脚,恐怕很难成为好中医。真正要成为一个好的中西医结合医生,一定要学习掌握比较扎实的中医基本理论,没有基本理论做基础,根基不牢。不但要知其然,还要知其所以然。

4. 要掌握常见病的中医辨治规律

西医分科越来越细化，这是学科发展的进步，但是学科过度的分化细化，尤其是中医，分化过度之后有时反而制约了中医事业的发展。现在的临床病症比较复杂，一个临床医生不可能什么都会，什么都行，我们首先应该掌握常见病、多发病的中医辨治规律。比如，搞心血管内科的，你对心系疾病，对心悸、胸闷等常见病的因机理论和辨治规律要掌握清楚，搞妇产科的，要熟悉经带胎产、妇科杂病，搞男科的要把性功能障碍、前列腺疾病、男性不育这几个疾病的中医辨治规律掌握得滚瓜烂熟。在熟练掌握常见病的辨治规律基础上，养成中医辨治疾病的方法，不断学习，才能对临床疑难疾病有所突破。

5. 要掌握相应的中医适宜技术

中医适宜技术，治法独特，如针灸、推拿、拔火罐、刮痧、中药熏洗、穴位贴敷等，通过各种物理方法或天然药物，通过刺激穴位调整脏腑功能来达到治疗疾病的目的。这类疗法取材方便、方法简单、费用低廉、安全有效。我们国家在基层、社区、养生保健机构、中医医院推广中医适宜技术，在综合医院更要推广中医适宜技术。中医有很多简便廉验的方法和实用技术，可以即学即会，容易速成。综合医院的科室可以根据科室病种情况，开展一些中医适宜技术。如手术科室采用针灸、中药保留灌肠、中药熏洗等方法，在协助术后通气、通便、减少水肿、促进康复，心血管内科采穴贴压辅助原发性高血压病治疗等，都有较多的循证支持。这些适宜技术赚钱不多，但往往能解决一些临床问题，甚至一些小办法解决大问题。中医有一句话叫"单方一味，气煞名医"，讲的就是这个道理。

6. 学习名老中医经验

通过学习经典不但能强化中医的思维方法，还能拓展中医治病的方法。"西学中"还有一条捷径是学名老中医的经验，我们不是系统学习中医的，和中医医生相比，无法有那么扎实的理论基础，这个时候可以学习借鉴名老中医的经验。有些经验方还可以开发成医院制剂，比如，慢性肝炎基本的几个证型，可以在科室搞几个基本的医院制剂或经验方，一步步运用，会越来越熟悉，经验越来越丰富。

三、新时期综合医院"西学中"怎么学

综合医院的"西学中"，学习者都是有了一定临床经验的西医医生，当然不同于本科院校的中医教学，新时期医疗环境、医学学科本身发展也有了显著变化，在当前如何有效开展"西学中"教育，是值得思考的重要问题。

1. 借鉴 20 世纪 50 年代"西学中"方针

从整体而言，"西学中"的方法可借鉴上世纪 50 年代"西学中"时提出的"系

统学习,全面接受,整理提高"十二字方针。1956 年开始"西学中"时,在全国六个城市办了六个西学中班,卫生部发了一个文件,要求的学习方法是"系统学习,全面接受,整理提高"。因为西医开始学习中医的时候,很多人容易用西医的知识背景、思维方法来判断中医,还没有对中医进行系统学习时就望文生义,从而影响学习中医的信心和决心。从理论到临床,首先全面接受,不管是精华还是糟粕,不用管那么多,你搞清楚了再讲。然后才是"整理提高"。学习中医之后不是让你用枪来把中医灭掉,而是要你学了以后通过西医来帮中医的忙,整理提高发展中医,共同发展我们国家的医学事业,为人民健康服务,不是要你学习之后来"挖坟墓"。

2. 中医要有"三个自信"

很多学西医的,看不起中医。要学习中医必须有个态度,态度决定一切。古人有句话"知之不如好之,好之不如乐之",学中医态度必须诚恳。抱着良好的学习态度,很诚恳的,甚至带有崇敬的态度来学习中医的,肯定要学的好一些。我们在学校接触很多学生,他如果对中医热爱了,喜欢中医,他肯定学习的效果好得多,所以我们在学习过程中一定要端正学习态度。我们把中医归纳为三个自信:中医理论自信,中医道路自信,中医疗效自信。

3. 把握两种医学思维方法之间的差异

中西医学研究的对象是一致的,我们都是研究的人体的生命问题、健康问题、疾病问题,我们的功能是一致的,我们的对象是一致的,但是两种医学的哲学基础、思维方法、文化基础是不一样的。所以,我在中西医结合教材编写时就提出了十二字原则:"病证结合,优势互补,求同存异。"什么叫病证结合呢? 西医最大的优势在于辨病,中医最大的临床优势在于辨证,我们要善于把这个辨病的优势和辨证的优势相结合,为什么很多中西医结合科首先要通过中医的望闻问切,西医的视触叩听,结合理化检测,做出临床诊断,而且更多的诊断是西医疾病的诊断,首先是辨病,抓住疾病以后,更有利于发挥中医的特色和优势,它更有规律可循。什么是优势互补?

我们在临床上面,要善于优势互补,把中医西医在诊疗方面的优势互补,提高临床疗效为根本目的。什么是求同存异? 中医与西医的理论不一样,不要牵强附会,用西医的理论来解释中医的问题,也不要强制性用西医的分子基因来解释中医的发病机理、中医的临床效果及机理,可以探索研究,但不强求这么去做,求同存异,尊重两者之间的差异,这才是科学的态度。当你用西方医学来统治中医、改造中医的时候,你恰恰是缺乏一种科学精神。科学精神是什么? 要尊重客观规律,不是用一种方式来统一另一种方式。

4. 不断加深对中医基本理论的理解

临床讲究临床疗效,中医讲究临床经验,但是中医要强调理论指导临床,要讲究知行合一。在学习过程中我们特别强调理论与实践的结合,要多开展临床方面的探索,在临床中学习,在学习中临床,所以我们"西学中"更多的要强调理论与临床的紧密结合,在实践中学习,在实践中提升,在实践中夯实中医基本理论。

文章来源:何清湖.综合医院发展,"西学中"教育不可少[N].中国中医药报,2016 - 10 - 28(003).

五 "中医+"思维

编者按

近年来,随着学科自身的进步和重视程度日益增加,中医药的发展迎来了新的机遇;同时,由于过度学科分化、西化思维严重及唯科学主义等,中医发展遭遇难题。中医药的发展亟须通过改革和创新来与时俱进。基于此背景下,何清湖导师于2013年首次提出"中医+"思维的概念,旨在充分尊重中医学特质、遵循中医学发展规律的基础上,通过中医药学科内部的整合及实现中医药学外部与其他学科的广泛交叉,来推动中医药行业进一步夯实学科基础、巩固学科特色、稳定学科核心而回归本色,为中医药发展模式进一步的改革创新提供思路与方法。具体而言,"中医+"思维包括两个方面:一是"中医药学科内部+",意即整合中医药领域内部的学科,在原有分科的基础上实现中医药二级学科之间的交叉及进行必要融合;二是"中医药学科+X",意即实现中医药学与其他学科的多学科交叉,从真正意义上打破现有的学科壁垒,打破桎梏、转换视角,多方位促进中医药学发展创新。

本板块选取团队成果中有代表性的学术论文,从"中医+"思维的理论和实践两个层面,从"中医+"思维提出的全局思考,其哲学意义,具体运用"中医+"思维来促进中西医临床协作、促进中医治未病学术的传承与创新、编写中医亚健康职业技能水平培训教材、继承与创新传统医药、中医海外传播等不同角度,呈现本团队的研究成果。

关于什么是"中医+"思维,为何要提出"中医+"思维,如何进行"中医+"思维,何清湖等全面分析当今中医药学科发展情况,聚焦发展的瓶颈,创新切实地提出了"中医+"思维的总体方向和方法路线,为后续运用"中医+"思维进行具体研究搭建好了理论框架。

从哲学角度出发,陈元等挖掘中医的"和实生物"哲学方法本质,辩证地与"中医+"思维进行比较,深刻阐释了"中医+"思维能够解决当前中医药学科发展瓶颈的可行性和必要性。这从哲学层面丰富了"中医＋"思维的理论深度。

如何将"中医＋"思维理论落到实处,本团队做了不少尝试,在不同具体领域做出了具体的研究。中西医究竟该如何结合和并重,何清湖、孙相如提出运用"中医＋"思维能够促进重大疑难疾病中西医临床协作,具体体现在三个方面,包括整合中医内部资源、"病证思维结合"促进中西医临床诊疗方案形成、广泛建立中西医临床的协作平台并形成相关机制。张冀东、孙贵香等提出中医治未病的学术发展应在"中医＋"思维的指导下,做到中医学科内部相互融合、中医学科与其他学科交叉碰撞、学术与产业紧密结合。中医亚健康职业技能水平培训教材是规范技能型亚健康专业人才培养的基础。他们提出中医亚健康教材的编写也应在"中医＋"思维指导下,在符合政策引导的方向和社会需求下,做到不同职业间知识体系的融合、理论与实践结合、"三基"与"五性"结合、传统与现代结合、常规与特色结合。

传统医药是我国具有鲜明特色的非物质文化遗产资源,不仅包含深刻的精神文化内涵,也体现着丰富的医学科学价值。魏一苇等在分析湖湘传统医药类非物质文化遗产现状问题的基础上,提出运用"中医＋"系统、开放、多元、创新的思维方法,从医疗服务、学术研究、技术传承、人才培养、文化传播、产业创新等六方面着手,集中探讨湖湘传统医药类非物质文化遗产的传承与创新之路。

孔子学院是一个特殊的文化教育组织和国际中医药文化推广和传播的重要平台。胡以仁、易法银等通过研究和实践,提出从传播内容、传播师资、传播方式、质量评估四个方面采用开放、多元、系统、创新的"中医＋"思维来推进孔子学院向全世界传播中医药文化工作。

总体而言,本研究团队秉承继承和创新发展中医的基本原则,推陈出新地提出"中医＋"思维模式理论,从多角度运用其研究中医药学科内和学科外的发展问题,期待能够抛砖引玉,为中医理论创新、为中医的未来发展提供新的研究视野和思路。

"中医 +"思维的提出及其现实意义探讨

笔者曾初步提出并阐述了"中医 +"思维的思路及其在中医药人才培养方面的应用[1,2]。"中医 +"思维主要建立在中医药学本身的学科特质及独特的发展规律之上,并针对行业发展过程中出现的问题提出解决方案,旨在为谋求学科进一步深化发展、模式变革提供思路与方法。笔者认为在中医药行业发展获得重大机遇的今天,势必要求我们以契合学科本质的创新思维来促使学科突破瓶颈、迎接挑战。

一、"中医 +"思维的提出

1. 中医药学科发展遇到瓶颈

不可否认,近年来随着科技的进步、物质条件的丰足使得中医药学科发展取得了不少突破与进步。然而事实上,却也因为过度的学科分化、过分的西化思维及极端的自然科学主张[1],致使中医药学在发展过程中产生了种种突出问题,略述如下。

一是中医药从业人员知识碎片化。这一现象源于中医学科的过度分化。实际上,学科分化本来源自学科发展需求、社会实际需求,是学科在发展过程中必然产生的现象,是无可厚非的自然状况。然而,中医学科的分化有实际需求的方面,同时也有刻意模仿西医模式而人为划分学科的方面,这在一定程度上违背了中医药学科发展规律,同时也为其传承埋下了隐患。直接导致大量的中医药从业人员不再系统地掌握中医药理论知识、思维方法,转而针对不同分科构建个人知识体系,致使现今绝大多数中医药从业人员对于中医学的掌握呈现知识碎片化、零散化现象,不能系统全面地把握中医药学科体系而造成坐井观天、瞎子摸象的中医传承之虞[2]。

二是过度的专业化。基于上述,大量的中医药从业人员知识碎片化的直接结果就是中医药学不同领域的过度专业化。"专业"同样是无可厚非的学科素养,但如若"过度专业"则会使中医药学的临床应用和学科研究有失偏颇、违背学科特质而走极端。中医药学是立足"整体观念"的特质而构建的学科体系,无论学科如何分化,以整体视角考量生命、健康及疾病发生发展规律的学科内核应当是这一学科应用及研究的宗旨及主要方向。但过度的专业化致使中医药在不同领域的运用及研究过程中日益失去该特色而逐步趋同于西医学,这显然造成了中医药学应用与研究的管中窥豹、舍本逐末之虞[2]。

三是过分的西化思维。在研究领域,适当引用自然科学的科研方法、思维模式,对中医药经典理论、思维模式、方剂药物展开研究是现代中医药研究的重要研究方式之一,也是必要的方式方法。但显然,源于西医学的强势影响,目前中医药科学研究已经呈现了过度的西化思维及极端的自然科学主张倾向,几乎西医学所依托的全部自然科学研究手段成为中医药科研的主流行为,同时忽视了中医药学科发展过程中人文、社会、哲学等重要学科成分。最终致使至今中医药在科学研究过程中进程缓慢且硕果微少,这显然在时下科文并茂、百花争艳的其他领域学术现状衬托下令人堪忧。无疑,过分的西化思维造成中医药研究领域的削足适履、邯郸学步之虞[2]。

以上是笔者认为导致中医药学目前发展遇到瓶颈的几个突出问题。目前,以"社会—心理—生物模式"为主流的医学模式已经成为现代医学的共识,而西医学源于自身学科发展的特性使其相对较难贯彻这一医学模式,但中医学的学科特质却恰与该医学模式有诸多不谋而合之处[3]。由此,笔者认为中医药从业人员理应重新审视中医药学科发展,以契合中医药学特质、遵循其形成发展规律为宗旨来创新学科发展的思路与方法。

2. 中医药学的形成与发展离不开"整体观念"作为核心特质

众所周知,"整体观念"是重要的中医学理论体系特点,其本质是通过整体的考量"天人关系、形神关系、生理联系"来系统的把握生命、健康及疾病发生发展规律。尽管整体观念、辨证论治及治未病思想均是重要的中医学理论特点,但客观全面的整体思维方式无疑是知常达变的辨证论治观和重视预防的治未病思想的思维源点,可以说,"整体观念"作为核心特质触发了中医理论的形成[4]。

也正是基于这一核心特质,中医药历代典籍和先贤才会明确地对从医者提出了较高的知识素养要求,如《黄帝内经·气交变大论》[5]曰:"《上经》曰:'夫道者上知天文,下知地理,中知人事,可以长久,此之谓也'。"阐明医学研习需要对天文地理、人事物理等知识整体系统的掌握,李时珍在《本草纲目·序例上·十剂》[6]中也强调此观点说:"欲为医者,上知天文,下知地理,中知人事,三者俱明,然后可以语人之疾病;不然,则如无目夜游,无足登涉,动致颠殒,而欲愈疾者,未之有也。"同样指明了医学从业人员理应具有整体广博的知识储备。基于此,历代典籍及先贤在阐发医学问题的过程中均较为重视宏观系统、客观细致的考虑自然环境、社会境况、精神情志等一系列与人息息相关的问题,从而也促使该学科在发展过程中能够屡屡契合时代社会的实际需求而实现理论及实践的突破,如宋金之际为除《局方》温燥之桎梏而有河间丹溪的寒凉育阴诸法;金元之交历战乱、饥困之虞而有易水东垣甘温补虚诸方;明代薛己景岳诸家立足脾肾而善扶正气;清代叶桂、吴塘列贤突破伤寒而专擅温病等。这些突破和进展使得中医药作为一门千年学科能历久而弥新。

综上,整体观念作为中医药学形成与发展的核心特质,是中医学认识世界的思维源点、解决问题的根本方式,由此使得中医药学自古至今的理论与实践、技术与方药之间能紧密联系而形成"学术闭环",得益于这一"学术闭环"使中医药学的理论知识几乎无须续貂"转化医学"而能直接指导实践、拓展研究。事实上,中医药领域的前辈先贤均是秉承整体观念而在相对完整的传承中医药学理论知识体系基础之上才能于不同领域有所专长成就,进而铸就了中医药学科不断的突破发展。而反观现代中医药学科发展,在盲目的学科分化、模式西化及极端自然科学主张的氛围、趋势下,逐步使中医药学失去了整体观念特质而使发展步履艰难。此外,就医学本身来说,其所涉及的生命问题、健康问题及疾病发生发展问题等,本就不是单纯的自然科学问题;其中受到了太多生命个体之外的客观因素影响,如心理、社会、自然环境等;可以说医学本身是涵盖多种科学领域的复杂科学问题,也因此自然地促使医学模式转化为"社会—心理—生物医学模式",使得医学研究进一步向复杂性系统性科学研究靠拢。从这一视角来看,以整体观念作为特质的中医学在贯彻现代医学模式的研究与应用过程中显然具有得天独厚的优势[7]。所以,笔者提出"中医 + "思维正是旨在重新树立中医药学的核心特质而回归学科本色。

二、"中医 + "思维的思路与方法及其现实意义

简单来说"中医 + "思维包括两个方向:一是"中医药学科内部 + ",意即整合中医药领域内部的学科,在原有分科的基础上实现中医药二级学科之间的交叉及进行必要融合;二是"中医药学科 + X",意即实现中医药学与其他学科的多学科交叉,从真正意义上打破现有的学科壁垒,打破桎梏、转换视角,多方位促进中医药学发展创新。其思路与方法略述如下。

1. 中医药学科"内部 + "

诚如前述,中医药学科发展至今凸显出种种弊象,究其根源与中医药学在教

学、临床及科研过程中过度的学科分化、模式西化、极端自然科学主张息息相关，而中医药学科的"内部＋"就旨在遏制这3种异化趋势，做法分为3个方面。

其一，教学上的课程融合，又分为两个部分。一是中医经典之间打破壁垒实现贯通。中医药典籍浩若烟海、汗牛充栋，经典教育对于中医药教学来说是传承思维、培育方法必不可少的教学板块；然而因为现代教育模式的影响，使得教学上中医药的课程被划分得很细，作为中医经典代表的《黄帝内经》《伤寒论》《金匮要略》《温病学》等往往被分开授教，亦各有专门的教材；固然这一做法契合惯常的教育模式，但无疑也无形地割裂了原本系统完整的中医经典教育体系，使教学者各有偏擅，而学生也很难触类旁通、由博返约地系统掌握中医经典；在笔者看来，理应将中医经典教学统筹整合，可以使教学者通过担纲两门以上中医经典的教授而逐步地打破现有经典分科之间的壁垒，最终能融会贯通地实现中医经典系统完整的教学。二是中医经典与现代中医课程教学结合。对于中医学生来说，学习任务很重，在《中医基础理论》《中医诊断学》《中药学》《方剂学》等现代中医药课程的基础上还要学习诸多中医经典，在笔者看来，实际上，现代中医课程的绝大部分内容脱胎于中医经典，因此，我们现代中医教学完全不必将中医经典课程与现代中医课程全部割裂，通过授课者担纲中医现代课程教学的过程中融入并增加相关性强的中医经典教学内容，从而实现二者之间的有机融合而事半功倍[2]。

其二，实践与理论的融合，源于西医学教育及管理模式的影响，使得中医学原本在整体思维指导下而构筑的"学术闭环"被逐步解构，渐渐地造成理论与实践脱轨、基础和临床分家，这显然在弱化中医药学原本的优势，也使从事基础教学及研究的工作者临床功底薄弱，而从事临床实践的工作者理论功底薄弱，进一步导致近来不少人提出中医药学也应像西医学一样实施"转化医学"模式；实际上正如前述，中医学在"整体观念"主导下具备的"学术闭环"使这门学科本无须赘添"转化医学"。针对这一状况，笔者认为首先应当逐步建立中医药领域的基础教学者、科研者广泛参与临床实践的机制，同时尽量多地安排临床实践者进行相关专业的理论系统学习及教学活动，实现理论与实践的"双向导学"机制，才能够遏制中医药学日益严重的理论与实践脱节的问题[2]。

其三，学科团队融合攻坚。在目前的分科状况下，中医药从业者几乎很难在短时间内再具备前述"上知天文、下知地理、中通人事"的医学研习实践状态，致使绝大多数中医从业人员因为不具备整体系统的中医药理论知识体系而很难宏观系统地把握该学科，也因此导致中医药学在临床、科研等方面的成果日渐失去中医药特色、不能凸显中医药理论实践优势。然而要知道，团队作业、群策群力已然是当今解决科学问题、社会问题、学科发展问题的主流方式。面对临床疑难复杂病症、科研疑点难点、教学滞后模式，我们大可以跨越中医药学内部的二级学科界限，以疑难点作为结合点来整合学科团队，通过汇集中医药领域不同学科的智慧、力量以客观系统的整体模式来攻坚克难，就能够在学术碰撞交流、互通有无的过程中贯通学术脉搏、迸发学科潜能，也进而能逐步凸显中医药学整体系统的解决医学问题的特色[2]。

2. 中医药学科 + X

自古至今，中医药学在整体观念的主导下其发展衍化都是一个开放包容的过程，中医历代先贤在构筑知识理论时十分注重汲取当代人文哲学及科技成果，最终铸就了中医药学整体医学、系统医学的特色。现今，我们在整合中医药学内部学科的基础之上，更应当注重与其他学科的交叉、与其他平台的融合及对现代科研成果的吸收，大致分为4个方面。

其一，与人文社科领域相结合，中医药学本身凝聚了中国古代深邃的哲学智慧，其人文、社会科学的成分至今都具有现实的借鉴意义，如中医药传统医德伦理思想对于时下在医患矛盾日益凸显的医德问题具有指导意义，中医药学蕴含的文化哲学思想是对中国传统文化的汲取与补充等。我们应当有意识地吸纳人文社科的研究方法、学科人才，展开系统的中医药学人文社科领域的研究，为解决时下突出的社会问题、哲学问题、文化思想问题等提供丰富的思路与方法[2]。

其二，与自然科学领域相结合。现代中医药领域尖端成果的产生不能忽视自然科学研究手段的重要性，与现代生物化学、药理学、药物化学、分子遗传学等研究的方式方法结合能够促进中医药学在药物方剂、生理、病理等领域广泛地产生科研成果。值得注意的是，我们要借助自然科学手段拓展中医药学，也要避免在研究中医药过程中唯自然科学化[2]。

其三，结合实际需求、学科需要衍生中医药学。如前述，学科的分化与学科发展及社会需求息息相关，不仅得益于时代背景下多种科技人文成果的结合，同时也源于时下流行病状况、自然社会环境等。在完善中医药学整体医学特色的基础上，我们理应进一步结合实际拓展学科，如结合亚健康学及中医治未病思想形成中医亚健康学，结合地域文化特色形成地方中医药文化研究，发挥中医药学养生特色服务保健及养老领域等[2]。

其四，与先进传播推广模式相结合。当今的中医药学传承及传播必然不能完全与古代的坐堂医相同，我们应当注重与时下先进的推广传播模式相结合以有利于扩大中医药学科知识及文化思想的传承与传播。如结合"互联网＋"推广模式实现中医药知识的广泛普及及更大范围的便民服务；将互联网及传播媒介引入教学，在获取医患认可的前提下实现实时直播名老中医临证，可以解决现代中医传承过程中面临的"跟师难"等问题等[2]。

3. "中医 +"思维的现实意义

笔者认为,通过"中医 +"思维的推动,对于中医药学科发展有五点现实意义。一是以教学为引领,贯通、整合中医经典与现代中医药课程,促使教学者及学习者能系统整体地把握中医药理论知识体系,有益于中医药保持"整体观念"的学科特色;二是中医药学得益于整体观念而本就具有紧密的理论实践联系性,笔者谓之"学术闭环",即知识与应用之间密切的双向反馈模式,通过建立"双向导学"机制推进理论与实践相结合,则能够逐步地再现整体医学特色,而根本无须增添不必要的"转化医学"环节;三是通过不同学科团队融合攻坚,逐步地整合相关的医药学领域知识结构,有助于中医药学发挥整体医学特色而贯彻现代医学模式;四是通过中医药学在保持整体观念特色的基础上实现与外部多学科的交叉结合,能够使多领域技术方法良性有机地服务中医药学,而非喧宾夺主地剥夺中医药学特色,使中医药学紧随时代发展步伐而同时凸显独特的学科特色;五是基于种种贯通融会,通过在未来不断的实践和修正,最终能使中医药学理论知识体系保持完整性,能使越来越多的中医药从业者逐渐在实践中发挥中医药学整体医学特色而为未来社会需求日益增多的全科医生做好知识储备、能力准备,能让中医药学的整体医学观在复杂性系统性的医学研究中提供扎实的理论及实践基础,能够良性地延伸拓展中医药学科领域,能使其推广、传播、传承手段多样化而大大提高效能,能够不断涌现出契合学科本质特色的理论及科研成果。

三、总结

综上所述,笔者针对目前中医药发展亟待解决的突出问题提出了一种解决思维。总体来说,就是通过教学上的贯通、理论实践的融合及不同学科团队的整合使中医药学本身逐步恢复中医药学整体医学、系统医学特色,在此基础上,再广泛地与其他学科展开交叉结合,最终实现中医药学科良性合理地衍生发展,同时也使其能紧随时代步伐而保持特质、发挥优势。笔者相信"中医 +"思维模式的贯彻将有助于促使中医药学夯实学科基础而回归本色,而中医药学整体观念的医学特质必将在面对未来日益复杂的健康形式及复杂性系统性医学问题的研究过程中发挥巨大的学科优势。

参考文献:

[1]何清湖,孙相如."三化"制约中医发展[N].中国中医药报,2013 - 11 - 27(3).

[2]何清湖,孙相如.中医药行业需要"中医 +"思维[N].中国中医药报,2015 – 10 – 19(3).

[3]许宇鹏,许文勇,陈守鹏.简析中医医学模式与生物心理社会医学模式的关系[J].江苏中医药,2006,27(9):13 – 14.

[4]文理,王键.《黄帝内经》中动态整体的辨证论治[J].中华中医药杂志,2012,27(4):1111 – 1114.

[5]何清湖,周慎,卢光明.第 1 册·医经类《素问》//中华医书集成[M].北京:中医古籍出版社,1999:74.

[6]何清湖,周慎,卢光明.第 6 册·本草类2《本草纲目一》//中华医书集成[M].北京:中医古籍出版社,1999:122.

[7]何泽民.论中医学是人文科学与自然科学的完美统一[J].中医杂志,2013,54(23):1981 – 1985.

文章来源:何清湖,孙相如,陈小平,等."中医 +"思维的提出及其现实意义探讨[J].中华中医药杂志,2016,31(7):2472 – 2475.

从"和实生物"的视角研究"中医＋"思维

　　"和实生物"旨在解决世间万物存在与发展的问题,"中医＋"思维旨在解决当今中医药学继承、发展与创新中出现的各种瓶颈,两者之间是源与流的关系,"中医＋"思维是"和实生物"理论在当代中医药学科中的体现与运用。

一、存在与创新是"和实生物"的本质

　　"夫和实生物,同则不继。以他平他谓之和,故能丰长而物归之;若以同裨同,尽乃弃矣。故先王以土与金木水火杂,以成百物。是以和五味以调口,刚四支以卫体,和六律以聪耳,正七体以役心,平八索以成人,建九纪以立纯德,合十数以训百体。"[1](《国语·郑语》)是"和实生物"最初的来源,这是西周末年太史史伯针对郑桓公"周其弊乎"问题的论述。"和"与"生"是理解"和实生物"的关键,在此"和"与"生"包含着多种含义。

　　1. 何为"和"

　　"和"是要素、方法与结果的融合,离开了三者之一就不能称之为"和"。要素指的是多样性的事物或元素,如金木水火土、五味、四支、六律、七体、八索、九纪、十数等。方法指的是一定的标准,是如何"和"的问题,如杂、和、刚、正、平、建、合等。结果则是"和"的状态与关系,即相互间的调节、协同与补充。因此,"和"可以理解为多样性的事物或元素在一定的标准下相互调节、协同与补充的动态过程。

　　2. 何为"生"

　　"生"具有两种含义:其一,新事物的产生;其二,事物存在的维持。新事物的产生是从本体论的层面理解"生"的含义,这种本体论不是从具体的事物而是从抽象的关系去探究世界万物产生的根源。越来越多的事实也证明新事物的产生是基于内外关系的变动,如各种新的疾病产生于人体内外部关系的变化。新事物也有不同的性质之分,对人类有利的我们称为好的新事物,反之,则被称为不好的新

事物。"和实生物"强调"生"的前提为"和",故产生的新事物被称为好的新事物,好的新事物的产生,称之为创新。事物存在的维持是从过程论的角度来理解"生"的内涵。此"生"指的是从事物的产生到结束的这一过程,如何使这一过程得以最大延续,世人发现了其答案为"和",如人与自然、社会、自身的和谐是人类在实践过程中为了实现自身的最大延续而选择的结果。

"和"是"生"的前提,只有"和"才能百物不失,正如王夫之所言"天地违其和,则能天,能地,而不能久"。[2]。"和实生物"揭示了"和"的辩证法实质是"生"[3]即新事物的产生以及在此基础上的继承与发展,故可以说存在与创新是"和实生物"的本质,离开了"生","和"就失去了存在的价值。

二、"中医药学科内部+"是中医药学继承之本

"中医药学科内部+",指的是"整合中医药领域内部的学科,在原有分科的基础上实现中医药二级学科之间的交叉及进行必要融合"。[4]中医药学的产生以及几千年的继承发展过程中都不曾将中医与中药、理论与临床相分离,这是基于中医药学科的特质及其发展规律所决定的。中医药学的学科特质强调元整体性,而非组合整体性,而目前的中医药学科的划分使得这种元整体成为由部分组合的整体,也就是从"和"的整体变为多样性事物或元素的集合,中间缺少了按照一定的标准将其融合的过程。

1. 当前中医药学科划分的弊端

中医药学科的分化原本是社会进步的一种表现形式,它是在遵循学科特质与发展规律的基础上基于学科与社会发展的需要自然产生的结果,如我国古代医学的十三科划分等。而当前中医药学科的划分更多的是刻意模仿西医的教学与临床模式,将中医与中药、理论与临床等不可划分的整体进行人为的划分,从而导致中医药从业人员知识的碎片化与零散化;其教学、研究则偏向于对熟知领域的不断深化,继而出现知识的过度专业化;在临床中则更趋向于运用西医思维进行辨病论治,而非中医药学本身的辨证论治。中医药学作为一个整体而言,没有了更多整体该有的功能,而是成为各二级学科的简单相加,失去了该有的临床疗效,这在无形中慢慢地消解中医药学,为其继承设置了巨大的障碍。

2. 实现"中医药学科内部+"的具体方法

在当前这种学科划分背景下我们如何实现中医药学的继承,也就是说如何维持中医药学的继续存在?从"和实生物"中"生"的第二层含义我们明白,要想实现中医药学的继承就必须实现中医药学内部关系之"和"。和是要素、方法与结果的融合,而中医药学人为的划分使得其"和"仅具有多样化的要素。当前中医药学

的继承方式主要是学院式教育,而学院式教育的主要承担者是教师。防止教师知识的碎片化与零散化,以及对自己所教学科的过度专业化和极端的自然科学主张是解决当前继承问题的关键。选择中医临床医生当教师固然能很好地解决人为划分学科带来的弊端,但疗效高的中医临床医生相对于庞大的中医药学教师队伍而言人数偏少,而且有相当一部分医生出于种种原因是不愿或不能胜任高校任教的。那如何解决不是中医临床医生的教师的上述问题呢?在此中医药"内部+"提供了三种具体的方法:其一,教学上的课程融合;其二,理论与实践的融合;其三,学科团队的融合攻坚。[5]教学上的课程融合使得一名教师需要承担多门课程的教学,甚至可以每隔几年就开始一些新课程的教学,这样的教学模式能让每一位教师都拥有系统而扎实的中医药理论知识。实践与理论的融合指的是应当逐步建立中医药学教师广泛参与的临床实践机制,鼓励拥有系统而扎实理论基础的教师开展临床实践。学科团队的攻坚指的是跨越中医药学内部二级学科界限,以疑难点为结合点汇集不同学科的智慧、力量,以客观系统的整体模式来攻坚临床复杂疑难病症与科研疑难点。"中医药内部+"思维通过教学上的课程融合、理论与实践的融合、学科团队的融合攻坚三大方法使中医药学的教师能够将各二级学科的知识融会贯通,使理论与临床之间的"学术闭环"得以重新实现。

"和实生物"认为事物能否长久的继续存在取决于该事物的内部之"和",而将一理论具体运用到中医药学的继承层面来说,教师们拥有系统的理论知识与丰富的临床经验是中医药学得以继续存在的前提与关键,故说"中医药学科内部+"是中医药的继承之本。

三、"中医药学科+X"是中医药学创新之源

"中医药学科+X",指的是实现中医药学与其他学科的多学科交叉,从真正意义上打破现有的学科壁垒,打破桎梏、转换视角,多方位促进中医药学发展创新。[4]中医药学历经数千年的风雨能依旧葆有青春,不仅在于忠实的继承,更在于历代医家在继承上的创新。创新不是凭空捏造,它不能超脱于所处的时代背景与自身的发展状况。创新的前提是"和",此"和"不仅指中医药学科内部之"和",更多的指向中医药学科与其他学科之间的"和"。

1. 何为"中医药学科+X"中的X

"中医药学科+X"中的"X"指代什么呢?也就是说如何寻找"和"中的多样性异质元素?多样性异质元素的寻找需要结合当前中医药学自身的发展需求。面对紧张的医患关系,中医药学应当结合现代伦理学,发展有利于构建和谐医患关系的现代中医药伦理学,而非仅仅是对医生单方面的医德教育。中医药学理论

晦涩难懂,就需要跟中国哲学结合起来,从中国哲学的视角来解释与阐述中医药学理论的产生与构建以及后世的医家在此基础上的发展与创新,这样能为中医药学的理论提供系统而快捷的理解方式,如今所成立的中医哲学专业就是这种探索的结果。面对中医药学的弱技能化,如拔罐、推拿、刮痧、艾灸、导引、熬药等中医从业者大多只知道如何操作,而不知道操作背后的中医理论更谈不上对操作的改进,这些技能只有与文化理论相结合才可能得到长足的发展。发展中医药学的情志理论就需要与心理学的诊断与治疗、预防结合起来,心理学的诊断能扩展中医情志理论运用的范围,而中医学的情志理论能为心理学的治疗与预防提供广阔的前景。在中医临床中,特别是面对重大疑难疾病时,我们要寻求中西医临床协作。因为面对复杂问题,就势必不能简单地以一种思维方式或一种解决模式应对,必然需要整合不同方法、思路与技术来提高临床疗效和防治水平,从而得到最优的临床解决方案。[5]面对中医药学的传承与传播,我们需要借助时下先进的推广传播模式,让更多的人了解中医,达到信中医、爱中医、用中医,从而提高中医药学的文化自信。面对当前人类普遍亚健康的难题时,中医学的治未病思想需要与亚健康学相结合,旨在通过中医药学的理、法、方、药来解决这一难题。面对着残疾者、慢性病患者以及老年人等的功能障碍,中医药学科需要与现代康复学相结合,旨在减轻甚至消除这些功能障碍,使之心身康复。因此可以说"X"是不确定的,随着中医药学与社会的发展,"X"所代表的学科会不断增加,但总体而言分属于人文社会科学与自然科学领域。

2. 如何实现"中医药学科 + X"的" + "

"中医药学科 + X"可以是中医药学科吸收和利用别的学科优势发展自身现有的学科体系,也可以是衍生和拓展新的中医药学科。由于所吸收和利用的学科之间存在着巨大的差异,我们不可能采取同一种方法进行" + "。但" + "也不是随意的,它存在着一定的前提与目标。采用某一方法进行" + "的前提是明确多学科的交叉是为发展中医药学服务的,必须遵循中医药学的学科特质、思维方式与发展规律。其目标是多学科交叉的结果必然是一个元整体,而不是能随意抽离的各部分之和。也可以说它正如一份和羹中的主料与配料一样无法抽离,是一种你中有我,我中有你,部分中蕴含着整体的全部信息的"和"状态。

总之,中医药学科与其他多样化的学科之间通过打破现有的学科壁垒按照中医药学的思维方式相结合,能多方位地促进中医药学的发展创新,故说"中医药学科 + X"是中医药学创新之源。

四、小结

"和实生物"从整体的角度揭示了事物进步与发展的根本法则，"中医＋"思维是"和实生物"理论在中医药学领域的体现，故"中医＋"思维从整体的角度揭示了中医药学继承、发展与创新的根本方式。

参考文献：

[1]黄永堂.国语全译[M].贵阳:贵州人民出版社,2009:477.

[2](清)王夫之.老子衍庄子通[M].北京:中华书局,1962:26.

[3]朱贻庭."和而不同"与"和实生物"——务"和同"而拒"专同"[J].探索与争鸣,2014,10:25－27.

[4]何清湖,孙相如.中医药行业需要"中医＋"思维[N].中国中医药报,2015－10－19(3).

[5]何清湖,孙相如,陈小平等."中医＋"思维的提出及其现实意义的探讨[J].中华中医药杂志,2016,31(7):2472－2475.

文章来源:陈元,易法银,何清湖,等.从"和实生物"的视角研究"中医＋"思维[J].中华中医药杂志,2018,33(3):919－92.

基于"中医 + "思维促进中医治未病
学术的传承与创新

中医治未病的学术与传承在国家一系列相关政策的背景下迎来了快速发展的新时期。如何在充分保持中医药传统特色与优势的基础上，紧跟时代的步伐，使中医药的理论与实践充分焕发青春的活力，需要"中医 + "思维的指导。

一、"中医 + "思维与中医治未病释义

"中医 + "思维是基于目前中医药行业发展存在知识碎片化、过度专业化、过度西化思维的背景下提出的新思维模式，其包括两个部分：一是"中医药学科内部 + "，意即整合中医药领域的内部学科，在原有分科的基础上实现学科内部交叉乃至进行必要融合；二是"中医药学 + X"，意即实现中医药学与其他学科的多学科交叉，从真正意义上打破学科的传统壁垒，跳出圈子、转换视角的多方位促进中医药学发展创新[1]。

"未病"包含了无病状态、病而未发、病而未传、愈后未复等几层含义，包括了从无病到已病，从未形成到已形成；从非器质性病变到转化成器质性病变有一个阶段和过程。"治未病"的具体内容则包括"未病养生，防病于先""欲病救萌，防微杜渐""已病早治，防其传变""瘥后调摄，防其复发"[2]。

二、中医治未病学术的"中医药学科内部 + "

1. 中医治未病各家学说的融合

中医"治未病"的思想离不开中国传统哲学理论，经历了萌芽、形成、发展、成熟四个历史阶段。"治未病"的萌芽，最早可追溯至殷商时代，《商书·说命》曰："唯事者，乃其有备，有备无患。"春秋战国时期，"有备无患"的思想进一步得到发展，对"治未病"概念形成影响较大的，当属《易经》《道德经》《庄子》《孙子兵法》《淮南子》等思想流派。

"治未病"概念的提出，首见于《黄帝内经》，其内容可概括为"未病先防""治

病萌芽""待衰而刺""既病防变"四个方面。汉代,张仲景发展了《黄帝内经》《难经》中"治未病"的思想,其最突出的贡献是实现了对"既病防变"思想的具体应用和"病后防复",即病后通过采取各种措施,防止疾病的复发。华佗强调运动健身之法,也是"治未病"的重要内容之一。《后汉书·方术传》载其创"五禽戏",同时还提到"从天地阴阳""调神气""慎酒色""节起居""省思虑""荣滋味"等,都是未病先防养生保健的重要原则。

唐代,"治未病"理论已经比较成熟,最具代表者当属孙思邈,将疾病比较科学地分为"未病""欲病""已病"三个层次,反复告诫人们要"消未起之患,治未病之疾,医之于无事之前",并将"治未病"作为评判好医生的标准。

元明时期,医家亦主张"摄养于无疾之先",大都是对《黄帝内经》中"治未病"概念的延伸。清代,治未病思想更趋完善。喻嘉言深谙治未病要义,所著《医门法律》以"未病先防,已病早治"之精神贯穿始终。

纵观中医学几千年灿烂的发展历程,中医治未病理论逐渐从萌芽发展成熟。许多医家在自己的时代都提出了独具特色的学术思想与观点。这不仅是对既往医学观点的补充与完善,也是不断丰富中医治未病学术内涵的重要组成部分。中医治未病学术的发展要从源头开始,厘清学术脉络的发展路线,充分吸纳各家学说的独特观点,兼容并蓄,不断充实本学科的学术内涵。

2. 中医治未病理论与其他理论的融合

中医治未病理论作为中医学经典理论的重要组成部分,与其他经典理论共同构成完整的中医理论体系。中医治未病理论与其他理论和学说相辅相成,互为补充,不可相互独立而单独存在。

整体观念是中医学关于人体自身的完整性及人与自然、社会环境的统一性的认识,是中国古代哲学思想和方法在中医学中的具体体现,是中医学基础理论和临床实践的指导思想。辨证论治是中医学认识疾病和处理疾病的基本原则,体现了中医学以人为本的根本理念和辩证的哲学思想。阴阳学说作为中医学特有的思维方法,广泛用来阐释人体的生命活动、疾病的发生原因和病理变化,并指导着疾病的诊断和防治。五行学说是研究木火土金水五行的概念、特性、生克制化乘侮规律,并用以阐释宇宙万物的发生、发展、变化及相互关系的一种古代哲学思想。在中医学中用以说明人体的生理病理,并指导疾病的诊断和治疗。藏象学说是以脏腑的形态和生理病理为研究目标的中医学基本理论,也是中医学理论体系的核心部分,对养生延寿、防病和疾病的诊治康复具有重要的指导意义。经络学说与其他中医学理论相互辅翼,深刻地阐释了人体的生理活动和病理变化,对临床各科,尤其是针灸、推拿、按摩、气功等,都起到极其有效的指导作用。

3. 中医治未病内涵与外延相互融合

目前,中医将"未病"概括为四种状态[3]:健康未病态、潜病未病态、欲病未病态和传病未病态;因此中医"治未病"的外延也相应延伸为四个方面:未病养生,防病于先;欲病救萌,防微杜渐;已病早治,防其传变;瘥后调摄,防其复发。

随着中医治未病健康工程的逐步推进和健康服务业的快速发展,"亚健康"作为更易于被大众接受的全新的健康观念,成为中医治未病理论应用的最佳落脚点。特别是《国务院关于促进健康服务业发展的若干意见》(国发 2013[40]号)和《中医药健康服务发展规划(2015—2020 年)》(国办发 2015[32]号)等一系列相关政策的出台,催生亚健康产业的快速发展,成为新世纪最具潜力的朝阳产业之一。产业推动学术发展,中医学与亚健康学科的交叉融合也产生了中医亚健康学的交叉新学科,并在短短数年内初步构建了较为完整的学科体系。

中医学的"未病"不等同于现代医学的"亚健康",但两者在内容上存在着层次上的涵盖。"亚健康"的定义主要对应于潜病未病态和欲病未病态,但"未病"的内涵更加丰富,外延更为广泛,其涵盖了与健康相关的各种状态。四种"未病态"相互联系、融会贯通才能构成中医治未病的完整理论体系,缺一不可。

4. 基础理论与临床实践相融合

中医学的基础理论来源于临床实践,而临床实践也需要基础理论的指导。中医治未病理论要充分发挥其特色与优势,必须与临床紧密结合。

目前,中医治未病理论的主要临床实践地点在治未病中心。根据中医治未病的学术内涵与外延,结合当前健康服务业市场的需求,治未病中心的科室构成、服务模式与流程及经营管理模式在理论指导下做出合理的设计,才能充分发挥中医治未病理论的优势与特色,构建完整的治未病中心的临床学科体系。

治未病中心的临床学科体系的构建可参考较为成熟的健康管理学的学科体系内容。同为健康服务业的重要组成部分,两者都具有"未病先防"的共同理念,都符合我国医疗卫生政策战略前移的方向;两者的服务对象都涵盖了健康人群、亚健康人群和疾病人群,目标人群一致。因此,中医治未病中心的科室构成、服务模式与流程、经营管理模式都可以借鉴健康管理服务相对成熟的模式,在突出中医特色的基础上,做出合理的规划与设计。

2015 年 7 月 29 日,2015 年版《中华人民共和国职业分类大典》颁布,"中医亚健康医师"作为中医行业新增的九大新职业之一,正式成为中医医师的新执业方向。根据中医亚健康医师的定位,其执业地点即为中医治未病中心[3],其工作任务在新版的职业分类大典中也有明确的规定。因此,中医治未病中心的临床实践也应将中医亚健康医师的工作内容涵盖其中。

在中医治未病理论的指导下,通过以上设计与规划,不仅丰富了中医治未病中心的临床学科内涵的构建,同时临床实践也为中医治未病基础理论的不断完善提供了活水源头。

5. 中医治未病发展"六位一体"相融合

在 2014 年 8 月 30—31 日举行的第四届中国中医药发展大会上,国家卫生计生委副主任、国家中医药管理局局长王国强提出:通过 10 ~ 20 年的振兴发展,建立起与经济社会发展相适应、有利于实现中医药医疗、保健、科研、教育、产业、文化"六位一体"全面协调发展的机制。

作为中医学的重要组成部分,中医治未病的发展也要遵循"六位一体"协调发展,相互融合的路线。形成多元化、多层次和功能齐全、覆盖面广的中医医疗服务和非医疗的养生保健服务体系、治未病相关的科研体系、人才培养体系、大健康产业发展与中医治未病文化传承与传播体系。这样才能使中医治未病学科均衡、全面发展,也有效解决了目前健康服务业市场混乱、整体水平较低、专业人才匮乏、大众养生保健熟知度较低的突出问题。

三、中医治未病发展的"中医药学＋X"思维

1. 中医治未病学术与时代脉搏的融合

中医治未病的学术发展要紧随时代发展的步伐。随着医学模式的转变、疾病谱的变化,人们对于健康的定义也发生了改变。健康不再仅仅局限于非疾病的状态,还包括了生理和心理状态的健康,社会交往能力良好、道德观念无偏差。健康的内涵更加丰富,其外延也更加广泛。随着人们对健康定义的变化,"亚健康"的概念也成为时下的热点之一,无论在政策制定,还是在学术研究、学科发展、人才培养、产业市场各方面均呈现井喷式的快速发展。相比于"亚健康"的概念,中医"治未病"的内涵更深、外延更广;且中医治未病理论是亚健康学术发展的理论基础。因此,中医治未病学科的发展要紧紧抓住亚健康快速发展的时代潮流,立足于中医基础理论,在新时代的新需求下,充分发挥中医治未病的特色与优势,重新焕发旺盛的生命力。

2. 中医治未病学科与不同学科的交叉

(1)中医治未病学科与循证医学的融合

循证医学是现代临床医疗诊治决策的科学方法学,旨在针对病人具体的临床问题所做出的有关诊治措施,要建立在最新、最佳的科学证据基础之上[4]。循证医学作为指导临床实践、制订科研计划、分析结果和临床决策的重要方法学,推动了全球医学从经验医学模式向循证医学模式的转变,也是中医药现代化发展的重要方向。

中医治未病学科在立足于中医学理论体系的基础上,也要与循证医学有机结合。但是循证医学更多的是一种理念,一种思维:根据医生的经验和医学文献,寻找最佳的证据,为患者提供最合适的治疗。中医作为经验医学的代表,也符合循证医学的规律,只是中医学所循的证,大部分来自经典古籍、医案、验方等[5]。这些治疗方法并没有经过系统的多中心、大样本的随机、对照、双盲试验检验,根据循证医学对证据等级的划分标准,其证据等级较低,可信度较低。

中医治未病学科的相关研究不应照搬循证医学的方法与思路。中医治未病的临床研究结果不能单纯以是否符合循证医学的要求来评价。循证医学在中医治未病学的临床研究意义在于其较为完善的方法学。因此,要充分考虑中医药的临床特点,借鉴循证医学方法,使中医治未病的临床研究在现有条件下尽可能地趋向于完善。如借鉴日本汉方医学领域循证医学研究的方法,以最广泛运用的古方、经典方药作为入手点,利用多种非随机实验的设计方法,加强非随机试验的科学分析和报告[6];或者尝试运用“以方统证”或“以证统方”的方法,将循证医学的研究以中医证型或方剂为研究主体,还原中医学的思维模式[7]等。

(2)中医治未病学科与现代医学的融合

中医药学科的发展无法回避现代医学相关学科的影响,不可否认的是现代医学相关学科的发展也不断促进了中医药的现代化进程。中医治未病学科的发展也需要以开放和包容之姿,充分吸纳现代医学相关学科的最新技术与方法,为我所用。在保持本学科主体特性的基础上,充分结合不同学科之长,不断丰富自身的学科内涵。

中医治未病学科需要与现代医学融合,就需要尝试运用现代医学的语言与方法去诠释其内涵。比如,中医治未病的相关研究也会涉及动物实验方法、实验动物造模、生理病理指标检测等内容,这必然会与实验动物学、生理学、病理学、组织胚胎学、分子生物学等不同学科产生交叉;中医治未病有许多具有特色与优势的实践方法,如中医药膳。对中医药膳的临床机制研究需要分析其组成成分、代谢机制等,这就会与营养学、生物化学等学科产生联系。中医治未病学科需要与时代接轨,就需要与现代医学各相关学科充分交叉融合,这也是中医治未病学科顺应时代发展需求,保持学科旺盛的生命力的必然之举。

(3)中医治未病学科与传播学的融合

中医养生文化是中医药传统文化的重要部分,也是中医治未病学科的精髓和灵魂。在全民注重健康养生的热潮中,如何将中医治未病学科的养生文化传播最大化,是值得深入探讨和研究的。

在国内,通过中医药科普宣传周、主题文化节、知识技能竞赛、中医药文化科普巡讲等多种形式,可以提高公众中医养生保健的素养。同时需要建设中医药文化科普队伍,深入研究、挖掘、创作中医药文化艺术作品,开展中医药非物质文化遗产传承与传播。

作为中华传统文化的精髓,中医养生文化的海外传播也是非常重要的内容。国家政策中提出借助海外的相关学术平台进行传播之外,支持中医药机构参与"一带一路"建设,扩大中医药对外投资和贸易,在与国外的经济贸易合作中渗透中医养生文化的传播也是重要的举措之一。

在信息时代高速发展的今天,"互联网+"模式成为各行各业快速发展的新模式。通过借助互联网技术,中医养生文化通过微信、微博、网络视频、手机 APP、移动电视等基于互联网技术的多媒体终端,深入渗透到广大民众的生活中,可以得到最大限度的传播与推广。同时,中医养生文化的传播也需"个性化"设计。如针对不同季节时令、不同年龄、不同职业、不同性别、不同实时热点有针对性地选择内容与传播方式,力求"量身定制"型服务,有助于提高推广与传播的力度与效果。

3. 中医治未病学科与标准规范的融合

古人云,不以规矩,不能成方圆。学科体系的构建与发展需要遵循一定的规范与标准。现代中医学科的发展在继承历代医家学术思想的基础上,按照学科发展的规律形成固定的框架。同样,中医治未病学科的构建与发展也要遵循一定的标准与规范。具体包括了中医"治未病"的概念、学科内涵、学科理论体系、干预技术方法等都需要构建相应的标准。此外,中医治未病中心的科室建设、养生保健机构的建设、养生保健服务模式等应用领域也需要进行规范,才能保证健康服务业市场的良性发展。

《中医药标准化中长期发展规划纲要(2011—2020 年)》中明确要求,要围绕中医"治未病"工作,加强中医预防保健技术标准研究制定。具体包括了四项任务:中医预防保健指南、中医保健技术规范、药膳技术标准、中医康复技术指南。近年来,随着中医治未病健康工程的工作逐步深入,中医"治未病"相关的一系列标准相继由中华中医药学会以行业标准或团体标准的形式发布,但还有大量标准建设的工作需要完成。随着中医治未病学科体系的构建与完善,将会推动本领域内更多的规范与标准发布。

四、中医治未病学术与产业的融合

《国务院关于促进健康服务业发展的若干意见》(国发 2013〔40〕号)中为健康服务业的发展设定了明确的目标:到 2020 年,健康服务业总规模达到 8 万亿元以上,成为推动经济社会持续发展的重要力量。当前,我国进入全面建成小康社会决胜阶段,为了满足人民群众对简便验廉的中医药服务需求,迫切需要大力发展健康服务业。作为 21 世纪的朝阳产业,其市场需求是无限的。

社会需求是学术发展的不竭动力,也是产业兴旺的本质原因。中医治未病的学术发展要与产业结合,相互促进,互为动力。完善的学术体系为产业的良性可持续发展提供了科学依据,巨大的产业市场也为学术发展提供了雄厚的物质基础,同时也为学术发展方向起到了一定的导向作用。中医治未病作为一种理论与方法,最终需要与产业实践紧密结合,充分落地才能发挥其优势与价值。

五、总结与展望

国家政府一系列大力发展中医药与健康服务业的相关政策吹来了中医治未病学术传承与创新的强劲东风。政策导向与产业需求是学术发展的原动力。在"中医＋"思维的指导下,抓住机遇,秉持开放与包容的原则,做到中医学科内部相互融合、中医学科与其他学科交叉碰撞、学术与产业紧密结合,中医治未病的学术发展定会迈上一个新台阶。

参考文献:

[1]何清湖,张冀东,洪净.用"中医＋"思维构建健康管理服务规范,效果这么好[N].中国中医药报,2016 - 06 - 16(3).

[2]张冀东,何清湖,孙贵香.从中医文化角度谈中医亚健康学的学科优势[J].中国中医基础医学杂志,2014,20(8):1079 - 1081.

[3]孙涛,朱嵘,何清湖,等.中医亚健康医师发展如何推进[N].中国中医药报,2016(3):2 - 3.

[4]王家良.循证医学[M]北京:人民军医出版社,2010:1.

[5]王娟,谭玖清,余雨,等.循证医学在中医教育实践中的应用[J].中国中医药现代远程教育,2014,12(21):79 - 80.

[6]郭新峰,赖世隆.日本汉方医学领域循证医学研究现状及其启示[J].中国循证医学杂志,2010,10(5):625 - 628.

[7]窦志芳,郭蕾,张俊龙,等.运用循证医学思维建立具有中医特色的系统评价理论体系[J].中华中医药学刊,2008,26(2):267 - 268.

文章来源:张冀东,刘琦,叶培汉,等.基于"中医＋"思维促进中医治未病学术的传承与创新[J].湖南中医药大学学报,2017,37(2):133 - 136.

基于"中医＋"思维的中医亚健康职业
技能水平培训教材编写初探

　　中医亚健康学不同层次专业人才的培养是中医亚健康学科体系构建的重要内容。目前中医亚健康学科人才培养中技能型专业人才的培养仍然较为薄弱,有待规范。教材是规范人才培养的基础,职业技能水平培训的教材还有待完善和规范。在"中医＋"思维的指导下[1],坚持以中医学理论为基础,秉持开放与包容的原则,做好中医亚健康职业技能水平培训教材的编纂工作,是规范人才培养,完善学科体系建设的重要工作。

一、中医亚健康职业技能水平培训教材编纂的必要性

1. 社会需求是教材编纂的源动力

　　目前我国亚健康服务市场较为混乱,其中最主要的原因在于亚健康专业服务人才的整体素质较低,缺乏系统化的培训教育。教材是人才培养规范化的基础,如何编纂好适应社会需求的亚健康专业服务人才是解决目前问题的关键措施。社会需求是教材编纂的源动力,也是主导教材编撰方向的决定性因素。中医亚健康职业技能水平培训教材主要是针对目前从事亚健康服务行业的技能型专业人才,因此教材编纂重点应放在技能的培养,突出其实用性和与市场的契合性。在教材编写的基本要求和框架下,以市场需求为导向,注重技能水平的提高和规范化;同时要不断更新教材的内容,以适应市场的不断变化。

2. 政策引导为教材编撰指明了方向

　　《中医药发展战略规划纲要(2016—2030 年)》(国发 2016[15]号)明确指出,到 2030 年,要基本形成一支由百名国医大师、万名中医名师、百万中医师、千万职业技能人员组成的中医药人才队伍;中医药健康服务能力显著增强,在治未病中的主导作用得到充分发挥。

　　"亚健康"是随着人们对健康与疾病认识的不断提升,而剥离出来的一个新概

念,也表明了大众对于从健康到疾病的过渡阶段的重视,充分体现了中医"治未病"思想中"预防为主"的精髓,这是对"治未病"思想的最佳诠释。亚健康专业服务人才是千万职业技能人员组成的中医药人才队伍中的重要组成部分,其培养的目标和定位非常明确:在中医治未病工作中发挥中医药的特色与优势,熟练掌握亚健康的咨询、检测、调理、疗效评价等各方面的实用技术型人才。因此,亚健康职业技能水平培训教材也应与国家政策的引导方向一致。

3. 教材编撰适应了专业人员职业发展的需求

继续教育是职业规划中的重要内容。随着科技水平的不断进步和社会需求的不断变化,从业人员的专业知识和职业水平也要随之更新和提高,以适应职业发展的需求。虽已有亚健康专业系列教材,但因其定位在本科及以上水平,对于目前从事亚健康服务的专业人员来说较难接受和掌握。因此,根据目前相关从业人员的素质水平,编纂适合其继续教育和职业发展的培训教材,是一项必要之举。培训教材既可作为继续教育的规范化课本,也可作为从业人员日常工作的参考用书使用,有助于提高从业人员的业务水平。

4. 教材编纂是学科体系完善的重要组成部分

中医亚健康学的学科体系构建分为不同的层次,专业人才队伍的培养也需要从高到低具有合理的梯度[2]。因此,针对不同层次的人才培养要有不同的系列教材与之相匹配。亚健康服务人才主要定位于专业技能型人才,强调亚健康专业的操作技能和实际动手能力的培养,也是目前健康服务业市场亟须的主要人才类型。职业技能水平教育主要针对目前的亚健康专业服务群体,以及当前从事美容、养生、保健的社会人员向亚健康服务领域的转型群体,规范和提高其理论基础和操作技能。这是目前规范亚健康服务市场,短期内解决专业技能型人才缺乏的最有效的培养模式。

二、"中医 +"思维指导培训教材内容的编纂

1. 不同细分职业之间的知识体系融会贯通

目前中医亚健康服务行业中有亚健康咨询师、亚健康测评师、亚健康调理师和少儿亚健康推拿调理师四种职业。其中亚健康咨询师通过亚健康状态评估量表、亚健康体质与形态测评系统、CPC 测评软件及红外亚健康测评系统提供的测评结果,对六种类型亚健康状态的顾客进行咨询服务并提供专业化、个性化的调养方案。亚健康测评师通过操作中医体质仪、中医四诊仪、医学远红外热成像仪、CPC 等仪器,对亚健康人群的气血、阴阳、脏腑功能状态实施测评,达到判断亚健康状态、指导亚健康调理的目的。亚健康调理师能熟练运用推拿、艾灸、拔罐、刮

痧、砭术等技术或通过器械、媒介及其他身体调节性服务方法,实施亚健康干预调理,达到缓解、消除亚健康的目的。少儿亚健康推拿调理师是运用少儿推拿特定的手法作用于儿童相应的穴位或部位,通过经络系统的作用调节儿童机体功能,以达到预防儿童疾病及调治儿童亚健康状态的专业技术人员。职业技能水平培训教材主要针对以上四种职业的工作内容而编写。以上职业也涵盖了亚健康专业服务中的咨询、测评、调理的完整过程。从学科体系的构建来讲,四种职业的理论体系都是中医亚健康学理论体系的有机组成部分;从职业特点来看,四个职业都是有相对完整的中医亚健康学理论体系,但各自又非完全独立的个体。因此在教材编纂中,各不同职业培训教材的内容既要注意相互融会贯通,又要突出职业特色,繁简得当,重点突出。

2. 培训教材的理论方法与实践应用相结合

亚健康职业水平培训教材的编写需要理论方法与实践应用相结合,两者缺一不可。理论是指导实践应用的基础,作为亚健康专业服务人员,应具备较为完整的理论基础;实践是学习理论的落脚点,尤其对于技能型服务人才来讲,更加强调了动手实践能力的重要性。因此,亚健康职业技能水平培训教材的内容应理论与实践兼备,在保持理论完整性的同时尽量精简理论部分的深度和广度,同时要将重点放在实践能力的培养上。除此之外,由于目前亚健康服务的相关从业者普遍专业水平不高,因此教材的编写在语言上也应尽量通俗易懂。

3. 培训教材"三基"与"五性"相结合

亚健康职业水平培训教材的编写要注意"三基"与"五性"相结合。所谓"三基"是指基本理论、基础知识和基本技能;"五性"则包括了科学性、系统性、渐进性、实用性、启发性。

"三基"是人才培养的三大基本素质,也是教材编写内容必备的三部分内容,因此亚健康职业技能水平培训教材的编写也要具备这三部分内容,但在三部分内容的比例上可做适当的调整。除了教材编写共同的科学性和系统性之外,特别强调了本教材的实用性、渐进性与启发性。由于亚健康咨询师、调理师、测评师和少儿亚健康推拿调理师都是实操性较强的职业,技能水平是考核其业务能力的主要指标,因此本教材要能够指导从业者的实践活动。根据初级、中极、高级不同的等级要求,教材涵盖面要全面,但可以在教学大纲中对不同层次人才的授课内容及难度制定不同的要求。除此之外,本教材还需要具有一定的启发性,引导从业者在培训教育和工作实践中不断发现问题,解决问题,从而在工作中不断提高自己的业务能力。

4. 培训教材内容要传统与现代相结合

现代科技是推动产业向前发展的源泉。亚健康服务业在立足于中医学理论的基础上,需要现代科技成果不断注入新鲜的血液,才能跟上快速发展的市场需求。对于从业者来说,其业务能力的更新与提高需要从培训教材着手。

中医亚健康职业技能水平培训教材作为中医亚健康学科体系的组成部分,要坚持以中医学理论为基础,充分发挥中医学在亚健康领域的理论优势和技术优势,将刮痧、拔罐、推拿、药膳等中医特色干预方法发扬光大。同时也要积极吸收各种现代科技的最新成果,将应用在亚健康领域的最新技术经筛选后纳入培训教材中,如医用红外热成像技术、心肺耦合技术、虹膜检测技术等。教材内容需要定期更新内容,以适应快速变化的市场需求。

5. 培训教材内容要常规与特色相结合

中医亚健康职业技能水平培训教材的编写要跳脱传统教材编写的思路,除了常规的基本内容之外,更要区别于健康管理师、中医按摩师、营养师等相关职业,突出本行业培训教材的特色之处,体现中医亚健康相关职业的独特性。

为了贯彻落实《国务院关于扶持和促进中医药事业发展的若干意见》文件精神,进一步提高中医药养生保健技术在亚健康调理中的应用,推广具有良好效果的技术和产品,促进中医药养生保健技术的普及程度,自 2011 年以来,中华中医药学会亚健康分会与中和亚健康服务中心共同邀请相关知名专家和学者,经过严格的评审流程,筛选出一批切实有效、适合推广的百项亚健康中医调理技术,并向亚健康行业内推荐使用。本教材的内容可遴选一批百项亚健康调理技术作为实践应用的内容之一,并根据市场需要和实际需求定期对这部分内容进行更新。

三、如何编纂亚健康职业技能水平培训教材

教材的成功编写首先要明确教材编写的目的、定位、特色、基本原则、基本框架。本教材的编写目的是培养适应亚健康产业市场需求的合格的中医亚健康咨询师、测评师、调理师和少儿亚健康推拿调理师;定位于亚健康服务从业者。教材特色是在中医亚健康学理论框架的基础上,充分发挥中医药在亚健康服务领域的特色与优势;同时结合最新科技成果,着重培养具有一定理论基础、实践能力突出的亚健康技能型人才。基本原则是在"中医 +"思维的指导下,保证理论体系的完整性,理论与实践相结合,"三基"与"五性"相结合,传统与现代相结合,常规与特色相结合。基本框架分为三大部分:基本理论、基本技能与方法、实践与应用,根据实际需要可在头尾处增加绪论及附录的部分。

除此之外,本教材的编写将采用主编负责制,在定好编写目的、定位、特色、基

本原则、基本框架等内容后,参照出版社的编辑出版要求制定编纂大纲和教材目录,明确时间进度及各编委承担的相应内容。特别需要强调的是教材的语言要兼顾专业性与通俗性,针对目前亚健康服务从业人员的整体水平,做出合理调整。

四、总结与展望

我国古代大教育家孔子提出,教育要遵循"因材施教""循序渐进""博学多才"的原则。中医亚健康职业技能水平培训教材针对当前亚健康从业人员的继续教育培训而编写,正是"因材施教"的体现。教材内容及教学大纲对从业者不同层级水平的教育梯度做了相应的规定,充分体现了"循序渐进"的原则。中医亚健康不同职业之间既突出了各自的职业特点,又兼顾了理论知识的系统性和完整性,是"博学多才"的最好的诠释。本教材的编写,对推动和规范中医亚健康技能型专业人才的培养起到重要作用。

参考文献:

[1]何清湖,张冀东,洪净.以"中医+"构建健康管理服务规范[N].中国中医药报,2016-06-16(3).

[2]何清湖,张冀东,孙贵香,等.中医亚健康学人才培养模式的思考[J].中医教育,2016,35(4):41-44.

文章来源:张冀东,何清湖,孙贵香,等.基于"中医+"思维的中医亚健康职业技能水平培训教材编写初探[J].湖南中医药大学学报,2017,37(1):115-117.

基于"中医+"思维的湖湘传统医药类
非物质文化遗产的传承与创新

非物质文化遗产是漫长悠远的人类文明史中极为珍贵的活态文化资源,是人类在生产生活中劳动与智慧的伟大结晶,它不仅是国家和民族赖以存在的文化基石,更是人类社会可持续发展的坚实保障。在华夏五千年的历史征程里,各族人民凭借自己的聪明才智,创造了无数丰富多彩、绚丽多姿的文化财富,使我国成为全世界到目前为止拥有非物质文化遗产最多的国家。其中,传统医药成为我国最具有鲜明特色的非物质文化遗产资源之一。

地处我国中部的湖南省,自古资源丰富、民族众多、文化多元,是我国医药文化发祥最早的地区之一,形成了独具魅力的湖湘中医文化区。境内,汉族、苗族、土家族、瑶族、侗族等民族世代居住,创造的传统医药更是经过长时间的探索、实践、传承,服务了一代又一代的中华儿女。思考如何有效地保护、传承、发展和传播这些民族珍宝,对于深化湖湘中医文化价值内涵,实现湖南乃至全国传统医药类非物质文化遗产项目的多维发展都有十分重要的意义。本文拟运用"中医+"思维作为研究突破口,多方位、多角度地剖析、探讨"中医+"思维在传统医药类非物质文化遗产保护领域的积极作用,以期为其更进一步的传承和创新提供参考。

一、传统医药类非物质文化遗产的概念与内涵

尽管非物质文化遗产本身书写的是整个人类多元的活态文化史,但"非物质文化遗产"这个词的出现却是十分年轻的。首先厘清"非物质文化遗产"以及"传统医药"在这一领域的概念和内涵,将有助于对其进行更深层次的理解和研究。

1. 非物质文化遗产与传统医药的概念

对于"非物质文化遗产"这一学术概念的官方界定最早出现在由联合国教科文组织于2003年颁布的《保护非物质文化遗产公约》(以下简称《公约》)中:"'非物质文化遗产'指被各群体、团体、有时为个人视为其文化遗产的各种实践、表演、

表现形式、知识和技能及其有关的工具、实物、工艺品和文化场所。"[1]

由于联合国教科文组织是站在全球的角度,运用英语语言的思维方式来界定"非物质文化遗产"这一概念,其中诸多方面与我国实际有一定差距,因此,国务院结合我国国情于 2005 年补充颁布了《国家级非物质文化遗产代表作申报评定暂行办法》(以下简称《办法》)[2]。其中明确指出"非物质文化遗产指各族人民世代相承的、与群众生活密切相关的各种传统文化表现形式(如民俗活动、表演艺术、传统知识和技能,以及与之相关的器具、实物和手工制品等)和文化空间"。

在"非物质文化遗产"这一概念领域,无论是联合国教科文组织的《公约》或是我国最早的《办法》,实际上都没有对"传统医药"进行过严格的定义。在我国宪法中,"传统医药"是相对于"现代医药"而言的概念体,被认为是"各民族在历史上创造和应用的生命认知及医药技能所构成的知识体系"[3],是"我国不同地区、不同民族民众世代与疾病斗争的过程中发展出的集治疗思想、技艺、药物于一体的综合医学"。[4]一般而言,"传统医药"这一概念在我国主要涵盖有三个方面的内容:中医学,指以辨证论治和整体观念为主要支撑理论而发展壮大的中国传统主流医学;民族医学,多指除汉族以外的少数民族在实际的生产、生活中所积累的医药知识和防病治病经验;民间医学,指既无明确的民族文化背景,又不完全属于中医学体系之内的其他一些民间医疗。[3]

2. 传统医药类非物质文化遗产的内涵

传统医药是我国非物质文化遗产重要的组成部分,其内涵意义既体现在精神文化遗产领域,也体现在医学专业技术领域,具有十分复杂的文化和科学内涵。

一方面,传统医药类非物质文化遗产是我国各族人民传承下来的珍贵活态文化。"活态"是非物质文化遗产内涵中最为突出的特征之一,它并非博物馆陈列的静止的物质形态,而是可以随着时代、社会以及传承人的变化而不断进步的文化体。其反映在传统医药领域,就是中医学、民族医学和民间医学在千百年的实践过程中,通过传承人的艰辛努力,跟随社会、经济、历史、文化的步伐,不断深入的健康观、疾病观、诊断观与治疗观。因此,传统医药类非物质文化遗产有着深刻的哲学文化内涵和不竭的生命力。

另一方面,传统医药类非物质文化遗产是我国各族人民通过聪明才智自创的医学科学。与其他所有的非物质文化遗产种类如民间文学、舞蹈、音乐、美术、戏剧等相比,传统医药的特别之处在于其对治病救人的"术"的层面的强调,其不仅涵盖形而上的精神层面的愉悦,也包括了形而下的朴实的生命身体健康追求。因此,这决定了传统医药类非物质文化遗产有着突出的科学性和实用性内涵。正是这种复杂深刻的文化和科学内涵的相互交融影响,使得传统医药成为非物质文遗产中的一枝独秀。

目前,在非物质文化遗产这一年轻的研究领域,有关音乐、美术、体育等方面的研究相较之下较为多见,而传统医药类的研究却只有寥寥几篇论文,其中很重要的一个原因或许就是其横跨文化和科学两个领域所带来的概念和内涵的模糊。仔细解读传统医药类非物质文化遗产的内涵意义为深入探索其传承与创新提供了坚实的研究基础。

二、当前湖湘传统医药类非物质文化遗产的现状问题

湖南,在地理位置上,处于我国中部、长江中游地带,境内有湘江、洞庭湖流贯,自古土地丰饶、资源丰富,是我国早期的文明发源地之一。特别是二十世纪中叶著名的马王堆考古发现,出土的"马王堆医书"等竹简、帛书更佐证了湖南是我国医药文化发祥最早的地区之一。同时,湖南更是著名的多民族省份,境内长居有汉族、苗族、土家族、瑶族、侗族等民族,因此在传统医药领域,也就不断涌现出土家医、苗医苗药、瑶医药、侗医药等少数民族医药学。此外,湖湘地区自古风土人情较为彪悍、勇敢尚武,再加上气候湿热使人易患六淫阻滞之疾,因此如正骨、推拿、治疗风湿等民间医学就非常兴盛。从而形成了历史悠久、特色突出、兼容并蓄、文化多元的湖湘中医文化区。

到目前为止,湖南省地区的国家级传统医药类非物质文化遗产共有 4 项,省级传统医药类非物质文化遗产有 2 项,第四批省级名录推荐项目有 7 项。湖南历来对非物质文化遗产的保护非常重视,投入了大量人力、物力,尤其 2016 年 5 月湖南省第十二届人民代表大会常务委员会第二十二次会议通过决定实施《中华人民共和国非物质文化遗产法》的办法,更标志着湖南的非物质文化遗产保护走向了法律和制度保障的新阶段。然而,由于受到时代大环境的影响,湖湘传统医药类非物质文化遗产也像世界其他非物质文化遗产一样,仍面临着严峻的考验,亟须进一步的保护和研究。其中,最突出的问题表现在以下五个方面:

第一,湖湘传统医药资源十分丰富,然而非物质文化遗产项目尤其国家级项目相较之下却屈指可数[5]。湖湘传统医药资源的丰富性主要表现在以下三个方面:其一,诸如"马王堆医书""橘井泉香""仲景坐堂""神农尝百草""龙山药王孙思邈"等传统湖湘中医文化和民间故事种类繁多;其二,民族医学,如上文所提到的土家医、苗医苗药、瑶医药、侗医药、白族医药、回族医药等少数民族医药学自成一派;其三,民间医学,如正骨疗伤、推拿按摩、特色医疗、偏方秘方等尤为兴盛。值得注意的是,在已公布的四批国家级非物质文化遗产项目中,湖南的非物质文化遗产占有 115 项,然而,传统医药却只有 4 项(九芝堂传统中药文化、苗医药癫

痫症疗法、苗医药钻节风疗法、新邵孙氏正骨术），仅占3%。这一方面可能是由于整个传统医药类非物质文化遗产在申报上很多都是包含性较强的复合项目，例如在世界级非物质文化遗产名录中就只有中医针灸这一大类得以入选[5]。另外，就湖湘传统医药自身来说，大多缺乏专业的研究机构参与指导，尤其民族医药如土家医学、苗医学、瑶医学、侗医学等又都属于非物质文化遗产中的口述医学资源，其挖掘和整理就愈加艰难[3]。

第二，传统医药类非物质文化遗产的管理有待进一步完善。这一问题很大程度上就是源于上文所述的传统医药类非物质文化遗产横跨文化和科学两个领域所带来的概念和内涵的模糊。在文化领域，传统医药类非物质文化遗产如其他非物质文化遗产项目一样由各级文化厅、文化局等部门直接管理。但传统医药的科学属性又使得其在一些学术和产业研究方面需要卫计委、中医药管理局等部门的支持指导。正因为如此，传统医药类非物质文化遗产项目的传承和创新工作有时就会面临权责不清的境地，更须各界打开思路、集思广益。

第三，湖湘传统医药类非物质文化遗产项目传承人较少，群体较小，年龄结构不平衡，传承机制尚不明确。在湖南已公布的传统医药类非物质文化遗产项目中普遍具有传承人数量较少、群体较小的问题，譬如国家级项目苗医药癫痫症疗法的传承人就只有一名[6]。另外，年龄结构不平衡、年轻群体较少的问题也十分突出，大多数项目的主要传承人年龄集中在50岁左右[6]。在传承人培养方面，尽管近年来鼓励扩大传承队伍，然而相当数量的湖湘传统医药项目还是持着较为保守的态度，大多仍以家族内授为主。

第四，社会对于湖湘传统医药类非物质文化遗产的认知状况令人担忧。以人才聚集的高校为例，在2013年发表的一篇关于高校对湖南非物质文化遗产的知情状况调查中，得出了学生对这一领域的了解情况不容乐观的结论[7]。而在今年5月湖南中医药大学所进行的一项针对"湖湘传统医药类非物质文化遗产进校园"的命题作文比赛中，也出现了高校学子对这一话题只停留于浅层次的理解，文章内容比较空洞、乏善可陈的现象。

第五，湖湘传统医药类非物质文化遗产的产业推动力和创新能力还有待提高。尽管如国家级项目九芝堂、第四批省级名录推荐项目江氏正骨术等，在市场、产业方面表现突出，甚至推动了一个地区的经济社会发展，然而，大多数的湖湘传统医药类非物质文化遗产实际上仍面临着十分严峻的考验。在政府所能够提供的保护资金相对有限的情况下，如何创新产业，使项目得以适应时代变化，使传承发展得以延续，仍是未来相当长一段时间内的重要研究课题。

因此，运用开放多元的思维观来探索如何有效地保护、传承、发展和传播这些民族珍宝,对于进一步深化湖湘中医文化价值内涵,推动湖南经济文化社会进步,实现湖南乃至全国传统医药类非物质文化遗产项目的发展繁荣都具有十分重要的意义。

三、"中医 +"思维的意义与价值

"中医 +"思维是在"互联网 +"运用实践、融合、创新、重构等概念进行开放性探索的环境中应运而生的新时代行业思维。简单来说,"中医 +"思维就是指以中医药为概念核心,开放理念、勇于创新,多元整合各种有利于专业和行业的学科资源以实现突破发展。其意义可以涵盖两个方面的主要内容:一是"中医药学科内部 +",即整合中医药领域的内部学科和专业,在原有分科的基础上实现学科内部的交叉和融合;二是"中医药学 + X",即实现中医药学与其他学科的多学科交叉,打破学科的传统壁垒,多方位促进中医药学和其他各学科的发展创新[8]。

"中医 +"思维的价值集中体现在两个理念模式上。一方面,开放、多元、创新的理念是"中医 +"思维的精神主题。无论是中医学本身或是传统医药类非物质文化遗产,都面临着如何在保持传统优势的同时突破发展瓶颈、适应时代转变的大障碍。尤其是全国传统医药类非物质文化遗产中的大多数项目,还未能形成像中医学一样的系统研究理论和传承教育机制,且湖湘地区许多传统民族医药甚至还停留在口述医学资源传承方式上[3],这无疑更需要项目本身不要故步自封而要打开思路,需要社会各界多集思广益,通过开放、融合的"中医 +"思维深入探索传统医药类非物质文化遗产的多元化、多层次的保护、传承、发展新路。另一方面,整体观和系统观也是"中医 +"思维极力倡导的理念模式。近现代以来,由于受到西方医学分科的影响,许多传统医学的从业人员也出现了知识碎片化、过度精深化及过分西方思维的倾向,这体现在传统医药类非物质文化遗产领域就是许多年青一代的传承人缺乏对项目理论知识的系统完整掌握,亟须导入"中医药学科内部 +"这一思维模式来进一步提升传承群体对整体观和系统观的重视[8]。

四、"中医 +"思维对传承与创新湖湘传统医药类非物质文化遗产的实践探索

"中医 +"思维理念对于推动湖湘传统医药类非物质文化遗产的传承与创新具有积极的启迪作用,可从医疗服务、学术研究、技术传承、人才培养、文化传播、产业创新等六大方面付诸实践,创新突破。

1. 持续提高医疗服务质量,保证项目非遗传承价值。

在"中医 +"思维中,首先应该确立概念的核心是"中医"而不是" +"。同样,在传统医药类非物质文化遗产项目里,首先应该牢固树立这样一种理念,即可靠

的医疗质量是其能够不被历史淘汰,能够得到各族人民认可,并成为宝贵非物质文化遗产资源的核心。因此,在思考如何传承与创新湖湘传统医药类非物质文化遗产时,要求将项目本身坚定保持并不断提高医学实践质量作为所有措施的首要前提。

2. 系统整合项目内部资源,引入专业机构参与研究。

"中医+"思维中的"中医药学科内部+"强调整体观和系统观理念对于行业传承创新的重要。体现在传统医药类非物质文化遗产上就是鼓励项目引入专业的研究机构参与指导并建立系统全面的学术理论体系。在湖湘传统医药类非物质文化遗产领域,对专业机构的导入,建议主要通过与高校或研究院合作的方式进行。这是因为,一方面,传统医药相较其他非物质文化遗产项目更强调科学性和专业性,一般的社会研究机构较难直接参与这一领域;另一方面,大量的湖湘民族口述医学资源背后包含着庞杂的地域、文化和语言特性,因此更需要那些具备丰富学科体系、充足人才支撑、稳定人员组成的优势高等研究机构参与。

3. 广泛建立项目协作平台,深入融合多元保护主体。

"中医+"思维理念鼓励开放、多元的思维观,湖湘传统医药类非物质文化遗产的保护也应该综合运用各种资源,将多元的资源形态汇集到项目协作平台上以供信息交流和项目传承。譬如,平台模式可采取线上和线下两种方式双管齐下:线上主要通过互联网建立完整的集档案保存、资料收集、技术传承、监督管理、法律保护、宣传推广、项目交流等为一体的平台模块;线下则可采取灵活的会议、沙龙、座谈等模式融合多重管理部门(如文化厅、卫计委、中医药管理局等)和各类保护、协作主体。

4. 全面创新人才培养模式,打造双轨传承教育机制。

目前,湖湘传统医药类非物质文化遗产面临着较严重的传承群体小、人员老龄化等问题[6],因此通过"中医+"思维理念来突破以家族内授为主要途径的人才传承旧模式,吸纳更多的青年才俊参与项目就尤为重要。为此,建议湖湘传统医药类非物质文化遗产项目与高校深入合作,打造融项目教育和学校教育为一体的双轨传承教育机制。一方面,项目教育主要由湖湘传统医药项目具体负责,可通过建立实训基地、定期培养实习人才、开展临床观察课堂等方式进行专业教育,挑选传承人才;另一方面,学校教育则由高校负责牵头实施,现阶段可通过编写项目专著和教材、开设选修课等促其进入高等教育体系,或通过鼓励申报、研究相关科研课题,为学生提供整体、系统的有关理论知识,鼓励学生投身该项事业。

5. 深度挖掘项目内涵价值,不断丰富文化科学传播。

"中医+"思维是一种辩证的思维方式,应用到湖湘传统医药类非物质文化遗产的推广传播领域,就是强调其在自然科学与文化遗产这两大概念上的二元统一。譬如国家级项目苗医药既具有特色鲜明的民族文化、地域文化、历史文化,又兼备帮助各族人民防病治病的科学实用性,因此在给社会大众宣传时就应该深入挖掘项目这两方面的内涵价值,树立明确的传播主体意识,形成传播公信力,以得到不同群体受众的认可[9]。

6. 积极推进跨领域产业链,形成项目孵化交流基地。

"中医 +"思维中的"中医药学 + X"理念特别注重打开思路,全面丰富"X"概念。体现在湖湘传统医药类非物质文化遗产领域就是通过建立跨产业孵化交流基地,融合各种产业模式,实现湖湘传统医药类非物质文化遗产自身的发展与创新,并带动相关"X"产业的进步。譬如,"传统医药 + 旅游产业"可以建立以湖湘中医文化景点(如马王堆、苏仙岭、仲景祠)、民族医药文化景点(如苗医寨、侗医寨)与各种养生、体验为一条线的现代旅游模式;"传统医药 + 食品产业"可以加工各类药膳、零食、饮料及其他有机绿色食品;"传统医药 + 美容产业"可以研发各种草本美容护肤产品,提供传统医药按摩护理;"传统医药 + 文化产业"可以出版书籍、创作节目、展览演出;"传统医药 + IT 产业"可以开发各种新型医药仪器;"传统医药 + 教育产业"可以深度融合学、研、产等。

五、结语

传统医药项目是博大精深的非物质文化遗产在历史、文化与科学领域的集中体现,它不仅包含深刻的精神文化内涵,也体现着丰富的医学科学价值。湖湘地区作为我国重要的医药文化发祥地之一,自古中医学、民族医学和民间医学等传统医药资源丰富,形成了历史悠久、特色突出、兼容并蓄、文化多元的湖湘中医文化区。随着时代环境的不断变化,湖南乃至全国传统医药类非物质文化遗产的传承与创新面临着极大的考验,不应局限窠臼、故步自封,而应该打开思路,导入系统、开放、多元、创新的"中医 +"思维理念,在保持传统医疗优势的同时突破发展瓶颈,广泛融合各种资源,实现湖湘中医文化、传统医药类非物质文化遗产以及经济文化社会的发展繁荣。

参考文献:

[1]王文章.非物质文化遗产概论(修订版)[M].北京:教育科学出版社,2013:4 - 8.

[2]刘壮,牟延林.非物质文化遗产概念的比较与解读[J].西南大学学报(社会科学版),2008,34(5):183 - 187.

[3]诸国本.传统医药与非物质文化遗产保护[J].中央民族大学学报(自然科学版),2011,20(3):48-53.

[4]钱永平.传统医药类非物质文化遗产世代相传的历史经验及启示——以平遥王氏中医妇科为例[J].文化遗产,2015(5):32-38.

[5]王伟杰.中国传统医药类非物质文化遗产分类研究[J].江西社会科学,2013,33(11):206-211.

[6]杨朝晖,柳长华,宋歌等.中医药非物质文化遗产基本情况调查报告[J].中国中医药信息杂志,2015,22(6):18-20.

[7]林彬晖,刘银燕.非物质文化遗产保护与高校人文素质教育——湖南"非遗"保护项目校园知情状况抽样调查[J].文艺生活(艺术中国),2013(1):133-134.

[8]何清湖,孙相如.中医药行业需要"中医+"思维[N].中国中医药报,2015-10-19(003).

[9]魏一苇,何清湖.试论中医文化传播的困境与出路[J].湖南中医药大学学报,2013,33(3):98-101.

文章来源:魏一苇,何清湖.基于"中医+"思维的湖湘传统医药类非物质文化遗产的传承与创新[J].湖南中医药大学学报,2016,36(9):60-64.

基于"中医+"思维探讨孔子学院在
中医药文化传播中的作用

　　现代社会,随着西医对疑难杂症的束手无策,越来越多的人在健康上追求返璞归真,崇尚自然疗法,这与中医一直以来倡导的"天人合一、顺应自然"的观点不谋而合。孔子学院是我国在海外设立的非营利性公益机构,致力于世界各国人民对汉语学习的需要,增进世界各国人民对中国语言文化的了解,在进行汉语国际推广的同时,更重要的是承担传播中华民族文化和促进世界多元发展的使命。孔子学院的设立,正是顺应时代的潮流,为我国中医药文化输出,增强中医药文化的国际影响力提供了有力平台。为更好地促进中医药文化的对外传播与交流,作者拟运用"中医+"思维作为研究突破口,多方位、多角度剖析、探讨运用"中医+"思维在孔子学院传播中医药文化中的积极作用,以期进一步推动中医药海外发展。

一、孔子学院中医药文化国际传播现状与问题

　　截至 2015 年,共有 135 个国家建立了 500 所孔子学院[1]。孔子学院总部在 2016 年 12 月昆明召开的中医、太极等中华文化对外交流座谈会上宣布,全球 78 个国家 240 多所孔子学院在 2016 年开设了中医、太极拳等中华文化课程,注册学员 3.5 万人,18.5 万人参加相关体验活动,受到各国师生和民众的热烈欢迎。截至目前,全球已经有 4 所专门的中医孔子学院,7 所孔子学院开设了中医课堂,成为各国民众了解中医药文化的重要窗口[2]。孔子学院在中医药文化的国际传播征途方兴未艾,但也存在以下几个方面的突出问题:

　　1. 传播内容缺乏对中医药文化内涵的挖掘

　　除了几所特色中医孔子学院开设了中医、针灸学位课程,其余各孔子学院开展的中医药相关文化教学活动主要停留在养生保健层面上,如食疗、太极、武术等,而与中医的诊断和治疗无关,偶有涉及,也多为理论介绍或研讨,少有诊疗实

践。其实,国外很多人对中医是有着浓厚兴趣的,但仅凭一些形式化活动举办无法让外国友人领会中医药文化所寄予的深层内涵。比如,孔子学院里太极拳课程的开设不只是对打法的练习,它还蕴含着中医精髓讲求的"形神合一"的意念及柔"和"之术。中医药学中蕴含的道法自然的生命观,形神兼顾的健康观,整体平衡的思维观,辨证论治的诊疗观和大医精诚的道德观等核心价值观念需要孔子学院在国际传播中探寻深入融合的切入点,不能仅仅停留在形式上,而是要通过形式挖掘出中华文化的深度内涵,并努力让学习者通过表象看到本质,这样才能将中医药文化的内涵深深印刻在他们的心中。

2. 对外师资缺乏国内外有机结合

随着全球的"中医热",越来越多的人希望能来到孔子学院了解中医药文化和学习中医药知识。然而目前各地区孔子学院传播中医药文化的师资匮乏,且中医药对外师资缺乏国内外有机结合。

目前国家汉办派出的赴世界各地孔子学院(课堂)任教的优秀教师和学生汉语志愿者以对外汉语专业、英语专业、中文专业为主,具有中医药相关专业背景的教师队伍远远不能满足海外进行中医药文化传播的需求。高素质的国际型中医人才师资队伍更是严重缺乏,这也一直是孔子学院进行中医药文化传播的瓶颈问题之一。

面对严重缺乏的国际型中医人才师资,孔子学院所在国本土化中医药教师的培养成为孔子学院推广中医药国际传播的必然选择和重要使命。但在各地的孔子学院本土化中医药教师的培养并不广泛,培养力度也不尽相同。当然这与大多数国家中医遭遇地位边缘、面临制度壁垒、中医教育尚未被合法化等问题息息相关。事实是大部分孔子学院中医药文化传播主要还是依靠我们国内选派的师资,中医药本土化教师的配备仍需进一步加快。

3. 传播方式有程式化倾向

目前孔子学院传播中医药文化主要通过日常教学活动和中国文化活动来实现。迄今为止,孔子学院大都举办过多次涉及食疗、推拿、太极拳等中医药文化"体验——感悟"[3]活动,在当地取得了很好的传播效果,为中医药文化赢得了更多的关注。但根据调查,只有几所特色中医孔子学院开设了"专业——职业"[3]的中医、针灸专业的本科及研究生教育或是短期职业课程培训。在实际操作中,中医药的海外宣传多数情况下是以讲座形式为主。在这种模式下,难以让学生主动参与进来、师生双向互动不强,中医药文化传播活动往往陷入程式化的藩篱,缺乏针对性和时效性。

4. 传播效果评估机制不健全

目前各地孔子学院在中医药文化传播效果评估方面还未形成一套完整的体系,孔子学院总部也没有颁布专门针对中医孔子学院的评估章程,有些孔子学院文化课程、讲座及文化活动结束之后会通过发放问卷的方式对传播的效果进行简单后测调查,但没有长期的调查机制。也有些孔子学院甚至没有涉及这方面的工作。

二、"中医＋"思维的意义与价值

"中医＋"思维是建立在中医药学本身的学科特质及独特发展规律上的[4],通过中医药学科内部的整合及实现中医药学外部与其他学科的广泛交叉来推动中医药行业进一步的夯实学科基础、巩固学科特色、稳定学科核心而回归本色。这一创新性思维拟为中医药发展模式进一步的改革创新提供思路与方法。简单来说,"中医＋"思维就是在中医药行业发展获得重大机遇的今天,以中医药为概念核心,打破传统的学科壁垒,开拓创新,多元整合各种有利于专业和行业的学科资源以实现突破发展。

作为中医药文化传播的重要海外平台,孔子学院运用"中医＋"思维传播中医药文化的价值集中体现在提高中医药文化传播的深度和广度。一方面孔子学院要争取更多来自政府、各相关高校、医药企业、医疗机构和国内外学者的支持,整合中医药领域的内部学科和专业,不断完善和丰富中医药文化传播的内涵;另一方面,本身不要故步自封,而要打开思路,借助多元产业化的力量。

中医药与中华传统文化相融相合,相辅相成,在传播过程中是不可分割的一体两面。以文化先行为策略,为中医药的国际市场奠定基础;以医药健康为载体,为文化认同开拓空间[5]。两者并举,孔子学院承载中医药文化的海外的传播一定能冲破困境,取得突破性进展。

三、应用"中医＋"思维在孔子学院传播中医药文化的对策

"中医＋"思维理念对于推动孔子学院传播中医药文化具有积极的启迪作用,孔子学院及相关机构应主动接纳"一带一路"的国家规划,创新思路,导入系统、开放、多元的"中医＋"思维理念,广泛融合各种资源,突破发展。

1. 精准把脉,探寻中医药文化深入融合的切入点

中医药作为中华文化国际传播的最佳载体,在走出去的进程中也面临一定困难和阻力。各国文化有着很大的差异,中医药和其他国家的文化并不能很快相通共融。"中医＋"思维倡导开放、多元的思维观,一方面应加强对孔子学院所在国

文化、教育、医学、法律体系的认识和研究,为开展深层次合作、找准合作契机奠定基础;另一方面润物无声,文化先行,以文带医,在孔子学院平台以武术和太极文化为先导,通过拍摄制作武术、太极国际宣传片、教学微课,推广国际比赛等,让"一带一路"沿线各国人民逐渐了解、认可、接受武术、太极文化,从而带动中医药文化、中医诊疗技术走进国外视野。

2. 以优质师资为基础,创立良好形象

高质量的师资是优质教育资源的核心和质量保障的前提。为输出优质教育资源,提升海外中医药教学的质量,确保孔子学院的良好声誉和形象,孔子学院总部需联合国家层面的中医药教育管理机构,组织国内各中医药院校发挥自身专业优势和学科优势,打破校际之间的壁垒,建立中医药国际教育教师培训与共享平台。

"中医＋"思维中的"中医药学科内部＋"强调整体观和系统观理念对于行业传承创新的重要,体现在孔子学院承载中医药文化传播上就是整合行业内优质的中医药国际教育教师资源,共同打造中医药国际教育品牌——孔子学院,推进中医药海外发展。

除了对外输出优质师资,"中医＋"思维还鼓励实现中医药师资本土化,不仅可缓解紧张的中医药国际教育师资,而且能更广泛地传播中医药文化,增强中医药国际影响力。推进师资本土化可从两方面着手:一方面从当地中医药从业人员挑选一部分优秀者进行培训,使其达到孔子学院中医药教育师资要求;另一方面也可以系统地培养一批本土中医药师资,借助他们对地方民众和文化的熟悉,更好地解决中医药文化传播中遇到的问题。

3. 以特色教育为主线,实现品牌效应

《孔子学院发展规划(2012—2020 年)》把"坚持科学定位、突出特色"作为孔子学院今后发展的一项基本原则。2016 年 9 月中国国务院副总理、孔子学院总部理事会主席刘延东在江西调研时也指出,孔子学院的发展要突出特色,应该借助孔子学院平台,让世界更好地了解、学习和运用中医[6]。以孔子学院为平台,以传统中医药学和中国式健康养生方式为传播载体,各中医孔子学院和其他孔子学院在传播中医药文化过程中应积极探索弘扬中医药文化的新模式、新渠道,在办学中进一步提高中医药相关的教学与课程品质,提升孔子学院的品牌效应,使中医药成为中国对外文化传播的新亮点。

我们不但要输出特色中医学的专业教育,还需坚持与本土化结合,做到因地制宜,保证中医药海外传播的可持续性。孔子学院宜建立多渠道、多层次、多形式的中医药文化国际传播体系,丰富传播内容,开展多种形式的中医海外教育,提高中医药文化的国际影响力:在中医非学历教育层次板块,通过开设中医养生、中医基础、针灸、推拿、太极拳及武术等非学历课程,这些课程互动性强,学员通过实践,易于接受,有利于扩大中医药文化的影响;在中医学历教育层次板块,可以与国外中医各类学历教育对接,开展学历教育合作、科研合作等,利用国内中医药大学的优势,针对海外中医药教育机构规模小、课程简单、师资力量薄弱等短板,提供相应的支持与合作,从中医学术的层面推动中医药在全球的发展。除了课堂教学,孔子学院还可借力"中医+"思维,利用互联网的共享性、便捷性、高效性等优点,逐步探索网络新媒体(慕课、微信、微博等)在推广和传播方面的运用,通过优质的文化载体和丰富的教学内容吸引学生、教师、社区居民,打开外界认识孔子学院的窗户,增强传播力。

4. 以质量评估为保障,确保办学质量

质量是教育机构生存和发展的基础。目前孔子学院教育质量管理和监控的评估体系还处于发展阶段。为确保办学质量,我们要加强教育质量管理与监控。在中医孔子学院或其他孔子学院传播中医药文化过程中,建立规范化的办学评估标准,探索建立教学督导组,聘请富有中医药海外传播经验的学科专家、教授、教学管理人员等担任督导组成员,对孔子学院传播中医药文化的相关教师的教学活动进行评估和评定;建立学生教学质量评议制度,广泛听取当地学生对授课教师的评议和建议,不断改进孔子学院的教学和管理方法,提高办学质量。

四、结语

孔子学院承载中医药文化海外传播方兴未艾,它不仅满足了当今国际社会人们对于健康的渴望以及对天然药物和自然疗法的需求,而且也顺应了党和国家发展大中医药事业的战略要求。在目前良好的国内外发展环境下,我国政府、各相关高校、中医药企业、医疗机构以及国内外学者应直面挑战,抓住机遇,通力合作,将孔子学院向全世界传播和推广中华文明和中医药文化工作推向一个新的高度。

参考文献:

[1]2015年孔子学院年度报告,北京,2015年. http://www. hanban. edu. cn/report/

[2]国家中医药管理局 http://www. satcm. gov. cn/e/action/ShowInfo. php? classid=57&id=23494

[3]周延松. 中医孔子学院的语言文化传播及其模式构建[J]. 世界中西医结合杂志,2014,9(11):1241-1242,1260.

[4]何清湖,孙相如,陈小平,等."中医 +"思维的提出及其现实意义探讨[J].中华中医药杂志,2016(7):2472 - 2475.

[5]董薇,郑麟,徐茵,等.跨文化传播视角下的中医药海外传播[J].南京中医药大学学报(社会科学版),2014(4):221 - 224.

[6]2016 年全球中医孔子学院年报,昆明,2016 年.

文章来源:胡以仁,何清湖,朱民,等.基于"中医 +"思维探讨孔子学院在中医药文化传播中的作用[J].中医杂志,2017,58(15):1336 - 1338.

六　中医发展战略

编者按

我们党历来高度重视中医药的发展。尤其是党的十八大以来,党和政府对中医药的发展做出一系列重大决策部署,把发展中医药事业提到了前所未有的高度。其中,《中医药发展战略规划纲要(2016—2030 年)》的出台,标志着中医药发展已经上升为国家战略;《"健康中国 2030"规划纲要》提出了一系列振兴中医药发展、服务健康中国建设的任务和举措,业已成为今后 15 年推进健康中国建设的行动纲领;《中华人民共和国中医药法》的颁布实施,则为中医药事业的发展提供了良好的政策环境和法制保障……所有这些都标志着当前中医药事业的发展进入了一个崭新的历史时期。

近年来,我们团队紧密结合国家战略和决策部署,对中医的发展战略展开系统研究,取得了一系列研究成果。团队通过对中医的本质、中医的科学内涵、中医药文化软实力特质、中医药文化研究的实践价值等问题进行全面剖析,在此基础上展开对中医发展现状与现代化、中医传承和创新、中国传统文化现状与中医发展策略、中医养生文化产业发展的瓶颈及对策以及中医养生文化创造性转化等问题的深入思考。

其中,《五种属性决定中医本质》一文指出:中医的科学性、经验性、文化性、产业性、原创性决定了中医的本质;这五个属性同时也是中医学的五大优势,我们应当正视并重视、发掘并发扬。《正确理解中医的科学内涵》一文针对为数不少的学界人士和社会大众质疑中医的科学性这一现象给出了明确应对:中医是独特的医学科学。中医拥有自身构建的科学体系、思维方法、研究对象,可谓既"有理"又"有用",而使其成为一个经久不衰的医学学科。由于中医有其自身产生与发展的环境和独特的理论体系,不应生搬硬套现代科学标准用于检验西医西药的方法来完全否定中医。《中医药文化软实力特质分析》一文指出:中医药文化具有软实力特质,包括历史特质、哲学特质、学术特质、文学特质、伦理道德特质等,这些特质在很大程度上彰显了中医药文化的内在力量。立足这些特质,有的放矢地制定中医药文化研究及推广的战略,能够发挥中医药文化的先进性和独特性,对于提升国家文化软实力,建设社会主义文化强国具有重要意义。关于中医未来的发展,《中医发展现状与现代化的若干问题思考》一文从中西医学方法论的差异入手,指出中西医学方法论既有差异又具互补性。未来中医的发展,既要做到方法论的变革与切实提高临床疗效并重,还应坚持不懈地推动中医药的理论创新。《中医应适当后现代化》一文则认为:中医应适当地后现代化,摆脱唯科学主义和动物实验方法的桎梏,清醒地认识到中医西化背后的文化霸权的影响,消除简单的二元对立,回归中医的普世价值,积极而审慎地把中医发展成后现代医学。同时,团队深入贯彻习近平总书记的系列讲话精神,针对习近平总书记在 2016 年全国卫生与健康大会上提出的重要论述:"要着力推动中医药振兴发展,努力实现中医药健康养生文化的创造性转化、创新性发展",《中医养生文化创造性转化的思考》一文系统回答了以下几个问题:中医养生文化的创造性转化? 究竟是转化什么? 如何进行创造性转化? 对这些问题的回答为未来中医健康产业的发展提供了思路和方法。

　　总之,中医药及其相关事业的发展,可谓"路漫漫其修远兮",我们广大中医人定当"上下而求索"!

正确理解中医的科学内涵

关于"科学"这一概念,全世界并没有统一的认识,但社会上通常所说的"科学"是西方意义上的科学定义,中医有其自身产生与发展的环境,有其自身系统而完善的理论体系,不应生搬硬套现代科学用于检验西医西药的方法来完全否定中医。

中医的疗效也在不断检验其自身的科学性,望闻问切都是以客观事实的观察为基础,来自实践,也必将回到实践中去,利用四诊所得去论治不同的病人,这些都与科学相关概念相互吻合,说明中医的科学性。

中医药学是一门体现极强的临床实践性和中华人文哲思的学科,它既源于中华民族世代相传的医疗实践经验的总结,又深深地植根于中国传统文化的土壤,在当代发挥着极为重要的医学科学和文化传播价值。但是随着中医药的传承和发展,依然有为数不少的学界人士和社会大众对中医药持有不同的见解和疑惑,尤其集中在对于中医科学性的讨论上。那么,中医科学吗?针对这个问题,笔者有以下看法。

一、"中医科学吗"是伪命题

"中医科学吗?"这个问题本身就是个伪命题,因为科学规律是人发现的,但是科学规律本身与人无关,全世界对科学的认知和理解一直在追求的路上,没有止境。因此,人们现在所认识和接受的一切并不一定正确,对所谓"科学"的定义也同样可能不正确。科学的概念形成时间短,本身就不确定,目前也还在不断变化中。中医偏向于宏观的,形而上的研究,精于穷理而拙于格物。中医药作用机制尚不明确,那或许是因为现代科学研究方法不够先进。社会上认为中医不科学最主要的原因在于中医缺乏充足的实验数据支持,但这也许只是时间问题,未来会有越来越多的数据支持中医理论。因此不能以西医的标准将中医评价为不科学。

而且,经过几千年的洗礼,中医的实用性和疗效性是毋庸置疑的。实践是检验真理的唯一标准,而检验实践的有效方式就是时间,中医经历了中华五千年历史的检验,它促进着人类的健康文明发展,这些都足够证明中医存在的意义和重要性。

二、中医是独特的医学科学

关于"科学"这一概念,全世界并没有统一的认识,但社会上通常所说的"科学"是西方意义上的科学定义,然而中医有其自身产生与发展的环境,包括地域环境、文化环境以及社会环境等,有其自身系统而完善的理论体系,因此评价中医科学与否就不能完全依照普遍意义上的规则或者是标准,不应生搬硬套现代科学用于检验西医西药的方法来完全否定中医。有博士指出,中医通过自己的中医哲学方法论、中医基础理论、病因病机理论、药物方剂理论、诊断和治疗的理论与方法等,构建了一个理论与实践相结合的完整体系,是科学的;中医对人体有独特的认识,以心为主宰,五脏为中心,并与六腑、形体和官窍等一同构成的一个有机整体,对人体的认识是系统的、整体的,是科学的;中医疗效确切,通过四诊获取的资料、症状和体征进行分析与判断,辨别病性与病位并概括为证,根据辨证结果,确定相应的治疗方法,这一过程也是科学的。

另有,科学有分科而学的意思,指将各种知识通过细化分类研究,形成逐渐完整的知识体系,是关于发现发明、创造实践的学问,是人类探索、研究、感悟宇宙万物变化规律的知识体系的总称。而中医在发展过程中,也在不断分科而学,中药学、方剂学、内科学等共同形成了逐渐完善的知识体系。中医的疗效也在不断检验其自身的科学性,望闻问切都是以客观事实的观察为基础,来自实践,也必将回到实践中去,利用四诊所得去论治不同的病人,这些都与科学相关概念相互吻合,说明中医的科学性。还有人提到,中医的"天人合一"观点,就是强调人与自然的和谐共处,符合"科学发展观"的要求,中医的两个理论特点"整体观念""辨证论治"坚持事物联系的普遍性以及矛盾的普遍性和特殊性,也符合马克思哲学观和方法论的要求。

中医这门学科几千年来在中华大地甚至在世界领域内都保持着旺盛的生命力和价值,这正源自社会和人民源源不断的需求。我们作为中医人,首先应该"正身",坚持中医的科学性。只有坚持了中医的科学性,才有我们现在所谈论的中医药专业、中医医院、中医药大学等概念,因此坚持中医的科学性是中医人的立身之本。

三、从问题入手思考中医的科学性

关于中医是不是科学,应该先试着思考这几个问题。什么是科学,科学的准确定义是什么? 是不是一切事情都可以依靠科学解决,科学是万能的吗? 怎样完整地评判一个学科是否是科学,评价的标准是什么? 要评价一个学科科学与否,我认为,一是看它有没有依据,有没有道理;二是看它有没有用、能不能用,从这个意义上来说,"有理有用"即可谓之科学。中医所采用的是我国传统的思维方式,因此具有有别于世界上其他医学的医学理论体系和诊疗方式,它有理;同时,五千年来中医一直为人民群众的身体健康服务,中医的理论和方法被证明卓有疗效,它有用。因此,"有理有用"的中医在中国思维的科学体系中,毫无疑问具备科学性。

其次,科学讲究方法和范畴,也讲究科学的精神和思维体系,但到底科学是什么却没有人能讲明白。笔者认为,不同的学科,应该有不同的标准、规范和范畴,科学不应该是死板而僵化的,这不是科学的本义,而应该是灵活包容而实事求是的。现在社会上有的人不从理性探讨的角度进行辩论,而是将传统中医药中的某些落后知识糟粕无限放大,以至于将中医定性为"不科学",这实际上就是以科学的幌子做着无法体现科学精神的行为。2000 年前,《黄帝内经》使中医从碎片化的知识上升到完备的理论系统,中医拥有自身构建的科学体系,拥有自身的思维方法,有研究对象,有理有据而且实践和时间证明十分有用,这就使其成为一个经久不衰的医学学科。中医是具有中国本土特色的一门医学,它在体现自然科学属性的同时,也充分体现出我国的民族、历史和文化的特性,但这些复杂的特征属性并不能因此就掩盖中医的科学价值,如果对所有事物的认识只是一味采取非此即彼的态度,那么对内涵复杂的中医的认识只能流于片面和缺乏深度。

最后,在论及中医的科学性时,我们还需注意到科学的结构问题。科学,有分科而学的意思,指的就是将各种知识通过细化分类研究,逐渐形成完整的知识体系的过程。中医从哪儿来,又到哪儿去?中医的产生和发展首先是源自社会和人民的健康需要,它是历代医家反反复复的临床经验的总结,所以中医是一门经验医学。然后,中国传统哲学思维和中国传统文化的濡养,帮助中医形成了自己的理论体系,逐渐构建了我们现在所认识的中医理论。目前,中医所进行的学科演变、学科分化和发展,最根本的目的就是进行学科创新。中医具有自己的学科结构,同时仍在不断的细分和演化新的分支专业,每一分科都在不断发展,形成各自完整的知识体系,中医是一门开放的医学科学。

然而,中医虽然兼具科学和文化属性,但它并不是无所不能的,它像任何其他学科一样,既有自己的优势,也一定具有自己的局限性。中医作为一门医学科学,其目的就在于防病治病、减少疾患,对于中医科学性的探讨如若超过了科学思维的范畴,甚至像有些观点把中医视作超科学,那将在实际上反而抹杀了中医的科学性。

文章来源:何清湖,魏一苇.正确理解中医的科学内涵[N].中国中医药报,2017 – 10 – 27(003).

五种属性决定中医本质

要评价一个学科的科学与否,一是看它有没有依据,有没有道理;二是看它有没有用、能不能用。从这个意义上来讲,中医是一门科学。中医讲究读经典、拜名师之外,最重要的就是早临床、多临床、反反复复地临床。读经典是学习前人的经验,拜名师是学习今人的经验,而多临床则是积累自己的经验。所以说,中医是一门经验性极强的学科。

中医药文化深深地植根于中国古代哲学思想,是应用古代哲学思想获得最佳效果的学科之一。同时,中医药学又在具体实践运用中折射和升华出不少宝贵的哲学思想,因此中医学是中国传统文化应用于实际、应用于科技的典范。地方乃至国家如果不能够积极主动地对中医药宝库的产业潜能进行发掘,很可能会造成重大的经济损失。

中医的伟大恰恰在于它的原创性。原创性造就了中医学既传统又现代的特点,也说明了想要进行创新首先要有传承作为基础。没有传承,创新就无从谈起,就会变成"无源之水,无本之木"。

论及中医本质,或许会涉及一些由来已久的话题与争议。但是学术的讨论应该允许不同的甚至是针锋相对的话题共存,只有这样才能够呈现百花齐放、百家争鸣的学术气象。笔者学习中医有 30 余年,对于中医的本质有如下的理解,即中医的科学性、经验性、文化性、产业性、原创性决定了中医的本质,而这五个属性同时也是中医学的五大优势,我们应当正视并重视、发掘并发扬它们。

一、关于中医的科学之辩——中医的科学性

中医究竟科学不科学? 这是一个争议已久的老话题,如今依旧是争论的焦点,将来也不可避免地会受到争议。关于中医是不是科学,我想反问三个问题:是不是一切事情都可以靠科学解决,科学是万能的吗? 科学的准确定义又是什么? 怎样完整可靠地评判一个学科是否科学,评价的标准是什么? 对于这三个问题,

我查阅了许多资料,也求教过许多学者,至今没发现完整而令人信服的答案。

在论及中医的科学性问题上,我认为有两种观点较为偏激。

一种观点认为中医根本就是伪科学、假科学,充其量就是一个"潜科学"。这个观点以民国时期的余云岫为代表,现代也有部分学者主张告别中医药。否定中医科学的专家往往认为,科学必须遵守科学的范畴,而科学有三个范畴:一是一定要有原理解释,能够用数学的方法进行演示证明,并用物理化学式的公式代表学科的基本理论,中医不具备这些;二是必须有表达准确、言之有物的科学概念进行表述,而中医的阴阳、五行、气血等概念十分抽象;三是要遵循循证的原理,中医一直以来以经验医学为主,理论依据往往来自医案,自然达不到循证的高度。

对于这种认为中医不科学的观点,笔者认为,作为中国独特的医学体系,中医所采用的是我国传统的思维方式,因此具有了独树一帜的医学理论体系,有了别具一格的诊疗方式,也有了诊治处方的特色和方法,五千年前这些理论和方法有用,现在有用,将来还会有用,所以在中国思维的科学体系之中,中医毫无疑问地具备科学性。科学讲究方法,也讲究范畴,还讲究科学的精神和思维体系,但到底科学是什么?没有人讲得清楚。不同的学科,应该有着不同的标准、规范、范畴,故而科学不应是死板僵化的,应当是灵活多变而事实求是的,我们应该要看到不同科学体系的存在。当遇到否定中医科学的专家,我们应该首先看看他的知识结构,因为知识结构的偏差而得出不同的结论很正常,但不能据此就否定一门学科的科学性。

还有一种观点认为中医"太科学了",很伟大,是超科学。持这种观点的人普遍持有这些看法:从《黄帝内经》开始,就建立了中医的基本理论体系,这个古老的体系不用怎么变化就能沿用至今而包治百病;张仲景著成《伤寒杂病论》,其时没有艾滋病肆虐,也不见 SARS 横行,可按照仲景的思维,就能够完全治愈艾滋、SARS 等现代医学束手无策的疾病;计算机的理论是中医的阴阳理论打下基础的;中医能上看天文、下晓地理、中通人事,许多自然科学的理论都是中医奠定的基础。对于这些看法笔者不敢苟同。中医伟大,但没有那么无所不能。每一个学科都有自己的局限性,我们不能把自己的学科看得一文不值,更不能把自己的学科看得至高无上,这样学科就不可能得到发展。我认为,一般来讲,自然科学之上的学科是哲学,哲学之上是宗教,而宗教之上就是神学。如果把中医上升到科学之上,称之为超科学,就是把它看作单纯的哲学、神学了,这样一来中医就失去了它应有的价值。中医是具有中国本土特色的一门医学学科,有自身构建的科学体系,有自身的思维体系,有研究对象,有理有据而且有用,这就使其成为一个医学学科。而任何一个医学学科从古至今乃至未来都不可能解决人类所遇到的所有医学问题。中医学就是一门医学,医学的目的就是减少疾患、延长寿命,把中医当作超科学,实际上是抹杀了中医的科学性。

要评价一个学科的科学与否,我个人认为,一是看它有没有依据,有没有道理;二是看它有没有用、能不能用。从这个意义上来讲,中医是一门科学。

二、中医传承的关键一环——中医的经验性

中医是一门传统医学,因此传承对于这门学科显得格外重要。而中医传承中关键的一环就是经验传承。中医是十分注重经验性的一门学科,我们许多国医大师已经九十高龄,但来往求诊的患者不仅没有因为他们年事已高而不再求医,反而患者人数与大师们的年龄成了正比,形成了中医越老越吃香的局面。

为什么会这样?为什么人们往往寻诊于名老中医,而不是名老西医?这就是中医与西医的区别。首先,中医自古以来就讲究学术流派,而学术流派的差异性往往是这门学科讲究因时、因地、因人制宜的方法不同而造就的,也因此衍生出不一样的思维方法、学术体系。故而对于地域不同的学术流派而言,名老中医的经验性就显得格外重要。其次,在对中医知识的理解和掌握上,更加需要前辈的指点教授了。比如,中医的脉诊,描述弦脉时会说如"端直而长,指下挺然,如按琴弦",描述滑脉时会说"往来流利,应指圆滑,如珠走盘",这些形容不像西医一样能够通过准确的数值表达,因此往往形容切脉为"心中了了,指下难明",而这就是中医,强调"医者意也",强调抽象思维,强调靠悟性去感悟。在这种较难把握的情况下,老中医们口传心授的经验就会显得无比珍贵。再次,中医不是机械的开药,不是靠机器诊断,更不是绝对的标准化,所以我们中医传人更应当早临床、多临床,在反反复复地临床中积累大量经验才能够有能力应对临床的各种病状。

所以我们可以看到,在各个不同的学科里,中医的成才周期相对较长。中医讲究读经典、拜名师之外,最重要的就是早临床、多临床、反反复复的临床。读经典是学习前人的经验,拜名师是学习今人的经验,而多临床则是积累自己的经验。所以说,中医是一门经验性极强的学科。

三、技术依傍的深厚基础——中医的文化性

中国自古时起,任何一项技术的诞生都被先贤赋予浓郁的人文特性,我们的祖先擅长给冰冷的科技注入温热的人文灵魂,从而令一项单纯的技术身着道德和哲学的甲胄而能够在岁月流逝中生存发展,这就是中国文化的先进性、前瞻性。中医便是受惠于此的一门医学技术,它的魅力不仅仅体现在能够治病救人上,更体现在养生保健、衣食住行、精神调摄等方面。

为什么中医特别讲究文化？试想中医是怎么发展传承的。首先它是在技术落后、生产力不发达的年代依靠中国先贤的哲学思维建立了基本的理论体系，而后经过几千年历代医家反反复复临床经验总结而来的，是一门强调思想、强调经验的医学，因而在传承和发展的过程中，中医学就必然受到中国主流思想文化以及时下社会主流意识形态的影响。所以，不了解中国传统文化的人就不能掌握中国传统的思维模式，也就不可能把握中医学的理论。故而，在快餐式医学教育的模式下，我们的中医理论在后辈的眼中变得艰涩难懂，究其原因，可以说：中医界一直致力于使中医"现代科技化"，以适应现代中国人观念的转变，却忽略了使中医学真正融入现代社会的另一条途径——普及中国传统文化与中医知识。

中医药文化深深地植根于中国古代哲学思想，是应用古代哲学思想获得最佳效果的学科之一。同时，中医药学又在具体实践运用中折射和升华出不少宝贵的哲学思想，它既体现了中国传统哲学的内涵，又在很大程度上丰富了中国传统哲学的体系，因此中医学是中国传统文化应用于实际、应用于科技的典范。所以说，中医的文化性是这门学科极其重要的建构基础。

四、中医产业的巨大潜能——中医的产业性

我常常跟朋友们开玩笑说："北京是我们祖国的首都，而长沙是我们祖国的'脚都'。"玩笑归玩笑，但长沙足浴产业的发达值得一提。有人可能会觉得：不应把下里巴人的洗脚行业和我们宝贵的中医联系起来，但我认为，足浴就是源自我们中医的足底按摩和穴位按摩技术而被开发成了巨大产业，可以说这就是中医为当代经济发展做出巨大贡献的一个缩影。

时代在变化，社会在进步，当代的中医已经与过去的中医大不相同了。当代中医人在传承祖国医学的同时，因为现代生产力的发达和科学技术的飞跃而具备更多、更广、更强的能力对祖国医学的宝库进行发掘并进一步发扬光大。以我们湖南省为例，2008 年整个长沙市足浴产业产值 23 亿多，而湖南省所有县级、地市级中医院加起来的产值也不过 22 亿；九芝堂、紫光古汉集团等上市公司为地方经济贡献巨大，湖南省 40 多个医药公司，上市产品全部是中医药产品。再比如，广东的凉茶品牌，2012 年产值居然达到了 200 个亿，令人咋舌。这些产业的成功，足以说明中医药产业化的巨大潜能。几乎立足中医药行业中的某个点进行开发，其产出的巨大经济效益就不可估量。

所以我们可以这样认为，地方乃至国家如果不能够积极主动地对中医药宝库的产业潜能进行发掘，很可能会造成重大的经济损失。同样，我们当代中医人在中医行业领域如果不注重自身的产业化发展，就失去了中医学发展的一个巨大支

柱。这就是中医药具备的产业性。

五、原始创新的宝贵优势——中医的原创性

在常人的眼中，中医往往是原始的、传统的。但为什么中医能够流传至今而依旧可以在健康领域发挥作用呢？就是因为中医具有原始创新的优势，不是模仿或借鉴来的"二手医学"，扎实的原创基础为后人的传承发扬提供了不竭的灵感源泉，也是中医生命力常青的重要保障。

2004 年，国家科技进步一等奖颁发给陈可冀院士的"血瘀证与活血化瘀研究"，而这一理论的来源是清代医家王清任《医林改错》里的活血化瘀理论，通过陈可冀院士求真务实的科学研究验证了活血化瘀理论并实践于临床，获得巨大成就，据此研究研制的多种活血化瘀及芳香温通药物至今已在心脑血管疾病的临床治疗中不可或缺。2011 年 9 月 23 日，81 岁的中国科学家屠呦呦发现并用乙醚提取了治疗疟疾的特效药——青蒿素，获得了世界上最有影响的生物医学奖——拉斯克奖，这是迄今为止，中国生物医学家获得的世界级的最高奖项。屠呦呦在获奖后宣布，她的灵感来自晋代著名医家葛洪的《肘后备急方》，其中"青蒿一握，以水二升渍，绞取汁，尽服之"这句话激发了她采用低沸点溶剂提取青蒿有效成分的想法，并最终获得成功。这些实例充分展现了中医学的宝贵原创优势。所以我认为，中医的伟大恰恰在于它的原创性，原创性造就了中医学既传统又现代的特点，也说明了想要进行创新首先要有传承作为基础。

我曾在一本书的序言中写道：任何一门学科都讲究传承，中医发展需要创新，但更强调的是传承。在整理湖南省名中医熊继柏老师的医案时，我发现其实他个人特殊的学术思想并不多，其最大的特色就是做到了较好的传承，因而造就了他较高的临床造诣。学科发展依靠创新，但作为一门原创性极佳的学科，没有传承，创新就无从谈起，就会变成"无源之水，无本之木"。

文章来源：何清湖，孙相如.五种属性决定中医本质[N].中国中医药报，2013 - 07 - 10(003).

把握本质谈中医传承和创新

中医的科学性、经验性、文化性与中医传承息息相关,中医人必须牢牢把握关乎中医本质的核心内容,树立正确的中医科学观,把握对于古圣先贤、当代名医名师、自己个人三种经验的学习积累,并通过持之以恒的文化积累涤清中医学习之路。

今时之中医不仅要有坐堂行医的本事,还应具备创新发展学科的信念和能力。当我们的中医人视野更宽、思维更广的时候,不仅是给予了自己一个更为广阔的发展天地,也同样是为我们的中医学科开启了一扇扇发展之门。

产业化意味着一门学科的知识、产品具备了更为广阔的服务天地,服务社会、服务百姓的产业化事业应当是我们实现理论创新、科研创新、文化创新、技术创新的内在动力。可以说,产业化的现实意义很大程度上决定了学科创新的高度和前途。

2013 年 7 月 10 日,笔者在《中国中医药报》发表《五种属性决定中医本质》一文,较为详细地阐述中医本质包含了五种属性,即科学性、经验性、文化性、产业性、原创性。在此,笔者将围绕中医这五种属性谈谈中医的传承和创新。

一、基于科学性、经验性、文化性的中医传承

中医的科学性、经验性、文化性与中医传承息息相关,中医人必须牢牢把握关乎中医本质的核心内容,树立正确的中医科学观,把握对于古圣先贤、当代名医名师、自己个人三种经验的学习积累,并通过持之以恒的文化积累涤清中医学习之路。

1. 树立正确的中医科学观念

正如笔者曾说:中医作为一门有理有据且有用的学科,是符合科学的,其具有的是独特的中国科学思维。而中医人传承的难点和关键点就在于能否树立正确的中医科学观。

无数前辈学者在谈到中医传承的问题时无一例外地会强调中医思维的培养。中医思维正是中医科学观的意识思维体现。没有形成正确的中医科学观念,造成越来越多的中医学子对于中医学理论的掌握仅限于"知其然"而"不知其所以然",也使越来越多的中医从业人员在诊断疾患和处判针药的过程中,因为不会运用中医思维而走上了"过分地依赖医学检验结果"和"机械刻板地依据病名开药"的不归路,大大有悖于中医的根本理念。

中医科学观是以形象思维为主导,始终不脱离事物的形象系统,再辅以抽象思维进行归纳演义;现代科学观,则是以逻辑思维为主导方式,必须充分建立在看得见、摸得着的事物基础之上进行推断。而当代中医学子主要是接受现代科学思维教育成长起,因为早期日常所接触到的都是具有现代思维的事物,也因此习惯于运用逻辑思维进行思考。正是中医理论的科学观念与现代学子所习惯的现代科学观念的不一致造成了中医药学子们在学习上的困难性,这极大地打击了学生们学习中医的信心。

中医科学观的产生,离不开中国古代哲学的指导,中医学的许多概念如阴阳、五行、整体观念等,以及"观物取象""取类比象"等认识事物的方式,皆源自中国古代哲学思想。也可以说,中医学就是中国哲学思想在生命科学领域的体现,是其载体之一。所以,想要准确地传承中医药、正确地创新中医药,要求我们中医人树立正确的中医科学观,而树立正确的中医科学观又要求我们从中医传统的哲学思维中去找寻方法。

2. 把握三种经验的学习积累

经验是中医这门学科得以延续和传承的重要保证。笔者常与人开玩笑说:"中医的门诊量与中医的年龄成正比,与老中医的胡子长度成正比。"生活中人们常以"名老中医"为尊,而国家评判名医的标准之一是"行医30年以上",国医大师的标准之一是"55年以上的临证经历",这一切都在强调经验对于中医传承至关重要。

许多人会对经验积累感到迷茫,以为经验全在于临床。而在笔者看来,一个完备的中医传承过程至少应当把握对于三种经验的学习积累。

一是古圣先贤的经验。这一部分经验就存在于浩若烟海的中医典籍之中,作为中医学子应当大量反复地阅读中医典籍,中医作为一门"以人为本"的医学,没有包治百病神方,有的是诸多"同病异治、异病同治"的典型案例;没有"一是一,二是二"的绝对真理,有的只是"以不变应万变"的灵活方法。因此,大量反复地阅读中医典籍,是了解各式各样案例、掌握林林总总方法的重要途径,也是学习积累古代先贤经验的唯一方法。

二是当代名医名师的经验。跟名师是经验传承的关键环节,名医名师在临床上积累了大量的实战经验,对于中医典籍也有着独到成熟的见解看法,笔者常说"医者之意是中医传承最难把握的关键",而名医名师通过口传心授,对学生在医书和临床上遇到的问题进行答疑解惑是弥足珍贵的,可以说学习名医名师的经验是跨越书本和实践所遇难题的捷径。

三是自己个人的经验。古人常言"知行合一",今人亦常强调"理论与实践相结合",自己在不断的学习研究过程中做到"早临床、多临床、反反复复临床",从而将在中医典籍中学习到的古人经验和跟名医名师学到的经验在临床中得到验证,最终形成属于自己个人的经验,才标志着一个中医基本完整地完成了传承阶段。

"读经典、跟名师、反复临床"代表的不是三个独立的过程,而是三种经验的学习和积累,其相互之间环环相扣、缺一不可,共同构成了中医传承的完整基础,荀子《劝学》有云:"不积跬步,无以至千里;不积小流,无以成江海。"打好三种经验的基础是中医传人能够传承的扎实保障。

3. 用文化疏通中医学习之路

在笔者看来,文化既有模糊的方面亦有要求精确的内容。

从广义的方面来讲,文化可以说是一种用来普及和传播知识十分重要的方式。著名心理学家奥苏柏尔认为:"学生面对新的学习任务时,如果原有认知结构中缺少同化新知识适当的上位观念,或原有观念不够清晰或巩固,则有必要设计一个先于学习材料呈现之前呈现的引导性材料,构建一个使新旧知识发生联系的桥梁。这种引导性材料被称为先行组织者。"笔者认为,中医药文化正是中医学教育中的"先行组织者",或称"引导性材料"。相对于中医学基本课程而言,中医药文化所包含的古代哲学思想、文化常识、医学古文、典故传说等内容是学生正式接触中医学课程乃至深化中医学习最好的基础教育。这些传统文化本身的魅力不仅能够勾起学生的探索欲望,而且能让学生在潜移默化中置身于中华文化的氛围,从而利于其从容自然地接受中医学课程。

中华文化本身极具魅力,不能忽略中医学的文化属性而直接传播其技术成分,这不仅大大降低了其魅力,同时亦造成了众多学子的学习障碍。中医学本身是中华文化重要的板块之一,中医的学习之路应当借助文化来展开和疏通。

文化也有讲求精确的地方,因为文字作为中医传承的主要载体,也是中医文化的重要符号,不能精准把握文字的文化含义,则传承艰难。许多中医的字词含义在不同的篇章、不同的时代背景下具有不同的意义,比如对于"藏象、腠理、经络"等字词的理解,"藏"与"脏"、"证"与"症"等字义的变迁差异,对"神、气、精"一类字的理解等等。只有具备足够的文化知识储备,才能够游刃于中医学浩瀚的字里行间。

中医药文化汲取了历代人文文化成果,特别是哲学、宗教、伦理等,就此而言,这成就了中医典籍的浩瀚。中国作为拥有着数千年文明历史的古老国度,她的文字、文化随着时代的变迁不断发生着变化,却依旧能够保持延续性、同一性,故而使其诸多文明结晶得以传承、积累至今并发扬光大。这种传承是基于后学对于先贤文化深度的了解掌握之上,没有足够的知识储备,不了解知识产生的时代背景、文化背景,就不能对知识进行客观合理的判断,也就容易产生望文生义、断章取义、不求甚解等学术态度,更不可能进行传承。许多学生放弃学习中医,称其为"不科学",往往是因为自己文化知识的储备不够,不能正确理解中医学概念造成的;还有一些坚持走中医之路的学子,却不能合理地诠释中医理论内涵,不能够给予外行人对于中医学令人信服的解释,也是由于文化知识储备不足。

总的来说,每一位中医人应当究其一生不断学习中医药文化,才能够源源不断地储备先哲的知识,从而具备合理正确传承中医学术的能力。

二、原创性和产业性是中医创新的根基和动力

中医作为一门学科,如果要发展壮大还需要创新和进步,而中医的原创性和产业性正是这门学科得以创新进步的根基和动力。

原创中医是创新汲取灵感的不竭源泉。

中医原创体现于何处?体现于中医的文献之中。中医目前面临的创新上的困境,其实往往并非在于科研能力不足、基础人才困乏,很大程度上是缘于对中医原创的发掘研究工作日益停滞。多年来,为了促进中医学融入已发生巨变的现代社会,中医界一直致力于使中医"现代科技化",以适应现代国人观念的转变,却忽略了使中医学真正实现创新、转型现代的另一条途径——努力发掘文献,从中医原创中汲取灵感。很多时候,正是因为中医药的原创文献没能得到足够的重视和发掘,使得中医学在现代社会屡遭误解、举步维艰。这种数典忘祖的行为正是缘自今人浮躁冒进的学术作风。

人类社会及思想文化的发展,是一个持续的历史过程,这一过程是不能割断的,而中医文献研究的任务,就是探讨中医药学这一文化现象的历史过程、发展趋势及其内在逻辑,即规律性:一是总结过去;二是认识现在;三是预测未来。换句话说,只有通过对原创的中医中药进行解读掌握,才能够懂得中医是怎么来的,并认识到中医现状如何,进一步便能够把握中医的未来走向,进而做到真正意义上的创新中医。

现如今,具有原始创新能力和自主知识产权的中医知识体系被分割,中医的

核心价值被肢解,将会逐步导致中医学沦为一种低水平、经验性、不稳定、理论价值少的医疗保健技能。所以,只有首先完整传承并大力发掘中医药原创的内容,才能够透彻地理解中医学原理,并在此基础上依据现实需要创新中医学的理论、技法以及产品。

不同学科有不同的源头和体系,中医作为中国独有的医学学科,包含自然科学属性的同时还富含强势的社会科学属性,在学科技术发展的同时还闪耀着强烈的人文关怀光芒。我们只有从中医中药的体系和本质上弄清中医学术发生之源头、背景,谙熟其表述的方式,认清其体貌,才能真正明白中医的学术原理,才能深刻理解中医的理论与实践,才能认清其价值,明白其走向,并焕发出探究它的动力,也才有资格褒贬其得失。

或许有人会提出质疑:"学会如何使用就可以了,何必知道其来龙去脉呢?"其实不然,譬如电脑,单就使用而言,大可不必弄清电脑的构造原理;然若想改进电脑、创新机器,则必须要通晓其机械原理。于中医而言,其意义大抵相近。而往往在中医中药的创新领域中取得成就的大家,还就是充分从中医原创中找寻的突破途径,譬如陈可冀教授、屠呦呦教授等,从他们星光熠熠的发现发明之中就可以看到中医药原创文献的耀眼身影。

三、中医产业化视野助中医创新展翅腾飞

今时今日的中医已经和过去以张仲景为代表的坐堂医大不相同,在科技日益发达的今天,我们的中医学子面临的是更为现代化的社会和愈加庞大的受众,怎样去适应现代化的节奏,并运用学科理论服务于越来越多的百姓,要求我们中医学子在掌握学科知识的同时必须具备较强的创新意识。在笔者看来,中医创新需要中医人具备产业化的视野,不是说一定要把中医各种事物转化成产业,而是每一门学科最终的目的在于为人类服务,因此一门学科及其理论最终应当以实现服务大众甚至形成产业普惠大众为目的,这一目的是学科得以创新的内在动力。

产业化意味着一门学科的知识、产品具备了更为广阔的服务天地,也应当是学科努力发展的方向。在这一方向的感召下,学科的进步将更为迅速,而学科的创新也会以人为本而更具有实际意义。中医人在学科创新的过程中,不仅仅要考虑理论的可行性、实验的科学性,还应充分地从实际出发,从人民百姓的切身需要去考虑,当这些考虑周到了,便使学科具备了符合现实的意义,同时也具备了实现产业化的可能。这种创新的出发点、考虑的全面性可以看作是一种产业化的视野。

应该说,在中医学科内部的各项内容都具备产业化的可能性。中药、方剂的

产品就无须赘述了,现如今不少上市医药公司的拳头产品都以中医药开路。中医文化方面,同样产业化潜能巨大,且不说市面上养生保健、中医文化类书籍热销,就电视网络等传媒而言,中医药类节目已形成了强势的传媒产业。中医教育方面,笔者从事中医教育多年,不仅通过构建创新学科的发展主编出版了一系列服务学生的相关教材,还整理出版了众多中医典籍,并组织策划了一系列名老中医的著作及讲座光盘等,这些也是中医教育领域中的产业形式之一。中医医疗方面,许多可操作性极佳的临床医疗技术都可以申请专利,进而形成服务于病患的医疗产业规模。我的一位博士后就在协助洛阳正骨医院进行关于洛阳正骨技术学术思想总结整理的课题研究,从理论方面为洛阳独特的正骨技术日后的产业化可能打下基础。

上述这一系列产业,有的是依托中药的科研创新,如中药产品的研发;有的是依托中医传播方式的创新,如中医药文化通过各种媒介进行传播;有的则是依托学科构建和理论创新的发展,如笔者主编的亚健康系列教材;有的则是依托临床独具疗效的技术,如洛阳正骨学术思想的总结整理;等等。因此,在笔者看来,服务社会、服务百姓的产业化事业应当是我们实现理论创新、科研创新、文化创新、技术创新的内在动力,可以说,产业化的现实意义很大程度上决定了学科创新的高度和前途。

目前,中医面临的是前所未有的大好发展时机,却也同样面临了前进过程中的巨大挑战——如何在科学文化、百业兴盛的今天抓紧时机进一步证明自己,进一步取信并服务于更多的百姓,进一步紧随时代步伐而不被淘汰,就不仅仅是熟读圣贤、掌握医技能够战胜的困难了。今时不同往日,今天的中医人必定要比古代先贤承担更多维系学科命脉的艰巨任务,因此今时之中医不仅要有坐堂行医的本事,还应具备创新发展学科的信念和能力。笔者希望通过自己的一些思考,能够激起中医传人中医书本以外的思考和探索,激励中医学子们站在一个学科命运的高度来俯瞰自身、思索未来。当我们的中医人视野更宽、思维更广的时候,不仅是给予了自己一个更为广阔的发展天地,也同样是为我们的中医学科开启了一扇扇发展之门。

文章来源:何清湖,孙相如.把握本质谈中医传承和创新[N].中国中医药报,2013 – 08 – 21(003).

中医发展现状与现代化的若干问题思考

为什么历史上中国科学技术一直遥遥领先于世界其他文明？为什么到了现代中国科学技术不再领先于其他文明呢？这就是著名的"李约瑟难题"。这一现象很像中医学的发展情形，领先于世界医学发展数千年的中医学为什么发展迟缓？本文试图通过从分析其中原因及中西医学方法论的差异入手，在哲学层面探讨中医学现代化发展面临的诸多问题。

一、中医发展现状

目前中医的发展面临了很大的现实困难和问题：种种原因使中医西化，人才流失，名家越来越少，后继乏人；技价分离；中医药发展不平衡，从业人员技术力量有待加强；中医药标准迟迟未能出台，缺乏评价的客观依据等[1]。如此现状，我们必须深刻反思和查找中医发展缓慢的原因和中医发展过程中遇到的困难。

1. 形成目前中医发展现状的原因

（1）中医理论继承失力、创新发展不足

中医药在理论上继承乏力、创新不足是导致中医临床发展缓慢的重要原因。目前对中医的理论研究仍局限于整理与继承方面，主要是四大经典的理论研究，而仅四大经典的疾病诊疗理论上还有许多未完全弄清楚的东西，学术继承的困顿直接导致中医人才学术水平偏低。目前很多中医院因中医诊疗的落后已经西化，西医院的中医科也是艰难地维持，濒临关闭的危险。同时，中医药适合自身特点的研究、评价方法和标准规范体系尚未建立，中医诊疗理论缺乏深入的研究和创新[2]。

（2）中医的教育体制之困惑

中医自古以来，其学术的继承主要靠师传、私塾、自学等方式，使人们的思想局限在一个狭小的圈子内，又加之医家各承家技，秘不可传，导致一些实践医学得不到继承和发展，阻碍了中医学发展[3]。现代中医教育，实际上是模仿了现代医学的教育。而教育是与学科相关的,学科的性质决定了应该采用一种什么样的教育模式。现代科学的特殊性在于严密的数理逻辑及推演体系。与中医理论体系比较,一个一目了然,一个朦胧可见。从而构成了中西文化的差别,正是这个差别,促使我们去思考,中西文化、中西医的教育难道不应该有所区别? 从规模上讲,中医教育步入了历史上前所未有的时期,培养出了大批本科生、研究生,但教育质量并不容乐观。

(3)中医医院的临床疗效下降

作为一门医学,唯一检验的标准就是临床疗效。中医院医生由于中西医通学通用、受西医理论的影响较深等多方面因素,中医西化的情形日渐严重,过度的西化结果只能是西医治不了的病,现代中医也治不了。学术纯熟的中医越来越少,中医的真实疗效无法体现,使中医在人民心目中的地位降低,加上现代科学技术的广告效应,人们只会更多地选择现代医学的模式,丢失了临床阵地,中医的发展也就缺乏了生命力,进入恶性循环。

(4)"中医废存"百年之争直接影响到中医学发展

数千年来,中医承载了中华民族健康的重任,其辉煌的医学成就不容忽视。而"中医废存"百年之争仍然影响到中医学发展,且近百余年来中医的劣势一直延续下来,导致人们对中医的认识迷茫。可以说,中医临床阵地不断散失,各级中医院发展滞缓,严重影响作为实践性很强的整体化综合医学——中医学的发展。

二、中西医各自发展的方法论思考

1. 中医学方法论的特点和缺陷

中医学理论深受中国古代哲学的影响,所以中医理论的形成有其自身的特点。中医学运用中国古代的阴阳五行学说,以整体观念为主导思想,以脏腑经络的生理、病理为基础,形成了以辨证论治为诊疗特色的医学理论体系[4]。其研究方法比较原始,相当大程度上借助于自然哲学方法做出有关人体及其疾病规律的理解和解释[5]。

然而,由于学术之古朴使中医学仍处于对生命现象的客观和定性的认识上,在微观和定量认识的方法论上难以避免地存在着局限性和盲目性。哲学观念和科学理论毕竟是不同层次的人类知识,前者的合理性、深刻性并不等于后者的客观性、真实性和先进性。中医理论数千年来一直停步于自然哲学水平,而无法发展成现代的科学理论,对自然整体联系的认识仍被禁锢在某些表现属性上,不能深入揭示人体内部和自然之间相互联系的本质。以至于使人们感觉到中医理论的纯经验性、表浅性、抽象性、笼统性、模糊性,甚至臆测性和玄妙感,而有"医者,意也"之论。其理论的可证伪性极弱。因此,中医理论的完善与发展是振兴中医的必由之路。

2. 西医学方法论的特点和缺陷

西医自 18 世纪以来,发展尤为迅猛。西医的主要特点之一是密切与当代自然科学相结合,广泛应用当代科技成果,特别是实验自然科学已成为西医必不可少的基础。随着科学技术的发展,西医对机体的认识已由器官、组织、细胞进入了亚细胞、分子、量子水平,把机体分解成越来越细小的单元,了解它们的功能及运动过程,并从这些方面对机体及疾病的本质做出解释。这即是西医传统的方法论——还原论方法[5]。借助于现代先进的医疗设备和分子生物学等结合,西医的基础理论和临床实践的发展日新月异。

然而,西医以还原主义为世界观基础,以解决局部病灶为首务。由于人们在逐渐深入的认识过程中,忽视了细胞病理学的限度和分析主义倾向,使西医走向了极端化,忽略了人是一个高度综合、高度组织化的机体,人体的运动形式绝不是简单的物理、化学和机械运动过程,临床上绝不能把病与病人分割开来,只按病名进行治疗,而不是按病人施治。作为有机整体存在的人而言,整体运动规律与局部运动规律存在着质的差异。由于近代西医学发展历史较短,加上自然科学目前的未知数仍然很多,人体中很多现象仍是秘密,难以用今天的科学知识加以完全阐明,留下的则是越来越多的难题。

3. 中西医学方法论的差异与互补

正是由于中西医自身不同特点,导致二者存在着本质的差异,尤其是在方法论方面存在很大的差异。中西医学存在逻辑思维上的不同,中医主要从宏观辨证的角度来认识人体的生理病理过程,而西医主要从微观分析的角度来研究人体的生理和病理[4]。中医的认识方法主要是定性,对量要求不高,这点从逻辑思维来看不够严密。而西医的诊疗方法强调定量与定性的结合,尤其是定量,在诊断上检查结果数值大小是关键,治疗上有效剂量、血药浓度、安全范围也十分重要[6]。西医对某一种疾病有完全规范的诊断标准,临床医师容易掌握,如通过体格检查、生化指标检查、放射检查、免疫学检查及病理活检等。而中医的诊断标准主要是通过望闻问切等方法收集病人的资料,进而归纳总结成为中医的证型,但是由于思路方法的不完全一致,证型判断上会有差别,主观性强,不易精确,临床医师很难全部的掌握。但由于两者的研究对象是人,研究任务是人体及其疾病本质的认识,西医学还原论研究方法强调的是局部,而中医学的客观系统分析方法(黑箱方法)突出的是整体,各有长短,彼此互补。从科学方法论角度来看,这两种研究方法从中西医两个理论体系中完全有可能而且必须取长补短、互相结合,才能产生强大的生命力[7]。

三、中医学发展须遵循自身规律及特点

1. 中医学具有自然科学和人文学科的双重属性

中医独特的发展模式,决定了其独特的学科属性。中医学对人体本身和人体科学本身,以及防病治病都具有独特和卓越的见解,是一门符合自然科学和唯物辩证法基本规律的医学科学[8]。没有古代的中国哲学,就没有现有形态的中医学理论。中医学是在中国古代的唯物论和辩证法思想的影响和指导下,通过历代医家长期的医疗实践与不断的积累,反复总结而逐渐形成的具有独特风格的传统医学科学,是古代人们长期同疾病做斗争而得出的极为丰富的经验总结,是中国传统文化的重要组成部分。中医学不仅属于中国古代自然科学范畴,又以中国古代朴素的唯物论和自发的辩证法思想即气一元论、阴阳学说和五行学说为哲学基础,来建构理论体系,并建立了中医学的元气论、阴阳学说和五行学说等,并使之成为中医学理论体系的重要组成部分。

既然中医学具有自然科学和人文学科的双重属性,那么中医的发展必须要遵循其自身发展的规律,体现中医的特色,才能做到中医的可持续发展。在充分发挥中医整体观念和辨证论治的基础上,还应进一步挖掘中医药在微观知识结构上的特点,综合运用当代生物学、数学、化学、物理学和信息科学提供的新理论、新技术及新方法,抓住证候、方剂、经络三大核心科学问题,揭示其科学内涵,注重理论创新[9]。要充分利用现代医学的条件和技术来为中医的发展提供便利。必须加紧制定"我主人随"的发展战略,把中医药评价标准牢牢把握在自己手中。

2. 中医现代化发展刻不容缓

中医要想更好的发展,必须要走现代化的发展道路。但踢足球不能用打篮球的标准来评判,"西化中医"的研究只能断送中医。研究事物不能脱离它原产生时的思维模式,中医学的发展既不能脱离中医学自身的方法论,也不能脱离研究所处时代的新事物。而应立足本土传统,追求传承创新,沟通中外今古,这就需要不断反思与超越[9]。中医药规范和标准的缺欠也导致其发展缓慢。尤其是中药现代化的发展,不得不运用现代技术,现代学术思想和现代科学文化,其中最重要的是,阐明目前中药活性成分,特别是物质基础和药效学复合处方机制[10]。当前,中医高素质人才的培养更为迫切,尤其是现行的中医高等教育。中医现代化所需的人才,除必须掌握坚实的中医专业知识外,还应掌握现代医学知识和与中医相关的其他学科知识,且应具有创造性思维能力和科研攻关能力[11]。

四、结语

在当今科学技术不断发展和普及的时代,认为"中医药过时"和力图保持它"原汁原味特色"的认识和做法,都是没有摆正社会、时代总体文化环境与具体科学发展辩证关系的结果[9]。中医必须要坚持中医自己的发展规律,关键是中医学方法论的变革与切实提高临床疗效并重,在发展过程中走自己的实践研究之路。尽快建立起自己的评价标准,认真地考虑自己的优势和劣势,然后努力发扬优势,中医才可以有自己的一席之地。建立中医语言表征的疗效评价标准,不仅可以对患者的病情有一个客观了解,同时又可以使中医的疗效评价建立在客观和定量的基础上,更益于中医药走向国际[12]。中医属于自然科学的范畴,从某种意义上讲更属于哲学的范畴。因此,在中医的发展过程中,还需要从哲学的角度来研究中医学的现代化发展。

参考文献:

[1]贾钰华,吕志平.功勋铸就千秋业,不废江河万古流(下)——从"告别中医药"的言论看中医药的发展[J].南方医学教育,2007(1):7-10.

[2]刘永,娄政驰,陶海燕.浅谈中医药学发展趋向[J].山西中医,2008,24(12):51-53.

[3]万力生,张宗明.浅析中医发展缓慢的原因[J].医学与社会,2000,13(4):36-38.

[4]张新仲.中西医学方法论之比较[J].广州中医药大学学报,2005,22(5):418-419.

[5]唐乾利.对中西医结合若干问题的思考[J].广西中医学院学报,2004,7(1):117-118.

[6]李灿东.从方法论谈中西医理论体系特色[J].福建中医学院学报,2000,11(10):4-38.

[7]唐乾利.中西医学的本质差异及方法论比较探析[J].大众科技,2008(2):135-136.

[8]闻莉.对中医现代化的哲学思考[J].中医药通报,2005,4(4):25-28.

[9]唐乾利.对中医药、民族医药研究和发展中若干问题的思考[J].广西中医学院学报,2009,12(1):93-95.

[10]Li W F,Jiang J G,Chen J. Chinese medicine and its modernization demands[J]. Archives of medical research,2008,39(2):246-251.

[11]陈衍智.中医药现代化的现状和思考[J].中医药临床杂志,2008,20(6):624 – 627.

[12]吴勉华.现代科技条件下中医药学术发展的反思与展望[J].南京中医药大学学报(社会科学版),2007,8(1):1 – 6.

文章来源:唐乾利,何清湖.中医发展现状与现代化的若干问题思考[J].中华中医药杂志,2011,26(11):2728 – 2730.

中医应适当后现代化

依照学界的一般界定,后现代主义是产生于 20 世纪 60 年代西方学术界的一种文化思潮,是对现代主义的继承与反叛,对工业化文明和现代科技的反思,对西方传统哲学的"形而上学的在场""逻各斯中心主义"等的批判和解构,转而注重非理性(相对于现代主义的理性至上)、相对性、浑沌性、系统性、复杂性、协同性、自然性、个体性、多元性等。后现代主义和中医在许多方面不谋而合。本文试图用后现代主义的观点来重新阐释中医,思辨中医的科学性与现代化、西化、中西医之异同与结合、中医的未来发展等中医界内经典命题。

一、中医的后现代阐释

1. 后现代主义的认识论——"构建"

人类最近几十年的思考似乎又回到了柏拉图在两千多年前的"岩洞寓言":人背对洞口坐着,越过面前的一堆火看到岩壁上的影子,这就是他们认知的世界,他们以为看到了真相,事实上却只是这个世界的影子,不是实体。后现代主义者认为人类认知的世界是被"构建"的世界,是客观的世界与观察者观察到的东西的某种结合,因为观察者总是在构建着被观察到的事物。Hassan 敏锐地提出,人类的知识是"社会构建"的结果,真理是"发明"的,而不是"发现"的[1]。于是,知识的形成——科学活动成为一种阐释的过程,科学活动的结论不等于具有本体论意义的客观真理。

2. "构建"的知识是阶段性的认知

后现代主义在这一点上的观点在两千多年同样被另一位希腊哲学家预演过。捷诺的学生问老师,您的知识胜过我们许多倍,你的回答总是正确的,为什么您还总是对自己的解答有疑问呢? 捷诺画了两个圈:大圈是我的知识,小圈是你的知识,圈外是我们未知的,大圈的周长比小圈长,因而我接触到的无知的范围比你们多,所以我常常怀疑自己的知识。没有人能否定,认知是无穷的。科学是人类当前的对时间和空间的理解下的阶段性产物,相对于无限的认知是有待考证的,或者说是马克思所指的"相对真理"。费耶阿本德(Feyerabend P.)指出:所谓实在只是人为的产物,当人们的认识与新的观察方式、新的知识概念相结合时,它便会获得新的物理实体[1]。真理是暂时的,是在一定背景下的阶段性结论,也只存在于一定的语境和关系之中。由此,我们应该清醒地意识到,对医学的审视必须有无限的历史、宇宙背景下的谦逊、警醒,且保持因无知而产生的求知欲。目前世界上的任何一种医学知识相对于无限的认知来说是非常有限的,对这样的阶段性认知的笃信甚或鼓吹都是目光短浅的,有盲目性的。所谓的科学认知尚处于认知的过程之中,把任何已知结论奉为真理都是短视的,犯了把"相对真理"当"绝对真理"的错误。科学也是在不断地自我审视和否定中发展起来的,现在的真理换一个时间、空间就不一定还是真理,更没有必要用现行的"科学真理"来盘查中医,中医的后现代特征是现代科学无法度量的。

3. 知识是一定历史文化条件下的"社会构建"

知识是人类认知活动的产物。知识的构建虽然有时是个体行为,但个体是处于社会互动中的;知识的产生、认可和传播都是复杂的社会行为。因而知识是"集体性"(collective)的结论,是"群众集体智慧的结晶",是"社会构建"的成果。而且,需要注意的是,这种"社会构建"必然是在一定历史文化条件下进行的,是一种文化构建。人的认识是建立在过去的经验或先前的理论观点的基础上的,这些已经存在的体系是继续进行"构建"的历史文化背景。

4. 文本性:中医是一种"话语(discourse)""叙说(narrative)"

我们所"认知的世界"并非一个实在,而是语言的"社会构建"。虽然任何人都不能否认客观世界的客观实在性,但是,一旦我们尝试去观察、描述、记录、思考、讨论它们的时候,客观世界就被我们的语言构建了。因为观察、描述、记录、思考、讨论这些活动都是经由语言达成,人一旦学会语言就再也逃不开语言对我们的思维方式的先在性的"构建"。所以我们所认知的世界是一个被语言"构建的世界"。而且,需要注意的是,语言绝不是价值中立客观的,而是被历史、地理、文化、社会、政治、经济等各因素深刻影响着。"阴阳"是一个典型的例子,它是中国历史文化背景中产生的语言中的一个元素,是被中国式的思辨思维"构建"出来的而又反过来"构建"着这种思维,进而"构建"了中医对宇宙、生命、健康、疾病的认知体系。

语言以"文本"的形式构造了世界。维特根斯坦指出,任何关于世界的知识体系都是一种文本[2]。科学理论与人类行为本身都是可供解读的"文本"(text),只能进行"解构""释义",不能进行真假判断[1]。大卫·伯姆(David Bohm)更进一步的指出：科学知识或真理，归根到底只是人的一种信念和价值判断，科学与哲学、艺术一样都是"一种文化样式""一种人类谈话中的声音"[1]。

所以，从后现代主义的角度看，中医是一种"文本"，是一种"话语（discourse）"或者说"叙说（narrative）"。在不同的历史社会背景中的不同的文化群体都以自己的方式来阐释对人体、生命、健康和疾病世界的解读，中医是其中一种"阐释"的方式。无论中医学还是西医学，都只是另一种不同的可供解读的"文本"，是不同文化背景下的"社会构建"，体现着不同的话语诉求。如果意识到这一点，我们能更中肯地包容地看待中医。利奥塔（Lyotard）说，后现代主义"增强了我们对差异的敏感，促进我们对不可通约事实的宽容能力"[3]。

二、中医后现代化

笔者想呼吁的"中医后现代化"是对"中医现代化"的继承和反思，是试图把具有后现代特征的前现代[4]的中医发展成后现代医学①。"化"是变化过程，中医后现代化这个过程包括但不止于以下几个方面：

第一，去现代化结构（如按西方方式构建的中医教育、科研和医院），尤其是摆脱现代主义的唯科学主义的纠缠；

第二，批判地引入现代科学和后现代科学对中医进行可行的可持续的发展，审慎而积极地进行中西医结合，使中医发展成为以中医为本的后现代医学；

第三，重视中医作为诸多"话语"中的个体性，即独特的社会文化背景和内涵；

第四，尊重中医的复杂性和浑沌性，适当"返魅"②；

第五，反后殖民主义，抵制西化；

第六，回归中医的普世价值。

"化"作为"文而化之"的"化"，对象包括至少三个层次[7]：第一，化政府，更新观念，促进中医相关科研、教育和行医的体制改革；第二，化群众，改变对中医的理解和态度，合理运用中医进行养生保健和治疗，把中医化为生活方式，培育中医生

---

① "从相对论开始，自然科学进入一个新阶段，这个发生在牛顿物理学之后的新阶段即'后现代科学'，它向医学领域渗透便产生了'后现代医学的概念'。其研究方法是理论综合，而思维方法是系统论或称辩证法。"[5]

② 当自然科学以后现代的视角去审视宇宙时，"我们看到的将是'返魅'的科学，它能容忍复杂性、多元性、不确定性和自然的神秘性。由此可见，从'祛魅'到'返魅'，标志着科学世界观的革命，也为我们重新认识传统的文化知识体系提供了可能。中医就是一个需要从返魅视角加以看待的一个领域。"[6]这个"魅"不是指迷信，而是指中医的"复杂性、多元性、不确定性和自然的神秘性"。

存的土壤;第三,化中医业内人士,清醒和坚定认识,对中医的传承和发展做出积极的贡献。

中医应该后现代化,因为中医必须与时俱进,而现代主义对中医的发展是有局限性的,我们必须考虑后现代化。现代主义的弊病在西方后现代主义思潮中已得到深刻反省,我们可以吸取经验教训防止其在中国重蹈覆辙。中医是一个被"构建"的体系,也需要在当前背景下继续被"构建"。"化"是一个过程,这个过程必定是漫长曲折而前景光明的。

三、中医后现代化的意义

"后现代主义最突出的特点是对世界知觉方式的改变。"[1]后现代主义思维为扭转思维定式,解决中医界内的经典命题提供了一种豁然开朗的新思路。

1. 中医科学性的重新定位:去"唯科学主义"

(1)中医是被"构建"的另一种范式

如前所述,由后现代主义看来,"科学"是"社会构建"的阶段性产物。库恩指出,科学进步是某科学共同体用一种范式取代另一种范式的革命。库恩所谓的范式,是指一个科学共同体在某一历史时期所共同持有的基本观点、基本原理、基本方法、基本信念[8]。牛顿的经典力学和爱因斯坦的相对论是不同的范式,同样地,西医学和中医学也是不同的范式。每一套范式都建立在某科学共同体的一定的"元哲学"和价值观体系(或者说文化体系)的基础上。每一种事物在不同范式中的阐释可以是不同的,范式决定着"是与否"以及"是什么"。后现代主义的态度就是不再相信任何"元叙说"(metanarratives)具有绝对权威的或榜样的地位[2]。离开特定的历史文化和社会背景(context),范式是失去意义甚或不成立的。

中医是在中国文化和历史社会中"构建"出来的,作为一种范式应该具有和西医同等的地位。中西医的差异根植于所从属的文化类型、信念、价值观和方法论的不同,他们之间并非只有是与非、正确与错误的关系,他们具有不同的解释力,为我们了解世界提供了不同的观察方式和视角[2]。因此,用西方现代主义的"科学"来作为中医的评价标准是不恰当的。以机械论、还原论为代表的现代主义世界观与方法论无法包容中国传统文化的世界观、方法论以及其衍生的中医学知识系统,这两者是平行的、不对等的。"中医是否科学"是一个本身有认识论错误的伪命题。费耶阿本德指出,"科学与非科学的划分不仅是人为的,而且对知识的进步也是有害的"[9]。近百年来中医界在此问题上的挣扎该结束了,不要再用别人的绳子来勒自己的脖子,我们应该理智地把精力放到自身的发展上去。

（2）对"科学"实验方法的批判

我认为对目前中医科研界大行其道的动物试验方法有必要进行反思。方法的本质是主体性的，是文化的产物和规定，也是历史和传统的存在，方法与相应的学术范式的精神是内在一致的[2]。动物试验方法是典型的西方现代主义的以经验事实和统计学原理为基础的认识方法，是西方文化的亲骨肉。这种方法极大地促进了人类对世界的认知，然而，这种方法论本身也是有先天缺陷的。

第一，忽视了人与动物的本质差别，无法全面正确地揭示人所特有的身心活动的健康与疾病规律；

第二，为了便于统计而设定的严格的实验条件，把研究对象简单化（科研实验往往只选取有限的因素进行研究），忽略了事物的复杂性和不确定性；

第三，统计学方法把不符合结论主流的因素当作干扰因素或偏离忽略掉，但进行忽略的标准是可疑的，不能反映事物的个体性和模糊性；

第四，对价值的冷淡。后现代主义认为科学的依据不仅有经验事实，还应该有价值。动物试验所追求的可重复性与不同背景中的价值是脱离的。

第五，实验的客观性是可质疑的。汉森（Hansen J.）指出，任何观察都是在一定背景理论指导下进行的，因此，从中获得的经验材料不会是价值中立的和客观的，都已经受到了污染，不可能从这些已经被污染的经验材料的基础上建立起客观合理的科学知识体系[10]。

由于动物实验方法具有这些缺陷，我们需要清醒地认识到依赖于动物实验是不能发展中医的，不可能得到绝对真理，甚至能不能得到相对真理都是需要质疑的。笔者并非全盘否定中医的实验研究，个人认为，它的意义在于积累达到真理的素材。正如马克思指出的，无限发展的实践将会给认识的无限前进提供条件、手段、动力和可能性，无数的相对真理的辩证性的总和是可以达到绝对真理的。从这个层面来说，动物实验方法作为认识事物的一个方法是有意义的。但是，我们需要警醒的是，这种方法只是众多途径中的一种，不能作为唯一，不能过热，要把握度。当中医界的压倒性的大多数经费和精力都投入动物试验中时，这种局面就成为宏观上的方向的偏离。

（3）消除简单的二元对立

现代主义科学以经验主义为基础，认为用客观的方法可以使观察者得到永恒的客观真理。在这种认识观中隐含着主客二元论，主体与客体、主观与客观、物质与精神、事实与理论是分离或对立的，事物要么是符合"客观真理"的要么就不是。这种科学观在西方科技发达国家已受到质疑和反思。后现代主义提出超越二元论的局限性，把知识和真理的形成看成是社会互动的结果，观察者和被观察者之间没有绝对的界限,观察的结果是二者的结合。

中医具有典型的主客体融合的后现代特征,以遵天道、合人道、天人合一的观念为突出表现,人与天是互感共通的,肉体和精神是一体融合的,"天地之大纪,人神之通应也"(《素问·至真要大论》)。这其中有显而易见的文化根源:庄周梦蝶中的我亦蝶、蝶亦我的主客体模糊性,释家的"无我"提示着对主体性的超越,道家所说的"道无处不在"揭示出主客体的通融一致。中医的这些后现代特征是可贵的,应予尊重和发扬。

2. 另眼解读西化

目前中医的西化有目共睹,这方面著文颇多,在此不再赘述;笔者试图提示一个看待西化的人类学视角,也希望能有中医文化人类学同行们在此方面做出进一步的揭示性的工作。

法国大哲学家福柯经由他著名的"权利知识论"揭示出知识体系建构过程中的历史政治性:知识的拥有产生了权利;权利由话语(discourse)构成,而话语活动则形成了知识的文本(text);被压制的知识意味着丧失话语权,反之亦然[2]15。由此我不禁想到中医在现代背景下的失语,实际上正是某种"历史政治性"的压制。传统医学丧失话语权,成为被压制的知识甚或消失中,正是西方文化霸权的结果。尴尬的是,在中国这样一个意识形态严重的国家,科学已成为一种意识形态,中医西化过程中霸权压制的执行者有时候不仅仅是别人,有时候却是自己。文化霸权无孔不入的影响有一个例子,正说明文化霸权比政治经济霸权更可怕:中医学生之所以难以把握中医有一个重要的原因是,他们在学习中医之前就已经被相当程度地西化了。一方面,在进入中医院校前的十二年里接受的大部分教育都是西式的现代主义的教育,包括学科划分(知识分类)和思维方式的形成;另一方面传统文化教育薄弱,与中医相关的文化基底不深。张其成先生提出,中国传统文化的复兴是中医复兴的根本途径。笔者同样认为,文化自立自荣是打破文化霸权的必须方式。

另一方面,与政治和文化霸权相伴行的还有经济利益。科学和利益在近现代社会中常常是一种捆绑在一起的姿态,科学的发展常常由利益驱动。做动物试验的中医科研盛行正是因为这样的课题更容易申请到经费,中医院西化很大原因是为了获取更大的利润。可以说,中医西化实际上正是中医的市场和利润被掠食的结果,中医在现代经济环境下如何保持经济自立和发展是一个亟须解决的重大课题。

在后现代化中中医要面对反后殖民主义、反文化霸权主义、反政经霸权主义、全球化等问题,后现代主义的认识论可以用来武装自己,清醒地坚定自我,找到新的立世形象和行为方式。"中医学的百年困惑其根源即在于岌岌于以彼证我、以西证中,以现代'化'古代,而忘记了'我心即佛''求人不如求己'。"[11]令人鼓舞的是,中央领导们已经认识到文化霸权的危害,胡锦涛同志在党的十七届六中全会上指出,"我们必须清醒地看到,国际势力正在加紧对我国实施西化、分化战略图谋,思想文化领域是他们进行长期渗透的重点领域。我们要深刻认识斗争的严重性和复杂性,采取有力措施加以防范和应对。"

3. 中西医的异同与结合

中西医学是不同文化社会背景中并行的两种范式,没有孰高孰低,各有其长,各有其短。两者有基本相同的对象,都是人的健康与疾病,不同的是认知和阐释的方式。自从 19 世纪 50 年代以后西医进入中国并产生重要影响,中医界在中西冲突困境中的姿态大致可分为两个方向:保守复古和中西汇通。保守复古必然是行不通的(但其主张的对经典的尊重和传承是必需的),中西汇通的本意是好的,但在怎么汇通上却是至今争论不休、没有定论,而且走了不少弯路。"近百年来中国传统医学的力量几乎完全消耗在了'中医'为'自己'辩护上。而这种辩护实际上并不能为中国传统医学挽回任何颜面,……真正交流不能借助相互之间的争执,只能通过更高视角上的会通。"[12]个人认为,作为两种具文化特异性的医学范式,目前的中西医从理论层面(认识观和方法论)是不可能融合的,这如同语言的不可翻译性;目前可行的是中西医在临床层面的结合,而且效果瞩目(但还存在疗效评判标准西化等问题);从长远看,中西医终究会结合的,这需要西医和中医各自不断发展,各自突破自身的一些缺陷,将来到达一定阶段的时候才可能出现一种新医学。但在那之前,目前当务之急是把握好原则性,避免在中西会通的大旗下做着中医西化的蠢事,还没汇通就把自己先消灭掉了。

4. 后现代主义对价值的肯定和回归

现代主义科学观认为科学系统是不受外部价值观影响的,只遵守客观的逻辑规则或事实原则,因而科学知识对所有对象都是普遍成立的。现代西医学由生物医学发展而来,秉承的也是典型的现代主义价值观,即对人的等效的适用性。然而事实证明,西医学也是要受到文化价值的摆布的。里恩·贝厄(Lynn Payer)的《医学与文化:美国、英国、联邦德国和法国的不同医疗方法》一书中描述的四国(西医)医疗中的巨大差异就是一个有利的例证。对现代西医学的反思直接为后现代主义观点提供了证据:科学既包含理性又包含非理性的价值。任何研究只有与认识主体的目的相关联才能把握对象,因此,科学过程包含事实和理论、行为与价值、认识与人性的统一,科学的基础不仅有事实,应该还有价值[1]。

中医在这一点上先天地显著不同于现代西医,即中医包含价值体系。中医对

"上工治国,中工治人,下工治病"的划分提示着传统中医的价值是包含着治国平天下的抱负、遵天道合人道的理想等普世价值的。而且中医的人道关怀还体现在中医所提倡的养生或养病不仅仅是医疗保健手段,而是一种生活方式,渗入到衣食住行的方方面面,这是人类生活的最基础的部分,而这些日常细节也正是最体现对人来说至关重要的生活价值、文化意义和社会纲常之处,而且无时无刻不忘天人合一的大智大爱。这已超越了现代主义的简单的"人类中心主义",而是后现代的人与宇宙的主客融合、生态共存,这或许才是哲学和科学的终极目标。这亦是中医后现代化的根本。《道德经》说,"大道周行""大曰远,远曰逝,逝曰返""返者道之动"。笔者乐观预见未来的医学在这一点上必然是与中医一致的。

四、中医后现代化也要把握分寸

人的认知是有限而又不断发展的,通过反思获得新的思想。没有任何一种思想能完整说明世界,指导人类的行为。后现代主义思想也不例外,它是对现代主义的理性进行的理性反思,反对过分地对客观的强调,立场明确地拔高非理性的地位,尊重主体和价值,但同时也具有流于主观唯心主义的风险。所以中医后现代化也要把握分寸,扬长避短,避免极端主义。后现代化是对现代化的补充和超越,用以避免中医现代化中显而易见的错误。这个适度的后现代化并无意否认客观实在而完全颠覆现有的知识体系以及道德体系,更不能成为任意扭曲事实或失德的借口,其目的是友善而热诚地指出不要迷信现代主义,为中医发展拓开另一些可能性。

五、结束语

以上冗述良多,笔者希望能对中医后现代化的重要意义揭示一二,抛砖引玉。后现代主义在西方已经影响了半个多世纪了,也几乎同步地引入中国,但一直未形成气候。中医之所以被争论良久、几度废存,与后现代主义思想在中医学界和中国民众中的薄弱不无关系。中国大众什么时候能思考一下后现代主义呢? 中医界什么时候能用后现代主义来认识自己、寻求出路呢?

参考文献:

[1]赵博,陈芳.后现代主义下的中医学解读[J].中华中医药杂志,2005,20(10):617-619.

[2]邱鸿钟.中医是另一种可能世界的范式[J].医学与哲学(人文社会医学版),2007,28(4):14-15.

[3](法)让·弗朗索瓦·利奥塔.谈瀛洲,译.后现代主义与公正游戏[M].上海:上海人民出版社,1997:143-144.

[4]何晓明.后现代视野下的中医[J].中外医学研究,2010,8(12):91.

[5]向罗君,张宗明.从后现代医学中寻求中医学的突破[J].医学与哲学(人文社会科学版),2007,28(8):68.

[6]刘魁,李遥.建设性后现代主义视角下的中医:如何返魅[J].医学与哲学(人文社会科学版),2009,30(11):56.

[7]何清湖.再论湖湘中医文化[J].湖南中医药大学学报,2009,29(5):13.

[8](美)托马斯·库恩.李宝恒,译.科学革命的结构[M].上海:上海科学技术出版社,1980:23-74.

[9](美)费耶阿本德.周昌忠,译.反对方法[M].上海:上海译文出版社,1992:306-308.

[10]Hansen J. Postmodern implications for theoretical integration of counseling approaches[J]. Journal of Counseling and Development,2002,80:317-321.

[11]匡萃璋.21世纪:与后现代化邂逅的中医学[J].浙江中医学院学报,2000,24(1):7.

[12]李明,高颖,李敏.西医——中医挥之不去的他者[J].医学与哲学(人文社会医学版),2006,27(4):19.

文章来源:严暄暄,何清湖.中医应适当后现代化[J].中华中医药杂志,2012,27(6):1482-1486.

中国传统文化现状与中医发展策略

　　文化的本义是"以文教化"，即按照人文进行教化。《易·贲卦·象传》曰："刚柔交错，天文也。文明以止，人文也。观乎天文，以察时变；观乎人文，以化成天下。"文化又有广义和狭义之分，广义的文化是指人类社会历史实践过程中所创造的物质财富和精神财富的总和。狭义的文化，排除人类社会历史生活中关于物质创造活动及其结果的部分，专注于精神创造活动及其结果，主要是心态文化。

　　中国传统文化，是基于五千年文明史积淀而形成的社会群体在物质、社会、精神等层面的共同认知[1]。中国传统文化对中华民族的繁荣与发展提供了无尽的精神源泉和智力保障，是维系中华民族内在情感因素的精神纽带和思想基础。但随着社会的发展，特别是在经济全球化、文化全球化的背景下，中国传统文化一方面遭受到了冲击和挑战，另一方面其正价值也越来越受到重视，本文拟从分析中国传统文化的现状入手，结合中国传统文化与中医文化的关系，谈谈中医的发展。

　　鸦片战争以前，中国传统文化在社会意识形态中占主导地位，鸦片战争爆发，随着西方列强入侵，中国被迫卷入资本主义市场，也被动地遭受了西方文化的冲击，中国传统文化渐渐丧失其主导地位。20世纪两次大的文化运动——五四运动及"文化大革命"给中国传统文化带来了一场严重的劫难，造成了传统文化的严重断裂。近年来，随着改革开放的进行，在经济、文化全球化的背景下，西方文化大量涌入中国，中国传统文化再一次受到冲击，中国传统文化逐渐被边缘化。任何事物都是一分为二的，中国传统文化虽然处于弱势，呈现出边缘化的尴尬现状，但在文化冲撞过程中，其正价值逐渐受到国内外的关注和重视。

一、中国传统文化受到冲击与挑战

1. 西方文化入侵，传统文化边缘化

　　在对外经济、文化交流过程中，以文化多元化和价值取向多元化为代表的西方文化竭力传播西方价值观和生活方式，不断加重我国传统文化边缘化的趋势。

西方文化冲击了中国人传统的思维方式和价值观念,潜移默化地影响着人们的生活方式和生存方式,西方节日及节日文化盛行,如感恩节、圣诞节、愚人节、万圣节等传入我国并逐渐流行,使体现我国传统文化的传统节日面临着挑战。一项针对大学生及小学生所做的关于传统文化的抽样调查发现:大学生对传统文化的观念淡薄,小学生文化品味比较西洋化,只有不到二成的小学生吃大餐会选择中餐,除了儿童节,孩子们最喜欢过的是圣诞节[2]。现代西方文化的过度膨胀冲击民众原有思想观念,造成信仰缺失。陈慧敏[3]通过对432名本、专科学生问卷调查发现,当代大学生普遍存在信仰缺失,传统文化的没落是其重要的形成原因。随着经济全球化的深入,英语作为国际常用交际语言,其影响范围日益扩大,近年来,国内出现了学习英语的热潮,大家用大量的时间和精力学习英语、提高英语水平,而忽略了对汉语的读写要求。在城市建设中,现代城市建设追求"千城一面",中国传统建筑不断被破坏,使我国的城市建设逐渐失去自己的特色,我们很难从城市的外观来辨别它的历史和文化。总之,西方文化的渗透及在我国的盛行对我国传统文化的冲击是多方面的,加剧了中国传统文化危机,导致中国传统文化日益边缘化。

2. 传统道德在当今社会显得薄弱

传统文化是中国古圣先贤几千年经验、智慧的结晶,其核心就是道德教育。"仁礼道义""修身养性"是中国传统文化的基本精神之一[4]。中国传统文化以修齐治平为人生导向,把道德的自我完善作为人生价值的第一取向。在当前传统文化缺失、物欲横流的大环境下,诚信已经形成了危机,孝道已经需要社会呼吁。目前社会上存在空巢老人无人赡养、留守儿童无人照顾等问题。由于市场经济的自发性和竞争性必然决定了它和中国传统文化的某些底线相悖,传统"义利合一"的价值取向被颠覆,"正其义以谋其利"被畸形发挥到"谋其利无所谓义"。一些人丧失了正义、善良、诚信,一味追求"经济为上""利益第一",自我享受和个人利益的最大化已经成为当今社会的味道和气息。甚至一些人利欲熏心,为了一己之利,完全放弃了自己的道德底线,给社会带来巨大的困扰和损失。

二、中国传统文化面临机遇与发展

随着中国经济高速发展,综合国力不断增强,中国出现了一股强劲的传统文化复兴的潮流,人们对中国传统文化的内涵与当代价值的探寻也开始在各阶层、各地域活跃开来。同时,在与世界上其他各种文化相互交流的过程中,中国传统文化在国外也越来越被广泛认知和传播,受欢迎程度也有了显著提高。

1. 中国传统文化当代价值得到弘扬

十六大以来,我国的文化体制改革已初见成效,中国传统文化的当代价值研究也不断深入,我国文化软实力有很大程度的提升。2008 年北京奥运会的开幕式,向世界展现了中国传统文化各种具有代表性的元素,表现了中国传统文化的魅力,对中国传统文化的发扬和走向世界有重大意义。

中国传统文化对建设国际化市场经济及建设和谐社会,有着十分重要的影响。在市场经济条件下,传统文化中"讲仁爱、讲信用、讲礼让"等伦理观念有助于信誉市场的建立。传统文化中的"仁""义""礼""智""信""勤""俭""廉""勇""恭"等,对市场经济的健康发展具有一定的规范作用。

在工业化高度发展的今天,人类与自然的关系走向了一条互相抵牾的道路,环境破坏、资源短缺,生态问题更是作为一个亟待解决的全球性问题受到了各个学科领域的关注。人们从儒家的"正德,利用,厚生,惟和""亲亲而仁民,仁民而爱物"中寻求解决人与自然、人与社会、人与人紧张关系问题的思路与方法[5]。而《老子》的"人法地,地法天,天法道,道法自然"所主张的"天人协调""天人合一",则给我们研究和处理人与自然关系提供了一个重要视角。

2. 中国传统文化在国外得到推广

在经济、文化全球化的背景下,借助于全球化的平台,中国传统文化得到了长足发展,世界范围内开始形成了"中国热"和"中国文化热",首先是孔子学院在全世界的兴起。孔子学院作为国际汉语推广和中国文化传播的平台,把中国的文化和历史介绍到国外,将中国哲学、教育学、伦理学传输到世界各地,有力地促进了世界多元文明的交流。其次是外国人对中国传统文化中优秀经典的肯定,为中国人思考中国传统文化的价值提供了很好的借鉴。他们从《易经》中读出了当代计算机二进制的原理,一部《孙子兵法》更是成为世界军事院校的经典教材。源于中国传统的针灸学,在自发状态下,在海外热播,充分展现了中国传统文化的价值,也表明"东学西渐"作为一种趋势,产生了具有特殊意义的"文化逆流"[6]。

三、中医的发展策略

中医学是在古代朴素的唯物论和自发的辩证法思想指导下,通过长期医疗实践逐步形成并发展为独特的医学理论体系。几千年来,中医学对中华民族的繁衍昌盛及人类的医疗、保健实践做出了巨大贡献,它之所以在科学发达的今天仍然保持极大的活力,其根本原因在于它深深地植根于中国传统文化的土壤[7]。中国传统文化对中医学发展的影响是"源"和"流"、"干"和"枝"的关系,从某种意义上讲,中国传统文化是中医保持生命力的根源所在,中国传统文化的盛衰决定着中医学发展的盛衰,近年来,在文化全球化、西方科学主义盛行的背景下,中医的发展出现了严重危机,但从根本上来说,中医的危机是文化的危机。在这种背景下谈中医的发展,首先是复兴中医文化,优化中医人才培养模式,注重中医药学术创新。

1. 复兴中医文化

复兴中医文化,首先要认识到中医文化与中国传统文化的关系,中医文化是融合了多元素知识而形成的综合知识体,以阴阳五行为代表的哲学思想、以道家及道教理论为基础的养生学、以易学为旗帜的天文学和地理学、以儒学思想为指导的医学伦理学,以及各种传统学术相互融会而构成的其他理论,构成了中医学的文化背景和知识基础[8]。中国传统文化是中医文化的母体,中医文化则是组成中国传统文化、具有医学特色的重要成分。

复兴中医文化,首先要确立中医主体地位,注重中医的思维方法和思维模式,在尊重中医自身的发展规律和自身价值的前提下谈发展。在西方科学主义盛行的背景下,以现代自然科学理论为准则,采用近代西方医学的技术与研究方法来研究中医学,是行不通的,只会造成传统中医及其文化的进一步丧失。第二,普及中国传统文化和中医药基础知识。由于中医理论和中医药文献语言是以文言文为主,晦涩难懂,因此在学习过程中要加强中医古代文化知识修养,尽可能多地掌握传统思维方式,使知识结构传统化,做到原汁原味地学习、理解、消化中医理论。第三,要注重中医文化的传播,传播是文化得以保存与发展的首要条件,同时传播的过程中也必有文化要素的交流[9]。在中医文化传播过程中,中医文化自身作为传播者必须树立一种文化主体的意识,高瞻远瞩,搭建平台,拓宽传播渠道,优化传播手段,营造爱中医、学中医、用中医的氛围。让中国及世界人民熟识中医文化背景、底蕴和作用,使赖以生存的中医文化土壤逐渐肥沃。

2. 优化中医人才培养模式

中医人才的培养是中医发展的重要途径。在培养中医人才过程中,一要坚持院校教育,优化课程结构。目前,中医院校在中医西医课程设置上的不合理,中西医课程开设比例普遍达到了6:4,有的甚至达到了5:5。这种教学模式,将两种不同的概念术语、思维方式同时交替向学生灌输,导致学生对两套医学概念和术语相互混淆,容易降低学生学习中医的兴趣。要增加中医课程的设置,特别是加强中医经典课程的设置。同时注重中国传统文化、哲学的教育,通过开设《中国传统文化史》《中国古代哲学史》等课程培养学生深邃敏锐的哲学思辨和触类旁通的医学灵感。另外,改革中医院校录取模式,不拘一格,中医院校的招生也可以从非中医院校的哲学专业、汉语言文学等专业中热爱中医的本科生中录取。二要努力推广师承教学模式,师承教育是院校教育的重要补充,通过读经典、跟名师、做临床,不断提高中医药人才的中医功底和临床服务能力,提高中医理论、中医思维方法和临床应用能力[10]。通过师承教育模式,让具有真才实学、有丰富临床经验的老中医或中年中医带徒。让师父传其真,让徒弟得其真,这样保证了学习上有个性、有深度、有细节、有诀窍,既有一定的理论性,又有独到的实践性。

　　3. 注重中医药学术创新

　　中医药学术创新是中医药继承发展的方向。中医药学术创新,一要在发扬中医药传统特色优势的基础上,进行理论创新,平乐正骨作为我国著名的中医骨伤学术流派,具有完整的理论体系和指导思想,并随着时代进步和科学发展而不断丰富。在长期的医疗实践中,平乐正骨提炼出“平衡思想”并作为其指导思想,她认为,人体是一个内外平衡的有机体。机体内在的阴阳、脏腑、气血及气机升降出入的协调平衡构成了人体的内平衡;人与自然、社会相互联系、相互依赖的和谐统一构成人体的外平衡。平衡是人体生命健康的标志,恢复平衡是伤科治疗的目标,健康之法本于平衡而守于平衡,治伤之要着眼于平衡而求于平衡[11]。平乐正骨将平衡思想运用到伤科疾病的预防、治疗及康复过程中,并从中国传统文化中探求出其哲学基础,进一步阐释了平衡思想的实质,发展了平乐正骨理论。

　　中医药学术创新,二要充分利用现代科学技术发展中医。随着信息时代的到来,借助于现代信息技术,将传统的中医理论和现代的信息技术融合一起,数字中医药为中医药学术创新指明了方向。数字中医药,即利用统一性的数字化技术手段,对所发现的人体现象、变化规律及其相关物质的完整重现和认识,是一个利用数字化技术进行中医药数据、信息及知识的获取、存储、处理的综合系统,也是集中医药研究、临床实践应用开发及服务于一体的复杂开放巨系统[12]。数字中医药的关键在于它实现了中医理论的量化、数字化及其标准化,既保持了中医理论自身的特色体系,又促进了中医药的继续发展。

参考文献:

　　[1]钱穆.中国文化丛谈(1)[M].台北:三民书局.1984:29.

　　[2]王嫣.谈中国传统文化现状及其保护措施[J].安徽文学(下半月),2009(8):350.

　　[3]陈慧敏.缺失与重建——中国传统文化在当代大学生信仰重建中的价值与实践[J].安徽农业大学学报(社会科学版),2013,22(2):116-121.

　　[4]曾丽娟.基于中国传统文化的当代大学生人文素质养成[J].河北工程大学学报(社会科学版),2013,30(2):78-81.

[5]李妍妍.儒学的现代建构与反思——兼论全球化视野下中国传统文化的境遇与发展[J].齐鲁学刊,2011(1):27-32.

[6]王永洲.中医与中国传统文化的共同复兴[J].环球中医药,2012,5(2):52-55.

[7]张瑞,王庆宪.中医学是最具有活力的中国传统文化[J].中医研究,2007,20(11):1-2.

[8]王旭东.中医文化价值的基本概念及研究目标[J].医学与哲学,2013,34(7):8-10.

[9]魏一苇,何清湖,陈小平.试论中医文化传播的困境与出路[J].湖南中医药大学学报,2013,33(3):98-101.

[10]童存存,赵明君,周端.中医药发展的几点思考[J].长春中医药大学学报2011,27(6):895-897.

[11]孙贵香,郭艳幸,何清湖,等.平乐正骨平衡思想的哲学基础——平乐正骨研究(十)[J],中医正骨,2013,25(6):68-71.

[12]汪艳娟,朱文锋.论数字中医药与中医药的发展[J].辽宁中医药杂志,2005,32(5):400-401.

文章来源:李峰,郭艳幸,何清湖.中国传统文化现状与中医发展策略[J],中华中医药杂志,2014,29(5):1499-1501.

中医药文化软实力特质分析

美国学者约瑟夫·奈(Joseph Nye)于20世纪90年代明确提出了"软实力"(Soft Power)的概念,指出软实力主要表现为文化、意识形态等的影响力和吸引力。中国共产党历来高度重视国家文化软实力建设。党的十七大明确提出要提高国家文化软实力,推动社会主义文化大发展大繁荣;党的十七届六中全会提出了建设社会主义文化强国的重大战略思想;党的十八大报告进一步指出要扎实推进社会主义文化强国建设。中共中央办公厅、国务院办公厅最近印发的《关于实施中华优秀传统文化传承发展工程的意见》,将中华优秀传统文化传承发展纳入国家战略高度,指出:传承和发展中华优秀传统文化是建设社会主义文化强国,增强国家文化软实力,实现中华民族伟大复兴的中国梦的重大举措。

中医药学作为中华传统文化孕育形成的医学瑰宝,是凝聚着深邃哲学智慧、深厚医学经验的一门学科。其文化价值在我国文化软实力提升、文化强国战略实施的进程中将扮演不可或缺乃至极其重要的角色[1]。因此,研究和发展中医文化,提升中医文化软实力,是提高国家文化软实力,建设社会主义文化强国的内在要求和重要举措。而围绕中医药学展开文化研究,从文化角度发掘其热点、亮点、突出点,才能够进一步展现其魅力、发挥其软实力[2]。笔者认为:厘清中医药文化软实力的特质是深入挖掘和推广中医药文化整个内涵及其外延的着力点和发力点,围绕其软实力特质部署中医药文化的研究及推广战略,在一定程度上更能够发挥中医药文化的先进性和独特性[3]。在笔者看来,中医药文化软实力具有以下特质。

一、历史特质

中医药学发展历史十分悠久,与西方医学历史在黑暗的中世纪前后被割裂与扬弃不同。虽然数千年来在中国同样发生着不断地政权更替、社会变革、种群变化、文化演变,但是由于中国传统文化的包容性、前瞻性,在其浸润濡养下的中医药文化形成了长达两千年以上连绵不绝、传承延续的持续性积累和良性进展。在中医药学核心思维理念、方法模式不变的情况下呈现了在世界范围内难得一见的超长时间的积累和融汇。相较于其他医学或科学,中医药学的历史沉淀可谓源远流长。在一定程度上,这一源远流长的历史呈现了历史进程的痕迹、社会演化的脉络、人类进步的足迹、文明进化的标记。中医药文化深厚的历史积淀,正是决定中医药文化势能的最具影响力的因素[4]。由此观之,中医药文化软实力的历史特质在世界医学乃至科学范围内都是独树一帜的。深入研究中医药学的历史演化对人类文明史的研究有着重要的意义和价值。

二、哲学特质

毋庸置疑,中医药学之所以有别于其他医学乃至科学,得益于其独特的价值观、思维模式、认识观、方法论。而这些学科特性所呈现的是其在中国传统文化影响下蕴含的哲学思想。如注重观察事物普遍联系、注重事无巨细的考虑事件发生全部细节的整体观;如注重事物个性、充分考虑个体客观情形的辩证论治观;如注重防患于未然、倾向预测事物发展的治未病观;以及认识事物两面性、重视辩证关系的阴阳学说,系统性思考问题的五行学说等,均是中医药文化中独具魅力的哲学特质。在现今复杂性、系统性科学研究大倡的先进科学领域,这些哲学特质能够给予当代科学工作者很多新的思路与方法。诚然,由于过去闭关锁国的历史,倒逼西方文化以摧残、压倒的方式攻击和排挤了这些熠熠生辉的哲学思想,但是这些思想内容的价值随着时代的进步已经为越来越多的学者所重视和发掘。中医药学作为中国传统文化优秀哲学思想在现实应用中优秀体现,其哲学特质的研究有着极其重要的启示性。

三、学术特质

如前所述,因为中医药学绵延数千年的积累,这门学科体系庞大、门类多广、学科林立、学派丰富。作为医学理论博大精深、医学文献汗牛充栋的学科,中医药学有着太多的学术价值、学科资源留待学者们发掘和研究。正如屠呦呦教授在中医古代文献的一句话中领会到青蒿素提取的奥妙一样,中医药学术内容中有着太多的技术、知识、方法可供发现与发掘。回看中医药学历史进程,以中医药学派为例,金元四大家中刘完素从《素问·热论》中领悟到"六气皆从火化"的道理开创河间学派,张元素从《黄帝内经》之"正气存内,邪不可干"领悟人体正气的重要性而开创易水学派;近代,陈可冀院士立足瘀血学说展开研究取得科学成果,王琦教授立足治未病思想总结形成中医体质学说;等等。这些中医学的成果和进步无不显示着这门学科深厚的学术价值魅力。文化,除了能够显示一门学科的魅力以外,更重要的还在于其在现实应用中、落地实施中呈现的指导作用,由此观之,中医药文化所能够展现的则不仅仅是其纯文化的一面,更值得重视的还在于其文化背后蕴含的具有极大使用价值的学术特质,这也是这门学科之所以能历久弥新、生机无限的重要原因。

四、伦理道德特质

中医药学独特的医学行为、医学理念、医药知识的形成,除了缘于深邃的哲学特质以外,还与其在中国传统文化浸润下形成的独特道德理念关系密切。仅就医学而言,如其大医精诚观:认为学医要博疲医源、精勤不倦,行医要安神定志、无欲无求,为医要宽裕汪汪、不皎不昧,看病要详察形候、纤毫勿失等。深刻而细致地勾画了中医学人的行为举止规范、心理思想规准,对当今医学执业有着重要的伦理道德启发意义。此外,自古中医药学倡导和追求仁心仁术的价值观,在这一观念的影响下展开了数千年孜孜不倦地以人与自然和谐相处、保护人体生命完整性的医学追求,这些对于当今以西方医学为主流的现代医学出现医学资源无止境消耗、医(药)源性疾病日益泛滥、医药污染破坏环境的现状有着尤为重要的思路启发和道德启示,特别值得世界范围内的医学学者借鉴和反思,更是中医药文化中值得在世界范围内为各领域学者所思考和借鉴的特质。

五、文学特质

缘于中医药学与中国传统文化密不可分的关系,自古各类文学作品中总会呈现中医药文化的身影,借助古今文学家的妙笔生花,在《红楼梦》等世界级文学作品中的中医药学呈现了别样的魅力和光彩,是中医药学展现文化身姿的重要途径,也是其能够在文化领域发挥影响力、吸引力的方面。同时,就诸多医学著作本身而言(如《黄帝内经》),其文辞内容也颇具文学性。随着大量的中医古籍以及中国古今文学作品在全世界的传播与推广,中医药学的文学特质是我们不能忽视的研究着力点,也是特别能额外展现中医药文化软实力的助力层面[5]。当前,如何通过发展国家的文化事业、产业来扩大国家在世界范围的市场和文化消费,同时使文化更好的服务社会发展、百姓文明乃至通过文化促进经济、社会、教育、科技、生态的和谐发展,让国家实力更有辐射力、影响力、吸引力,是文化强国战略的重要目标。围绕这一目标,中医药文化软实力想要发挥作用,就需要其在文化层面呈现先进性、创新性、传承性、竞争性。简而言之,文化软实力体现的更多是一种无形力量,对内构成本国民众的凝聚力,对外构成对他国人群的吸引力[6]。可以说,中医药文化软实力的五个特质能够在很大程度上彰显了中医药文化的内在力量:其中,中医文化软实力的历史特质有助于国家历史文化的传承;中医文化软实力的哲学特质有助于国家文化影响力核心价值的塑造;中医文化软实力的学术特质为国家文化的创新力提供不竭的资源;中医文化软实力的伦理道德特质则不仅有助于影响公民素质,同时能推动本土公共文化的建设;而中医文化软实力的文学特质更是有助于提升文化强国的品牌竞争力、激发文化人才的创造力。

当然,在这些特质相互之间是相辅相成、互促共进、相互滋生而缺一不可的。笔者相信:立足中医药文化软实力的特质有的放矢地制定中医药文化研究及推广的战略,能够在很大程度上促进中国文化软实力的整体提升。因此,身为中医药文化的研究者,应当围绕文化强国的战略目标摆正位置、理清思路,明晰中医药文化软实力的内涵外延,用客观、科学的态度制定中医药文化软实力研究和推广的策略与方法,不能在政策利好、政府支持的良好背景下盲目发展,应当围绕真正可以彰显学科特色、魅力和影响力的方向积极研究、努力传承、着力发扬[7]。本文以此为出发点,初步尝试探索与分析中医药文化软实力的特质及基本价值,希望能够给予广大学者新的研究思路与方法,也希望在一定程度上能够给予未来中医药文化软实力的提升一些建议与方向。

参考文献:

[1]张其成,刘理想,李海英.近十年来中医药文化发展回顾[J].中医药文化,2009,4(1):36-39.

[2]官翠玲.中医药文化:提升国家软实力[N].中国教育报,2012-11-02.

[3]郑晓红.试论中医文化的核心价值体系及其普世价值[J].中国中医基础医学杂志,2012,18(1):108-109.

[4]赵海滨.从文化安全角度探讨中医药文化的发展[J].湖南中医药大学学报,2014,34(10):54-58.

[5]曹静敏,徐爱军,张洪雷.中医药文化之于国家软实力提升[J].中国医药导报,2012,9(29):120-122.

[6]赵海滨.中医药文化软实力特质的研究与探索[J].云南中医学院学报,2007,30(1):4-9.

[7]黄建银.重视中医药文化的软实力[N].中国医药报,2009-04-28.

文章来源:陈小平,江娜,严暄暄.中医药文化软实力特质分析[J].湖南中医药大学学报,2014,34(10):54-58.

中医药文化研究的实践价值探析

　　在经济体系、文化制度、政治格局从世界范围内不断变革的今天,中医药发展模式的变革已然时不我待。对于中医药学这一门兼具科学和人文性质的学科来说,不能简单地仅从科学技术的角度改进、创新其发展模式,应重视学科的人文特性并通过准确把握其文化内涵、升华其文化理念、拓展其文化优势,使中医药学的理论精髓能够深植人心,进而深远传播。近年来,随着中医药文化研究领域内的成果不断涌现,其研究价值逐渐得到业内外人士的普遍认同,各界研究人员对其学科内涵外延的认识也逐步统一,且该领域的研究队伍益发壮大充实,作为一个学科来讲,中医药文化可谓初具规模、渐成体系[1]。从这一意义上来说,深入研究中医药文化,无论是对未来中医药的基础教育、行业规范,还是对中医药的理论创新以及中医药的宣传推广都具有重要实践价值。而未来中医药文化亦应该从这四个方面着力进行研究,从而促进、完善中医药发展模式的变革。

一、为中医学基础教育提供优质素材

　　当前,国内医学领域内的普遍基础教育旨在使医学生掌握专业医学领域内的基本理论、基础知识及基础技能,中医学的基础教育也不外乎如此。但是,与现代医学倚重较多比例的诊疗仪器和技术手段不同,中医学相对更为重视医疗活动中建立在传统医学思维、扎实医学经验基础上,对人直观观察而得出的诊治判断,最大程度地重视人体身心具有时效性的客观感受,并同时给予必要的人文关怀。因而,为了保障这一诊疗过程的完善可靠,中医药学习就需要更长的周期、更复杂的临床思辨能力更高的道德水准及更多的临床经验。除医学周期及临床经验积累是短时间基础教育不能一蹴而就外,显然目前的中医学教育在中医思辨能力培育和医德教育方面存在一定的不足。由上可知,基于现代普遍的医学基础教育以外,中医学习的基础教育还应依据中医学自身需求进一步发展变革。对于传统中医来说,中医思维和医德品行的培育是脱胎于中国传统文化的中医学尤为重视的核心基础,而不具备中医思维和缺乏医学品德的中医学生很难传承中医学精髓,这二者却正是现今中医药基础教育模式所缺漏的[2]。基于此,笔者认为在基本理论、基础知识、基础技能之外,还应加上基础思维和医德品行,共五个方面构成中医学基础教育,且基础思维和医德品行的教育应是整个中医药基础教育的重中之重,这两点显然可以通过中医药文化研究来提供优质的、准确的教育素材。

中医基础思维和医德品行是传统中医药文化中认识观、思维模式、方法论、价值观的集中体现,也是中医学的精华部分。这两方面的培养实质上旨在培养中医学生的"文化自觉"——认可了优秀的中医药文化,才有可能进一步深入、全面的掌握中医药学[3]。而这不仅需要适当地提升现代中医学教育模式中中医药文化的课程比例,亦需要中医药文化在基础教育领域中集中在基础思维和医德品行的培育方面,进行优秀文化素材提炼与教授形式的研究。

二、形成独具一格的中医药行业规范

近年来,许多中医学者已经认识到:西方文化观的强势植入,中医药行业的诸多政策、思想、制度、行为已然以西医行业模式作为参照、形成规范[4]。然而,中医药学作为在世界范围内流传历史最为悠久的医学学科,其本身便形成了诸多符合自身特色、契合大众需求的行业规范、从业标准,中医药文化研究理应着眼于此,努力发掘相关的、符合中医药学规律的规范、制度,并与时俱进地结合当代社会需求形成别具一格的行业规范。

不可否认,在西方文化背景下形成的医学管理模式、从业规则对于现代医疗行业来说有着一定的先进优势。但面对现今复杂的健康形势及深受其影响的复杂社会矛盾(尤以医患矛盾为突出),现行的行业规范、管理模式应当做出适当变革,且我们应该相信医疗行业的规范变革理应借鉴能够在人口庞杂、幅员广阔的中国历时千年而传承不息的中医学行业规范模式,因为正是这一门学科中优秀的行业规范、从业传统铸就了学科的源远流长,而规范、制度的优秀则恰恰源于其文化优势。在笔者看来:中医药学优异的行业规范不仅是中国历代政府制定的有关处方用药、执业考核、师承教育等规范制度,更为珍贵的是历代著名医家提出的独具特色、契合时代特征且脍炙人口、源远流长的医德范章,较有代表性的如扁鹊的"六不治"、张仲景《伤寒论原序》、孙思邈《大医精诚》《大医习业》等,其内容涉及学医要求、从医规范乃至个人体悟,既有传统的行业规范、临床的医学经验,且富含人文情怀、道德风尚。固然诸多医德范章有着一定的时代局限,但无疑中医药行业得以普惠大众、流传甚广而未被时代所淘汰与各类范章与时俱进的为中医从业人员树立积极正确的行业规准不无关系,至今这些内容仍有着重要的借鉴意义

和启发作用。因此,在中医药乃至整个医学行业规范有待变革的今天,中医药文化研究者理应着力研究历代中医规制、医德典范,剖析解读历代中医创制的符合文化背景、契合大众需求且同时能够维护行业持续发展的行业规范,从中举一反三、与时俱进的改进、创新现有的行业规范、管理模式。

三、推动与时俱进的中医药理论创新

回顾中医学发展的历史,历代医家传承中医理论的过程中即保证了其实质内核基本不变,又在不同的历史阶段,随着自然、社会、生活环境的变化及疾病谱的改变而不断进行改进、变革而完成了中医理论创新,而每一次中医药学在学术上的进步、飞跃都与更为契合当时临床实践需求的新中医理论诞生息息相关。有学者把这种中医理论形成过程中理论内核稳定而外延不断丰富、创新的现象归结于中国文化"多元一体"的特征[5]。显然,这一特征对于现今中医理论创新乃至影响中医学术进步有着重要意义,也明显是中医药文化研究应当着眼的重要内容。

中医药的学术发展离不开理论创新,理论反映了一个学术体系主要的思维方式、技术方法、核心规律及指导功能,其中使整个理论能推陈出新、独树一帜的根本,就在于其所蕴含的思维方式,因为思维方式决定了一个学术体系是如何看待问题、思考问题及解决问题的,由此而形成的理论与思维方式是紧密相关的[6]。如果不能坚持运用中医学核心思维、不遵循中医理念核心规律而单纯地依托科研技术实现理论创新,很难形成真正意义上的中医理论创新,甚至危害中医理论发展。

200多年以来,由于中国文化相对停滞、萎靡而处于劣势,近现代学者很难把握传统中国文化的核心思想、理念精髓,因此现代中医学者更难能掌握中医药理论的核心思维、规律,从而造成了中医理论创新艰难。作为中医药文化研究可以着眼于历代中医理论所产生的时代文化背景、自然历史环境等对于中医学理论产生影响的客观因素进行系统梳理而总结规律,厘清历代中医理论创新过程的源与流、常与变,同时与时俱进的总结现今健康形势、社会环境、人文境况,为实现中医理论创新打下坚实的基础研究工作。

在笔者看来:实现中医理论创新主要包括两个方面,一是升华传统中医理论,二是凝练新的中医理论,而实现这两个方面就不仅要把握"符合中医学核心思想、遵循中医理念根本规律、契合当下医疗需求"的根本原则,同时还应与时俱进地广泛总结当代医家学术思想、改进语言表达方式等。而不论从任何方面来说,中医药文化研究都能够予以中医理论创新实质可靠的研究基础。

四、以科普形式实现中医药学的有效宣传

科学普及是学术界由来已久的重要学术知识宣传形式,但相对来看,西方国家在科学普及方面的工作进行的历史更为悠久、技巧更为纯熟且效果也更为明显。并非是说中西方的科普工作对比起来其影响人群的范围仍有差异,而是仅就科普工作的表现形式、运用技巧、成熟程度而言,当代中国学者尤其是中医学者都应当积极反省并努力学习。无疑,西方科学家非常善于以科普的形式对专业的学术知识进行宣传推广、理念输出。比较有代表意义的如20世纪著名的美国医学家、生物学家刘易斯·托马斯撰写的《细胞生命的礼赞》《水母与蜗牛》;1963年美国环境研究者蕾切尔·卡逊撰写的《寂静的春天》;还有物理学方面斯蒂芬·霍金撰写的《时间简史》等。显然,他们更善于把晦涩复杂的专业知识或科学现象撰写为通俗易懂的科普著作进行理论概念的宣传推广,对于学术来说,科学普及明显是一种成功有效的宣传方式。

在这一领域内,中医药文化研究工作理应发挥更大作用。对多数中医学者来说,进行的中医药大众宣传多数主要停留在技术方法、用药饮食等方面,许多理论、概念因为专业术语晦涩艰深而很难从行外人群中进行宣传、实现普及。但事实是,技术方法等内容容易掌握,却不能或很难突显学科特色,而往往是能够引起文化认同、理念深植的学科才会因为独具辨识度而得到有效推广、积极传播。这就要求中医从业人员,尤其是中医药文化研究者务必致力于中医学核心思维、理念的科学普及工作。笔者认为:把中医学相关知识、理念进行科学普及,可以参照以下几点原则进行研究创作:一是有科学态度,宣传学术知识还务必有严谨认真的科学态度,决不能为了宣传目的而捏造事实、夸大成果;二是用通俗语言,为了实现科学普及的广泛性,需要我们创新而不失本义地改进专业术语,以成为多数人能够明白的通俗语言;三是艺术手法,科普工作中适当地对专业内容进行多样的艺术加工,以一定的艺术手法呈现学术知识、修饰学术理论能够激发群众对于传播内容的欣赏、认同;四是生动故事,在文化创意产业益发蓬勃的今天,讲个好故事越来越成为原创文化发展重要元素[6],因此为每一个优秀的中医理念阐述一个或历史悠久、或时尚亲切的故事则能够达到立竿见影的宣传效果;五是与文化结合,中医文化脱胎于中华传统文化,而现代人群中又有着独特的流行文化,在科普作品中不仅可以适时在中医理念中反映传统优秀文化,同时亦当合适地结合时下流行文化,才能在传授知识、理念的同时亦能输出传统文化且与产生富有时代感的文化共鸣。此外,在科普传播的形式上也应该与时俱进地结合传统媒体、新媒体、移动客户端等方式,从实质内容和传播方式上共同实现中医药学科学普及

的创新,进而才能实现效果深远的宣传推广。

中医药文化研究尽管日趋热门,但目前较多集中在理论基础研究和概念界定总结的工作中,而实际上在中医药发展模式变革的今天,中医药文化研究对于中医药基础教育完善、中医药行业规范调整、中医药理论创新及中医药科学普及方面有着巨大的实际应用价值。因为医学思想的形成、发展和演变,绝大多数情况下受掣于整个社会的文化生态环境,常是特定的社会文化思潮影响着医学观念和医学理论[7]。因此,中医药文化研究工作对整个中医药发展模式变革能够起到奠基、导向的积极作用。也恰如薛公忱教授而言:"所谓中医文化,不是或主要不是指中医作为科学技术本身,而是指这种科学技术特有的社会形式、文化氛围,也即中医学发展同整个社会文化背景的联系以及中医学中所体现的特有的文化特征。"[8]中医药文化研究应该积极参与中医药发展模式的变革进程,致力针对现今中医药多个方面发展的实质需求与不足展开研究,使中医药文化研究能够发挥更大的实践作用。

参考文献:

[1]张宗明.中医文化学科建设的问题与思考[J].中医杂志,2015,56(2):95-98.

[2]陈小平,孙相如,何清湖.中医院校加强中医教育的理性文化思考[J].湖南中医杂志,2014,30(6):3-6.

[3]潘桂娟."文化自觉"与中医基础理论研究[J].中国医药学报,2003,18(9):553-555.

[4]周铮,王旭东.中医文化价值研究的意义[J].中华中医药杂志,2013,28(8):2222-2224.

[5]王琦.把握中医理论向度的三个核心命题[J].中华中医药杂志,2006,21(1):3-5.

[6]张超中.用原创精神讲好中医药故事[J].医学与哲学,2013,34(7A):91-93.

[7]何裕民,张晔.走出巫术丛林的中医[M].上海:文汇出版社,1994:332.

[8]薛公忱.中医文化溯源[M].南京:南京出版社,1993:2.

文章来源:陈小平,孙相如,何清湖.中医药文化研究的实践价值探析[J].中医药文化,2015(5):15-18.

从中医文化角度谈中医亚健康学的学科优势

纵观亘古绵长的中华五千年历史文明,随着岁月的变迁,深厚的中国传统文化不断积淀,成为中华文明的重要标志之一。中医文化是中国传统文化的一个重要组成部分。随着疾病谱的变化、医学模式的转变、人们生活方式和健康观念的提升,"亚健康"作为一个新的医学概念被提出,并成为目前医学领域研究的热点之一。具有深厚文化底蕴的中医学在亚健康领域体现了西医学无法比拟的优势,因此中医亚健康学的产生是医学发展的必然,体现了中医学的特点。

一、亚健康略谈

1. 亚健康的产生背景

随着中国国民经济的不断发展,中国人民的物质生活和精神生活得到了极大的提高,生活方式也发生了很大变化。在饮食结构上,肥甘厚味的饮食导致肥胖症、糖尿病等疾病的发病率逐年上升。加之过量饮酒、吸烟等不良的生活习惯使人们的健康受到严重的威胁。此外,来自社会、家庭、工作、学习等各方面的压力也是危害健康的重要因素之一。

根据卫生部发布的《中国卫生统计年鉴》的数据可发现,我国的疾病谱已由原来的以传染性和感染性疾病为主转变为以慢性非传染性疾病为主,尤其是恶性肿瘤和心脑血管疾病。内分泌、营养和代谢疾病的患病率和死亡率呈快速上升的趋势。而这些慢性非传染性疾病多与人们的不良生活方式有关,且大多是可以预防的。

此外,人们完全突破了原来对疾病的思维模式,医学模式也发生了转变,从原来的"生物医学模式"转变为"生物—心理—社会—生态医学模式",使得西医学从传统的"治疗型模式"转变为"预防、保健、群体和主动参与模式";此外,世界卫生组织对健康也提出了全面而明确的定义:"健康不仅是没有疾病和虚弱,而且是身体上、心理上和社会适应能力上三个方面的完美状态。"[1] 由此可见,一个人只有保持身心健康,且具有良好的社会适应能力才能算是真正的健康。

2. 亚健康的概念

亚健康是指人体处于健康和疾病之间的一种状态。处于亚健康状态者,不能达到健康的标准,表现为一定时间内的活力降低、功能和适应能力减退的症状,但不符合现代医学有关疾病的临床或亚临床诊断标准[2]。

随着医学水平的不断提高,更多新的未知医学领域被人们所认识,健康与疾病的概念在不断更新,健康与疾病的概念所涵盖的范围也不断在扩大。亚健康状态是介于两者之间的中间状态,其上游部分与健康状态重叠,其下游部分又与疾病相重叠,在重叠部分可能与健康或疾病状态模糊而难以区分。由"健康"状态和"疾病"状态的范围模糊性导致了"亚健康"概念所包含的范围的不确定性。因此,我们从逻辑学角度出发,通过界定健康与疾病的"两端状态"来清晰化"中间状态"的亚健康概念。

3. 亚健康的内涵与研究外延

亚健康的内涵十分丰富。概括而言主要包括以下几个方面:第一,亚健康是健康与疾病之间的动态过渡过程。其具有双向转化性,向疾病方向转化是亚健康的自然转化过程,而向健康方向转化则需要及早诊断并采取主动的防范措施。第二,亚健康是身心处于疾病与健康之间的一种低质状态,具体表现为某些临床检测指标的临界状态。第三,亚健康无临床症状或症状感觉轻微,但已有潜在病理信息,如微生态失衡状态。第四,虽未患病,但已有不同程度的各种患病危险因素,具有发生某种疾病的高危倾向,是疾病的病前状态。

亚健康所研究的外延广泛,涉及多个领域,如哲学、经济学、法学、教育学、文学、历史学、农学、管理学等。亚健康研究的范围有多大,亚健康涵盖的范围就有多大;疾病谱所涉及的领域有多宽,亚健康谱所涉及的范围就有多宽。

4. 中国亚健康的流行病学现状

2002 年中国国际亚健康学术成果研讨会指出:我国有 7 亿人处于亚健康,占总人口的 70% ,15% 的人处于疾病状态,只有 15% 的人处于健康状态。机关公务员、高校及科研院所知识分子、企业干部、沿海及经济发达地区高强度劳力者中 50% ~80% 甚至更高比例处于亚健康。最近 5 年,中国科学院所属的 7 个研究所和北京大学的专家共 134 人逝世,平均年龄仅为 58 岁,较全国人均寿命低 13 岁[3]。

亚健康目前已被医学界认为是与艾滋病并列的 21 世纪人类健康大敌,成为危害现代人类的头号隐形杀手。

二、中医文化略谈

1. 中医文化的核心价值体系

中医文化的核心价值,主要体现为以人为本、医乃仁术、天人合一、调和致中、大医精诚等理念,简而言之可以用"仁""和""精""诚"四个字来概括。

医生应具备仁慈之心,崇尚"生命至重,惟人最尊"的道德信念,尊重生命,以人为本,人道为先,提倡"医乃仁术、济世为本"的"仁爱"思想。如唐代孙思邈的《大医精诚》中所言"凡大医治病,必当安神定志,无欲无求,先发大慈恻隐之心,誓愿普救含灵之苦。……"在中医文化中,医生要做到心和,守中守正,为人平易,心和则形和,形和则气和,则可长生久视;退则修己,心态平和,情志宣和,举止柔和,言语谦和;不可偏执激进,固执己见,拒听谏言,不问是非。如汉代张仲景在《伤寒杂病论》中批评医生"心不和":"怪当今居世之士,曾不留神医药,精究方术,上以疗君亲之疾,下以救贫贱之厄,中以保身长全,以养其生。但竞逐荣势,企踵权豪,孜孜汲汲,惟名利是务,崇饰其末,忽弃其本,华其外而悴其内。"此外,在成语中诸如"防微杜渐""见微知著""仁心仁术"等均体现了中医文化的核心价值体系。

2. 中医文化的思维方式

中医文化的思维方式概括起来,主要包括六个方面:整体性思维、辩证思维、象数思维、平衡思维、"和"文化思维和司外揣内思维。

(1)整体性思维

整体性思维是在中国古代朴素唯物主义和辩证法影响下形成的中医学独特的思维方法,即认为事物是一个整体,事物内部的各个部分也是相互联系而不可分割的;事物与事物之间也有一定的联系,整个宇宙就是一个大整体。在中医学中,整体性思维主要是关于人体内部及人体与外界环境、社会的相互关系的认识。

(2)辩证思维

所谓辩证思维,是以相互联系、相互制约,从矛盾的运动、变化和发展的观点去观察问题,把客观事物及其在人脑中反应的概念,都看成是相互联系、相互制约着的,是运动、变化和发展着的[4]。中医学中蕴含着的辩证思维以相互联系、相互制约的观点,去观察生命运动,揭示人体生理活动、病理变化过程中矛盾的运动、变化和发展,指导着医生诊断疾病和治疗疾病的思维方式,去征服疾病。从古至今,辩证思维使中医学为中华民族的繁衍和健康做出了巨大贡献。

(3)象数思维

象数思维指运用带有直观、形象、感性的图像、符号、数字等象数工具来揭示认知世界的本质规律,通过类比、象征等手段把握认知世界的联系,从而构建宇宙统一模式的思维方式。象数思维对中国古代自然科学、生命科学,尤其是对中医学产生了极为深刻的影响。无论是临床实践还是理论探讨,中医学均离不开象数思维。可以说,象数思维涵盖并体现了中医学整体、中和、变易、直觉、虚静、顺势、功用等思维的特点,是中医学思维方法的核心。

(4)平衡思维

平衡是事物发展的普遍现象,是自然界万物保持生存和健康发展的客观规律,是一个相对概念。在中医文化中,平衡是人体生命健康的标志,健康之法本于平衡而受于平衡[5]。中医学认为,健康的实质就是阴阳平衡。如《素问·生气通天论》曰:"阴平阳秘,精神乃治;阴阳离决,精气乃绝。"阴阳平衡具体表现为以五脏为中心的各个系统(包括脏腑、经络、气血津液等)功能的协调与平衡。保持阴阳平衡,人体就会处于健康状态;反之,平衡失调,则会发生病理变化,就会导致疾病[6]。

(5)"和"文化思维

"和"是中国传统文化的灵魂。在以"和"为贵的传统文化思想指导下,以中国古代哲学作为学科构建基础的中医学围绕"和"与"不和"形成了独特的医学概念。即中医的生理观为"和",病理观为"不和",诊断观为"察其不和",治疗观为"调其不和",养生规则是"顺应自然,因人而异;动态平衡,维持和谐"[7]。

(6)司外揣内思维

司外揣内,是指通过观察事物外在表象,以揣测分析其内在状况和变化的一种思维方法。"有诸内,必形诸外。"内在的变化,可通过某种方式,在外部表现出来,通过观察表象,可一定程度认识内在的变化机理。《灵枢·本藏》曰:"视其外应,以知其内脏,则知所病矣。"说明脏腑与体表是内外相应,观察外部的表现,可测知内脏的变化,从而了解疾病发生的部位、性质,认清内在的病理性质,便可解释显现于外的证候。

三、中医文化在亚健康领域的优势

1. 理论优势

中医文化的理论优势体现在中医独特的"整体观念""辨证论治"和"治未病"的思想。

整体观念,是中医学关于人体自身的完整性及人与自然、社会环境统一性的认识,其主要体现于人体自身的整体性和人与自然、社会环境的统一性三个方面。即为"天人合一""形神合一"和"藏象合一"。

辨证论治,是运用中医学理论辨析有关疾病的资料以确立证候,论证其治则治法方药并付诸实施的思维和实践过程,是中医学认识疾病和处理疾病的基本原则。由于中医辨证是通过望、闻、问、切,四诊合参,收集病人的各种临床资料进行分析的。对于亚健康人群来说,其身心不适的主观感受皆可作为辨证依据而并非局限于各种临床物理、生化检查结果,因此针对亚健康的个体皆可进行中医辨证,在此基础上再进行中医药干预则更具有针对性和有效性。此外,中医辨证论治的对象是患病之人,而非人之病痛,更注重以人为本。三因制宜,为亚健康人群提供个性化的诊疗方案。

"治未病"是中医学的一大特色和优势,是中医学理论体系中最具影响的理论之一,根植于中国传统文化的"肥沃土壤"。"治未病"概念的提出,首见于《黄帝内经》,经过历代医家的不断发展和完善,"治未病"的思想已发展成熟,形成了未病学的理论体系。"未病"的概念分为四种状态:健康未病态、潜病未病态、欲病未病态、传变未病态。"治未病"的内涵包括:(1)未病养生,防病于先;(2)欲病救萌,防微杜渐;(3)已病早治,防其传变;(4)瘥后调摄,防其复发[3]。而亚健康的概念则相当于"未病"中的潜病未病态和欲病未病态的范畴,因此对亚健康的干预有着重要的指导意义。

近年来,根植于中医传统文化的中医学在预防保健领域的核心思想受到了越来越多的重视。2009年在第二届"治未病"高峰论坛上,卫生部副部长兼国家中医药管理局局长王国强指出:"中医药的整体观、辨证论治、治未病等核心理念,顺应了当今健康观念的深刻变化和医学模式的深刻变革,顺应了21世纪医学发展的新趋势和世界医药市场的新需求,其精髓如能得以进一步诠释和光大,将有望对新世纪的医学模式的转变以及医疗政策、医药工业甚至整个经济领域的改革和创新带来深远的影响。在党中央、国务院的决策领导下,'治未病'将开启中医药的新时代。"由此可见,中央政府在中医干预亚健康方面给予了极大的支持,这也是中医亚健康学学科发展的良好契机。

2. 治法优势

中医学在长期的临床实践中,总结了调摄情志、适度劳逸、合理饮食、谨慎起居等养生调摄之术,形成了内外药物治疗、药膳食疗、针灸、推拿、刮痧、拔罐、整脊、传统体育疗法、五行音乐疗法、情志疗法、足浴疗法等多种调制方法。针对亚健康的躯体症状可遵循"补其不足,损其有余"的原则,而针对情志失调则可"告之以其败,语之以其所便,开之以其所苦,虽无道之人,恶有不听者乎",采用多种干预方法综合干预,使之达到"阴平阳秘"的状态。总之,中医学治疗方法的多样化,在亚健康的干预和预防方面有着无可比拟的优势。

此外,如今在人们提倡回归大自然,倡导自然疗法、天然药物的时代,中医在干预亚健康方面更加显示其独特的优势。中药材多为纯天然植物、动物及矿物，大部分无毒副作用。不仅可以直接用于内外药物治疗，还可以将药食同用的中药材加入日常饮食中，通过具有特定调摄功能的药膳调理达到调治亚健康的目的。除中药外，针灸、推拿、刮痧、拔罐、整脊、传统体育疗法、五行音乐疗法、情志疗法、足浴疗法等皆是趋于自然的调理方法，其具有创伤小、安全性高、费用低廉、副作用小的特点，是亚健康干预的最佳选择。

3. 西医的局限

西方医学在漫长的历史中经历了医学模式的不断更替。从古罗马、古希腊的神学医学模式开始，到"西方医学之父"的希波克拉底及亚里士多德时期转变为自然哲学医学模式。欧洲文艺复兴之后，西方医学进入僧侣医学模式，随着维萨里斯创立了现代解剖学，标志着西方医学机械医学模式的开始。随着 16 世纪末显微镜发明并发现了生物细胞的存在及英国生理学家哈维提出血液循环理论，标志着西方医学进入生物医学模式。如今疾病谱的变化及病因的复杂程度已经无法用纯生物医学模式的理论来解决，因此产生了"生物—心理—社会"医学模式。

由西医学的医学模式的转变历程不难发现，西医对于人体和疾病的认识从器官水平，到细胞水平，再到分子水平，如今再到基因水平，研究逐步微观化。西医学以疾病为研究对象，以"还原论"为指导思想，一步步微观化，而忽略了"以人为本"的原则。只见树木不见森林，忽视了对生命整体的关注，忽视了作为具有社会属性的人，其自然环境及社会环境对疾病的影响。因此，西医把人体的状态绝对地分为疾病和健康两种状态，而亚健康是介于健康和疾病之间的"中间状态"，一般不属于其研究范围。

四、总结

中医文化核心价值重视仁心仁术，以人为本，不仅是对疾病的关注，更强调对健康的关注，对生命的尊重。中医学理论及实践方法在亚健康领域均具有西医无法比拟的优势。因此，中医学迅速与亚健康学科相互融合渗透，形成了新的学科——中医亚健康学，充分体现了中医学的特点。这是中医学发展的新方向，也是中医学在当今时代背景下发展的必然。

参考文献：

[1]孙涛.亚健康学基础[M].北京:中国中医药出版社,2009.

[2]中华中医药学会.亚健康中医临床指南[M].北京:中国中医药出版社,2006.

[3]孙涛,何清湖.中医治未病[M].北京:中国中医药出版社,2010.

[4]赵总宽.辩证逻辑原理[M].北京:中国人民大学出版社,1986.

[5]孙贵香,郭艳幸,何清湖,等.平乐正骨平衡思想的哲学基础——平乐正骨理论体系之平衡理论研究(十)[J].中医正骨,2013,25(6):68-71.

[6]唐武军,郁仁存.中医平衡观在老年肿瘤防治中的指导意义[J].北京中医药,2013,32(5):361-364.

[7]何清湖,孙相如.中医:"和"文化孕育的"和"医学[N].中国中医药报,2013-7-31(3).

文章来源:张冀东,何清湖,孙贵香.从中医文化角度谈中医亚健康学的学科优势[J].中国中医基础医学杂志,2014,20(8):1079-1081,1103.

中医养生文化产业发展的瓶颈及对策研究

近年来,随着医学模式、生活方式及疾病谱的逐渐改变以及人民生活水平的不断提高,人们在衣食住行中越来越多地注重养生。《国务院关于促进健康服务业发展的若干意见》[1]的颁布实施,更为我国养生产业的发展带来了前所未有的机遇。中医在养生方面具有得天独厚的优势,其建立在"天人合一""辨证论治""未病先防"基础之上的养生理论、内外兼修调节脏腑的养生功法,突显了中医养生文化的独特理论体系。

要说明的是,中医养生不仅仅是指好的医药、新的技术或高科技产品,它所涉及的更多内容是渗入百姓生活的养生思想、方法以及理念[2]。因此,中医养生产业的发展必定伴随着中医养生文化的传播,由此直接催生了如今庞大的中医养生文化产业链。从正面来看,中医养生文化产业因为迎合了百姓的较高水平的健康诉求,所以其发展是中医行业振奋的表现,不仅拓宽了中医的发展之路,也是中医显示优势的大好时机。但是冷静思考,中医养生文化的传播而形成的产业尽管商机无限、潜能巨大,但就目前而言,仍存在不少问题。

一、中医养生文化产业的现状

1. 市场火热　琳琅满目

因为养生理念的深入人心,与养生相关的产业已在人群中获得了较为可靠的消费认同感[3]。因此,中医养生文化产业的市场随之逐步壮大、持续火热。与中医养生有关的书籍、电视节目、网络媒介、广播平台乃至实物的文化产品或养生大师等林林总总的养生文化产业形式数量庞杂且依旧在不断增多。尽管如此,市场却难见饱和的趋势,各种与养生息息相关的书籍依旧层出不穷且颇受欢迎,各电视台、广播频道也在不断为观众推出养生节目,中医养生的相关知识、文化的传播也越来越多地充斥于网络平台。

2. 优劣难辨　真假难分

不可否认中医养生文化市场的火热,却也要看清火热背后存在的问题。随着一批所谓养生大师、中医达人、健康专家被揭穿,还有一些书籍、产品、网站因为内容、质量的低劣被查处,应当清醒地认识到中医养生文化市场的确为一大批低劣产业所充斥,这不仅仅是对中医养生广大受众身心的严重伤害,也是对中医养生产业及其文化产业的严重损害。对于广大群众来说,因为不具备相关的专业知识,且追求养生健康的急切心情,故面对众多养生文化形式难辨其优劣、难分其真假,从而给无良的商人以可乘之机[4]。

3. 前景广阔　亟待肃清

毫无疑问,中医养生文化产业的市场前景是十分广阔的。它不仅已经在群众中获得广泛的消费认同感,且因为其本身具备形式多样、效果明显等特征将为其牢牢占据健康市场加重砝码[5]。可以预见,中医养生文化产业未来不仅有着广阔光明的市场前景,甚至可能成为健康市场的主导产业。要说明的是,中医养生文化还具有重要的历史传承和文化传播意义,这也使之在承担指导大众健康养生任务之外具有了更多远大意义。因此,正本清源,肃清中医养生文化产业的糟粕,为其未来发展清除隐患,是目前发展中医养生文化产业亟待完成的基本工作。

二、中医养生文化产业发展的瓶颈

目前,中医养生文化产业主要集中在中医养生书籍、报纸、杂志、电视或电台节目、各类网络传播、中医养生宣讲人等几种形式。笔者看来,正是这几种最为普遍的文化传播形式存在问题较为严重,概括起来,可以归结为"五关",这"五关"成为制约中医养生文化产业发展的主要瓶颈。

1. 中医养生文化宣讲人的专业关

文化传播是架构中医养生知识与百姓之间的桥梁,因此,作为中医养生文化的宣讲人,其是否具备专业素养、其水平是否够格,则直接与中医养生文化产业发展息息相关。最近几年,随着养生热的兴起,不断有各种养生大师和专家出现在人们视野之中,也陆续发现了一些假大师、假专家,这些假大师、伪专家们不讲科学、不求实际、缺乏专业素养,仅凭高谈阔论的神乎其技就在养生文化市场占据一席之地大肆敛财,不仅危害百姓身家性命,且将中医养生行业身陷囹圄之中。例如,曾经被炒得沸沸扬扬的鼓吹"绿豆治病"的"神医"张某某事件,随着真相的披露,也引发了世人诸多反思。现阶段虽然站在风口浪尖的张某某倒下了,但仍存在大量的"王某某""李某某"们,这不能不引起人们的重视。

2. 中医养生文化内容的优劣关

正如大家所见，众多中医养生文化传播的内容都是与大众健康紧密相关的。如果内容失真、效果虚构、方法杜撰，其对大众身心健康所造成的危害将不堪设想，对整个行业的存在也是巨大打击。但恰恰一些质量低劣、严重脱离实际的奇技淫巧最容易博得眼球、引起关注，并因此获得市场且屡禁难止。中医养生本身是一门严谨、科学的学问，容不得半点马虎浮夸，如果它的文化市场靠虚假离奇的内容虚撑构架，那么，整个中医养生文化产业将面临灭顶灾难。

3. 中医养生文化产品的质量关

中医养生文化企业理应致力于为社会提供高品质、高科技、高附加值的健康产品。企业通过销售中医养生文化产品，不仅要起到文化推广的作用，而且还应直接帮助百姓健康养生。然而，现在市场上充斥了各种各样鱼龙混杂的养生文化产品，这些产品本身是否具有实用性还有待检验，偏偏又依托中医养生文化的名义进行宣传和推广，如果不能把握好产品质量关，让低劣的医药饮食或理疗器械走入百姓生活，其结果不堪设想。"问题血燕"就是一个有力的例证。然时至今日，仍然有不少书籍和网络在宣传血燕具有预防肿瘤、抗痨止喘、强心降压、护肤养颜、壮腰健肾、增强免疫力等诸多功效，以致仍有许多不明真相的百姓对其趋之若鹜，甚至盲目信从，延误病情。

4. 中医养生文化及产品的广告关

文化的传播，往往会和广告联系起来。并非说广告不好，对于好的产品、好的书籍、好的养生保健方式方法应当鼓励。然而近年来，虚假违法养生保健广告屡禁不止、屡查屡犯，往往是这些唯利是图的低劣医药广告成了养生文化传播节目的主导内容，让养生文化节目受利益驱动沦为误导大众的帮凶。无疑，这些广告需及时叫停、明令禁止。因为这是变质的文化产业，违背了中医养生文化产业的初衷与职责。

5. 中医养生文化产业行业标准的制定关

作为文化产业之一，中医养生文化产业也应当通过相应的行业标准进行规范。"没有规矩，不成方圆"，对于中医养生产业来说，养生文化宣讲人应当具备哪些资格、文化传播内容怎样判定其好坏、养生文化产品的合格与否、广告内容的可靠性都需要相应的标准予以规范约束。能够解决好这一关，前面"四关"也会相应地得到解决。

三、中医养生文化产业发展的对策

文化是民族之魂，是国家立足世界的根本之一[6]，因此，发展文化产业不仅仅应着眼于其所带来的利益,更应该充分考虑文化产业的含金量和价值。针对中医养生文化产业发展过程中出现的瓶颈,笔者提出以下几点对策,以期为未来中医养生文化产业的发展激发思路。

1. 培养专业的中医养生文化人才

中医作为一门知识独特性较强的学科,其内容的传播者往往具有较难的替代性,因此中医养生文化产业更需要专业人才。自我国大力发展中医药文化事业以来,已经有不少中医专业人才在致力于中医文化的研究发展工作,应当借此机会对中医文化专业的优秀人才加以培养,以能够培养出真正有资格把握中医养生文化风向标的专业人才,才能使中医养生文化产业在有人可用、用人可信的情况下得以大力发展。如北京中医药大学成立的国学院,就在中医文化培养方面先行了一步,其展开的对于国学与中医文化教育、研究、传播的任务,为中医药大学对中医文化的专门人才培养提供了榜样。我们完全可以依托高校,建设中医养生文化的学科专业甚至培养院系,从而达到人才培养的目的。

2. 健全中医养生文化产品审核机制

就目前而言,对于中医养生文化产品的审核力度远远不够。究其原因,是没有专业人才对其中涉及人类健康相关内容进行审核。因此虽大量的养生书籍、节目以及各类养生产品流向市场,其质量却往往良莠不一。应当制定较为健全的审核机制,启用中医药机构专业的人才,对将要进行传播的内容,将要销售的产品施行严格核查,才是对大众、对产业负责的表现。政府文化部门可以建立与健康相关的产品审核机制,聘请医学专家承担审核任务,从而保证"本正源清"的文化产品走入市场,服务百姓。

3. 鼓励业内专家积极参与

养生本身就是中医极具优势的特色之一,国内不乏国医大师、中医名家,他们往往深谙中医养生之道。因此,应当鼓励这些行业内真正的大师、专家积极参与进来,对养生文化进行宣讲、传播和普及,这样才能真正做到正本清源,不仅能更有力度地打击造假欺骗,还能够指导帮助养生文化标准规范的建立。如湖南中医药大学成立的"中医药文化科普宣讲团"就聚集了一批业内专家走入群众,让真正的中医名医、名师与百姓面对面,积极正确地普及了中医药文化及科普知识。此外,安徽、浙江等地也组织过类似的宣讲团,为中医的宣传起到了正面作用。

4. 促进学科交叉取长补短

中医养生文化产业涉及面十分广泛,它的发展融汇中医、健康、文化、商业等方方面面的内容。然而,每一个行业都有自己的准则和标准,应当汇集各个学科的专业人才帮助这门产业对各个学科进行有机整合、取长补短,使之既不至于因商业利益的驱动而不择手段,同时充分尊重符合中医养生的学科自身特色,且能实现产业落地赢得利益。因此,完善与中医养生文化相关的学科体系也应当成为中医药建设的重点内容,如中医养生营销学、中医养生传播学等,都可以通过其他学科的专业人才与中医养生专家的交流合作实现学科上的结合。

5. 发掘中医古文献中的资源精华

如今众多中医养生文化传播内容中不少都是现代人的杜撰甚至异想天开。中医行业的专业人士应当积极努力发掘中医古文献中历经验证且至今行之有效的可靠资源进行文化产业的转化,而非一心执着于新技巧、新方法、新医药的开发研究。并非反对创新,医学文献浩若烟海,其中多数内容是经由数代医家不断验证的,这其中与养生息息相关的资源值得开发利用,也是事半功倍的做法。因此,在中医中药的研究过程中,国家中医药管理局越发重视文献整理、名医经验总结等工作,同样在中医养生文化的研究发展过程中,也要组织专人进行文献整理以及经验总结,才能保证中医养生文化的研究拥有支撑创新的活水源头。

参考文献:

[1]国务院关于促进健康服务业发展的若干意见. 国发[2013]40 号.

[2]刘理想. 返本开新修心养生[J]. 中医药文化,2009(6):47.

[3]肖燕,宁泽璞,蔡光先. 略论中医药文化产业化[J]. 世界中医药,2011,6(5):372 - 374.

[4]孙相如. 养生絮语[N]. 中国中医药报,2011 - 04 - 14(6).

[5]蔡光先,童巧珍,喻嵘,等. 湖南省中医药产业的现状及对策思考[J]. 湖南中医药大学学报,2011,31(1):3 - 6.

[6]张其成,刘理想,李海英. 近十年来中医药文化发展回顾[J]. 中医药文化,2009,4(1):1.

文章来源:陈小平,孙相如,何清湖. 中医养生文化产业发展的瓶颈及对策研究[J]. 湖南中医药大学学报,2014,34(4):62 - 65.

中医养生文化创造性转化的思考

健康服务业目前已成为促进我国经济结构改革的中坚力量。突出中医药特色,充分发挥中医养生文化在健康服务业中的优势,是顺应国家大力扶持中医药和健康服务业发展的政策导向。习近平总书记在 2016 年全国卫生与健康大会上指出,要着力推动中医药振兴发展,努力实现中医药健康养生文化的创造性转化、创新性发展。为何要进行中医养生文化的创造性转化,转化什么,如何进行创造性转化,是值得中医药人深入思考和探讨的问题。

一、中医养生文化为何要创造性转化?

1. 中医养生文化本身的价值所决定

(1)中医养生文化蕴含丰富的哲学智慧

中医养生文化来源于中国古代传统文化,是中国古代朴素的哲学观在认识生命与健康方面的具体体现。《周易》的"一阴一阳之谓道"将原始的阴阳说发展为具有独特内涵的辩证矛盾论;《尚书·范洪》中"水曰润下,火曰炎上,木曰曲直,金曰从革,土爰稼穑。润下作咸,炎上作苦,曲直作酸,从革作辛,稼穑作甘"的记载将原始的五行属性推演到其他事物,成为认识世界不同物质属性及其相互关系的理论;《庄子》则将气提升到宇宙本体的高度,使气成为构成自然万物的本源[1];中医治未病思想的萌芽则最早追溯至《商书·说命》中"唯事事,乃其有备,有备无患"的预防观念。整体观包含了人体内在脏腑之间及人类与外部环境之间的不可分割的关系;"致中和"不仅仅蕴含道德修养"中庸"的和谐境界,更延伸至中医养生要达到阴阳平衡、天人相应的和谐状态;恒动观是用运动的、变化的、发展的观点来认识物质世界,在中医养生文化中则是以阴阳之间的恒动变化诠释生命和健康的问题。中医养生文化中认识生命与健康的核心理论,是中国古代哲学智慧由宇宙万物推及人体的具体诠释。

（2）中医养生文化是历代医家总结的理论

随着历史朝代的不断更迭,岁月沉淀下来的是中医养生理论在深度与广度的不断丰富与完善。从《素问·四气调神大论篇》中"是故圣人不治已病治未病,不治已乱治未乱,此之谓也"首次提出"治未病"一词,到唐代孙思邈《千金要方》中"上医医未病之病,中医医欲病之病,下医医已病之病",体现了中医养生在中医学发展中的崇高地位,是医者所追求的最高境界。明代张景岳在其《景岳全书》提出"故在圣人则常用于未病未乱之先,所以灾祸不侵,身命可保";清代石成金著有《长生秘诀》《养生镜》,创造养生歌,进一步丰富了中医养生文化的内涵,充分表明中医养生文化的形成与繁荣与历代医家的一代代积累与总结密不可分。

（3）中医具有众多效法自然的养生方法

老子曰:"人法地,地法天,天法道,道法自然。"(《道德经·道经第二十五章》)遵循自然规律的变化,顺势而为是中医养生的基本原则。具体而言是"因时、因地、因人"的三因制宜之法:根据四季轮回及昼夜交替的阴阳盛衰关系而调整起居作息,根据不同地域的气候和自然、社会环境的特点而入乡随俗,针对不同人群特点制订个性化养生方案。中医养生方法众多,其共同点在于调和阴阳,通畅气血;调补人体"先天之本"和"后天之本";防治有度,阴阳气血偏颇之时方可调治,阴平阳秘之时则只需遵循健康生活的法则,合理安排生活起居即可长视久生。具体可根据不同情况选择针灸、推拿、刮痧、拔罐、敷贴、熏洗等具有中医特色的调治方法。

（4）中医养生方法简便易行,融入生活

中医养生文化渗透于中国传统文化中,对于中国人来说,养生方法涉及衣食住行,方方面面。中医养生方法简便易行的特点使其广泛应用、代代流传,保障了中华民族的繁衍生息、绵延至今。"春捂秋冻、寒头暖足"的穿衣原则指导人们在四季更替中适时增减衣物,以防六淫侵袭致病。药膳"寓医于食",既将药物作为食物,又将食物赋以药用,药借食力,食助药威,二者相辅相成,相得益彰,可起到防病健身,延年益寿之功。起居有常,一日之中"日出而作,日落而息";一年之中,"春夏养阳"宜晚睡早起,而"秋冬养阴"则应"早卧早起"或"早卧晚起"。中医传统养生功法如太极拳、八段锦、五禽戏、气功、导引等,在锻炼筋骨的同时,配合气息吐纳和精神冥想,身心双调。中医养生方法融入人们日常生活的点点滴滴。

2. 任何学科皆动态发展,当与时俱进

（1）健康意识升级与医学模式变化

随着医学模式由"生物医学"向"生物—心理—社会—环境"模式的转变,人们对健康状态的认识由单一维度向更加全面的多维度拓展。人类的健康观不再仅仅局限于"不生病"的浅层阶段,"亚健康"作为一个新概念逐渐从健康与疾病之间的灰色地带剥离出来,并与中医学交叉融合形成新的交叉学科。生活环境的变化和生活方式的转变,使疾病谱由传染性疾病向慢性非传染性疾病转变,而人口老龄化的趋势更凸显了慢性非传染性疾病的严重危害性,同时也滋生出老龄化社会的诸多问题。时代变迁带来的健康问题以及人们健康意识的升级都为中医养生文化与时俱进的发展提出了迫切的要求。

(2)中医养生文化的发展当与时俱进

习近平总书记在关于文化发展繁荣的系列重要讲话中指出,中华优秀传统文化必须与当代文化相适应、与现代社会相协调;对中华文化要实现创造性转化、创新性发展。

作为中华优秀传统文化中的重要组成部分,中医养生文化需要紧跟社会发展的步伐。中医养生文化对现代医学的发展仍有重要的指导意义,但医学古籍中的文字艰涩,现代研究与应用较难吸收其深意。因此,我们需要将中医学古籍重新梳理,转化为现代化的语言;同时建立中医古籍智能化信息系统,便于检索、学习和研究。这也是系统发掘传统中医养生文化,使其更加符合现代健康服务业发展需求的最佳途径。中医养生文化的理念是先进的,其倡导的"未病先防"的理念与我国医疗卫生政策以预防为主的改革方向不谋而合。中医养生方法渗透到现代人的衣食住行各方面,也得到了广泛的认同。以传统中医养生理论为基础,经过现代科技包装的养生产品与技术层出不穷,充分体现了中医养生方法在健康服务业市场中的巨大潜力。除此之外,中医养生文化应融入临床,与医疗行为相辅相成。这种"医养结合"的模式成为医院发展的趋势,也是在分级诊疗制度推行后,基层医院和中医诊所服务模式的新转变。

二、中医养生文化要创造性转化什么?

中医养生文化内容丰富,包罗万千,其形式也相对来说碎片化,因此要实现中医养生文化的创造性转化,就应当正视这一显著特点。

1. 中医养生学科体系的创造性转化

目前中医药学科的发展存在着知识碎片化、过度专业化、过分西化思维的发展瓶颈[2]。中医学科的分化虽有实际需求,但过度专业化也导致中医药从业人员由于学科的限制而呈现知识碎片化、零散化的现象,知其一而不知其二,无法系统全面地运用中医学科体系的理论。中医药学科除了具有自然科学的部分属性,更重要的是其人文、社会、哲学的学科成分,过分西化的思维则丧失了中医药学科的优势与特色。中医养生学科的学科体系包含了"未病养生、欲病救萌、已病防变、瘥后防复"的丰富内涵,贯穿了人体健康状态的不同阶段,因此更需要多学科的融合。以中医养生学科为中心,包含了中医康复学,中医治未病学,中医亚健康学等学科。除此之外,学科的发展也需要借鉴和吸收健康管理学的成熟理论体系;在学科教育与文化传播中还需吸收健康教育学和传播学的精华,以适应当代健康服务行业的需求。

2. 个体化养生方案的创造性转化

中医学的诊疗原则以中医证候为基础,辨证论治,讲求个体化的诊疗方案。同样在中医养生服务实践中,也要以"辨证施养"为原则。从中医证候角度进行诊断,避免了亚健康状态因达不到西医疾病诊断标准而无法确诊,进而无法依此开具调理方案的尴尬。目前在医疗机构中的治未病中心、亚健康门诊和以养生保健为主题的非医疗养生保健机构中开展较多的服务内容为中医体质的辨识与调理。中华中医药学会发布的行业标准《中医体质分类与判定》以量表法作为中医体质辨识的方法,也是建立在辨证基础上的。但中医证候的辨识不能仅仅局限在传统中医四诊的层面,中医养生实践同样需要吸纳不同学科的最新技术,使辨证更加客观化、可视化。如医用红外热成像技术在中医体质辨识和疗效评估的应用即是从热力学的角度来解读中医学的科学性,其诊断结果更加客观,具有较好的临床应用意义。

3. 健康产业的五大融合

李克强总理在 2016 年全国卫生与健康大会上指出,要引导和支持健康产业加快发展,尤其要促进与养老、旅游、互联网、健身休闲、食品的五大融合。

随着人口老龄化进程的加快,养老问题越来越凸显。发挥中医养生文化的优势,大力发展医疗机构与养老机构合作,探索成功的医养结合实践模式,是解决未来养老问题及老年人健康的关键。开展中医药特色旅游项目,鼓励开展中医健康养生产业园、中医养生小镇等特色旅游项目的开发,是带动旅游业发展的新途径,同时也是传播中医养生文化,开展特色健康服务业的重要内容。互联网的快速发展为中医养生文化教育和宣传提供了绝佳的平台,通过互联网不仅仅解决了中医药服务、产品、技术流通的地域限制,也实现专家、技术、教育、文化等资源共享,进一步缩减了健康产业运营的成本。其他产业如健身休闲、食品等均涉足健康服务业,一方面为本行业的发展注入新的活力,开辟了新的经济增长点;另一方面也丰富了健康产业的构成。以中医养生文化为特色,以健康产业为基础,全面带动其他相关行业的发展。

4. 中医养生产品技术的创造性转化

中医养生文化博大精深,其技术与方法极具中医特色。顺应健康产业蓬勃发展的势头,中医传统调治技术成为备受热捧的服务项目,如刮痧、拔罐、针灸、推拿、泡浴、砭术等。其"简、便、廉、验"的特点受到广泛欢迎,也成为日常家居调理的必选。由此衍生的各种以中医养生保健为特色的产品和技术层出不穷。

中医养生的产品技术是建立在中医学理论基础上的,但产品技术的开发不仅仅局限于中医药领域。充分吸收现代科技的最新成果,在原有中医养生技术和产品的基础上进行大胆创新,使之更符合当代人的使用习惯,是体现中医养生产品技术创造性转化的重要方面。如在艾灸基础上进行排烟技术改进的自动调节艾灸床,集红外理疗、刮痧、磁疗、艾灸为一体的扶阳罐,结合温泉与中药泡浴的养生温泉等,均是在传统中医养生技术的基础上,进一步改进而衍生出的新技术和产品。但健康服务业市场中同时也存在许多炒作养生概念的虚假技术和产品,除了行业自律之外,还需相关部门的有效监督和管理。

5. 人民生活方式的创造性转化

中医养生文化的大力宣传和普及目的是要渗透到大众的日常生活中,将中医养生文化转化为健康的生活方式。随着《中华人民共和国中医药法》(以下简称《中医药法》)的颁布,中医诊所备案制和中医养生保健机构的倡导将会催生大量的基层中医诊所和非医疗养生保健机构。在倡导"医养结合"的大背景下,这些医疗机构和养生保健机构除了提供中医养生保健服务之外,还肩负着宣传中医养生文化,帮助引导其辐射区域内居民的生活方式的改变。可采取公益活动、科普讲座、养生文化节等多种形式进行宣传。以"养"为主、医养结合也是基层医疗机构的主要发展方向。

除此之外,媒体的传播和影响也是引导健康生活方式的重要途径。《中医药法》中明确规定:广播、电视、报刊、互联网等媒体开展中医药知识宣传,应当聘请中医药专业技术人员进行。提高中医养生文化宣传人员资质的门槛,并形成有效的监督和审查机制,是确保媒体引导方向正确、宣传内容科学的基础。坚决杜绝以谋取不当利益为目的的不当宣传。

6. 中医养生规范与标准的创造性转化

《中医药发展"十三五"规划》明确指出,到2020年,中医药标准体系基本建立,标准化水平大幅度提高。我们将逐渐形成以政府标准为基础,团体标准为主体的新型标准体系。

中医养生服务业市场欣欣向荣,但也存在服务水平良莠不齐、服务手段缺乏规范、服务管理混乱、人员专业素质整体较低等诸多问题。中医养生领域的标准体系建设目前仍有待从机构管理、服务内容、人员资质、服务管理、技术产品等不同方面进行规范。标准的制定需要充分发挥行业社团组织的积极作用,中华中医药学会作为中医药行业最大最权威的社团组织,在中医养生领域的标准体系建设中起到了模范带头作用。2010 年中华中医药学会发布《中医养生保健技术操作规范》共八册,分别对药酒、穴位贴敷、全身推拿、膏方、少儿推拿、艾灸、脊柱推拿和砭术的操作进行了规范;2016 年中华中医药学会发布《中医健康管理服务规范》,在借鉴现代健康管理学成熟模式的基础上,充分发挥中医特色与优势,分别对信息采集、评估、调理和跟踪服务四个基本环节进行了规范。随着中医养生市场的不断发展和成熟,在新标准产生的同时,也需要对原有标准进行修改和完善,以适应不断发展的市场的最新需求。

7. 养生文化作品的创造性转化

中医养生文化宣传的载体主要是文化作品。在信息大爆炸的时代,人们每天接收大量的养生资讯。中医养生文化作品如何能够真正受到欢迎,关键在于其科学性和实用性。各大电视台热门的养生节目、各种养生大师的科普作品均受到大众的热烈追捧。其共同特征是"接地气",这些作品中的内容都是贴近大众的日常生活,简便易行,效果良好。养生文化作品的形式多种多样,纸质及电子图书、杂志、报纸、音像制品、广播和电视节目等,以满足不同人群的爱好和需求。互联网的发展使中医养生文化作品传播得更广,如何在众多作品中确保其科学性,摒除质量低下之品,需要相关发行部门做好质量把控,使广大群众真正享受到高质量的中医养生文化作品。

三、怎样进行中医养生文化的创造性转化?

1. 充分运用"中医 +"思维

"中医 +"思维是基于目前中医药行业发展存在知识碎片化、过度专业化、过度西化思维的背景下提出的新思维模式[3]。其包含了两部分内容:"中医药学科内部 +",即整合中医药领域的内部学科,在原有分科的基础上实现学科内部交叉乃至进行必要的融合;"中医药学 + X",即实现中医药学与其他学科的多学科交叉,从真正意义上打破学科的传统壁垒。

中医养生文化涵盖了从健康到疾病的不同生命状态,涉及面较广。因此,在中医学科内部不同的分科之间要进行必要的融合,各科都要有所涉猎;且在理论指导实践时能够融会贯通,真正回归中医学科的整体观念,以"阴阳"为纲,整体分析,而不拘泥于学科内部分科思维的局限。这也是中医养生文化历久弥新,对现代健康产业发展仍然具有重要指导意义的原因所在。健康产业的快速发展体现了中医学的特色与优势,但并不拘泥于中医学领域。随着科技的不断进步,中医学与其他学科相互交叉融合,对中医养生文化的现代化发展也起到了积极的推动作用。在充分继承传统精粹的基础上,充分吸纳其他学科的最新成果,是健康产业不断保持旺盛生命力的关键所在。

2. 中医药六位一体 + 国际交流与合作

《中医药"一带一路"发展规划(2016—2020 年)》中指出,要面向沿线民众提供中医医疗和养生保健服务,推动中医药理论、服务、文化融入沿线国家卫生体系;同时要贸易畅通,发展中医药健康服务业。

中医药养生文化的创造性转化,需要集医疗、保健、科研、教育、产业、文化"六位一体",形成多元化、多层次和功能齐全、覆盖面广的中医医疗服务和非医疗的养生保健服务体系,治未病相关的科研体系,人才培养体系,大健康产业发展与中医治未病文化传承与传播体系。在此基础上,借助我国"一带一路"规划,加强与沿线国家的交流与合作。中医养生文化的传播及其健康服务市场的开拓也是中医药走向国际的重要方面。

3. 把握国家政策,突出中医特色

《国务院关于促进健康服务业发展的若干意见》(国发〔2013〕40 号)中指出,加快发展健康服务业,是进一步扩大内需、促进就业、转变经济发展方式的重要举措,对稳增长、调结构、促改革、惠民生,全面建成小康社会具有重要意义。并提出,到 2020 年,健康服务业总规模达到 8 万亿元以上,成为推动经济社会持续发展的重要力量。

中医养生保健服务作为健康服务业的重要组成部分,是推动国民经济体制改革、拉动新的经济增长点的重要推动力量。中医药的优势之一在于养生保健,大力倡导中医养生文化的创造性发展不仅符合国家医疗卫生政策战略性前移的方向,也有效节省了我国医疗成本的投入,全面提高了国民健康素养。在国家一系列大力扶持中医药和健康服务业发展的政策基础上,坚持中医特色与优势,全面发展健康服务业,坚持有所为,有所不为,是中医养生文化创造性转化应遵循的重要原则。

4. 充分发挥名医效应

开展中医预防保健服务,需要着力发挥名医效应,注重人才的传、帮、带作用。中医传统学习的模式仍然是跟师学徒的方式,注重临床经验的传授和积累。因此,临床经验丰富的名医对中医人才的培养,尤其是中医临床方向的人才培养起着重要的指导作用。因此,应做好名医学术思想的传承与整理工作,充分发挥名医效应,使其宝贵的临床经验得以传承和传播,培养出更多优秀的中医人才。

国医大师、全国名老中医等中医名人不仅仅是中医临床人才培养的重要指导老师,同时也是倡导中医养生理念、传播中医养生文化的引领者。尤其是具有个人特色的中医养生理念和方法,可通过书籍、文章、电视节目等不同的影音图文形式进行传播和宣传。

5. 多媒体互通

互联网的发展打通了不同的多媒体形式,成为信息互通的重要平台,也为中医养生文化的跨越式发展提供了良好的基础。2016 年《中国互联网络发展状况统计报告》显示,截至 2016 年 6 月,中国网民规模达 7.10 亿,其中手机网民规模达6.56 亿,占比达 92.5%。如此庞大的网络使用人口基数使互联网,尤其是手机互联网成为中医养生文化传播的重要途径。而中医养生作品也不再仅仅局限于纸质文字,更加丰富的视听节目、图文资料以互联网平台为依托,通过手机 APP、微信、微博、QQ、Facebook 等社交媒体,以及公交电视、多媒体广告屏、电台广播、电子报纸和杂志等不同渠道进行快速推送和传播,不仅符合现代人的信息接收和阅读习惯,而且信息传播成本更低,效率更高。

四、总结

健康服务业是我国经济结构改革实践中重点发展的领域之一,也是快速成长的新领域。贯彻习近平总书记的系列讲话,中医养生文化的创造性转化尚在不断探索中。在国家相关政策的引导下,充分发挥中医学的优势与特色,同时紧跟时代发展的潮流,在"中医 +"思维的指导下,充分吸纳不同学科的最新成果,为我所用;同时充分发挥互联网平台的作用,有效推动健康服务业的健康、快速发展。

参考文献:

[1]李道湘. 从《管子》的精气论到《庄子》气论的形成[J]. 管子学刊,1994(1):18-23.

[2]何清湖,孙相如,陈小平,等."中医 +"思维的提出及其现实意义探讨[J]. 中华中医药杂志,2016,31(7):2472-2475.

[3]何清湖,张冀东,洪净. 以"中医 +"构建健康管理服务规范[N]. 中国中医药报,2016-06-16(3).

文章来源:张冀东,胡镜清,王丹,等. 中医养生文化创造性转化的思考[J]. 湖南中医药大学学报,2018,38(3):356-360.

博士生导师学术文库

A Library of Academics by
Ph.D.Supervisors

中医文化之研究

（下）

————·————

何清湖　严暄暄　主编

光明日报出版社

02

形而下篇

七 中医文化传播

编者按

中医药学是打开中华文明宝库的钥匙。习近平总书记在关于文化发展繁荣的系列重要讲话中多次强调，中华优秀传统文化必须与当代文化相适应、与现代社会相协调；要努力实现传统文化的创造性转化、创新性发展，共同服务"以文化人"的时代任务。深入挖掘中华民族长期积淀、不断淬炼的中华优秀传统文化，广泛传播中华民族人文和科学的智慧结晶——中国传统医药文化，在实现中华民族伟大复兴的"中国梦"征程之中占有举足轻重的地位。

中医药学既是具有中国特色的医学科学，也是涵盖各种中华文化元素的宝库，可以多层次、宽领域、广覆盖地加以传播。本板块主要着力于研究中医文化传播的现状和实现路径，通过分析中医文化传播的困境，探索中医文化传播在新时代语境中所面临的系统性变革，思考中医文化如何科普传播走进千家万户，如何利用媒介改革传播模式，以及如何运用于人才培养和课堂教学改革之中。由于中医文化传播研究具有交叉学科特性，本板块学者的背景广泛融合了中医学、文化学、哲学、传播学、人类学等多学科。其中，"中医文化传播的现代语境"系列研究是中国工程院咨询项目分课题《中医药理论传承与发掘》之《现代语境与传播：文化，新媒体与全球化》的研究成果。

本板块中，《试论中医文化传播的困境与出路》从传播环境与传播者自身出发阐述中医文化传播所面临的问题，指出中医文化的传播必须首先强调文化主体和本根意识。

《中医文化传播的现代语境：语境与传播》《中医文化传播的现代语境：传统与现代，科学与人文》《中医文化传播的现代语境：新媒体》《把握新时代语境，讲好新时期中医故事》指出，现代语境深刻影响着中医文化传播，能否把握语境直接影响传播效果，而新时代语境下新媒体的巨大传播力和影响力是引导人民群众形成健康生活方式的重要途径之一。

　　《中医药文化应如何进行科普传播》《升降出入，做好中医文化科普传播》重在探讨中医文化的科普就是要以春风化雨的形式渗透到普通大众的日常生活中，将中医养生文化逐渐转化为中国人民的健康生活方式，服务国家"大健康"战略。《中医药文化进校园重在进课堂》则从中医文化进（小初高）校园、进教材、进课堂多角度探索普及中医文化知识，提升青少年的文化自信与健康素养的重要措施。

　　《中医院校加强中医文化教育的理性思考》《探索头脑风暴法在〈中医文化学〉课程教学改革中的运用》《中医药文化创意产业人才培养之思考》探讨了中医药行业内、行业教育体系内，中医药文化教育与传播的意义、原则、方法、产业化等问题和实践。

　　希望本板块的编纂能在中医文化传播方面起到抛砖引玉之作用，尽管未能面面俱到，也不妨先期推出，以就教于各界专家。

试论中医文化传播的困境与出路

中医学是融合了人文、自然、生命的医学科学。作为世界上唯一传承至今并仍在持续发展的古老医学体系,其中的中医文化及其所代表的中国传统文化是使之历久弥新的重要原因之一。

中医学深深植根于中国传统文化,烙印着中国古典哲学思想并兼蓄儒道两家精华。以元气阴阳五行说为基础的中国古代自然哲学是构成中国传统科学范式的基本思想内核,它形成了中国传统科学中共同的自然观、认识论与方法论。中医学正是以元气阴阳五行说为其自然哲学基础的典型学科[1]。正是由于此,中医文化的渊源可一直上溯至诸子百家风起云涌的战国时期,并在其后二千多年的历史浮沉中伴随着"天人合一"的整体观、"阴阳五行"的朴素辩证法以及"辨证论治"的诊疗原则、"六经传变"的疾病理论不断发展完善。同时,中医学中所蕴含的哲学、文学、科学、地理、天文、自然气象等也对中国其他传统文化产生着深远的影响。除此之外,中医文化更是现代中国向世界弘扬传统文化、传播民族文化精神的重要载体和符号。中医作为中国的原创医学,是当前最有可能带动我国科技创新并领先世界、引领全人类健康事业方向的医学[2]206,特别是目前西医正在由微观走向宏观、由生物医学模式到更加关注社会、心理等的转变趋势,中医的生命观、疾病观和诊疗理念与方法,一定会对未来的医学模式产生影响[2]207。

一、中医文化传播的意义

中医文化相伴着中国传统文化在漫长的历史长河中涨落盛衰,尤其是到了近代,面对西方医学的"船坚炮利"以及整个中国传统文化的式微,中医文化的薪火相传关系着一门医学领域甚至文化体系的兴亡,中医文化的传播显得尤为重要和迫切。从另一个方面来说,中医的命运是中华传统文化命运的一个缩影,中医的危机从根本上说是中国传统文化的危机[3]。因此,中医在中华文化的传承与复兴中起着非常重要的作用。

首先,对于中医学及其文化的自身来说,一个学科或文化体系的继承和发展必然离不开传播。这里的传播是广义的概念:既包括学科内的师徒传承与发展,更包括整个中医科学文化在社会中的发扬与传播。我们在这里着重讨论的是后者的重要性。自从现代医学成为主流医学之后,中医对年轻的一代来说越来越陌生,中医语言环境和现代生活脱节势必将导致中医越来越萎缩、受众越来越少[4]。正如判断一个物种是否灭亡的关键性依据之一即是物种繁衍的欲望及可能性,那么一种文化或科学的生存同样需要广泛的有效传播以获得更多的文化认可、文化继承以及吸纳创新。对于民众而言,通过中医文化的传播能够了解中医治病的优势,获得中医养生的相关知识,从而受益于中医。中医作为一种医学科学,最终的目标与存在的价值都是防病治病,这与西医实际上是殊途同归的。面对一些西医束手无策的疾病,中医却常能成效显著。因此,中医文化的传播能最终造福于人类、社会,这既是实现传播有效性的因也是果。

再者,传统中医文化的价值观,除医家“道术”的功能性外,其社会功能还承载着实践和弘扬伦理道德的元素[5]152。通过中医文化的传播,其中内含的哲学思辨、伦理道德、文化意图等都会深刻地影响着社会文化、意识形态。例如,南朝学者杨泉《物理论》中:“夫医者,非仁爱之士不可托也,非聪明理达不可任也,非廉洁淳良不可信也,其德能仁恕博爱,其智能宣畅曲解。”[6]通过此类的中医文化传播,能为社会建立和谐、仁爱、道德的意识文化,促进社会的发展。

最后,中医文化作为中国传统文化宝库中的瑰宝,是中国传统文化走向世界的重要文化标志之一。中国传统文化与中医文化的传播息息相关,因此中医文化的传播不仅关系到中医的文化输出问题,更关系到中国文化的跨文化传播。中国文化的跨文化传播领域里已经有了不少的研究著作,随着中国的经济日益强大,中国国际地位、传统文化不断提升,国家与社会日益重视国家形象,而国家形象中的软实力即是文化的传播。文化软实力的研究已经使越来越多的人认识到文化话语权的重要性,因而需要传播学来协助树立一个科学、专业、同时又含有浓厚中国文化色彩的中医文化形象。

二、中医文化传播的困境

实际上,浩浩荡荡的人类文明进程中,“文化”与“传播”从来未曾分离过,传播是文化得以存在的首要条件,同时传播的过程中也必有文化要素的交流,一个丧失了传播意图、传播手段、传播受传者的“文化”等待它的只有消亡。中华文明绵延几千年,中医文化走向世界,都离不开传播。不同的是,随着人类文明的进步,传播也在日新月异,不仅包括我们都能够感知到的传播媒介的变迁,也包括传播者、受众自身的变化。

但中医文化甚至中国传统文化也面临传播困境,笔者将其大致分为两类:一类是传播环境的严峻;另一类则是传播者自身的窘迫。

谈到传播环境的严酷,这几乎是现代每一个欲待传播的个体或群体都必须面对的问题。当今我们所处的时代与漫长的自给自足的自然经济时代相比,早已发生了翻天覆地的变化。今天我们的生活更加富足、更加方便,但也离自然更加遥远。我们营造了一个个看似可以脱离自然、实际上最终仍要受到大自然制约的小环境,让我们对自然的感应能力大大减弱了。中医正是建立在这一套自然唯物观基础上、对人体内脏经络的病理演变的认识[7]。中医的产生、内涵、核心都离不开对自然的感知,这与现代传播环境的内在不可调和的冲突性使得中医文化的传播相较于西医越发困难和难以理解。现代人无法像古人一样感知、尊重、敬畏、理解自然,中医文化中的"天人合一""阴阳五行""藏象经络"愈益不能得到人们的认可。同时,现代传播话语权被牢牢地掌握在西方国家的手中,他们建造的传播环境也必然更利于他们逻辑的、科学的、实证的、结构式的文化形态,这种文化传播霸权可以令社会中的受传者对中国传统文化中的思辨的、宏观的、抽象的、模糊的、感知的文化形态产生不信任,阻碍中医文化、中国传统文化的传播。

另一类困境则是现代中医文化传播自身的囹圄导致的传播不畅:(1)中医学界普遍缺乏一种文化主体意识[8],面对西方文化马上缴械投降,在传播中屈服迎合导致直接丧失了中医文化的话语权;(2)中医文化中难以被人们理解的名词术语一直未能找到合适的途径使之符合现代的通俗语言体系,这是传播学中编码与解码所遇到的困境。面对有着相同文化氛围的中国受传者,中医文化尚且未能有效编码解码,那么在走向国际社会的过程中,编码与解码将面临更加难以解决的文化、历史、意识形态的困境;(3)很多人在观念上,总认为中医只能调养一些慢性病,治病起效也缓慢,同时中医更多的是应用在中老年疾病的治疗和保健中,很多年轻人对中医不了解,不熟悉,甚至带有偏见[4],丧失了年轻群体的传播话语权,使得中医文化一直不能与"创新、现代、变化发展的"等传播印象联系到一起,又怎样与象征未来的西方医学、科技相抗衡呢;(4)政策上,国家虽然对中医文化越来越重视,但在扶助力度、资金上仍然有限,这使得中医文化在传播一开始就信心不足,也得不到传播媒介的足够青睐。

诚然,如上所述,传播者自身的困境还有许多,传播大环境中也有不少小环境给传播带来阻碍。然而,日新月异的大众传播技术手段虽然凭借政治经济军事力量、绝对数量等不断构建着强势话语权,可传播的魅力毕竟在于:只要实现信息的充分交换、流通,就有可能瓦解话语权,体现出一种超强的解构作用,因此我们有理由对中医文化的振兴充满信心。

三、中医文化传播的方法和途径

中医文化传播的具体方法多不胜数,譬如说具体到不同的传播媒介就有不同的传播方式、传播形态。笔者在此只欲点出中医文化传播过程中需要注意的几个问题以抛砖引玉,具体的传播方法有待更细致的探讨。

谈到传播,首先中医文化自身作为传播者必须树立一种文化主体的意识,现代的传播方法可以为我所用却不能反过来成为控制传播的武器。同时,在有效传播中,应尽量以受传者(民众)为中心。虽然传播学大亨拉扎斯菲尔德《人民的选择》中提出的"政治既有倾向假说"以及"选择性接触"等观点,常会引领我们在具体的传播中面对不同的受众,可能需要采取不同的传播方法,但总的来说,传播者的观点应该建立在客观、历史的角度来看待中医,既要回避一种文化的自卑和偏见,也要克制历史的优越和傲慢等负面心理[5]153。这种不偏不倚的态度等于将选择权交给了受众,受众要做出合理的判断必须要获取更多的信息,这种传播态度既能树立公正、专业的形象,又能延续传播内容,受众的自我觉醒意识还能使他们对传播者产生好感而非情绪上的抵制。其次,国家政府应为中医文化的传播提供更好的国内传播环境,加大对中医文化研究的政策倾斜和经济投入[9]。第三,鉴于单个的中医院校无法肩负起中医文化价值传播,特别是跨文化传播的使命,笔者建议中医高等教育和研究机构等能够成立相关的联合组织,凝聚全国中医学科的力量,给中医文化构建宏观的传播方向与可以预想的未来道路。第四,中医院校的学生与从事中医的工作者都应建立传播的主体意识,在中医越来越被"边缘化"的今天提高对中国传统文化的认知和理解,加强对中医文化的研究,做到热爱中医,使用中医,发展中医,因为有效的传播并不完全是靠几个电视节目、电视剧、养生书籍就能够得到认可的,人际传播与群体传播也有非常重要的作用。

在以上几点的前提下再来谈中医文化的传播就会更加有的放矢。从传播者的角度看,中医文化的传播除了树立正确的意识,还应具有灵活的传播技巧和明确的传播目的。不同的传播目的应采取不同的传播方法,例如短期传播某个知识或观点,可以把玄妙的中医语言解码成通俗的现代语言,而长时期的传播则应更加注重文化性、专业性、趣味性的有效融合。中医文化厚养于儒、释、道,诸子百家在发扬光大他们的学说过程中都采取了非常灵活的传播技巧,比如,儒家先"述"后"作"、聚徒讲学的传承传播;孟子"善于揣摩受者心理"的传播技巧和"晓之以理、动之以情"的传播艺术;老子对传播策略灵活变幻的启示与无为而治的传播效果等,中医文化的传播也大可向其借鉴。从传播媒介来说,一般分为传统媒介和新媒介。其中传统媒介又分为纸质媒介与电子媒介,新媒介则更加注重交互性、移动性、海量性的方面。因此面对不同的媒介,我们应事先考虑好传播的对策。譬如说,现在人们特别是年轻人普遍不再喜欢阅读线性的文本,那么在使用电视、网络等媒体进行中医文化传播时就更应该把知识浅显化,同时注重多种感官的利用,因为电子媒体的突出特色就是一瞬即逝以及多感官同时运作。而对于网络、手机等新媒体,传播更应注重受众的反馈,建立精准的分众式传播,例如可以为手机用户发送一些四季养生的小知识、为网络用户解疑答难等。而报纸、杂志的用户体验到的是历时性的传播,更容易追溯事物的起源并且以此对事物的本质做出最终的理解[10],这类传播大可撰写、传播一些更加专业化的文章来加深受传者的理解。此外,受传者的分类极其重要,年龄、地域、知识层次、收入水平等都可能造成受传者认知上的差异,传播时虽难以面面俱到,但也应尽量考量。

中医文化的传播议题众多,仁者见仁,智者见智。但笔者呼吁人们注意的是,无论如何,代表着中国传统文化的中医文化在传播中不能动摇自己的文化本根,失去了文化本根的传播将不再是源远流长的中医学的形态。特别是在跨国传播与跨文化传播中,我们更应注意,全球化不仅是一个统一的过程,更是一个多样化的过程,传播的目标是中医文化的全球化传播,而非文化融合、文化的全球化同化。面对复杂多变的传播困境,中医文化的传播需要我们积极地面对挑战、把握机遇,充分地运用各种传播方法以突破重围,继承创新。

参考文献:

[1]蔡建鹰.传统中医未效仿近代科学实验方法的原因与启示[J].福建医科大学学报(社会科学版),2008,9(4):38-41.

[2]冯兴中.试论中医文化在中医临床医疗科研教育中的意义[J].环球中医药,2010-05,3(3):205-207.

[3]张其成.中医文化的命运[N].光明日报,2009-06.

[4]常宇.关注中医科普[J].中医药文化,2008(4):25-26.

[5]冯春.对传统中医文化现状的认识及其发展建议[J].学习与实践,2007(5):151-154.

[6](清)陈梦雷.古今图书集成·医部全录卷501[M].北京:人民卫生出版社,1962:15.

[7]蔡进.医道与医术——关于中医未来走向的思索之一[J].读书,2008(1):47-54.

[8]张筱瑛.大众传媒在中医文化传播中的社会责任与行为研究[J].今传媒,

2010(9):94 – 95.

[9]何清湖.湖湘中医文化[M].北京:中国中医药出版社,2011:12.

[10]陈贻麟.电视与文化的空间性向度[J].视听纵横,2003(4):46 – 47.

文章来源:魏一苇,何清湖,陈小平.试论中医文化传播的困境与出路[J].湖南中医药大学学报,2013,33(3):98 – 101.

中医文化传播的现代语境：语境与传播

中医文化,在其两千多年发展过程中,通过不断借鉴、吸收、融合中国文化精华,形成了具有鲜明传统文化特征的理论体系[1]。文化在发展过程中只有不断传播才能焕发生命力。近现代的中医文化传播受诸多环境因素影响,机遇和挑战并存,遭遇的问题错综复杂。中医文化传播是在什么样的社会结构(social fabric)(语境)里发生的? 中医文化传播如何在特定的环境中(语境)发生? 这些语境对中医文化传播造成什么样的影响? ——中医文化传播的现代语境研究亟待深入展开。本系列文章基于经典传播语境理论,针对中医文化传播的现代语境和重要问题进行分析,继而提出中医文化传播的建议。作为系列稿之首篇,本文主要负责理论梳理和整体概述。

一、语境

1. 语境研究的兴起

国外学界对语境的研究始于英国,最初应用于语言学界,代表人物是功能主义人类学家和语言学家马林诺夫斯基。他认为,文化的社会功能离不开社会环境,而语言是文化的一部分[2],语言研究也必须在环境之中探讨语言的功能。之后,西方语言学界从不同角度对语境进行了研究,包括语境是客观场景还是心理产物,是既定的还是动态形成的,是唯一的还是不确定的,是交际主体共享的还是各自独有的,是具体的还是抽象的,如何给语境下定义,怎样建立语境模式等[3]。

国内语境研究始于北宋[4],从 20 世纪 80 年代以来开始迅速发展。研究视角主要为语言学和语言哲学。研究内容主要包括语境研究的意义、语境的本质、语境的定义、语境的构成、语境的作用、语境的特点等[5]。

在语言学界,语境为"语言环境"或者"言语环境"的简略形式,指的是对应于语言现象并对言语现象的发生与存在产生作用的环境。环境不仅包括客观存在的外界环境,而且包括交际主体的内在认知环境。故而语言学家们对语境的阐释常见两种：一是从具体的情景中抽象出来的对语言活动参与者产生影响的一些因素，这些因素系统地决定了话语的形式、合适性及意义；二是语言活动参与者所共有的背景知识，这种背景知识使听话人得以理解说话人通过某一话语所表达的意义[6]。作为影响言语交际的环境因素，语境对言语交际发挥着引导与制约的作用，直接影响话语意义的表达和理解，直接关系到言语交际目的能否实现。

2. 语境概念的泛化

语境具有普遍性，语境理论从语言学领域扩展开来，成为当今哲学人文社会科学领域的一个普遍性的理论问题，"提倡将具体研究对象放置在语境中来解释它的意义"[7]。"语境论"在各学科实践中结构性地引入了历史的、社会的、文化的和心理的要素，是可以融合各种趋向而集大成的倾向[8]。

目前，学界将语境问题与各门具体学科甚至各门具体学科的分支学科的研究对象相联系，分别地、分割地放置于各门具体学科的理论视野中来认识，对语境的理解与各门学科的具体问题交织在一起。而在这些研究中，语境的定义不再局限为"语言环境"或者"言语环境"，而是泛指所有社会活动发生的大环境，既包括客观环境，也包含认知环境。

二、语境与传播

1. 传播学中的语境概念

语境理论在传播学领域应用广泛。传播即为信息的流动，这个过程是在一定环境（传播语境）下进行的，不仅受客观的外界环境影响，同时也受传播主体，即传播者和受传者双方的认知因素影响，这两方面构成传播学中语境的两大要素。语境的外界环境层面对传播的制约功能可由传播媒介、宏观政策影响（控制研究）、地区社会文化环境多方面体现，比如，传播媒介的更新、传播渠道的扩大提高了受众的参与程度，拓宽了传播的时空范围。语境的认知层面对传播的制约功能则主要体现在传播者与受众的关系上。其中，传播者与受众所共有的背景知识多少，决定了传播内容所表达的意义。受众选择信息和记忆信息往往是有选择性的，他们根据本身的背景来理解信息的内涵意义，以往的经验、文化素养、需要、心境与态度等都会成为影响选择接收信息的因素[9]，从而影响信息的传播效果。

2. 传播学中的语境理论

传播界的学者对于传播在具体语境下是如何进行的这个议题十分重视。可以说，传播学的大多数理论都从不同角度揭示了传播语境的某个（些）因素或某种机制。根据传播过程中参与的人数的多少，传播语境理论可分为组织传播理论、小群体传播理论、媒介使用效果理论、媒介与社会理论和文化与传播理论[10]。

组织传播理论讨论具有组织性的传播群体的传播活动规律,组织本身成为语境的一部分,并且是关键要素。比如,结构理论①认为结构是传播语境中的关键;文本和对话的组织理论认为如何运用文本和对话来促进组织个体的互动是关键,这种互动本身构成传播语境,并影响传播的有效性;协同控制理论②所提出的组织内部协调过程提示着语境的动态变化。

与组织传播相比,小群体传播的结构严密性、部门分工的专业性、组织目标的明确性相对弱化。群体传播理论中往往涉及传播语境的某些特定因素,比如,功能理论提出,群体成员间的交流频率越高,则决策统一度越高,反之相反;符号聚合理论③则认为,群体行为的出现是由于人们有关现实生活的形象受到一些自己比较认同的故事引导;结构主义理论强调群体现象交错复杂,其相互作用对小群体内未来的互动亦有约束。

媒介使用效果理论突出了媒介在语境中的重要作用。比如,社会认知理论着力于媒体语境下社会学习的(心理)过程是如何发生的;使用与满足理论通过分析受众对媒介的使用动机和获得需求满足来考察传播带来的心理和行为上的效果,着重强调语境中的受众内在心理因素;媒介系统依赖理论④突出了媒介作为语境中重要因素的控制作用。

媒介社会理论以一定模式(公式)解释了语境对传播的作用机制。比如,议程设置理论⑤认为大众传播可能无法决定人们怎么想,却可以影响人们去想什么;沉默的螺旋理论认为人们如果遇见和自己相同或者相似的观点,就会积极参与进来,这类观点因而得到广泛的扩散,而遇见某观点无人或很少有人理会,即使赞同,也会出于社会压力而保持沉默,一方沉默造成另一方增势,如此循环往复,便

---

① 结构理论提出,结构只是使行动结构化,行动展现了结构并再生了结构。因而,社会结构规定者人们的社会活动,同样,人们的社会活动也产生和再生新的社会结构。

② 协同控制理论也称为无干扰协调控制理论,认为组织从无序的不稳定状态向有序的稳定状态变化,实际上是组织内部进行的协同过程,而组织成员内部要实现协同,必须具备一定的条件。

③ 符号聚合理论则认为,群体行为的出现是由于人们有关现实生活的形象受到一些故事的引导,这些故事反映了人们对事物的看法,是在小规模群体的符号互动中创造出来的,并在人与人之间、群体与群体间形成了一个个"故事链"。

④ 媒介系统依赖理论认为,一种新的媒介在社会中站稳脚跟后,人与媒介便形成了依赖关系,这种关系是相互作用的,起主导权的媒介主要从传播内容控制受众,受众越是指望接受有用信息,只要没有完全失望,依赖性便越强。

⑤ 议程设置理论认为大众传播往往不能决定人们对某一事件或意见的具体看法,但可以通过提供给信息和安排相关的议题来有效地左右人们关注哪些事实和意见及他们谈论的先后顺序。

形成一方声音越来越强大,另一方越来越沉默下去的发展过程;培养理论认为大众媒介为社会提供了一种具有特定倾向的语境,通过语境的效果在潜移默化中培养受众的世界观。

文化与传播理论着重于语境中的文化因素。比如,言语代码理论①认为言语代码是语境的核心因素,了解言语代码是传播的前提条件;面子理论②指出了语境中的一个特殊文化因素——面子;多元文化群体理论③则揭示了传播语境的文化多元性和复杂性。

3. 语境对传播的作用

语境研究如此受重视说明语境对传播的作用深远。漠视语境,传播无异于"自说自话";语境不匹配,传播相当于"鸡同鸭讲"。这个匹配关系,霍尔曾提出了著名的"高低语境"理论。其理论主要针对东西方文化差异。其实这种语境的差异性和不匹配,不仅存在于跨文化传播中,也存在于同一民族文化中,或者说,存在于同一文化的亚文化群体之间,"高""低"无处不在。传播信息的形式、易读性、合适性和传播最终取得的效果亦取决于传播者与受众的语境匹配度。

对于语境对传播的具体功能,不同学者有不同看法。最为经典的是日本学者西槇光正提出的八种语境功能[11]:绝对功能、制约功能、解释功能、设计功能、滤补功能、生成功能、转化功能、习得功能。以后的学者只是对其功能理论的修补。陈治安、文旭认为上述功能中最基本的是制约功能和解释功能[12]。制约功能指语境限制言语的生成和理解:既定语境里,人们说话和理解对方言语必须与语境所要求的语码、言语行为、话语特征和方式、文体风格、礼貌程度等进行匹配。而解释功能指语境帮助人们在接收信息之后排除歧义、确定所指语义、帮助人们推断弦外之音。

三、语境与中医文化传播

从语境理论的角度出发进行分析,中医文化传播语境的外部环境层面主要指社会的现代化、新媒体的兴起和广泛运用以及全球化的革命性变化,而认知环境

---

① 言语代码理论认为来自文化群体的成员共享一套独有的言语代码和交际方式。这些代码对同一文化群体是沟通的桥梁,对不同文化群体则是沟通障碍。

② 面子理论探讨和对比不同文化背景下的语言和行为中体现出的面子文化的差异有助于消除东西文化的传播障碍,有效促进跨文化传播。

③ 多元文化群体理论则强调人类社会日趋复杂,信息流通日渐发达,文化转型更新日益加快,不再以一种文化作为绝对的正确的需要相仿的文化,各种文化的发展机遇和挑战并存。

层面主要指近现代以来传统与现代、科学与人文、东方与西方思潮的相互冲击。外部客观环境和内在认知环境互相影响，互为因果，并没有严格的界限，二者共同形成了中医文化传播的现代语境。

1. 现代中医文化传播面临多元文化语境

传统与现代并存、科学与人文争锋、东方与西方文化冲突，这些元素的纷杂现状构成现代中医文化传播的多元文化语境。中医文化，以中国古代传统哲学和语言为基础，其基本的哲学基础、认知模式、价值理念、防治观念、表述方式与当今主流医学和现代文化大有不同，故而中医文化在现代的传播面临语境问题。国内现代社会里传统文化语境的衰退，使得中医文化传播过程中因语境的不匹配，常出现"舍高就低"的传播趋势，造成传播内容的肤浅"现代化""唯科学论"和狭隘的"文化中心论"。近现代，随着西方科学思想和西医的特定话语体系及价值说辞的强势介入，基于中国传统文化的中医文化在国内"中医西化"和"去中国化"过程中话语权受到严重威胁，这种中医文化的边缘化倾向在一段时期内仍会是现代中医文化传播的主要困境。

2. 中医文化传播迈入新媒体时代

现代传媒已进入新媒体时代，新媒介的出现使得中医文化的传播更加便利、快捷和广泛，拓宽了中医文化的传播渠道，扩大了传播受众面，提升了传播效果，给中医药理论传播带来新的机遇，应大力推广。但同时，新媒介本身成为现代语境的一部分，且新媒体这种媒介因其自身特点也给中医文化传播带来巨大挑战。比如，微传播具有内容碎片化特点，这削弱了中医文化在传播中内容的整体性、复杂性；微传播中内容的随意化、缺乏规范化、泛娱乐化，削弱了中医文化传播内容的准确性，脱离了传播目的的初衷，对于中医文化传播产生了不利的影响。

3. 全球化背景下的中医文化对外传播

随着全球化大潮，中医药已经传播到世界 183 个国家和地区，其防病治病的显著效果和蕴含的普世价值观，受到了世界各国人民的广泛认同。但是，中国以及中医的文化体系，与世界其他文化体之间，特别是与欧美文化体之间，始终存在着较大的差异。在异文化语境中，基于中国传统文化独特的思维模式和语言特征的中医药理论，在凸显其民族文化的优势的同时，其跨文化传播势必遭遇文化语境不匹配的困难，东西方文化差异易造成文化空缺和文化误读。值得一提的是，中医文化走向世界，各个国家和民族的文化各异，传播语境因而不同，因此，同一化的传播策略显然不能达到理想的传播效果，而差异化的传播路线显然向中医文化传播的总体部署和具体实施同样提出了更高的挑战。此外，由于经济全球化、科技一体化、信息网络化的发展,中医在走向世界的同时,面临着把握知识产权和话语权、文化适应等问题。

四、把握语境,促进中医文化传播

中医文化传播与现代语境是不可分割的关系,现代语境构成了中医文化传播的外部特征,直接或间接影响和制约并且反作用于中医文化的传播,倒逼传播理念、框架、模式以及战略的系统性变革。

能否把握语境直接影响传播效果和传播效率。语境功能的实现条件包括两个方面:一是语境本身的显隐程度、关联程度,外显程度高的语境因素的功能得到优先实现;二是语用主体的运用能力,语境功能发挥的程度与语用能力是呈正相关的[5]。由此提示我们,中医文化传播的语境研究,一方面需要研究语境本身的各因素,另一方面需要通过语境分析为传播实践提供策略,比如,通过语境现状来预测和管控传播行为,通过合理运用和改变语境“高低”而更好地达到传播效果。毋庸置疑,中医文化传播的语境研究具有重要的理论和实践意义。

参考文献:

[1]任旭.中医药学国际传播的现状及其途径[C].弘扬中华文化与推进中医药发展理论研讨会暨中医影响世界论坛第二次会议.2009.

[2](英)马林诺夫斯基.科学的文化与理论[M].中央民族大学出版社,1999:30.

[3]仇鑫奕.语境研究的变化和发展[J].修辞学习,1999(3):5.

[4]孙长彦.语境奥秘的研究[M].宁夏人民出版社,2009:29.

[5]李桔元.语境的多维研究——国内语境研究十年发展综述[J].东北大学学报(社会科学版),2008(2):178-183.

[6]何兆熊.语用、意义和语境[J].外国语,1987,(5):10-14.

[7]韩彩英.关于语境问题的哲学解读[J].科学技术与辩证法,2004(3):65-69.

[8]郭贵春.后现代科学哲学[M].长沙:湖南教育出版社,1998:28.

[9](美)赛弗林·坦尔德.传播理论:起源,方法与应用.郭镇之等译.[M].北京:中国传媒大学出版社,2006,76.

[10](美)凯瑟琳·米勒.传播学理论:视角,过程与语境[M].北京大学出版社,2007:207.

[11](日)西槙光正.语境研究论文集[M].北京语方学院出版社,1992:26-45.

[12]陈治安,文旭.试论语境的特征与功能[J].外国语,1997(4):22 - 26.

文章来源:丁颖,魏一苇,严暄暄,等.中医文化传播的现代语境(一):语境与传播[J].世界科学技术—中医药现代化,2018,20(1):78 - 82.

中医文化传播的现代语境：
传统与现代，科学与人文

　　语境是指对语言现象与传播活动的发生与存在产生作用的环境。从微观层面看，它包括交际发生的特定场合和言语双方对语言的上下文的了解；从宏观层面看，小至交际双方个人的情况，如文化教养、知识水平、生活经验、语言知识等，大至一个时代、社会的性质和特点[1]，均属于语境的范畴。近现代以来，西方现代文化与科学理性主义逐渐主导中国社会，形成了以现代化和科学实证为特点的传播语境。在这样的语境中，中医文化传播面临着传统与现代冲突、科学与人文争锋的问题。在此情况下，我们应正视中医文化现代传播的语境问题，合理调整传播策略与方式，以适应中医文化传播的现代语境。

一、中医文化传播的现代语境

1. 传统医学与现代语境

（1）中医语言特点与现代语境的差异性

　　语境最基本的组成部分即是交际双方所具备的语言知识。在现代语境中，人们工作学习生活所使用的主要是现代科学语言体系，与中医特有的语言体系存在差异。首先，中医发展历程悠久，其语言形式主要为古汉语，保留着大量鲜明的古代人文特色，与现代白话文相比，中医用语往往深奥晦涩，抽象模糊。此外，更重要的是，中医采用的是直觉性的意象思维和哲学式的数术思维，因此，中医语言大量使用隐喻的修辞方式，很多信息寓于比兴、意象、数术之中。比如，"上火""金破不鸣""开鬼门""肺为水之上源""风性开泻"等，其真正含义实则隐于字面之下。美国著名文化人类学家爱德华·霍尔曾在其著作《超越文化》中提出高语境文化和低语境文化。在高语境文化的言语交际过程中，意义的产生对语境的依赖程度比较高，而对所使用的言语的依赖程度比较低，低语境文化则相反。中医语言这种典型的"意在言外"的语言习惯，使中医文化成为高语境文化，与现代文化语境有所不同。

（2）传统语境的弱化和现代医学语境的冲击

语境的另一个重要内容是交际双方共有的背景知识。在西学东渐之前，中国传统文化主导中国社会，国人传统文化背景知识深厚。中医文化大量吸收融合了中国传统文化的精髓，因此"天人合一""阴阳五行""五运六气""扶正祛邪"等中医理念的传播深植于彼时传统文化语境的土壤。然而西学东渐之后，尤其是自五四运动以来，中国社会抵制传统文化的思潮经久不衰，西方文化借势上位，人们背景知识发生变化，原先主导的传统文化语境逐渐弱化。与此同时，现代医学日渐强势，其技术先进，能够通过客观手段明确病因，并进行精准的靶向治疗，符合现代人精确、实证的认知方式和客观的数理化背景知识，故而现代医学语境成为主流。

2. 中医文化与科学语境

（1）近现代中国的科学语境

一个时代的历史背景、社会人文特征和意识形态特点同样也构成了语境的一部分。鸦片战争以来，在与西方列强交手的过程中，中国人逐渐意识到，西方强大的工业以及现代化的科学与技术体系是其制胜法宝。随后，"师夷长技"的洋务运动和戊戌变法在晚清的封建政治语境中进行了思想启蒙，之后新文化运动高举"赛先生"旗帜，科学主义的文化意识形态伴随着近现代中国的历史、政治、社会变革取得话语权。自此，中国人对西方现代科技体系的深信和推崇延续至今，"科学"观念在现代深入人心。科学主义作为一种强大的意识形态影响了20世纪的中国社会进程[2]，直到今天仍深刻影响着我们。另一方面，要想学习西方科学，就必须拥有西方的科学方法和思维方式，而后者必然会挑战中国传统的思维方式和文化传统。因此，随之而来的就是中国传统文化遭遇猛烈抨击，中国传统文化价值体系逐渐被科学价值体系替代。在现代中国社会，"科学"俨然已经成为任何领域里正面价值评判的标准[2]。近现代中国的科学语境取代传统文化语境成为强势的主流。

（2）科学语境中中医文化现代传播的两种现象

在现代科学语境的作用下，顺应科学价值观和凸显传统文化属性不可避免地被置于天平的两端，成为中医文化传播中的两种现象。

第一，在中医传播中对科学性的追求。在现代社会，人人都讲科学、用科学、信科学，这一语境的认知因素即决定了传播受众在接受中医信息时，会根据自身的科学背景理解中医的内涵，而科学性也成为中医传播的重点。一方面，传播者往往注重偏向科学性的表述方式，如用西医术语和理论解释中医，用现代理论解释传统文化概念;另一方面,受众对所接收到的中医信息,主要以科学性作为评价标准。此外,在科研领域,受现代科学语境影响,追求的仍然是对物态分析的量化,以及在数理模型下的逻辑求证,中医药科研也受此范式牵引,导致中医药理论研究仍偏向实验室研究和临床统计研究,追求所谓的科学实证,形成学术传播的主流。

第二,在中医传播中突出中医的文化属性。与追求中医科学性相对的是,中医的传播往往打"文化牌",强调中医的历史底蕴、哲学高度和文化内涵。中医药相关的医院诊所、经营场所、养生节目等都突出了中医的文化特性,并作为场所文化、节目文化、集体文化的特征予以突出,对传播中医的人文内涵发挥着正面积极的社会影响。在科研方面,对中医的研究则以文献研究取代实验研究,从文字到文字,从文献到文献,用文献学及历代经学的办法以经解经[3]。这种突出中医文化属性的传播策略,在科学主义占绝对优势的现代语境下逐渐占据一席之地。

二、现代语境下中医文化传播的重点问题

语境是传播活动的背景,对传播的影响巨大。只有当交际主体同在一个熟悉的语境中,即彼此拥有共同的环境、认知、经验和观念时,传播才能顺利进行,反之则传播效果会大打折扣。在当下以现代化和科学实证为特点的传播语境下,中医文化的传播势必会面临一些问题。

1. 传统与现代的冲突

(1)古今语境差异导致的传播隔阂

如前文所述,中医语言是一种基于隐喻认知的语言[4],中医文化属于高语境文化。在这种高语境文化中,信息往往存在于语境中,而不在话语本身的编码中,需要从其所属文化的思维和表述特点去全面理解。而现代语境以科学话语体系为主,其交际模式的特点为规范、明确、直接、客观量化,相较而言,属于低语境。在低语境传播中,必须将大量的信息置于清晰的编码中,以弥补语境中缺失的信息。因此,在传播活动中,现代低语境容易与中医的高语境文化产生落差,从而导致传播问题。比如,张功耀等反对中医的人认为,中医概念模糊,没有明确的指称,缺乏实体性和客观的定性定量指标,并据此否定中医。事实上,这都是由当下所处的传播低语境与中医高语境文化之间的错位所导致的。他们从现代的具体精确的低语境出发来理解中医,难免会对中医提出质疑。此外,中医语言主要使用古汉语体系,对于习惯使用现代白话文的受众来说,显得深奥晦涩,难以理解。

(2)当代的传统文化语境退化导致的传播隔阂

语境决定着交际内容。在交际过程中,人们总是根据双方所共有的背景知识

而省略一些信息,从而提高传播效率,其根本原因在于语境提供了交流所需的潜在信息。但倘若交际双方的认知和经验差异变大,能够提供共有信息的语境弱化,传播则会变得困难。在西方科技文明的冲击下,现代人群文化结构逐渐改变,中国传统文化语境日渐退化,无法正常在中医文化的传播过程中提供潜在信息,且常见现代受众的文化观念已不再与传统的中医文化相适应,中医文化传播隔阂由此产生。具体表现为:其一,人们认为以"实证"为特征的西方近现代医学比以"思辨"为特征的中国传统医学在理论上更有说服力[5];其二,中医在现代中国遭遇到了文化认同的困境,其中,代表未来主流力量的青年群体的中医文化认同更是不及老年群体[6]。

2. 科学与人文的争锋

语境能够影响传播行为和传播效果。在现代科学语境下,传播带有浓厚传统民族人文色彩的中医理论和文化,难免会产生两种极端语境和传播行为,从而制约中医文化的最终传播实效。

(1)唯科学主义语境对中医文化传播的桎梏

在科学主义主导的现代语境中,科学成为事物正面价值评价的标准,容易出现传播中对科学性的极端追求,成为唯科学主义。这种唯科学主义的意识形态大有绑架中医的态势。一方面,它使中医理论和文化在传播过程中遭到曲解和排斥,被认为是"伪科学""糟粕"等应该被淘汰。比如,方舟子曾从数理化实验科学角度提出,阿胶的主要成分是胶原蛋白,几乎不含铁,因此吃阿胶补血是谬论。随后,某权威媒体官方微博也以《关于"补血"的真相,你该知道!》为题发出此类信息,导致中医再次被推向"伪科学"争论的风口浪尖。而通过质疑中药某些成分具有毒性来否定中医的事件更是层出不穷。另一方面,主张按照现代医学和西医的标准对中医进行改造,直接抹去中医的传统文化痕迹,不利于中医理论和文化的长远传播。此外,在学术研究中,科学主义的研究因更易立项和获得经费的便利,而成为中医药科研的主流,不利于发展多学科、多元化的中医药理论研究,尤其是中医药文化的研究。

(2)狭隘的文化中心主义语境对中医文化传播的制约

与唯科学主义相对的是另一个极端——文化中心主义。在中医的传播处处受科学牵制的时候,一部分人却受狭隘文化中心主义影响,中医理论和文化传播过程中出现了"反对中医就是反对中国传统文化""中医是中国传统文化的瑰宝,科学性不容置疑"等论调,这种空喊口号、以意识形态绑架学术传播的方式对中医的发展和传播并无实际价值,反而会故步自封,缺乏辩证的眼光看待其优缺点,最终适得其反,影响中医理论和文化的长远传播。

三、积极适应中医文化传播的现代语境

针对中医文化在现代语境中遇到的传播问题,我们应在保持中医理论的传统文化内核和主体性的前提下,从根本入手,对中医文化表述进行调整,以适应当下现代的、科学的语境。

1. 与语境适应的中医文化现代化表述

(1)重点任务

现代化诠释中医,普及传统文化,缩小语境落差。一方面,显化中医文化高语境中的内在隐含信息,适应现代语言,降低中医文化传播所需的语境高度。中医文化传播者应秉承"中医 + "思维,多学科交叉,如中医学人员需与文化学、传播学等多领域人员集体创作,对中医经典进行白话文的大众化改编;对中医理论和文化进行现代诠释,以简单易懂的语言和民众喜闻乐见的形式来解释中医文化。另一方面,加强中国传统文化的普及传播,重建国人共同的传统文化背景知识,缩小认知差异,填补现代低语境的信息空白,从而提升传播语境高度。

(2)保障条件

政策制度和经费:在教育上,支持和推进传统文化和中医药文化纳入义务教育;在科研上,鼓励和支持中医药传播相关项目和课题;传统媒体与现代新媒体相结合,对大力宣传中医药的权威媒体予以政策倾斜。由地方政府主导,以社区为单位创建中医药宣教基地,监管保障其正常运行,让群众体验中医药服务的同时,落实和加强宣传普及中医药理论和文化。在经费方面,对中医药宣教基地给予经费支持;投资影视和出版业,拍摄制作精良的中医药纪录片,出版发行高水平中医药科普读物。

人才和管理:在人才方面,培训提高中医药人员的自身素质、中医文化自信和科普能力;大力发掘和培养中医药科普创作人才,提高待遇,充分调动创作积极性;吸收优秀影视创作人才从事中医文化影视化作品制作,丰富传播形式;招募大数据挖掘和分析人才,致力于运用大数据的数据挖掘技术查找中医文化传播受众的关注点,从而进行有针对性、个性化的传播,并且根据数据进行预测,精准追踪中医文化传播的潜在受众。在管理方面,规范中医健康服务行业,设立行业标准,改善中医服务质量,以老百姓对中医疗效的肯定,带动中医文化的传播;对中医药市场和中医药宣传平台加大监管力度,严厉打击伪专家、虚假广告和不实信息的出现,净化中医理论和文化传播环境;利用各种传播平台,建立中医文化传播的信息反馈机制,及时、全面地了解中医文化的传播实效,并据此做出针对性调整。

2. 与科学语境适应的中医文化表述

（1）重点任务

纠正极端语境，科学与人文并重，创新中医表述。不能视科学为评价中医的唯一标准，应建立合理的科学语境；同时也应该以辩证的眼光正视中医文化自身的优缺点，取其精华，去其糟粕，倡导公正包容的舆论环境。多形式、多途径加强中医科学性和人文性的挖掘，保持中医的科学性和人文性并重，厘清中医的科学性和人文性内容，在中医文化的普及中努力探索中医科学性和人文性的最佳结合方式，对中医进行科学性和人文性兼备的表述。

（2）保障条件

政策制度和经费：从政府层面出发，自上而下对传播媒介进行调整，引导舆论风向，减弱唯科学主义对中医文化传播的影响；加强政策导向，给予立项和资金支持，建立平台，形成以中医药理论科学性和人文性为核心研究问题的研究团队，并建立相应的传播团队，进行专项工作。

人才和管理：中医院校应加强中医文化教育，培养中医药学生的文化自觉和自信；鼓励多学科交叉，以平台、项目吸引人才，整合中医临床及人文专家，形成团队，同时创新相关的人才机制、人才评价方式和人才管理方式。

参考文献：

[1] 张志公. 现代汉语[M]. 北京：人民教育出版社，1982：213-214.

[2] 吴国盛. 什么是科学[M]. 广州：广东人民出版社，2016：13-17.

[3] "国家中医药管理局关于加强中医理论传承创新若干意见"专家座谈会纪要[J]. 中医药文化，2016，11（2）：4+1.

[4] 贾春华. 中医学：一种基于隐喻认知的语言[J]. 亚太传统医药，2009，5（1）：11-12.

[5] 乔宁宁，张宗明. 中医文化身份的建构及其在跨文化传播中的价值适应[J]. 中医杂志，2016，57（7）：541-544.

[6] 潘小毅. 关于新时期中医文化传播的思考：基于一项文化认同差异的研究[J]. 中华中医药学刊，2016，34（11）：2616-2620.

文章来源：盛洁，丁颖，严暄暄，等. 中医文化传播的现代语境（二）：传统与现代，科学与人文[J]. 世界科学技术—中医药现代化，2018，20（1）：83-87.

中医文化传播的现代语境:新媒体

国家中医药管理局在《关于加强中医药文化建设的指导意见》中指出:"中医药文化是中医药学的根基和灵魂,是中医药事业持续发展的内在动力[1]。"新媒体因其普及性、便捷性以及强大的个人信息采集和自动感的能力,为中医文化传播提供了理想的平台,但不可忽视的是,传统的中医文化在新媒体这一全新的媒介环境中必然面临新的机遇与挑战。通过广泛多渠道地搜集资料方法,本文对现代语境下新媒体在中医文化传播普及中的传播渠道、传播内容和营运等现状进行梳理,系统分析现代语境下新媒体的兴起与发展为中医文化传播创造的诸多机遇和利好,同时也揭示了新媒体给中医文化传播带来的诸如信息污染、营销及版权等问题。

一、中医文化现代传播的语境——新媒体时代

1. 新媒体简介

(1)新媒体时代的内涵

近年来,随着手机互联网、微博、移动 APP 等的普及和推广,"新媒体"被人们所熟知,但是人们对其概念的厘定却有许多差异。总的来说,新媒体是在新技术基础上,依托移动互联、大数据等延伸出来的各种媒体形式[2]。区别于传统媒体,新媒体有其特有的传播特征,一是信息共享的主动化,受众在共享信息效率暴增的同时成本大幅降低,且在接收信息与传播信息中选择更为自主。二是传播信息的快速化,信息传播突破了时间和空间的限制,做到了即时即刻的信息共享。三是传播信息的多元化,即时信息共享不再局限于声音、文字等,而变为文本、音频、图片、影像等多媒体信息。四是高度互动化,几乎所有的新媒体传播平台上,信息传播者和受众之间都能做到信息互享及沟通交流。五是信息共享的全球化,信息的发布与流传不再局限于某个国家、某个地区,信息共享将全球联结成地球村。

(2)新媒体时代的兴起

互联网链接多种多媒体形式,成为信息交互的重要平台,也为中医文化的跨越式发展提供了良机。根据《中国互联网络发展状况统计报告》,截至今年6月,我国手机网民规模达7.24亿[3]。如此庞大的使用人口基数使得互联网,尤其是手机互联网成为中医文化传播的重要途径。而中医文化的产品也不再局限于纸质文字或广播电视等传统媒体,以更加丰富的视听节目、图文资料等新媒体平台为依托,通过手机 APP、微信、微博、QQ、Facebook、Twitter 等社交媒体,以及公交电视、多媒体广告屏、电台广播、电子刊物等不同渠道进行快速推进和传播。这种低成本高自由度传播模式更加符合现代人的信息接收和阅读习惯,同时也保证了中医文化在传播过程中的完整性与准确性。

2. 新媒体时代下中医文化传播应用现状

(1)中医文化在新媒体平台的传播渠道现状

目前,以新媒体为手段的中医文化传播已经进入新的发展阶段。2016年9月,全国中医药学术新媒体联盟在京成立,联盟旨在进一步整合互联网新媒体平台资源和学术界优秀资源,形成中医药新媒体传播矩阵,更好地推动中医药文化的传播传承和中医药事业的发展[4]。此外,国家促进广播电视网、电信网以及互联网三大网络的融合措施,使传播手段不再单一[5]。博客和微博(简称"两博")因其草根性、即时通信及裂变式传播的特点成了中医文化的重要传播手段,罗大伦、董洪涛、冯界之、肖相如等著名中医专家迅速吸引一批"粉丝",获得极大的信息关注量。以智能手机、平板电脑等为下载终端的即时通信工具如微信已经完全渗透到人们的日常生活当中,实现了传播者与接收者之间的一对一、一对多或点对点以碎片的形式串联中医文化知识点进行传播。各类实用性强且有特色的中医文化传播类的手机客户端如"小儿推拿""中医思维+"也深得百姓喜爱,成为传播中医文化的重要渠道之一。

(2)中医文化在新媒体平台的传播内容现状

新媒体在传播中医文化的过程中,不但介绍了中医理论知识、传统中医治疗与养生方法,还经常引用中医学专家对中医理论的详细讲解及分析[6]。为了配合市场需求,很多中医药移动应用(APP)均囊括了2点及以上中医文化内容,如冬日中医 APP、大家中医 APP、妙手中医 APP 等均通过提供海量的中医药理论知识以及养生保健服务,以优质的服务与质量吸引民众。

（3）相关中医文化新媒体平台营运现状

伴随着微信的日益成熟，各公立三甲中医院更加重视微信公众号的开通，阅读量和点赞数也逐年攀升，说明医院逐步增加对新媒体的认识，丰富了宣传推广的手段[7]。研究发现，很多中医文化的公众号如"厚朴中医"超过几十万的用户，这超越了传统媒体几年的发行量[8]。"中医书友会""经方""徐文兵"等微信公众号每日更新阅读量多至2万余人，这些公众号更新快，阅读量大，运营良好，使得中医药理论得以持续地传播，培养了大批中医"粉丝"。

3. 新媒体时代为中医文化传播带来的机遇

（1）新媒体拓宽了中医文化的传播渠道

新媒体传播渠道的多样化，极大地丰富了中医文化传播的媒介形式和手段，冲破和改善了以往传统媒体在传播时互动性和时空上的局限性[9]。不再像传统媒体一样固定在某个时间、某个地点进行传播，尤其对报纸等纸质类传播手段而言，此类传统媒体在传播信息时，它们的发行量、影响力等都无法突破地域以及时间的限制。而新媒体时代的到来，则从根本上解决了这一问题，人民可根据自身需求在各类网页、视频客户端、微博、微信公众号上等随时关注所需要的中医文化知识。

（2）新媒体扩大了中医文化传播的受众面

新媒体时代不仅为中医文化开辟了新的传播路径与传播渠道，同时也为其扩大受众覆盖面寻得了新的突破口。目前，国内大多数中医文化类报纸、杂志期刊等纷纷开设了自己的门户网站、微博、微信等传播平台，此举措使受众有了重新选择的机会，相较于传统媒体，新媒体带来的便利性使得这一部分人转变为受众[10]。中医文化借助于新媒体扩大受众面的另一个有效途径是由于它的互动性。新媒体双向交流的传播模式弥补了传统媒体单向传播而导致互动性不足的缺陷。同时，频繁的互动交流作用有助于增强受众对该媒体的忠诚度[11]。

（3）新媒体提升了中医药理论的传播效果

媒介的传播效果指的是媒介所传播的信息对受众的思想、态度和行为所产生的实际影响[12]。新媒体把音频、动画、文字等效果与中医文化传播相结合，揭开了中医文化神秘面纱的一面，还增强了中医文化对广大互联网受众的吸引力和感染力，尤其是80、90后新青年会更青睐这种数字化传播[13]。

二、新媒体语境下中医文化传播的重点问题

1. 新媒体语境下中医文化传播的适应性问题

（1）中医文化理论对新媒体语境的适应

中医药理论知识大都以文言文和繁体字形式记载，传统文化色彩浓厚，造成了现代公众理解和传承中医药理论的隔阂。因此，当前形势下需转换一种"语言"来传播中医药理论。如何将中医药理论转化为适当碎片化的知识点且不失整体性，如何创新转化为现代白话表述且保持准确性，使之更加符合现代人的信息接收和阅读习惯，这是亟须摸索解决的问题。

（2）业界人士对新媒体语境的适应

新媒体时代是一个媒体融合的时代，它不仅对中医文化的传统传播媒体提出了挑战和重新定位，更使传播者自身面临着对传播能力的重新调适[14]。新媒体的崛起给信息传播带来的挑战对当下的中医药理论传播者自身素养提出了更高的要求，传播者不仅要在中医文化上下功夫，更要掌握多样化、跨媒体化的传播技巧。

2. 新媒体语境下中医药文化信息污染问题

大多新媒体传播者由于专业知识不足致使的信息泛滥，混淆了受众对中医文化信息真假的判断力，原因在于：缺乏"把关人"对中医文化信息进行审查和筛选，容易导致中医文化信息良莠不齐、泛娱乐化、偏方泛滥、造神行销，出现虚假中医药理论信息等问题[15]。

3. 新媒体语境下中医文化营销及版权问题

新媒体传播中版权问题应得到重视。目前，任何具备一定技术条件的人均可以将古籍作品扫描成 PDF 文件上传，供人随意下载和使用，故而大部分历史性中医药理论著作的中医药专利和知识产权处于空白保护地带[16]。有些当代出版物未经授权刚刚问世，便被他人数字化流通。有为数不少涉及中医药书籍的软件，内容往往是网络搜索的电子版书籍，一方面难以保证质量，另一方面版权问题也比较突出。

三、充分适应和利用新媒体语境，促进中医文化传播

1. 新媒体语境下中医文化传播的重点任务

（1）整合资源

目前中医文化的传播仍局限于碎片化传播，使"互联网 + 中医药"并没有很好

的深度结合[17]。因此,一是需要专门研究中医药学传承传播的规律,这样才有一个行而上的体系指导;二是中医文化的传播必须有中华传统文化背景作支撑,才能保持中医药整个理论体系的稳定性、完整性和延续性。

（2）内容创新

在新媒体语境下中医文化的传播过程中,传播内容是最主要、最核心的传播因素,传播者应保持"发皇古义、融会新知"的心态将中医文化、现代人生活习性和新媒体数字技术结合起来进行传播,做到深入浅出,精准通俗。

2. 新媒体语境下中医文化传播的保障条件

（1）政策规范

第一,政府应发挥领导作用,以卫生行政机构牵头中医药科研与临床、传播与媒体、公共卫生机构、产业、学校等不同机构,分工协作,共同促进中医药文化传播的可持续发展。第二,政府应执行立法者角色,完善中医行政法规建设,契合需求制定具体条例,例如修订《中医药文化传播条例》。第三,政府机构应加大执法监管力度,明确中医药文化运营当中的执法主体、权威机构,制定规范,明确责任,加大处罚力度,努力整顿流通信息的准确性。

（2）经费支持

建议采取政府支持,多方共建的模式。可由政府搭台,加大对中医科学传播经费的投入;与中医药企业取得合作,获得资金赞助,发挥传播功能;鼓励民间组织自发融资,灵活快捷地在监管下进入传播系统。

（3）人才培养

建议多学科融合,培养"中医＋传媒传播"复合型人才。号召各层次中医院校设立和完善中医文化和信息技术等交叉专业,同时对中医药相关专业学生、中医执业人员普及互联网知识和技术,提高新媒体技能。

（4）加强管理

第一,加强"自律"和"他律"。一方面,号召中医药理论新媒体要有法制观念和社会责任感,传播科学、实用、有益的内容,保持严肃客观的态度;另一方面,设立"把关人"机构,监管"伪中医"号,加大立法和惩罚力度,肃清信息污染。第二,保护中医药知识产权和版权。鼓励原创,不擅自抄袭甚至窃取他人成果,引用和转载遵循通行学术规范。第三,鼓励塑造品牌。运营主体需要转变传播意识和服务意识,在充分调查需求的前提下,传播对象精准化,提高传播信息供给质量,鼓励建立权威化和特色化的新媒体平台。

在现代语境,尤其是新媒体语境下,中医文化的传播如若脱离了传统文化的底蕴,在国外的传播途径则更为艰难。在全民健康和新媒体火速发展的浪潮中,希望中医文化能够以全民健康为目标,依托新媒体平台,科学、规范、合理的传播与发展,从而造福国家与人民。笔者希望在以后的研究中,能够补足本文的不足,使中医文化论无论是在国内还是国际上都能有更广泛的传播,更深远的影响。

参考文献:

[1]国家中医药管理局.关于加强中医药文化建设的指导意见[N].中国中医药报,2011-12-29(3).

[2]陈锦宣."新媒体"的定义及其内涵探析[J].产业与科技论坛,2011(7):28-29.

[3]陈昕.中国网民数量已达7.51[EB/OL].http://cq.ifeng.com/a/20170806/5888929_0.shtml,2017-08-06.

[4]朱蕗鋈.全国中医药学术新媒体联盟成立[J].中医药管理杂志,2016,24(18):51.

[5]王新梦.以媒介生态学角度看新媒体的发展趋势[J].商情,2014(10):125-126.

[6]佚名.新媒体助力中医传承中华中医药学会和中医在线启动战略合作[J].中医药导报,2016(20):25-25.

[7]茅晓风,张剑平."微"时代,医院"微"宣传平台运用的实践与思考[J].江苏中医药,2015,47(6):68-71.

[8]罗会斌.中医数字化的美好时代[C].国学国医岳麓论坛.2011.

[9]何裕民.媒介革命中中医学传播窘境及其对策[J].医学与哲学,2015(9):86-89.

[10]单家银,杨建军,胡亚飞,等.中医药文化传播,挑战与对策[C].中国健康教育与健康促进大会.2015.

[11]黄海琚.浅论新媒体时代的模式革新[J].传播与版权,2014(2):102-103.

[12]包丹.从媒介形态视角浅析新媒体[J].科技传播,2014(23):56-57.

[13]高昂.论新媒体时代的传播研究转型[J].新闻研究导刊,2015(13):80.

[14]李林英.加快构建新媒体素养教育体系[J].北京教育(德育),2016(1):56.

[15]邓勇.新媒体传播虚假错误养生保健信息多维规制探讨[C].2014卫生法学与生命伦理国际研讨会.2014.

[16]陈靓,张保春.新媒体背景下中医理论传播的问题与对策分析[J].环球中医药,2015(8):964-966.

[17]张珺,蒋祥龙.基于SWOT理论的亳州中医药养生文化新媒体传播研究[J].文化学刊,2016,No.66(4):97-100.

文章来源:严璐,冯雅婷,严暄暄,等.中医文化传播的现代语境(三):新媒体[J].世界科学技术—中医药现代化,2018,20(1):88-91.

把握新时代语境，讲好新时期中医故事

中医药学作为我国优秀传统文化的杰出代表，是中国古代科学的瑰宝，是打开中华文明宝库的钥匙，更是推动中华优秀传统文化创造性转化、创新性发展的开路先锋。把握新时代语境，讲好中医故事，传播中国文化，贡献中国智慧，提升中华文化软实力，是新时期传承发展中医药事业的重要使命。

一、准确把握新时代的事业发展阶段

党的十八大以来，中医药事业"一部法律""双创方针""三大作用""四大定位""五种资源"等一系列战略定位和部署陆续出台，保护、扶持和促进中医药发展上升为国家意志。从党的十八大指出"坚持中西医并重""扶持中医药和民族医药事业发展"，到党的十九大提出"坚持中西医并重，传承发展中医药事业"，从"扶持"到"传承"折射的是过去五年中医药事业里程碑式发展带来的文化自信，展现的是新时代中医药发展理论创新的伟大飞跃。这是当前讲好新时代中医故事面临的最大语境。

党的十九大报告指出，实施健康中国战略，深化医药卫生体制改革，全面建立中国特色基本医疗卫生制度。进一步发挥好中医药在"治未病"中的作用，不仅是顺应健康观念的时代变化和医学模式的深刻变革，而且对接了新时期医改"战略前移""重心下移"的现实需求，将有力推动"以疾病治疗为中心"向"以健康促进为中心"的重大转变。全面贯彻党的十九大精神，围绕健康中国目标，坚持中西医并重，着力发挥中医药在中国特色基本医疗卫生制度和"大健康"服务体系建设中的优势作用，是新时代中医药事业发展面临的重大任务。

二、充分认识新时代的传承发展关系

中医的科学性、经验性、文化性、产业性、原创性决定了其既传统又现代的特点。传承发展中医药事业，必须坚持从历史走向未来，不仅需要在科学技术、服务

能力和产业转化层面坚持创新性发展,更需要在原创经验、文化传承、价值传递层面坚持创造性转化,切实把这个延续了五千余年的古老而常新的故事,讲新、讲活、讲透、讲好。

党的十九大报告指出,要坚守中华文化立场,深入挖掘中华优秀传统文化蕴含的思想观念、人文精神、道德规范,结合时代要求继承创新,让中华文化展现出永久魅力和时代风采。讲好新时代中医故事,就是要同时做好文化命脉上的传统承接和形式内涵上的现代转化。我们必须充分汲取中华优秀传统文化的深厚养分,高度重视医、儒、释、道四者的内在关联,系统认识中医生命观、健康观、疾病观、防治观的独特思维,全面理解中医药在科学人文融合视域中的独特优势。我们必须在深挖精髓、尊重传统、融合现代的主线引领下讲好中医故事,着力推动中医药健康养生文化的创造性转化和创新性发展,为新时期全方位全周期保障人民健康做出新的更大贡献。

三、高度重视新时代的人民健康需求

党的十九大报告指出,“中国特色社会主义进入新时代,我国社会主要矛盾已经转化为人民日益增长的美好生活需要和不平衡不充分的发展之间的矛盾”。

没有全民健康,就没有全面小康。中医药作为中华民族原创的医学科学,从宏观、系统、整体角度揭示了人的健康和疾病的发生发展规律,成为人们治病疗疾、强身健体、延年益寿的重要手段。中医药学在理论层面与中华文明的同构性,以及在实践层面与群众生产生活的融合性,决定了其成为一种广泛的健康生产生活方式的可能性和必要性。

相关研究显示,2016 年度全国城镇居民的中医健康指数为 60.9 分,其中中间状态占比 31.7%,疾病状态占比 17.2%,而 20—44 岁这个年龄阶段的疾病状态比例最高,达到 23%。这表明,中医药健康服务总体侧重覆盖一“老”一“小”,中医药的服务总量和服务质量与人民健康需求之间存在一定差距,全社会“信中医、爱中医、用中医”的意识氛围还有待增强。

讲好新时代中医故事,就是要着力发挥好中医药在国民健康服务中的优势,推动中医药健康养生文化的“双创”工作与经济社会发展相适应、与现代生产生活方式相协调、与人民群众健康需求相呼应、与多媒体融合传播趋势相吻合,真正实现不仅从国家战略层面更是从民众认知层面将以治病为中心转变为以健康促进为中心,促使中医药健康养生内化为人民群众的美好生活追求和全面发展需要。

四、深入推动新时代的文化价值转化

中医药扎根于中国古代哲学,强调"道法自然、天人合一""阴阳平衡、调和致中""大医精诚、仁心仁术",充分体现了中华文化的价值内核。中医药在自身实践运用中凝练出独特的思想内涵,比如,提倡"三因制宜、辨证论治""固本培元、壮筋续骨""扶正祛邪,标本兼治"。这些都进一步丰富了中华优秀传统文化的内涵,为中华民族认识和改造世界提供了有益借鉴,为世界医疗卫生事业和全球治理体系建设贡献了中国智慧。推动新时代的中医文化价值转化,要善于抓住中医药学的方法论意义,实现中医药哲学智慧的现代转化和实践运用,运用中医思维方式因地制宜地解决中国特色问题。

推动新时代的中医文化价值转化,要善于把握中医药事业的时代使命,构建中医药学与中华优秀传统文化同向同行、共荣共生的命运关系。作为中华优秀传统文化的杰出代表,中医药是打开中华文明宝库的钥匙,传承发展中医药的社会意义已然超出医学范畴,中医药成为中华传统文化重构中华民族现实社会结构和精神意识家园的重要载体。讲好新时代中医故事,应当将中医药事业的复兴之路和中华文化复兴的伟大征程紧密结合起来。

推动新时代的中医文化价值转化,要善于凝练中医药文化的普适性内核,凸显中国特色、中国方案、中国智慧的世界贡献。当前中医药已成为中国与世界各国开展卫生经贸合作、进行人文领域交流、促进多样文明互鉴的重要内容,亦是中国与各国共同维护世界和平、增进人类福祉、建设人类命运共同体的重要载体。中医药"走出去",不仅要为促进国际传统医药服务的发展提供技术、模式、规范等方面的借鉴和支持,更要依托阴阳中和、天人合一、仁和精诚、以人为本等中医药文化核心价值观,助力中华优秀传统文化的哲学智慧和价值理念走向世界,从而进一步彰显中国故事的阐释力、中华文化的参与力、中国特色的影响力。

文章来源:何清湖,陈洪.把握新时代语境,讲好新时期中医故事[N].经济参考报,2017 – 12 – 29(022).

中医药文化应如何进行科普传播

　　开展中医药文化的科普传播和创作,一方面将有助于加深广大人民群众对中医药知识的认知、理解和应用,促使公众在防病治病的过程中能从中医药中获益,提高公众维护健康的能力;另一方面则将有益于弘扬和传播中华传统文化,促进中医药文化在民间的传承、发展和创新,使得中医药文化不仅在专业学术层面,更在社会民间获得历久弥新的精神魅力。

　　目前,为积极响应国家政策号召和满足民众需求,我国的中医药科普事业正在快速进入黄金期,一大批中医药科普读本应运而生,但也随之产生了许多诸如内容重复、良莠不齐、过于枯燥或泛娱乐化等一系列问题。要科学、深入地开展中医药文化的科普传播和创作,可从以下六大方面来集中把握。

一、科普传播应坚持中医"四性"

　　在进行中医药文化的科学普及、传播和创作时,首先应坚定支持中医"四性"的根本,即科学性、经验性、文化性和原创性。

　　中医药学是一门独立于西方医学体系的,采用我国传统思维方式的,独树一帜的医学科学。尽管目前大众对于"科学"一词的概念尚有疑义,各种词典、教材上的解释也仁者见仁,智者见智。然而,中医药学既具备系统的理论体系和诊疗知识,又有理有用,能将理论性与实践性相结合,为中华民族的繁衍昌盛和世界医药文明的发展做出杰出贡献,其毫无疑问具有科学的含义。因此,在我们的中医药文化科普传播和创作中,首先应该尤其明确和坚持中医的科学性,将中医科学性的态度严肃地贯彻到科普作品的精神实质中,为广大人民群众创作经得起科学考量和时间考验的科普作品。

　　同时,中医药文化深受中国传统文化和哲学的影响、熏陶,是几千年来历代医家在理论、临床、经验上的集体综合,是一门十分注重经验性和文化性的医学。因此在进行中医药文化的科普传播和创作过程中,也应牢牢把握中医的经验性和文化性。譬如,相较于西医倾向于进行分科知识点的阐述,我们在科普创作时可广泛加入中国的传统历史文化知识和人文哲学观念,甚至一些著名医家的临床验案小故事,来增加中医文化科普内容上的人文性和形式上的趣味性,突出中医"治未病"的养生防病思维理念,使公众在潜移默化之中了解中医的哲学思维和基本理论。

此外,中医药文化还具有原始创新的宝贵优势,其原创性是我们进行科普传播与创作的重要保障。中医药并非模仿或借鉴来的"二手医学",其扎实的原创基础来源于中医的科学性、经验性、文化性,中医药文化的伟大之处就突出体现在其既传统又现代的原创性上。因而,中医药文化的科普传播与创作也应把握传统与现代的关系,杜绝内容重复、不加思考的互相抄袭,结合社会关注的健康热点,打造具有原创性的中医药文化科普力作。

二、科普传播应活用"中医 +"思维

"中医 +"思维是我在深入思考"互联网 +"大环境中运用实践、融合、创新、重构等概念进行开放性探索时,所提出的新时代中医药行业发展创新思维。简单来说,"中医 +"思维就是指以中医药为概念核心,开放理念、勇于创新,多元整合各种有利于专业和行业的资源以实现突破发展。开放、多元、创新的理念是"中医 +"思维的精神主题,其意义可以涵盖两个方面的主要内容,对于我们的中医药文化科普传播与创作颇有裨益。

一是"中医药学科内部 +",即整合中医药领域的内部学科和专业,在原有分科的基础上实现学科内部的交叉和融合。在进行中医药文化科普传播与创作时,应注意不要将科普知识制作得过于碎片化和精深化,而要充分体现中医药文化知识的传承性、整体性、系统性实质,让公众对中医药文化进行全面、整体、历史地把握。

二是"中医药学 + X",即实现中医药学与其他学科的多元化交叉,多方位促进中医药学和其他各学科的发展创新。因此,中医药文化的科普传播与创作也应尽可能打开思路,科普作品是讲给所有大众听的,应注重"因材施教",创作时可旁征博引、深入浅出,吸引不同领域公众的兴趣,更可广泛地运用现代化的多媒体设备如视频、音频、动画、交互平台等,创作形式活泼、新颖多元的中医药文化科普作品。

三、科普传播应重视个人品牌

"胡说"的典故出自我国著名的思想家胡适先生,据说胡适先生上课喜欢引用

孔子、孟子等巨儒的名言，美其名曰"孔曰""孟曰"，当轮到胡适先生自己发表意见时，他戏谑自己是"胡说"。我们的中医药文化科普传播与创作也应当善于"胡说"，"胡说"在这里的意思是指突出科普创作者和传播者本人的个性，将个人的经验、观点和科研成果融入中医药文化的科普传播之中。

目前，中医药文化科普创作的重要障碍之一就是科普内容枯燥、重复，很多科普作品只是将教材上的内容稍做删减就编纂成科普书籍出版，许多科普专家也只是没有感情地照本宣科，这在一定程度上造成了公众对一些中医药文化科普知识的反响十分平淡。面对公众愈来愈对这类枯燥的科普宣教持排斥态度，以及社会对科普资源提出更高要求的现状，需要我们调整传统科普思路，充分发挥作品和科普专家个人的个性特色，融科学、教化、娱乐、个性为一体，打造一批极具个性的个人品牌科普力作，以促进我国文化软实力的多元发挥。

文章来源：何清湖，魏一苇．中医药文化应如何进行科普传播［N］．中国中医药报，2017－01－11（003）．

升降出入，做好中医文化科普传播

中医药学是打开中华文明宝库的钥匙，中医文化是中国传统文化精髓的集中展现。积极开展中医文化的科普传播工作既能提升大众对中医药和健康知识的掌握，又能弘扬和传播中医文化与传统文化，更能协助推动中华文化走向世界。如何全方位、多层次、有组织、有目的、循序渐进地进行中医文化的科普传播，可从"升降出入"四方面深入把握和挖掘。

作为中医经典的气机理论——"升降出入"四字最初源自医经著作《黄帝内经·素问》中的《六微旨大论》篇："故非出入，则无以生长壮老已；非升降，则无以生长化收藏"，原指自然万物的变化之道以及人体生命活动的根本都离不开气的自下向上（"升"）、自上向下（"降"）、由内向外（"出"）、由外向内（"入"）四种基本运动形式。今借"升降出入"一词试谈如何做好当前中医文化之科普传播。

一、"升上去"服务国家战略

中医文化科普传播之"升"，指要推动中医文化的科普传播工作"升上去"，使其能够服务国家战略政策，服务经济文化发展。

如何使中医文化科普传播"升上去"，主要体现在两大方面。

一方面，中医文化的科普传播工作应紧跟国家政策和战略，使其成为中国中医药事业发展的重要组成部分。目前，随着一系列国家战略政策的出台，中医药发展已上升为国家战略，中医文化科普传播也应紧跟战略需求。例如，由国家中医药管理局与国家卫生计生委发布的《中国公民中医养生保健素养》，就是在国家健康战略政策的指导下，编写的旨在提高我国公民中医养生保健素养以及普及中医养生保健文化的科普传播作品。此外，由国家中医药管理局牵头举办的"中医中药中国行"等一系列大型科普活动，更以传播中医优秀文化活动的名义强力推进国家中医药科普事业的发展。

另一方面，中医文化的科普传播工作可以有效地沟通基层，收集社情民意，为国家了解民众兴趣和需求,制定国家健康战略政策提供渠道。例如,从2014年开始,国家中医药管理局官方微信公众号"中国中医"正式开通,迄今已向众多手机移动群众推送和传播了大量的中医药文化知识,并通过微信的留言评论及时了解民众意见,在一定程度上有助于民声上传。

二、"降下来"提高民众文化素养

中医文化科普传播之"降",则指使中医文化的科普传播工作"降下来",使其能够落地生根,能够深入基层和民间,提高民众的中医药文化素养。

目前,中医文化的科普传播工作面临的重要问题就是题材陈旧枯燥,内容呆板晦涩,缺乏创新创意。究其根本原因,是因为中医文化科普传播未能有效地"降下来""接地气",未能灵活地将中医药知识和中医文化与现实的公众需求紧密地结合起来。因此出现了诸多科普作品只是将中医药教材上的内容稍做删减就编纂出版;诸多科普传播手段停留在书籍、文章、宣讲等传统媒介模式上;诸多科普宣传只重单向传播而忽略与公众双向互动,这都在一定程度上造成了公众对部分中医文化科普传播作品和活动反响平淡甚至排斥。

如何使中医文化科普传播"降下来",获得民众的认可和喜爱,可从三大方面着手。

第一,打造专门的中医文化科普传播内容,跳出传统的中医药专业教育知识体系,使作品内容通俗易懂、鲜活有趣,充分发挥不同中医文化科普传播作品的特色,融科学、教化、娱乐、个性为一体。

第二,广泛联合多媒体平台,同时发挥新媒介的优势,通过适度的话题性宣传,达到传播和弘扬中医文化的目的。

中医文化的科普不是针对专业的医学人才教育,因此传播过程中应适度考量作品的通俗性与趣味性,以及受众群体对不同媒介的使用习惯,通过融合漫画、图片、视频、音乐、广播、文字等多媒体形式,以更加流行时尚和接地气的形式走进民众的日常生活。

第三,中医文化的科普传播还应加强与公众的双向交流互动,通过了解公众的真实兴趣和需求,不断调整科普传播内容和方式,真正地做到"降下来""接地气"。

三、"走出去"扩大国际影响力

中医文化科普传播之"出",专指使中医文化的科普传播工作"走出去",通过借助国内外多种平台广泛传播中医文化,进一步扩大中医药的国际影响力。

中医文化作为中医药学的灵魂，既是构成中医药的重要母体，又是传承中医药的文化载体，是中医药学思想基础理论与核心价值观念的全面展现。因此，作为打开中华文明宝库的钥匙，中医文化的科普传播工作还应走向世界。

使中医文化科普传播能有效地"走出去"，单一薄弱的传播途径是较难成功的，因此需要紧跟国家的宏观战略政策。随着国家"一带一路"倡议的施行，为进一步扩大和加深与"一带一路"沿线国家在中医药领域的交流与合作，开创中医药全方位对外开放新格局，国家中医药管理局、国家发展和改革委员会联合发布了《中医药"一带一路"发展规划（2016—2020 年）》。借此机会，中医文化的科普传播也应搭上"一带一路"的快车，根据"一带一路"沿线国家的不同经济文化特征，制作语言、风格、内容、传播方式不同的科普传播作品，以"春风化雨"的形式向世界传播中医文化和中国文化的魅力。

四、"走进去"融入群众生活方式

中医文化科普传播之"入"，强调的是中医文化的科普传播工作要"走进去"，能够深入民心，最终转化为人民群众的文化价值追求和健康生活方式。

一个优秀的中医文化科普传播作品不应停留在表面的知识传播，而需要走进民众的脑袋，走进民众的心，使科普传播喜闻乐见、感染人心，并最终获得民众对于中医文化的价值认同，切实提升公民健康素养。

如何使中医文化科普传播能深入地"走进去"，需要调整传统的科普思路，从"授人以鱼"这样单纯罗列中医药科普知识来指导公众进行防病治病，转向"授人以渔"帮助公众更方便、更精准有效地找到中医文化科普知识。通过将科普传播的公众看作获取知识的主体、中心，能够极大地调动公众在科普传播活动中的积极性、主动性，使中医文化科普知识能更好地深入人心。

中医文化科普传播正在逐步走向发展的黄金时代，在获得更多机遇的同时，尤其需要中医人扎实基础、创新思路、落地生根。通过挖掘中医文化科普传播的"升降出入"内涵，为群众打造多角度、立体化的中医文化科普传播作品。

文章来源：何清湖，魏一苇. 升降出入做好中医文化科普传播[N]. 中国中医药报，2017－09－11（003）.

中医药文化进校园重在进课堂

　　近年来,中医药文化进校园成为弘扬和传承中华优秀传统文化、普及中医药文化知识、提升青少年的文化自信与健康素养的重要措施。本文从中医药文化进校园的现实性和必要性出发,探讨如何发挥课堂教学在中医药文化进校园中的主导作用,对中医药文化知识教材的编写和教学提出针对性建议。

一、中医药文化进校园有其现实性和必要性

　　传承发展中华优秀传统文化的重要路径。2014 年,教育部印发了《完善中华优秀传统文化教育指导纲要》,提出分学段有序推进中华优秀传统文化教育。2017 年,中共中央办公厅、国务院办公厅印发了《关于实施中华优秀传统文化传承发展工程的意见》,提出"把中华优秀传统文化全方位融入思想道德教育、文化知识教育、艺术体育教育、社会实践教育各环节,贯穿于启蒙教育、基础教育、职业教育、高等教育、继续教育各领域。"大力加强对青少年的传统文化教育,已经成为全社会的共识。中医药文化是中华优秀传统文化的重要组成部分,推动中医药文化进校园,对于增进广大青少年对中华优秀传统文化的了解与认同,提升其民族认同感及归属感,有着至关重要的作用。

　　实施"健康中国"战略的重要组成部分。2016 年 8 月,习近平总书记在全国卫生与健康大会上指出,要重视少年儿童健康,全面加强幼儿园、中小学的卫生与健康工作,加强健康知识宣传力度,提高学生主动防病意识,有针对性地实施贫困地区学生营养餐或营养包行动,保障生长发育。2016 年 10 月,中共中央、国务院印发《"健康中国 2030"规划纲要》,强调"加大学校健康教育力度",并指出"将健康教育纳入国民教育体系,把健康教育作为所有教育阶段素质教育的重要内容。以中小学为重点,建立学校健康教育推进机制"中医药学凝聚着深邃的哲学智慧和中华民族几千年的健康养生理念及其实践经验,不仅为中华民族繁衍昌盛做出了卓越贡献,也对世界文明进步产生了积极影响。推动中医药文化进校园,对

于提升青少年健康素养,帮助其养成健康的行为方式和生活习惯,提高个人综合素质和能力具有重要意义。

传承发展中医药事业的重要保障。2016年2月,国务院印发《中医药发展战略规划纲要(2016—2030年)》,提出"推动中医药进校园、进社区、进乡村、进家庭,将中医药基础知识纳入中小学传统文化、生理卫生课程,同时充分发挥社会组织作用,形成全社会'信中医、爱中医、用中医'的浓厚氛围和共同发展中医药的良好格局。"推动中医药文化进校园,传递中医药文化核心内涵,积极引导广大青少年认识中医药,对于传承发展中医药事业,努力实现中医药健康养生文化的创造性转化、创新性发展,更好地全方位、全周期维护和保障人民健康具有长远影响。

二、充分发挥课堂教学的主渠道作用

国家政策导向创造了有利条件。《完善中华优秀传统文化教育指导纲要》指出,"既要充分发挥课堂教学的主渠道作用,又要注重发挥课外活动和社会实践的重要作用。"《关于实施中华优秀传统文化传承发展工程的意见》指出,"以幼儿、小学、中学教材为重点,构建中华文化课程和教材体系。"《"健康中国2030"规划纲要》指出,"构建相关学科教学与教育活动相结合、课堂教育与课外实践相结合、经常性宣传教育与集中式宣传教育相结合的健康教育模式。"《中医药发展战略规划纲要(2016—2030年)》指出,"将中医药基础知识纳入中小学传统文化、生理卫生课程。"这一系列文件的出台,为中医药文化进教材、进课堂创设了有利条件和良好氛围。

课程实践提供了现实范本。目前,在中医药发展上升为国家战略的大好机遇期,全国各大省市都在不断地探索中医药文化进校园的适宜路径。据2017年度公开报道数据表明,北京市有近9万名中小学生选修中医药文化课。一些中医药文化底蕴深厚的地区也结合自身地域中医药文化特色,开设了中医药文化特色启蒙教育课程。已有的课堂教学实践大都依托课堂教学,灵活设计教学内容和教学方法,融合中医药文化体验、中医药健康知识传授、中医药特色实践活动等形成多维立体教学模式。中医药具有文化、医学等多重属性。因此,要从思维层面、理念层面和行为层面,真正将中医药文化渗透、植入到中小学传统文化教育和健康教育当中,单纯依靠一些形式上的、短时期的中医药文化主题活动是行不通的。只有充分发挥课堂主渠道的作用,系统地推动中医药文化进教材、进课堂,才能真正将中医药文化进校园落到实处。

"中医+"思维创设了可行路径。发挥课堂教学在中医药文化进校园中的主渠道作用,要创造性运用"中医+"思维,采取分类指导、因地制宜的原则,打造"中医课程"和"课程中医"相结合的灵活模式。所谓"中医课程",即是采用"中医课程+"的方式,将中医药文化知识以一门独立的人文素质教育课程纳入中小学教育体系。目前,北京、上海等都构建了具有自身特色的中医药课堂教育体系。所谓"课程中医",即是采用"中医药文化元素+"的形式,充分融入国学、语文、品德与社会、道德与法律、体育、生理卫生及其他健康教育等各门课程当中。全国各地区的中小学校可以根据自身的教育教学资源和人文素质教育需要,灵活选择"中医课程"和"课程中医"的方式,渐进性地推动中医药文化进校园。比如,经济文化较为发达且工作开展较好的地区和学校,可以采用"中医课程"的整体嵌入模式;而目前这块工作相对滞后且师资队伍较为匮乏的地区和学校,就可以采取"课程中医"的局部嵌入模式进行试点。

三、处理好教材编写中的十个关系

推进中医药文化进中小学课堂,涉及四个重要环节,即教学目的、教学主体、教学过程、教学评价,中小学中医药文化知识教材必须服务于上述四个环节。具体而言,即是确保编写目的服务于教学目的,编写内容服务于教学主体,编写体例服务于教学过程,编写体系服务于教学评价。要做到"四个确保",就必须在中小学中医药文化知识教材的编写过程中处理好十个关系。

第一,中医药文化进课堂与中华传统文化教育的关系。中华优秀传统文化成为中国特色社会主义文化自觉和文化自信的活水源泉。中医药凝聚着中华优秀传统文化的精髓,它深深扎根于中国古代哲学思想,充分体现了中华文化的价值内核,是传承和传播中华优秀传统文化的重要载体。

因此,我们要从国家文化软实力和民族文化自信的高度,来充分认识到中医药文化进课堂与中华传统文化教育的统一性。中医药文化与中华传统文化在哲学智慧和伦理思想上是一脉相承的,两者在当代的创造性转化和创新性发展也是相辅相成的。在进中小学这一问题上,两者既可以作为思想政治教育资源,共同服务于立德树人;又可以作为人文素质教育资源,共同致力于素质教育。中小学中医药文化知识教材编写的指导思想可以定位为:以习近平新时代中国特色社会主义思想为指导,坚持传承和弘扬中华民族优秀传统文化,以高度的文化自觉和文化自信,推动中华优秀传统文化的创造性转化和创新性发展。借助中医药文化的"双创"工作,推动"中医药文化进校园",促进中华优秀传统文化深入广大中小学生的学习生活当中,帮助广大青少年拓宽认识,健康身心,增强文化自觉与文化自信。

第二,文化认同与知识传授的关系。我们要树立对中医药学的正确而全面的认识,即是要正确认识中医药的文化属性和科学属性,在中医药文化进课堂的过程中,要注重中小学生的人文素养和科学素养的双重培养,两者不可偏废。

因此,我们的编写目的就应该辐射如下五个方面:一是通过传播中医药文化,提升对中医药文化的认同、喜爱和自豪感,促进广大中小学生对中华优秀传统文化的自觉和自信,增进爱国主义情怀;二是通过弘扬中医药核心价值观,加强道德情感熏陶和素养教育,培育和践行社会主义核心价值观;三是通过传承中医药基本理念,帮助广大中小学生形成正确的生命观和科学观,学习用中医独特的思维方式来认识、分析、解决客观问题;四是通过传授中医药基本知识和方法,掌握与广大中小学生身心发展特点相关的中医防病治病知识,提高其自身健康管理能力;五是要激发一部分学生对中医药学的兴趣和热爱,树立传承和发展中医药事业的志向和理想。

第三,中医药文化进课堂与中小学教育发展现状的关系。目前,教育部将减轻中小学生过重课外负担作为一项重中之重的任务,以校外治理规范、校内提质增效为重点,切实提高学校育人能力和水平,更好地发展素质教育。

中医药文化知识进课堂的一个基本定位是帮忙不添乱、减负不加负,最好的期待是能够发挥补位作用,作为人文素质教育的一种补充和组成部分,为提升中小学素质教育增添一抹新色和亮色。要达到这个目的和效果,中小学中医药文化知识教材的编写就特别需要把握一个原则,即体量适度与教学灵活。体量控制在2个学期共计32~36学时为宜,而教学内容则要采取单元式、专题式组合,充分尊重教学实施的实际需求,为教学单元的自选与组合创造条件,实现"点菜式"教与学。

第四,中医药文化进课堂与中小学生身心成长的关系。中医药文化进课堂的出发点和落脚点是服务于中小学生的身心健康成长,服务于基础教育教学质量提升,服务于广大基础教育工作者和中小学生家长。事实上,所谓"推动"中医药文化进校园、进课堂,依赖的是传播者与受众的双向力量,只有解决了受众的需求,这个推动才可以获得全方位的可持续发展。

对于中小学生而言,主要需要体现在三个方面:一是增进基本健康知识,提升健康管理能力,自觉地将中医药文化知识融入起居、饮食、情志、运动当中;二是感受中医药文化熏陶,影响思维方式和情感认识,促进个人的人格完善与身心和谐;三是学习中医药独特思维方式,增强科学素养,提高创新能力。那么,中医药文化知识教材就要积极回应这些现实需求,才能真正在深化基础教育改革、提升基础教育质量、增进国民健康水平方面发挥实效。

第五,中医药文化进课堂与健康教育教师队伍的关系。中医药文化知识课程的教师队伍问题,是制约中医药文化进校园、进课堂的重要因素。要解决教师队伍建设问题,首先要解决的是中医药文化自觉自信和中医药文化知识素养问题。只有授课老师做到了"识中医""信中医""爱中医""用中医",才能充分保障和发挥课堂的主渠道作用。

目前,中医药文化进校园开展得较早和较好的省市,在中医药文化知识课程教师队伍的建设方面都有一些好的经验和做法。总结起来,主要是两条路径:一是加强对本校教师资源的培训,组织专门的骨干教师队伍以及中小学健康教育专兼职教师进行培训;二是通过中小学与地方中医药大学、科研院所或者中医医院合作的方式,聘请专家队伍开展课堂教学。中医药文化进中小学既需要基础教育和中医药队伍两支队伍协同作战,而培养一支既懂基础教育又懂中医药知识的教师队伍便是当务之急。短期培训无法真正提升中小学教师的中医药文化素养,而外请的中医药专家团队又不能充分适应基础教育的规律。因此,在全国范围内开展中医药文化进课堂,首先就要保证中医药文化知识教材对于传授主体的适用性。同时,要开展对教材的专门培训,采用教学光碟、慕课、微课等载体,结合现场教学、网络教学、体验式教学、小组研讨等形式,提高教学的有效性和持续性。

第六,系统性和必要性的关系。中医药文化博大精深,知识面广、系统性强,涉及文化常识、价值观念、经典著作、基本理念、诊疗思维、方剂、中药、养生保健等诸多方面。在中医药文化知识教材的编写过程中,要坚持一个基本原则,即抓住必要性而不囿于系统性。要根据中小学生的知识结构、思维特点和身心需求,依据必要性、可及性、实用性 3 个维度,来把握好内容的取舍。既要保证中医药文化的基本要素、基本内容、基本知识有所体现,又要充分适应中小学教学的需求。

第七,规范性和通俗性的关系。中医药文化进课堂,要充分体现中医药健康养生文化创造性转化、创新性发展的要求。总的原则是要采用中学生能够接受和喜爱的语言编写,传播规范性、科学性的知识。规范性指要组织中医药领域和中小学教育领域的专家团队,对中医药文化知识教材进行反复的严格把关和审核。通俗性则要在三个结合上做文章、下功夫,即要充分结合现代生产生活方式,要充分结合当下中小学生对健康和传统文化的兴趣需求,要充分结合中小学生的日常生活需求。

第八,传承与创新的关系。传承发展中医药文化,首先重在传承,重在对我国数千年的原创性医学经验成果的认识与传承。因此,中医药文化知识教材要做的不是内容的创新,而是选取合理的内容,在表述形式和教学方法上来实现创新和突破。尤其要充分关注到多媒体、融媒体时代,传统教育教学方式所面临的挑战。因此,在教材的编写过程中,要加强与中小学专家团队的沟通,必要时可以深入中小学进行调研,充分听取对于编写体例的意见,在把握住基本内容的基础上,做好形式和方法的创新。

第九,中学与小学之间的关系。正如中医药文化知识教材的编写,要坚持以中小学生的需求为导向,那么中医药文化课程的教学评价也要坚持以需求是否满足为导向。中学与小学是个体两个跨越性的发展阶段,两者既有区别又有联系。两者的区别体现在,无论认知能力、思维方式、情感特点、社会能力、行为方式等各个方面,都呈现出对人才培养本质需求的差异。而两者的联系又体现在知识结构的衔接、思维方式的发展以及价值观念的形塑等多种层面。

中小学生的生理、心理发展阶段特点,应当作为中医药文化知识教材编写的内隐线索。比如,同样是对待身体问题,对于小学生而言,侧重的是认识自己的身体状况,理解身体不断发出的信号,培养一种解决健康问题的思维方式和基本知识。而对于中学生而言,则随着逻辑思维的发展和价值观的成熟,更多地侧重于中医独特的生命观、健康观、疾病观的学习,发掘中医药资源在生命健康教育和科学素养教育方面的作用。

第十,课程考核与结果运用的关系。中医药文化知识课程如何考核,是一个关注、讨论了多年的问题,不同省市对于这一问题的处理也有不同的方式。对于中医药文化知识课程的考核和结果运用,要充分考虑"中医药文化进校园"的初心和归宿,要避免一刀切、指标化等操之过急的心理。可以尝试采取多维考核评价机制,围绕中国公民中医养生保健素养测评、中小学生体质测评以及教学管理者、家长及其他社会层面的反馈评价等多个方面,进行弹性考核。

文章来源:何清湖,陈洪.中医药文化进校园重在进课堂[N].中国中医药报,2018 – 08 – 09(003).

中医院校加强中医文化教育的理性思考

　　无源之水易涸、无本之木易腐。中医药文化对于中医学来说,犹如水之源、木之本。著名国学大师钱穆曾指出,中西科学的不同之处主要在于:"在中国,乃由人文发展出科学,在西方,则由科学演出为人文。"[1]中医学作为祖国传统医学技术,它的发生、发展乃至学科的方方面面自然离不开中华文化作为背景、基础,二者不可分割。因此,中医学生若想真正掌握中医学技术、研究中医学理论,并进而创新中医学,具备深厚扎实的中医药文化功底是不可或缺的。本文尝试探讨中医院校加强学生中医文化教育的基本问题,以期为中医学完善教育体系提供借鉴思考。

一、中医文化教育可以增强学生的中医兴趣

　　人们历来高度重视兴趣在学习过程中的重要作用。我国古代教育家孔子有云"知之不如好之者,好之者不如乐之者"。科学巨匠爱因斯坦也曾经说过:"兴趣是最好的老师。"所有这些充分说明,兴趣是学习的动力和源泉。一个人只有对某一事物具有浓厚的兴趣,才会自觉地、主动地去追求、探索和实践,并因此获得巨大的收获和成功的喜悦。美国著名心理学家、"先行组织者"(advance organizer)教学策略的提出者奥苏柏尔认为,使接受学习成为意义学习的基本策略就是"先行组织者"——即在新材料学习之前向学生呈现的引导性材料。[2]我们认为,中医药文化正是中医学教育中的"先行组织者",或称"引导性材料"。[3]

　　中医药文化的研究范畴主要包括中医药学形成与发展的社会历史文化背景,中医药的语言文献,中医药学的哲学思想、思维方式、价值理念、文化功能和人文精神以及历代名医名家的生平及学术思想等。中医药文化是中华民族优秀传统文化的重要组成部分,中华民族传统文化具有独特的魅力,这使得中医药文化也充满吸引力。中医院校加强中医文化的教育无疑能引导中医学生发现中医的魅力和价值,并由此激发他们学习中医的兴趣,增强他们学好中医的信心。因此,我

们完全有理由把所有这些内容都称作是中医学生在正式接触中医学课程前最好的"先行组织者"。

二、中医文化教育有利于学生储备专业知识

在文化的传承与发展过程中,文字是最主要的载体。中国作为四大文明古国之一,拥有数千年灿烂辉煌的文明历史。不能否认,中华文明之所以能够延绵不断,延续至今且日益发扬光大,文字发挥了重要作用。中国的文字、文化随着时代的变迁也不断发生着变化,但却能够保持延续性和同一性,因此才使其诸多文明结晶得以传承。然而,也要看到,这种传承是基于后人对于先哲文化充分了解和掌握的基础之上的,没有足够的知识储备,不了解知识产生的时代背景、文化背景,当然就不能对知识进行客观合理的判断,也就容易产生望文生义、断章取义、不求甚解等对于学术的态度,更不可能进行传承。

中医药文化汲取了中国古代人文文化精髓,特别是哲学、宗教、伦理道德等,就此而言,可以把中医药文化看作广义传统文化的结晶,而这一切也成就了中医典籍的浩瀚。正是由于根植于中国传统文化的土壤,中医典籍中的很多字词句须得放到特定语境才能理解其真正含义。这就要求中医学生必须具有足够的传统文化知识和专业知识储备,只有这样,中医学子才能够游刃于中医学庞瀚的文字海洋之中。

一直以来,由于对中医典籍记载的文字和理论存在认识上的偏差,导致中医长期被误解和扭曲,并因此出现要"消灭中医中药"的论调,就连许多中医学子也对中医究竟是不是"科学"没有明确的界定,因而对自己的专业产生了动摇。这种现象的出现,往往是因为这些学生知识的储备量尤其是传统文化知识的储备不够,因此不能正确理解中医学的科学内涵;还有一些中医学子,他们有坚定的专业信念,但却不能合理诠释中医的基本理论,因此也就不能给中医外行以令人信服的解释,从而导致中医的传播面临困境,究其原因,无疑也是由于传统文化知识储备不足。

基于此,我们认为,中医院校应当高度重视中医文化教育,中医学生也应当努力学习中医药文化。唯有这样,才能够源源不绝地贮备传统文化基础知识,从而承担起时代赋予我们的正确传承中医学术、传播中医文化的历史重任。

三、中医文化教育有助于学生提升中医思维

思维是人们借助概念、判断、推理等形式能动地认识世界和反映世界的理性认识过程。人们的思维方式往往决定其分析问题和解决问题的思路。中医具有

独特的思维方式,中医的思维方式主要包括"辩证思维方式""直觉思维方式""系统思维方式""取象类比思维方式"等。中医的这些思维方式是在中国传统文化和古代哲学基础知识上形成的,因此也就直接决定了中医对于疾病的诊断与治疗有别于西医对于疾病的诊断和治疗。譬如,相比于西医重微观分析,中医更加注重宏观整体,因此,西医强调寻找病原体并有针对性地消除致病原,中医则重视"和",所以强调的是通过调理达到身心健康,一定意义上来说,这种追求"天人合一"的整体思维模式同现代"生物—心理—社会"医学模式更吻合。

中医思维强调以形象思维为主导,但又不脱离事物的形象。现代科学思维则以抽象思维为主导方式,即逻辑推理的思维方式。而当代中医学子主要是接受现代科学思维教育成长起来,故我们日常所学或所接触到的都是具有现代思维的事物,也因此习惯于运用逻辑思维进行思考。正是中医理论的思维形式与当代中医学子所习惯的思维形式的不一致造成了当代中医药学子学习上的困难性[4],这极大地打击着同学们的学习信心。中医学思维的产生,离不开中国古代哲学的指导[5],中医学的许多概念如阴阳、五行、整体观念等,以及"观物取象"及"取类比象"等认识事物的方式,无不源自中国古代哲学思想。也可以说,中医学就是中国哲学思想在生命领域的体现[6],是它的一个载体。因此,作为依傍中华文化产生的中医学,中国古代哲学思想渗透于中医药文化,只有深入系统全面地学习中医药文化才可以正确地将中医思维模式根深于脑海中。

中医思维的培养一直以来都是中医人才培养的重点。然而,要说明的是,仅凭对中医技术的把握是不能够掌握中医思维的,这也造成了越来越多的中医学子对于中医学理论的掌握仅限于"知其然"而"不知其所以然",也使得越来越多的中医从业人员在诊断疾患和处判针药的过程中因为不会运用中医思维而走上了"过分依赖医学检验结果"和"机械依据病名开药"的不归路[7],这实在有悖于中医原理。

四、中医文化教育是医德教育的重要途径

清朝名医费伯雄在《医方论·自序》中说:"欲救人而学医则可,欲谋利而学医则不可。"医学作为拯救人类健康的神圣事业,无疑应始终把德育放在教学任务的首位。然而,不论是中医西医,迄今为止都没有准确定位医德教育之于医学的作用,与之相关的课程也还没有纳入医学教育的重要版块。而已经开设的与医德教育相关的课程诸如《思想道德修养》《医学伦理学》等,在很多院校也只是选修课,并没有获得应有的重视,其发挥的作用也就可见一斑。不可否认,医德教育的缺失极有可能是现如今医患关系紧张的重要原因之一。事实是,当前的医生队伍

中,存在诸多医德意识薄弱,追求利益最大化的人。这些人的存在不仅是对医学的亵渎,更是对生命的残害。

要说明的是,中国古代医家秉承"医者仁心",正是中医医德的生动写照。受传统儒家文化的影响,中国文化向来以"德"字居首。儒学在中华文化中一直处于主导地位,而儒家学说正是一种以仁义为核心的道德思想体系[8],儒家的创始人孔子把"仁"作为最高道德准则和道德境界。也正是中国古代这种注重仁义道德的伦理思想,使得以"仁"为中心的中医医德文化成为中医药文化的首重内容。因此,学习中医药文化,感受先贤仁心仁术的风范,聆听大医精诚的教诲,就可以在不知不觉中强化中医学子的医德思想。

五、中医文化教育可以促进中医创新

在现代科学技术日新月异的今天,中医的发展面临诸多困境,其中最为突出的是中医的创新和发展问题。应该看到,制约中医创新和发展的主要瓶颈既不是中医科研能力的不足,也不是基础人才困乏,而是由于中医赖以生存的文化土壤日益贫瘠。为了促进中医学与现代科学技术交互融合,多年来,中医界的仁人志士们一直致力于探索中医"现代科技化"的捷径,却忽略了使中医学真正融入现代社会的另一条途径——普及中国传统文化与中医知识[9]。换句话说,因为中医药文化未能完整成功地得到传承,因此使中医学在当今社会屡遭误解、举步维艰。这种因为古今文化差异而导致的尴尬,正是由于中医教育中缺失中医药文化学习这一基础环节。

不同文化有不同的源头和体系[10],这就要求我们创新和发展中医,一定要追溯中医文化之源。众所周知,中医是中华优秀传统文化的重要组成部分,中华民族五千年灿烂的文明孕育了光辉灿烂的中医文化。因此,我们理应在中华传统文化的语境下去领悟中医、理解中医,尤其是谙熟其表述的方式。我们完全可以依托中医文化教育,从源头上探明中医文化体系的形成与发展去达成对中医本质的理解。在实际操作中,坚持理论与实践相结合,不断理清中医存在价值,明白其走向,并最终焕发出创新中医的动力。

同时,人类社会及思想文化的发展,是一个持续的历史过程。这就决定了中医文化研究的主要任务便是通过研究中医药学这一文化现象的历史过程和发展趋势,探索其内在逻辑,即规律性[11]:一是总结过去;二是认识现在;三是预测未来。只有依托学习中医药文化,我们才能真正懂得"中医是什么、中医从哪里来、中医要到哪里去"这三个中医哲学紧紧追问的亘古不变的命题。我们才能在此基础上实现对中医的真正创新。当前,一个不容忽视的事实是,具有原始创新能力

和自主知识产权的中医知识体系正被分割,中医文化核心价值被肢解,直接导致中医学已沦为一门低水平、经验性、不稳定、没有多少理论价值的医疗保健技能[12]。所以,只有首先完整地传承中医药文化,我们才能够通晓中医学的原理,做到知其然且知其所以然。在此基础上,我们才可以真正实现中医学的现代转型,并能依据现实需要创新中医学。

　　总之,中医学是一门有着丰富人文科学内涵的医学科学,文化是这门医学技术的根本来源和学科灵魂,只谈技术不讲文化的中医学将很难为继。因此,对于中医学教育来说,中医药文化的学习着实不可或缺。现如今,中医文化的建设如火如荼,中医院校应当高度重视中医文化教育并开始考虑将中医药文化教育纳入整个中医学教育体系中。而关于中医文化教育的结构体系,本文认为可以围绕培养兴趣、积累知识、提升思维、增强医德等方面进行构建。

参考文献:

[1]钱穆.现代中国学术论衡(新校本)[M].九州出版社,2012:68.

[2]施良方,崔允漷.教学理论:课堂教学的原理、策略与研究[M].华东师范大学出版社,1999:180.

[3]何清湖,孙相如.把握本质谈中医传承和创新.中国中医药报[N],2013 - 8 - 21.

[4]王乃平,黄贵华.谈传统文化与中医药教育[J].广西中医学院学报,2007,10(4):120 - 122.

[5]黄珊珊,杨振宁,刘颖,刘来彪.传统文化与中医学认知[J].山东中医药大学学报,2011,35(3):236 - 237.

[6]张建明.中医文化热之我思[J].上海中医药大学上海市中医药研究院学报,1998,12(2):9 - 11.

[7]何清湖,孙相如.把握本质谈中医传承和创新.中国中医药报[N],2013 - 08 - 21.

[8]李虹.传统文化与中医[J].医学教育,1996(5):39 - 41.

[9]罗卫芳.中医现代化的一条不容忽视的途径[J].中医药管理志,2006,14(9):25 - 27.

[10]潘朝曦.皮之不存,毛将焉附?——谈传统文化与中医教育的关系[J].中医药文化,2008,3(1):22 - 23.

[11]张宗明.探寻传统文化与中医药学的契合点——访南京中医药大学中医文化研究中心薛公忱教授[J].南京中医药大学学报(社会科学版),2002,3(2):

形而下篇

62 - 65.

[12]黄建银.加强中医药文化建设,提升我国软实力[J].中国当代医药,2009,16(Ⅱ):2 - 3.

文章来源:陈小平,孙相如,何清湖.中医院校加强中医文化教育的理性思考[J].湖南中医杂志,2014(6):3 - 6.

探索头脑风暴法在《中医文化学》
课程教学改革中的运用

头脑风暴法（Brainstorming）是由美国创造学家 A. F. 奥斯本（Osborn）于 1939 年首次提出[1]。从程序来说，组织头脑风暴包含几个环节：确定议题、会前准备、确定人员、明确分工、规定纪律、掌握时间[2]。这种激发创造性思维的方法也被称为智力激励法。近几年，在我校博士生《中医文化学》课程中，我们运用头脑风暴法进行教学改革，在实践中探索经验，供同行参考。

一、《中医文化学》教学现状及问题

1. 学生基础较为薄弱

中医文化学课程的授课对象为博士一年级新生，生源多为已具有临床及自然科学科研经验的在职博士，在日常工作和科研中较少接触和思考中医文化，对文史知识和中国传统思维方式较陌生，基础较为薄弱。

2. 学生专注度不足

因为博士研究生需要承担临床、教学等本职工作及比较繁重的科研任务，往往对与其研究方向相关性不大的课程投入的关注度有限，这对老师的课堂组织能力和教学水平提出了极高挑战。如何让不同专业的学生都能"学有所得""得有所思"，这成为中医文化学课程的难题。

3. 课时有限

博士班的中医文化学课程仅有 32 学时，而学科内涵极为丰富。中医文化植根于中国传统文化，凝聚至圣先师和儒释道文化的智慧，不但继承了传统文化的核心价值理念，也发展了自己的原创思维方式。如果泛泛而谈则流于粗疏，深入讲授则恐耽于细节，有限的课时内很难兼顾深度和广度。

二、运用头脑风暴法进行《中医文化学》教学改革的目标和意义

何清湖教授曰要学好中医有三副灵药,"兴趣散""问题丸""信心汤",即对中医真正有兴趣,爱思考爱问问题,树立坚定的专业信心。鉴于现状和问题,今年来我们尝试运用头脑风暴法进行教学改革。围绕一定主题,基于学生自身的深浅水平和兴趣,利用课前准备和课后总结的环节拓展课堂空间和容量,在课堂进行高度浓缩而又"接地气"的观点呈现,以达到以下目标和意义。

1. 培养批判性思维

美国批判性思维专家彼得·范西昂指出:批判性思维是大胆质疑而非愤世嫉俗,是思想开放而非举棋不定,是分析批判而非吹毛求疵,批判性的思考果断但不固执,评价但不苛责,有力但不武断[3]。《礼记·中庸》有云:博学之,审问之,慎思之,明辨之,笃行之。"审问之""慎思之""明辨之"即以批判性思维审视、分析、思考并接受知识的过程。研究生作为高层次人才,拥有较强的学习能力,具有本科生所没有的资源优势和发展潜能,应重视学生的自主思考,注重培养其批判性思维。通过对研究生进行批判性思维的培养,能够在一定程度上帮助思考专业和科研上的问题,助力研究生的培养。历史上中医各家学说众说纷纭,中医文化在近现代饱受争议,故学习过程也需要有批判性思维,思辨地从先贤传承中吸取知识,在舆论大潮中站稳脚跟,从而进行中医发展与创新的实践。

2. 了解中西医文化异同,建立文化自信

自从百余年前西医传入中国,关于中医是否科学、中医存废与否的争论一直延续至今。然而,不同的学科,应该有不同的范畴、规范和标准,科学不应该是死板而僵化的,这不是科学的本义,而应该是灵活包容而实事求是的[4]。由于本科阶段在教学上对现代医学的偏重,导致了很多中医药相关专业的学生对于本专业不自信,我们希望在研究生阶段通过中医文化学课程,使学生明确中西医学文化差异,坚定中医文化自信,引导学生破除对西医的迷信,在日后的科研与临床中能处理好中医与西医的关系,用开放包容的心态促进传统医学和现代医学更好融合,共同造福人类。

3. 为了更好地传播与研究中医文化

中医相关专业博士生作为高学历人员,应能够胜任中医文化传播的角色。在教学中,我们设置一些常见议题,让学生结合自身专业特长,自行准备并做课堂发言,即提供了中医文化科普的"演练"机会。各人从不同角度出发,大家集思广益,有助于开阔视野,发散思维,能促进学生更深、更广地了解和研究中医文化。课堂中的思想火花收集整理起来,即可形成一定专题的学术观点论文和著作。

三、运用头脑风暴法进行《中医文化学》教学改革的实践

1. 课前准备

(1) 确定人员:参与的学生均为湖南中医药大学博士生,来自不同专业或亚专业背景,每班 40~60 人之间。

(2) 明确分工:由任课教师任主持人,2 名学生为书记员,全体学生为课堂参与发言者。

(3) 明确发言时间:因为课堂时间有限,发言人数众多,为了让尽量多的同学能够有机会表达自己的看法,每位发言者必须把时间控制在 3 分钟左右。

(4) 明确主题并提交发言摘要:运用头脑风暴法旨在促进对中医相关问题的思考和探讨。我从哪里来? 我是谁? 我向哪里去? 这些人类的终极命题移植在中医上,即是中医的三个根本问题:在历史长河中,中医怎么形成和发展的? 中医的本质如何? 中医如何发展? 作为中医学子和中医人,这些是必须思考的问题。其中,中医的本质是我们《中医文化学》课堂上经常讨论的议题,这是中医发展的基础,没有正确的认识观,何来正确的发展观! 而中医的本质中,中医的科学性和文化性是最核心又争议最多的命题,故设置成课堂头脑风暴的主要议题。教师预先说明课程安排和规划,确定主题,如"中医科学吗""中医(是)文化吗",并布置任务要求每名博士生在课前提前一周提交一份 300 字左右的发言摘要,由书记员汇总于教师处。

(5) 组织发言:在课前,教师将收到的发言摘要进行筛选和整理,把将要教授的内容拆分成不同主题并排定次序。同时通过分析学生的摘要,能更好地把控节奏,对相反观点引起的问题做预设和预处理,并预估每个论题后的小结内容。

2. 组织课堂"头脑风暴"教学

主持人首先明确课堂纪律,并在课堂中灵活组织:

发言者先说明自己的本科、硕士学历背景及博士研究领域,然后就设定的议题从不同角度、不同层次、不同方面提出观点,产生"头脑风暴"。发言要求有论点、有论据、与现领域结合。比如,关于"中医科学吗"议题,可讨论什么是 SCI,科学的判断标准,中医的科学性,中医如何科学发展,等等。发言要控制叙述的时间,紧扣主题,有针对性,言简意赅。

每个参与者都应该认真倾听其他人的发言,根据他人的内容认真梳理自己的语言,避免重复的内容。积极思考,从他人的发言中得到灵感用来丰富自己的内容。期间要保持安静,营造适宜思考与交流的环境。避免私下的议论,让发言者能够顺利地表达,让其他人能够安静地思考。

注意引导学生平等交流,互相尊重。观点可以对立,学术争锋不应客套,但是发言者之间要互相尊重,不能随意褒贬对方观点。主持教师可以把每个发言者的观点扼要罗列在黑板上,防止后面发言的学生忘记之前同学的阐述而重复相近论述。

对于每次发言时间及议题总发言时间由主持人把握,特殊情况下主持人应该灵活应对。比如,在"中医(是)文化吗"课堂上,关于"中医文化是什么"议题,其实从课前收到的发言摘要汇总可以看出,所有同学的发言其实都是围绕着 3 ~ 4 个类似的中心来展开论述,所以在此议题讨论时主持人把自由发言改为选取几位所持观点不同的学生来进行论述,在议题小结中由主持人进行补充。这样做可以节省课堂时间,也能保持学生积极性与专注度,如果教条地要求所有人都发言的话,次序靠后的同学会因为重复而无话可谈,从而使得发言变得敷衍而流于形式。且因为是 3 节课连堂,学生容易出现疲劳状态,所以灵活地在小议题之间安排课间休息。

每个议题尾声,待所有观点提出并解释清楚后,由主持人进行小结。例如,在"中医科学吗"一课上,观点争锋激烈,大量对立观点相互碰撞,比如,"中医是科学的"与"中医是不科学的""中医是落后的科学"与"中医是超前的科学"等,主持人在小节中对双方观点进行了辨析。而在"中医(是)文化吗"的课堂上,因为几乎所有人的观点都认为中医是文化的,导致发言多有近似之处,所以授课教师在每个论题发言结束后进行了较多的梳理,站在教师的角度提出自己的观点,对学生的发言进行充实与深化,拓宽了课堂的广度与深度。

作为教师主要是负责控制节奏,导出和总结每个议题,稍加引导与鼓励,不做任何批评,维持热烈而有序的气氛,为头脑风暴的质量保驾护航。

3. 教学尾声及课后安排

课后由书记员根据课堂内容整理出的"头脑风暴"教学笔记,总结归纳所有参与者的发言,提炼观点。比如,"中医(是)文化吗"课堂发言提炼成为三个主题:中医是文化吗、中医文化包括什么、中医文化怎么学;"中医科学吗"课堂发言提炼成为四个主题:对中医科学属性的认识、坚持中医的科学性、中医科学性的内涵、中医科学性的界限。按主题把观点精炼表述,可以形成相关学术论文。根据教学实践,总结"头脑风暴法"在实施过程中的成功经验和所遇到的问题,亦可形成教研论文。

四、运用头脑风暴法进行《中医文化学》教学改革的经验

头脑风暴法通过一定的讨论程序与规则来保证创造性讨论的有效性,这些构

成了头脑风暴法能否有效实施的关键因素。其一般要遵循以下四条原则[5]：排除评论性的判断，鼓励"自由想象"，要求提出一定数量的设想，探索研究组合与改进设想。参考这些原则，在教学实践中，我们获得以下经验：

第一，对发言观点的评论要在讨论之后进行。每一个发言同学的观点都应该被肯定，不管其意见、观点、设想、方案是否可行，发言中决不加以评论、批判。等到最后阶段，所有的想法被列出并做出解释后，才进行评判。教学实践中还发现，主持人选择在每一个议题结束后进行小结并针对部分发言略加鼓励，在下一个议题中学生焦虑程度明显降低，积极性明显提高，得到的观点数量增多。比如，在"中医（是）文化吗"课堂上，设立了3个论题进行发言，每个论题发言完毕后授课教师才会对所有发言进行评论，以鼓励和补充为主，这样轮到下一个论题时，发言者保持了比较高的积极性。

第二，不预先设定正确与否，鼓励"自由想象"。头脑风暴法的与会者从不同角度、层次、方位，提出各种观点，越自由的氛围，能得到的高质量的观点就越多。过早下结论，会束缚大家的思想和想象，破坏自由畅想的有利气氛，甚至熄灭创造性思维的火花。比如，从"中医科学吗"课前提交的观点与发言摘要来看，有"中医既可以说是科学的，又可以说是不科学""不能用科学二字去框架和评价中医"和"中医是科学的，但中医大于科学"等相互冲突的观点，但均言之有理，且在课堂上同学们根据大家的观点不断对自己的内容进行优化，临场发挥对课前提交的发言稿进行了补充，整个课堂的发言质量在不断提升，从而出现了比较高质量的发言。

第三，预先提出一定数量的设想。设想的数量越多，就越有可能激发更多的有价值的设想。参与者要在规定或一定的时间内加快思维的流畅性、灵活性和求异性，尽可能多地提出有一定水平的设想和建议。用数量来保证质量，提供的设想和建议越多，从中得到的完美答案的可能性就越大。比如，对于"中医科学吗"这种争议很大的议题，主持人在课堂之始导出议题时，可以预设几个截然相反的设想或观点，在课堂上就可以鼓励大家更多的提出观点并阐释，从数量中找寻高质量的答案。

第四，探索研究组合与改进设想。除了参与者本人提出的设想之外，要求其他参与人员提出改进他人设想的建议；或者要求参与者指出按照他们的看法怎样做才能将几个设想综合在一起，然后提出一个新设想。比如，在"中医科学吗"的讨论中，有同学提出了"中医科学""中医不科学""中医是潜在科学""中医是超科学"等观点，主持人组织大家相互辩论，激发更深的思考。

五、运用头脑风暴法进行《中医文化学》教学改革的实施效果和评价

通过教学实践发现,来自不同专业的博士班同学们,从不同视角提出的观点碰撞出了很多思想火花,通过激烈的学术探讨取得了可观的教学成果。每位参与者的发言也同时在鼓励其他学生加紧思考,从而刺激更多的观点产生,越在后发言者受到的启发也越大。学生在课堂有很强的参与感,思想解放不受限制,对发散思维和批判思维有很大的促进作用。在课后,通过对课堂发言的整理,梳理观点形成了两篇学术文章《论中医的科学性》《中医文化属性之探讨》。

就课堂形式与实施效果,笔者课后对学生进行了访谈。部分学生表示此种授课形式真正意义上贯彻了"自由想象",不针对个人发言做出评价使得学生能够更加放松,不预设正确结论让学生能打消答对答错的顾虑从而畅所欲言;也有学生表示课堂充满了"参与感",每个人在授课的同时也在听课,注意力更加集中。

笔者的教学实践证明了头脑风暴法能活跃课堂气氛,使学生更乐于参与其中,积极地配合完成教学,师生交流也更加顺畅,培养了学生的批判性思维,有助于树立中医专业信心,提高中医文化研究和传播能力,是值得进一步探索的教学方式。

参考文献:

[1]水志国.头脑风暴法简介[J].学位与研究生教育,2003(3):44.

[2]柯浚哲.头脑风暴法[J].中国研究生,2003(2):50-51.

[3](美)彼得·范西昂.都建颖,李琼,译.批判性思维:它是什么,为何重要?[J].工业和信息化教育,2015(7).

[4]何清湖,魏一苇.正确理解中医的科学内涵[N].中国中医药报,2017-10-27(003).

[5](美)A. F. 奥斯本.创造性想象[M].广东人民出版社,1987.

文章来源:何清湖,刘子毓,严暄暄.探索头脑风暴法在中医文化学课程教学改革中的运用[J].中医教育,2018,37(5):26-29.

中医药文化创意产业人才培养之思考

中医药是中华民族优秀文化的重要组成部分,在继承发扬中医药优势特色的基础上,充分挖掘中医药的文化价值,将中华传统医学博大精深的文化内涵和当今方兴未艾的创意产业相结合,推动中医药文化创意产业的发展,成为当下中医药事业发展的又一重要新兴领域。

中医药文化创意产业以中医药所蕴含的历史、地理、风土人情、传统习俗、思维与行为方式、价值观念等人文元素为基础,利用现代信息传媒、科技手段以实现其巨大的产业价值。文化创意产业就其本质而言,属于知识密集型产业,其产品一般是以文化和创意理念核心,是人的知识、智慧和灵感在特定行业物化的表现。其中,人才是文化创意产业的重要承载主体。人才培养对于中医药文化创意产业的发展至关重要。

一、中医药文化创意产业人才的特点

1. 中医药相关的专业化知识背景

中国传统医学的研究对象是生命现象,属于自然科学的范畴,而研究方法却来自中国的传统哲学思想,所以对中医药的认识离不开人文历史等文化因素。传统中医文化秉承着两千年的悠久历史,在发展过程中与历史、哲学等文化元素紧密结合,既是一门在长期实践中形成的经验医学,又是一种中国特有的文化现象。

中医能将抽象的哲学思辨与具体的生命医学结合起来,不仅用以分析、解释而且进一步指导解决人体生理机能的各种问题,其"天人合一"的整体观,"阴阳五行"的朴素辩证法,以及"六经传变"的疾病理论,都是在两千年前已经形成并在临床实践的过程中得以充分证明是行之有效的思维模式和理论渊薮。要想以中医药为载体开发创意产业,必须要求相关人才具有深厚的中医药知识及相关的历史、哲学等知识背景。

2. 复合型的知识结构

除了与中医药相关的专业知识外,复合型的知识结构也是必备要素之一。适应中医药创意产业发展需要的复合型人才既要求专业基础扎实,也要求涉猎范围广泛。首先是中医的基础专业知识,既包括医学相关的生理、化学、生物、药理、心理等专业知识,也包括中医特有的历史、哲学、民俗、文学等知识;其次就是培养文化创新能力所应具备的对于多元文化的认知和整合能力,除了对于中医知识的专与精之外,对交叉学科和多元文化认知的广与博也是必备要素;最后还应具备相应的产业开发与市场推广技能,要充分了解以移动、互联、数字化为特征的现代传媒手段,熟练掌握现代企业管理、市场营销的产业化专业知识。中医院校在培养创意人才的过程中,也应在专业和课程设置的领域大胆尝试,以中医药创意产业人才培养为导向,整合相关的交叉专业和课程。

3. 持续不断的求知欲与创新精神

创意人才培养的核心就是创新能力的培养。一般来说,从事文化创意产业的人员都应该具备持续不断的组织学习能力、高超的审美能力、创造性思维能力、良好的团队协作能力以及资源整合能力等。

创新所指向的对象必须是原创的、独特的、未被前人发现或提出的,要想创新就要不拘一格,不被现有的专业和门类所束缚,能够利用一切相关的现有知识去挖掘探索。旺盛的求知欲正是创新的直接动力。人类社会的进步、无数科学理论的创立和发明创造的诞生无不是人类探索未知世界的结果,而定位于中医药文化的创意产业更是如此。中医药本身还有很多理论和现象需要继续去探索、解释和更新,如何将传统文化推陈出新,这是中医文化创意人才不可回避的重大命题。

4. 敏锐的市场洞察力

把中医药文化定位于创意产业,其目的是通过一种市场化的运作实现中医药及其文化元素的经济价值。仅凭专业的、多元的知识结构和创新精神是远远不够的,必须要把这些元素纳入市场经济的大环境中,遵循价值规律,使中医药传统文化的创新与当今社会消费需求紧密结合,才能使中医药文化体现出其应有的市场价值。

二、中医院校培养创意产业人才的探索

中医院校作为培养中医药专业人才的摇篮,面对现代西方医学的挑战,必须寻找能够适应时代发展需要的中医药发展模式。中医药文化创意产业的兴起为中医药事业的发展提供了重要的契机。适应当代市场经济发展的需要更新教学理念,改革教学模式,创建具有前瞻性的中医药文化创意人才培养模式正是中医药在新的时代提出的必然要求。

1. 建立综合的、多层次、全方位的人才培养体系

针对中医药创意人才的特点,中医院校现有的培养模式已难以适应其要求。首先在课程内容安排上,传统的教学方式无法培养学生的创新精神、创造能力。对于中医药这种既重理论又重实践的专业和学科应引入更多的创新元素,改革教学手段,要重视实验课教学对于学生创新能力的培养,通过增加实验课和实习课比重、改革实验课实验设计、增强实习体验等方式激发学生的创新能力。其次,在专业和课程设置方面,要发挥院校现有各学科的优势,进行整合互补。在政策允许的前提下,创新专业和课程设计,根据创意人才培养要求,创设适合中医药文化产业发展的交叉学科专业和课程,打通学生各学科之间,特别是医理与哲学、科学与文化、经验与理论之间的壁垒;还应加大选修课的开设力度,以拓宽学生的知识面,为创意人才的培养提供坚实的基础。

2. 创新人才评价标准,制定非量化的人才评价体系

建立多元化的教学成果评价机制,逐步改革以应试分数作为唯一标准的教学绩效评价机制。要从课堂讨论、实验能力、分析问题、解决问题能力等多方面进行考察。在学生成绩考核评定中,增加对课堂参与度、实验设计、新课题的开发等创新能力的考核。结合中医药文化的特性,探索更多的非量化指标衡量人才的标准。同时,将对学生创新能力的考察与教师考察结合起来,激发教师在教学内容和自身技能方面创新能力的提高。

3. 融合人才培养的文化、市场多元导向,促进产学研的结合

中医药文化创意产业以创新的方式高度融合了中医药文化元素和市场元素,相关人才的培养既要保持中医药文化的传统特色,又要遵循价值规律,适应市场经济发展的需要,在培养过程中必须能够使文化导向和市场导向相融合,才能真正促进该产业的发展。产学研的结合在中医药文化创意产业人才培养中发挥着重要作用,高校平台有着深厚的文化理论积淀,企业平台则有着资金和市场优势,在人才培养过程中依靠企业的资金支持和灵敏的市场反应,充分挖掘中医药文化的市场价值,使中医药文化创意产业人才既具有深厚的理论功底,又具备敏锐的市场嗅觉。使文化与市场的融合真正从理论走向实践。

4. 加强校园文化建设,努力营造中医药文化创新氛围

中医药文化是高等中医院校校园文化建设的重要内容,高等中医院校应该有效利用校园文化建设的各种平台推广中医药文化,并且运用多种方式加强中医药文化的传播,使中医药的文化内涵更加深入人心。有着几千年悠久历史的中医文化,正是中医院校的校园文化建设取之不尽用之不竭的宝库。作为传承和发展中医药及其历史文化的主要阵地,中医院校应坚持不懈的挖掘历史和文化中的人、

事、物,在校园建筑规划设计、硬件改造等方面融入更多的中医药文化元素;通过兴建学校博物馆、举办展览讲座、体验观摩等各种形式让学生了解中医药的历史和文化,并从这些人、事、物中感悟中医思辨的魅力。学生长期浸润在中医院校努力营造的这种中医文化氛围里,自然而然地将中医思辨融入生活中,必能为创意人才的培养提供创新动力和创意源泉。

5. 利用中医院校自身优势整合教育资源

中医院校在着力培养创意产业人才过程中,除了以上提到的产学研结合以外,还应利用自身优势整合多方优势教育资源,集高校、社会、国际资源于一体,为其文化创意产业人才提供更广阔的成长空间。

首先应对校内资源进行合理规划整合。不同院系之间在教学内容安排、专业设计和课程组合方面应加强联系,特别是自然科学学科和社会科学学科之间应加强联系,帮助学生打通学科之间的隔阂。同时在师资培训上也应加强创新能力培养,师资力量配置要引进更多的创新型和交叉学科人才。中医药创意人才的培养除了要加强专业知识的学习和知识面的拓宽,实现校内资源的整合,苦练内功之外,还要能够积极走出去,开放是创新的必备要素。与兄弟院校、政府、企业、公益机构、媒体加强联系,通过电视节目、媒体报道、公益活动、校企合作等方式,让学生和老师都能走出去,真正地参与社会互动,才能为创新提供更多的活力和素材。

三、结语

中医药文化创意产业的提出是我国传统医学面对现代医学的挑战所提出的又一新兴发展方向。创意产业的关键是人才,中医药文化创意产业的人才培养首先就是高等中医院校为振兴中医药事业当仁不让的责任与义务。对于中医药文化创意产业人才培养模式的探讨虽然只是基于传统的教学实践和理论,但当代文化创意产业的飞速发展和中医药事业所面临的紧迫感已迫切要求我们必须尽可能地利用各种资源发掘人才、培养人才,从而更加有力地推动我国中医药事业的发展。

参考文献:

[1]冯春.对传统中医文化现状的认识及其发展建议学习与实践[J].2007(5):152.

[2]华正伟.我国文化创意产业人才培养模式的构建[J].沈阳师范大学学报(社会科学版),2009,33(3):40.

[3]赵玉环.发达国家高校创新人才培养模式[J].科技信息,2010(28):96.

[4]梁冬梅.高校文化创意产业人才培养方略初探[J].中国轻工教育,2010(5):12.

文章来源:陈小平.中医药文化创意产业人才培养之思考[J].中医药导报,2012,18(12):109-111.

八　中医跨文化传播

编者按

　　自 2013 年"一带一路"重大倡议提出以来,中医药国际化进程日益加快。中医药的海外传播,不仅能提升我国文化软实力,助力于实现"一带一路"宏伟蓝图,更是有益于全人类健康,打造"人类健康命运共同体"。近年来,中医药海外传播成绩显著,但仍面临着文化语境差异、文化隔阂与冲突、传播系统不完善、传播手段简单、受众信息解码错误、海外本土中医"去中国化"或"过中国化"、国际营销管理滞后、中国中医药国际影响力不足等诸多问题。在此形势下,中医跨文化传播研究必然成为重要课题。

　　本团队近年来开展了一些海外中医药传播的相关研究,形成了中医跨文化传播研究方向。团队成员大多具有博士学历,部分有海外田野调查经验,学科背景包括中医学、传播学、人类学、哲学、营销管理、翻译等,先后承担相关教育部人文社科课题 1 项、中央宣传部委托项目子课题 1 项、国家中医药管理局委托项目子课题 1 项、中国工程院重大项目子课题 1 项、省厅级课题 10 余项,出版专著 1 本,发表相关论文 30 余篇。本板块选择团队成果中有代表性的学术论文,从开展相关研究的全局思考、中医全球化背景及海外中医现状分析、中医跨文化传播的具体问题与对策、中医药对外教育和文化认同等角度,呈现本团队该研究方向的成果精华。

　　关于如何开展中医跨文化传播研究,严暄暄等人通过对现有文献和方法的再审视,基于自身在英国的中医药田野调查,对开展海外中医相关社科研究的角度和方法等方面做出了几点思考。该文章首先从"道"的层面,把握住中医跨文化传播研究的总体思路和研究方法,为后续的具体研究确立好方向。

　　所有的传播问题都绕不开语境,中医的跨文化传播也势必要面临西方现代文化语境的影响。胡以仁等人以该角度为切入点,全局性地分析中医跨文化传播的全球化语境,讨论重点问题并提出相应建议。魏一苇等人分析了在海外语境,当地人对中医做出的不同反应促生了不同类型的海外"本土中医",探讨如何发掘和利用其中的传播价值以促进中医跨文化传播。其后两文则分别论述了卢森堡、马来西亚等国的中医药发展现状。这部分的研究从传播背景入手,重点分析中医药海外传播的全球化大环境以及某国具体传播现状,认清不同形势对中医跨文化传播的影响,从而知己知彼,实现交流和共赢。

板块也收录了5篇"一带一路"与中医的专题稿。中医药是实现"一带一路"倡议的重要文化载体,"一带一路"为中医药的国际化和跨文化传播带来了重大机遇和挑战。本团队基于"一带一路"的背景,对中医药跨文化传播的具体问题和对策做了一些思考。严暄暄等人基于英国实证研究基础,统领性地揭示了中医药跨文化传播中的几个共性问题,并提出了相应对策。胡以仁、陈小平等人从传播者的角度出发,探讨了发展海外中医药中心、建设中医文化智库以促进中医药跨文化传播的具体措施。另一方面,魏一苇、王辉等人还针对传播受众,从信息编码解码、整合中医药国际化营销策略等方面入手,提出中医药国际化传播的相应途径。这部分的研究紧扣"一带一路"海外中医药发展的实际需要,全面涵盖传播者与受传者、信息、传播途径和方式、传播效果和反馈等各方面。研究者对中医跨文化传播中的具体问题进行分析,认清当前传播隔阂和障碍,有针对性地提出可"落地"的对策建议,既有宏观上的全局把握,又有微观上的精准切入。

教育是传播的重要手段。据国家中医药管理局统计,来华接受自然科学教育的留学生人数中,中医药专业留学生人数最多。目前我国面向海外的中医药教育规模不断扩大,为中医跨文化传播的研究提供了一个全新视角。丁颖等人就从国内中医药对外教育入手,使用质性研究的方法,一方面对西医留学生对中医药文化认可情况展开调查,另一方面对中医留学生学习中医的原因进行访谈,从而探索如何改善中医药对外教育效果,提高中医跨文化传播水平,角度新颖。此外,还对中医药的英文术语翻译进行了一些探讨。此部分从中医药对外教育和翻译着手,拓展了中医药跨文化传播的研究视角。

总体而言,本研究团队紧紧围绕中医药跨文化传播主题,实现了多学科交叉融合,从多角度研究了中医药的跨文化传播问题,以期为将来相关研究提供参考。

"一带一路"背景下开展海外中医相关社科研究的几点思考

"一带一路"倡议正如火如荼地展开,中医药的海外发展也乘着这东风掀起又一次高潮。然而,积极行路的同时也需清醒看路,审度时势,把握方向。这正是相关社科研究应该承担的责任。社会科学"与其说是为人们提供客观而普遍的真理,还不如说是为人们展示面对日常生活和社会现实的种种可能性及其限制。提醒我们注意潜在的社会危险,告诉我们可能的补救方法和社会进步的前景[1]"。

笔者系医学人类学专业出身,现致力于海外中医药跨文化传播相关研究。2013—2014 年本人在英国进行了中医药相关田野调查,在实践中更加深刻地体会到研究角度和方法的重要性,一些思考述小文一篇以共享。

一、注重研究的实效性,发挥智库功能

发声是学者的本职工作,而发声的目的导向性体现了学者的学术良心和社会责任感。在"一带一路"这样务实的背景下,开展海外中医的社科研究需要务实的学者和具有实效性的研究,而不止于为写文章而写文章,为学术而学术。

务实的研究是指研究方法不能完全以依赖于文献的理论研究为主,纸上谈兵脱离实际,必须结合实证研究,才可能"接地气";研究内容需考虑海外中医发展的实际需要,切实解决当前紧急问题,如中医药知识产权保护,怎样对海外人士讲解中医以获得理解和信任,跨文化传播隔阂的实证研究,探索海外中医需要的科研类型,等等;研究结论需有可行性,大胆建议需严谨求证,尽量充分结合某国(地区)实地情况进行分析和决策,否则是空谈。

务实的研究才可能起到务实的智库作用:为中医药业内业外、国内国外有心深入了解海外中医药的人士全面细致地呈现事实真相;为海外中医从业人员更快融入当地社会文化和医疗体系、改善医患交流和治疗效果提供参考信息;为涉外中医药从业人员、机构、企业提供决策建议和人力资源培训(如提高跨文化交际能

力)的参考资料;为政府制定"一带一路"中医药国际化发展战略和政策措施提供学术支持。

二、提倡多学科交叉,利用学科工具的专业性多角度把握整体

"一带一路"倡议背景下的中医药海外发展不仅仅是医药治病这样的医学领域问题,也不仅仅是中医、西医、当地民族医药几种医学文化差异的哲学、文化问题,它是一个宏大的系统工程,是跨国跨文化项目,涉及文化沟通、社会融入、政策协商、跨文化传播与传媒、跨国管理、国际经贸、国际关系、法律等诸多方面。这样一个极复杂庞大的事物,要研究其现状并做出发展,亟须多学科介入作为智库支持,多角度把握整体,兼顾细节以事实说话,运用学科专业理论工具进行现状分析,提出建议,做出决策。

人类学的整体观认为,要真正理解一个事物,必须考察这个事物所处的背景和关联因素。在探讨"一带一路"背景下中医药在某国(地区)发展面临的问题和应对机遇和挑战的建议时,视角应不局限于海外中医药本身,而试图扩展视阈关注中医药在海外发展的复杂背景,以及相关制约和促进因素,这些都是进行发展路径规划的基础:

第一,应梳理该国(地区)与我国的历史文化渊源和历史上的民族医药往来[尤其是经由"(海/陆)丝绸之路"],这是历史和文化基础;

第二,尽量充分考察中医药在某国(地区)的发展现状及其现代发展历程,包括行业基本情况(包括从业规模及分布,人员数量、构成、教育背景,常见客户人群等)、临床活动(主要服务方式和经营方式、医患沟通、中医在当地的常见优势病种等)、商业运营、教育、出版、科研、立法监管体制(尤其是准入门槛)、在当地医疗体系中的地位、当地行业学会与权力格局、当地中医"创新发展"(如以干针为代表的"创新疗法")、当地媒体相关舆论等各方面及存在的问题;

第三,盘点分析该国(地区)现有的中医药资源,如现有人员资源(华裔中医药团体及社会影响力、可合作的非华裔团体及合作基础和问题等)、现有中医药企业和机构资源、当地汉学家及汉学研究(含对中方的国际关系学家、翻译家等),这些是进行资源整合利用和补充发展的依据;

第四,同时考虑基本国情(地理、气候、政治、经济、宗教、社会文化特点、民俗文化、礼仪等),尤其是文化差异、意识形态、宗教禁忌、法律民俗等传播隔阂,经营注意事项,以及经济效益、人身安全、地缘政治等方面的风险。

在规划路径时建议多学科合作,请中医药行业外专业人士带着"法宝"来助阵,如人类学、传播学、传媒学、国际关系、跨文化交际、现代企业经营管理等,借助专业学科工具思考在该国用什么路径发展、用什么方式经营能使中方和东道主国家双方共赢,"甜头"是什么。

三、尊重世界多元文化,结合当地背景,实现对话式交流和共赢的利益共同体

"一带一路"沿路各国(地区)发展极不平衡,国情各异,历史文化、意识形态差异极大,当地民族医药多元,医疗政策管制模式不同,对待中医药的态度不一,中医药发展基础不一,中医药服务贸易实体现有资源不一,中医药教育科研发展程度不一,因此,不能采取一刀切、一个模子的做法发展海外中医药,而是应加强对目的国的历史、地理、人文、社会、政经、医药体系的了解,尊重世界多元文化格局,思考中医药与当地民族医药及主流医学的异同和关系(尤其是进入当地医疗体系的可能性和路径),调研分析当地中医药现有资源基础和问题,从而确立在该国适用的中医药发展具体线路和规划。

"一带一路"倡议下的中医药海外发展不仅仅是单方面的"走出去",而是旨在打造"利益共同体、命运共同体和责任共同体",故在当地发展中医,要考查对当地经济和社会的融入和融合,对当地法律法规的适应和合法化,对当地居民的文化意义和文化交融基础,在保持中医特色的前提下灵活、适当、合理地做出适应性调整,并按照东道国对中医药的态度,借力东道国的当地资源(如本地的中医药相关人员、机构、资源),共同发展中医药服务贸易,实现对话式交流和共赢的利益共同体。

四、致力于质性研究,呈现事实作为分析依据

1. 对现有文献和方法地再审视

国内关于海外中医的文献不少,良莠不齐,有的就是出去旅游、开会顺便考察一下回来就写文章的,有的甚至没有出去过,复制粘贴别人做综述,这种不扎实不严谨的文章不在讨论范围之内。这里以真正在海外待过一段时间,耳闻目染,亲身经历,基本以事实为依据,各类型中确实有料的文献为评论对象,就现有的研究思路和方法做评述。

(1)概述型与报道型:如《某国中医药的现状与展望》《中医药/针灸在某国的传播与发展》《某国中医教育概况》。反思:此类文章限于篇幅,叙述往往过于笼统,没有细节,不见"人";事件被孤立,缺乏详细的社会文化背景和前后的历史联系;很多数据有待考证,数据的价值需审慎评估;常见以偏概全,叙说失当。例如,2009 年一篇《中医药国际化存在的问题和对策》论文中,其作者说海外"从业人员普遍素质低下"。此观点让海外中医人深不以为然。以英国为例,中医从业人员

的素质良莠不齐,说"普遍低下"过于笼统偏颇;且在不同时期总体素质有波动,在20世纪90年代中期以前总体素质还行,90年代末至21世纪前10年这十余年间曾有过明显的鱼龙混杂现象,2008年经济危机以来经过市场淘汰后,目前留在英国执业多年的中医生总体素质是比较高的(按摩师另议)。阅读和使用这样的文献时必须注意发文时间,注意当时的局势与历史趋势,否则有失严谨。

(2)理论型:如《中医药国际化发展策略研究》《中医药国际化的制约因素与对策》《中医药国际化人才培养的现状研究及对策分析》。反思:常见以偏概全,没有具体问题具体情境;容易出现"空对空"的理论研究;对受传方的重视不够。

(3)个案型:如个人行医经历,常见以故事形式或医案形式呈现。此类有不少见刊文章(如琳达《英国行医记》系列连载[2])、著作(如《中医走天下》[3]《中医药在美国:石国璧、张秀娟在美行医验案择录》[4])。反思:作者多为海外中医执业者,著述多为个人经历见闻,可作为有价值的个案型参考资料,但需要纳入系统学术框架挖掘其价值。

(4)新闻报道型:如个人行医经历、名人介绍、重要事件报道。反思:需考虑记者作为业外人士对信息准确性的把握;需要纳入系统学术框架挖掘其价值。

(5)专著:如《中医药在世界》[5]等。反思:目前专著多为罗列各国中医药发展现状的相关数据和情况,可做参考资料,但学术深度和学科专业性有待加强。

总体而言,现有文献往往缺乏明确的学科研究方法,多见把所见所闻所想整理成文的作品,且作者多为行业内人士,故学界需要有更多行业外的"他者"跨学科进行观察和分析。

2. 建议社科研究发挥其质性研究的特色优势

社科研究的量化研究方法往往需要一定规模的样本才具有一定意义,这在海外执行时人力成本和资金成本很高,尤其在西方还要受研究伦理制约,样本可获得性堪忧,故可行性受限。而且,如前所述,中医药在海外情况极其复杂,在很多情况下数据是苍白的,"量化研究方法对技术的过度依赖及价值中立的研究原则等影响了科学研究的整体性、意义性与动态性,不能在微观层面对社会现象进行观察分析,亦无法对未定的、难以验证的社会发展趋势展开研究"[6]。而质性研究在自然情境中用多种方法收集信息,对社会现象进行整体性探究,通过与研究对象的互动来获得对其行为和意义构建的解释性理解,这种方法在跨文化传播中大有可为,也是社科研究的特色,应当在海外中医相关社科研究中着重发挥其优势。以本人在英国进行人类学田野研究时发现的一些问题为例说明:

例1:在现有文献中常见有数据统计有多少人在英国做中医,有多少家诊所,以说明在英中医执业规模有多大,但这些数据需审慎对待:

第一,数据来源? 统计方法(纳入标准)? 统计时间(是否考虑动态变化)?

第二,现有数据说到中医从业人数的时候一般是没有分类的,但实际上在英执业的中医生至少可分为三类:华裔移民中医、"洋中医"(学习了中国中医的外国人)、"当地中医"(本地人在接触中医后以自己的文化想象创造的"中医",如英国的"五行针灸")。那么,现有数据是三类的总数还是默认为是移民中医的数据或者是前两类的数据? 第三类是否纳入"海外中医"的范畴? 这三类不得不分,三种类别差异很大,在研究上有必要区别对待;在中医药文化海外传播中的地位和作用也有差别,需区别对待和利用。

第三,英国很多中医执业者未在官方认可的机构注册,而注册在案的人员也并非全部一直在执业,这些"隐形"人员如何统计?

由此可见,光有数据是不够的,数据的来源和构成是很重要的。研究海外中医,光做量的研究不够,必须要做质的研究,需要用社会科学的方法,考察实际情况并加以详细说明,否则数据的实际参考价值存疑。

例2:现有文献中有不少反映了英国中医的常见病种,甚至不乏实地的量化研究,从统计学上予以支持。但是对于为什么在英国这些是中医常见病,相关讨论却很粗糙。这种"为什么的问题"不是数据本身能够回答的,这又需要进行质性研究。了解当地中医疾病谱的社会、文化渊源,有助于更好地理解和推动中医药在当地的发展;英国中医疾病谱与国内的差异性提示着中医在当地的疗效优势所在。

例3:中医药在海外的认可度研究可以说是中医药跨文化传播的基础性研究,但目前此类研究还很薄弱,且研究方法常见问卷调查,获得的数据有局限性。当地民众的认可度如何? 哪些因素影响认可度? 有哪些文化认同的基础和隔阂? 哪些传播者与受众的互动有助于提高认可度(如何沟通是更有效的传播方式)? 这些都有待做更细致深入的质性研究。中医药跨文化传通归根结底是由人来实践的信息活动,尤其是在一线的中医从业者和教育者是目前最重要的传播者人群,而就医者、普通民众和中医药学生则是最重要的受众人群。这些人群不仅仅是抽象的传通链条上的两个环节或者两种角色类别,他们都是有血有肉的个体,有独立的思想、情感、个性、家庭生活、经济追求,日常地受到具体的社会、文化、习俗、政治、法规的影响和支配。他们日常的工作、生活、学习的场域正是中医药跨文化传通的真实场域[7]。要研究中医药跨文化传通,研究者就必须进入这个"场域",即"在场"。人文主义的核心是对人的关注,传播学也要求高度重视传播主体和受众,故社科研究是推动中医药发展所必需的,且"面对面"的研究方式是最恰当的,质性研究的参与式观察、访谈和问卷调查、个案研究等方法更有助于获得对当事人所思所想的理解。要调查中医药认可度,探究传播方式,这种理解必不可少。

例4:在英国田野中,本人发现中医药在当地的营业模式至少可分为三种[8],高街模式(开在商业街和商场里)、家庭诊所模式、补充与替代医疗中心,其中这种高街模式与全球其他国家相比较,可以称为是一种"英国特色"。为什么这种模式在英国如此普遍? 在别的国家为什么没有出现或者不占主流? 是不是有英国特色的社会文化因素在起决定性作用,还是别的什么原因? 这种模式有何利弊,是否具有全球推广价值? 这都是中医药跨文化传播当中值得研究的问题,这种问题的探索也是需要运用实地田野调查和质性研究方法的。

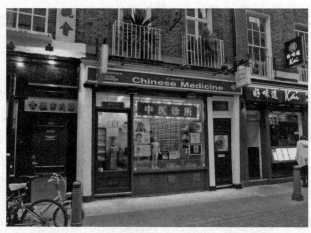

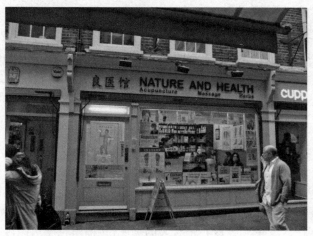

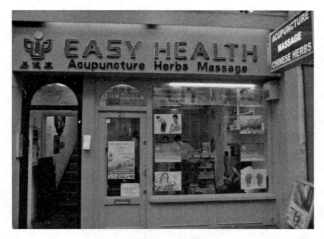

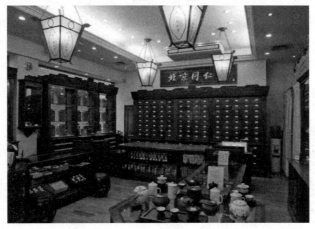

图注:伦敦唐人街上有十几家中医店,是为高街模式的典型

五、关注历史纵向研究,把握发展全局动态

　　从传播学角度看,中医药海外发展的本质是跨文化传播。传播过程具有动态性、序列性、结构性特征,故其研究也应具有历时性和整体性。"现实"是历史的产物,是在历史发展中被政治、经济、社会、文化等因素塑造而成的,跨文化传通研究应包括历史研究,才能洞见其内在的历史关联。在理解各种传播"事实"之前,必须先把握社会的"总体"[9],将传播的各要素(如传播者、受传者、传播内容、传播路径等)还原到大的社会和历史背景之中。

　　现有文献中提到海外中医发展往往有两个时间点很明确,一个是尼克松总统访华后的欧美针灸热,一个是20世纪80年代末90年代初改革开放后人员流动的促进作用,然后怎么发展的呢?为什么会这么发展呢?各见刊文章往往描述的是

(写文)当时的"现状",但 30 多年来(甚至更久远的历史),如果纵向地看,究竟是怎样的发展脉络? 事件之间有何联系? 造成怎样的趋势? 这 30 多年里中国与东道主两国的历史背景、经济、文化、政治、法规发生了怎样的互动和变化? 对中医药发展有何影响? 现有该国(地区)的中医药相关权力格局如何? 存在哪些势力、如何角逐? 中方需如何把握局势? "一带一路"沿线国家中医药发展有何共性和差别? 这是中医药在海外发展的宏大背景,做研究必须涉及的内容,且必须以社科研究方法进行。

以英国中医药为例:在现有文献中可见一个普遍的说法,2008 年经济危机使英国中医一蹶不振。这个说法乍一看是很有道理的,但本人在田野调查中发现,业界普遍反映从 2005 年开始就没以前那样好做了,也就是说,早在经济危机开始前几年,业界总体趋势就已经走下坡路了。那么原因是什么? 这需要回溯前面几年英国中医界发生了什么事,才可能探究原因,而且很多事情在文献中是看不到的,必须到实地,和亲身经历过的人一起,才可能发现那些很重要的事实,而这种研究工作,必须由社会科学工作者承担。

六、结语

海外中医的相关社科研究任重道远,又迫在眉睫。冀望有更多同道进入这个领域,共同承担起知识分子的社会责任。冀望有更多学者走出去,多做细致的基础性实证研究,哪怕是短期的,眼见为实,好过闭门造车、纸上谈兵。冀望国家予以重视,设立相关社科研究重大项目,给这个领域带来雨露,以期产出。

参考文献:

[1](美)史蒂文·塞德曼著,刘北成等译.有争议的知识——后现代时代的社会理论[M].北京:中国人民大学出版社,2002:4.

[2]琳达.英伦行医记(一)[J].家庭中医药,2010(5):19 – 21.

[3]金宏柱.中医走天下[M].南京:江苏文艺出版社,2007.

[4]石国璧,等.中医药在美国:石国璧、张秀娟在美行医验案择录[M].北京:人民卫生出版社,2009.

[5]刘金生,等.中医药在世界[M].北京:北京科学技术出版社,2009.

[6]孙英春.跨文化传播学[M].北京:北京大学出版社,2015:100.

[7]严暄暄.人类学视角下的中医药跨文化传通(以英国为例)[D].长沙:湖南中医药大学,2016.

[8]严暄暄,丁颖,魏一苇,等."他者"在"他者"的社会——英国移民中医

[J].中医药导报,2015,21(19):1-4.

[9]李彬.传播学引论[M].北京:新华出版社,2003:315.

文章来源:严暄暄,陈小平,朱民,等."一带一路"背景下开展海外中医相关社科研究的几点思考[J].世界科学技术——中医药现代化,2017,19(6):964-969.

中医文化传播的现代语境：跨文化传播与全球化

近半个世纪以来，随着全球化进程，中医药的传播已遍布世界各地。然而，尽管中医防病治病的独特效果和文化价值受到了世界各国人民的广泛认同，但中医文化在海外现代语境里传播，尤其是在西方语境下，仍不可避免地会遭遇排斥、阻拒，这正是人类语言学家马林诺夫斯基提出的"文化语境"困难问题。在当前"一带一路"国家大力发展海外中医药事业的大好形势下，开展中医跨文化传播的语境研究，消减中医跨文化传播隔阂，促进中医跨文化传播，显得有些迫在眉睫。

一、中医跨文化传播的现代语境

1. 全球化背景

在全球化的背景下，国与国之间的联系日益密切，文化交往不断增多。基于中医的独特疗效和文化价值，目前中医文化已传播到 183 个国家和地区，受到越来越多的各国民众的喜爱与推崇。可以说，中医跨文化传播跨越式的发展态势不仅适应我国经济社会快速发展和国际地位大幅提升的需要，也顺应了全球多元文化交流交融的时代大势。

（1）医药全球化

疾病无国界，世界各国经常会面对一些新发疾病，医源性和药源性疾病问题很多情况下都是全球问题。因为西医治疗的局限性，许多国家的人们越来越热衷于采用自然疗法和传统医药来治病。据不完全统计，在世界上从事中医医疗服务的人员已达 30 多万人，每年约有 30% 的当地人和超过 70% 的华人接受中医医疗保健服务[1]。在海外的主流医学服务体系中，中医开始在国外一些正规医院，甚至一些顶尖医院，为民众提供中医或针灸治疗，一些国家和地区的医疗保险系统开始涵盖中医针灸治疗。国外使用中医的人数也在增加。据世界卫生组织统计，全世界已有 40 亿人用中草药治病，随着社会上对中医药需求的迅速增长，中药市场在全球经济贸易中日益升温，我国年出口额从 1996 年的 6 亿美元增加到 2016

年的 19.76 亿美元。

（2）法制全球化

全球化时代也是法制同步化时代。在全球化背景下，中医跨文化传播能否在互动、互构的交流传播过程中找到"最好的存在方式"，关键一环是与他国医疗体系和立法监管的关系问题。目前，在西方语境中，虽然中医往往被划入"补充和替代医学"（Complementary and Alternative Medicine）范畴，但近年来，多国纷纷对中医药进行立法，这对于中医在全球的广泛传播是相当令人振奋的局面。

目前，海外对中医的立法[2]主要有如下三种情况：①中医和针灸全面立法，中医与西医享有同样的法律地位。②针灸立法，中医中药列在了针灸执照的行医范围内。这与当年西方国家对中医认识的局限有关，认为"针灸"即是中医，或者"中医"在针灸的范畴之内。③中医和针灸均未立法，这些未立法国家及地区实际上是中医跨文化传播的灰色地带，中医针灸业者基本上是行业自我管理。

（3）教育全球化

教育全球化指的是教育资源的全球性流动、国际性教育组织的出现、全球教育共享技术发展、全球教育相互依赖性的加强、教育本土化和教育相似性并存的趋势[3]等。

目前面向海外的中医药教育呈现出规模不断扩大化，分布范围日趋扩张化，专业设置、培养层次、办学模式日趋多样化，教育内容逐步标准化与规范化的趋势[4]。有数据显示，我国每年接受来自世界各地学习中医药的留学生人数有上万余人，居我国自然科学界招收留学生人数之首[5]。国内各中医药高校利用其优质师资培养了一大批中医药学海外本土人才，成为实现中医持续跨文化传播的最有效途径。除此之外，各中医药高校在政府及相关部门的支持下，也利用其丰富的国内教育资源，在办学方式上也推出了与海外当地著名医科大学、综合性大学开展合作办学、境外办学的模式，在海外医带教研，逐步通过国外科研机构影响西方主流医学，通过多元模式和渠道进行中医跨文化传播。

在海外，近年来随着"一带一路"倡议的逐步实施，中国政府主导的海外中医药中心应运而生。海外中医药中心整合了中国国内中医院校和海外相关医疗机构的优质资源，在海外积极开展中医基础及临床科学研究。目前中医药教育也纳入了中国国家汉办的孔子学院计划，全球 78 个国家已有 240 多所孔子学院在2016 年开设了中医药健康养生文化课程[6]，受到各国师生和民众热烈欢迎。

最好的教育全球化是教育本土化。在中医跨文化传播中，海外"本土中医"教育是非常特殊的一个中医文化传播群体。他们多数没有接触过中国的中医教育，而是通过汉学著作、翻译书籍和本土师承在西方的语境下来理解和认识中医和中国传统文化。目前海外"本土中医"教育逐渐被世界各国接纳推广,逐渐形成自有的发散型教育模式与相对趋同的专业设置,建立相对正规的学制管理、教材编写、多层次人才培养的培养体系[7]。

2. 东方与西方

全球化是全球同质化、一体化的趋势和过程,然而,社会文化差异是始终存在的,且在现阶段的跨文化传播中仍然是主要的语境问题。尤其是在西方主导世界话语权的现实下,东西方社会文化差异也成为中医药跨文化传播语境的核心要素和问题。中医跨文化传播的语境,既包括当地医疗法制、社会经济等外部客观环境,也包括东西文化差异背景下的内在认知环境。

在异文化语境中,基于中国传统文化独特的思维模式和语言特征的中医药理论,在凸显其民族文化的优势的同时,其跨文化传播势必遭遇文化语境不匹配的困难,东西方文化差异易造成文化空缺和文化误读。思维方式是人类在认识过程中形成的带有一定普遍性和稳定性的思维结构模式和思维程式,它是思维规律和思维方法的统一结合形式[8]。由于历史和文化发展的关系,东西方思维方式有着巨大的差异。西方民族思维方式以理性、逻辑和实证为主要特征,而以中国为代表的东方民族思维方式偏重悟性、直觉和意象。虽然中医与西医研究的是同一对象——人的健康与疾病,但由于思维差异,造成中西医学术差异,一定程度上影响了西方受众对中医的文化认同。

中医在中国古代哲学基础上,凭借"取象比类"思维和长期大量医疗实践总结出"元气论"体系,而西医建立在还原论方法模式上,强调量化指标,注重循证和实验。对于习惯于后者的西方民众来说,中医许多概念一开始都难以接受。比如,中医的五脏与西医解剖视角下的心、肝、脾、肺、肾差异巨大,而"气""经络""六淫""正气""邪气"等更是无法在实验室里找到实体和量化指标。因此,一些西方民众自然对中医产生误会和偏见,无法对中医产生文化认同。而相对于西医术语简明、规范、逻辑严密,中医术语抽象、模糊,甚至一词多义,翻译混乱,也一定程度上加重了以上困境。

3. 高语境文化与低语境文化

美国人类学家霍尔(Hall)把语境分为高语境与低语境,不同的语境下,信息意义的编码解码存在着显著的差异,这可以说是当前中医跨文化交流中一系列误解、隔阂的根本原因之一。西方思维重理性和逻辑,其语言表达也是直接、精确,属于低语境文化;而东方思维重直觉意象,其语言表达较为模糊含蓄,在交际时有较多的信息量或者蕴含在社会文化环境和情景中,或者内化于交际者的心中[9],属于高语境文化。中医具有丰富的文化内涵,需要依赖中国传统文化语境对其进行理解。西方受众缺乏中国传统文化背景和语境,中医跨文化传播必然会受到影响,对中国古代科学和哲学、中医文化的各种概念的理解常出现误读。

二、中医跨文化传播语境的重点问题

1. 中国中医药的全球化

要实现"中国中医药的全球化",不仅仅是医药治病这样的医学领域的问题,也不仅仅是中医、西医两种医学文化差异的问题,它是一个宏大的系统工程,是世界全球化大潮中的一部分,涉及社会、文化、国际政治、国际经贸诸多方面。这些方方面面都是中医跨文化传播语境的重要因素。

(1)中医行业标准和规范的全球化问题

中医贯彻的是中华文化和中医的规范,不但与西医不同,许多地方甚至截然相反,因此,虽然在某些具体的技术细节上可以参照或遵守各国的现行标准,但从根本上来说,中医必须制定自己的标准,让世界各国接受中医的标准。然而,要在现有语境中,把中医直接纳入西医主导的世界各国的现行规范标准体系,是很有难度的。传播学协同控制理论认为,组织从无序的不稳定状态向有序的稳定状态变化,实际上是组织内部进行的协同过程,这提示着语境动态变化的可能性。中医标准和规范的全球化,需要与当地长时期的沟通磨合。

(2)中医立法的全球化问题

在当今世界的法治语境下,如果没有合法地位,中医不能行医,中药不能上市,中医药无法进入医疗和保险体系,就不可能真正地得到当地社会的"文化认同"。就中药而言,在海外许多国家的身份是"保健食品"。中医药在海外如果能获得法律认可,进入主流的医药体系,便是在海外语境中获得了最高认可。

(3)中医教育的全球化问题

教育水平的高低决定着整个行业从业人员的素质和行业可持续发展的能力。在全球视角下开展中医药教育是推动中医跨文化传播质量的重要保障。目前全球中医药教育发展存在的问题主要有国内的中医教育虽然体系完整、规范,但对外输出的复合型人才不足;国外的中医教育虽然发展迅速,但又缺乏整体规划和统一标准,高水平师资不多;国内外交流与合作的中医教育平台,例如中医孔子学院和海外中医药中心,其教育的深度和广度都有待提高。

2. 东西方文化冲突导致中医药跨文化传播隔阂明显

中医和西医是在不同的文化土壤和社会环境中形成和发展起来的两种完全不同的医学模式。西医理论大多基于大量的临床实践结果,强调精密的数据,而中医更注重宏观整体的把握,集中表现为直观观察、司外揣内、取象比类、直觉体

悟。由于语境的不匹配,中医在跨文化传播的过程中,自然而然携带有中华传统文化基因,而传播对象也在信息解码过程中强烈地受到自身文化社会系统(西医和当地文化)的影响。这种差异决定了异文化之间相互对立,相互排斥,无法完全理解。所以,中医跨文化传播注定是一场对异文化的冲击,必将导致明显的传播隔阂。例如在西方国家,这种隔阂致使中医学多以补充替代医学的地位出现,在许多国家尚未取得合法地位、缺乏规范管理。

3. 高低语境的沟通问题

由于中医的文化语境属于高语境文化,多数西方国家文化模式为低语境文化,因而在中医跨文化传播过程中的信息流动尤其是对外翻译上就遇到了重重困难。高语境语言翻译为低语境语言常出现语境信息丢失或不对等的情况,因为西方文化中没有可与中医直接对应的语境信息,许多翻译常常弄得非驴非马、似是而非。主要表现在一名多译(令受众无以适从)、多义单译(只得皮毛)、简单对译(语义无从传递)和盲目音译(虽然简洁,但过重增加了译语受众的理解难度)以及文化乱译(脱离了对外传播活动中的文化传播实质)等[10]。这些都在很大程度上阻碍了中医跨文化传播进程。例如,“风邪”的概念内涵存在于中国传统文化的语境中,在英语中“风”只指空气流动这种自然现象。要读懂“风”相关的语句(例如“我有点伤风”I got cold),需要积累中医文化知识和语境——外感风邪致病,否则仅按字面直译(I got a bit hurt wind),中医跨文化虽似传播却并未真正传播。

三、把握语境推动中医跨文化传播

在全球文化多元化的背景下,“不同的文化存在平等互动,以及通过对话和相互尊重,产生共同文化表现形式的可能性”[11]。中医作为一种民族医学文化,在西医为主导的全球医学文化语境中,中医的跨文化传播就是要使这个体现中国文化特征的医药载体,在保持本质的前提下,去适应他国的文化语境。

1. 以加强文化适应,提高文化认同为长期战略任务

分析受众,把握语境,加强文化适应,提高文化认同。加强跨文化的互动和对话,尊重“他者”,完善“自我”,努力构建一种“和而不同”的“间文化”局面,这是中医跨文化传播所应努力的方向。同时,注重在全球化过程中保持知识产权和话语权的主导地位。

2. 保障条件

(1)完善政策制度

要发挥政府的引领工作,建立多部门协调机制,推动中医跨文化传播事业融入国家外交、卫生、科技、文化、贸易等发展战略中;鼓励非官方渠道参与(如组织

和企业），制定扶持政策，实施优惠措施；从中医药服务贸易、教育、学术、产业、旅游等方面，整合海内、外各方面资源，形成跨学科、跨领域、跨行业的中医药国际传播战略新格局。设立研究专项，研究世界各国国情（语境），有重点地分别选择中医医疗、保健、教育、科研等作为合作领域，制定出中医跨文化差异性传播的路径模型。要密切加强同国际组织的交流与合作，在国际标准化建设中把握话语权，营造有利于中医跨文化传播与发展的国外语境。

（2）加大经费支持

国家相关部门设立专项研究经费，增加传播学、人类学、语言学等多学科交叉研究经费的投入。充分发挥"一带一路"基金作用，对有利于中医跨文化传播相关的建设项目给予支持。鼓励多元渠道资金进入，建设以各类中医药机构为主体、以项目为基础、各类基金为引导、社会各界广泛参与的公益和商业的合作伙伴模式，即PPP模式。

（3）加强人才培养

运用"中医＋"思维，开拓创新，多元整合传播传媒、国际化发展、商业经营、文化创意产业、现代企业管理、现代化教育等领域，充分利用已有的专业工具和专业人员，合力运转，以实现中医跨文化传播突破发展。通过多元途径和渠道，培养一批中医跨文化传播的复合应用型人才，做好中医药对外交流合作专家智库的建设工作。

（4）完善管理体系

管理上坚持"依托优势，服务大局；政府引领，市场运作；因地制宜，分类施策；上下联动，内外统筹"的基本原则，借力"中医＋"思维理念，跨界融入更多资源，定期召开国家中医药工作部际联席会议，定期制订任务分工方案，及时协调解决重大问题，将中医跨文化行为落到实处。

四、结语

借力使力现代语境，推进中医跨文化传播正是响应了当前十九大报告关于"坚持和平发展道路，推动构建人类命运共同体"[12]精神，为打造"人类健康命运共同体"贡献力量。中医文化走向世界，各个国家和民族的文化各异，传播语境因而不同，因此，同一化的传播策略显然不能达到理想的传播效果，而差异化的传播路线显然向中医文化传播的总体部署和具体实施同样提出了更高的挑战。中医跨文化传播的语境研究是其基础性工作，意义凸显，本文虽做了初步尝试，但仍有待专业理论的介入和深发，发挥理论指导实践的作用。抛砖引玉，期待更多同行关注和思考。

参考文献:

[1]中国产业经济信息网.中医药"出海"硕果累累,已传播到 183 个国家和地区. http://www.cinic.org.cn/hy/yy/412183.html,2017 – 12 – 06.

[2]中医药导报网站.国际中医药发展和立法情况概览. http://www.zyydb.com/app_ver/view_1.aspx? nid = 3553,2016 – 03 – 11.

[3]江俊丽.全球化视野下英语教学中跨文化意识的培养[D].成都:四川师范大学,2007.

[4]文庠,李艳,吴勉华.国际中医药教育发展的趋势与特点[J].世界中医药,2012,7(5):435 – 437.

[5]2016 年度世界中医药十大新闻发布[J].世界中医药,2017,12(1):108.

[6]肖凡,黄政德,李江山,等.中医学专业来华留学生培养模式探讨[J].中国高等医学教育,2016(1):35 – 36,39.

[7]郑麟,董薇,周敦华,等.现代海外中医药教育发展的范式解析与路径选择[J].上海中医药大学学报,2015,29(1):75 – 79.

[8]梁璐茜.从思维方式看东西方文化的差异[J].中学生英语(外语教学与研究),2016(8):127 – 128.

[9]刘育东,周迎.全球化背景下中美高低语境文化的对比研究[J].河北学刊,2011(3):234 – 237.

[10]熊欣.译语话语权研究——中医药英译现状与国际化[J].中国科技翻译,2015(2):11 – 14.

[11]保护和促进文化表现形式多样性公约[J].中华人民共和国全国人民代表大会常务委员会公报,2007(1):21 – 30.

[12]黄平.推动构建人类命运共同体的世界历史意义[N].中国社会科学报,2017 – 12 – 07(001).

文章来源:胡以仁,易法银,盛洁,等.中医文化传播的现代语境(四):跨文化传播与全球化[J].世界科学技术—中医药现代化,2018,20(1):92 – 96.

中医文化传播的现代语境："他者"之音

——海外"本土中医"

中医文化是一个具有悠久历史、内涵又极为丰富的传播主体,尤其在海外的跨文化传播语境中,中医文化的概念和外延受语境影响仍在不断地拓展。中医文化的形态在跨文化传播过程中通过与受众互动,不断地动态演变,逐渐形成了一类新的文化传播形态——海外"本土中医"。在文化人类学的研究中,常见两种文明进行比较时,研究者一方是"自我";而研究对象一方即为"他者",或可称为异文化者[1]。在传统的西方学术语境中,中国文化常常被海外的人类学家们作为"他者",而在中医跨文化传播领域里,"他者"的位置则正好颠倒过来,海外语境中的当地"本土中医"成为国内中医人类学研究的"他者"[2]。

一、"他者"之音——海外特殊语境中的"本土中医"

"语境"或可将其称为"语言环境""传播环境",是语言学、传播学和人类学等社会科学领域中普遍使用的概念和理论,指对语言和传播活动的发生与变化产生作用的环境(context)。环境一般包括客观存在的外界环境因素和传播双方的内在心理因素两方面。尤其在中医药的海外跨文化传播过程中,复杂的外界和内在环境无时无刻不深远地影响着传播形态。在海外的特殊语境中,当地"本土中医"得以应运而生。

海外"本土中医",专指中国传统医药在长期的海外传播及在当地的本土化进程中,逐渐形成的与中国中医本体不同的、独特的"中医"形态。历史上,中医在东亚的传播所形成的后世的韩医、日本汉方,其实都可纳入"本土中医"的范畴。而在近现代,海外"本土中医"的传播主要包括两大基本发展方向:

一是基于现代医学和科学的海外"本土中医"的创新和传播,其典型代表包括美国"干针"、英国"医学针灸"等。这一类型的海外"本土中医"多以解剖、生理、病理等西医文化为主导,常与现代理疗技术相结合,有的试图否认和脱离传统中医针灸经络文化[3]。以美国"干针"为例,中医传统针灸在美国的跨文化传播中,逐渐出现了"本土化"的变异倾向。美国的一群"本土中医"逐渐不再遵循传统的中医经络理论,而改为在肌肉、筋膜等现代解剖结构的西方医学文化框架中进行演绎,并且将重点放在针灸局部的肌肉与肌腱进行物理性治疗等方面,对于中医基本理论的涉及却并不多[4]。在这样的情况下,中国传统中医与海外"本土中医"出现了较大程度的分歧,甚至出现了立法权益之争。

二是基于东方主义的海外"本土中医"的创新和传播,典型代表包括英国"五行针灸"、法国腊味爱学派(如"甲骨文针灸")等。这一类型的海外"本土中医",发挥自身对东方世界的想象和需求,多以甲骨文、阴阳五行、太极等中国传统文化为原型,突出对(中医的)"神"的理解和运用,在针灸基础理论、取穴、刺法等诸方面进行海外"本土式"发挥创造,并往往被西方的后现代主义民众所认可和流传。以英国"五行针灸"文化为例,其又被称为"五行体质针灸",20世纪60年代由沃斯利教授创建,此学派将中医圣典《黄帝内经》和《黄帝八十一难经》中有关五行的理论文化与哲学思想特别挑选出来,同时结合西方的现代心理学方法进行全新的中医针灸概念的建构,成为自20世纪80年代起英国影响最为广泛的本土针灸流派之一[3]。

二、海外语境中中医跨文化传播的变异问题

海外"本土中医"是海外特殊语境中产生的"他者"之音。这个海外特殊语境,是相对于孕育、成长中医文化的我国传统文化语境而言的,指海外的异文化环境因素及异文化受众的不同认知环境。海外语境与中国文化语境差异极大。中医文化深深植根于中国传统文化与哲学思想,尤其受到儒释道以及周易等文化因素的影响,提倡阴阳平衡与天人合一,其体现出明显的东方语境色彩。这种东方式语境又被美国文化人类学家霍尔称作"高语境文化"(High Context),即多用间接、含蓄、模糊的语言传播信息[5]。例如,中医将一些动摇不定的病症归为"风邪"的影响,这与西方语境中的"风"显然不是同一个概念。相对于中医所采用的高语境文化,在盎格鲁—欧洲文化(Anglo – European)影响下的英语国家和地区[6],则多采用"低语境文化",即常用更为直接、明晰的语言以传情达意[5]。

海外"本土中医"是一个非常特殊的文化传播群体。这些海外"本土中医"多是土生土长的外籍人士,多数没有直接接触过中国的传统中医教育,而往往是通过自己翻阅汉学著作、中医翻译书籍和本土师承等"二手"方式来习读中医,并在西方语境的影响下来理解和认识中医文化和中国传统文化。这些外国人在面对中医和中国文化的高语境时,采取了两种截然相反的态度和应对策略,表现出海

外"本土中医"传播和发展的两种趋势。

1. 海外"本土中医"的"去中国化"趋势

一些外国人试图绕过高语境的中医理论文化,直接运用低语境的西医和科学作为理论来承接针灸技术,即产生基于现代医学和科学的海外"本土中医",表现出"去中国化"的趋势。"去中国化"主要表现在这一类型海外"本土中医"摈弃了中国传统医药基本理论和文化内涵,并不断加入西医生理、病理、解剖学以及现代技术和心理学等文化的内容,其最终形成的海外中医形态已经脱离了传统中医形态,而更多体现的是以"西医为体,中医为用"的中西结合医学文化模式。

深受西方低语境文化影响的海外"本土中医"人士,通常采用清晰直接的方式理解传播内容,因此从心理接受层面较难完全认可"只可意会不可言传"和"需要极高悟性"的中医高语境文化;此外,西方的整个大环境又多以建构在解剖理论基础上的西方医学思维为主,这使得海外"本土中医"为了稳固地立足于本土,选择有意地淡化中国传统医药文化色彩,同时着重强化本土文化特质。例如美国"干针"事件就有明显的"去中国化"的文化变异问题。中国传统中医认为,美国"干针"理论的实质是来源于中国的针灸,因为其采用了中国的针灸针和针灸腧穴以治疗疾病[7],应属中医针灸在现代发展出的一个分支。但在美国"干针"的发展过程中,研究中医针灸的美国医师们无法理解并认同中医经络理论和传统针灸穴位,而是根据西方语境将中医"穴位"改称为本土受众更容易理解的"激痛点",并出于抢占医疗市场的利益之争力图使美国"干针"和中国传统针灸脱离,独立立法,实现"去中国化"的切割,最终使其成为符合美国本土语境的医学形式。

值得注意的是,正如同中医药跨文化传播的多维复杂性,海外"本土中医"的"去中国化"趋势其实已远远超出了单纯的文化变异讨论范畴,而是中医药乃至中国在全球的文化、科学、政治、经济、贸易以及国际话语权等领域的突出体现[8]。作为中医药跨文化传播过程中本应该成为传播主体的"我"(中国中医药)而言,海外"本土中医"这个"他者"显然在一定程度上反客为主,占据了传播的某些优势地位,这对于未来的全球中医药市场将存在较大的冲击作用。

2. 海外"本土中医"的"过中国化"趋势

如果说"去中国化"是对中国传统中医文化的剔除,那么"过中国化"则主要体现在部分海外"本土中医"将一些具有浓厚中国传统哲学文化色彩的中医药基础理论如阴阳、五行、太极等进行夸张化的浓缩和重塑,最终形成了独特的中医药文化"西方版本"[9],即典型的基于东方主义的海外"本土中医"。

这一部分海外"本土中医"基于东方主义,出于自身的想象和需求,热爱中国传统的高语境文化,认可中医传统文化魅力,但自身的西方语境文化背景又限制了他们真正理解并运用东方语境,这种复杂而特殊的冲突使得他们产生了过于夸张和神化中医药文化的行为。例如英国的"五行针灸"十分推崇中医五行哲学文化思想,强调通过判断患者的五行属性、精神状况、十四经脉的阻滞等,应用针灸方法达到祛邪、调神的目的[10]。该针灸流派认为其是在《黄帝内经》阴阳二十五人的基础上对中医五行文化的进一步发挥,但许多国内中医界人士却持保留态度,认为这只是一种基于西方兴趣地对中医药文化和中国文化的"过中国化"解读和"自行创造"。

同样值得注意的是,海外本土中医的"过中国化"趋势相较于"去中国化",虽然在某种意义上看似有利于中国文化的国际传播,但过度夸张的渲染与对原意的扭曲也会给中医药带来一定程度的负面影响,削弱中医的科学形象而染上玄幻的色彩。

透视以上两种趋势,从传播学意义来说,有其共同点,即海外"本土中医"是中医药文化形态在其他地域的本土化进程中,经由高、低语境的碰撞、抗争、融合与再创造,由海外特殊语境作用而形成的典型性变异性产物,实属"他者"之音。

三、把握语境,合理发掘和利用海外"本土中医"的文化传播价值

海外"本土中医"文化作为中国传统医药文化在长期跨文化传播及本土化整合进程中所形成的独特的中医药文化,具有特殊却复杂的文化传播价值。从有利的一方面来看,首先,海外"本土中医"文化是东、西方语境融合下的特殊产物,可以视作能够有效缓和中医药跨文化传播过程中所造成的不同文化之间冲突,能够在一定程度上维持不同语境系统内部平衡的调和形态;第二,海外"本土中医"所具有的"西医为体"的文化价值思想从实践上来说,更易符合并满足本土受传者的价值需求,扩大了中医药文化在海外的影响,有其独特而有意义的跨文化传播价值;第三,海外"本土中医"文化的存在和发展使得在对传统中医药文化的解读和重塑过程中,原来被我国本民族文化禁锢的想象力、创造力得到解放("身在庐山中"),它们在一定程度上启发了对传统中医药文化的创新研究思路,有"他山之石"的借鉴作用[9]。但另一方面,这种变异了的海外中医药文化形态在当代语境中却大多并未被传统中医药学所认可,因为其实际上在某些方面确实没有遵循传统的中医药文化或是"失真"。因此,其发展和传播过程中一直伴随着巨大争议,对我国传统中医药文化的知识产权、文化传播以及行业经济利益等方面也会造成相当的消极影响。

基于此,把握海外的复杂语境,合理发掘和利用海外"本土中医"的文化传播价值将是未来工作的重要方向之一。通过积极开展海外"本土中医"的相关研究,

能够深入东西方语境内涵,发掘其创新价值和跨文化传播价值;通过合理利用海外"本土中医"资源,能够在一定程度上有利于高、低语境文化互相理解和融合,促进中医药文化的国际跨文化传播。

1. 重点任务:知己知彼,合作共赢

海外"本土中医"作为研究的"他者",是一支特殊的文化传播群体,应该积极开展海外"本土中医"的相关研究,深入发掘其创新价值和跨文化价值。在总的任务上,要认识到不同语境文化对传播的影响,秉持知己知彼、合作共赢的态度和原则,加强文化交流互鉴,广泛探索新途径,合理利用海外"本土中医"资源,促进中医药文化的跨文化传播。

2. 保障条件

在政策制度上,要设立研究专项,鼓励社会科学和中医学人员积极进入该领域,研究海外"本土中医"文化的传播谱系及现状,研究其文化创新点和创新价值,探索可能的路径对这个特殊的中医药文化传播群体加以整合和利用。在经费组成上,应主要由政府出资规划,同时鼓励院校出资进行学术交流,鼓励民间资本介入进行访问交流。在人才培养上,应建立相关学科点,培养人类学、传播学等多学科与中医交叉的复合型人才。在管理理念上,学术研究和交流访问应按一般惯例监管,对特殊情况则以"具体情况具体分析"为原则进行处理。

作为一个与中国传统中医药本体不同的、形态特殊的文化传播现象,海外"本土中医"在现代语境中受到东西方"高语境文化"与"低语境文化"的碰撞、抗争、融合与再创造,正表现出走向两极、矛盾重重的"去中国化"与"过中国化"趋势。在这样的趋势下,深刻地把握语境,加强高、低语境文化的交融,同时从不同角度合理发掘和利用海外"本土中医"的文化传播价值,既是对海外"本土中医"这个"他者"的尊重、理解和规范,更是对当代中医药传播主体"自我"的反思、发现与创新。

参考文献:

[1]严暄暄,陈小平,何清湖."他者"眼中的"他者"——浅谈运用文化人类学研究海外中医[J].湖南中医药大学学报,2013,33(2):24-26.

[2]严暄暄,丁颖,魏一苇,等."他者"在"他者"的社会——英国移民中医[J].中医药导报,2015,21(19):1-4.

[3]郑欣.美国当代主要针灸流派的诊疗特点及现状的研究[D].北京:北京中医药大学,2012.

[4]刘保延,魏辉,田海河,等.反对干针脱离针灸、反对绕过针灸法使用针灸

(三)——世界针灸学会联合会主席刘保延与美国中医论坛同仁的访谈[J].中医药导报,2017,23(11):4-9.

[5](美)霍尔(Hall,E.T.)著,韩海深译.超越文化[M].重庆:重庆出版社,1990:124-139.

[6]魏一苇,何清湖,严暄暄,等.从编码解码角度探讨"一带一路"视域下中医养生国际化传播[J].世界科学技术—中医药现代化,2017(6):994-999.

[7]刘保延,魏辉,田海河,等.反对干针脱离针灸、反对绕过针灸法使用针灸(二)——世界针灸学会联合会主席刘保延与美国中医论坛同仁的访谈[J].中医药导报,2017,23(10):3-7.

[8]严暄暄,陈小平,朱民,等."一带一路"背景下中医药跨文化传播的问题和对策——以英国为例[J].世界科学技术—医药现代化,2017,19(6):977-983.

[9]陈林兴,吴凯,贺霆.人类学视野下的中医西传——兼谈国内中医药走向世界战略研究[J].云南中医学院学报,2014,37(1):86-90.

[10]田同良,袁文丽,王流云,等.论五行针灸治疗精神心理疾病[J].中华中医药杂志,2017,32(2):516-518.

文章来源:魏一苇,严暄暄,何清湖.中医文化传播的现代语境(五):"他者"之音——海外"本土中医"[J].世界科学技术—医药现代化,2018,20(1):97-100.

"中国—卢森堡"中医药中心传播
中医药文化的探索

2013年,国家主席习近平提出了"一带一路"发展倡议,兼具人文与医学科学的多重特殊属性的中医药,是中华文明与"一带一路"沿线国家交流合作的有效载体。2016年12月,国家中医药管理局、国家发展和改革委员会共同发布《中医药"一带一路"发展规划(2016—2020年)》(以下简称《规划》)。根据《规划》,到2020年,中医药"一带一路"全方位合作新格局基本形成,国内政策支撑体系和国际协调机制逐步完善,以周边国家和重点国家为基础,与沿线国家合作建设30个中医药海外中心,颁布20项中医药国际标准,注册100种中药产品,建设50家中医药对外交流合作示范基地。

湖南中医药大学积极响应国家发展倡议,走在中国高校推动中医药"走出去"的前列,于2014年联合卢森堡国家健康研究院设立了"中国—卢森堡"中医药中心,该中心作为国家中医药管理局遴选的首批17个中医药国际合作专项中的中医药海外中心[1],在传播中医药文化、辐射和带动中医药对外交流与合作发展方面进行了多方面的探索与实践。

一、"中国—卢森堡"中医药中心基本情况

"中国—卢森堡"中医药中心是湖南中医药大学联合世界顶级科研中心之一的卢森堡国家健康研究院而设立的海外中医药研究平台。该中心采取政府、大学和药企优势资源整合出资的形式,以"中药产品欧盟注册上市、产品(药品和保健品)合作研发"为中心,中医药文化为载体,借助卢森堡在欧洲桥头堡的有利地理位置,打造具有一定影响力的欧洲中医药科研、文化平台,为中医药服务贸易在欧洲的畅行提供技术保障,为弘扬中医药文化,提高世界对中医药的认知度夯实基础。

二、"中国—卢森堡"中医药中心推进中医药文化海外发展情况

《规划》明确指出："在中医药国际医疗服务体系建设方面,将加强中医药海外中心项目建设,支持与沿线国家政府开展合作,本着政府支持、民间运作、服务当地、互利共赢的原则……建设 30 个中医药海外中心。"在发展策略选择与战略目标上,按照国家中医药管理局的要求,海外中医药中心应建设成为"中医药＋"发展模式下,集医疗、教育、科研等功能为一体的中医药文化传播综合性平台。

1. 发展策略上采取了"医药结合""点面结合"走出去的模式

"中国—卢森堡"中医药中心发展立足长远,以扩大我国药企在国际贸易中的份额为奋斗目标,采取"先药后医,医药结合"的发展战略,通过联合国内药企与卢方合作,积极推进药品国际注册项目,选择成分明确、单味药少、疗效明确,在欧洲有一定使用历史的药品开展研究,同时推出针灸、推拿、武术、药膳、气功等中医疗法,实现"医药结合";利用卢森堡的区位优势,带动邻近国家参与,在临近国逐步建立连锁医疗中心,复制和创新在卢森堡的发展模式,逐步结成医疗中心网络,长期工作,层层推进,扩大中医药在欧洲影响力。

2. 以科技攻关和文化宣传为长期战略任务

中医药在欧盟的现状是属于补充医学范畴,和其他补充医学一样,没有明确的行医资格标准和法律地位保障,行医者水平参差不齐,中药质量缺乏标准,这些严重阻碍了中医药在欧盟的健康发展。这一现状强烈召唤中国中医药高校、研究机构、药企合作,利用集体智慧针对特殊壁垒进行科技攻关,推出具有更高质量、更高准则的、符合欧盟国家规定的中药,打破制约瓶颈,打入欧洲市场。选择欧盟"心脏"的卢森堡作为突破口,借助卢政府的支持,逐渐让中医、中药获得欧盟各国认同。

在"中国—卢森堡"中医药中心建设中,我校一直把中国文化和中医药文化宣传摆在重中之重的位置,利用多种途径进行宣传,通过切身体验等方式,让外国友人感受中医文化和中医药在防病治病方面的神奇魅力。我校联合卢森堡"欧洲中医药协会"于 2015 年 5 月签署合作协议,并于同年 6 月在卢森堡与当地民众开展了中医药文化交流活动。活动由我校选派的杰出中医师团队根据当地实际情况,陆续开展了推拿整脊、针灸减肥、三伏贴等中医针灸推拿特色门诊工作,还开设了针灸推拿知识和健身气功八段锦等英文课程,并与卢森堡国家健康研究院一同开展多项社会公益活动。丰富多彩的中医药文化交流活动受到了当地民众的广泛认可和一致好评。根据卢方的需求,我校增加了选派医师人数,于同年 9 月继续开展了第二批中医药文化交流活动。

3. 采取政府、大学、企业、研究机构合力出海的模式,吸引多元资金投入

要打造中医药走出去的升级版,体现中高端引领的中医发展模式,需要探索兼有公益模式和商业模式优点的新模式[2]。近年来国内外兴起的 PPP(Public - Private - Partnership)公益和商业的合作伙伴模式,即是我们在"中心"建设中探索的创新模式。"中心"在发展中积极响应国家 PPP 模式合作,我校联合国内 5 家优秀中医药企业开展项目,包括北大未名集团、江苏苏中药业集团、大连华立金港药业、湖南方盛制药股份有限公司和山西振东制药有限公司,通过双方合作,实现产业、学术的对接,调动中药企业参与"一带一路"建设的积极性,体现了真正意义上的"产学研"国际合作。

三、中国—卢森堡中医药中心传播中医药文化发展对策

1. 响应国家倡议,拓展周边欧盟国家市场

中医药海外中心应始终以对接国家倡议为责任,以中医药发展大局为前提,务实稳健地开展中医药海外发展布局。根据国家中医药管理局"巩固重点市场、发展新兴市场、培育潜在市场"的发展对策,我校要顺应"一带一路"的发展规划要求,通过多种形式和举措,培养既具备扎实的中医药专业知识与技能,又有较强的语言及跨文化交际能力的复合型人才,持续派出优秀医师,推进在卢森堡的中医诊疗工作,并逐渐向市场化运作模式转变;同时创新工作模式,引入"网络远程医疗会诊""全球医师招聘""本土化人才参与"等新形式,稳固"中心"在卢森堡的医疗市场。

进一步拓展欧盟市场,形成联动效应,带动邻近国家参与,在欧洲逐步建立连锁医疗中心,复制和创新在卢森堡的发展模式,分享"中心"医师、医疗资源和管理运作模式,利用信息化条件下的移动互联网和"智慧云"等技术,实现跨国医疗中心连锁式、立体交叉发展。

2. 着眼内涵提升,寻求高层次、高水平国际科研合作

中医药学的海外发展已经从初期单纯和碎片化的中医药教育输出,逐渐向与国际高水平大学、科研机构等建立优势互补的长效合作交流机制转变。高水平的国际科研合作,有利于加快中医药国际化和中医药文化"走出去"进程,并最终成为实现中医药跨越式发展的助推器。"中心"要主动与国际科研机构、知名企业、名牌大学等开展科技合作,要有针对性地选择一些有一定的科研基础,在防治重大疾病和疑难杂症等方面有一定中医药优势和特色的项目作为联合攻关的重点方向。

3. 借力"中医＋"思维理念,跨界融入更多资源

现代社会,随着西医对疑难杂症的束手无策,越来越多的人在健康上追求返璞归真,崇尚自然疗法,这与中医一直以来倡导的"天人合一""顺应自然"的观点不谋而合。当下的互联网的技术革命对中医健康服务模式乃至中医药的国际化发展具有重要的现实意义,借力"中医＋"思维理念[3],立足中医药本色,充分利用信息化条件下的移动互联网技术,实现国内医院和境外医疗机构的信息的交互与共享。

中医药文化分享的深度与广度,取决于中医药文化和多元产业的巧妙结合。以卢森堡国家健康研究院为核心,基于"中医＋"思维理念,开放、多元地整合各种有利于专业和行业的资源来实现中医药突破发展。一方面以传统中医药文化基础教学为重点,开展中医药传统功法及中医药经典文化教学活动、以中医药体验馆筹建为中心开展人文体验活动等;另一方面发挥湖湘文化、中药资源等本土优势,将旅游产业融入"中心"发展,面向欧盟国家招收短期进修生,开展短期游学项目,学习中医药膳、针灸、气功、武术等科目,打造湖湘中医文化之旅系列活动。内外兼并,双管齐下,推进中医药文化的国际化进程。

4. 加强中医药国际化复合型人才培养

是否具备充足的中医药国际化复合型人才是海外传播中医药文化成败的关键。一方面,国内的中医药院校和相关机构要顺应国家"一带一路"的发展规划要求,建立多形式、多渠道的体系来培养既有扎实的中医药专业知识又有良好的跨文化交流能力的复合型人才,为海外中医药中心提供源源不断的人力资源储备;另一方面,人才培养还需做到因地制宜,也要着力培养"本土化"中医药人才,如依托中医药中心招募当地中医师,以医代教地进行培训[4];双方选派博士和优秀教师到对方国家去交换和交流,举办中医药长、短期进修班等;为进一步明确中医药的优势,联合高水平的国际科研机构开展中医药临床科研,在国外的医疗学术期刊刊发论文,抢占海外的学术高地等,保证中医药海外传播的可持续性。

四、结语

海外中医药中心承载中医药文化传播方兴未艾,它不仅满足了当今国际社会人们对于健康的渴望以及对天然药物和自然疗法的需求,而且也顺应了党和国家发展大中医药事业的战略要求。随着我国"一带一路"倡议的深入推进,我国政府、各相关高校、中医药企业、医疗机构、国内外学者应直面挑战,抓住机遇,通力合作,不断提高中医药对外交流与合作的水平,把向全世界传播和推广中医药文化的工作推向一个新的高度。

参考文献:

[1]蒋继彪.海外中医药中心发展策略研究[J].世界中西医结合杂志,2016(4):567-569,575.

[2]徐建光,郑林赟,胡鸿毅,等.对接需求 提升能级 全方位推进中医药海外发展战略[J].中医教育,2016,35(5):4-6.

[3]何清湖,孙相如,陈小平,等."中医+"思维的提出及其现实意义探讨[J].中华中医药杂志,2016(7):2472-2475.

[4]丁洋.北中医勾出海外战略蓝图[N].中国中医药报,2016-05-27(002).

文章来源:胡以仁,何清湖,朱民,等."中国—卢森堡"中医药中心传播中医药文化的探索[J].中医杂志,2017,58(14):1247-1249.

中医药在马来西亚的发展状况及其建议

中医学是我国古代哲学、民族文化、传统科技、医疗实践和物质文明的产物，有着独特完整的理论和临床体系、数千年的实践经验和极为丰富的天然资源，其安全、稳定、平衡、持久的效用在世界医学史上一直散发着独特的魅力。我国与沿线诸多国家地缘接近、文化相似，拥有医药卫生合作的悠久历史和现实基础。随着中国与马来西亚双边贸易的发展，华人移居马来西亚的规模化，以及双方文化交流的频繁，有着华人文化印记的中医药文化漂洋过海，逐渐在马来西亚扎根发展。

一、马来西亚中医药发展的现状

1. 民间中医药组织

中医中药传入马来西亚虽然自十四世纪便有史籍可考，但中医中药有组织机构却是在十九世纪二十年代才出现，成立宗旨或为将中医中药发扬光大，或为捍卫中医药界的权益。最早的中医中药组织是麻坡中医研究所（1924 年）、雪兰莪杏林别墅（1925 年）、霹雳药材行（1925 年）及槟城中医联合会（1928 年）[1]。

随后成立的中医药组织一度超过四十个，分布在马来西亚各州，各自发展。目前经卫生部会承认的组织机构分别为马来西亚华人医药总会、马来西亚中医师公会以及马来西亚中医师暨针灸联合总会。马来西亚的中医师要想取得执业资格，需要成为任何一家组织机构的会员，并经由公会在卫生部注册方可。在发扬中医中药方面，马来西亚的中医中药组织机构始终扮演着主导力量，也是推动中医中药向前发展的原动力。换言之，这些组织机构承担着马来西亚中医中药的组织领导和主办中医医院、中医学院、中医研究院及开展各种中医药的学术活动（图 1）。

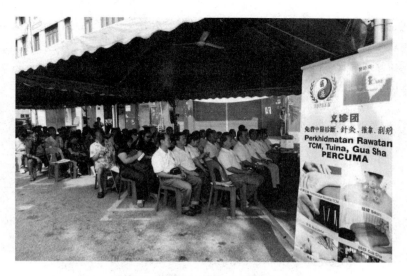

图1　大马医总中医义诊保健日

2. 中医教育

教育是传承文化最有效的方式,中医教育对于中医药文化传承的意义也是如此。只有推广和保持中医教育,中医药文化才能不断延续,向前发展。如果没有了教育的传承,没有后续的中医药人才接过前辈们的衣钵,那么中医药文化长河将会逐渐干涸,直至断流。

马来西亚中医、中药教育的发展呈阶段性特征:早期(1955年前)因袭中国医学教育传统,重视家传、师承或私塾名医,多有较好的中医基础理论,而知识面往往较窄。中期(20世纪50年代到80年代中期)开办一些中医学院、针灸学院,但因生源与经费不足,教学体系尚未形成等因素导致无定期招生或停办,30多年内全部毕业生不足千人,这当然与当时中医药尚无合法地位、从业人员总体素质不高等背景有关。1980年以后,马来西亚与中国中医院校联合办学,成绩显著,教学质量不断提高,也促进了在职教育,比如来中国进修学习、请专家讲学与开办短期培训班,而学术交流也已启动。此外,21世纪以来,随着在马来西亚的传统中医药法的酝酿和通过在即,马来西亚当地私立高等院校纷纷建立受政府承认的中医药专业科系,培养专门的中医药人才。目前共有包括马来西亚国际医药大学、英迪学院、南方大学学院、拉曼大学等7家大专院校成立或筹建中医药高等教育专业[2](图2)。这些中医药院校不仅是马来西亚培养本土中医药人才的摇篮,也是马来西亚中医药研究的排头兵。很多优秀中医药人才从这里走出去,推动着马来西亚中医药文化的传播和传承,也使更多的马来西亚民众享受优质的中医医疗福祉,是弘扬和继承中医药文化的现实途径和有效办法。马来西亚由政府认可的传统医药高等教育筹办开始于2009年,在此之前,多为民办方式。马来西亚华人医药总会将整合现有的8所院校,成立一所中医药大学,以推动传统中医药学术教育的发展。

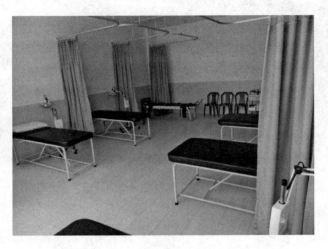

图2　南方大学学院中医治疗室

3. 中医药管理

目前马来西亚政府对中医药并不实行单一的管理。政府已经以法律形式明确"医""药"分成两大块来管理。从事中药材经营的人员受马来西亚药品管理局(Drug Control Authority)管理;从事中医行业的水准和门槛也以法律形式予以承认和拔高;对于医务人员,政府已经立法管制现代医药从业员(包括医生与药剂师),传统医药执业者不在管制范围内。很长时期以来,政府对中医药行业采取听之任之的态度,未出台相应的管理法规,虽然中医药普及,但执业者的程度却参差不齐,一些江湖骗子于中生事,钻漏洞,大发黑心财,严重影响了民众对于中医药的信赖度,给中医药的名誉造成了极大的伤害。直到1996年,卫生部决定着手管制国内传统医药。医药属于专门性行业,所有诊所与药店,必须由该相关行业之行业总会以及卫生部认可的"合格"人士管理。因此,传统药店与诊所也必须由拥有合格证书的专业人士管理。1998年成立了传统医学促进会,以协助马来西亚卫生部进行对传统医药在医疗、教育、产品和科研等方面政策和管制法规的制定。卫生部于2000年委任"总会"进行全国"中医师/中药师注册"工作,规范化中医药。2001年发布传统与辅助医药的政策法规,2004年正式成立"传统与辅助管理局"。

4. 中医药与医疗保险

一直以来,中医、针灸与其他传统医学的诊疗费用不在医疗保险范畴之内,要求病人自费,这使中医业服务对象受限,病种也趋于慢性病、终末期疾病。前几年马来西亚国内就有人呼吁将中医、针灸纳入医疗保险的提案,引起上层管理要人的重视。而且中医药的使用的确提高了马来西亚国内的医疗服务水平,深得马来西亚各阶层人士的支持。遗憾的是,直到今天马来西亚的中医药也未被正式纳入医疗保险体系。不过可以预见,随着马来西亚政府对中医药文化逐渐重视和支持,以及中医药文化在马来西亚不断得到认可和发展,中医药加入马来西亚医疗保险体系的那天终将会到来。

二、中医药文化在马来西亚传播的优势

1. 历史久远,往来密切

公元前 1 世纪至公元 2 世纪,中马两国已有贸易往来和文化交流,东汉班固所著的《汉书·地理志》记载了中国僧人、商船经马来半岛去印度的史实。汉朝时期,中国和东南亚的贸易活动中已经出现中药的贸易。至 7 世纪,唐朝已有华人移居马来。南宋方腊起义将士、宋江的部属也泛海南徙,到达马来、泰国等地。1260 年,元朝忽必烈远征婆罗洲(加里曼丹,包括东马),曾留下不少军卒。15 世纪,明朝三宝太监郑和七下西洋,五至马六甲,时称满刺加(Malacca),带去不少中药材与中成药,主要是茶叶、生姜、肉桂、大黄、茯苓等,留下医生、匠人,著名中医师匡愚,名载史册,至今为人传颂。那时的马来西亚由满刺加王国统治,与明朝交好,进贡朝拜、商务往来、文化交流都很频繁,马来的豆蔻、胡椒、沉香、丁香等药物输入中国。15 世纪以后,当地华人移民大量增加,到 21 世纪初已有 1700 万人之多。不久,又有半数返回中国,有些则移居他国。有资料显示,及至 1941 年马来之华人总数为 2418615 人,占当地总居民的 44%,雪兰莪(Selangor)、霹雳(Perak)等地华人过半。他们的医疗保健世代依靠中医药,尤其是劳作在吉保山区的采矿工人和种植园的劳工,更是倚赖中药、针灸来繁衍生息。近代历史发展中,随着中国沿海移民的增加,中国的医和药开始在马来西亚流传,得到当地华人及各族人民的欢迎,逐渐发展成今日的面貌。

2. 气候湿热,草药丰富

马来西亚处于潮湿的热带地区,四季如夏,用中草药保健甚为普遍,以清暑胜湿,解毒辟秽。且多丘陵山区,为云贵高原横断山的余脉,海拔 2000 米以上,又三面临海,四季多雨,故森林植被面积广阔,不仅拥有地域性的疾病,且拥有丰富的中草药资源,因此也为当地中医药带来一定的特色。马来西亚的草药市场预计将

以每年10%至15%的速度成长,发展潜力巨大。马来西亚2005年草药产品的市场价值估计已达45亿零吉(1美元约合3.4零吉)。马来西亚的动植物种类繁多,在亚洲排名第四,全球排名第十二,而马来西亚森林更孕育了5.2万种具有商业价值的野生草药,为马来西亚成为草药出口国奠定了基础。

3. 地缘相近,人缘相亲

中国与马来西亚共处亚洲,倚靠山水自古相连,双方自汉代以来就通过多种途径进行着传统药物、医疗理论和技术的相互补充和借鉴,丰富了各自的传统医药水平。进入近现代以后,传统医药的交流与合作越加紧密,因此,中国与马来西亚一直存在着传统医药交流的区位优势和历史传统。由于种种原因,马来西亚现代医疗体系与人民群众的要求有较大差距,加之华人占总人口的1/3,这就为中医药在马来西亚的发展提供了客观基础。

三、推动中医药在马来西亚的发展

1. 完善知识结构和提高中医从业人员的临床水平

充足辈出的人才和完善的人才结构是一门学科生存和发展的关键与基础,而目前马来西亚的中医师、针灸师未能与西医师获得同等的地位,马来西亚本土培养出来的临床人员中知识结构简单、临床水平低下的情况十分普遍。因此,要使中医被更多的马来西亚民众所接受并满意,中医临床能得到继续发展,中医师、针灸师应当努力提高自己的教育水平,完善知识结构,提高临床能力,提升自身地位。

在马来西亚,华人占总人口的1/3,其医疗保健世代主要靠传统的中医药,中医药的传承就以一种世代相传的方式在异域保存下来,全国的华人都能使用普通话。在如此好的语言环境下开办中医教育确有得天独厚的条件[3]。可以在目前中医教育的基础上,进一步与当地的大学或学院联合办学,先在当地上2~3年基础课程,再到中国上1~2年的临床课程及实践课程,使学生毕业达到大学本科水平;也可以进行在职中医药人员的培训,系统学习一些中、西医知识。

2. 大力培养马来西亚中医药的后继人才

马来西亚政府已经通过了《传统及辅助医药法令》,保障了中医师的合法地位。有马来西亚国际医药大学、马来西亚拉曼大学、马来西亚英迪大学、林肯学院、马来西亚中医学院、马六甲中医学院等8所学校开设有中医本科专业,讲授5年制的中西医课程,包括20多个科目,如中医基础理论、中医诊断学、中药学、方剂学等科目,每年培养数百位当地的中医师。尽管如此,随着华人华侨或是民众对中医的需求逐年走高,当地的中医人才仍然处于紧缺状态。马来西亚中医师暨针灸联合总会(医总)秘书长黄保民表示:"各国中医师来到中国继续接受教育,学习提高,多一些海外中医师研修班课程,也是至关重要的。"

3. 重视中药及中成药的进出口和市场动态

中药及中成药在马来西亚前景广阔。目前各中药店铺及诊所销售的中药、中成药有60%～70%来自转口贸易,香港是中药、中成药最大转口贸易基地[4]。由于中国的中成药商标未取得国际公认,不受法律保护,兼之印刷包装工艺粗糙,容易仿制,所以连同仁堂的乌鸡白凤丸也有假冒伪劣产品。而中国厂家对出口的产品缺乏市场追踪调查,对市场销路如何、是否有假冒产品根本不予关心,这样下去由于质量不高、疗效不佳必然影响中医药的信誉,损害国家利益。所以建议我国的厂家或相关出口中成药的单位注意了解市场动态,对于假冒产品,除了采取法律手段予以打击,确保中国中医药出口真正质量过硬的产品。另外,中药材的品质保证及包装也有待改善。2002年,北京同仁堂与马来西亚海鸥集团签订合作意向书,在马来西亚共同投资1000万美元,开办北京同仁堂(马来西亚)中医养生保健中心(图3)。该养生保健中心传承同仁堂海外药店传统的"名医—名药—名店"的模式。通过向海外药店派遣经验丰富的名老中医在海外坐堂问诊,提高了药店的知名度,增强了海外各族群对中医药的认同。博大精深的中医药文化加上北京同仁堂产品的可靠性,使得老字号"同仁堂"在马来西亚站稳了脚跟。2004年5月在槟城开设第二家分店,到2015年第三家分店开业,北京同仁堂在马来西亚受到了热烈欢迎。未来5年中,同仁堂计划在马来西亚各地增设更多分店,其中包括马来西亚中部彭亨州首府关丹以及马来西亚东部沙巴州。

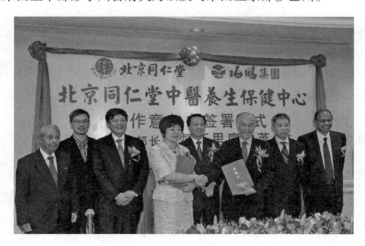

**图3 马来西亚卫生部长廖中莱出席北京同仁堂和
马来西亚海鸥集团签约仪式**

4. 争取中医疗法的立法和纳入保险覆盖范围

目前,马来西亚的医疗保险总体上仍然没有将中医、针灸纳入其中。中医、针灸要想在马来西亚获得巩固的地位,在一定要取得大众的信任和欢迎之外,最重要的是被纳入主流健康保险覆盖中。争取马来西亚政府对中医、针灸立法进入保险领域,取得民众的信任是关键。因此,中医、针灸界人士应借助"一带一路"的大好机遇,多方面努力,使中医药文化在马来西亚不断得到认可和发展,这样中医师、针灸师的社会地位才会真正的纳入主流社会中。

四、小结

由于中华文化的传递性,华人华侨移居到哪里,中华文化也就扎根到哪里。习近平总书记提出"一带一路"倡议构想,融通古今,连接中外,承载着丝绸之路沿途国家发展繁荣的梦想,也为中医药文化传播指明了方向。马来西亚的中医药发展虽然经历了漫长而曲折的过程,但正逐渐走向制度化、规范化。马来西亚的中医药市场前景可观,在马来西亚发展中医药事业大有可为。

参考文献:

[1]鲍燕,胡彩萍.马来西亚中医药发展概况[J].世界中西医结合杂志,2012,7(12):1082-1083.

[2]高睿,张杰.马来西亚中医药现状及中医药教育概况[J].中外医疗,2011,30(25):192.

[3]郑志锋.马来西亚华人文化与中医药文化传承[J].福建中医学院学报,2007(3):56-59.

[4]林江.中国—东盟传统医药交流合作的历史、现状与发展对策研究[M].南宁:广西人民出版社,2012:46-55.

文章来源:胡以仁,黄保民,丁颖,等.中医药在马来西亚的发展状况及建议[J].中医药导报,2016,22(19):4-7.

"一带一路"背景下中医药跨文化
传播的问题和对策(以英国为例)

跨文化传播,必然包括至少两个文化。谈中医药的跨文化传播,必然涉及目标文化。而"一带一路"沿线国家国情不同,作为不同的目标文化需以国别分而论之,笼统地一概而论其实不妥。故本文以进行过田野调查的英国为例。但英国的问题在全世界也有共性,故其对策建议也有推广价值,供同仁参考。

一、中医药跨文化传播的问题

传通不简单,跨文化传通更是复杂,中医药这个深奥的事物作为传播内容更是加大了传播的复杂性和不确定性。中医药跨文化传通目前存在众多问题,一方面是传播环境的严峻,另一方面是传播者自身的窘迫[1]。

1. 传播隔阂非常明显

传播隔阂是指传播过程中个体之间、个体与群体之间、成员与组织之间、群体之间、组织之间、元文化与异文化之间的隔阂[2]。

在中医药跨文化传播中,传播隔阂非常明显。在学界讨论最多的是中西方文化、中西医文化之间的差异与隔阂,笔者亦认同这是导致跨文化的个体之间、个体与异文化群体之间、异文化的群体之间的隔阂的根本原因,可以说是文化壁垒。但因为学界对此文化差异问题著述讨论甚多,本文不在此赘述。作为人类学者,笔者更关注具体到个体身上所体会到的传播隔阂和他们的应对,比如,中医执业者在与客人的沟通中有意识地避开中医术语并进行概念转换,如"气"简化为"energy(能量)";某英国大学针灸专业学生在上中医基础理论课时说,有些听不懂,而老师说,听不懂没关系,先告诉你们它(指中医和中国文化)的水平在哪,让你们知道往哪个方向努力;很多中医执业者不会与客人有临床之外的接触,不会参与他们的生活,有的华裔甚至一直只生活在很小的一个圈子里,与当地社会来往甚少,文化融入度较小;华裔和非华裔主管的几个行业协会相对泾渭分明,华裔与非华裔执业团体间往来不多等。

"由于社会信息系统的参与者——无论是个人、群体还是组织——都是具有既定利益、价值、意识形态和文化背景的主体,这里的传播隔阂,既包括无意的误解,也包括有意的曲解。"[2]传播障碍和传播隔阂的存在会造成社会个体的认知、判断、决策和行为的偏差,带来一系列的传播问题,这些问题如果不及时妥善地解决,必会影响中医药跨文化传播的正常发展。

2. 传播系统不够完善

根据传播学经典的划分方法,传通信息系统可包含 5 个类型的子系统:人内传播、人际传播、群体传播、组织传播、大众传播。

在英国,中医药的人际传播主要是医生—客人、教师—学生、普通民众之间顺着人脉关系网进行的口口相传;组织传播主要是由中医药行业学会和中医药教育机构承担的,而且其中非华人主管的行业协会,如英国针灸协会(British Acupuncture Council,BAcC)的大众传播功能明显比华裔主管的行业协会要更强更广;大众传媒在 20 世纪 70 年代和 90 年代曾出现过追捧中医的热潮,然而在近十几年负面新闻的曝光率和影响力远远超过对中医的推广。

这样的中医药传播系统并不完善。虽有组织传播,但没有专业的中医药跨文化传播组织,行业协会和教育机构主要是针对目标人群(针灸师、中医师和学生),并不能取代针对普通民众的专业传播组织的功能。大众传媒方面,英国的中医界极少主动地去利用英国社会的大众传媒平台进行宣传(中文报纸上有中医药相关广告和报道,主要依靠英国中医师学会(Federation of Traditional Chinese Medical Practitioners UK,FTCMP)和泰康医药这两个信息源,且这只针对华裔小圈子),只是作为被动的、被报道的对象在媒体呈现的海量的社会事实中偶尔冒个泡,且往往淹没在对补充替代疗法和自然疗法的追捧里。

3. 传播手段简单,传播能力有限

英国进行中医药跨文化传播的主要人群是一线的中医执业者和教育者,主要担任着人际传播中的传播者角色。但这两个人群并不是传播专业人群,其本职工作是临床和教育,主要针对顾客和学生,严格意义上来说并不是针对普通大众的,有的甚至没有明确的传播者角色意识。其传播手段也主要是诊疗和教学,对外宣传一般依靠纸媒广告(如名片、宣传小页、纸媒体广告等)和店面广告、个人网页或学校官网,有的会用到网络社交工具。有的执业者会在门面上设置屏幕,播放针灸推拿的视频,这就算是用到现代科技手段了。

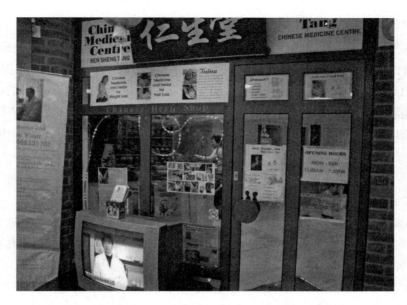

图：伦敦市郊一中国超市旁的中医店，门口正播放视频吸引顾客

组织传播者除开上述简单手段之外，还会组织聚会、会议和一些宣传活动。如 BACC 在每年 3 月组织一个"Acupuncture Week"（针灸周），统一制作一些宣传资料和广告，免费分发给协会所属针灸师一起进行宣传，以此活动来扩大针灸的社会影响力——这是笔者在英国所见闻的最大规模的中医相关传播活动之一。

中国和英国的中医出版业者虽是中医传播的生力军，也可说是传播专业人士，但其主要针对中医业界编书，中医科普方面远不如日本、韩国、美国和台湾地区的影响力。

4. 去中国化

中医药在世界的传播令人瞩目，但中国在其中作为主动传播者的角色力量并没有获得同速、平行的发展，反而近年来屡屡出现"去中国化"事件（如美国干针）和现象。"去中国化"不一定是文化意义上的，而是更多地体现在中医药相关的话语权、政治、经济、贸易等方面。

以英国为例：在中医临床界，据说目前非华裔执业者是华裔的 10 倍。在行业协会中，非华人主管的 BACC 的会员人数是几个华裔主管中医协会会员总人数的几倍。在教育界，非华裔主办中医教育机构越来越多，但课程长短不一，甚至呈现无序化，教学质量也参差不齐[3,4]。在中药界，中国主要是作为原料输出地，产品附加值很低。在欧洲及欧盟国家的市场，多年以来，中草药出口商品主要为中药材、中成药、中药提取物三大类别，一直以来中药材的出口额最高，而中成药的出口额最低[5]。中药创新不够,低水平重复现象严重[6]。

在英国移民中医界,笔者常闻哀叹:长此以往,世界的中医药会由外国人掌握!外国人已经发现了中医是个好东西,虽然不是所有外国人都认识到了,但已经认识到的那部分外国人已经能够使得中医在国外发展得很好。若中国人还以小农经济的运作方式"各种门前三分地",那不久的将来会被他国有战略有手段地把控全球中医药市场和话语权,到时候全世界都在用中医药,但并不是由中国人主导!

二、中医药跨文化传播的决策建议

无论传播环境多么严峻,我们必须面对,而且要努力改善;出现越来越多"洋中医"的趋势不是中国人可直接左右的,这需要在利益博弈中引导其携手传播;因此,笔者认为首要就是做好自己,从自身出发提出建议。

1. 树立传播意识,多领域多学科介人,完善传播体系,把传播作为一个系统工程

中医业界和相关传媒界需明确自己作为传播者的主体意识,积极致力于中医药跨文化传播事业;需树立全球化跨文化传播的全局意识,摈弃小农经济意识和运作方式,积极参与全球化竞争;要树立战略意识,改变业界陈旧观念,运用现代传播理念和传媒手段,有目标有计划地发展中医药海外传播。

中医药跨文化传播必须作为一个系统工程进行运作,需要多学科多领域交叉合作。社会科学工作者应承担起与时俱进地把握中医药跨文化传播动态,利用学科工具发现问题、分析问题和做出决策建议的职责;政府主管部门、全球性和各国地区性行业协会、中医药传播专业组织必须承担起制定战略政策和各部门资源协调的职责,并落实组织传播,以发挥整体效应;中医药业界要和各领域联合起来,尤其是传播传媒、国际化发展、商业经营、文化创意产业、现代企业管理、现代化教育等领域,充分利用已有的专业工具和专业人员,合作运转系统。

完善和加强国内政府主管部门和海外行业协会作为组织传播者的角色和功能,并成立以中医药主管部门领头、多部门合作的专业的中医药海外传播主管机构,策划和控制传播活动,培训传播者。中医药跨文化传播事业的重担要从一线的中医药从业者和教育者身上转移到传播组织,才可能突破个体或小集团单打独斗、势单力薄的局面,只有统一策划、统一制作,才能分担成本,形成合力。

2. 完善传播途径,改善传播手段,提高传播有效性

要提高传播有效性,必须要明确以受众为中心的传播意识,传播途径和手段都要在此基础上进行改善,不说话或者自说自话都无法传达,只有真诚地针对"他

者"的言说才有被接受的可能。要使中医药教育和中医药文化传播更加大众化、趣味化[7],建议从几方面下手：

（1）充分运用现代科技手段[8]，推进产品形式创新[9]

现有的一个成功案例是 Journal of Chinese Medicine（《中医杂志》）推出的一本针灸穴位的工具书，内容讲述各经脉上各穴位的定位、局部解剖、功用、针刺要领和注意事项，在纸质版的基础上推出了可在手机和平板电脑上阅读的电子书，电子版售价 25 英镑，可在官方网站上购买。该书在英国针灸学生群体中几乎人人都有，在"洋中医"中普及面也很广。这款电子书的成功是建立在其纸质版的经典实用之上的，而电子书这一现代科技手段又进一步提升了其销售量和业界影响力。

影视作品是一个极具魅力的现代传媒方式。许多中医店会在对街橱窗或客人的休息等候区播放中医针灸推拿的视频，用的主要是国内出版的教学录像，有的甚至是中文录像。若能够针对海外民众制作中医科普纪录片（像 20 世纪 70 年代外国人拍的《中国》纪录片，其中展现的针灸麻醉在西方世界一度引起轰动），可以在中医门店播放，可以赠送给长期客户以利用他们的社会人际关系网进行传播，可以进入全球出版市场零售，可以出售版权供全球各地电视、网络平台播放等。由于外国人对中国和中医的好奇心和兴趣驱使产生了不小的目标市场，使得带动消费、收回制作成本成为可能。关键是要做好产品，令外国人感兴趣，做出像 BBC 的 Wild China（《野外中国》）那样的高质量，画面、音乐、脚本、信息量（科普性）、述说方式（趣味性）无一不精，能够让外国人看得津津有味、津津乐道，守在电视机前等着看——市场需要这样的作品！打造这样的作品，需要优良的摄制团队、中医文化专家、有海外经验的中医专家和传媒业者、研究海外中医的社会科学学者等，多方合作。

（2）加强中医科普工作，从儿童入手

目前市场上亟须高质量的中医科普产品，针对没有中国文化基础的外国普通民众，其中从儿童科普产品入手是个很有效的切入点。在 2016 年 3 月，中医微信圈曾热传过一条标题为《令我们汗颜的国外儿童中医读本》[10]的微博，介绍了一本小儿中医科普绘本 Maya & Friends Visit The Acupuncturist（《玛雅和朋友们拜访针灸师》），其作者和插图画家都是地地道道的美国人，他们还创办了一个中医儿童科普的网站[11]。绘本以图为主，童趣盎然，以极简的文字述说故事，整个绘本没有说教，没有高深的理论，简单活泼的情节和人物，却能吸引小朋友甚至大朋友读下去。科普的关键是要做对形式、做对趣味，让人想读。如果能在儿童中普及中医，使中医成为日常生活中的一部分，无疑对中医的传播有着极其深远的影响力。

(3)积极探索国际出版市场的游戏规则,以实用性为原则,树立精品意识

在着手做出版物之前,市场研究是必需的,研究那些经典畅销作品,分析其畅销的原因,琢磨外国人的需求,尊重读者的文化和思维方式,寻求其兴趣点,考量表述方式,掌握国际出版市场的游戏规则,有的放矢,投其所好。出版业的发展不能只追求数量和业绩,要追求质量和影响力,出版了就堆在仓库里的东西只是在浪费人力物力。需戒除急功近利的心态,扎扎实实做精品,这是海外市场的现实要求。

(4)将中医药的文化价值贯穿对外传播的全过程[12],保持民族性

民族的就是世界的,保持民族文化自觉和自信,才能保持国家软实力。外国人对中医药感兴趣有两方面,一是不可替代的疗效,二是独具特色的文化。中医"走出去"需要以这两条腿走路,缺一不可。文化特有的渗透功能,对克服传播隔阂,减少传播的不确定性,实现有效传播有不可忽视的作用。

(5)培养复合型人才,探索切实可行的翻译模式,扎实做好中医药典籍和科普作品的翻译工作

中医的翻译不仅仅是语言的翻译,而且是医学和文化的翻译。要译好中医,既需要语言功底,也需要中医功底。目前国内中医译者多见两种,非中医专业而出身于外语专业的译员,常见对中医和文化概念把握不到位,或是中医专业出身的译者,常见语言不够地道。国内亟须培养复合型人才,才能胜任中医的翻译工作。

3. 注重人才培养,普及跨文化交际培训,提高传播能力

"个人……是发展文化的主体,是发展文化的原子,是发展文化的起点。所谓某个社会的文化,影响或传播到别个社会,严格地说,是前者的个人影响或传播到后者的个人。"[13]归根结底,中医药跨文化传播这个系统工程得由无数个体协同进行,而且在目前状况下最重要的传播者仍是一线的执业者和教育者,对这些人群及其潜在的后继者普及跨文化交际培训对促进中医药的有效传播是十分必需的。

在跨国企业中,跨文化交际培训是必备的,已形成较成熟的模式。中医药跨文化传通可以借鉴已有经验,探索一套培训模型,笔者初步设想如下:

(1)外语学习:中医专业英语和医学英语,由有海外经验的英语专业人员、跨文化传播专业人员和海外中医临床人员负责,注重实用性,其内容包括中医文化、中医概念的跨文化传播用语等;

(2)培养传播与适应能力:由跨文化传播专业人员和海外中医人员负责,就传

播手段、途径、跨文化广告、跨文化营销等做实例培训;

(3)对异文化的认识和敏感训练:由海外研究领域的社会科学学者和跨文化传播专业人员负责,模拟异国异文化环境;

(4)跨文化沟通与冲突处理:由海外中医研究的社会科学学者和海外中医人员负责,先实地调查收集案例,分析总结经验,再作为培训内容;

(5)跨文化医患沟通与关系经营:同上;

(6)中医药知识产权保护培训:由相关专业人员负责。

此外,其他专业出身的跨文化传播人员需普及中医基础知识。

4. 发展国内中医,形成对海外中医的有力支持

中医药在跨文化传播中存在明显的不确定性,主要表现在三方面:中医认识的不确定性;中医药作用机理的不确定性;中医药标准的不确定性[14]。除开异文化传播环境导致的误读,中医药本身的不完善也是客观问题。中医药本身的发展主要还是要依靠国内的人力物力,当务之急是什么,怎样发展,如何形成对海外中医的支持,这些是国内中医发展时需要考虑的。

第一,科研方面,受条件所限,移民中医参与中医科学研究的不多,海外中医亟须国内中医的科研支持。笔者有几点建议:

(1)国外最感兴趣的、在海外传播中辅助作用最大的是临床疗效研究,应重点着力于在国际重要刊物上发表相关高质量、诚信的外文论文,而在动物身上实施的基础原理实验和疗效观察不是当务之急;

(2)国外对国内的研究数据信任不足,釜底抽薪之道是规范国内学术不正之风,应急之道是积极开展国内外联合科研,外国人更相信他们自己提供的实验数据;

(3)探索适用于中医药研究的科研方法,既要符合西方科学价值体系和规范,也要兼顾中医特点,比如,针灸的临床随机对照试验方法,国外已认识到其不足之处但无法可解,中国可以探索和把控适于中医的科研方法标准的制定;

(4)针对中药毒性,需探索出一套外国人能接受的解释方剂配伍减弱毒性的理论和试验方法,以理服人,化被动为主动。

第二,教育方面,为支持中医药海外发展,国内教育需保证两点:

(1)保证国内中医教育质量,保证中医接班人的临床能力水平,保证培养出能胜任海外中医形态的全科全能的中医师,做到既能开方也能做针灸等操作;

(2)保证国内的中医留学生教育质量:减少短期课程和文凭的发放,以减少"半吊子"洋中医打着中国受训的旗号在世界各地招摇撞骗、破坏中医形象;加强中医药国际教育的跨文化能力,使留学生回国后能成为中医药跨文化传播的优良

种子;加强中医药国际教育的标准建设,牢牢把控中国作为中医教育"金产地"的地位和话语权。

第三,加强国内中医立法,在法律中明确中医的科学性,制定中医药规范化管理的标准,避免用西医规范管制中医,为海外中医药确立立法范本。

5. 政府主导作为传播的组织者,把中医作为国家文化软实力的重要部分来打造

考虑到中医药跨文化传通系统工程的庞大和复杂性以及资金投入,前述诸多建议都必须由政府主导、统合资源才有希望完成,甚至单个政府部门(如国家中医药管理局)亦无法负荷此重任,必须以国家之力承担,高瞻远瞩,统筹规划,多部门联合,成立一个联合机构统筹规划、合作实施。此工程所需人力物力之大令人望而兴叹,无从下手,但国际形势之紧迫却迫使我们须得尽快着手。这方面可借鉴英国文化创意产业发展的经验,制定一个分阶段的计划,由低级到高级地渐次实施,在摸索中积累经验不断进步。

有计划、有范式地细致地进行海外中医的各个区域研究,汇合成"外面的世界"的全景图,从而理性地认识跨文化传播的共性和个性,制定出一个对外传播的路径模型,结合各国特色具体实施。跨文化传播是一个宏大的系统工程,非个体的学者和机构所能胜任。这些策略只能由政府部门来组织制定,这些研究也只能在政府组织领导和支持下进行。

作为组织传播的主要实施者,政府主管部门和行业协会需有全局观,制定出发展路线图(Roadmap)之类的共同目标和具体路径,应用现代传播学理论和手段,借鉴跨国企业的运作模式,从宏观到微观地组织和控制传播。若没有政府领导的健全的传播体系,就英国的情况而言,就如同是小农经济与帝国主义的比拼,无疑是相当被动的。在此过程中,人类学者和传播学者等有跨文化经验的社会科学学者可以为政府决策提供学术支持。

但是在对外时要注意"去政治化"。孔子学院在英国的学界和民间有负面风评,被批判具有政治色彩,这种情况在世界各地也多有报道。中医应避免作为"文化侵略"工具的形象。关起门来我们在国内可以大谈文化外交、国家文化软实力,但在实际的传播情境中,这些词汇应避免,以免中医无辜遭受"民族戒心"的抵制。

6. 把握话语权,注重知识产权保护

本人对中医的跨文化传播持乐观预见,在不远的将来,全世界都会用中医药,因为其具有确实的疗效和迷人的文化;但问题在于,在全球化的中医领域和植物药市场,中国能多大程度上保有原创优势,占有怎样的战略地位,拥有多大的话语权。这个问题并不乐观,甚至危及国内中医的可持续发展——外国有可能通过抢

占国际专利和知识产权来限制国内中医发展。这是一场没有硝烟的现代战争,需要站到国家战略高度来考虑。中医药跨文化传播的目标导向"全世界都使用中医药"的局面,但在这过程中中国首先需要解决一个关键问题:如何把握话语权。知识产权保护是一条出路,但这也是一个系统工程:

(1)由专业学者研究国内外知识产权制度于中医药的应用和中医药国际化的应用,分析国内外现状,研究制定具有可操作性的保护模式,如专利的战略设计,研究国外政府、企业、个人常用的抢夺、盗用中国中医药资源的手法[15],提供应对策略。提供开放平台,对相关个人和机构给予专业咨询和指导。

(2)国家相关部门在智库的支持下制定"游戏规则",按照中医药特殊规律建立一套专门的中医药知识产权保护制度,以保护促发展,为国际中医药领域的知识产权保护树立范本;坚持行政保护与知识产权保护相结合,在知识产权法覆盖不到的领域制定中医药专有权法律制度,完善相关法律法规[16-19];制定保护规划,抓住重点、分急缓地有计划地分批保护起来。

(3)建立中医知识产权保护相关的管理机制和运行机制[19],由专业部门主管实施保护规划和法规。

(4)加强教育、宣传,大力普及知识产权保护相关知识。建议把中医药知识产权保护加入中医相关专业学生的课程体系,从年青一代抓起;加入中医药跨文化传播能力培训计划,通过行业学会对海外中医从业人员发放培训资料,普及相关知识;给国医大师师承继承人(或其研究团队)、中医中药老字号、中医药知名企业等做培训。

参考文献:

[1]魏一苇,何清湖,陈小平.试论中医文化传播的困境与出路[J].湖南中医药大学学报,2013,3:98-101.

[2]郭庆光.传播学教程[M].北京:中国人民大学出版社,2011:9.

[3]唐军艳.浅谈中医药教育国际化[J].中医药导报,2007,13(5):113-117.

[4]柴可夫,钱俊文.浅谈中医药国际教育的标准化建设[J].国际化论坛,2004,14(3):43-44.

[5]国家天然药物工程技术研究中心.从地奥心血康以我国首个治疗性药品进入欧盟看中药国际化[J].中国社区医师,2012(25):8.

[6]张维纯.中医药国际化面临的问题和对策[J].中国药业,2005,14(4):4.

[7]毛和荣,黄明安,刘殿刚.我国中医药文化对外传播战略构想[J].武汉纺织大学学报,2014,27(2):87-90.

[8]骆林娜.论中医药的跨文化传播[J].中医药文化,2014,4:13-16.

[9]刘建廷.文化视野中的中医药国际化战略[J].经营与管理,2011,10:32-34.

[10]新浪网.令我们汗颜的国外儿童中医读本.http://blog.sina.com.cn/ s/ blog_5344ce830102wtmr.html,2016-03-08.

[11] An Acupuncture Kids' Book. http://acupuncturekidsbook.com/,2017-07-13.

[12]孙晓生,陆金国.以文化为核心推进中医药对外传播[N].中国中医药报,2009-05-15(3).

[13]陈序经.文化学概观[M].北京:中国人民大学出版社,2005:368.

[14]黄文卿,徐怀伏.不确定性规避文化维度下的中医药国际化障碍分析[J].亚太传统医药,2010,6(5):1-3.

[15]宋晓亭.中医药国际化必须首先解决知识产权问题[J].中国医药技术经济与管理,2009,3(5):46-48.

[16]田芙蓉.中医药需要法律保护伞[N].中国中医药报,2005-01-17(5).

[17]蔡仲德,雷燕.建立中医药"专有权"法律保护制度的探讨[J].中国药房,2005,16(14):1046-1048.

[18]宗友,雷燕.中医知识产权保护的战略研究[J].中国中医药信息杂志,2005,12(11):1-3.

[19]雷燕,李中友,蔡仲德,等.关于加强中医知识产权保护的战略思考[J].世界科学技术—医药现代化,2007,9(6):92-95.

文章来源:严暄暄,陈小平,朱民,等."一带一路"背景下中医药跨文化传播的问题和对策——以英国为例[J].世界科学技术—医药现代化,2017,19(6):977-983.

"一带一路"倡议下基于海外中医药中心的中医传播与发展

一、海外中医药中心的发展现状

目前,"一带一路"建设是国家实施全方位对外开放的总抓手和新引擎,也是推广中医药适宜技术,推动中医药服务走出去的重大机遇。2015 年,由国家中医药管理局申请,财政部批准,首个用于支持中医药国际交流与合作的中央财政经费专项确立。首批专项已支持在 9 个国家建立起了海外中医药中心,包括中国—美国中医药肿瘤合作中心、中国—马拉维青蒿素抗疟中心、中国—中东欧中医医疗培训中心等,加速了中医药国际化布局,这一数字在 2017 年年底有望达到 17 个。目前首批专项已执行完毕。根据《中医药"一带一路"发展规划(2016—2020 年)》,到 2020 年,中医药"一带一路"全方位合作新格局基本形成,以周边国家和重点国家为基础,将与沿线国家合作建设 30 个海外中医药中心。目前第二批专项项目已确定并启动实施。其中,中美抗肿瘤合作项目被列入中美经济对话成果清单,中国—匈牙利、中国—吉尔吉斯斯坦等中医药合作项目被列入双边合作协议[1],从欧洲、美洲、大洋洲到非洲、亚洲,都已有了海外中医药中心的足迹。

1. 开疆拓土争取话语权

中医药跨文化传通的目标导向"全世界都使用中医药"的局面,但在这过程中面临最关键问题是要把握中医药的话语权。中医药国际标准的建立是提升中医药话语权和国际影响力的重要抓手,是加速中药产品国际注册的基础性工作。目前,以中医药为代表的传统医学已经纳入世界卫生组织(WHO)国际疾病分类代码(ICD-11)中,国际标准化组织(ISO)中也成立了中医药技术委员会(TC249),秘书处设在中国上海。ISO 收载了针灸针、中药材重金属限量等 7 个标准;WHO 发布了 5 版国际药典,收载了部分植物药的质量标准,同时承诺将协助制定中药质量标准;13 个中药 46 个标准被美国药典收载;丹参、三七等 66 个中药标准收入欧洲药典[1]。推进中医药标准国际化不仅是科学研究，更需要良好的模式开疆拓土全方位推进中医药海外发展。

海外中医药中心采取由政府主导的模式，以对接国家战略为责任，以中医药发展大局为前提，务实稳健地开展中医药海外发展布局，助力在中药国际标准制定中的参与权、话语权。中国中医科学院广安门医院与美国国立癌症研究所建立了国际中医药肿瘤联盟，出版了《恶性肿瘤中医诊疗指南》，并被列入中美战略与经济对话成果。中医药治疗肿瘤受到越来越多的美国人士的重视。

在加速推动中医药海外各国立法，乃至进入主流医学体系的过程中，海外中医药中心发挥着重要作用。2015 年 6 月，中东欧地区首个由政府支持的中医中心捷克赫拉德茨·克拉洛韦大学医院中医中心成立，辐射并带动了中医药在邻近国家的发展。同年，邻国匈牙利与我国签署关于双方共同推进"一带一路"建设的谅解备忘录，并在 2015 年 9 月推动匈牙利人力资源部（原卫生部）通过了《中医药立法实施细则》，成为欧洲第一个实施中医立法的国家。匈牙利这只"领头羊"无疑将借"一带一路"倡议所带来的好势头推动中医药在中东欧 16 国的发展。2016 年开业的北京中医药大学圣彼得堡中医中心是中俄合作的中医药走进俄罗斯的重点项目，该中医院也是第一所获得俄罗斯法律许可并取得医院牌照的中医院，对搭建中俄双方的教研合作平台、以特色中医药诊疗惠及俄罗斯人民健康等方面做出了里程碑式的贡献。2014 年湖南中医药大学联合卢森堡国家健康研究院成立的中国—卢森堡中医药中心已在中药联合研发、推进中药产品欧盟注册上市、中医药国际化人才培养、中医药成果国际化等方面开展了大量工作，并取得了系列成果。

2. 以外促内实现双赢

在中医药"一带一路"的规划下，随着海外中医药中心项目的推进，中外双方本着"政府支持、民间运作、服务当地、互利共赢"的原则，实现项目的可持续发展。项目双方的执行单位不仅在"中医药走出去"的过程中会碰撞出维护人类健康的新思路、新花火，也必将实现"内功"的提升。

南京中医药大学与瑞士明道中医集团联合建立的中国—瑞士中医药中心是集中医药文化中心、中医药教育中心、提供中医养生保健和医疗服务的康复中心三位一体的综合服务平台，也是瑞士唯一获得 ISO 国际质量标准认证（ISO9001：2008）的中医机构。在实现瑞士中医药中心的可持续发展过程中，以外促内地推动了中医教育的传承和创新。由上海中医药大学附属曙光医院和捷克赫拉德茨·克拉洛韦大学医院共建的中国—捷克中医中心是我国推动"一带一路"建设的首个医疗项目，自开诊以来就反响热烈，绿色的中医药迎合了当地民众喜欢用天然草药的需求,在治疗当地群众常见的由肥胖导致的关节疼痛病等疾病中发挥了重要作用。除中医医疗之外,中国—捷克中医中心还联合捷克权威机构合作验证中医疗效的对照研究,高水平的科研合作将有助于推动捷克将中医纳入医保范畴,提升了双方医院自身影响力,并进一步扩大中医国际影响力。

可以说,绿色中医药满足了当今国际社会人们对于健康的渴望以及对天然药物和自然疗法的需求。中医药"治未病"的观点影响了整个世界。据 2016 年第四次中国国家形象全球调查,中医药已经一跃成为最具有代表性的中国元素,选择比例达到 50%,而在 2012 年第一次调查中,中医药还没有进入前十名。

在国家推进中医药"一带一路"发展这一大好形势下,对中医药"内功"的要求越来越高。尤其在海外,以医疗市场为导向,必须要有独特疗效。海外中医药中心平台无疑提供了整合中医药学科内部资源及实现中医药学外部与其他学科的资源交融来推动中医药发展的绝佳机会[2],更是对海外中医药发展最有力的支持。

二、海外中医药中心发展中存在的问题

1. 发展模式有待创新

目前,海外中医药中心采取的是政府主导的公益属性模式,不以经济利益作为主要目标。项目执行经费主要来源于财政部 2015、2016 连续两年设立 3000 万元的中医药国际专项资金。但由于经费数额较小,不利于更广泛地推动中医药"一带一路"建设。随着中医药对外交流与合作的不断深入,中医药中心在"一带一路"沿线国家将由点成线。为了打造从中医药产品到中医药服务的"中医药健康一带一路",除了公益属性模式,海外中医药中心的发展还需要多元模式助力,可以让社会资本、境外资本依法依规参与到海外中医药中心的建设中来。近年来国内外兴起的 PPP(Public-Private-Partnership)公益和商业的合作伙伴模式[3]应是在海外中医药中心建设中探索的创新模式。

2. 合作能级有待提升

根据《中医药"一带一路"发展规划(2016—2020 年)》,中医药学的海外发展已经从初期"散兵游勇""单打独斗"或"各自为营"的局面逐渐向组织化、规范化靠拢。在中医药走出去的进程中,应依托国际高水平大学、医疗机构、科研机构,发挥各自优势,采取医、教、研结合的方式,建立优势互补的长效合作交流机制。海外中医药中心在发展策略选择与战略目标上应严格遵照国家"一带一路"发展规划要求,立足于海外项目执行地的中医药的发展现状,与沿线国家政府开展合作,坚持"依托优势,服务大局;政府引领,市场运作;因地制宜,分类施策;上下联动,内外统筹"的基本原则,以中医药传统领域的优势为纽带,通过寻求高水平的国际科研合作,构建国际合作网络,加快中医药国际化和"走出去"进程。

三、海外中医药中心的中医药传播与发展对策

1. 以医疗开道,树立国际品牌

中医药作为独特的外交手段,在促进我国软实力的提升方面起着不可替代的作用。基于中医药的独特疗效,以中医疗开道,在"一带一路"的沿线民众中推广中医药医疗保健理念,把中医药养生保健文化连点成线、由点及面推广到全世界。选派国内优秀的医学骨干赴海外中医药中心提供技术支持,根据当地人的体质特点和疾病发病率进行统计分析,筛选出适应当地群众、中医特色明显且能被患者普遍接受、技术操作规范的中医疗法,将其作为中医中心着重推广的中医特色疗法。医带教研,与当地著名的医科大学开展合作,逐步通过国外科研机构影响西方主流医学,争取让中医更多地打入海外国家的健康保险体系,更多地被西方主流医药市场所接纳。通过多元模式和渠道,打造好海外中医药中心这一国际品牌。

2. 开展境外中医药特色教育,加速海外中医本土人才培养

海外中医药中心应利用其丰富的国内教育资源,辐射并带动整个中医药对外交流与合作行业的发展。中方合作机构可考虑在中医药传统养生功法、针灸推拿等专业领域开展多层次、多形式的中医海外教育,提升中医药文化的国际影响力;在时机成熟的条件下,将旅游产业融入海外中医药中心的发展,面向中心所在国及周边国家招收短期进修生,开展短期赴华游学项目,通过在中国的学习和生活让越来越多的外国人更直观地感受中医药的独特魅力。在中医学历教育方面,积极与境外的高校和研究机构对接,为当地提供技术支持,逐步增加中医药学科在当地教育体系的比重,系统地培养一批本土的中医教师,借助他们对地方民众和文化的了解,推进海外中医人才本土化,成为实现中医药在海外持续推广的最有效途径。

3. 寻求高水平国际科研合作,提升中医药的国际影响力

"一带一路"倡议为中医药国际合作与交流迎来了崭新的历史机遇。开展高水平的国际科研合作,让西方的医药科学家研究、理解、认同、接受中医药,将对提升中医药的国际影响力发挥重要的作用。海外中医药中心作为中医药国际合作的新平台,要借助"一带一路"倡议构想的具体实施,主动与国际权威科研机构、知名企业、名牌大学等开展科技合作,有针对性地选择一些有一定的科研基础,在防治重大疾病和疑难杂症等方面有一定中医药优势和特色的项目作为联合攻关的

重点方向,把海外中医临床与教育的联合科研作为海外中医药中心可持续发展的工作重点。以海外中医药中心为核心,联合丝绸之路沿线邻国,共同制定并推广中医药与传统医学国际标准,建立传统医药国际标准化信息交流渠道,推进传统医药国际认证认可体系建设,引导建立国际社会能够接受和认可,适合中医药特点和各国(地区)具体情况,包括疾病诊断、治疗方法、疗效评价、质量控制等在内的传统医药医疗、保健、教育、研发和生产的国际标准和规范。

4. 借力"中医 +"思维理念,实现中医药文化跨界发展

"中医 +"思维就是在中医药行业发展获得重大机遇的今天,以中医药为概念核心,打破传统的学科壁垒,开拓创新,多元整合各种有利于专业和行业的学科资源以实现突破发展[4]。中医药界须借助多元产业化的力量来扩大中医药文化分享的深度和广度,在国家战略层面进行思考和整合,如推动"互联网 + 中医",让中医药与信息技术融合发展。创新中医健康服务模式,开发"个人健康管理"软件,构建"智慧云"的健康社区模式,实现国内中医院和境外医疗机构的信息交互与共享。由国家中医药管理局等政府机构牵头,组织国内中医药院校建立国际中医药课程共享联盟,利用慕课等网络新媒体丰富教学内容吸引海外的学生、教师、社区居民,增强中医药文化的海外传播力。也可将旅游产业融入"海外中医药中心"发展,利用中医药文化、中药资源等本土优势,拓展赴华短期培训业务。海外人士通过短期的中国游学,学习中医药膳、针灸、气功、武术等科目,亲身体会中医药独有的对"生命奥义"的探索与感悟。在重塑中医药国际形象方面,还可以多在国家战略层面争取支持,匠心巨制一系列推广中医药文化"走出去"的影视作品。例如,在 2016 年,国内第一部由国家卫生计生委宣传司、国家中医药管理局、中国人口文化促进会等多部委联合支持拍摄的大型中医药纪录片《本草中国》开播,从"药"到"医"到"养生",立足"本草",以小见大,深度解密中医药文化的奥妙精髓和悠远历史。该片成为中国纪录片史上第一个多平台、跨媒体播出的纪录片,从影视产业方面为中医药文化在世界范围内"正本清源",成为中医药文化"走出去"不可或缺的一张闪亮名片。

四、结语

在国家"一带一路"建设蓬勃发展的完美契机下,中医药沿"一带一路"将面临更高水平的大交流。海外中医药中心将在中医药国际化征途中承担起更为重要的作用。我国政府、各相关高校、中医药企业、医疗机构、国内外学者应抓住机遇,协同发展,为推动中医药文化国际传播和人类健康福祉做出更大的贡献。

参考文献：

[1]赵维婷.中医药全球版图逐步拓展[N].中国中医药报,2016 - 12 - 23(001).

[2]何清湖,孙相如,陈小平,等."中医 +"思维的提出及其现实意义探讨[J].中华中医药杂志,2016(7):2472 - 2475.

[3]徐建光,郑林赟,胡鸿毅,等.对接需求 提升能级 全方位推进中医药海外发展战略[J].中医教育,2016,35(5):4 - 6.

[4]魏一苇,何清湖.基于"中医 +"思维的湖湘传统医药类非物质文化遗产的传承与创新[J].湖南中医药大学学报,2016,36(9):60 - 64.

文章来源:胡以仁,朱民,严暄暄,等."一带一路"倡议下基于海外中医药中心的中医传播与发展[J].世界科学技术—医药现代化,2017,19(6):1012 - 1015.

"一带一路"倡议视域中的中医文化智库研究

习近平在"一带一路"国际合作高峰论坛开幕式上的演讲上明确提出:"一带一路"沿线国家"要建立多层次人文合作机制,搭建更多合作平台,开辟更多合作渠道","要发挥智库作用,建设好智库联盟和合作网络"。中医文化是中华文化的瑰宝。"一带一路"倡议的提出,开启了中医药文化发展的新机遇。在"一带一路"背景下,建设具有中国特色和代表中华文化影响力的中医文化智库无疑具有重要战略意义和现实需要。目前,关于中医文化智库的研究尚处在探索阶段,本文拟对"一带一路"背景下建设中医文化智库的必要性和紧迫性,以及中医文化智库的建设内容、基本特征和主要功能做系统梳理,旨在为今后建设中医文化智库奠定理论基础。

一、建设中医文化智库的必要性和紧迫性

首先,"一带一路"倡议为中医药的海外发展带来新的历史机遇。"一带一路"倡议明确提出,要与沿线国家"扩大在传统医药领域的合作"。因此,近年来,中医药走出去的步伐不断加快。目前,中医药已经传播到世界上 183 个国家和地区[1]。2016 年 2 月,中国正式发布《中医药"一带一路"发展规划(2016—2020年)》(以下简称"《规划》")。《规划》指出:中医药医疗与养生保健的价值被沿线民众广泛认可,更多沿线国家承认中医药的法律地位,中医药与沿线合作实现更大范围、更高水平、更深层次的大开放、大交流、大融合。同时,根据《规划》,到2020 年,中国将与沿线国家合作建设 30 个中医药海外中心,推出 20 项中医药国际标准,建设 50 家中医药对外交流合作示范基地。这一规划的颁布,无疑是从国家战略高度谋划了中医药在"一带一路"中的发展蓝图。中医药一定要把握住这次难得的、不可替代的海外发展机遇。

其次,在"一带一路"建设中,中医药俨然成为中华文明与"一带一路"沿线国家交流合作的最佳载体之一。早在我国改革开放初期,大批中国人、中医师到"一

带一路"沿线及其他海外发达国家开展中医药服务,将中医药文化、针灸、推拿、中药等医疗服务和产品成规模地带到了世界各地[2]。因此,习近平总书记多次强调,中医药是我们的国宝,饱含中华优秀传统文化,是文化走出去的一支重要力量,多年来为发展国家间友好合作关系、造福各国人民做出了重要贡献。中医药学凝聚着深邃的哲学智慧和中华民族几千年的健康养生理念及其实践经验,是中国古代科学的瑰宝,也是打开中华文明宝库的钥匙。由此可以看出,中医走出去,不仅关系到中医药的振兴发展,还关系到中华文化的伟大复兴。中医药健康服务业发展存在巨大潜力,以中医药为载体,可以实现沿线国家医学体系互融互通,共同为拉动沿线国家经济增长贡献力量。

再者,尽管目前中医药越来越受到海外民众欢迎,但由于文化差异和认知不同,中医药"走出去"仍然任重道远。有学者指出:医药文化的障碍以及中药市场国际竞争等问题是当前中药海外出口面临的主要困境[3]。在中医药"一带一路"发展中,中医文化智库完全可以充分发挥人才云集、理论基础扎实以及文化的引领作用等诸多优势,积极为中医药国际化探路,主动服务"一带一路"发展规划,自觉投身"一带一路"建设。同时,在沿线国家制定相关政策时,中医文化智库还可以积极发挥自身资政辅政作用。

总的来说,中医要发展,文化需前行。尤其是从"一带一路"卫生交流与文化建设两个层面来看,中医文化智库的建设更加紧迫。中医文化智库必须勇担历史责任,积极弘扬中医文化,促进中医药传承创新,促进中医药原创思维与现代科技融合发展,为维护人类健康做出新的贡献。

二、中医文化智库的主要内容

中医文化智库是在新的医疗改革中为党和政府提供决策咨询的具有中医药优势的中国特色新型智库。在"一带一路"倡议背景下,中医文化智库首先应充分了解和掌握沿线国家传统医药的需求,关注并解决沿线国家中医药合作交流的各方面问题,包括各国发展不均衡、民众认可差异、贸易壁垒、产权威胁以及国内中医发展瓶颈等。基于此,我们认为,中医文化智库的主要内容包括:

其一,中医文化智库要培养国家中医文化人才,建设中医文化人才库。中医文化智库应成为中医文化研究者的培训基地和中医药专家学者的蓄水池。只有具备擅长中医文化的专家学者,中医文化智库才能在健康成熟的环境中获得良好发展。同时,要给研究人员提供有针对性的中医文化专业古籍、继承和创新中医文化等各方面的培训,不断提升师资力量,改善培训环境,开办不同形式的培训班,大力培养优秀人才,定期开展公开讲座与社区服务,提升研究人员能力的同时促进公众的中医文化意识。

其二,中医文化智库需要智库研究人员针对中医药公共问题进行学术研究,整理研究成果,并最终将其转化为社会资源。中医文化的学术研究,主要包括中医古籍整理与数字化研究、现代中医文化服务体系的构建、中医文化产业新兴业态与中医文化软实力提升、中医文化传承与创新、新媒体语境下中医文化的国际交流与传播等。而中医文化智库的学术研究的关键在于从理论转化为实践。中医文化智库可以通过参鉴类研究报告、分析类研究报告和政策类研究报告等形式向沿线国家政府输出研究成果,并且以学术研讨、论文发表、会议展示或媒介传播等方式向公众传递最新信息。中医文化智库的学术研究要有实际价值,应服务于中医药临床,成为中医理论发展的思想先导和中医临床诊疗的思想先锋。

其三,中医文化智库要建立起能支撑中医文化研究成果产生的数据库,做好基础设施建设。中医文化数据库应成为中医药数据检索平台和中医药信息服务中心,包括中医古籍丛书数据库、中医药期刊文献数据库、疾病诊疗数据库、中医临床诊疗术语国家标准数据库、中国医院数据库等。中医的数字化处理,为中医文化提供了新载体和新媒体,不仅能承载海量信息,更要适应新时代中医药文化传承以及中医诊疗理论的研究和发展的需求。正所谓"台上一分钟,台下十年功",中医文化是通过长期医疗积累,不断探索、总结经验,逐渐形成的具有深厚文化底蕴的中国独有的文化。因此,时至今日,中医文化仍需要我们继续探索、不断完善,而这从来都是任重道远的工作[4]。

三、中医文化智库的基本特征

作为新兴智库,中医文化智库应具备以下基本特征:

1. 从本质属性看,应体现中国特色新型智库的特点

中医文化智库首先要有"中国特色"。中医文化智库一定是始终以维护国家利益和人民根本利益为出发点,为党和政府制定科学的中医药决策服务的。坚持以提高医疗质量、服务百姓为目标,充分展现中国特色、中国风格、中国气派。其次,要体现"新型"。改革创新是中医文化智库建设的根本动力。要通过深化改革不断提高中医文化智库的创新活力。进一步加强跨学科、跨地域学术交流,改革智库内部管理和外部合作等体制机制,创新发展理念和组织管理方式。此外,要始终牢记"智库"身份。最为关键的是保持自身观点的独立性,研究过程与结论不受政府和相关利益集团的影响,确保其政策建议和观点的客观性[5]。应当不受决策者和资助方的干扰,实事求是地反映地方医疗实际,提出符合公众实际的研究方案,保证研究过程中各环节的客观公正。中医文化智库应当知无不言、言无不

尽,根据自己的研究结果发出真实的声音[6]。

2. 从学科分类看,应突出中医药特色,弘扬中医药优势

中医文化智库首先一定要体现出高水平的专业化程度。根据经典医籍对人体生命活动规律和个体化诊疗进行研究探索,需要有基础扎实的中医理论人才以及有丰富经验的中医从业人才。面对未来科学发展新趋势,对研究人员的专业性水平要求会更高。其次,中医服务于百姓,中医文化智库应始终关注百姓需要。通过了解沿线国家百姓传统医疗需求,拓宽医疗服务范围,不断提高咨询水平和科学性。通过提高中医文化智库知名度和影响力,逐渐把主体走出去了解医疗需求的形式转化为百姓走进来表达医疗需求的形式,以提供更高效的中医医疗服务。同时,对于沿线国家中医药发展的热点难点问题,中医文化智库要能提供高质量解决方案。发挥中医的优势,坚持中医基础研究和中医应用研究并重,并通过结合新颖、独到的中医药政策分析,获得高质量的研究成果,利用现代信息技术建设中医文化数据库,促进中医药资源共享,为中医文化智库建设提供强有力的支撑。

3. 从文化层面看,应充分发挥文化作用,扩大中医文化智库影响力

首先,建设中医文化智库是落实文化强国发展战略的重要保障。中医文化智库要通过中医文化的宣传教育活动使沿线各国人民更多地接触中医、了解中医,使人民生活更加丰富多彩,使人民精神风貌更加昂扬向上。再者,中医文化智库要具有开放性,要加强与社会力量的协同。积极推进中医文化智库与世界中医药组织开展交流与合作,使中医文化智库人才、中医药理念走出去,推动国际社会对中国特色医疗体系的认识和了解。另外,中医文化智库要让研究成果对实际生活产生影响。研究人员要关注新知识的生产和应用,更要时刻掌握研究成果对决策的影响。要使中医政策决策者考虑或者采纳其政策建议,使研究成果真正成为中医药事业创新的重要来源。对于社会和大众舆论也要具有影响力,要使公众在遇到看病就诊疑虑时,能够及时地通过中医文化智库获取有效的咨询服务[7]。

四、基于服务于"一带一路"建设的中医文化智库的功能定位

智库是带领社会未来发展的、主流的和先进的思想和精神。同样,在"一带一路"建设和中医药发展与改革的过程中,中医文化智库的功能是朝着进步的方向的。这应体现在以下几个方面:

1. 促进中医政策沟通,辅助沿线国家中医药发展战略

中医文化智库应以沿线国家中医药发展存在的问题开展研究。以解决重大医疗问题为导向,加强传统医学政策法规等方面的交流,深化多边合作机制,分析

各国中医药发展的现实需求。中医文化智库应实时掌握我国及沿线国家中医药政策动态和医疗服务基本形势。充分发挥在政策研究方面的作用，深入调研，精心谋划，随时进行充分的信息和思想储备，促进中医文化智库在医疗改革发展进程中发挥重要作用。要能够提供专题研究的咨询方案帮助政府有效做出决策以及考核评估分析政策效果。中医文化智库应帮助各国政府在中医药政策决议上提供备供咨询，建言献策。参与中医药管理部门的决策或直接承接国家有关部门的具体任务，为政府提供专业的政策方案，为国家具体中医医疗事项的决策及地方政府、行业、企业或其他社会组织机构的具体需要，提供切实可行的咨询服务，如地方、行业、单位的中医医疗建设规划，中医治疗管理制度设计等。

2. 解决民生医疗问题，平衡政府与民众利益关系

中医文化智库应了解各国百姓传统医疗需求，将中医文化研究的理论成果转化为社会应用和国家决策，发挥其社会功能，为"一带一路"建设夯实民意基础，筑牢社会根基。中医文化智库应该成为百姓的政策参与渠道。百姓能间接地与国家政策的制定者进行沟通对话，这种交流沟通过程可以帮助中医药管理部门更好地了解百姓的中医医疗诉求。中医文化智库应及时深入群众，进行政策评估研究。中医政策出台后的实施效果和社会反映等，都需要中医文化智库的研究人员及时进行评估，发现问题总结利弊，提出调整方案。开展中医药政策评估在注重国家利益的同时更要顾及民众的价值观。中医文化智库应在政府和群众之间做好平衡，公正公平，发挥智库在政府和群众之间的连通作用。在做中医药相关决策时，需要平衡医疗卫生各方面的利益，需要协调各类互相冲突的价值观念；在政策咨询上，中医文化智库应始终把政府作为其重要的服务对象，为政府所想，使研究项目保持与政府工作的协调性和一致性；在成果共享上，中医文化智库应为民众表达心声，坚持做好社会性、群众性、服务性的工作，使决策咨询能够真正得到社会化。

3. 培养中医文化人才，推动中医文化传承创新

中医文化智库应是优秀中医基础理论人才、中医应用研究人才和中医药事业管理人才的大熔炉。中医文化智库的主体应主要来自中医医院、中医高校和中医药管理部门，主要从事医疗工作、教学工作和管理工作，掌握专业知识和理论知识的同时具备实践工作经验。另外，中医文化智库要汇聚高端人才，应与沿线国家加强联系与合作。邀请中医方面专家加入研究团队，引进海内外中医学人才，建立人才培养与交流合作机制，构建政企学研之间良好互动的"旋转门机制"。中医文化智库研究人员应为中医药事业建设提供咨询和指导，要充分发挥在改革实践探索方面的作用，推动中医改革工作不断深入，把研究成果放到中医药事业本身

去实践探索。通过公开发表论文、出版著作、举办讲座等形式,智库研究者向公众解读中医药政策,引导公众正确认识中医药,扩大中医药的社会影响力。中医文化智库在夯实中医药发展的群众基础的同时推动中医药文化的传承,为中医药事业的发展创造良好环境。

4. 传播中医文化知识,提升中医文化国际地位

中医文化智库要承担面向广大民众的中医文化宣传与教育责任。公众要认知中医、接受中医,就要先消除对中医的误解。要推广中医基本常识,使群众了解中医文化,在此基础上用当代人的思维模式让大众接受中医,从而提高中医的认知度和美誉度,增强中医的凝聚力和影响力。中医文化智库要通过多渠道举办中医文化相关活动,扩大智库的影响力。利用中医医院、中医高校和中医药企业等资源,建设中医药博物馆,举办中医药文化节、中医药开放日活动,将中医药文化传播融入互联网、影视剧、书籍、保健产品、艺术作品等载体,展示中医药文化的独特魅力。通过义诊、知识讲座以及富有中医药文化特色的活动等,吸引群众,让老百姓了解中医药文化、体验中医药文化,让老百姓能够信中医、爱中医、用中医。同时,中医文化智库为中医专家及中医爱好者搭建知识交流的平台,促进中医理论与应用的新思想、新经验和新知识的创新、论证和共享。在国内,与中医管理机构、中医高校保持密切的交流,逐渐确立自身的学术地位与影响力;在国际上,要与世界中医药大会、国际区域性会议及专业委员会会议的活动相互整合,争取展开合作与交流项目。通过召开学术研讨会、专题讲座、学术访问等各种形式,创建政企学研交流平台,相互交换研究资源,提升研究成果质量,促进研究与交流活动的国际化,推动中医药与"一带一路"沿线国家广泛的文化交流与传播,进一步发挥中医文化智库的国际影响力。

总之,在"一带一路"建设进程中,中医药文化及其事业面临前所未有的机遇和挑战,面对严峻的形势,需要国家全面谋划,突破瓶颈。中医文化智库一方面应为我国以及沿线国家做出中医药决策、破解中医药发展难题提供高质量的智力支持;另一方面,也要以中医药文化为切入点,增进沿线各国人民的人文交流与文明互鉴,为扩大中医药文化影响力、弘扬中华文化做出重要贡献。

参考文献:

[1]中华人民共和国国务院新闻办公室.《中国的中医药》白皮书(全文)[N].中国中医药报,2016 – 12 – 07(004).

[2]黄建银."一带一路"将开启中医药海外发展 3.0 时代[N].中国医药报,2015 – 06 – 23(004).

[3]任虎,曹俊金."一带一路"视域下的中药国际化研究[J].科技通报,2016,32(12):57-61.

[4]邹明明.医学人文精神培育与高校特色新型智库建设——全国医药院校社科研究协作会第四次工作会议纪要[J].医学与哲学,2014,35(1):95-97.

[5]荣婷婷.建设中国特色新型智库的五点思考[J].全球化,2014(4):56-64.

[6]吴康宁.教育改革需要什么样的国家智库[J].中国高等教育,2014(6):16-19.

[7]王建梁,郭万婷.我国教育智库建设:问题与对策[J].教育发展研究,2014,34(9):1-6.

文章来源:陈小平,冯雅婷,王歆妍,等."一带一路"倡议视域中的中医文化智库研究[J].世界科学技术—医药现代化,2017,19(6):989-993.

从编码解码角度探讨"一带一路"视域下中医养生国际化传播

  2015 年 3 月 28 日,国家提出共建"丝绸之路经济带"和"21 世纪海上丝绸之路"(合称"一带一路")两个重要倡议。在国家"一带一路"倡议下,为进一步扩大和加深与"一带一路"沿线国家在中医药(包括民族医药)领域的交流与合作,开创中医药全方位对外开放新格局,国家中医药管理局、国家发展和改革委员会于今年联合印发了《中医药"一带一路"发展规划(2016—2020 年)》[1]。在该项发展规划中,中医药养生保健项目建设受到了极高的重视。本文将从传播学编码解码的角度,重点探讨中医养生国际化传播中所面临的重要障碍,通过分析传播问题探索和提出科学有效的国际化传播策略,促进中医养生在中医药"一带一路"倡议下的国际化传播。

一、中医养生的国际化传播背景

  中医养生在中医药"一带一路"的国际化传播中具有独特的传播魅力,它所包含的医学理念、饮食烹饪、运动健身以及传统文化等丰富内涵,既能充分体现中国人文哲学特色,又能全面展示中医医学内容,更伴随着中医药 2000 余年的传承发展在世界医学文化中发挥着举足轻重的作用。其在国际化传播中的突出优势主要体现在以下三个方面:

  第一,中医养生作为"一带一路"国际化传播中的传播主体,自身具有医学、民族、文化、地理、历史等方面的复杂性,这些复杂性将有助于传播编码更加多样化,并由此形成不同的信息符号,最终在非本文化的国际受众解码中获取更高的传播成功率[2]。

  第二,中医养生作为传播主体,除了具有自身背景的复杂性,其更是一门医学科学体系,因此相较于其他较为单一、形而上的文化传播主体,更具有医学实用性,也就更容易在国际化传播域场上被受众感知和接受[2]。

第三,国内国际的外部环境正在变得更加有利于中医养生的国际化传播。《中医药国际化战略研究报告》《中医药国际科技合作计划》等国家层面文件的相继出台,表示"推动中医药现代化和国际化是中华民族的历史责任[3]"已经成为当代中医药相关工作者的共识。而今年发布的《中医药"一带一路"发展规划(2016—2020 年)》,更是从政策、资源、民心、科技、贸易等多角度对中医药"一带一路"发展提出了具体的任务要求。从全球来说,近年来随着中国经济、文化、社会的飞速发展,中国在国际社会中的影响力日益扩大,因此越来越多人对于中国文化、中医学等产生了浓厚的兴趣,尤其是中医药养生保健的价值,包括中医药健康旅游项目,被"一带一路"沿线民众广泛认可,由此提供了更为有利的传播环境。因此,中医养生作为传播主体自身所具有的文化复杂性与医学科学性,随着来自国内的中医药"一带一路"国际化政策支撑,以及来自国外的不断提升的关注度,共同构成中医养生进行国际化传播的重要优势背景。

二、中医养生在国际化传播中的问题与障碍

尽管中医养生具备独特的优势魅力和政策背景支持,在实际的国际化传播域场中却并不是处处逢源,它也面临着诸多难以忽略的传播问题和障碍。从传播学编码解码的角度来分析中医养生国际化传播的问题与障碍,可以从以下四个主要的方面进行阐述:

1. 文化隔阂与冲突

在中医养生的国际化传播过程中,文化隔阂与文化冲突是最主要、最突出的传播障碍。

首先,对于中医养生传播者以及他文化受传者而言,文化隔阂与文化冲突将直接影响传播信息的编码与解码过程。在跨文化与国际化传播研究领域,文化隔阂与文化冲突是一个经久不衰的议题。尽管麦克卢汉早在二十世纪中叶就预测到随着传播技术的不断发展和现代信息的高速流动,未来的世界将形成一个"地球村",但是研究学者们却对这一经典概念越来越持谨慎的态度[4],认为文化隔阂与文化冲突只能在一定程度上被缓解和减轻,却无法完全消失。在本研究中,来自不同社会历史文化体系的中医养生传播者以及他文化受众,从属于不同的知识语言架构,各自形成了不同的文化观、世界观、价值观,以及迥异的理解和推理认识。这意味着,中医养生国际化传播者在信息编码过程中,不可抗拒的携带有自身文化、社会、历史等方面的因素,而受传者在信息解码过程中也将强烈地受到其所在的文化社会系统的影响。即便是对于那些努力保持文化中立的研究者,民族方法学中依然指出,人们对于社会和常识的理解和推理过程,无意识地受到了本文化系统的影响,这是深入骨髓、难以改变的[5]。

"一带一路"倡议让中国和欧亚大陆共建繁荣、共谋合作,文化冲突与文化隔阂将成为极大的挑战。中国所代表的亚洲文化在世界文化学中最突出的特征体现在儒家文化领域,崇尚和谐、节制以及伦理和道德规范等;而典型的盎格鲁—欧洲文化(Anglo-European)影响下的英语国家,更倾向于彰显其批判性的、怀疑性的、好辩的文化特质[6]。因此,当面对来自"一带一路"沿线受到盎格鲁—欧洲文化熏陶的受传者强烈的怀疑与批判时,中国文化传播者常常并不能有效地理解他们的态度而倾向于保持沉默,并感到受到侵犯和歧视。反过来,他文化受众又因为得不到中国传播者的积极回馈,而认为对方受到控管或太过专制,最终产生了互相不信任的文化隔阂甚至于冲突。例如,笔者曾采访过一位来自英国伦敦的女性患者,她对中医刮痧疗法持有较强的怀疑和否定态度,但当她向中医诊所的医师进行询问时,对方却只是要她完全信任,并草草告知这是一种在中国很常见的传统疗法,这最终使得她对中医形成了非理性的印象态度。

另外,从两千年前的"丝绸之路"到如今的"一带一路",中国与世界的沟通与交流历史悠久,一些文化隔阂与文化冲突已经形成了固有偏见,而中医养生想要打破和扭转这一固有认识并不是一件容易的事。传播学家认为,在跨文化交际中,如果人们对某一文化群体形成了一种长期、固定的认识,这将难以轻易改变[7],因为他们会更倾向于选择去接受能够巩固固有意识和印象的信息,而对提供相反意见的信息感到难以抗拒的不悦。

2. 受传者认知不匹配

他文化受众的认知不匹配或信息解码错误是中医养生国际化传播中面临的另一个突出问题。

信息解码错误是一个相对概念,指的是他文化受众解码所得出的最终结论与传播者的编码目的不一致的情况。信息解码错误是传播学研究领域的一大重要课题,并尤其体现在国际传播领域,因为这一域场上的受传者个体更加多样,对于信息的解码也愈加复杂。这是因为,除去上文所提到的宏观社会、文化、历史系统等对解码过程的影响,微观来说,解码也受到了受传者个体认知、情绪的影响。

图 1 是国际化传播学者比默对人们的解码认知所作的过程图[8]:

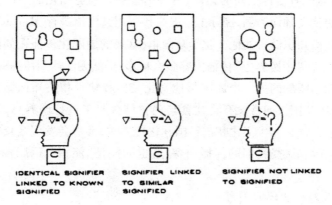

（翻译）：

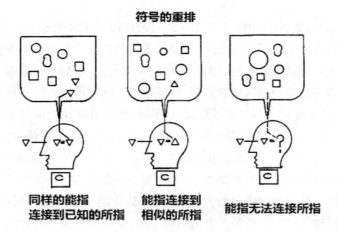

符号的重排

同样的能指　　　能指连接到　　　能指无法连接所指
连接到已知的所指　相似的所指

图1　比默认知匹配过程图[8]

从图中三种不同形式的解码结果来看,最后一种应是所有传播者不愿看到的传播失败。其中表现的是,受传者在接收众多编码信息后,找不到任何内容能够与自己已知的知识进行匹配,而导致他最终无法识别传播信息符号[8],在这种情况下,无论传播者制作出多么精彩绝伦的内容,都无异于是对牛弹琴、毫无意义。

中医养生在"一带一路"国际化传播中将很容易遇到这类问题。首先,"一带一路"沿线国家的语言文字翻译将是一道重要难题。"一带一路"沿线国家众多,所使用的语言文字迥异,如何既能契合原意又能符合用语习惯是语言学家们一直面临的课题,尤其在中医学和中医养生领域,许多专有名词和概念甚至无法找到相应的当地语言契合。比如,就笔者在英国看到的十几张中医宣传手册,单是"辨证施治"的概念就有多种不同的翻译,更毋论专业名词更细化的中医养生。以中医导引养生的英文翻译为例,国际上一般直接引用其汉语拼音"daoyin",但在对这个单词毫无任何知识储备的他文化受众眼里,这样的国际化传播正如图1中的第三种解码过程,任"中医养生"传播内容多么精彩,仍然无法达到传播效果。此外,造成受众认知不匹配的另一个原因是他文化受传者缺少相关知识储备。以英国地区为例,普通英国人通常没有将饮食与药物结合起来进行调养身体的习惯,这直接导致了中医饮食养生文化在进行国际化传播时,常常会发现受众在解码过程中完全无法理解和接受我们的传播内容,这也同样是"能指"无法连接"所指"的情况[8]。

3. 国外医药行业环境压力

中医养生的国际化传播之路还面临着国际医药系统对整个中医行业施加的市场压力。

以英国为例,笔者于2014年下半年在伦敦拜访了英国皇家医学会终身院士、全英中医药联合会主席马伯英教授,其时正是英国医药管理局(MHRA)5月开始正式实行中成药限制令之后的时期。马教授表示,这一限制令尽管未有对伦敦地区的中医药诊所造成特别明显的影响,但是对中医药在英国的传播肯定具有负面作用。此外,笔者通过英国医药管理局(MHRA)的官方网站查阅有关中医药的信息时,搜索出的大部分信息都是由药物安全部门(drug safety)上传的,意在阐述非法的草药和部分中医药对人体的负面影响。例如,由英国医药管理局发表的一篇有关英国公众对中草药认识的调查中,就将安全问题放在质疑的首位[9];在英国医药管理局另一篇讨论中医药的公文中,则直接指出中医药的毒副作用,如雷公藤对人体的肝脏、肾脏、心脏等器官的影响,却较少言及其他中药在治疗方面的正面作用[10]。而在受到中华文化广泛影响,对于中医药接受度更高的东南亚国家如马来西亚,中药产业水平也依然较为落后,法规也不甚完善,监管机构对中草药产品的认知也较不足[11]。在这种大的国外医药行业环境压力下,中医养生的国际化传播无疑也将在一定程度上受到挑战。

4. 缺少系统的组织规划

中医养生在国际化传播中面临的另一个问题就是自身缺少系统的统合与规划传播。

在上文阐述中医养生的国际化传播优势时就已提到,中医养生是一个复杂的文化传播主体,因此,中医养生如果想要进行长期的、有效率的国际化传播,一个能进行统一管理、系统筹划的官方机构或组织,将更能有效地规划资源、锁定目标受众、协调传播方式。尽管就国家层面而言,国家中医药管理局、国家发展和改革委员会联合发布了《中医药"一带一路"发展规划(2016—2020 年)》鼓励中医养生项目的国际化[1],国务院印发了《中医药发展战略规划纲要(2016—2030 年)》倡导大力发展中医药养生保健服务[12];就行业协会层面而言,世界中医药学会联合会已拥有来自 67 个国家和地区的 251 个团体会员和 117 个专业(工作)委员会[13];就海外中医教育如中医孔子学院而言,伦敦中医孔子学院和澳大利亚中医孔子学院的建立对于传播中医文化知识、促进中医国际教育起到了十分重要的作用[14];但值得指出的是,离具体落实到"一带一路"沿线每个地区的系统组织规划还尚有一定距离,因而到目前为止其传播方式仍然显得比较分散和凌乱。

三、中医养生在国际化传播中的策略探索

以上是对于中医养生国际化传播中所遇到的问题与障碍的归纳阐述,针对这一系列传播障碍,将着重采用传播学中编码解码的理论来进行策略探讨。

首先,应明确制定中医养生国际化传播策略的根本原则,通过确立一段时期内相对稳固的长期传播目标,以及细分化的、灵活变化调整的周期性传播目的,可以既从大方向上把握和引导有效的中医养生国际化传播方向,又能根据国际传播实际情境处理相应的传播问题和障碍。

为了更清晰地阐释这一基本原则,笔者将引用当代传播学家们针对国际化传播所做的一个适应模型图(图 2)[15]:

其中 A、B 二者在国际化传播中既是传播者也是受传者,在他们的整个编码解码过程中,外部环境因素和内部个人因素都对他们产生了重要影响[15]。此模式图强调了传播目标和定位的重要性和持续性。由于到目前为止,中医养生的国际化传播尚处于较为初级的阶段,针对上述中医养生在国际化传播中所面临的各种问题和障碍,可以发现传播目标和定位的建立在本研究中尤为重要。因此,确立一段时期内相对稳固的长期传播目标可以更前瞻性地指导传播策划,更有的放矢地编码传播内容,更高效性的评估传播结果。同时,细分化的、灵活变化调整的周期性传播目的又可以更积极地回应受众解码,更灵活地适应国际环境,更快速地修正传播错误等。

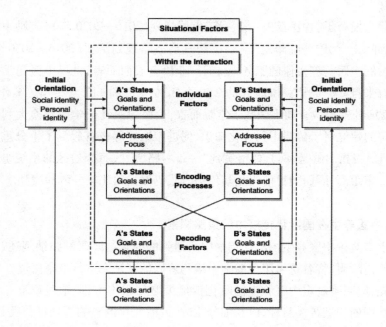

（翻译）：

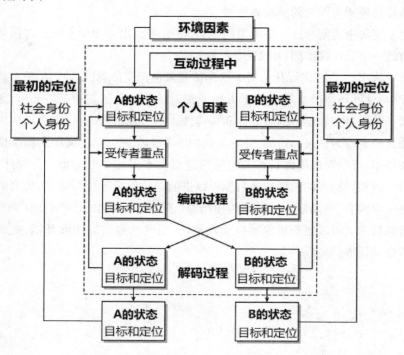

图2 国际化传播适应模式图[15]

470

具体来说,中医养生可以通过确立一段时期内相对稳固的长期传播目标,如加深他文化受众的文化理解,配合适应性的周期目标,以支撑未来的国际化传播。譬如,在解决文化隔阂与冲突方面,文化理解这一传播目的,能从根本上促使传播者在信息编码的时候,愈加重视与非本文化受传者的沟通。细分化的、灵活变化调整的周期性传播目的则可以定位为改变某些固有认识、解决某些误解问题等方面,进行具体化的传播操作。在受传者认知不匹配方面,文化理解更是非常契合地将重点放在了受众解码议题上,因此,为了达到这一目标,中医养生在传播过程中将更注重翻译问题和知识说解,并在与受众的不断交流中及时调整周期传播。在国际医药系统影响方面,一脉相承的长期传播定位将令受众对中医文化产生信赖的印象,从而减弱各种负面新闻导致的信任危机;而周期性的传播调整方式,又能使中医养生根据受众态度变化和国际医药形势,进行危机管理或形象稳固。最后,稳定的长期传播目标和周期性的传播目的,又能在一定程度上缓解中医养生国际化传播缺乏统一机构指导的这个现状。不过值得指出的是,要保持上述提到的长期传播目标,最终还是需要一个固定的组织机构来统筹安排。

在建立了根本原则的基础之上,应针对"一带一路"沿线不同区域的特征,对相应的中医养生国际化传播方式和传播内容等进行调整。第一,最迫切的就是建立"中医"官方传播机构或组织,来指导这些传播方式和内容的调整。所谓有兵无将难成形,更何况是在复杂的国际传播域场上。第二,在调整了相应的传播内容后也要采取适合的传播媒介,由于中医养生国际化传播的传播主域场是针对的"一带一路"沿线国家,每个国家的媒介宣传侧重点也有所区别,因此建议在通过传统媒介宣传如电视、报纸、杂志等基础上,应充分利用新媒介如网络、手机通信、SNS 互动传播等方式,并适当的增强大众传播力度。前文已述及,他文化受众由于缺少我们的文化知识体系,而常常无法准确解码中医养生。在这种情况下,想要通过普通的大众传播从根本上改变国际受众理解方式,是不太现实的。因此,笔者更倾向于呼吁中医养生传播主体通过网络的实时交流,来不断更新、转变非本文化受众知识储备,最终减少文化隔阂与信息误解。第三,传播内容调整方面,则建议中医养生国际化传播应先易后难。所谓先易后难,主要是针对他文化受众的解码隔阂而言的,指的是先行传播易理解、易模仿、易跟学的气功、太极等养生理论内容,而后传播中医其他更深刻的养生理论内容。这是因为,气功健身运动的国际化传播基础较久远,且内容、动作对于他文化受众来说更为直观、清楚,因此在传播内容编排上将更为容易,从而能为后面较难的传播积累编码经验。第四,充分融合中医健康旅游项目传播中医养生。中医健康旅游项目是《中医药"一带一路"发展规划(2016—2020 年)》中着重强调的中医药国际贸易体系建设项目,它能够通过直接体验的传播方式,春风化雨般地将中医医疗、养生、保健等内容传播开去,对于"一带一路"沿线各国的贸易和民心相通具有极大的促进作用。

在国家"一带一路"倡议政策的引导下,在中医药"一带一路"发展规划的具体推动下,中医养生国际化传播正在得到积极的响应与实施。尽管也许道路崎岖,问题与障碍并存,但是如何根据"一带一路"沿线国家的不同文化经济特征,推动开展中医药领域服务贸易,加强中医药养生、健康旅游、食疗药膳等特色产业经济融合,从而确立在该国适用的中医养生发展线路和规划将是未来中医养生国际化传播的重要内容。

参考文献:

[1]本刊讯.国家中医药管理局、国家发展和改革委员会发布《中医药"一带一路"发展规划(2016—2020年)》[J].中医杂志,2017(4):296.

[2]魏一苇.基于传播学编码解码理论的马王堆养生理论跨文化传播研究[D].长沙:湖南中医药大学,2015.

[3]万钢.推动中医药现代化、国际化是中华民族的历史责任——在"南沙中药标准化与国际化研讨会"上的发言[J].世界科学技术—医药现代化,2009,11(1):1-2.

[4]张志华."新地球村"的想象——赵月枝谈传播研究新实践[J].国际新闻界,2016(10):54-67.

[5]Arthur Asa Berger. Media and communication research methods:An introduction to qualitative and quantitative approaches[M]. London:SAGE Publications,2014.

[6]Yvonne Turner. Students from mainland China and critical thinking in postgraduate Business and Management degrees:teasing out tensions of culture,style and substance[J]. International Journal of Management Education,2006,5(1):3-11.

[7]高慧,赵岚.跨文化交际视野下对刻板印象的再认识[J].对外传播,2016(7):52-54.

[8]Linda Beamer. Learning intercultural communication competence[J]. Journal of business communication,1992,29(3):285-303.

[9]Medicines and Healthcare Products Regulatory Agency. Public perception of herbal medicines[EB/OL]. https://www. gov. uk/drug-safety-update/public-perception-of-herbal-medicines,2009-03-01.

[10]Medicines and Healthcare Products Regulatory Agency. Traditional Chinese medicines containing lei gong teng (tripterygium wilfordii)[EB/OL]. https:// www.

gov. uk/drug – safety – update/traditional – chinese – medicines – containing – lei –
gong – teng – tripterygium – wilfordii,2011 – 08 – 08.

［11］邹士玉,谭行寓.中草药产品在马来西亚的法规及监管研究[J].亚太传
统医药,2017,13(4):1 –4.

［12］桑滨生.《中医药发展战略规划纲要(2016—2030 年)》解读[J].世界科
学技术—医药现代化,2016,18(7):1088 – 1092.

［13］曹建华."一带一路"沿线国家加强中医药领域合作[N].国际商报,
2016 – 12 –09(A02).

［14］马静."一带一路"语境下中医药文化对外传播现状探析[J].边疆经济
与文化,2017(1):51 –52.

［15］Darla K. Deardorff. The SAGE handbook of intercultural competence[M].
London:Sage,2009.

文章来源:魏一苇,何清湖,严暄暄,等.从编码解码角度探讨"一带一路"视域
下中医养生国际化传播[J].世界科学技术—医药现代化,2017,19(6):994 –999.

"一带一路"背景下中医药国际化整合营销策略研究

——基于伯克认同理论

随着人类对回归自然的渴求,护佑华夏五千年的中医药,以其独特的哲学智慧、养生理念与实践疗效,正吸引着全球目光,这为我国中医药事业的发展带来了广阔前景。为促进"一带一路"建设,国家也高度重视中医药发展。2016年国务院发布《中医药发展战略规划纲要(2016—2030年)》,指出推进"一带一路"建设,迫切需要推动中医药海外创新发展。"一带一路"倡议为中医药走出去提供了国际市场机遇,但沿线国家对"一带一路"倡议的不同态度也给中医药国际化带来了一些挑战。在学界,中医药国际化问题也备受关注,学者们从不同视角开辟了不同的研究路径,对中医药国际化有一定的启示作用,但实践效果不尽人意。究其根源,可能存在国际营销管理滞后、国际化市场定位模糊等原因,使海外民众对中医药认知受限,认同欠缺。基于此,本文试图从伯克认同理论视角探讨中医药国际化认同问题与认同实现途径,以及国际化整合营销战略,旨在为中医药国际化研究提供新的研究视角。

一、中医药"认同"问题研究

目前,人们对中医药认同问题有所关注,但研究屈指可数,且主要限于国内学者。系统梳理文献发现,现有文献一般以"认同水平低"为出发点,从宏观层面上分析中医文化认同的危机根源及其中医文化认同的国际传播[1-4]。张其成指出各国意识形态、文化差异、语言障碍等是导致海外民众对中医药认知受限的主要原因[5]。黄文卿等在其研究中指出缺乏文化认同是阻碍中医药走向国际的主要原因,对中医药文化的不理解,直接导致了不确定性规避的行为[6]。张毅以成都市城区居民为调查对象,从使用、疗效、方法等方面对中医药认同进行了调查[7]。李春燕认为当前西方文化中心论、科学主义及其本土化、消费主义文化等对中医文化的冲击是导致中医文化认同危机的主要根源,指出通过"发掘、重构、输出"三步策略来提高海外民众对中医文化的认同[8]。潘小毅以 Phinney. J. S. 的民族认同 MEIM 量表和相关宗教认同量表为基础,开发了中医文化认同的测量量表,采用实验法和问卷调查法研究了中医文化认同现状,结果表明中医文化社会总体认同水平并不低,但存在年龄方面的群体差异,并提出了新时期中医文化传播思路[1]。

这些研究均有一定价值与启发意义,但中医药认同体系较为复杂,现有研究着力于宏观层面,无法为中医药文化国际认同的微观构建提供行之有效的实际操作指导。为此,下文引入伯克认同理论,讨论中医药国际化进程中的"认同"问题。

二、伯克认同理论对构建中医药国际化认同的营销启示

1. 伯克认同理论

认同,是指"个体对自己身份的自觉意识,或对某个群体的理想和特征的内心趋同"[9]。认同理论,作为近几十年人文社科领域普遍使用的一个术语,已被社会学、历史学、国际关系学、组织行为学等领域学者们进行多维多角度诠释。其中,广告学、传播学等领域的学者在研究认同问题时,一般采用伯克认同理论。基于研究目标的需要,本研究也将运用伯克认同理论来探讨中医药国际认同问题。

伯克认同理论指出个体可以通过共同的,或相似的情感、价值、思想或职业等与别人取得认同。认同会影响人们对事物的判断与评价、产品的选择与评价等方面[10,11]。人们共享的"物质"可以形成人与人之间的"认同"基础。认同建立,就是"物质"的传播者与受众之间关系的形成过程,即传播者促使受众改变他们自己原先的态度或行为,按照传播者的观点行动的关系建立过程。由此可见,能否成功说服受众,取决于受众对传播者传播内容、方式等方面是否认同,是否能使受众与传播者达到融为"一体"的状态[12]。

根据伯克认同理论,传播者可以采用"将欲取之,必先予之"的交换思维,通过"同情认同、对立认同与误差认同"三种方式,使目标受众与传播者达成"同一"。同情认同,是指通过以人们共同的特性来构筑与受众之间的共同情感,有效地使双方在思想、情感、价值、观点等方面产生共鸣而达成"同一"。对立认同,是指传播者与受众双方均对某种共同反对的东西而形成的联合,即通过与受众建立共同关心的问题而创造的"同一"。比如,在现实生活中,环境污染、疾病都是大家反对又关心的问题,传播者可以通过构建受众都关心的环境、疾病等困扰问题,使受众更易于与传播者达到"同一"状态。误差认同是由不正确的认知而引起的认同。

2. 中医药国际化认同的实现途径

(1)"以进促出"形成体验上的认同

所谓"以进促出"是指通过各种营销方式将海外友人请进中国,让其真实地参与中医活动,形成体验上的认同,利用口碑效应促进中医药"走出去"。相关研究表明,文化国际传播可以通过"走出去"和"请进来"两种方式进行。中医药不同于西医,其实际体验与参与中的哲学智慧晦涩难懂,"走出去"进程必定比较缓慢,事实也是如此。在这种情况下,可以通过国内中医药营销战略布局,树品牌、造影响,把海外友人"请进来",通过看、听、用、参与等手段,充分刺激和调动海外友人对中医的感官、情感、思考、行动、联想,让其在感受中医药文化的同时形成对中医药体验上的认同。此外,"请进来"方式可以掌握中医药文化传播的主动权,合法地让海外友人体验"望""闻""问""切"。

(2)与目标用户形成情感上的认同

影响目标市场消费者的购买意愿进而决定其购买行为的关键因素有情感、兴趣、欲望、经验、需求、态度等,其中,心理与情感机制尤为重要。如果忽略目标群体的心理,或对其心理认知不全面,就无法取得有效的营销效果。消费者对中医药的参与行为在很大程度上受其文化认同的影响。根据伯克认同理论,中医药国际营销时,可以通过情感认同,与消费者达到"同一"。如果在海外目标市场的营销方式能引起目标受众的心理共鸣,就能唤起消费者对中医药的情感认同,与他们"同一"起来,缩小彼此间的文化分隔,进而唤起他们积极参与中医药活动的意愿。

(3)与目标市场形成文化上的认同

因不同国家或地区的意识形态、价值观念、风俗习惯、宗教信仰的差异,中医药参与国际竞争必定困难重重。而了解当地文化,并根据当地文化构建与当地市场上文化认同的营销战略是跨国成功经营的关键因素[13]。因此,在中医药国际化进程中,无论是中医药文化国际传播,还是中医药产品的海外营销方式,不仅要考虑中医药自身的市场状况,还要考虑将打入的国际目标市场,构建与目标市场文化同一的营销战略。

三、"一带一路"背景下中医药国际化整合营销战略的构建

到目前为止,中医药已传播到 183 个国家或地区,并成为世人知晓的"中国品牌",但海外发展"仍未抵岸"[14],中医药国际营销管理明显不足。针对这种不足,本文从战略框架、分析工具、营销创新策略三个层面构建了中医药国际化营销战略。

1. 中医药国际化整合营销的战略框架

诞生于20世纪80年代的整合营销理论,是一种以消费者为导向的系统性新营销方式,重点体现在营销主体、营销目标、营销战略,以及信息传播等方面整合。根据整合营销理念,以及政府、组织、企业在行业发展过程中的互动性与关联性,本文构建了我国中医药国际化"三位一体"的整合营销战略模型(图1)。

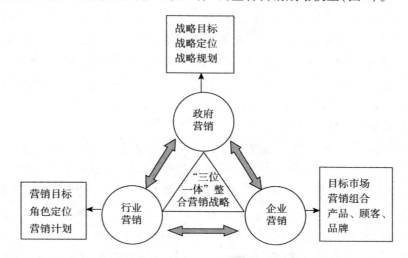

图1 中医药国际化"三位一体"整体营销战略框架

（1）宏观层面的政府营销

政府营销,是指以政府为营销主体,以整体营销理论为指导的宏观营销模式,即政府在现代营销观念指导下,向海外目标市场营销中医药文化,推广中医药产品或服务,推动中医药产业的国际贸易、跨国投资与发展,进而实现中医药国际化的过程。为此,需要政府根据营销的作用原理与传导过程,整合中医药各种资源和优势,构建一个有战略目标、战略规划与战略定位的政府营销模型,开拓中医药的地理版图。

在战略目标上,通过建立多双边的政府间合作机制,改善中医药的规管环境,提升中医药的国际话语权和国际影响力,推动其进入主流医学体系,发挥中医药在世界传统医学领域的领军作用。在战略定位上,政府可将"大中医"打造成21世纪中国的世界名片,成为"一带一路"建设中的排头兵和生力军。在战略规划上,明确地方政府、行业协会、中医药产业内企业、个体等各利益相关者在中医药国际营销中的使命,有步骤、有计划地布局重点区域、重点骨干企业在中医药国际市场上的战略规划。

（2）中观层面的行业营销

行业营销，是指以中医药行业组织为营销主体，以整体营销理论为指导的中观营销战略模式。具体体现在行业营销目标、角色定位以及计划三个方面。在营销目标上，行业组织应发挥协调宏观政府与微观组织在中医药国际化进程中的桥梁纽带作用，及时掌握海外传统医学的相关政策、中医药产业现状、产业结构、产业趋势、产业驱动力等，为中医药文化、产品、服务、人才、品牌等"走出去"营造良好的服务平台。在角色定位上，行业组织应充当国际营销的引导者与管理者，承担中医药行业自律、组建、维权、协调管理等任务，制定中医药品牌国际营销管理计划，明确中医药行业品牌定位。在营销计划上，逐步推动中医药的标准体系建设、国际服务贸易、国际学术交流、国际培训与人才交流、信息共享。

（3）微观层面的企业营销

中医药国际化企业营销，是指以提供中医药产品或服务的企业为营销主体，运用现代市场营销工具，进行中医药产品或服务的国际市场细分、目标市场与定位分销，在此基础上构建中医药国际营销组合策略。在"走出去"形式上，可以通过开展合作营销，推动中医药产品或服务多角度、全方位地走出去。

2. 运用营销 STP 分析工具，有效开拓中医药国际市场

STP 分析，即市场细分（Segmentation）、目标市场的选择（Targeting）与市场定位（Positioning），是进行国际市场营销战略，有效开拓国际市场的经典框架。中医药"走出去"，是一个不断探索的过程，在这个过程中，就需要根据国际市场的差异性需求，分类突破，逐级覆盖。在不同目标市场上，找到路径与突破口，创造不同国际目标市场的定位和角色。

在国际市场细分上，首先根据中医药所蕴含的道教、儒家等中华传统文化思想，以"文化相似性"为细分标准，将全球市场分为中华文化圈（道家文化和儒家文化）、非中华文化圈。其次，以沿线国家对"一带一路"认同态度为细分标准，可以将全球市场分为积极响应、竞争态度与模糊态度[15]。最后，根据文化相似性和对"一带一路"认同态度两个细分指标，我们发现中医药国际化将出现六种不同的细分市场（表1）。

表1 中医药国际化的六种不同细分市场

文化相似性 对"一带一路"的认同态度	中华文化圈 （道家文化和儒家文化）	非中华文化圈
积极响应	积极响应的中华文化圈市场	积极响应的非中华文化圈市场
竞争态度	持竞争态度的中华文化圈市场	持竞争态度的非中华文化圈市场
模糊态度	持模糊态度的中华文化圈市场	持模糊态度的非中华文化圈市场

细分后,接下来是通过科学的方法(比如市场调查)评估这六大国际细分市场。在评估过程中,各营销主体应考虑不同细分市场的大小和成长性、市场结构的吸引力,以及进入的目标和资源。评估后,再根据中医药国际化认同等情况,锚定优先进入或推迟进入的国际目标市场。对"一带一路"建设持积极态度的中亚国家,可以采用标准化营销战略,让中医药优先进入这些地区。相反,对"一带一路"倡议持竞争态度的国家,如美国与日本因双边关系,印度因地缘政治考量,它们将中国视为威胁,可以通过微观企业的市场行为,采用适应性营销战略有选择性地进入[16]。

最后,创造不同目标细分市场中医药的产品定位和品牌定位,为目标市场提供差异化价值,让中医药真正"走进去",让海外目标市场上的医生、患者和消费者均能够认知与信任中医药。

3. 中医药国际化营销组合的创新策略

(1)中医药国际化营销理念的创新

国际营销活动是一个系统工程,需要系统考虑中医药国际营销活动所涉及的各种资源,如政府、行业协会、企业、教育者、海外华人等。因此,中医药国际营销需要具有协同式创新营销理念,具有整合营销理念,采取不同方式,从不同层面上激发各种营销主体发挥各自竞争优势,共同面对国际化中的挑战,提升中医药国际营销系统的整体效益。

(2)中医药国际化营销模式的创新

事实证明,与当地企业合资,是更好地了解当地政治制度、社会文化和消费趋势,顺利开拓海外市场的一种主要模式。对于中医药行业的众多企业而言,可以依托自身优势,有效整合和利用国际目标市场当地企业资源优势,"借船出海",如采用国际合资、合作、并购等模式开展合作医疗(如在外办医院、开诊所)、合作办学(在目标市场提供中医药学学历教育或培训)、合作办厂或开药房等,有效借助目标市场合作伙伴的渠道、品牌影响力或其他资源,以较低的市场风险拓展国际市场。

(3)中医药国际化产品策略的创新

近年来,韩医、印度医术等也在走出去,甚至有些国家还出口中药材。为此,我国中医药只有通过创新产品策略,才能在西方医学与传统医学的国际竞争中凸显优势。营销者需要就不同市场用户的中医药产品认知和需求特性、制度环境和论证等方面进行深入的调研,在此基础上运用"产品整体概念理论",从中医药产品(或服务)的核心基本功能向一般产品、期望产品、附加产品和潜在产品延伸与拓展,开发符合目标市场对中医药产品或服务需求的产品组合策略。比如,在国际营销中,以中医医技 + 器械 + 中成药等因素进行产品组合,重点开发中医药产品如何与针刀、穴位、推拿、按摩、贴敷、埋线等中医技术相结合的适销对路的养生、保健、中医药旅游等产品,包括在包装、商标、产品定位、产品生命周期、品牌等方面的具体营销策略[16]。

(4)中医药国际化品牌推广策略的创新

品牌,作为一种稀缺资源,是企业乃至国家核心竞争力的重要标志。中医药品牌建设不仅需要微观企业着力提升品牌形象,也需要国家顶层的品牌战略规划与管理。首先,政府可以成立一个相对独立的中医药品牌国际化推广机构,利用各种机会,加大对中医药品牌的海外推广力度,并协调与解决有关我国中医药品牌质量安全、品牌形象统一、品牌涉外危机等问题。其次,中医药企业在开展国际化时,要以中华老字号品牌推广与目标市场进入相结合,丰富中医药品牌推广内容,创新品牌推广形式,拓展品牌推广渠道,形成多层次、全方位、立体化的中医药品牌国际推广格局,提升中医药品牌在国际市场上的知名度和影响力。

在中医药品牌推广时,根据不同国家社会文化及消费者需求状况,选择不同的传播渠道与传播内容。在传播受众上,先得到全球华人对中医药的认可,再通过相关推广策略,得到在华留学生和来华旅游者对我国中医药文化、服务等方面的认同,如利用互联网传播"广而快"的特点,进行广泛性推广;利用互联网的知识共享性,进行精准推广;利用互联网的社交性,进行社会化推广等,以点带面。在推广渠道上,可以利用政府、民间、企业之间的中医药国际合作、国际中医药协会、国际学术交流研讨会、中医药博览会和文化节、合作就医、合作办学等方式,将品牌跨文化传播与目标公众关系协调结合起来,通过互惠互利形成利益共同体开展传播。在推广内容上,善于讲"品牌故事",通过有效内容传播,借助不存在文化争议的情感元素,克服文化差异。

四、小结

"一带一路"倡议,为中医药国际化提供了良好的国际市场机遇,但因沿线国家对"一带一路"倡议的不同态度给中医药国际化带来了严峻挑战。中医药走向世界,是一个不断探索而漫长的过程,任重道远。着眼于伯克认同理论,探索其对中医药国际营销的相关启示,运用国际市场营销理念构建政府、行业、企业"三位一体"的整合营销创新策略,对有效应对"洋中药""化学合成药"对我国中医药的挑战,提升我国中医药品牌认知度和国际影响力,全面实现中医药国际化有重要指导意义。

参考文献:

[1]潘小毅.关于新时期中医文化传播的思考:基于一项文化认同差异的研究[J].中华中医药学刊,2016,34(11):2616-2620.

[2]李春燕.论中医文化认同危机的根源及其应对策略[J].时珍国医国药,2013,24(5):1210-1212.

[3]黄梅,沈济人.中医药文化认同在中医教育中的建立[J].卫生职业教育,2013,31(13):23-24.

[4]王雷,孙晓红,许超,等.论传统文化认同与中医的关系[J].浙江中医药大学学报,2016,40(4):278-280.

[5]张其成.促进中医药文化国际传播认同[N].健康报,2017-03-15(005).

[6]黄文卿,徐怀伏.不确定性规避文化维度下的中医药国际化障碍分析[J].亚太传统医药,2010,6(5):1-3.

[7]张毅.1193名20岁以上的成都市居民文化与职业对中医药需求的影响[J].中国医药导报,2006,3(3):125-127.

[8]李春燕.论文化全球化背景下中医文化认同的构建[J].环球中医药,2012,5(11):834-836.

[9]Erikson E H. Identity and the Life Cyle[M]. New York:W. W. Norton& Company,1994.

[10]Berger J,Heath C. Where Consumers Diverge from Others:Identity Signaling and Product Domains[J]. Journal of Consumer Research,2007,34(2):121-134.

[11] Reed I A. Activating the Self – importance of Consumer Selves: Exploring Identity Salience Effects on Judgments[J]. Journal of Consumer Research, 2004, 31 (2): 286 – 295.

[12] 刘莉. 伯克新修辞学同一理论探析[J]. 广西社会科学, 2008(8): 175 – 177.

[13] Donthu N, Yoo B. Cultural influences on service quality expectations[J]. Journal of Service Research, 1998, 1(2): 178 – 186.

[14] 王萌. 中华瑰宝 海外新秀: 中医药——造福天下人的"中国印"[N]. 人民日报海外版, 2017 – 02 – 07(11).

[15] 玛丽亚·切亚拉·赞尼尼, 计奕. "一带一路"倡议: 致力于打造文化认同的一项宏伟社会工程[J]. 欧洲研究, 2015, 32(6): 10 – 14.

[16] 王辉, 詹志方, 张小兰. 基于 STP 视角的湖南中医药国际化市场营销战略研究[J]. 产业与科技论坛, 2016, 15(15): 21 – 22.

文章来源: 王辉, 何清湖, 唐婧, 等. "一带一路"背景下中医药国际化整合营销策略研究——基于伯克认同理论[J]. 世界科学技术—医药现代化, 2017, 19(6): 1000 – 1005.

留学生来华学中医的原因及激励对策研究

国内高等中医药国际教育经过了半个多世纪的历程,目前绝大多数中医药院校都招收长期或者短期、学历或者非学历教育的留学生[1]。据国家留学基金委统计,来华留学生选择最多的 10 个学科中,中医药专业的留学生总数位居第二,仅次于汉语语言专业,来华接受自然科学教育的留学生人数中,中医药专业留学生人数最多[2]。然而,近年来,由于欧美经济发展出现困难,海外中医药教育本土化迅速发展,来自日韩等国家留学生数量锐减,我国中医药留学生生源大减,国内的中医药对外教育进入缓慢发展期,并成为新常态[3]。

研究留学生为何选择来华学中医,理性分析国内中医药对外教育招生面临的挑战和机遇,以此为基础提出激励更多留学生来华学习的策略,有利于扩大中医药留学生生源,助推中医对外教育建设迈向新的高度。同时,对于促进中医药国际化具有积极作用。

一、留学选择原因的相关研究

McMahon. M. E. 通过对发展中国家学生留学美国的分析,提出留学生派出国的经济发展水平、世界经济中的参与度、对教育的重视程度、国内可获得教育机会、留学生接受国给予的经济资助等影响留学生的选择[4]。Mazzarol. T. 的研究表明,留学目的国在留学生派出国的声誉、经济条件问题、生活环境以及地理位置等因素是影响学生选择留学过的重要因素[5]。Raychaudhuri. A. P. 等利用亚太国家 1999—2005 年样本研究高等教育贸易的阻碍因素,发现人均 GDP、高等教育入学率和生活成本等因素是重要影响因素[6]。

国内学者对国外学生来华留学的原因大致分为两类,一类为定性研究,如郑向荣[7]、杨军红[8]从"推拉理论"角度分析中国吸引留学生的主要因素包括政局稳定、经济运行良好、综合国力提升、市场潜力巨大、文化历史悠久等;另一类为定量研究,如黄年丰[9]、安然和张仕海[10]、曲如晓和江铨[11]、刘扬等[12]通过对留学生进行抽样调查,得出留学生来华学习的影响因素。以刘扬等的研究为例,其通过对北京六所高校进行大样本的抽样调查,发现对中国的文化兴趣、看重在中国的工作与发展机会、中国高等教育的质量、入学机会等是吸引外国留学生来华留学的重要原因[12]。

以上的研究主要基于宏观的视角,将各个专业的来华留学生作为一个总的群体进行分析,其结果对本研究具有一定的参考价值,但是不同专业的留学生都具备其个性,因此,本研究学中医的留学生为研究对象,探索和分析其来中国并选择中医作为专业的原因,为激励更多学生来华学中医提供依据。

二、留学生来华学中医的原因调查

本研究采取目的性调查及访谈的质性研究方法,研究对象为湖南中医药大学15名来华中医药留学生,来源国包括马来西亚、印尼、泰国、美国、捷克,层次为本科,专业为中医药及相关专业,访谈主题为"你为什么来华学习中医专业?"本文在对不同个案进行深入理解和挖掘的基础上,通过归纳和比较,总结出留学生来华学习中医药的原因主要包括如下方面。

1. 文化兴趣

所有受访学生不同程度反映出对中国传统文化以及中医文化的兴趣。对亚洲的留学生而言,华侨或者华人后裔占大部分群体,来源国与中国的文化相近,而日常生活中对中国文化以及中医文化有所接触,加上中医药文化走出去的系列政策及活动的刺激促使他们更容易有渠道了解中国文化及中医文化。在访谈中,他们表示"中医简便廉验,顺应自然疗法,无副作用",而目前疾病谱的变化以及现代医学的缺陷等因素促使他们对中国传统文化和中医文化基本认可,希望通过留学更多地了解中国及中国的传统医学。而对于欧美非华裔学生,他们本身对中国文化和中医文化不甚了解,表示"中国文化历史悠久,源远流长,中医文化很酷,与西医很不一样","我就是想学非主流的文化"。对异域文化的神秘感、不了解中医文化而产生的好奇感、追求中医文化区别于主流西医文化的个性是促使他们来华学习中医的重要原因。

2. 入学机会

来华留学的教育入学机会多体现在以下方面:第一,来源国的医学教育机会少。来源国的中医教育机构数目少且处于发展的最初级阶段,教材、师资、考核、评估、认证等各方面都不太成熟,并且入学难,门槛高,有些国家需要先具备西医的本科学历才能学习中医,而西医教育机会少,促使部分想学医的学生选择来华学中医。第二,来华学中医门槛较低。只要通过了汉语水平考试(HSK),无须其他入学考试及门槛,便可申请入学,这对有汉语功底的华裔及华裔后代优势很明显。第三,来华留学经济成本低。亚洲的受访学生表示,与来源国相比,中国的本科教育学费非常经济,即使加上留学中介费、往返机票、食宿、入学前学习汉语成本等,仍旧比较低廉,这对部分家庭情况有困难的学生诱惑力较大。

3. 家庭影响

访谈中问及"为何选中医为专业",大多数学生提到了家庭因素的影响。第一大类是部分学生的家人或者亲戚经营中药铺或者开中医诊所,他们的父辈或祖辈便是通过留学中国学习中医继而有了现有的产业,并且希望他们能够把这份事业继承下去,他们从小耳濡目染,平常也是用中药治疗和预防,对中医药认可度较高;第二类是部分学生的家人长期患病或者偶尔患病,使用中草药或者传统医药得到了较好的效果,因而影响了他们留学专业的选择;第三类则是家人认为中医的工作前景和发展前景不错,并且熟悉来华留学途径或者认识来华留学中介,因而建议子女来华学中医。

4. 发展机会

来华学习中医后的发展机会是吸引留学生的重要因素。根据受访者的反馈,发展机会包括以下三个不同方面:第一,目前其来源国的中医具备一定的群众基础,并且有日渐被越来越多的认可的趋势,毕业后有比较好的就业机会;第二,某些来源国发布相关政策承认来华学中医的学历和学位,毕业后可以直接或者通过考证的方式获取行医资格;第三,来源国的中医特别是针灸等带来的经济收入相对可观,能够满足他们对未来工作收入的期望。值得一提的是,在提到是否有毕业后留中国工作及发展的意愿时,大家的普遍反映是不愿意,理由是中医是中国的,外籍人在中国行中医会让人产生不信任感,因此,留在中国工作对于来华学中医的留学生而言,并不是吸引的因素。

5. 教育质量及其他因素

所有受访学生都有共识,即中医是中国的,学中医当然要从中国才能学到正宗的。而随着中医对外教育的日益发展,教育的规范性相应加强,教学质量相应提高,中国的生活环境良好,包括中国的社会环境稳定,奖学金覆盖面大,中国政府以及学校对留学生的关注,来中国体验中国文化继而对中医文化产生兴趣等也是留学生来华学习中医的因素。

三、留学生来华学习中医的激励对策

1. 加强中医及中国文化国际传播能力建设

中国文化和中医文化的优质性是吸引留学生来华学中医的主要因素,只有让更多的群体有机会认识和体会中医文化的魅力才能吸引更多留学生来华学习。虽然目前中医国际化以及"一带一路"政策的刺激加强了中医文化的传播,但其效果和力度仍有待加强,如何高质量、高效地在世界各地传播中国文化和中医文化,扩大传播的受众面,加强中医及中国文化国际传播能力的建设是值得探索的问题。具体而言,树立传播意识,多领域多学科介入,完善传播体系,把传播作为一个系统工程;完善传播途径,改善传播手段,提高传播有效性;注重人才培养,普及跨文化交际培训,提高传播能力;发展国内中医,形成对海外中医的有力支持;政府主导作为传播的组织者,把中医作为国家文化软实力的重要部分来打造;把握话语权,注重知识产权保护[13]。

2. 提高中医教育的国际话语权

目前世界上约有 160 个国家和地区开展了中医药教育,中医药教育机构近 700 家[14]。而国际教育合作项目、"一带一路"中医药教育中心、海外本土中医教育也大量涌现。但是,伴随着海外某些国家对中医药主权的觊觎,也会逐步影响到中医教育。我们应当防患于未然,积极系统地建立中医国际标准,建立中医国际教育标准,坚实地把握中国在中医的国际话语权和主权。具体而言,编写高质量的多国语言的中医药国际标准教材;积极优化留学生教育管理模式,坚持质量和效益并重;培养和建立具有语言水平、中医基础和跨文化技能等的合格师资队伍;完善评估和资格体系认证。

3. 提高中医药文化的认同程度

未来的发展机会是吸引来华留学生的重要因素。中医在疾病治疗和预防的有效性毋庸置疑,中医的内在价值基本得到肯定。为了提高中医在来源国的认可度,扩大中医在来源国的群众基础,争取来源国政策层面对中医的准入及支持十分重要。从国家层面出发进行全面有规划地顶层设计,积极与国外建立有关中医药的合作条约和协议,促进国外对中医的政策准入,让已经承认中国留学中医学历的国家继续保持,让准入条件严苛或者否定准入的国家能够发布相关政策是中医对外教育可持续发展的重要条件,如签订学历学位互认协议,提高中国留学生教育的国际认同度等。积极明朗的中医政策,群众对中医认同程度高是学生有来华学中医的强大动力和重要保障。同时,切实保证国内的中医对外教育质量,从源头上保证中医的认同基础。

4. 招生产业化、市场化

中国的中医留学生目前与中文、中国文化等属于留学比例较多的专业,是我国的优势教育专业,具有其教育出口的产业性与效益性,这就需要政府主管部门和相关高校领导更新中医对外教育的发展理念。中医对外教育招生宣传力度有待大力加强,招生途径有待多样化,招生投入资金及精力应大幅度增长,应建立市场化、专业化的招生系统。具体而言,首先,可借鉴某些发达国家招生模式或者借鉴其他专业的招生模式,如举办国际会展、与孔子学院和海外中医药中心有效进行资源联合、网络招生、设置更多留学中介等;其次,通过中国政府奖学金、外国政府奖学金、个人自由申请、校际交流项目、联合培养、公司和企业委派、友好团体和个人推荐等形式进行全方位的招生。

四、结语

中医药走向世界任重而道远,是一个不断探索和进步的过程。应着眼于留学生选择来华学中医的原因,探索吸引更多更高层次的生源来华学中医的激励对策,这对扩大中医国内留学生教育的规模,推进中医成为优质的对外教育资源,从而适应海外中医对外教育的发展,全面实现中医药国际化均有着重要的指导意义。

参考文献:

[1]孙源源. 高等中医药院校对外留学生教育的发展探析[J]. 管理观察,2014,558(31):148-151.

[2]李洁. 我国高等中医药对外教育发展的现状及思考[J]. 西北医学教育,2010,18(5):857-859,887.

[3]蒋剑锋,李俊伟. 一带一路战略下中医药国际教育的战略转型[J]. 中国高等医学教育,2016(6):26-27.

[4]Mcmahon M E. Higher education in a world market[J]. Higher Education,1992,24(4):465-482.

[5]Mazzarol T. Critical success factors for International education marketing[J]. International Journal of Educational Management,1998,12(4):163-175.

[6]Raychaudhuri A P,Pradir D. Barriers to trade in higher education services:Empirical Evidence from Asia-Pacific countries[J]. United Nations Economic & Social Commission for Asia & the Pacific,2007,3(2):67-88.

[7]郑向荣. 当前我国发展来华留学生教育的意义与优势分析[J]. 高教探索,2010(5):103-106.

[8]杨军红. 来华留学生构成特点及影响因素分析[J]. 中南民族大学学报(人文社会科学版),2006(S1):103-107.

[9]黄年丰. 外国来华留学生学习动机调查和对策[J]. 中国成人教育,2008

(9):113 – 114.

[10]安然,张仕海.亚洲来华留学生教育需求调查分析[J].高教探索,2008(3):103 – 108.

[11]曲如晓,江铨.来华留学生区域选择及其影响因素分析[J].高等教育研究,2011,32(3):30 – 38.

[12]刘扬,王慧,孔繁盛.外国学生缘何留学中国——基于北京高校调查的实证研究[J].高等教育研究,2013,34(5):32 – 38,52.

[13]严暄暄,陈小平,朱民,等."一带一路"背景下中医药跨文化传播的问题和对策——以英国为例[J].世界科学技术—医药现代化,2017,19(6):977 – 983.

[14]张伯礼,石鹏建,洪净.中医药高等教育发展战略研究[M].北京:中国中医药出版社,2013:298 – 299.

文章来源:丁颖,何清湖,易法银,等.留学生来华学习中医的原因及激励对策研究[J].中医杂志,2018,59(12):1078 – 1080.

西医留学生对中医药文化认可的质性研究

中医药是中华民族的瑰宝,也是中国对外输出产品中最具文化特色和不可替代性的项目。目前国内多数高校为了响应国策,促进中医跨文化传播,同时满足部分来华西医留学生希望了解中国传统医学的要求,对西医留学生开设了中医药方向的相关基础课程。来华西医留学生作为一个特殊群体,对他们进行中医药文化传播有着天然的优势:其一,他们自身的专业是西医,对了解和学习同样可以治病救人的中医有天然的兴趣和好奇感;其二,他们在中国学习,对中国文化有一定的了解,为中医的学习奠定了基础。

本课题以西医留学生对中医药文化的认可,即情感上的认可为研究对象。认可不等同于认同。文化认同具体包括个体对文化的了解程度(认知)、在情感上的认可(情感)及其在行为上的坚持性(行为)三个部分[1]。而情感上的认可是文化认同范畴的一个重要组成部分。鉴于西医留学生的特殊身份,他们学习中医药文化的课时有限,因此对于中医药文化的了解程度有限,而且由于语言和国籍等的限制,行为上坚持中医诊治的条件不成熟,所以研究他们在情感层面对中医药文化的认可,是切实可行并且具有实践意义的。倘若他们能够通过基础课程的学习,对中医药文化进行基本的了解之后,能够在情感上先建立积极的认可,这对他们进一步认知和了解中医药文化有积极的促进作用,从长远角度而言,对于促进中医药跨文化传播进程十分有益[2]。

一、研究方法

本研究的结果来源于一项目的性质性研究,作者组织 60 名西医留学生进行半开放式写作,主题为"你对中医药文化的哪些部分认可或者赞同,并仔细分析原因;你对中医文化的哪部分不认可或者反对,仔细分析原因"。

本文所涉及的西医留学生专业为五年制西医临床,大二年级,已经接受了大部分西医的基础课程,并且刚结束中医基础理论课程的学习。中医基础理论课程包括 36 课时,覆盖了中医基础理论的绪言、中医的哲学基础(气、阴阳、五行学说)、藏象理论、病因学说、病机学说、防治原则。教师全程采用英语授课。

关于资料分析和写作方式,本文运用扎根理论对资料进行分析,在对不同个案进行深入理解和挖掘的基础上,通过归纳和比较,描述西医留学生对中医文化的认可情况并加以分析。采用情境型和类属型相结合的成文方式,介绍个案,使读者获得比较直观的理解。

关于推广度,本研究属于质性研究,自然不能自然地推广到所有的来华西医留学生,但质性研究在某种意义上也可进行外部推论,体现在读者的共鸣作用和所得理论的阐释作用[3]。本研究所描述的情况可使其他来华西医留学生以及从事相关教学及研究工作者得到启迪和共鸣,所得相关理论可对其他来华西医留学生的中医药学习产生阐释作用。

二、分析和发现

在对他们的写作资料进行归纳分析之后发现:来华西医留学生对中医药文化的认可度并不完全一致,但是有明显的特点和共性。他们对中医药文化的思维模式、哲学思想等普遍表示不认可和质疑;对中药及治疗方法普遍表示认可和接受。本文主要从来华西医留学生对中医药文化的认可层面进行具体描述和归纳,分析他们学习中医药知识之后对中医药文化认可差异的内在原因,总结其差异对中医药文化传播效果的影响,并且提出改善和提高其对中医药文化的认可度的对策和建议。

1. 对中医药文化的认可现状

本研究所涉及西医留学生在学习了中医基础课程之后,对以"中医药文化哪些部分认可或者不认可"为主题进行写作的资料显示,其对中医药文化从情感上表示不认可的约占三分之二,认可的约占三分之一。

(1)不认可

大部分学生认为,中医的哲学思想不科学,大多数是假说,不具备说服力,无法证实其客观性和正确性。以 A 为代表的二十多个学生明确表示,气理论理解非常困难,因为气看不见摸不着,仅仅凭想象而已,只是哲学概念,没有证据,不足以证明气的存在。以 B 为代表的十多名学生提出,阴阳或五行理论不能理解,根据阴阳、五行理论对宇宙万物进行归类本身就比较牵强,而根据五行的生克关系来解释脏器之间的关系则更为荒唐。另外,以 C 为代表的几个学生提出了自身的不同质疑,比如说,中医的诊疗方法不精确、不科学,中医的"化赤为血"概念比较玄乎,对中医是否有心脏手术、肝移植手术等外科手术表示怀疑。

（2）认可

学生中有三分之一表示对中医药文化基本认可，其中以 D 为代表的 10 名学生明确表示中草药相对副作用小、经济便宜、容易获取，针灸、按摩等治疗方法无副作用。另外，有个别学生提出，中医的阴阳平衡、整体论、不同的季节治疗不同的疾病、正邪相争、"气"等理论富含浓厚的哲学意味等，是他们认可中医药文化的原因。

虽然分析结果存在个体差异，对于同样的内容有学生表示认可，而有学生表示不认可，但是总体而言，西医留学生在中医药的哲学思想上表示普遍的不认可，而对中医药文化内容中的中草药、针灸等表示普遍的认可。

2. 中医药文化认可差异的原因

从研究结果可知，大部分西医学生倾向于不认可中医，其原因如下：第一，受西医的思维模式与现代科学思维模式先入为主的影响，他们对西医概念及思维坚信不疑，因此不能接受与之不同的中医。第二，中医的认识论、方法论、语言工具都和西医不同，集中体现在哲学思想上，中医注重整体论，西医讲究还原论、分析方法，因此对于已经接受了西医教育的西医留学生而言，学习中医尽管新鲜却非常艰难。第三，西医留学生所接受的中医药教育仅限于概论，课时数少，要求相对宽松，深度广度都不足以让他们像学习西医那么深入，而且从客观条件而言，他们使用的英文教材不太全面，许多知识并未得到更新，翻译没有做到精确和标准，学习困难加上一知半解让他们很容易产生排斥中医药文化的情绪。第四，他们本身是西医专业，以后从事的是西医的工作，所以部分人并未花心思在中医药课程上，这进一步加剧了他们对中医药文化等的无法理解，因此他们从情感上表示出对中医的不认可。

小部分学生倾向于认可和接受中医。第一，在中国学习的他们热爱中国文化，愿意接受与主流自然科学和西医文化相比非主流的思想及文化。第二，与西医相比，中医所具备的"整体观"思维和"自然疗法""无副作用""无痛苦"等特点，以及"东方主义""神秘主义""后现代主义"等在他们的视域内扩大化。他们意识到西医的不足，尽管西医飞速发展，却总有新的疾病谱出现，同时西医治疗存在一些弊端，比如，赖药性等，让他们内心更倾向于接受和赞同中医。第三，中医作为传统医学，与部分学生来源国的传统医学有相似之处，对中医药文化的认可也代表了学生对本国文化的热爱和认可。

3. 提高西医留学生对中医药文化认可度的措施

在中医药文化积极走出去的战略背景下，倘若来华西医留学生能够通过基础课程的学习，对中医药文化进行基本的了解之后，能够在情感上建立积极的认可，这对他们主动进一步认知和了解中医药文化有积极的促进作用；而他们身处中医药大学，具备优良的学习条件，从长远角度而言，对于促进中医药跨文化传播进程十分有益。目前调查结果显示不认可中医药文化的西医留学生占据三分之二，采取必要的措施来改善现状刻不容缓。本文主要从学校和教师的角度出发提出几点切实提高西医留学生对中医药文化认可度的几条方法和建议：

（1）积极推进中医药翻译标准化，编写实用全面的相关英语教材

中医药的翻译一直在处于发展变化过程中，到目前为止，包括术语等的翻译标准未能达到真正的标准化和规范化，这也成为西医留学生学习中医药文化的一个障碍[4]；而且目前市面上很多中医药的英文教材追逐数量，在质量方面亟须改进，对留学生学习中医药文化起到了很大的阻碍作用。因此，基于准确、规范翻译的标准之上编写全面、详细、合理的中医药英文教材有利于西医留学生学习中医药文化，这从一定程度上会促进其对中医药文化的认可。

（2）加强中国传统文化的学习

中国的传统文化是中医理论的根基，中医也通过几千年的实践极大地丰富了中国传统文化的内容[5]。为了提高中国的文化软实力，大多数学校面向来华的西医留学生开设了中国文化课程，而对于学习中医的西医留学生，适当加大中国传统文化，尤其是哲学思想的学习可以奠定其学习中医药文化的基础，有利于其更好更快地接受和认可中医药文化。

（3）教学中插入病例讲述，开展临床诊治活动

传统授课结合病例讨论的教学方法一方面可以向西医留学生展示中医诊治方法的实践应用，另一方面能够极大的提高学生的学习热情和主动性[6]。同样的，在条件允许的情况下，对学生开展中医药临床诊治活动，让学生能够亲身体验到中医药诊疗方法的真实和有效，无疑可以极大地提高他们对中医药文化的认可度。

（4）客观分析中西医的差异，帮助学生树立正确看待中西医的态度

西医留学生学习中医过程中运用比较思维，并且比较思维的运用能对中医的学习及传播效果产生影响作用。从中西医学体系的产生背景、治疗方式、认识论、方法论、语言工具等方面[7]对中西医学之间进行公正的比较，有利于西医留学生明晰中医药文化的本质和特色。客观分析中西医各自的优势和劣势可以提高西医留学生对中医药文化的认可。

三、结论

来华西医留学生在学习了中医药课程之后对中医药文化的认可度不高，大部

分学生对中医药文化中的哲学思想表示不认可或者难以接受,而对中医药文化中的中草药、针灸、按摩等表示认可。针对这个问题,从教学出发,应当从编写合理的教材、加强学习中国传统文化、引入病例教学法、提供切实有疗效的临床体验、比较中西医文化的不同等策略来提高其对中医药文化的认可度,以此促进中医药文化的传播。

参考文献:

[1]张其成.中医文化学体系的构建[J].中国中医基础医学杂志,1999,5(5):52－54.

[2]郑晓云.文化认同论[M].北京:中国社会科学出版社,2008:4－20.

[3]陈向明.质的研究方法与社会科学研究[M].北京:教育科学出版社,2000:473.

[4]丁颖.从跨文化传播理论的反馈角度谈"中医药"的英译[J].中医药导报,2016,22(3):118－120.

[5]卢甜,刘国伟,刘巨海.中医跨文化传播现状[J].世界中西医结合杂志,2014,9(10):1128－1130.

[6]胡振.广西医学专业东盟留学生教育现状与对策研究[D].南宁:广西医科大学,2010.

[7]邱鸿钟.中西医比较研究的回顾与展望[J].医学与哲学,1992(7):33－34.

文章来源:丁颖,易法银,陈小平,等.西医留学生对中医药文化认可的质性研究[J].中医药导报,2017,23(23):5－7.

CM 还是 TCM？

——从跨文化传播理论的反馈角度谈"中医药"的英译

"中医药"包含了中医与中药，两者不可完全分开，是西学东渐之后为区别西医而命名的[1]。目前关于"中医药"英译争议的焦点在于"Traditional Chinese Medicine（TCM）"合适还是"Chinese Medicine（CM）"妥当。此争议由来已久，二者的拥护者各自坚持相应的合理性与实用性。翻译的本质在于信息的跨文化传播。从跨文化传播理论的反馈角度讨论翻译，可以检验翻译效果的好坏及标准的可行性。本文拟从语内反馈和语际反馈角度进行讨论，TCM、CM 二者哪一个更适合作为"中医药"的英译标准。

一、TCM 与 CM 译法之溯源

据了解，中国中医研究院（中国中医科学院的前身）在成立的时候考虑英译，原本采用"Chinese Traditional Medicine"，意在将当时主要的两种医学体系即西医和中医分开，并且从历史与现实的角度出发，用 traditional 说明中医的历史客观性。马堪温教授，原燕京大学西语系毕业，任该院院长鲁之俊之名将该院的"中医"名称改译成"Traditional Chinese Medicine"，其依据是英语语法中，重要形容词应紧跟修饰的名词之后。Giovanni Maciocia 在其著作的序言中重点提及了"Traditional Chinese Medicine"使用的源头是西方人来华学习中医时发现所有中医学校的名称均译成"Traditional Chinese Medicine"[2]。采用"Traditional Chinese Medicine（TCM）"作为英译，在很长一段时间似乎成为约定俗成的标准译法。李照国指出，将"中医"译为"Traditional Chinese Medicine（TCM）"是基于世界卫生组织西太平洋地区（WPRO）医学的界定，将现代医学（Modern Medicine）以外的其他各种医学体系称为传统医学（Traditional Medicine），而在高度现代化的西方，"traditional"一词的联想意义比"modern"更佳[3]。2007 年 9 月世界卫生组织西太平洋地区（WPRO）制定的《世界卫生组织西太区传统医学国际标准名词术语》，便是采

用"Traditional Chinese Medicine"作为"中医药"的英译[4]。

但是,在传播实践过程中,中医药所涵盖的是从古到今的中国医药学,包含了现代中医药而并非一味强调传统中医药,相比较之下,"Chinese Medicine（CM）"这一译法体现了更大的时间包容性而模糊了传统性,从而"在医学和教学实践中,Chinese Medicine 更有便当交流之宜[5]"而成为又一常用译法。马伯英教授旅居英国多年,认为西方人眼中的 Traditional(传统的)东西,都是落后的、被淘汰的东西,登不上科学殿堂。中医既然在英文中叫 TCM,那自然就是落后、不科学、应被淘汰的了。中医在当今西方社会之所以还能存在,那只不过是因为他们容许多元文化共存。不是所有文化都是科学的,这种印象特别在西医师那儿,可以说是根深蒂固的。世界中医药学联合会(WFCMS)制定《中医基本名词术语中英对照国际标准》,"中医药"的英译首选为"Chinese Medicine",次选为"Traditional Chinese Medicine"[6]。

近年来,由于信息缺乏流通以及标准并未有效实施,至今 TCM 和 CM 的使用者仍旧各持己见,争议不断。以国内各中医药大学的门户网站①关于校名的英译为例,北京中医药大学、上海中医药大学在内的十多所高校采用如"Beijing University of Chinese Medicine"等作为英文名称,而包括成都中医药大学、天津中医药大学在内的另外十多所高校则采用如"Chengdu University of Traditional Chinese Medicine"等作为译名。世界中医药学联合会网站采用"World Federation of Chinese Medicine Societies"②,而中华人民共和国国家中医药管理局的门户网站则采用"State Administration of Traditional Chinese Medicine of the People's Republic of China"③。维基百科采用"Traditional Chinese Medicine",但补充说明书面语可用"Chinese Medicine"。作为美国最大的医疗健康服务网站,在 Web MD 的搜索引擎上输入"Chinese Medicine",得到 187 条信息(剔除 175 条 Traditional Chinese Medicine 的信息);输入"Traditional Chinese Medicine",搜到 175 条结果。

除了目前使用广泛的 TCM 和 CM,还有樊荣曾提出用"China's medicine[7]",吴振斗曾提出"Chinese medicines"的译法[8]。笔者认为这些说法也有其道理,但是值得商榷,由于篇幅有限,在本文中不能一一讨论。

二、从跨文化传播理论的反馈角度看翻译

翻译是用一种语言的文本(text)来代替另一种语言文本的过程,其目的在于

---

① 于 2015 年 1 月搜索得到的各单位官方网站上的英译名称。
② 于 2015 年 1 月搜索得到的各单位官方网站上的英译名称。
③ 于 2015 年 1 月官方网站搜索引擎的统计结果。

帮助受众获得对事物本身意义的最佳理解。而在一定社会背景下的翻译活动也是一项语际交流活动，将一种文化中的语言代码转换成另一文化中的相应代码，从而成为跨文化传播的语言载体，发挥着文化传播与交流的重要作用。可以说，翻译实质是一种文化的信息传播，我们势必要把翻译过程视为一种跨文化传播过程并纳入传播学的框架[9]。

跨文化传播指来自文化概念和符号系统完全不同的人们之间的互动[10]。英译作为跨文化传播的活动，其过程至少包括了语内传播和语际传播两个阶段[11]。语内传播指的是源语言使用者，即汉语使用者对翻译的传播；语际传播指的是目的语使用者，即英语使用者对翻译的传播。两类传播过程中都有反馈活动。语内反馈即源语言使用者对翻译的评价、反应及认可度。语际反馈指目的语使用者对翻译的评价、反应及认可度。在翻译活动中，语内反馈和语际反馈同等重要，都能为翻译者提供建议和指导，确保跨文化传播活动的顺利及有效进行。就"中医药"的英译而言，应称其为"TCM"还是"CM"，作为一项翻译活动，同时也作为文化交流活动的一部分，从跨文化传播理论考察其英译是有必要的，其译名的合理采用势必要从语内反馈与语际反馈两方面进行斟酌与思考。

三、跨文化传播视角下的"中医药"英译

翻译的实质在于信息的跨文化传播。从跨文化传播的反馈理论角度讨论"中医药"的英译，笔者认为"Chinese Medicine（CM）"的英译法应该成为标准并予以推广规范。

1. 语内反馈视角下的"CM"

就语内反馈而言，"CM"更能够保证翻译符号所指信息的对等和忠实化。奈达指出，"翻译首先是意义上的对等，之后是风格上的对等。"[12]费米尔也指出，翻译目的论基于三个基本原则，即目的原则、连贯性原则和忠实性原则，其中忠诚原则认为，译者必须忠诚于原文作者[13]。对等与忠诚成为英译过程中的首要原则。就"信"这一原则而言，"CM"无疑更为契合。"TCM"将 traditional 加之于前，其本意在于国内学者希望强调中医药在时间上的传统性，强调中医药植根于传统的中国文化，即使现在在不断现代化，中医药学的根基终归是中医基础理论，基于传统的阴阳、五行等理论基础之上，有着数千年的悠久历史。但实际上，突出强调古典中医理论和研究方法的中医流派可以称之为经典中医学，而非传统中医学[6]。这样的流派应译为"classical Chinese Medicine"，如果译为"TCM"实际上造成了翻译中信息反应的不对等。而如今的中医与现代科学技术实现了融合，不仅是传统的，也是现代的，"CM"在时间上的涵盖性更大，能包含现代趋势。况且，"CM"的

译法亦涵盖而并未否定中医药属于传统医学的观点。去掉"中医药"英译中的 tra-ditional,既不是否定中医药学属于传统医学,也不是缘于对中医药学作为传统医学范畴的不自信,而恰因为"CM"这一译名更为直截了当,减少疑义。根据语内反馈理论,采用"TCM"的学者究其原因,有些正缘于源语言传播者担心信息不对等而导致语言信息(对传统性的强调)的丧失,正是这种多虑带来了在传播过程中符号语义反馈的不忠实(涵盖范围的缩小,忽略中医的现代性)。

不乏有观点认为 TCM 是语言的"约定俗成"现象,应予以沿用,而笔者认为,约定俗成亦处于变化发展中,"CM"应该成为新的约定俗成。语言学家索绪尔将语言定义成为一种约定俗成的东西,是一种社会制度,同时又是一种表达观念的符号系统[14]。语言如此,翻译亦然。然而,翻译实践研究表明,约定俗成永无终结,伴随人类漫长的翻译实践中而完善。随着人的认识在深度和广度上的提高,约定俗成的翻译也应当与时俱进,寻找更佳的翻译标准,并努力使之成为新一轮的约定俗成[15],如"science"的中译过程便经历了从"格致"到"科学"的转变,其间经历了数十年。关于"中医药"的英译,前文中提到,据笔者统计,国内二十多所中医药院校的校名,将近一半用的是"CM",这说明我们正在理性地编码一种语内传播和语际传播效果更好的译法,并努力将之成为新的约定俗成,而为了便于交流和传播,我们有责任让新一轮的约定俗成进程加快。

2. 语际反馈视角下的"CM"

从跨文化信息传播理论的语际反馈角度分析,当目的语受者接触到译码时,有三种情况:第一,受者完全了解源语言背景并熟悉能指符号的所指;第二,译码带有模糊性进而通过逆向寻找获得能指的所指;第三,受者完全不了解源语言背景所指的符号,并对内容毫无兴趣。理想的跨文化翻译行为无疑是最大可能地保留符号所指的文化信息与内涵,以应对这三种情况。就这一目的而言,"CM"在跨文化传达信息方面优于"TCM"。

针对第一种情况,如果受者了解中医药,自然知道中医药根基于中国的传统文化,历史悠久,我们无须再加上"traditional","CM"足矣。针对第二种情况,"CM"虽没有明确强调中医药的传统性(译码带有模糊性),但如果受者进行逆向寻找也会很容易地发现其传统性。针对第三种情况,如果受众不了解中医药根基于中国传统文化且没有兴趣进行逆向寻找信息,那么加上"traditional",恰恰会误导他们认为中医药仅仅属于过去的传统,而不能准确传达中医药的时间涵盖范围。

此外值得一提的是,即使有些译者在英译过程中极力所要强调的是传统的中医药,且有些国外受众所想要接受与了解的也就是传统中医药而对现代中医药兴趣缺缺,但"CM"这一英译在语际反馈中可能带来的模糊性能够给受众带来更为深刻的印象,并使他们在疑问的促使下更为积极主动地寻找符号的所指。在此,模糊性的产生并不代表着文化信息传播的失败,相反,这一模糊性在推动受众对传统中医药探索的同时,也随之带来了对现代中医药的附加关注,从而引发对中医药更为全面与深入的研究与讨论。可以说,"CM"这一译法在翻译的过程中,不仅充分保持源语言文化的最大信息,同时也使这一跨文化传播活动获得更大的传播效果。

四、结语

伴随国家政策的扶持和中医药的大力发展,中医药已经从中国开始大踏步走向世界,作为一项专业的学术研究领域,其英译的统一化与标准化不仅影响到学术的规范,也将影响到其跨文化交流的便利性与实效性。因此,对于"中医药"一词的英译实在应该予以规范,尽量避免一义多词。翻译的本质是跨文化传播,翻译应当充分保持源语言文化的最大信息,使传播活动获得最大的意义。通过以上分析,从语内反馈和语际反馈两个角度来说,对于"中医药"一词,"Chinese Medicine(CM)"的译法都是更佳选择,应当将其作为新的英译标准,并大力推广之。

参考文献:

[1]赵庆鸣,向光富.法律视角下的中医药概念解析[J].人民论坛,2010(32):92-93.

[2]李照国.几个医学概念的汉译英问题[J].中国科技翻译,1998,11(1):5-7.

[3]World Health Organization. Regional Office for the Western Pacific. WHO international standard terminologies on traditional medicine in the Western Pacific Region[M]. World Health Organization, Western Pacific Region, 2007.

[4]李照国.中医基本名词术语英译国际标准化研究[M].上海:上海科学技术出版社,1998:57-59.

[5]世界中医药学联合会.中医基本名词术语中英对照国际标准[M].北京:人民卫生出版社,2008.

[6]樊蓥.中医药名词术语及论文英译若干问题再议[J].中国中西医结合杂志,1996,16(7):441-442.

[7]吴振斗.应该重视中医药对外翻译的研究[J].中国中西医结合杂志,1996,16(1):57.

[8]吕俊,侯向群.英汉翻译教程[M].上海:上海外语教育出版社,2001:26.

[9][美]拉里·A.萨默瓦,理查德·E.波特,埃德温·R.麦克丹尼尔.跨文化传播(第六版)[M].北京:中国人民大学出版社,2013:6.

[10]卢杨.翻译受体反馈研究初探[J].合肥学院学报,2013,30(3):42-44.

[11]张卫东.名称外译中的文化迹点透视[J].外语与外语教学,2013(5):69-72.

[12]Eugene Albert Nida. Language, Culture and Translating[M]. Shanghai: Shanghai Foreign Language Education Press,2001.

[13]仲伟合,钟钰.德国的功能派翻译理论[J].中国翻译,1999(3):48-50.

[14]陈明芳.论索绪尔和萨丕尔的语言观[J].湖南科技大学学报(社会科学版),2006(2):95-99.

[15]张顺生.对翻译中"约定俗成"的再思考[J].上海翻译,2009(2):57-60.

文章来源:丁颖,严暄暄,何清湖.从跨文化传播理论的反馈角度谈"中医药"的英译[J].中医药导报,2016,22(3):118-120.

九　中医人类学

编者按

中医人类学是用人类学理论和方法来研究中医的新兴交叉学科,有中医文化人类学和中医体质人类学等分支。中医文化人类学以整体观和相对论为指导,以田野调查为特色学科方法,主要研究不同时空中的中医(包括中医药知识体系和医疗活动、中医相关人群、中医体制等中医文化各方面)及其与社会文化的关系,以比较不同时空下中医的不同形态与共同的本质,以获得对中医(乃至医学、人类文化)更全面深刻的认识。

在国外,人类学是中医相关文史研究"三板斧"(人类学、史学、翻译汉学)之一。在中医文史研究领域,在国际享有盛誉、影响深远的几大巨头 Paul Unschuld、Judith Farquhar、Volker Scheid、Elisabeth Hsu 无不是横跨史学和人类学两大学科,其中 Paul Unschuld 的历史人类学的研究方法成为文史研究的一种范式。

在我国,自 20 世纪 80 年代人类学被马伯英教授引入国内中医相关研究,中医文化人类学也已在中医医史文献、中医文化、中医文化传播(尤其是跨文化传播)等研究领域显现出其学科特色、优势和价值。但国内对于此学科及其学术重要性仍缺乏应有的了解。为促进学科发展,聚合领域力量,培养青年人才,扩大学科影响力,让更多学者认识学科,了解和掌握学科基本理论和方法,我们创办了中医人类学学术论坛。2018 年首届论坛以"中医文化人类学作为一个学科"为主题,明确了学科的主体性,聚集起领域内的大部分专家学者,出现了学科的通讯(论文集),有了自己的园地(微信群、公众号)。2019 年第二届论坛以"人类学本土化,中医药国际化"为主题,进一步探索中医人类学在人类学本土化发展和中医药国际化发展中的学术担当。

这个板块亦是我们在此领域的一些成果展现。前四篇文章属于学科理论讨论。《中医人类学三十年回顾与学科展望》对学科做了一个基于文献的回顾,将学科史划分为三个阶段,20 世纪 80 年代中后期至 90 年代中期乃学科引介期,自上世纪90年代中后期至新世纪前十年乃学科成形期,2011年至今是学科发展期。在此文献回顾的基础上,《中医人类学学科元研究再思考》明确提出学科概念,并探讨了中医人类学学科元问题,如学科定位、学科概念和范畴、研究对象、与近缘学科的区分、学科研究方法与学科意义,试图借此对中医人类学"安身立命"的基本问题做初步界定和阐释。《别开生面——试论人类学与医史学科的交叉应用》探讨人类学理论与方法于中医医史领域中的运用。《"他者"眼中的"他者"——浅谈中医文化人类学研究海外中医的意义》讨论了人类学在中医药跨文化研究领域应用的必要性和前景,发挥人类学先天的跨文化研究的学科优势来研究海外中医,有助于中医摆脱西方中心主义与科学主义的桎梏,清醒地重塑文化自豪感,在全球化和现代化的新时代背景下重新定位、寻求发展。

后几篇文章是团队进行中医人类学田野实践的部分成果。《"他者"在"他者"的社会——人类学田野纪实:英国移民中医二十年》基于实地调查和访谈获得的田野资料,介绍移民中医从20世纪80年代末至今的二十余年间在英国的行业起伏变化,及现行的经营模式、常见病、一般医疗过程等基本情况,浅谈中医跨文化传播中的文化冲突与适应问题。《中英两国中医形态的比较人类学研究》运用比较人类学方法,在赴英实地田野考察基础上,对中、英两国的中医进行对比研究。国内中医形态主要是体制化中医,而英国中医主要是针灸为主、小店经营的形态,两者差异可解读为中医在不同的时代背景和文化地域不断地进行文化适应和重组,呈现出不同的形态。《"海外本土中医"的"文化间性"形态》以典型代表"体质/状态针灸"为例,通过田野案例呈现其临床治疗活动及相关的医学理论,比较其与中国中医本体的差异,探讨其理论来源、知识生产过程,一窥"海外本土中医"的文化间性形态及形成原因,并讨论"海外本土中医"在中医药跨文化传通中的相关意义。

中医人类学学科方兴未艾,我们目前的成果也只是在学科发展的漫漫长路上加筑了一块基石,希望学科得到更多学者的关注和参与。

中医人类学三十年回顾与学科展望

一、研究"自我"与"他者"的学科——文化人类学

人类学的学科概念有数个版本,其中卢克·拉斯特简明扼要地概括为:人类学就是对人类过去和现在所有的生物复杂性与文化复杂性的研究[1]。从狭义概念来看,现在学界谈到的人类学主要是指文化人类学,即关于"人类社会生活的研究"[2],这个领域包括文化多样性研究、文化普遍性探索、社会结构揭示、象征主义阐释,以及大量相关的研究[3]。我个人的理解是:人类学是研究不同人群的思与行,及其与社会、文化的关联的学科,它比较不同群体的普遍性和差异性,寻求对人类的理解。

人类学的研究首先前提性地划分了"自我(self)"与"他者(other)"。当对两种文明进行比较时,一方是"自我",另一方即是"他者"(异文化者)。"从学科传统来讲,社会人类学的目标是通过探询'异文化'来获得对'本文化'以至于全人类文化的理解。社会人类学以这种理解为出发点,去寻找文化自省、文化对话和文化并存的可能。'他山之石,可以攻玉'这句话,生动地表达了人类学研究的这一宗旨。"[4]从这个角度来看,可以说,文化人类学是研究"自我"与"他者"的学科。

文化人类学通常致力于研究这样一些问题:作为研究对象的一个群体或一种文化中的成员如何理解事物,他们赋予已发生事件的意义,以及他们对现实的认知方式;人类学强调要着眼于以下两者之间的内在联系:认识文化的不同特征,避免文化的各个方面与其所存在的更广阔的背景相脱离,故通常倾向于整体研究,强调过程、关系,以及各组成部分之间的互动和相互依存[5]。

自从社会学中分化独立出来,这门学科已经形成和发展出各种令人着迷的、错综复杂的理论。这些理论从不同的角度揭示了人类社会和文化的发展演变规律、本质与构成、运作规律、发展困境与可能出路,等等。人类学方法以田野调查

为特色,即强调研究者通过长期的实地调查,"参与"当地人的生活,以获悉当地的复杂的和多层面的生活状态及文化观念。

二、文化人类学与中医结缘的三十年

人类学的理论和方法可以拓宽我们对中医认识的深度和广度,对中医文化的研究和传播发展具有丰富的指导意义和实践价值。中医文化人类学是一座有待挖掘的宝藏。

1. 20 世纪 80 年代中后期至 90 年代中期:学科引介期

从文献上看,最早发现这个宝藏对中医的价值的应属马伯英先生。从 1985 年起,马伯英先生在英留学编著剑桥《中国科学技术史》中医部分,期间接触到人类学,之后数年间撰写了数篇文章向国内大力引介医学人类学,"旨在将国外盛行的文化人类学研究引入到中国医学的历史和现代研究中来……争取获得第一批成果"。[6] 他在《人类学方法在中医文化研究中的应用》一文中提出:"借助于世界上各著名人类学家的研究成果,借鉴他们得出的科学结论、原理,可以再重新审视自上古迄今的中医文化现象过程,发现大量有趣的、过去被忽略了的事实;可以重新理解、阐释中医文化的根结与中医理论的本质;从而在啄拨出中医理论的科学内核同时,建构起中医学现代化的新的理论体系。倘使将中医学的人类学研究进一步伸展到田野调查,则或许能对'放蛊术'等民间习俗及巫术之类;以及对当前的医学生态学、营养学、文化学、行为学、医患关系等做出新的认识,从而对我国人类学研究的复兴和中医事业的发展有所贡献。"[7]

此外,宋知行在《从文化和文化人类学对中医学的观测》一文[8]从传统文化和文化人类学的角度,初步对中医学的形成和发展,以及其现代化趋势,做出某些评价和预测。

实践方面,马伯英先生领先将人类学应用到医史研究中,如《神农本草经》成书年代的人类学方法研究[9]、中医学起源、《黄帝内经》著书形式考等。其《中国科学的本质及其前途》[10]用人类学方法探讨巫术医学到自然哲学与中医学的关联,剖析中医文化的本质,探讨其理论内核。关晓光在《脉诊:一种特殊的文化》研究中,从文化类学角度研究脉诊现象,他提出"脉诊……从本质上讲,与其说它是一种经验、技术,倒不如说它是一种文化"[11]。

著作方面,马伯英又受邀撰写了《中国医学文化史》[12]与《中国医学交流史》[13],将文化人类学研究方法引入到中国的医学历史研究中,成为国内该范式的开山之作。对中医文化人类学早期发展有过贡献的还有陈乐平先生《出入"命门"——中国医学文化学导论》[14]、邱鸿钟教授的《医学与人类文化学——医学文化社会学引论》[15]、何裕民教授的《走出巫术丛林的中医》[16]等。虽然这些学者和著作更多的是从医学文化社会学角度进行研究,但有许多地方与医学人类学交织在一起。

2. 20世纪90年代中后期至新世纪前十年:学科成形期

然而,自马伯英先生向国内引入了文化人类学学科概念后,其后20年间中医文化人类学在学界的状态可以简述为"雷声大,雨点小"。在20世纪90年代那十年间,后继的中医文化人类学专业研究没有见到很有意义的成果,甚至逐渐沉寂了。

再次掀起中医文化人类学学科热已是90年代末及20世纪初,一些学者对学科进行了讨论。张其成教授在《中医文化学体系的构建》(1999年)中讨论了中医文化学与医学人类学的关系,指出"中医文化学是医学人类学的一个分支"[17](但这里的中医文化学实际上是中医文化人类学,很遗憾张教授在文中的概念界定有偏差)。何其灵[18]率先立足中医学的文化视野,回顾十余年间中医文化研究,指出中医文化研究与医学文化人类学本质是相通的,中医文化研究中有"对医学文化人类学理论与方法的借鉴和推广",又指出了此前研究中的不足:"虽然已有一些研究者在中医文化研究中尝试引入人类学的研究方法,但仍有相当一部分研究者不重视方法学的探索,甚至有的研究论文只是材料罗列加结论,谈不上任何方法。这样,研究结果的可信度必然大打折扣,其研究价值根本无从体现。"赖立里与其美国北卡大学人类学导师冯珠娣合著的《文化人类学研究与中医》(2001年)文中指出:"世界医学需要中医。但是由于中医走向世界往往以自然科学为基础,一直处于不利的位置。文化人类学研究提供了一种也许更为有效的方式,并可以帮助我们更好地整理中医理论,以中医自己的语言将其精华传给全世界。……另外,人文科学……在西方国家有相当的影响力……用文化人类学方法研究中医……也有助于中医更加权威的走向世界。"[19] 2008年万霞等第一次明确提出"中医文化人类学"学科名称,明确定位"中医文化人类学是医学文化人类学的一个分支"[20],分析了其与医学人类学一致的特点(研究范围广泛、特异性、整体性)及研究方法,但遗憾没有就中医文化人类学学科做进一步的界定。廖育群教授在对有关《繁盛之阴》及所见评论的综合讨论中也谈到人类学研究方法在中医在的应用:一是"研究原始人的思维方式,据此解释各种何以某种文化如此认识自然、解释问题等",例如成功解释马王堆出土医学文献中一个"巫术式治疗过程"的典型案例;另一种"实际上就是'医疗社会史'的研究",例如牛津大学一位医学史家所做的"当代中医在非洲"。[21]

在实践方面,仅见赖立里博士的毕业论文《中医科学化的人类学观察》和贺霆教授基于其博士论文发表的几篇文章。贺霆教授的研究中有了真正意义的人类学研究的田野基础。其《法国中医药现状及启示》[22]《跨文化的中医——对法国社会的一次人类学研究尝试》[23]通过对法国的中医形态的观察,对等比较其在中国国内的感受,阐述了法国居民重组中医及中国文化的行为与规则。

3. 2011 年至今:学科发展期

近年来学者们对学科范围进行了拓展,最具代表性的是杨奕望教授把医学人类学和中医体质学相结合,构建中医体质人类学。且杨奕望教授在《近三十年中医文化人类学的研究与展望》[24]中对学科三十余年来从无到有,从对国外的人类学的引介到自身的发展进行了回顾和分析,但主要涉及的还是医学人类学研究中有关中医的相关研究,而不是真正意义上的以中医人类学为主旨,但文章最后从中医文化人类学发展的环境以及拓展等方面对学科进行展望,这给学者的后续研究提供了学术研究信号。

这阶段学科发展的另一个体现是有更多的学者进入领域,并有了一些初步的成果,如:崔凡博士的论文《跨国流动的身体——中越边境乡村医疗的民族志》《文化人类学如何看待中医》[25]、彭卫华《自觉与他者——文化人类学对现代中医文化研究的启示》[26]、陈国晨《医学人类学视角下的中西医学——以脉诊和解剖为例》[27]、张小敏等对中医国情做的调研,等等。

尤其突出的是,中医药跨文化传通成为中医文化人类学的重要研究领域,以云南贺霆教授和湖南严暄暄教授两个团队为代表,展开了一系列基于田野的具有连续性的研究[28-39]。

此外,2018 年 5 月 19 日至 20 日,在湖南中医药大学召开了国内首届中医人类学学术论坛,集体展示了已有成果,讨论了学科概念、定位、外延内涵等学科元问题,明确提出"中医人类学"作为一个学科的主体性,具有学科发展的里程碑意义。

三、"缘"与"份"——突破中国人类学的"过度本土化",走出去研究"他者"

虽说中医人类学学科历史不长,但人类学在中国已有一个世纪了。在 20 世纪三四十年代,费孝通、林耀华、许烺光、田汝康等成为中国第一代人类学家,其中尤以费孝通开创的"本土人类学"名声斐然且影响久远,亦成为汉学人类学的开创者。20 世纪上半叶,中国的人类学与西方人类学基本上是齐头并进的;但从 50 年代起中国的人类学就停滞不前了,与西方脱节了 30 年,80 年代以来的 30 年,中国的人类学学科又开始恢复了学术活动。

回顾人类学在中国的学术发展,"本土化"是一大特点,这一特点既是优势也是弊病。当人类学传入中国时,我国的人类学者在田野调查中发现"其理论和方法与研究的对象之间存在着矛盾"[40],为消除矛盾,由吴文藻先生率先提出人类学"中国化"的口号。"本土化"使得人类学在中国找到了立足之地,摆脱了作为"西学"的尴尬处境,也使得汉学人类学在世界人类学界异军突起,独树一帜。然而,"本土化"也成为人类学在中国进一步发展的桎梏。人类学旨在拓展对全人类的理解,只偏于一隅无疑不利于把握全局。人类学是研究"自我"与"他者"的学科,过多地专注于"自我"有成为井底蛙之危。引述徐新建教授的观点来说,中国的人类学存在"过度本土化"的倾向,导致"国族本位心结和狭隘的民族志书写"[41],应做出调整,将目光投向海外,以西方为"他者"展开研究。

参考文献:

[1]卢克.拉斯特.徐默,译.人类学的邀请[M].北京:北京大学出版社,2008:4.

[2]Barnaed,A. Social Anthropology[M]. Taunton:Studymates Limited. 2000:19.

[3]艾伦.巴纳德.王建民等,译.人类学历史与理论[M].北京:华夏出版社,2008:4.

[4]王铭铭.社会人类学与中国研究[M].桂林:广西师范大学出版社,2005:1.

[5][英]马丁.登斯库姆.陶保平等,译.怎样做好一项研究——小规模社会研究指南[M].上海:上海教育出版社,2011:51.

[6]马伯英.医学文化人类学引论[J].医学与哲学,1990(7):5.

[7]马伯英.人类学方法在中医文化研究中的应用[J].医学与哲学,1995,16(2):57.

[8]宋知行.从文化和文化人类学对中医学的观测[J].医学与哲学,1988(7):5.

[9]马伯英.《神农本草经》成书年代的人类学方法研究[J].中医研究,1992,5(1):44.

[10]马伯英.中国科学的本质及其前途[J].研究论坛科学双月刊,1993,9(5).

[11]关晓光.脉诊:一种特殊的文化[J].医学与哲学,1996(17):5.

[12]马伯英.中国医学文化史[M].上海:上海人民出版社,1994.

[13]马伯英,高晞,洪中立.中外医学文化交流史——中外医学跨文化传通[M].上海:文汇出版社,1993.

[14]陈乐平.出入"命门"——中国医学文化学导论[M].上海:上海三联书店,1991.

[15]邱鸿钟.医学与人类文化学——医学文化社会学引论[M].长沙:湖南科学技术出版社,1993.

[16]何裕民.走出巫术丛林的中医[M].上海:文汇出版社,1994.

[17]张其成.中医文化学体系的构建[J].中国中医基础医学杂志,1999,5(5):54.

[18]何其灵,朱邦贤.中医学的文化视野考察——近十余年中医文化研究回顾[J].医古文知识,2001(1):1-3.

[19]冯珠娣,艾理克,赖立里.文化人类学研究与中医[J].北京中医药大学学报,2001,24(6):9.

[20]万霞等.中医文化人类学[J].中西医结合学报,2008,6(7):674.

[21]廖育群.不卑不亢读"洋书",平心静气论得失——有关《繁盛之阴》及所见评论的综合讨论[J].中国科技史杂,2010(2):215-223.

[22]贺霆.法国中医药现状及启示[J].亚太传统医药,2006(5).

[23]贺霆.跨文化的中医——对法国社会的一次人类学研究尝试[C].中医药国际论坛论文集,2009.

[24]杨奕望,闫晓天.近三十年中医文化人类学的研究与展望[J].湖北民族学院学报(哲学社会科学版),2014,32(3):7-11.

[25]崔凡.文化人类学如何看待中医[N].上海中医药报,2015-10-30(012).

[26]彭卫华.自觉与他者——文化人类学对现代中医文化研究的启示[J].医学与哲学,2014,35(10A):77-79.

[27]陈国晨.医学人类学视角下的中西医学——以脉诊和解剖为例[J].牡丹江大学学报,2013,3(22):120-123.

[28]戴蕾,贺霆,吴永贵,等.中医在法国传播脉络初步研究总结[J].中国中医药信息杂志,2013,20(10):4-5.

[29]贺霆.文化遗产辩:西传的针灸及其人类学意义[J].文化遗产研究,2013(0):151-161.

[30]陈林兴,江南,张强,等.中医药在澳大利亚和美国的现状及比较[J].云南中医学院学报,2015,38(1):83-85.

[31]祁天培等.西方中医凸显中华文化普世性——兼谈社科研究对中医院校的重要性[J].云南中医学院学报2015,12(5).

[32]贺霆."西方中医"对中华文化海外传播的启示[C].世界中医药学会联合会中医药文化专业委员会第一届学术研讨会论文集,2015:49-51.

[33]严暄暄,陈小平,何清湖."他者"眼中的"他者"——浅谈运用中医文化人类学研究海外中医[J].湖南中医药大学学报,2013,33(2):24-26.

[34]严暄暄,丁颖,魏一苇,胡以仁,何清湖."他者"在"他者"的社会——英国移民中医[J].中医药导报,2015,21(19):1-4.

[35]严暄暄,丁颖,魏一苇,等.中英两国中医形态的比较人类学研究[J].湖南中医药大学学报,2015,35(6):57-60.

[36]严暄暄.中医药跨文化传通——英国地区的人类学考察与传播学分析[M].北京:中国中医药出版社,2018.

[37]严暄暄,陈小平,朱民,等."一带一路"背景下中医药跨文化传播的问题和对策——以英国为例[J].世界科学技术—中医药现代化,2017,19(6):977-983.

[38]胡以仁,易法银,盛洁,等.中医文化传播的现代语境(四):跨文化传播与全球化[J].世界科学技术—中医药现代化,2018,20(1):92-96.

[39]魏一苇,严暄暄,何清湖.中医文化传播的现代语境(五):"他者"之音——海外"本土中医"[J].世界科学技术—中医药现代化,2018,20(1):97-100.

[40]周勇涛.近几年关于人类学本土化问题的讨论[J].湖北民族学院学报(哲学社会科学版),2003,21(4):18.

[41]徐新建.以开放的眼光看世界——人类学需要的大视野[J].思想战线,2011,37(2):5.

文章来源:严暄暄.中医药跨文化传通——英国地区的人类学考察与传播学分析[M].北京:中国中医药出版社,2018.

中医人类学学科元研究再思考

——回王续琨教授文并大家商榷

一、问题的提出

人类学与中医的学科交叉至少可追溯至 20 世纪 80 年代。自 1985 年起,马伯英撰写了数篇文章[1]向国内大力引介医学人类学,"旨在将国外盛行的文化人类学研究引入到中国医学的历史和现代研究中来"[2],并尝试了把人类学应用到医史文化研究中[3-5]。宋知行在《从文化和文化人类学对中医学的观测》一文[6]从传统文化和文化人类学的角度,初步对中医学的形成和发展,以及其现代化趋势,做出某些评价和预测。故自 20 世纪 80 年代中后期至 90 年代中期,可曰"学科引介期",但在此阶段的文著中并未见明确提出"中医(文化)人类学"的名称。

自 20 世纪 90 年代中后期至新世纪前十年乃"学科成形期",一些学者对学科进行了讨论。张其成在《中医文化学体系的构建》(1999 年)[7]中指出"中医文化学是医学人类学的一个分支"。何其灵回顾十余年间中医文化研究,指出中医文化研究中有"对医学文化人类学理论与方法的借鉴和推广"[8]。赖立里与冯珠娣合著的《文化人类学研究与中医》(2001 年)[9]文中指出"文化人类学研究提供了一种也许更为有效的方式,并可以帮助我们更好地整理中医理论,以中医自己的语言将其精华传给全世界。……另外,人文科学……在西方国家有相当的影响力……用文化人类学方法研究中医……也有助于中医更加权威的走向世界。"2008 年万霞[10]等第一次明确提出"中医文化人类学"学科名称,明确定位"中医文化人类学是医学文化人类学的一个分支",但遗憾没有就中医文化人类学学科做进一步的界定。廖育群也谈到人类学研究方法在中医在的应用:一是"研究原始人的思维方式,据此解释各种何以某种文化如此认识自然、解释问题等",另一种"实际上就是'医疗社会史'的研究"[11]。

2011 年至今是学科发展期。学者们对学科范围进行了拓展,最具代表性的是杨奕望把医学人类学和中医体质学相结合,构建中医体质人类学[12,13]。且杨奕望[14]对学科三十余年来从无到有,从对国外的人类学的引介到自身的发展进行了回顾和分析,文章最后从中医文化人类学发展的环境以及拓展等方面对学科进行展望,这给学科领域的后续研究和发展提供了方向性的信号。

2018年5月19日至20日,在湖南中医药大学召开了国内首届中医人类学学术论坛,集体展示了已有成果,讨论了学科概念、定位、外延内涵等学科元问题,明确提出"中医人类学"作为一个学科领域的主体性,具有学科发展的里程碑意义。会议幸获王续琨教授《中医文化人类学学科元研究四题》[15]一文(后简称《元研究》),以学科学的专业视角对中医人类学学科进行回顾性分析,是学界首次清晰地讨论学科元问题。笔者狗尾续貂,对其未尽之处略做补充。

二、中医人类学学科定位之探讨

对于学科定位,《元研究》指出,"医学科学(或称之为医疗科学、医药科学)层位最高"。笔者考虑,学科衍生导致的学科定位受学科体系自身逻辑的影响,也受到一些历史社会因素的影响,乃至于从不同角度看,学科定位亦可不同。

1. 在人类学学科体系内的学科定位

由于人类学是一门西学,中医人类学作为其衍生的分支学科,不得不从大体上遵从西方的人类学学科体系惯例来划分,故笔者对中医人类学的定位为:文化人类学、医学人类学的分支学科。图示如下:

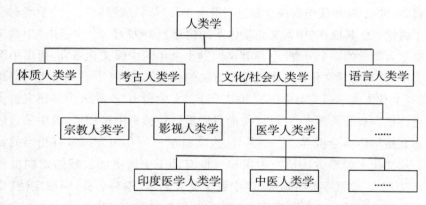

图1　中医人类学学科定位示意图

其中,人类学是层位最高的学科。人类学在国外视具体情况可归属于自然科学也可归属于社会科学,如在英国,同为医学人类学的权威大学,因课程内容侧重点不同,University College London(UCL)在心理方面有优势,其颁发的医学人类学

硕士学位是 Master of Science(MSc)(科学硕士),SOAS(亚非学院)在文化方面有
优势,其颁发的医学人类学硕士学位是 Master of Art(MA)(艺术硕士)。而在国
内,人类学被直接划入社会科学的范畴,可与哲学、史学、社会学等并列;但因历史
原因,在新中国建立的前几十年,人类学被批为"资本主义的学科"而被"革掉",
只能在民族学和社会学的学科范畴里"蒙面而居",只到 70 年代中后期才逐渐自
立门户,故至今仍有时能见到把人类学作为民族学或社会学的下级学科的现象。

　　文化人类学是人类学四大分支(或者说四大领域)之一,其在美国称为文化人
类学,在英国称为社会人类学。文化人类学可运用于人类各种具体的活动领域
中,从而衍生不同的分支,医学人类学是其中一支。医学人类学最主要的是研究
西医相关的对象,也可研究民族医学,从而可衍生出各国各地各民族的特定的医
学人类学,如在中国(文化地理概念),即为中医人类学。

　　2. 在医学学科体系内的学科定位

　　把医学作为层位最高的学科亦有其现实基础。在现实情况中,因中医人类学
学科规模有限,目前罕见专门的研究机构和独立的学位点,研究人员散在分布,主
要是中医药相关高校和研究机构的中医社科研究学者,且常见容身于中医医史文
献院室或中医人文院室(如人文学院、传播学院、马列学院等)或校图书馆等机构。
故,现实处境中,人们往往误把中医人类学归为中医医史文献学或中医文化学的
下级学科(如图 2 所示)。而这两个学科都以医学为高层学科。

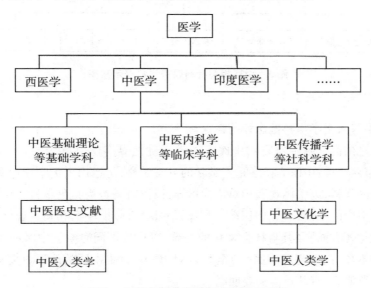

图2　中医人类学学科现实境地示意图

　　然而,这种现实处境是有其不合理之处的。王教授在与笔者的往来信函中指出:"我们感到当前最突出的问题是,有些学者对中医文化学和中医文化人类学不做任何区分。这种倾向,在中医文化人类学的初创阶段,恐怕不利于它的分立发展。"作为一个学科学专家,王教授此言颇为警醒。笔者亦认为,从学科发展角度,中医人类学须与中医医史文献、中医文化学等近缘学科明确区分,独立分离。

　　中医人类学和中医医史文献学、中医文化学应该是中医相关社科研究学科群中三个分立而并列的学科(如图3所示)。中医社科研究学科群是运用各种社会科学学科来研究中医,从而形成学科交叉的群落。而其中的各门学科都有其相对独立的学科内容或方法。虽然中医人类学与中医医史研究有千丝万缕的联系,尤其是医史中的外史研究或"以论带史"的研究方法都与人类学有一些重合,但中医史学是史学、医学史学的分支分科,以史学学科理论和方法为其根本,而中医人类学以人类学学科理论和方法为其根本。中医文化学也是一门新萌生的学科,其学科概念、研究内容和方法尚有待进一步明晰。笔者理解中的中医文化学是文化学的一个分支学科,研究中医文化的发生、发展、内涵、结构、特点、本质等。中医人类学与之有重合的研究内容,但更有自身特色的人类学学科理论基石和方法工具。这三个学科有明显差异,望随着学科发展,逐渐明晰独立。

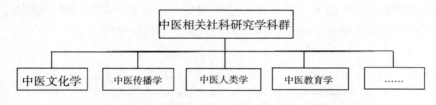

图3　中医相关社科研究学科群示意图

三、中医人类学学科概念和范畴探讨

　　鉴于之前的文献中鲜有对中医人类学明确地界定学科概念的,笔者斗胆一试,与大家共商榷:中医人类学是人类学的分支学科,是运用人类学理论和方法来研究中医的学科,以整体观和相对论为指导,以田野调查为特色学科方法,主要研究不同时空中的中医(包括中医药知识体系和医疗活动、中医相关人群、中医体制等中医文化各方面)及其与社会文化的关系,以比较不同时空下中医的不同形态与共同的本质,以获得对中医(乃至医学、人类文化)更本质的认识。关于中医人类学的学科概念,有几点尚需要明晰。

　　第一,中医人类学有广义和狭义之分。广义的中医人类学可包括中医体质人类学和中医文化人类学（狭义的中医人类学），故中医人类学（狭义）与中医文化人类学不是同级的概念。然而，在学科惯例中，因人类学的四个分支中，文化人类学一支独大，大家习惯了说到人类学其实就是指文化人类学；类似的，医学文化人类学也通常简称为医学人类学；所以，中医文化人类学亦可简称为中医人类学。

第二，中医概念有广义和狭义之分，故中医人类学的研究范畴可大可小。广义的中医，即中国（民族）医学，包括了狭义的中医和其他少数民族医学，故中医人类学的研究对象亦包括了中医和少数民族医学。而狭义的中医不包括少数民族医学，中医人类学的学科范畴亦随之缩小。

第三，中医文化人类学是"中医 + 文化人类学"还是"中医文化 + 人类学"？研究对象是中医还是中医文化？这个问题还真不那么容易辨清楚。一般意义上而言，中医是指一门医学，中医文化是指中医的文化，两者不能完全等同。但笔者认为，在人类学的视域里，中医是作为一种民族医学文化来研究，两个概念有所重合，但不同于从一般意义上来讨论的中医和中医文化的概念，人类学意义上的中医在不同的语境中会有不同的实指。举例说明，当我们用人类学研究中医在海外的传播时，"跨文化传通中的中医（药）作为人类学的研究对象在本研究中的概念外延要比国内通常意义上的中医（药）要宽泛：不论执业者是华裔或非华裔，亦不论是否遵照国内现行的'正统的'中医（药）体系，一旦其自称为中医（药）业者，即纳入本研究的视野中来。人类学没有评估其'正统'与否的权利和义务，只关注其作为跨文化传通的主体及衍生的现象：若把海外中医看作中医在海外的'镜像'，不论是平面镜或'哈哈镜'，其成影都是本研究的对象"[16]。还有更极端的情况，如贺霆所研究的"西方中医"，即中医西传后，西方人依据自己的文化资源对中医进行再创造，形成和中医本原差异性极大的"本土中医"，如果按照国内中医的评判标准，这些"西方中医"很难被认同为中医，但他们却无疑是极具人类学研究价值的"他者"，是人类学意义上的"中医"。

四、中医人类学研究对象探讨

《元研究》中表述人类学研究对象时所用关键词是"人和人群"，如"简而言之，文化人类学的研究对象是文化视域中的人和人群""医学人类学的研究对象是医学视域中的人和人群""中医文化人类学的研究对象是中医文化视域中的人和人群"，笔者认为这种概括尚未全面揭示学科研究对象。

文化人类学是一个既宏观又微观的学科，因此，讨论中医人类学的学科研究对象，须得宏观和微观兼顾。一般认为文化人类学学科独立于 19 世纪末，其早期理论成可追溯至摩尔根、泰勒（人类学之父）的关于人类文化进化的相关著作（古典的文化进化论），这些著作都试图构架宏大的跨越时空的人类文化发展演变的"全图景"，也树立了学科研究的宏观样式；其后以马林诺夫斯基为代表的功能学派发展了整体观，并夯实了其作为学科主要视角和方法的地位，宏观研究成为人类学特色。而同时，马林诺夫斯基树立的实地考察研究方法（田野研究）也成为学科的特色方法，而在这个方法中，对个体的考察是必然的，如个人生活史的研究方法，因而微观也成为人类学特色。从宏观看，中医人类学的研究对象是不同时空中的中医和中医文化及其与社会文化的关系，其中包括了历史中的和当下现实中的中医及其文化，以及全球跨文化传播视域中的中医及其文化；而微观则可具体到中医相关的某人或某人群。故对于学科对象，笔者更倾向于表述为"文化人类学视域下的中医及其文化""不同时空下中医相关的人和人群的观念和行为体系，及与社会文化的关系（互动规律）"。

五、中医人类学与近缘学科的区分

《元研究》列举了一些早期文献[17][7]中把医学文化学与医学人类学混同，把中医文化学与中医人类学混同的现象，这对区分近缘学科大有裨益。探寻这些现象的渊源，笔者认为这可能与学界前辈接触人类学的知识来源有关。如前所述，人类学很长一段时间在国内是蛰伏状态，其学者结构出现了相当程度的断层，所以在 20 世纪 80 年代人类学进入中医相关领域时，主要有两条路径：其一，由马伯英为代表的中医史学学者从国外重新引入文化人类学进行交叉衍生；其二，由引入国内的文化人类学学者或医学人类学学者渗透进中医领域，进行交叉衍生。这两条路径到后来都出现了问题。第一条路径，马老接触的引介的是 80 年代的西方人类学知识，且从其著作可看出，其接触的多是人类学经典理论，对后现代主义的理论接触较少，且自马老之后数年间，中医文史界鲜有直接从国外接触和引介人类学的，知识更新不及时，到新世纪初也只接触到一些人类学经典的译著。第二条路径，文化人类学者和医学人类学者很少有专攻中医领域的，随着新世纪两个学科日益成熟独立，更少有专家跑出自身领域来专门研究中医了，只偶见相关的硕士、博士论文。因此，对于中医人类学而言，知识的输入缺乏延续性，研究缺乏延续性，学科发展也一步两歇，不成规模。在人类学引入中医领域的前二十年，几乎看不到人类学专业背景的学者进行有延续性的中医人类学学术产出，而没有人类学背景的学者初进入学科时往往从学科的早期文献入手，因缺乏人类学的专业知识，只能引用已有文献，引用再引用，知识在自行发酵，但有的越引越跑偏。比如，"中医文化学是医学人类学（医学文化学）的一个分支，它除了研究中医的文化特质外，主要探讨中医与中国社会文化的关系，探讨中医与中国人类行为、人类发展的关系及其相互作用。"[7]因为作者的权威性,这个概念也成为中医文化学的经典概念。然而,这个概念没有明确对中医文化学和中医人类学进行区分,把主语换成中医人类学这个概念表述也完全成立。这是中医文化学"遮蔽"中医人类学的典型例子。这种"遮蔽"无疑对中医文化人类学的学科发展极为不利。

《元研究》以文献研究的方法从学科史和学科学的角度讨论了人类学与文化学、医学人类学与医学文化学的关系和各自的研究对象,试图由此来区分中医人类学与中医文化学。这个思路是可行的,但运用于中医人类学实际境况,尚有一些问题有待明晰。

第一,关于文化学和人类学出现的先后,学界向来有争论。《元研究》是从具有学科名称的文献早晚来分析,认为文化学早于人类学。然笔者认为,学科之"名"的早晚不足以用于区分两个学科,因为那些古旧的用了学科字眼的文献本身和现代的成熟的学科内容之"实"有距离。比如,学界公认 1501 年德国哲学家亨德的著作《人类学——关于人的优点、本质和特性、以及人的成分、部位和要素》是第一本出现"人类学"学科名称的书,且确实具有一些人类学学科的特点,但这本书中的"人类学"概念显然和现代成型的人类学学科概念不能等同。且学界另有观点认为,从学科内容来看,文化学是由于人类学对文化研究卓有成果从而分化独立出来的衍生学科,故而两学科实有"母子关系"。

第二,依照学科学理论,《元研究》认为"'研究对象 + 学'是科学学科命名的基准模式","中医文化人类学与中医文化学在名称上相差'人类'两个字,两者的研究对象就有了相对区分"。然而笔者认为"顾名思义"的模式对人类学和文化学不尽适用,易致对学科认识出现偏差。"人类学"的学科名字英文是 Anthropology,是由两个词根组成,anthropos 意思是人,logos 意思是科学,anthropology 的意思就是有关人类的科学。这仅仅只是词源学的解释,不能作为学科定义。从这种字面上看的话,那 Anthropology 可包括人类至今所有的知识文化,这作为学科定义无疑是大而不当的;而且,这个单词出现在 16 世纪初,而文化人类学学科独立是在 19 世纪末,用一个几世纪前的不能确切说明学科内容的单词词源含义做学科定义难免失当。另一方面,这种学科命名模式应用于中医文化学也有歧义之嫌。"中医文化学"是"中医文化 + 学"还是"中医 + 文化学"?《元研究》在讨论中医文化学的学科定位时是认为其是文化学与中医药的交叉衍生学科,在讨论学科内容时又认为是研究中医文化之学,这有自相矛盾之虞。笔者认为,不能仅从学科名字来讨论学科内容,更倾向于认同中医文化学是文化学与中医药的交叉衍生学科,从而认为,其学科内容是从文化学角度来切入研究中医药(作为一种文化)。

《元研究》从学科学的角度提出:"一门科学学科得以确立,首要条件是拥有相对独立的研究对象。中医文化人类学是否拥有与其他学科有所差异的研究对象，是判断其能否自立发展的主要依据。""中医文化人类学的研究对象是中医文化视域中的人和人群，中医文化学的研究对象是特定医学领域中的一个文化子系统——中医文化。"笔者审思这个学科学理论运用于中医人类学具体的学科探讨，存在一些问题：中医史学是研究中医历史的，中医人类学如果也研究中医历史是否就不能成为独立学科？中医文化学是研究中医文化的，中医人类学如果也研究中医文化是否就不能成为独立学科？笔者认为，现代学科体系划分越来越精细，各学科之所以独立，必有其学科特色的研究角度和方法，从学科范式来区分学科或许更具实用性。史学有史学的范式，文化学有文化学的范式，人类学有人类学的范式。学科区分的关键区别不在于研究对象，而是研究的视角、理论和方法的差异。例如，中医文化学和中医人类学两个学科的研究对象在很大程度上是重合的，都是中医文化，但是学科切入的角度不同。从文化学角度切入，中医文化学研究是把中医文化作为一个文化子系统来研究其发生、发展的过程及规律，其内涵、结构、特点、本质等，是对中医文化进行系统的梳理和学科构建。从人类学角度切入，一方面，中医文化人类学从宏观来说研究的是不同时空中的中医与社会文化的关系，这与中医文化学的研究对象是部分重合的，甚至可能出现一些阐释理论模型重合的情况，但不要求有文化学那样系统的学科构架，甚至从学科史来看，从一定意义来说，文化人类学是个"散漫的"不成系统的学科，只有"全图景"的学科目标，却没有达成此目标的宏大的研究计划，而是各研究者凭兴趣各做一块，成果汇聚成"全图景"；另一方面，相比之下，中医人类学相对地在微观研究中更有其成熟的方法优势；而微观方法服务于宏观目的。故而如王教授所言，"由于人类与文化不可分割，广义而言一切关涉人类的事物均属于文化的范畴，因而中医文化人类学与中医文化学必然存在着难分彼此的研究界面。两门学科既不应该合二而一，也不可能泾渭分明。中医文化人类学与中医文化学在今后的发展中，应该以文化为结合点，建立一种互通互补、互促互进的紧密联系。"

六、中医人类学的研究方法与学科意义

作为文化人类学的学科特色方法，田野调查法在 20 世纪二三十年代由马林诺夫斯基确立了较成熟的研究范式。此研究范式的确立，曾一度使得人类学者们自我标榜为科学主义的社科研究，流传下"最科学的人文学科，最人文的科学学科"之学科自誉。这种自信是有根据的，严谨的人类学田野调查要求人类学者在严格训练后，能够"远离自我"，抛却自身文化所塑成的"文化眼镜"（往往是"有色眼镜"），客观中立，尽量深入当地人的生活，从内部来理解"他者"的社会和文化，

从而真实地呈现"他者"的观念和行为及其社会文化意义。从一定意义上说,这禀行的是一种"照相"的功能。让此文化的人群(自我)看到彼文化的人群(他者)的真实的文化图景。野心勃勃的人类学者甚至试图把这些局部的文化图景拼凑成一幅全人类的"全图景",从而找出人类不同群体的共性和差异性,且进一步探索人类发展的规律。这也进一步确立了文化人类学的学科目的和意义。这种传统的文化人类学研究,类比于史学研究,好比是在考古、考据、"以史带论"。

然而,自20世纪70年代开始,后现代主义思潮颠覆了人类学界。人类学者们认识到无论是受过多么严格的训练的严谨的学者,仍无法真正地抛去其自身的"文化之眼",其呈现的图景的真实性是不可能完全达到的,其作品不是单纯的"照相"而是"摄影创作",且不可避免地,最终的成果——田野志——实质上是人类学者本人的"写文化"作品,是一种创作。这种后现代主义的文化人类学研究,类比于史学研究,好比是近年来时兴的"以论带史"的研究方式。

然而作为一门阐述性学科,其学科意义是需要重构的。新的共识是,对于"他者"的文化图景的呈现,实质上是人类学者作为桥梁对两个异文化群体所做的"文化翻译"。于是语言学界的"可翻译性/不可翻译性"相关理论(引申出文化"可通约性/不可通约性"理论)也曾被卷入人类学轰轰烈烈的学科反思大潮中。最终学界接受了人类学作为一门阐释性学科的本质。一方面,严谨的田野调查仍被遵从,这仍是学科不可动摇的基石,做过严谨的实地调查的人必然比没有亲见亲历的人们更有发言权,其"阐释"比"图书馆研究"更有事实依据;另一方面,"文化翻译"是一件具有全人类普世意义的工作,从大处说可促进异文化之间的沟通与理解,以达成"美美与共"的理想,从小处说可促进本文化对异文化和自身的理解和借鉴,"他山之石,可以攻玉"。

此外,中医人类学可成为一个"顶天立地"的学科。2018年教育部提出,高等教育要发展"新文科",如哲学社会科学的"中国学派"。中医人类学虽是文化人类学和医学人类学的衍生学科,但可在西方已有成果的基础上开辟新的学术领域天空(就如汉学、女性人类学等学科的产生),既可以中医作为研究对象,亦可以中医作为学术视角,以中国特色的思维方式和哲学文化来研究中国特色的医学社会文化问题。秉承先辈费孝通、黄现璠等开创的中国人类学、民族学的本土化之路,中医人类学可为人类学在中国的本土化做出积极贡献,成为医学文化研究的"中国范式",文化人类学和医学人类学的"中国学派"。另一方面,医学人类学作为应用人类学已成共识,作为医学人类学的分支,中医人类学具有极宽广的应用价值。对于基层和现状的"接地气"的实证研究是人类学的长处,这可为中医和中国医学相关的具体(社会文化)问题具体分析提供一手依据,为政府决策提供学术支持。

参考文献：

[1]马伯英.人类学方法在中医文化研究中的应用[J].医学与哲学,1995,16(2):57.

[2]马伯英.医学文化人类学引论[J].医学与哲学,1990(7):5.

[3]马伯英.《神农本草经》成书年代的人类学方法研究[J].中医研究,1992,5(1):44.

[4]马伯英.中国医学文化史[M].上海:上海人民出版社,1994.

[5]马伯英,高晞,洪中立.中外医学文化交流史——中外医学跨文化传通[M].上海:文汇出版社,1993.

[6]宋知行.从文化和文化人类学对中医学的观测[J].医学与哲学,1988(7):5.

[7]张其成.中医文化学体系的构建[J].中国中医基础医学杂志,1999,5(5):54.

[8]何其灵,朱邦贤.中医学的文化视野考察——近十余年中医文化研究回顾[J].医古文知识,2001(1):1-3.

[9]冯珠娣,艾理克,赖立里.文化人类学研究与中医[J].北京中医药大学学报,2001,24(6):9.

[10]万霞,刘建平,艾艳珂,等.中医文化人类学[J].中西医结合学报,2008,6(7):674.

[11]廖育群.不卑不亢读"洋书",平心静气论得失——有关《繁盛之阴》及所见评论的综合讨论[J].中国科技史杂志,2010(2):215-223.

[12]杨奕望.医学人类学视野下的中医体质学探析[J].中华中医药杂志,2014,29(3):656-658.

[13]杨奕望.应用医学人类学研究中医体质学[J].中医药临床杂志,2014,26(5):464.

[14]杨奕望,闫晓天.近三十年中医文化人类学的研究与展望[J].湖北民族学院学报(哲学社会科学版),2014,32(3):7-11.

[15]王续琨,白长川.中医文化人类学学科元研究四题[C].首届中医文化人类学学术论坛论文集,2018.

[16]严暄暄.中医药跨文化传通——英国地区的人类学考察和传播学分析[M].北京:中国中医药出版社,2018:3.

[17]陈乐平.关于医学人类学与构建中国医学文化学的一些思考[J].社会科

学,1993,15(11):71-73.

文章来源:严暄暄,何清湖.中医人类学学科元研究再思考[J].广西民族大学学报,2019,41(4):9-16.

别开生面

——试论人类学与医史学科的交叉应用

往远处看,古希腊作家希罗多德(Herodotus,约公元前 484—425)被公认为既是"历史学之父"也是人类学家的先驱,他曾经研究并撰述不同民族风俗;往近处看,国内明确把人类学学科概念引入医史研究至少已有 30 年。笔者倚凭人类学背景、结合对国内外医史学发展趋势的所知所想,在此浅论人类学与医史学科的交叉应用,以期共同发展。

一、相关概念

国内医史学界关于"医史学"与"医学史"概念界定与研究分野的相关探讨由来已久,清晰反映出我国医史学科的思想发展历程。《中华医史杂志》于 2009 年第 2、3 期辟专题邀请数位专家笔谈[1-2],从研究对象的角度来看,业界的界定趋同为:医学史(医学史学)研究医学发展的历史过程和规律,基于但不止于史料,近年来有"文化转向"的趋势,"内史"与"外史"研究相结合,考据与阐释相辉映;(狭义的)医史学(医学史学学)研究医学史这门学科的历史经验和相关理论,包括医学史学史和医学史学通论(历史观和历史研究法等)。本人在此无意于更深入地辨析概念,反而倾向于把医学史和医史学统合在"医史学科"(广义的医史学)的大标题下,这个更大的领域才是本文中与人类学进行交叉结合的对象。

人类学的学科概念有数个版本,其中卢克·拉斯特简明扼要地概括为:人类学就是对人类过去和现在所有的生物复杂性与文化复杂性的研究[3]。所以,就广义人类学而言,人类学包括体质人类学和文化人类学(后者在英国多称为社会人类学);从狭义概念来看,现在学界谈到的人类学主要是指文化人类学,即关于"人类社会生活的研究"[4],这个领域包括文化多样性研究、文化普遍性探索、社会结构揭示、象征主义阐释,以及大量相关的研究[5]。笔者个人的理解是:文化人类学是遵循整体观和文化相对论,来研究不同群体的思与行,及其和社会、文化的关联的一门学科,以田野调查(Field Work)为学科特色方法,它比较不同群体的普遍性和差异性,寻求对人类的理解。

文化人类学应用于医学领域,医学人类学研究不同文化群体与医疗保健相关的观念和行为,及其相关联的社会、文化因素,寻求人类对医学的理解。其研究对象广泛深入,从经典教材的目录可见常见主题包括[6-8]:不同群体对疾病、健康、身体与医学等概念的理解,民族医药,饮食习俗、营养与医学,性别、女性健康、生殖与社会文化,疼痛、压力、疾病与社会文化,药与社会文化,成瘾,(宗教)习俗和管理应对生命历程及其中的不幸,(跨)文化相关的心理疾病与治疗,传染病、流行病与社会文化,病人与医护人员的关系和互动,护理(care)、保健与社会文化,临床应用医学人类学,健康、医疗与全球化、文化多元化,医学与政治经济,医学系统与医疗体系政策,医学伦理与文化,研究方法、伦理与文化,等等。

将人类学的理论和研究方法,以及已有成果引入医学史研究领域,是别开生面而前途远大的。这就是人类学与医史学科的交叉应用,笔者昵称其为"医史的人类学化"。人类学百年,理论精彩纷呈,方法特色鲜明("到实地去""到内部去"),但个人始终认为,人类学是一个工具学科,像一个特殊的透镜,将其运用于具体的研究对象时,才能够更鲜明地发挥其学科优势,并使得置于透镜下的对象呈现出比通常视角观察下更丰富立体、毫毛毕现的全景形象。

二、海外医史学科领域的人类学化趋势

近年来,在海外,医学史常与科技史处于对等的范畴(张大庆)[1],而人类学往往是医学史、科技史研究生的必修课。从此建制上可见人类学与医史学科的紧密关系和交叉渗透,你中有我,我中有你。从海外医学史的研究中我们可见这种学科交融的过程与成果。

先看在国内最为著名的《剑桥医学史》[9](英文原版第一版出版于1996年)。其分章目录如下:"(第)一(章)疾病史,二 医学的起源,三 疾病是什么,四 初级保健,五 医学科学,六 医院与外科,七 药物治疗与药物学的兴起,八 精神病,九 医学、社会和政府,十 医学的未来。"并附两章细目为例(摘录):"第一章 疾病史:农耕与疾病、城市—疾病的滋生地、疾病对新大陆的征服、营养与死亡率的下降、疾病与帝国主义、营养类疾病、现代社会的疾病","第八章 精神病:希腊的传统文化、中世纪的疯癫、理性时期对疯癫的认识、19世纪的疯人院博物馆、现代心理医学"。专题式的分章内容编排已显示出其治史的思路,绝非一般通史、编年史,而是围绕关键词铺陈史料,以史料来阐述核心问题。其序言中有言,"本书的主要目的是把医学的这些变化置于历史的情境中来理解"。这种思路已显示出其受人类学等社会科学的深刻影响(与上一节中笔者摘录的医学人类学教材目录作参照即很明显），以考察、呈现细节来描绘出人类医学的全图景（联系：人类学的整体观，实地调查中对细节的强调），把医学放在人类的社会文化大背景中叙述且重视社会文化对医学的构建作用（联系：人类学的整体观，文化相对主义，功能—结构主义，社会文化对人类行为的构建作用等），超越传统的"辉格"史（Whiggish history，以名医、大事、成就为特征）进入"后李约瑟时代"（转向医学社会史、医学文化史，并运用人类学、语言学、社会学等多学科手段），既强调医学对微观个体生命的意义也注重医学与社会文化之间的宏观互动（以第四、第八章为典型）。

再以海外著名汉学家的研究为例看看具体到中国医学史领域的人类学化趋势。德国的文树德（Paul Unshuld）教授是中医文史方面的国外知名大家。他治史，但用的是其标榜的史学人类学方法（historical anthropology），如早在 1979 年的 *Medical Ethics in Imperial China – A Study in Historical Anthropology*[10]（《帝制中国的医学伦理——一个史学人类学研究》）中，Unshuld 就从社会学、人类学角度考察古中国两千多年来医师的执业经历，关注医师的社会地位、专业化程度、哲学、宗教世界观对医疗的影响，并进行了中欧医疗道德伦理的比较（比较人类学方法）。在《*Medicine in China：A History of Ideas*》[11]（《医学在中国：观念史》）中，他研究中医思想史，并将之联系到封建中国的社会哲学和社会政治结构的重要转变及发展，并提出其著名论说："导致医疗思想系统兴替，或者是医疗思想系统内在变化的主要动力，是医学以外的因素，而不是临床观察和实验累积而来的识见。临床实验的结果只是用作检证那些看似可以初步接受的理论。而这些看似可信的理论都是建基于社会秩序和危机，与身体健康和失调的类比之上"。[12]他坦言这个结论很大程度上来源于人类学、社会学的功能—系统理论。在进行了三十年的中医文史研究后，文树德把他的人类学化的史观表述为："一个文明对抗疾病及死亡的经历，比其他方面更能反映该文明的内涵。健康科学汇合了哲学与宗教、伦理与礼仪、科学与天文学、占星学与数学、植物学与科学、经济因素与社会结构、语言与符号、科技与个人经验、本土传统与外来影响，及更多的其他因素。因此，我们与其孤立地研究以上诸题，不如将健康科学作为了解一个文化精神特质的出发点。"[13]2

此外，英国研究中医文史的几位著名专家，都既是史学家也是人类学家，可以说是"不分家"的状态，如 Elisabeth Hsu（许小丽）、Volker Scheid（蒋熙德）、Francesca Bray（白馥兰），Vivienne Lo（罗薇薇）的医史、语言学研究也是结合社会学、人类学。这些学者在海外中医界影响颇大，尤其是蒋熙德教授，既学习了中医并进行中医临床，又跨界于中医文史人类学研究，他的博士论文讨论孟河学派，出版后在西方成为业界经典。

美国宾夕法尼亚大学 Nathan Sivin（席文）、美国芝加哥大学 Judith Farquhar

（冯珠娣）、以色列特拉维夫大学的 Asaf. M. Goldschmidt（郭志松）在中医史领域著作颇多、影响深远，走的也是医史与人类学结合的线路。在海外的中医文史领域，史学、人类学、社会学学者一起编书是常态，可以说，这种交叉渗透已是大势所趋。

三、我国医史学科领域的人类学化趋势

总体而言，如前所述，从希罗多德开始，历史学与人类学一开始就有"共生"现象，所以西方医学史领域与人类学结合有得天独厚之处。而人类学在中外医学史和中国医学史领域的发展相对迟缓（这或许正反映出人类学的中国本土化困境）。

从文献上看，最早明确地将人类学方法引入中医史领域的应属马伯英先生。从 1985 年起，马伯英先生在英工作期间接触到人类学；1988 年在美国圣地亚哥举行的中国科技史和医学史国际讨论会上，其报告的论文将中国科技史研究分为三个阶段：前李约瑟阶段、李约瑟阶段（成就史）、后李约瑟阶段（引入人类学方法），第一次明确提出在中医相关医史研究中运用人类学方法；之后数年间撰写了数篇文章向国内大力引介医学人类学，"旨在将国外盛行的文化人类学研究引入到中国医学的历史和现代研究中来，……争取获得第一批成果"。[14]他在《人类学方法在中医文化研究中的应用》一文中提出："借助于世界上各著名人类学家的研究成果，借鉴他们得出的科学结论、原理，可以再重新审视自上古迄今的中医文化现象过程，发现大量有趣的、过去被忽略了的事实；可以重新理解、阐释中医文化的根结与中医理论的本质。"[15]他也尝试做了一系列实践，如《神农本草经》成书年代的人类学方法研究[16]、中医学起源、《黄帝内经》著书形式考等。

在 90 年代初马伯英先生应用人类学理论写出了两部大型著作《中国医学文化史》（1991 年完稿，1994 年出版）、《中外医学文化交流史》（1992 年完稿，1993 年出版），后合并为《中国医学文化史（两卷本）》（2010 年出版），成为中国人类学史学的开山之作。马先生将中国医学史部分分为四编[17]：（第）一（编）中国医学起源的文化背景，二 本土哲学思想、宗教及政治对医学的浸融，三 生态环境、科技及一般文化习俗中的医学，四 中医文而化之的过程和结晶。从这些标题清晰可见马先生以人类学理念来框架、以史料为血肉支撑的治史方法。其著述特点，是将中医学的起源和发展放回到当时历史文化背景中去，由初始的原点出发，理解各个历史阶段人们对医学的认识，而不是以今视昔，简单地进行批判、否定；这样就客观地将医学与文化土壤的密切关系揭示出来，将附着的污泥浊水清除掉，在历史进程中还中医科学性的进步真相和过程，令人信服。既不虚夸，也不抹杀，还历史以本来面目，这对治史是至关重要的。以其第一编为例略为分析：第一章先描绘原始中国人的社会生活形态，把原始医药还原到其"文化生态"环境中，此为人

类学中典型的把研究对象还原到所处大背景（context）中去的整体观研究方法；第二章讨论原始思维、原始崇拜与医学文化，可见人类学经典著作《原始思维》（列维·布留尔）、《金枝》（弗雷泽）、《原始文化》（泰勒）等对马先生学术思想的深刻影响；在随后第四、五章关于巫术与医学、医学启源的论述中也随处可见人类学概念和理论的烙印，如"集体表象""原始思维"、对神话和原始崇拜的阐释、巫术的作用与分类、梦的解析、人类医学启源等；第三章使用大量古代文献和语言学材料还原出原始社会生活和世界观，从而探讨原始生老病死观的来源和形成，与医学人类学探究不同文化群体的生死疾病观的理论和方法一脉相承（社会文化对健康、疾病概念的构建作用），不同文化中的生死观及相关仪式是人类学经典主题，在马先生书中亦有很大篇幅。由此可见，马先生的这些大作是中国医史人类学化的里程碑，他将文化人类学的成果应用到中医文化史料的对比、分析、研究上，用来参照分析中国古代的传说、神话、医案、医话等丰富史料，从而使"败部复活"，那些"被废弃了"的史料手到擒来，从而别开生面。

进入新世纪之后，随着人类学在国内人文科学领域中影响逐渐深远，出现了一批有人类学身影活跃其中的中医文史著作，如曲黎敏《中医与传统文化》（2005）、李建民《生命史学——从医疗看中国历史》（2008）、余新忠《清以来的疾病、医疗和卫生：以社会文化史为视角的探索》（2009）、费振钟《中国人的身体与疾病——医学的修辞及叙事》（2009）、范家伟《中古时期的医者与病者》（2010）、廖育群《重构秦汉医学图像》（2012）、梁其姿《面对疾病——传统中国社会的医疗观念与组织》（2012）。

可以说，时至今日，将人类学引入医史研究已是共识。在《中外医学史》[18]教材的绪论中这样定义："医学史是一门研究医学发展历史及其规律的科学。它以医学的发展演进为研究对象，不仅探究医学自身的发展特点和变化，更将医学置于政治、经济、文化的社会大环境中进行考察，探讨医学发展与不同社会文化背景的相互关系和影响。"由此定义已明确医史的人类学化。

四、中国医史学科人类学化的必要性和一些设想

行文至此，对中国医史学科人类学化的必要性已不需长篇大论，笔者概要如下：

1. 医史学科发展至今已不再是通史、编年史的时代，需要做专做精，或者另辟"蹊径"，人类学化是其中一条光明大道；

2. 在西方文化和科学主义的猛烈冲击下，中医在现代中国中西医并存的现实境地中，除开用疗效打硬仗，也需要用相关文史哲研究来讲道理做宣传，对医史学

科要求必须超越"数家珍"方式,结合现代人文理念进行研究,对史料进行多元化的现代再阐述;

3. 医史课程教学改革需要摆脱"名医＋名书＋大事件"的传统教学模式,从史料型教学向思辨型教学转变,人类学对其将大有助益;

4. 若想与国际接轨,国内医史学者有必要加强人类学素养;同时,在此特别强调,我国中医医史学者有必要培养"学术之盾",以一例说明:在西方中医界有一种普遍的论调和态度,现行中医(Traditional Chinese Medicine,TCM)是现代中国(Maoist China)的产物,并非真正传统中医。这种观点在一定意义上是有历史渊源的,但是其造成的影响却令人担忧,如老外中医人对现行中医诊治的不信任,如老外中医(为追求所谓传统而进行)再创造的"西方中医"混淆视听的社会效应,如普通民众的人云亦云以讹传讹,这些都给社会对中医的认知和西方中医学界造成深远影响,对中医的跨文化传播不利。然而,考究这种观点的源起,可追究至西方学者对现代中医的史学和人类学研究(如前所述,在西方学界,史学和人类学密不可分,医史研究大量运用人类学理论、方法和成果)。在相对学术自由的西方,要阻止学者发声是不合规范的,而能做的是"以子之矛攻子之盾",以我们的人类学、史学学术研究反攻和自卫。然而这方面国内目前相对薄弱,亟须相关专业人才。

从学科目的来看,寻求对医学的理解和探索发展规律是医学人类学与医学史的共通点,所以学科的相互支撑是必然的。笔者对人类学与中国医史学科的交叉应用有一些初步设想,与同仁探讨(因前文已做了大量的举例分析,故此只简述思路):

1. 继续发挥人类学整体观把握全局的优势,在研究某阶段或某主题时,把对象置于大时代背景之下,充分开展"外史"研究,以形成对"内史"的有力支撑,使医史更加丰满鲜活,并成为中国社会文化史的一部分;

2. 医学史旨在探索医学发展规律,这可借鉴人类学关于知识构建方面的研究成果,诸如在具体地方(情境)的累积和嬗变过程(地方性知识),知识的全球化与跨文化构建,结构与反结构、解构等及其作用因素,等等,来研究医学知识的构建和演变,追溯"代际传递漫长周期中衰败与断裂的成因",辨识"中国医学真正的'内在活力'性质为何"[19];

3. 人类学注重"人"的研究,即对个体及细节的研究,其个案调查、个人生活史等方法有助于还原中国医疗历史长河中的医者(及产婆、巫师等)、患者(及家属)、学者、决策者等,考察个体面对和经历的社会文化情境,挖掘个体与整体(中医发展与演变及中国历史文化整体)之间的联系,从而追溯影响中医流变的社会文化因素;

4. 人类学善于研究"思",对获得概念、思想有独特的方法(如通过田野调查沟通交流获得一手资料,或通过史料构建出个人生活史及其从属时代背景从而进行深入阐述,或进行历史进程中的思潮产生和发展的梳理,或进行比较梳理,或运用人类学现有理论进行理论移植性的新分类新阐释),在中医思想史领域大有可为,也是我国医史领域亟待加大投入的方向;

5. 人类学善于研究"行",应用已有的丰富的人类学理论(如巫术、仪式、宗教、家族、权力、功能—结构主义、后现代主义等)对史料中的医疗行为、社会风俗、政府管理及建制等进行再阐释,在现有基础上进行全面的理论渗透,这将是"生产力二次转化"的过程,从而探求创新性的规律揭示;

6. 以人类学方法做医史学(狭义)研究,可以直接把人类学理论引入医史学通论和方法论(如文树德提出的"人类学史学"),也可以用田野调查的方法对现存的医学史学史的人物和史料进行抢救性收集、整理和阐述,这个领域在我国几乎是空白;

7. 不同文明间的比较和求同是人类学的学科优势,对中外医学发展史进行比较和相互参照有利于更好地发现医学发展的共同规律和特定文化间的差异性因素;

8. 借鉴人类学关于性别研究的已有成果,展开中国医疗史中的性别研究,不仅是研究女性医者、患者,更可扩展至女性身体观、疾病观、生殖与社会文化的关联,乃至中国社会文化史中的女性生命史;

9. 多做西方医学史的田野调查;

10. 中西方医学交流史有进行田野调查的必要,而且人类学者作为中西之间的桥梁、"传声筒",有责任更深入更全面地对双方进行"呈现",用当地人的观点进行阐释,打破"各说各话"的局面,更好地沟通和理解对方,这样有助于更理性地认识中西方医学交流的事实和规律;

11. 把人类学的全局观、实地调查的方法、阐述学方法和批判精神等引入医史学科的课堂教学,以医学发展规律的核心问题作为线索(如医学的本质、医学如何产生、哪些因素对(中/西)医学发展发挥作用、医学发展趋势等)改革教学内容,吸引学生参与课堂思考,培养思辨精神,使学生从被动地背史料向主动地探索医学规律转变。

多学科研究中医是必需的(梁永宣)[2]。人类学与医史的交叉结合是个有长远前景的发展方向,别开生面。此文仅作抛砖引玉,请同道指导。

参考文献:

[1]梁峻,张志斌,张大庆,等. 医学史与医史学[J]. 中华医史杂志,2009,39

(2):67 – 72.

[2]马伯英,朱建平,张瑞贤,等.医学史与医史学[J].中华医史杂志,2009,39(3):131 – 135.

[3](英)卢克·拉斯特.徐默译.人类学的邀请[M].北京:北京大学出版社,2008.

[4]Barnaed,A. Social Anthropology[M]. Taunton:Studymates Limited. 2000.

[5]艾伦·巴纳德.王建民等译.人类学历史与理论[M].北京:华夏出版社,2008.

[6]Helman. C. G. Culture,health and illness[M]. London:Arnold. 2001(4th edition).

[7]Sargent. C. F. &T. M. Johnson. Medical Anthropology[M]. London:Praeger Publisher. 1996.

[8]Brown. P. J. Understanding and applying medical anthropology[M]. London:Mayfield. 1998.

[9]Portey. R. 张大庆译.剑桥插图医学史[M].济南:山东画报出版社,2007.

[10]Unschuld. P. U. Medical Ethics in Imperial China:A Study in Historical Anthropology[M]. Berkeley:University of California Press. 1979.

[11]Unschuld. P. U. Medicine in China:A History of Ideas[M]. Berkeley:University of California Press,1985.

[13]Unschuld. P. U. 麦劲生译.西方的中国医学史研究:成就、方法及展望. http://blog. sina. com. cn/s/blog_73f867750100ueul. html.

[14]马伯英.医学文化人类学引论[J].医学与哲学,1990(7):5.

[15]马伯英.人类学方法在中医文化研究中的应用[J].医学与哲学,1995,16(2):57.

[16]马伯英.《神农本草经》成书年代的人类学方法研究[J].中医研究,1992,5(1):44.

[17]马伯英.中国医学文化史[M].上海:上海人民出版社,2010.

[18]张大庆,和中浚.中外医学史[M].北京:中国中医药出版社,2005.

[19]梁其姿.面对疾病——传统中国社会的医疗观念与组织[M].北京:中国人民大学出版社,2012.

文章来源:严暄暄,魏飞跃,葛晓舒,等.别开生面——试论人类学与医史学科的交叉应用[C].中华医学会医史学分会第十四届一次学术年会,2014.

"他者"眼中的"他者"

——浅谈中医文化人类学研究海外中医的意义

我是谁？我从哪里来？我到哪里去？这是人类哲学的经典且永恒的问题。放之于中医，则成为：中医是什么？中医得以产生的根本是什么？中医往何处去？这三个问题任是再博学睿智的学者，也只能说明一二而不得断言，正如人类永远处于认识自我的过程中而不能断言人类的本质。任何学者提出的观点都基于其个人的学识结构与学术经历，都只能说是出于某个（些）角度的阐释。但是，无限多的多面体是无限接近于圆的，从众多的不同的角度来看事物，无疑是有助于认识事物真相的。笔者目前致力于用人类学方法探寻外国人如何看中医，我认为这是一个很有意义的角度。

人类学是研究与人类活动（思与行）相关的文化和社会的普遍性与差异性的学科。人类学的研究首先前提性地划分了"自我（self）"与"他者（other）"。当对两种文明进行比较时，一方是"自我"，另一方即是"他者"（异文化者）。从这个角度，中国，是经典的被西方人类学研究的"他者"；然而，对于我们中国人而言，"老外"又是不折不扣的"他者"。所以，笔者的研究对象，老外眼中的中医，即"他者"眼中的"他者"。这是一个饶有趣味而又引人深省的角度。

一、国内外的"中国研究"

华夏是一个有文字的悠久文明，然而把中国本身当作研究对象、具有近现代社会科学性质的研究历史却并不长。20 世纪以前，中国史官、文人、民间艺人记录下的史料亦是汗牛充栋，然而往往是把中国视为"天下"，没有意识到中国只是全世界众多社会与人文类型中的一种，故古老中国留下的关于古代社会的描述实质上是"不是'中国人的状况'，而是中国人眼中的'人'或'非物'的状况"，因此，"古代中国人对自身社会与人文类型的观察，更接近于包罗万象的'社会哲学'"，而不构成近现代意义上的"社会科学"[1]。从 19 世纪末 20 世纪初开始，一批有海外学历的学者如严复、梁启超、蔡元培、冯友兰、胡适等开始把近现代西方社会科学的概念和方法渡回中国,自此开始本土的近现代社会科学意义上的"中国研究"。这几波学潮常以史学、哲学、文学为主导,在20世纪二三十年代曾出现百家争鸣的局面;其他西方社会科学学科也陆续引进,百花齐放。其中在三四十年代,费孝通、林耀华、许烺光、田汝康等成为中国第一代人类学家,其中尤以费孝通开创的"本土人类学"名声斐然且影响久远。他亦成为汉学人类学的开创者。20世纪上半叶,中国的人类学与西方人类学基本上是齐头并进的;然而,从50年代起,中国的人类学就停滞不前了,而西方人类学在战后蓬勃发展,故中国人类学与西方脱节了30年;直至80年代,中国的人类学学科才开始恢复。汉学人类学作为人类学下属的分支,在中国同此命运。

汉学人类学(Sinological Anthropology)现在一般指海外学者对汉人或文化意义上的中国展开的社会—文化人类学研究。海外的汉学研究由来已久,且不论史上旅行家、文学家所留下的描述,光是15世纪以来与殖民运动相伴随的传教士、探险家、学者对中国的研究就相当广泛而深入。其中人类学是一个主要的研究方法。"汉学人类学最早目的就是把中国当成受现代西方文明冲击的文化加以资料意义上的'拯救'。"[1] 虽然汉学人类学的理论框架可以说一定程度上是西方人类学的移植,但其中许多理论分析如英国人类学家弗里德曼(Maurice Freedman)关于中国社会(宗族)组织和文化的论著至今看来仍然是有启发意义的。

二、中医文化人类学海外研究的大时代背景

"文革"期间中国的各文化相关学科领域都是停滞甚至遭到破坏的,作为几十年后的新一代学者,面对历史性的损失我们更有责任感和紧迫感来发展学术研究。鉴于中外的中国研究的发展不平衡状况,如今我们进行相关于中国的研究时,有必要借鉴海外的汉学研究的记录和成果。正如《海外中国研究丛书》的主编刘东在序中所说:"60年代以后,就在中国越来越闭锁时,世界各地的中国研究却得到了越来越富于成果的发展。而到了中国门户重开的今天,这种形势把国内学界必到了如此的窘境:我们不仅必须放眼海外去认识世界,还必须放眼海外来重新认识中国;不仅必须向国内读者移译海外的西学,还必须向他们系统地介绍海外的中学。"[2]

尤其具体到中医领域时,借海外汉学来反鉴自己显得更有意义。自从鸦片战争以后西医进入中国,中医几千年来的主导地位被撼动,从而也引起前所未有的反思和讨论。从王清任的先知先觉,到中西汇通学派的汇而不通,到辛亥革命后、新文化运动以来的几度存废大讨论,直至现在的中西医结合,中医在风雨飘摇中

一路蹒跚,现在仍然前途堪忧。在西学东渐的历史进程中,"赛先生"早已以微妙的形式渗入人心每一角落,现行中国的民众意识与学术意识都已很大程度上被西化,中国人已接受了现代西方观念且作为日常生活方方面面的金标准,甚至以之为荣。中医也同样受到西方中心主义与科学主义的裹挟。我们已常常以西方的语言来形容和理解我们的世界和文化,动辄以西方的标准化、科学化、现代化来要求中医,现代西方观念似乎成了人们眼中唯一理所应当的视角。这实质上是文化自觉的迷失。

在这样的历史时代的大背景下,是时候换个角度看待中医、中国文化与西方科学文化的三角关系了。中国文化里,自古以来存在着一种"他者为上"的观念[3],中国现行的"科学主义"泛滥的现象与这种观念不无关系。西化的同时,中国思想却渐行渐远。中医目前的困境并非一日之寒,而是历史进程的阶段性结果,其困境在一定程度上可以概括为现代与传统、中国传统文化与西方文化之间的冲突和进退。要解决这样宏大的问题,仅局限在内部高呼民族主义和文艺复兴是不够的,需要站在宏观的角度审视中国社会文化类型在全球化和全球多元化中的现状和发展,中医在传统和现代之间的时空定位和延展,中医在面临以西医为代表的西方科学和文化的冲击时如何自知、自持和对话交流。也就是说,看本国的问题也需要有跨文化的气度和修养。也是我选择研究"他者"眼中的"他者"的初衷。用人类学的世界观、跨文化的气质来引导文化自省,来引导中医的新时代的自我认识,在保有"文化良知"、拥有文化自觉和自豪的前提下来进行新时代背景下的中医的发展。

三、中医文化人类学研究的学科优势和必要性

笔者从事的人类学对跨文化研究具有得天独厚的学科优势。人类学天生是一门跨文化寻求交流的学科。"从学科传统来讲,社会人类学的目标是通过探询'异文化'来获得对'本文化'以至于全人类文化的理解。社会人类学以这种理解为出发点,去寻找文化自省、文化对话和文化并存的可能。'他山之石,可以攻玉'这句话,生动地表达了人类学研究的这一宗旨。"[1]

局限于本土的研究者在自身所在的文化中常常是处于"不知不觉"的状态,不会有意识地跳出来,从而出现"不识庐山真面目"的结果,甚至产生文化自大与文化排他主义,或者文化自卑与文化从他主义,由此产生文化隔阂和认识危机。因此,拓宽视野、了解不同研究方法与视角变得尤为重要。在现有的科学化、保守民族主义、人文研究的几条路径中,王一方先生强调了人文路径的重要性:"对待中医的学术态度,'民族主义'与'科学主义'的道路都是误区,必须走'第三条道

路',那就是'人文主义'的研究姿态与方法。……只要不跳出自家的文化圈子去透过强烈的反差反观自身,中华文明就找不到进入现代形式的入口。"[4]

笔者虽不赞同完全放弃中医科学化的途径,但在"人文主义道路"上与王先生志同道合。笔者建议通过研究"他者"眼中的"他者",充分吸取不同视角带给我们的启迪,用西方的社会科学研究方法来处理中国的问题,借助西方的观点来反思自身的处境,从而构建一个自己的新的认识体系、解释体系和行为体系,这是有必要而且意义深远的。

现代传播学对跨文化交流给予了非常积极的肯定。成中英精辟地解析:"传播(Communication)代表一种自我的延伸,且是对他体的吸收,借以产生一种存在的新的形式。……传播是改变现状的一种力量。……整个人类是不能停止在一种静止凝聚的状态上的,它必须要去发展一下自己的影响力,而这影响力的延伸,就变成传播的创造。……知识力量、思想文化交互影响的过程,也可以说是各个文化传统甚或各个文明体系角力的过程,其最后的目的在找寻一种平衡的状态。……传播是必然的,是应自然和社会需要的,是不可避免的过程;世界上的东西都是在改变、在成长的,都有一个动的倾向,都是在找寻一个完全的形式,找寻一种平衡的关系,……一种自然交流,一种自我的扩大与他体的回应。传播因此可以看作是自然发展的一种程序,既然有了某种文化,它一定会向外延伸,直到它会影响他体或者被他体所影响为止。"[5]

中医是世界医学中的一部分,在不同的时代背景中它和其他医学一样需要不断对人类健康和疾病这个主题进行思考和再思考,在当代背景中这个传统医学在发展自身的影响力和承受他者的影响之间必须寻求平衡和共同发展。这是中医现代化与世界化的课题与事业。在这样的课题中,借用一切可用的"他山之石"都是有意义的。

四、中医文化人类学研究的立场把握

人类学是典型的西学,尤其是其核心的"自我"与"他者"的划分,使得往往被当作研究对象的非西方学者更容易产生抵触甚至叛逆的心态。笔者认为,作为学者可以有自己的立场,但在做学术的过程中还是要尽量保持客观冷静,尤其是人类学者;否则,很容易陷入狭隘"民族主义"。在非西方国家进行人类学研究,需要我们更清醒地认识人类学中研究者与被研究者——认识的主体与客体——的关系。虽然通常我们是被研究者,是西方人类学家的"他者",但反过来我们用人类学来研究西方对我们的看法时,他们是被研究者,是"他者"。主体与客体在不同的情景下是可以颠覆与互换的。清楚地看到这一点,我们完全可以心平气和地、

不卑不亢地研究"他者"眼中的"他者",不论他们如何看待和言说。我们可以以认识主体的姿态去研究作为"他者"的"西方人"的看法,借别人的眼睛和脑袋来反观自己。只有获得这种主体意识时,我们才能摆脱西化的阴影来审视自己和看待他人,才能避免狭隘"民族主义"和"反西方偏执"的泥沼,"以一种'遥远的目光'来审视自身",使得关于"自我"与"他者"的研究成为"知识互惠的基石"[3]。

这里的"他山之石"也绝非对西方观点的全盘欣赏与接受。"他者"之言毕竟是他者之言,由于文化的不可通约性使得他者之言思必然是有文化隔阂的。我们研究"他者"之言并不是想让"他者"把中医解释清楚加以发展,这是本土学者应该做的,也只有本土学者能够做;"他者"之言思只是给我们提供一个参照物,甚或在进行传播时作为背景资料(是谓"知己知彼,百战不殆"也)。在目前阶段人类学的中国研究的价值不仅仅直接表现为其实用性,而如王铭铭所指出的,"更多地表现在其对中国社会—文化的理解、对社会转型的解释以及对中国本土学术的建构的参考意义之上。"[1]

五、结束语

以一位"老外"提出的八项建议作为开放的结尾,也作为"他者"眼中的"他者"之一瞥,其价值与批判请读者自考:

1. 中医要保留纯正中医,并使中医适应其他国家的发展;

2. 共同发展纯正中医和中西医结合医学,避免不恰当整合;

3. 纠正翻译中一些错误理解和认识;

4. 发展循证中医学;

5. 重新评价中医教育及培训,集中于中医的质量;

6. 中医国际化应包含中医的根基及中国哲学、文化、历史和语言;

7. 要意识到现代化并不等于西化,现代化是中医发展的关键;

8. 在中国创建中医药国际智囊团,在世界范围内指导它的发展方向及政策,中国要成为其基础。[6]

参考文献:

[1]王铭铭.社会人类学与中国研究[M].桂林:广西师范大学出版社,2005:1-2,7,10.

[2]刘东.序《海外中国研究丛书》[A].(美)费侠莉.甄橙主译.繁盛之阴——中国医学史中的性(960—1665)[M].南京:江苏人民出版社,2006:1.

[3]王铭铭.西方作为他者——论中国"西方学"的谱系与意义[M].北京:世

界图书出版公司,2007:17,150,152.

[4]王一方.黄帝的身体与中医学的密码——从费侠莉的《繁盛之阴》谈中医学的价值[N].中华读书报:2006-12-13(13).

[5]成中英.从中西互释中挺立[M].北京:中国人民大学出版社,2010:258-259.

[6]Michele Ball.老外眼中的中医[A].中医药国际论坛[C]:2009.

文章来源:严暄暄,陈小平,何清湖."他者"眼中的"他者"——浅谈运用中医文化人类学研究海外中医[J].湖南中医药大学学报,2013,33(2):24-26.

"他者"在"他者"的社会

——人类学田野纪实:英国移民中医二十年

　　人类学中的"他者"与"自我"的划分是相对的。对西方社会和学界而言,中医作为中国传统医学是他们眼中不折不扣的"他者";而对于我(们),研究中医在海外传播现状的中国学者,"老外"是相对于中医源文化的"他者"。"他者"(中医)在"他者"(西方)的社会中现状如何呢?笔者于2013至2014年间在英国访问学习一年,期间对英国中医进行了较全面细致的人类学考察,本文拟就田野见闻做一粗线条的报告。

　　英国中医从业人员可分为三类。移民中医,指具有或曾具有中国国籍,成长于中国,尤其是中医药技能学成于中国(大陆地区),元文化为中国文化,移民到英国的人群所执业的中医,简单地讲,就是中国移民做的中医。老外中医,指学习了现代中国中医的外国人所执业的中医。"西方中医"[1]是一个专有名词,由云南中医学院的贺霆教授提出,专指中医传到西方后,由当地人进行再创造形成的异于我国现行中医的当地"中医",比如,英国的五行针灸。限于文章篇幅,本文专注于移民中医。

一、英国移民中医近 20 年的发展态势

　　从 20 世纪 80 年代末至今的 20 余年,移民中医在英国时起时衰,大致呈抛物线趋势。笔者曾访谈数十位移民中医生,综合田野资料和文献资料,分阶段述之:

　　1. 90 年代之前缓慢增长

　　虽然自从尼克松访华之后西方掀起了针灸热,英国的中医业也开始缓慢增长,但中国移民英国的中医生人数不多,只有零星的中医店,唐人街上也只有一家香港人开的"保寿堂",病人主要是华裔,中医在英国民众中的认知度也不高。

　　2. 90 年代早期—90 年代中后期迅速增长

　　之所以 90 年代早期成为上升阶段的起点,因为当时有个重要事件。在 80 年

代末,唐人街上的罗鼎辉大夫治愈了一例小儿湿疹[2]。当时罗大夫尚未开诊所,只是在其先生主办的旅行社的楼上行医,权当副业。那一例小儿湿疹是在西医医治无效后找到她抱着试试看的心态的,经中药外洗内服竟然没多久就治愈了!那孩子的母亲找到原来就诊的西医院,质问医生,你们说无药可治,中医药却治好了!当时在场有位医生叫David Atherdon,他很感兴趣,后找到罗鼎辉医生做了一系列临床疗效实验,证实中医治疗湿疹有很好的疗效,并发表在《柳叶刀》等权威杂志上,并且英国报纸、电视台也纷纷报道,一时轰动!罗鼎辉医生出名了!慕名而来的病人从半夜开始排队,一直排到地铁站,造成交通拥堵,一度使得伦敦市政府经常出动警力来维持秩序!罗大夫在1991年开了唐人街上第一家中国大陆人经营的诊所"康宁诊所"(图1),在1992年一年据说赚了80万镑!精明的犹太人马上发现了商机,开起了中医店,通过中国大使馆介绍中国医生,为他们办工作签证来英当坐堂医生。陆陆续续地,中国人也纷纷效仿开店,自己做老板,从国内招中医生,开起了中医店!几年内中医业在英国大城市迅速增长!

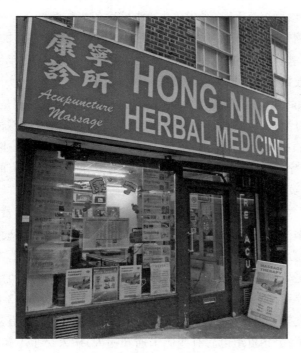

图1　唐人街上第一家中国大陆人经营的
诊所"康宁诊所"(现貌)

3.90 年代中后期—2005 年前后爆发式增长

90 年代中后期,第一批中医店老板已经赚得盆盈钵满,完成了原始资本的积累;国内经济增长也使得一部分人先富起来,有能力到英国投资——于是英国移民中医在资本注入下开始了扩张! 扩张主要是以连锁经营的方式,一个大老板,不断地开分店。店长和前台大多不是中医专业的,而是经营方面的人员;前台常见市场营销、商业金融专业的中国留学生,既解决了毕业生工作居留的问题,又解决了廉价劳动力和营销专业人才的问题。亦有一批来得早的中医生,获得了英国永久居留权以后,从原公司脱离出来,自己开店当老板。在资本和人力的支持下,中医业扩张迅猛! 红火的时候在伦敦每周都可以看到有新店开张! 在那些年里我们在国内经常听到的新闻报道都是说中医"墙里开花墙外香",中医在海外如何红火,这其中恐有只看表面现象的误导或者有报喜不报忧的文化心理。其实就笔者访谈获得的一手材料来看,这阶段的扩张是疯狂的,繁华背后有几个突出的问题:

(1)从业人员鱼龙混杂:从 90 年代中后期到 2005 年前后十年间出现了 3000余家诊所,每个诊所里有 1~4 个中医生,到 2005 年大约有四五千中医生,但实际上其中很大比例并非真正的中医生,只是泛医疗行业和医学沾边的人员,如牙医、护士、化验员。滥竽充数的结果就是疗效大打折扣。原本从 70 年代到 90 年代初中医在西方疗效被神化的形象逐渐被低疗效抹消了。

(2)短期性商业行为:商业化导致利益驱逐,出现了很多唯利是图的短期性行为,如卖假药、打激素针、卖被禁的减肥药、菜单式给药(医生忙不过来,由前台按"病症—药单"直接卖药给病人,像点菜一样,什么病给第几号药,违背了中医辨证论治、个体化诊疗的原则)等。这些短期行为,尤其是被舆论报道的负面事件,影响恶劣深远,使英国民众对中医渐起质疑。

(3)掠夺式经营,杀鸡取卵:很多大老板的目标就是赚钱,经营方式最明显特点就是圈钱。举一个典型例子:英国曾经最大的中医连锁,鼎盛时达到 500 多家分店,当时一个分店里往往有 4 个前台、3 个医生(前台负责营销,人数比医生多,有的店里甚至医生须听从前台的销售计划,异议无效);前台给药给 1 年的药量,针灸开 1 年的疗程,而且常有买 10 次(针灸推拿等医疗服务)送 3 次、1 年疗程只收半年的费用之类的促销,等等。实质就是圈钱,商业掠夺。更有甚者,后来这家连锁公司分家了,公司重组以后有些店未通知病人,病人交了 1 年的治疗费但店关了,投诉无门,大大影响了移民中医业界的诚信度,造成极恶劣的社会影响。

(4)部分从业人员素质不过硬,医疗事故频出,媒体争相报道,造成极恶劣的社会口碑。如卖违禁药,龙胆泻肝丸与肾病,拔罐拔出血泡,糖尿病人做足疗被烫伤等。

4. 2005—2008 年之后市场淘汰休整期

很多人以为是经济危机摧残了英国中医,本人综合各方信息认为,下降阶段自 2005 年已始。下降是市场的反馈和抉择,物极必反,盛极必衰,更何况是经历了一段时间的唯利是图自杀式经营的阶段!从 2005 年起,业界普遍感觉"没以前那么好赚了"。2008 年起,经济危机发挥了市场淘汰的作用。英国整体经济下滑,国民支付能力大大下降,像中医这样的自费项目自然是排除在生活必需品之外的。很多中医店惨淡经营,疗效不过关的店逐渐被市场大浪淘沙淘汰了。连锁公司纷纷倒闭破产,目前只剩下一家大型连锁(图 2),且旗下的分店也为数不多(只有 13 家分店),主要以伦敦唐人街为主。能够熬过经济危机,经过市场淘汰存留下来的中医店大都是"有两把刷子的",临床本事过硬的。目前这些移民中医进入市场休整期。

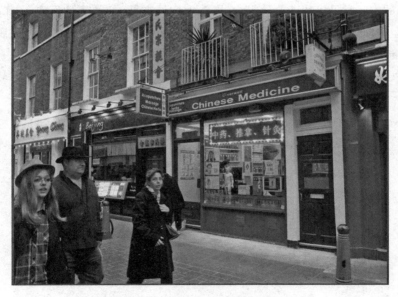

图 2　英国现存最大的中医连锁 Everwell(康泰)
集团在伦敦唐人街的分店之一

二、英国移民中医现行主要经营模式

1. 开店流程

在英国开一家中医店与开一般商业店无区别,只要遵守一般的商业经营相关法规,至今没有专业法规约束(这也是导致中医店良莠不齐的重要原因之一)。开店的一般流程很简单:与房东租下店面,在所辖地区政务厅(council)登记,办理保险,装修开张;此外还有每年交税(税款仅征收扣除成本和工资之外剩下的营业额部分,家庭诊所交税很少)。坐堂医生只需有英国的中医行业学会的会员证即可上岗。

2. 顾客及常见病疾病谱

中医在英国属于替代医疗,一般不在NHS(国家健康服务系统)覆盖范围内,属自费项目。客人大多有一定收入水平,各人种(文化意义上的)都有。常见病种与国内的中医常见疾病谱差异很大,以痛症为最常见(如腰肩颈疼痛、关节炎、风湿病、运动损伤等),其次为皮肤病(尤多湿疹)、身心疾病(焦虑、抑郁、失眠等)、妇科(痛经、停经综合征、不孕不育等)、内科杂症(如花粉症、哮喘、三高症、肠道易激惹症、消化不良、便秘、偏头痛),还有减肥、戒烟、生发、美容等商业性较强的项目。

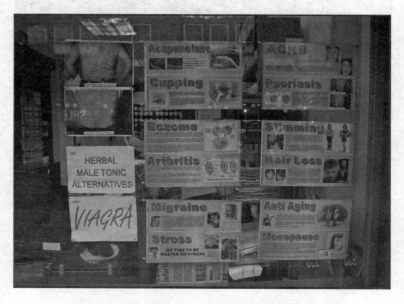

图3　伦敦一街边中医店的橱窗广告

3. 经营模式

经过 20 余年与英国当地社会和市场的磨合,目前英国中医主要有两种经营模式:

(1)高街模式(High Street Shops)

店面开在人流量大的繁华地段,周围常见商业街、银行街、大百货、大超市、饮食街、地铁站、娱乐区等。经营项目常见很多短期的或商业性极强的:如 5 分钟/10 分钟按摩体验、减肥、壮阳、皮肤病、脱发、戒烟,等等。推拿按摩占盈利很大一部分(3～8 成);另有可观的盈利依靠卖中成药。甚至有些店没有坐堂医看病,经营项目主要是推拿按摩。客人流动性比较大,尤其在大城市。高街店以唐人街上的 20 余家中医店为代表(有的病人进中医店有文化旅游观光体验的意旨)。

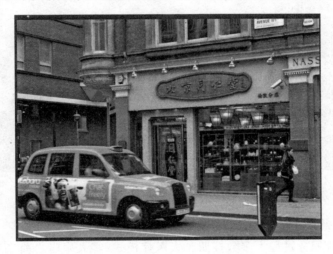

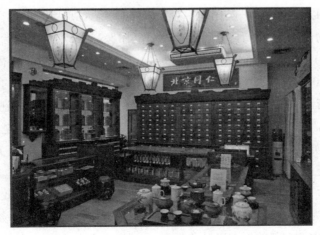

图 4、图 5　伦敦唐人街地标—北京同仁堂

（2）社区/家庭模式（Community – based Shops/Clinics）

相对地，这类诊所多开在社区街道或者私宅，经营项目以医疗处置为主（针灸、推拿、开方剂），卖或不卖中成药，盈利往往以针灸为主。客人主要是就近社区常住人口，流动性相对较小，靠疗效口碑吸引客源。

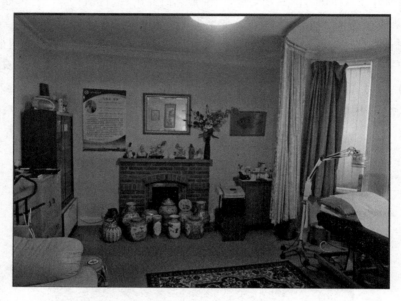

图6 伦敦名老中医马伯英教授的（家中）私人诊所（室）

4. 医疗服务过程及价格

现行医疗服务过程大多数按照私人医疗模式：客人来店之前一般需要预约（高街店也可以随到随看），英国人一般比较守时，病人到达后，前台通知医生接引病人到单独的治疗室，进行问诊等四诊，解释（中医）诊断和可选的治疗方案，开方（草药或粉剂）或选择成药或者针灸按摩。一般而言，草药或粉剂一副5~8镑钱，带药一周至10天，一般需35~50镑以上，药可稍等即取也可以预约取药或邮寄；成药5~10镑钱一瓶，每瓶一般100粒，每次吃8~10粒，可吃十天到半个月，一般给两三种药，需20~30镑钱。如果只开药一般整个过程十几分钟至半小时，取决于医生风格，英语好的健谈的医生可以与病人维持更好的私人医患关系。如果上治疗床做针灸或推拿，前后总共1小时左右，35~60镑钱，药钱另算。本次治疗结束时再约下次复诊。可见，针灸是最好的盈利项目，单位时间盈利效率较高，医生相对轻松，且为维持治疗病人回头率较高。另一方面，英国人对针灸的信任度远高于中药，故中医在英的形态以针灸为主。

三、"他者"在"他者"的社会——文化冲突与适应

笔者作为人类学者,尤为关注中医作为"他者"在"他者"(西方)的社会中生存发展面对的文化冲突与适应问题。这个问题在中医的跨文化传播中需引起高度重视。

宏观地看,中医在英国是以"瘸腿"的状态发展的,即针灸的受欢迎程度远远高于中药;这种"瘸腿"状态是文化选择的结果[3],即针灸比中药更容易被西方(科学)思维理解,这种医疗服务更迎合英国私人医疗的需求,这种技艺(craft and art)型的医疗手段更符合西方人对东方的文化臆想。

就个体的从事中医的移民而言,对这种宏观的文化选择有些无可奈何,但在异文化背景下有些选择是可由个体自主的,从而避免文化冲突而更好地适应"他者"的社会。简而言之,即中国的一句老话:入乡随俗。在田野中,笔者发现,中西医兼通的中医生往往比无西医背景的中医生更易适应于与西方人进行临床沟通,因为这个群体可以预判西方人对中医病名病机治疗等术语的理解方式和程度,从而有意识地避免"鸡同鸭讲"的困境。有一部分中医生甚至可以借用西医的术语和思路对中医进行解释,即用西方的语言对中医进行叙述,以跨越中西医差异与中西思维差异的鸿沟,极大地提高了医患沟通的效率。另外,笔者发现,英语流利虽是医患沟通的基础工具,但并非决定性因素。语言只是载体,能否成为私人医疗模式中的长盛不衰者,关键取决于临床水平和与顾客的文化沟通,是否理解、尊重和融入"他者"的文化体系。有很多英语流畅的从业者也难以维持稳定的顾客群,是因为医患之间"说不上话",这在私人医疗中是大忌;而有些从业者英语水平一般,但凭依对顾客(他者文化)的理解和尊重,能形成亦医亦友的关系,从而能"广结善缘""财源广进",在个人利益得到满足的同时也为中医赢得好的口碑,形成良性循环。这些"入乡随俗"包括(但不止于):认清英国作为信用社会的事实,遵循他者的"游戏规则",不急功近利,不钻空子,踏踏实实,诚信经营;尊重他者社会的意识形态,如动物保护主义、自然主义或科学主义;顺应和借势英国社会对文化的崇尚、东方主义式(Orientalism)的文化好感,明确作为中医文化传播者的角色,有意识地突出中国文化特色和中医文化特色,推广中医科普,既能赢得更多顾客,也贡献于中医传播事业。

此短文仅介绍了英国移民中医最基本的情况。人类学三个基本步骤:田野调查、呈现、阐释,在此仅达到第二步,且尚未涉及个案细节,后续工作另著文继之。

参考文献:

[1]陈林兴,吴凯,贺霆.人类学视野下的中医西传——兼谈国内中医药走向世界战略研究[J].云南中医学院学报,2014,37(1):86-90.

[2]马伯英.中国医学文化史[M].上海:上海人民出版社,2010.

[3]严暄暄,丁颖,魏一苇,等.中英两国中医形态的比较人类学研究[J].湖南中医药大学学报,2015,35(6):57-60.

文章来源:严暄暄,丁颖,魏一苇,等."他者"在"他者"的社会——英国移民中医[J].中医药导报,2015,21(19):1-4.

中英两国中医形态的比较人类学研究

中医几千年来作为中国的原生态医学及主导医学存在,然而在近现代其主导地位动摇了,新中国成立以后中医形态发生了时代性转变,但即使政府给予了大力扶持,目前中医仍然问题重重,尤其是中医西化现象非常严重。另一方面,"墙里开花墙外香"现象引人深思:自 20 世纪 70 年代以来西方世界出现了"中医热"[1]。国内外中医发展的顺境和逆境有何启示呢? 本文采用人类学跨文化比较研究的方法,对国内的中医与欧美国家(以英国为案例)的中医形态进行对比,探索影响中医形态的社会、文化、经济、体制等各因素,尝试进行人类学解读,寻求启示以促进中医的发展。

比较人类学是指比较分析不同文化类型中的特定事物,以探索人类不同文化群体的相似性与差异性并试图寻找对相似性和差异性的理论解释。本文以田野调查为基础,赴英国实地考察,以参与性观察、问卷调查、访谈等方法获取第一手资料,实事求是地对中国和英国的中医形态进行比较,并分析其差异及影响因素,是中医文化人类学的一次研究实践。

一、中国中医现存形态

因国内中医现状有目共睹,本文不重点介绍,只借用国际中医人类学界的术语素描其大体形态。通过对中医人类学圈内影响力较大的学者 Volker Scheid、Elisabeth Hsu、Judith Farquhar 等的访谈及对相关文献[2-6]的梳理,笔者总结,国内中医主要形态可概括为体制化的中医(institutionalized Chinese Medicine)。

"体制化中医"即 TCM(Traditional Chinese Medicine),特指新中国成立以后在政府管制下体系化(结构化)、制度化、现代化的中医。其体制化表现为(1)体制化的中医学科:庞大复杂的中医药知识系统被学科化(如中医学、中药学等的分化)及不断细化(如中医诊断学、方剂学、中医妇科学、中医外科学等的分化),中医知识本身也条分缕析地概念明确化、标准化。(2)体制化的中医医院及其医疗活动:改变坐堂医、小诊所、小药号的诊疗和经营模式,以现代医院组织结构建设运营中医相关医疗活动,集体化(国有化)、大型化、集团化,分科明确。(3)体制化的中医教育:以现代学校组织结构建设运营中医教育。(4)国家体系对体制化中医的管理:中医纳入国家卫生体系中进行管理,在法律上与西医具有同样的主导地位,但在实际管理里常被诟病中医标准西医化。在体制外的中医可笼统地纳入非体制化中医的形态,如"草医"与"游医"及其医疗活动,民间师承中医等。

许多西方学者认为,体制化的中医(TCM)并非传统中医(traditional Chinese Medicine,西方印象中的"古老的 ancient""原生态的 original""纯正的 genuine"的中医),而是被"现代化"的中医,且是具有中国特色的"现代化"。

二、英国中医现存形态

笔者在英的田野调查表明,英国中医现存形态直接由其在国民卫生系统中的地位决定,即其补充与替代医疗(Complementory and Alternaltive Medicine,CAM)的地位决定了其以针灸为核心内容和形式、以个体经营为主的形态。补充说明,在此"针灸"不仅以针灸为主,还包括了一些其他中医操作如推拿、火罐等"手上的活儿"。

在英国本土的中医药相关教育中,专科教育和三年制本科教育通常只提供中医理论和针灸的课程;英国有威望的提供中医相关课程的大学,如西敏大学(University of Westminster)和南岸大学(South Bank University),往往要求学习中药方剂者须有针灸本科学历及一定针灸临床经验,且一般为硕士课程;能负担得起的学生或选择外出留学到中国学习中草药方剂。故英国本土培养的中医从业人员以非华裔的针灸师为主,只会做针灸等操作但不会开方。华裔的中医生大多数都具有国内学历和经验,既能开方也能针灸;有一部分囿于国内中医生开方多于针灸的临床习惯,刚到英国时对针灸等操作比较生疏,但很快能在实践中熟练起来,可视为在临床中接受了"继续教育"。

在医疗活动中,治疗主要用针灸,中草药往往成为辅助。非华裔中医从业人员绝大多数是针灸师,而非中医师,不用中药。由于英国民众和媒体舆论对针灸的接受度远远高于中草药,且针灸的利润率最高,华裔中医从业人员大多服从市场需求也以针灸等操作为主。

在经营方式上,中医店以个体小店为主要形态。这些小店一般由 1~3 名针灸师/中医生主营,有的雇用 1~2 名前台接待员和数名按摩师。店面分布有两种倾向:高街店(High Street Shops)和社区/家庭店(Community - based Shops/Clinics)。高街店开在人流量大的繁华地段;经营项目除常规医疗处置外另常见很多短期的或商业性极强的项目,如 5 分钟/10 分钟按摩体验、减肥、壮阳、脱发、戒烟等;针灸、推拿按摩等操作往往占盈利的很大一部分,另有可观的盈利依靠卖中成药;甚至有些店没有坐堂医看病,经营项目主要是推拿按摩;客人流动性比较大,尤其在大城市。高街店以唐人街上的二十余家中医店为代表(有的客人进中医店有文化旅游观光体验的意旨)。有些小店同属一个公司,(虽非个体经济而属私营经济性质)但一般各自为营,且连锁经营、大型门店在 2008 年经济危机后已不多见。社区/家庭店相对多地开在社区街道或者私宅,后者常见以家中起居室(相当于客厅)改为诊室;经营项目以医疗处置为主(针灸、推拿、开方),卖或不卖中成药,盈利往往以针灸为主;客人主要是就近社区常住人口和熟客,流动性相对较小,靠疗效口碑吸引客源。而对于个人而言,针灸师可以作为一份正常收入的全职工作(每月一千多镑的底薪加提成,相当于一个大学普通教师的月薪)。

英国政府对中医的法规约束和管理遵照 CAM 相关立法。中医一般不在 NHS(National Health System,国家健康服务系统)覆盖范围内,属自费项目,医疗服务过程大多数按照私人医疗模式[7]。中草药处于食品(作为保健食品)和药品的中间地带,可由两方面的监管部门管理,但在实际情况中有时会出现"两不管"。在英国开一家中医店与开一般商业店无区别,只要遵守一般的商业经营相关法规,至今没有专业法规约束。坐堂医生只需有英国的中医行业学会的会员证即可上岗(但中医从业人员在英国不算"医生 doctor","doctor"仅指西医生,中医师不可以使用任何西药)。

三、中英两国中医形态的比较及人类学解读

中英两国中医形态相比较可见明显差异:立法上中医在国内占主导地位,在英国是替代、补充、从属地位;中医在国内以体制内经营为主(体制内的中医院属国家卫生体系、公有制经济),在英国以(NHS)体系外个体经营为主;在国内中医生以开方为主,"手上的活"分化成为针灸科、推拿科等的业务,在英国中医从业者明确分为中医生和针灸师,但两者实际医疗活动中都以针灸为主;国内的中医教育有基础较扎实、知识较全面深入的优点,也有分科过细、中医专业学生操作能力不强、临床不扎实等缺点,英国的中医教育主体相当于国内的针灸推拿专业,有早临床、多临床、注重医患关系(以适应私人医疗模式)等优点,也有教学容量有限、知识深度和广度不够等缺点。

两国中医形态如此明显差异在人类学可解读为中医在不同的时代背景和文化地域被不断地进行文化适应和重组,呈现出不同的形态。

一方面,自新中国成立以来,中医改变其传统的坐堂行医和师承授受的模式,以体制化的中医医院和中医院校取而代之,成为新时代主流形态。中医本身也被

现代中国社会和文化进行重新诠释甚至重组,如以"科学化"为主的"中医现代化",理论体系、诊疗过程、相关机构标准化、规范化等,形成了"体制化的中医"。这个体制化过程是一个知识文化再生产的过程,也是一个中医形态进行社会重构的过程,其模式一定程度依据了传统中医的规律,一定程度遵从了新中国的时代需求,也一定程度参照了西医体系。饱受国外中医人类学和史学学者诟病的"TCM 不是 tCM(Traditional Chinese Medicine is not the traditional Chinese Medicine)"的问题即由此而来。

另一方面,中医走出国门后在当地按其文化预期做出了适应性调整,形成中医在当地的特有形态。这个过程笔者概括为两个方面,"求同"与"排异",取舍的关键在于当地社会文化本身的需求。以英国为例,多因素塑造了这种需求,从而影响了中医在当地的形态。

"求同"方面,英国接受中医有某些利好因素。诸多社会文化因素使中医在英国有相对良好的民众基础:英国民众有尊重传统的古老的事物的偏好,"历史/文化遗产 (historical/cultural heritage)"的概念在其文化习俗中根深蒂固,上至国家政府对全国历史文化名址的管理(由名为 National Heritage 的机构进行管理和保护),下至普通百姓对家传物件的隆重传承(如老辈的首饰和瓷器),处处可见英国人"崇古"的文化情结,他们也以这种文化心理来期望中医,对这种古老的东方的民族医学存有好感(甚至可以说存在主观臆想)。且二战后大量印度和巴基斯坦移民进入英国带来印巴传统医学,使英国本土民众对东方医学的熟悉度大大提高,而印巴人口本身对中医也有文化亲切感。后现代思潮对英国民众的影响深远,使其对"现代的"西医常规治疗存疑已久,部分民众明确倾向于自然疗法等替代医学,中医以其天人合一的理念顺畅迎合了这类文化心理。英国作为一个有较长封建君主统治历史的国家,至今保留了其贵族社会阶级的遗留形态,从君主立宪制的政体到社会中尊崇与风行的中产阶级生活方式都是颇有历史渊源的;而中医作为一种非常规医疗迎合了中产阶级对私人医疗的需求。在经济和体制方面:NHS 的低效客观地造成了部分民众对方便快捷的补充替代医学的需求,而这些CAM(包括中医)因不在 NHS 体系内故不消耗政府税收,因而政府在安全性有保障的情况下也对 CAM 持积极态度。

"排异"方面,英国也有些社会文化因素明显地对中医起制约作用。最主要的是英国作为一个典型的西方发达国家,其文化主体是西方现代科学文化,西医理论体系深入人心,现代化学药物的思维模式很方便理解中药的毒性而很难理解中药方剂配伍对毒性的掌控,现代实验研究的思维模式要求用数据证明疗效,然而西方人显然还没有厘清如何用批量样本的实验来研究因人而异的中医疗效(虽然有些对中医有所了解的西方科学研究者已经认识到这个问题,但对绝大多数研究者和民众而言这还是个没意识到的"不存在"的情况),因而认为中医的疗效"不确定"(这和国内许多西医人员和科学工作者不理解不信任中医的情况是极为相似的)。动物保护主义在英国盛行,故大多数动物来源的中药在英禁用。因众多毒性药物、矿物药、动物药被禁用,中医药组方在英国临床上备受制肘,疗效大打折扣。

在"求同""排异"的过程中,中医的中药(包括中成药)方剂成为文化心理、理性认识和口感生理上难以接受甚至受抵制的部分,而针灸推拿等操作因快捷明显的疗效、舒适的享受的服务性质、诸上讨论的文化预期等因素成为被选择保留的部分,中医就以这样"瘸了一条腿"的形态在英国适应并发展起来。

四、中英两国中医形态比较对中医发展的启示

中医真是"墙里开花墙外香"吗?笔者认为,就事实而言,国内外的中医发展都有其困境,很难评论在内更香还是在外更香,或许更有意义的问题在于为什么英国的"瘸腿中医"也能香起来以及国内的花儿如何更香?个人认为有几点启示值得深思:

1. 在中医被不同的时代和地域文化进行重组的过程中,文化冲突不可避免,其重组后的形态必然有其弊端。在中国,中医现存形态表现出明显的"西化"倾向并形成中医发展的误区,究其原因可以解释为中国的现代文化与中医植根的传统文化之间的文化冲突。在英国,中医现存形态按当地的文化预期和需求表现出明显的"东方文化""异国情调""自然疗法"色彩,以"古老文明的医疗技艺"的面目大行其道,扬针灸而斥中药,这与中国传统文化与西方文化之间的冲突与隔阂有关,这种文化背景既是一种使人亲近的吸引力,换个角度也成为中医传播的"文化壁垒"。

2. 中医师在英国被禁用任何西医西药,只允许做纯中医,这样的纯中医在备受制约的"瘸腿"的情况下也能影响力不断壮大,我们国内的中医界是否也可以考虑做"更纯的"中医?个人认为,纯中医在海外"地道"的西方文化环境中的生存发展对国内中医而言将是最直接的走出西化困境的例证。

3. 为防止国内中医西化、保持中医发展特色,首先必须理清西化的根源何在:除开国内复杂的经济、体制等因素,文化对中医形态的塑造力引起了越来越多的关注。借鉴英国对中医的"求同"过程,个人认为可考虑对中医的文化心理需求进行培养和"纠偏",更强的需求能促进更好的发展,而摆脱"唯科学主义"的心态无疑对保持中医特色更有益(此观点笔者另有一文讨论[8])。

4. 培养对中医的文化心理上的需求,笔者认为其根本在于提高中医的临床有

效性,而最有效的外力是加强中医文化传播。文化绝不仅仅是文化爱好者或研究者追逐或研究的对象,而应是"接地气"的化在百姓生活中的点点滴滴,引用人类学者泰勒(Edward Tylor)经典的文化定义"文化……是一复合整体,包括……作为一个社会成员的人所习得的一切能力和习惯"[9],培养对中医的文化心理需求必须要把中医化进心里,化进生活习俗中,形成更好的民众基础。

5. 中医在海外需突破文化壁垒,真正两条腿走路,才能越行越远。

人类学跨文化比较研究的方法无疑是一个研究利器。通过对比研究中国与海外的不同中医形态,可以充分吸取不同视角带来的启迪,"用别人的眼光看我们自己可启悟出很多瞠目的事实"[10]。用西方的社会科学研究方法来处理中国的问题,借助西方的观点来反思国内中医的处境,有助于更清楚地认识到自身的问题,更好地完善现有形态,促进中医发展和中医文化传播。

参考文献:

[1]马伯英.中国医学文化史[M].上海:上海人民出版社,2010.

[2]Volker Scheid. Chinese Medicine in Contemporary China[M]. Durham & London:Duke University Press,2002.

[3]Volker Scheid. Currents of Tradition in Chinese Medicine[M]. Seattle:Eastland Press,2007.

[4]Elisabeth Hsu. The Transmission of Chinese Medicine[M]. Cambridge:Cambridge University Press,1999.

[5]Elisabeth Hsu. Innovation in Chinese Medicine[M]. Cambridge:Cambridge University Press,2001.

[6]Judith Farquhar. Knowing Practice[M]. Boulder:Westview Press,1994.

[7]严暄暄,何清湖.英国移民中医二十年——人类学田野纪实[C].第十七次中医药文化学术研讨会暨中医哲学2014年学术年会,2014:68–71.

[8]严暄暄,何清湖.中医应适当后现代化[J].中华中医药杂志,2012,27(6):1482–1486.

[9]Edward Tylor. Primitive Culture[M]. New York:Haeper&Row. 1958(original 1871).

[10]周晓红,人类学跨文化研究与方法[M].昆明:云南大学出版社,2009.

文章来源:严暄暄,丁颖,魏一苇,等.中英两国中医形态的比较人类学研究[J].湖南中医药大学学报,2015,35(6):57–60.

"海外本土中医"的"文化间性"形态

——以"体质/状态针灸"为例

中医药在长期的海外传播及当地的"本土化"进程中,由当地人进行"再创造",逐渐形成了与中国中医本体不同的、独特的"中医"形态,即"海外本土中医"。其中,Peter Eckman 创立的"体质/状态针灸"是一典型样本。

一、问题的提出

东方学家萨义德认为"每一个文化的发展与维护都需要一种与其相异并与其竞争的另一个自我的存在"[1]。目前全球正处于多种文化相互影响、竞争共处并相互适应的时期,这必然导致文化变迁逐渐形成。克莱德·M·伍兹在《文化变迁》一书中系统地介绍了西方人类学关于变迁的理论与方法研究,并认为"变迁在所有社会文化系统中是一个永恒的现象,当环境的改变有利于新的思维模式和行为模式时,社会文化变迁的先决条件就具备了"[2]。目前的全球环境日趋有利于文化之间的接触、碰撞、适应,文化的边界日渐模糊,因此每个文化出于本能使然都在稳定与变化、传统与创新等问题上摇摆。在不同文化的碰撞和交流中,人们认识到"文化间性"是一种必然的形态。正如主体间性理论基于对哲学中传统的主体性理论的反思,提出主客体的模糊性或"两个主体","文化间性"是主体间性在文化领域的具体体现形式,表现出传播过程中两个文化主体间的共存、交流互识和意义生成等特征[3]。

在对"海外本土中医"这一现象的研究中,贺霆教授首先提出"西方中医"的概念,即[4]西方人将中国传统文化元素浓缩、夸张甚至重塑的一种新形态"中医",一种在古代从未见过、与今天体制内中医反差巨大的"中医"。而严暄暄、魏一苇等[5][6]则进一步提出"海外本土中医"的概念,专指中医传到海外之后,由当地人进行再创造所形成的,异于中国中医的当地化"中医";并指出"海外本土中医"至少可以分成两大类:基于现代医学和科学的"海外本土中医",基于"东方主义"

的"海外本土中医"。中医在西方世界不断传播、演化、变异之后,近现代所形成的新兴流派纷繁复杂。基于现代医学和科学的"海外本土中医"类型中,有扳机点针灸[7]、新美国针灸[8]、医学针灸等流派。基于"东方主义"的"海外本土中医"类型,则有甲骨文中医[9]、英国五行针灸[10]、英国天干地支针灸[11]、美国"体质/状态针灸"[12]等。

无论哪一种类型,"海外本土中医"都是中医药文化在传播过程中与异文化碰撞形成的"文化间性"形态。"海外本土中医"究竟形态如何?为何形成如此文化间性的形态?这种形态有何人类学意义和传播学意义?本文试图通过呈现对Peter Eckman治疗病患的田野观察,结合其"体质/状态针灸"的基本理论,以对此典型个案的"深描"呈现"海外本土中医"的文化间性形态,并进一步探讨其意义,探寻这一现象背后的规律与启示。

二、Peter Eckman 其人及其"体质/状态针灸"

Peter Eckman(后简称 Peter),美国人,生于 1945 年,于 1965 年在美国获得化学学士学位,1972 年获得生理学博士、医学博士学位,1973 年开始学习针灸,先后师从英国"五行针灸学派"创始人 J. R. Worsley、"韩国体质针灸"创始人权度元、"韩国手针"创始人柳泰佑,并学习了日本针灸术及印度阿育吠陀医学,在临床实践中逐渐将自己所学习的几种医学中的脉诊相互印证,创造了通过脉诊辨识体质与状态,并结合针灸进行治疗的"体质/状态针灸"(Constitution/Condition Acupuncture,后简称 CCA)。Peter 最具有代表性的著作为《沿着皇帝的足迹——寻找传统针灸的历史》[13]《抓住驴子的尾巴——揭开东方古典医学的神秘面纱》[14]《完整针灸——体质/状态脉诊指南》[15]。在 CCA 中,Peter 认为精与神结合形成了个体的"原始本质",或称"先天体质",它决定了十二脏腑功能的相对强弱,这形成了每个人独特的相对平衡的体质状态;个体就诊时的身体状况为"状态";CCA 治疗使病人恢复健康即是一个从"状态"回归到自然之"体质"的过程。

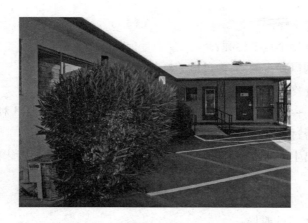

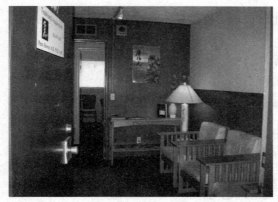

图1　Peter Eckman 在美国的诊室

三、"体质/状态针灸"临床诊疗活动示例

2017—2018 年,笔者两次参加了 CCA 培训班作为田野观察。Peter 通过让学员在培训班上直面 CCA 问诊及治疗过程,辅以病情讲解,结合理论授课的形式,使学员更加直观地接触和理解 CCA。培训班配备翻译一名。以下为其中的一例病例(2018 年 5 月 1 日)的诊疗过程。

(一)问诊

患者姓名:胡某,女,74 岁,就诊原因——左下肢疼痛无力,运动障碍。

Peter:您好!

患者:您好,我心脏运动之后,就跳得很快,我原先能跳广场舞的,现在不能了。

Peter:心脏跳得快的时候疼吗?

患者：不经常疼。

Peter：具体哪个地方疼呢？

患者：从胸口到头两侧，像过电一样的感觉，非常的奇怪。

Peter：这样疼了多久了？

患者：有 3～4 年了，一年疼 1～2 次，每次疼的时间不长，2～3 秒。

Peter：有看过其他医生吗？

患者：我出生的时候有心脏病，是 PDA，就是先天性动脉导管未闭。但是已经做手术堵上了。

Peter：什么时候动的手术？

患者：2011 年的时候。

Peter：在 2011 年以前一直是未闭的状态？

患者：是的。

Peter：在 2011 年以前有接受过其他的治疗吗？

患者：不舒服的时候有吃丹参片。

Peter：丹参片管用吗？

患者：管点用。

Peter：之前有接受过针灸治疗吗？

患者：没有。

Peter：还有其他的问题吗？

患者：我走路走不直，像小孩子一样走路左摇右晃。

Peter：什么时候出现这样的情况？

患者：4～5 年前，比心脏的问题出现得早，从去年开始，问题越发严重了。

Peter：还有其他问题吗？

患者：小便憋不住，所以要穿尿不湿。

Peter：有多长时间了？

患者：有 1～2 年了。

Peter：除了吃丹参片以外，还吃什么药？

患者：降血压的和防房颤的西药。

Peter：吃了多长时间了？

患者：吃 1 年了。

Peter：当您吃了这个药，房颤有没有得到控制呢？

患者：还是有房颤、早搏。

Peter：现在心率齐吗？

患者:现在检查还是不齐。

Peter:血压呢?

患者:一般140/80mmHg。我还有糖尿病,要吃西药阿卡波糖片。

Peter:之前有打针治疗过糖尿病吗?

患者:没有。

Peter:糖尿病多长时间了?

患者:有13年了。

Peter:现在的血糖控制得怎么样?

患者:还可以,我从做完手术之后,要预防血凝,所以有吃法华林纳片。

患者:我还总是右腿有劲些。

Peter:总是右腿走路有劲,不会变动吗?

Peter:有因为腿的问题去看过医生吗?

患者:没有,我自己以为是心脏的问题。

Peter:发现腿的问题之后,有没有出现过嘴的问题,比如口吃?

患者:没有,腿的问题就是越走得多了就越严重。

Peter:有没有过具体量化到底能走多少步?

患者:100来步还可以,200~300步就不行了。(注:患者左右脚各走一步等于患者自己说的走一步)

Peter:在饮食上有什么挑食或者不吃的吗?

患者:我有糖尿病,所以我白面吃得少些,但是我什么都吃。

Peter:您现在生活状态是什么样的? 平常生活是和家人住一起吗?

患者:我和老伴还有女儿住一起。

Peter:您的家人、长辈、亲戚之前有过心脏病吗?

患者:没有。

(二)体查

1. O-ring test 又称O环测试:

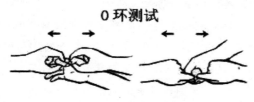

O环测试

图2 O环测试示意图

553

Peter 预先准备了土豆、胡萝卜、香蕉及黄瓜等四种蔬果置于桌面上。在问诊结束后,Peter 向患者说明接下来需要做一个关于体质的小测试,并向患者示范 O 环的做法,患者由于左侧肢体麻木疼痛,左手动作不便利,所以采用右手进行测试。

预备测试:

步骤 1——在 Peter 指导下,患者伸出右手与心脏齐高,拇指轮流与示指、中指或无名指用力紧扣成环状(O 环)。左手轻轻垂下,离开身躯。

步骤 2—— Peter 用双手分别拇指示指紧扣成环状,扣在患者的 O 环内,用力向左右反方向拉,试图拉开 O 环,患者则用尽力制止 O 环被拉开(如图 2 所示)。

步骤 3——经过 3 次以上拉动之后,Peter 感受到患者各手指的力度(选取最有力的手指做下面的正式测试),并记住患者的初始力度。

正式测试:

步骤 1——在 Peter 指导下,患者伸出右手与心脏齐高,拇指与无名指(患者最适合测试的手指)用力紧扣成环状(O 环)。左手轻轻垂下,离开身躯。

步骤 2——Peter 指导患者左手从桌面上选择土豆握在手中。

步骤 3——Peter 用双手分别拇指示指紧扣成环状,扣在患者的 O 环内,用力向左右反方向拉,试图拉开 O 环,患者则用力制止 O 环被拉开。

步骤 4——经过 3 次以上拉动之后,Peter 感受到患者手指的力度,并记住患者握土豆时的力度。

此时 Peter 根据此前的土豆力度与初始力度相比,评估患者 O 环力量是增加了还是减少了。

接下来 Peter 依次更换患者左手中握取的食物,从土豆、胡萝卜、香蕉至黄瓜,并依次与初始力度相比,评估患者 O 环力量是增加了还是减少了。

将桌面上四种食物依次测试后,O 环测试结束,如果在评估过程中对于力量的大小难以比较,可进行多次反复测试比较。

在测试过程中,患者在左手握香蕉时,右手 O 环测试的力气较握其他水果时的力气突然增大,令患者自己十分惊奇。

经笔者查询得知,O 环测试法是日裔美籍医师大村惠昭(Yashiaki Omura)于 70 年代发现的,被命名为 Bi‐Digital O‐Ring Test,简称 BDORT 或 O 环测试。美国专利局经过七年多的评价授予其 O 环测试专利(专利字号 5188107),作为现代医学临床的辅助工具之一。其测试方法为被测者左手握住想测试的食物、药物或其他物品,被测者右手做 O 环状,借助测试者双手的拉力测试,根据被测者力道的强弱来判断被测物品能量的好与坏[16]。Peter 将此种 O 环测试称为 Omura's Bi‐

Digital O 环测试。

Peter 同时也借鉴了韩国四象医学的食物测试法[17]，即用 4 种水果对应地评测 4 种体质（香蕉—太阳体质，胡萝卜—太阴体质，黄瓜—少阳体质，土豆—少阴体质）。Peter 将韩国的这种食物测试体质方法与 O 环测试合并，融入自己创立的CCA，不仅用于诊断体质，也用于预先测试治疗方案和治疗效果。Peter 的食物 O 环测试理论具体为：将四种常见的蔬果结合 O 环测试并分别对应四象，用以判别体质；左手握住香蕉，O 环测试中右手力量加强者为太阳人；左手握住胡萝卜，O 环测试中右手力量加强者为太阴人；左手握住黄瓜，O 环测试中右手力量加强者为少阳人；左手握住土豆，O 环测试中右手力量加强者为少阴人。

Peter 将食物测试作为体质诊断是因为：其一，能够获得更多的信息，每种食物代表一种"体质"，通过食物测试可以直接确定某一种，而排除另外三种；其二，能够使患者直观地参与到诊断里，患者潜意识里能认识到自己在变强，使"神"的层面受到影响，使患者气的感受是开放的、乐于被帮助的，而不是习惯性隐藏起来；其三，为了拉近医生与患者的关系，使医生成为一个可亲近的医生，而患者乐于开放自己内心。

在上述病案中，Peter 通过食物 O 环测试确定该患者属于太阳人，而在食物测试中的太阳人可能属于的体质有大肠过盛、膀胱过盛、小肠不足、肝不足、脾过盛 5种，需要通过进一步的脉诊排查确定。

2. 脉诊之体质脉诊

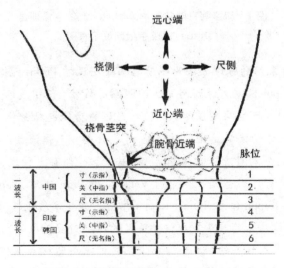

图3　中国、印度与韩国寸关尺部位示意图

　　Peter 先指导患者左手掌面向上,然后将自己右手的示指、中指以及无名指搭在患者左手的 4、5、6 位寸关尺上(如图 3 所示),重按至骨再缓缓减少压力。Peter 通过自己的右手中指(对应患者关位)与无名指的指尖(对应患者尺位)感受到脉搏的最强跳动,为进一步明晰化,Peter 轻微转动手指,接着感受到在自己右手的中指和无名指指尖的中间及尺侧有脉搏的最强跳动。接下来,换患者右手重复上述操作,Peter 感受到自己的左手中指与无名指的指尖感受到脉搏的最强跳动,为进一步明晰化,Peter 轻微转动手指,接着感受到在自己左手的中指和无名指指尖的中间及尺侧有脉搏的最强跳动。

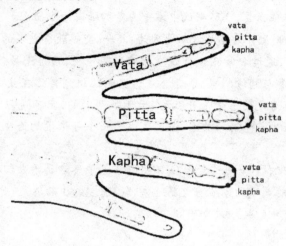

图 4　印度阿育吠陀医学 Prakriti 脉诊 生命能量
(Dosha)对应手指部位示意图

　　Peter 此时所采用的脉诊方法为印度阿育吠陀医学 Prakriti 脉诊,Peter 称其为 Ayuvedic Prakriti pulse,笔者译为阿育吠陀深层脉诊法(与印度阿育吠陀 Subdosha 浅层脉诊做区分)。阿育吠陀医学认为[18],人体的功能包括身体、心理和健康,三者互为补充,而人体的疾病是由三体液失衡所引起。三体液为三种生命能量,即 Vata、Pitta、Kappa,分别对应三种体质[19]。每一个人都有 1 种或同时拥有两种生命能量,所以一共有 6 种体质,分别是:Vata 体质、Pitta 体质、Kappa 体质、Vata + Pitta 体质、Vata + Kappa 体质、Pitta + Kappa 体质。这些体质能够通过脉诊才确认。

　　阿育吠陀脉诊法认为在 4、5、6 位寸关尺的深层对应着人的“原始体质”,而相对的表层则对应着人现在的“状态”,因此在通过深层脉诊确认体质时,需要重按至骨。阿育吠陀深层脉诊法将示指对应 Vata 体质、中指对应 Pitta 体质、无名指对应 Kappa 体质(如图 4),然后根据哪一个手指指尖能感受到的脉搏最强跳动,来确认患者的体质。但是这种脉诊判定方法很难辨别清楚,因此阿育吠陀深层脉诊法还有一种更为精准的方法来判定患者体质,即将示指、中指、无名指三指的指尖桡侧对应 Vata 体质、指尖中部对应 Pitta 体质、指尖尺侧对应 Kappa 体质(如图4),然后根据手指指尖桡侧、中部、尺侧能同时感受到的脉搏最强跳动,来确认患者的体质。如本例患者,Peter 右手的中指和无名指指尖的中间及尺侧感受到脉搏的最强跳动,这说明患者是 Pitta + Kappa 体质。Pitta + Kappa 体质所对应的体质类型为心过盛、肾不足、膀胱过盛、小肠不足4种。结合前述所做的食物 O 环测试得出的5种,两个范围重叠的体质为膀胱过盛、小肠不足,需要继续用不同脉诊方法来排查确定。

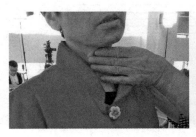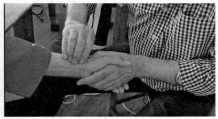

图5　Peter Eckman 示范人迎寸口对比脉诊法

Peter 坐于患者对面,将自己右手示指与中指置于患者左侧人迎脉处感受颈动脉搏动(颈部喉结与胸锁乳突肌之间),随后将自己右手放置在患者左手寸口脉上。Peter 感受到患者左侧寸口脉脉搏跳动力度是左侧人迎脉脉搏跳动力度的2倍大小。接着更换为患者右侧人迎脉与右侧寸口脉对比,Peter 感受到患者右侧寸口脉脉搏跳动力度与右侧人迎脉脉搏跳动力度相等。

人迎寸口对比脉诊法最先源于《黄帝内经·素问·六节藏象论篇第九》:"故人迎一盛病在少阳,二盛病在太阳,三盛病在阳明,四盛已上为格阳。寸口一盛病在厥阴,二盛病在少阴,三盛病在太阴,四盛已上为关阴。人迎与寸口俱盛四倍已上为关格,关格之脉赢,不能极于天地之精气,则死矣。"人迎寸口对比脉诊法传入韩国后,经高丽手指针疗法创始人柳泰佑"重新解释"后,变成"阴阳脉诊法",认为"人迎脉"是候六阳经及六腑之病的"阳脉","寸口脉"是候六阴经及六脏之病的"阴脉",通过比较阴阳两脉脉搏跳动力度的倍数来判断病在哪些脏腑以及病情的轻重缓急和疗效。

Peter 学习的人迎寸口对比脉诊法更偏向于韩国版。他认为本例患者左侧人迎脉大于寸口脉,是属于阴,即处于不足的状态。此时结合前述脉诊得出的范围(膀胱过盛、小肠不足),Peter 判定本例患者的体质属于小肠不足,并进行了进一步的验证。

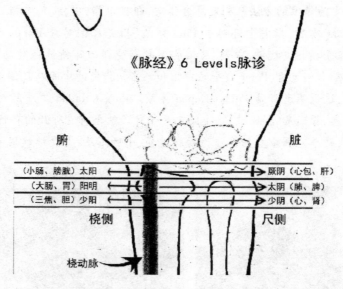

图 6　《脉经》6 Levels 脉诊 示意图

　　Peter 指导患者左手掌面向上,然后将自己右手的示指、中指以及无名指搭在患者左手的寸关尺位置上(如图 6 所示)。Peter 感受到患者左手寸位在向桡侧偏移,关尺位处于正中没有发生偏移,且患者的脉象偏燥。Peter 更换患者右手脉诊,感受到患者寸位也在向桡侧偏移,关尺位处于正中没有发生偏移,患者的脉象也偏燥。

　　Peter 此时所采用的脉诊方法为《脉经》6 Levels 脉诊,源于《脉经》。Peter 认为脉诊结果一般需要多种脉诊方法进行验证,因此在本案例中 Peter 采用《脉经》6 Levels 脉诊进行诊断验证。本患者寸位在向桡侧偏移,显示为太阳经,可能出现的体质包括:小肠过盛、小肠不足、膀胱过盛、膀胱不足。此时结合 Peter 所做的人迎寸口脉诊法,患者左侧人迎脉大于寸口脉,是属于阴,即处于不足的状态。可以总结出两种脉诊中重叠的体质为:小肠不足、膀胱不足。Peter 的日本老师 Ogawa 认为当心脏的跳动大于等于 80 次/分时,脉象属于燥象。当脉象平稳时,下部器官有问题;当脉象燥时,上部器官有问题。因此在本案例中,患者脉象偏燥,问题在于上部器官,故可以得出患者的体质为:小肠不足(小肠经经络循行于上肢)。

3. 脉诊之状态脉诊

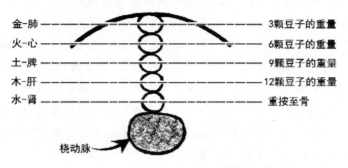

《难经》5 Pulse Description

金-肺	——	3颗豆子的重量
火-心	——	6颗豆子的重量
土-脾	——	9颗豆子的重量
木-肝	——	12颗豆子的重量
水-肾	——	重按至骨

桡动脉 ⟵

图7 《难经》5 Pulse Description 脉诊 示意图

Peter 指导患者左手掌面向上,然后将自己右手的示指、中指以及无名指搭在患者左手的寸关尺阳位上(桡骨茎突中央位于中指指尖下),按压力度由轻到重,在左手寸阳位上感受到脉搏最强跳动位于金层(如图7所示),左手关阳位上感受到脉搏最强跳动位于木层,左手尺阳位上感受到脉搏最强跳动位于水层。Peter 更换患者右手脉诊,然后将自己左手的示指、中指以及无名指搭在患者左手的寸关尺阳位上,按压力度由轻到重,在右手寸阳位上感受到脉搏最强跳动位于金层,右手关阳位上感受到脉搏最强跳动位于土层,右手尺阳位上感受到脉搏最强跳动位于水层。接下来 Peter 将自己左手的示指、中指以及无名指搭在患者左手的寸关尺阴位上(桡骨茎突中央位于示指与中指之间),按压力度由轻到重,在右手寸阴位上感受到脉搏最强跳动位于火层,右手关阴位上感受到脉搏最强跳动位于土层,右手尺阴位上感受到脉搏最强跳动位于水层。

Peter 此时所采用的脉诊方法为《难经》5 Pulse Description 脉诊法。此脉诊法来源于《难经·五难》之菽法:"脉有轻重,何谓也? 然:初持脉,如三菽之重,与皮毛相得者,肺部也,如六菽之重,与血脉相得者,心部也,如九菽之重,与肌肉相得者,脾部也,如十二菽之重,与筋平者,肝部也,按之至骨,举指来疾者,肾部也,故曰轻重也。"Peter 在学习了《难经》5 Pulse Description 脉诊后认为:五位脉诊在健康人的脉象体现在患者左手寸关尺1、2、3位上为——寸1位,属心,五行属火,因此脉搏最强跳动应该处于火层(6 颗豆子重量的位置);关2位,属肝,五行属木,因此脉搏最强跳动应该处于木层(12 颗豆子重量的位置);尺3位,属肾水(相火),五行属水,因此脉搏最强跳动应该处于水层(按极至骨的位置)。《难经》5 Pulse Description 脉诊在健康人的脉象体现在患者右手寸关尺1、2、3位上为——

寸1位,属肺,五行属金,因此脉搏最强跳动应该处于金层(3颗豆子重量的位置);关2位,属脾,五行属土,因此脉搏最强跳动应该处于土层(9颗豆子重量的位置);尺3位,属肾水(三焦),五行属水,因此脉搏最强跳动应该处于水层(按极至骨的位置)。

　　Peter发现了寸关尺存在阳位与阴位的区别(阳位时:桡骨茎突中央位于中指指尖下,示指与无名指依于中指排列在寸关尺位上;阴位时:桡骨茎突中央位于示指与中指之间,无名指依于中指排列在寸关尺位上),并指出寸关尺阳位能反映腑的状态;寸关尺阴位能反映脏的状态。因此左手阴位能反映出心、肝等脏的状态,左手阳位能反映出小肠、胆等腑的状态,右手阴位能反映出肺、脾等脏的状态,右手阳位能反映出大肠、胃等腑的状态。

　　在本案例中,患者的左手寸阳位本应该处于火层,但是脉诊显示处于金层,即为属金的器官(肺与大肠)扰乱了小肠的运转。患者的右手寸阴位本应该处于金层,但是脉诊显示处于火层,即肺扰乱了小肠的运转,因此Peter确认患者的状态为:肺过盛。至此,体质和状态诊断完毕,总结其诊断思路如图8所示。

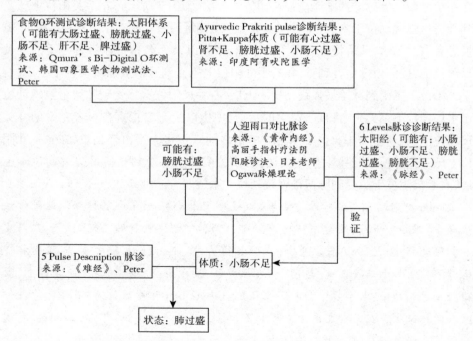

图8　病例患者体质/状态脉诊推导图(附脉诊方法理论渊源)

（三）补充问诊

患者突然询问 Peter：最近两个多月，嗓子有些疼，一喝水就疼。

Peter：现在也是吗？

患者：每天早上喝酵素之后，白天就没事，但是每天早晨起床还是会疼，总是反反复复。

Peter：现在身上还有什么问题吗？

患者：现在觉得没什么问题。

Peter：哪里都没有吗？头？腿？心脏？

患者：没有。

Peter：那让我们一起去治疗吧。

（四）治疗

患者平躺于治疗床上，Peter 站于患者左侧，准备管针等针具，待患者呼吸平顺后，Peter 再次给患者做 O 环测试患者原始力度。接下来 Peter 向患者描述了针刺会有稍微刺痛的感受，给患者一个心理缓冲。Peter 依次在患者左侧足通谷（泻法）、前谷（泻法）、足临泣（补法）、后溪（补法）、阴谷（泻法）、尺泽（泻法）、少府（补法）、鱼际（补法）等穴位施针，留针 20 分钟。

20 分钟后，Peter 将针按照足通谷、前谷、足临泣、后溪、阴谷、尺泽、少府、鱼际等顺序取出，并对患者再一次进行 O 环测试。测试中，Peter 发现患者的 O 环变得更为牢固；患者发现了这一变化后，欣喜满面。

Peter 此时向培训班上的学员分析说：他一直注意到患者面部表情是微笑的状态，这说明患者的心理状态很不错；另外他在脉诊中发现患者的脉搏时强时弱时有时无，是因为患者有先天性心脏病、心口疼痛并且有时候血压也会有些问题，而这个问题可能会影响到脉搏，但是患者平时有在吃药，所以患者的脉搏还是相对比较平稳的；因为患者在未患病之前情绪是很好、很开心的状态，是能够出去跳广场舞的状态，但是她突然自己就跳不了广场舞了，腿也疼，心脏也不舒服，还总得吃药，每天总是很郁闷，想出去玩也去不了的状态，因此我们能通过 Worsley 情绪判断的方法，判断患者是属于火行不稳定的状态；患者的食物测试显示是太阳，阿育吠陀深层脉诊显示患者是 Pitta + Kappa 体质，人迎寸口脉诊显示患者左侧寸口脉脉搏跳动力度是左侧人迎脉脉搏跳动力度的 2 倍大小，因此可以推断出患者的体质是小肠不足，再根据患者的体质配合《难经》5 Pulse Description 脉诊，可以得出患者的状态是肺过盛；因此我们的治疗目的为补小肠气，泻肺气。

Peter 的选穴治疗方法主要是四针法，主要来源于韩国针灸。韩国八体质针法处方由四个穴位组成一组，每个穴位均属五腧穴，其基本原理灵活应用了"补母泻子"理论[20]。Peter 参考了韩国八体质针法穴位处方,并根据自己所创新的体质补充了相对应的穴位处方,将这种针灸方法命名为四针法(4 Needle Technique)。

在上述病案中,Peter 针对患者体质为小肠不足的情况下,第一个穴位为泻膀胱水穴,第二个穴位为泻小肠水穴,因为此时患者五行中水的能力过于旺盛,水克火,而患者五行中火的能量偏于薄弱,因此提前把水泻掉,防止水克火的情况产生;第三个穴位为补胆经木穴,第四个穴位为补小肠木穴,因为木生火,此时患者五行中腑的火的能量最为薄弱,所以根据"虚则补其母"的原则,补充木的能量。在针对患者状态为肺过盛的情况下,第五个穴位为泻掉肾经的水穴,第六个穴位为泻掉肺经水穴,因为此时患者五行中金的能量是处于第二旺盛的状态,所以根据"实则泻其子"的原则,肾与膀胱相表里以及肺与大肠相表里,将腑中多余的水能量通过脏中的水能量泻掉一部分;第七个穴位为补心经火穴,第八个穴位为补肺经火穴,因为心与小肠相表里以及肺与大肠相表里,通过补充脏中火的能量来补腑中火能量的不足。

四、讨论

文化间的沟通一直以来是一道难题,因为文化间的沟通必然同时存在着认同与排斥、接受与改造,因此无论是文化间性还是跨文化传播都在力求更好的解释文化间相遇的交互作用。广义的跨文化传播即是指"来自不同文化背景的人们之间的交往和互动行为"[21]。"文化间性"亦直指一种文化与他者际遇时交互作用、交互影响、交互镜借的内在关联[22]。但是"事实上,构成这种交互作用之真正实际的并非参与其中的各自原本存在,而是它们于交往中发生的变异或意义之重新生成"[23]。"体质/状态针灸"即是在多元文化背景下多种医学体系交互下形成的一种"文化间性"产物。

1. "体质/状态针灸"的多元文化构成及文化间的交互关联

Peter Eckman 首先跟随定居在美国的韩国老师学习韩国体质针灸,此后还师从于英国"五行针灸学派"创始人 J. R. Worsley,并陆续学习了印度阿育吠陀医学、中医、日本汉方医学等医学,可见 CCA 产生于一个多元医学文化背景。

经过学习与积累,Peter 逐渐发现了这些医学之间的共通之处,尤其在脉诊部分,Peter 认为这些脉诊方法犹如一个大拼图,每一种脉诊都是拼图中的一小块,整个拼图才能完整反映人体的体质与状态。Peter 虽然认为韩国体质针灸、印度阿育吠陀医学、中医、日本汉方医学等医学体系中有许多相似之处,但是这些相似又是有差异的,因此很容易让人混淆、犯错误,因此通过多种脉诊方法相互印证是很有必要的。于是,这些多元医学文化在 Peter 这里产生了交互关联。

2. "体质/状态针灸"文化间性形态形成的原因

首先,从 Peter 的学习经历可以看出,Peter 把己身作为一个文化载体,通过与多个医学体系的老师进行知识互动,在文化间的相互影响与镜借作用下,CCA 才得以被创造,因此 CCA 可以说(如脉诊等)是一个多医学体系的集成,来自不同文化的多元化的医学体系在 Peter 这个"熔炉"中融合,交互交连。

其次,在 Peter 学习过程中,这种"集成"并非完全被动的,而是有一定主动性的;且这种主动的过程受其主体身份影响。Peter 的主体身份首先是一个美国人,因此他受其固有的西方文化影响(比如美国的学术自由的氛围),对东南亚医学文化是"自由"地自主选择性吸收的,并且对于已挑选过的文化素材进行"重新生成",这种生成的新文化已经(至少部分地)脱离了本源文化形成了"本土化"文化,因此 CCA 在某些方面(如体质等)其实是多元医学体系的"杂合"与变异,与每一个本源文化似是而非。

3. "体质/状态针灸"文化间性形态的意义

CCA 的集成与变异体现了文化间性特质,这种间性形态在海外传播中医的过程中广泛存在,即"海外本土中医"。它们形成了一个文化的"夹缝",对于国内中医来说,"海外本土中医"是一种带有西方色彩的异文化;而对于西方社会来说,"海外本土中医"是一种带有东方特色的异文化。

从传播学角度而言,"海外本土中医"有其必然性,且在推动海外中医发展的过程中我们必须正视这种必然性。"跨文化传播学中有一个主导性观念:每一个文化都不是单独发生发展的,均受到人类社会物质和精神创造过程的影响,每个文化也只有不断充实于全人类的整体发展过程中,并同其他文化进行持续不断的对话,才能得到继续前进的动力"[24]。一直以来,中医药跨文化传播都是双向地、互动地进行的,呈现出"双主体"状态(除开传统意义上的传播者,受众本身也是传播过程中的主体)。"海外本土中医"正是中国传统医药与西方文化、多元东方文化乃至世界多元文化对话的产物,是全球化背景下中医药跨文化传播的必然结果。"海外本土中医"是否能够成为中医在海外传播中的缓冲,减少本土文化对外来文化的排斥和对抗,这是我们在做中医对外传播时可以考虑加以借鉴的。

但是现实中,随着"海外本土中医"在当地的影响力正在逐渐扩大,其对于中国传统医药的"再创造"导致混淆本源、甚至出现取代中国中医的倾向,这给中国中医药对外输出带来了一定的压力与挑战。这也是华裔对于"海外本土中医"非常审慎的主要原因。

"这种变异或意义重组就源文化本身而言似乎是一件不怎么值得欢欣的事,但它却不容置疑地展现了不同文化所发生交互作用的实际。"[23]这种矛盾给学术探讨提供了空间。笔者以"体质/状况针灸"作为典型,通过研究"重新生成"的"海外本土中医",呈现其文化间性形态,探讨其形成原因和意义,试图更真实地展现"他者"社会对于中医本源的认知和兴趣,形成更全面的"海外中医"的图景,从而更理性地看待中医药跨文化传播。

此外,世界上尚没有完美的医学,中医也仍然可以不断突破、创新、发展,"海外本土中医"正因为没有像中国中医人一样背负着几千年的历史传承,没有成为"正统"的意愿、责任和"包袱",他们自由的创新给在全球化背景下的现代中医发展无疑提供了多样性的样本。这也使得我们对其的学术研究具有了更多的现实意义。

参考文献:

[1](美)爱德华·W·萨义德,王宇根,译.东方学[M].上海:生活·读书·新知 三联书店,1999:426.

[2](美)克莱德·M·伍兹,何瑞福,译.文化变迁[M].石家庄:河北人民出版社,1989:22.

[3]郑德聘.间性理论与文化间性[J].广东广播电视大学学报,2008(4):73-77.

[4]贺霆.文化遗产辩:西传的针灸及其人类学意义[J].文化遗产研究,2013(0):151-161.

[5]严暄暄.中医药跨文化传通——英国地区的人类学考察和传播学分析[M].北京:中国中医药出版社,2018.

[6]魏一苇,严暄暄,何清湖.中医文化传播的现代语境(五):"他者"之音——海外"本土中医"[J].世界科学技术—医药现代化,2018,20(1):97-100.

[7]郑欣.美国当代主要针灸流派的诊疗特点及现状的研究[D].北京:北京中医药大学,2012.

[8]郑欣,张群策,陈业孟,等.美国非主流针灸流派诊疗特点探析[J].中医杂志,2010,51(2):180-183.

[9]贺霆.西方中医鼻祖简介:苏理耶和腊味爱[M].云南:云南中医学院中医西传研究所,2014:10-12.

[10]祁天培.英国五行针灸学术源流与诊疗特点研究[D].昆明:云南中医学院,2016.

[11]江南.英国天干地支针灸学术思想源流研究[D].昆明:云南中医学院,2017.

［12］皮特·伊克曼.天、地、人与体质/状态针灸疗法［J］.第五届中医西学国际论坛论文集［C］.2017,32－42.

［13］Peter Eckman. In the Footsteps of the Yellow Emperor:Tracing the History of Traditional Acupuncture［M］. San Francisco:Long River Press. 2007.

［14］Peter Eckman. Grasping the Donkey′s Tail:Unraveling Mysteries from the Classics of Oriental Medicine［M］. London:Singing Dragon Press. 2017.

［15］Peter Eckman. The Compleat Acupuncturist:A Guide to Constitutional and Conditional Pulse Diagnosis［M］. London:Singing Dragon Press. 2014.

［16］Yoshiaki Omura,M. D. BI－Digital O－ring Test(BDORT):A New Medicine［EB/OL］. http://www. bdort. org/index. html.

［17］朴智佑.四象体质诊断法［M］.济南:杏林出版社,1996:58.

［18］仇伟欣.印度传统医学介绍［J］.中国中医药信息杂志,1999(10):77－78.

［19］邝婷婷,曾勇,王张,等.印度传统医学阿育吠陀词汇的梵语—汉语对照翻译及研究［J］.世界科学技术—医药现代化,2016,18(6):1062－1087.

［20］黄玉兰.小论韩国五腧穴针刺疗法［J］.上海针灸杂志,2011,30(12):862－863.

［21］孙英春.跨文化传播学［M］.北京:北京大学出版社,2015:14.

［22］蔡熙.关于文化间性的理论思考［J］.大连大学学报,2009,30(1):80－84.

［23］王才勇.文化间性问题论要［J］.江西社会科学,2007(4):43－48.

［24］孙英春.跨文化传播学［M］.北京:北京大学出版社,2015:382.

文章来源:冯雅婷,陈小平,何清湖,等."海外本土中医"的"文化间性"形态——以"体质/状态针灸"为例［J］.广西民族大学学报,2019(4):25－35.

十　湖湘中医文化

编者按

　　湖南,东南西三面为崇山峻岭围阻,然北临洞庭湖,纳湘、资、沅、澧四水,吞吐长江。虽谓"四塞之地",实则"隔山不隔水"。隔于山,闭塞不通,交流不便,故湖湘文化有其相对独立性;连于水,动辄不腐,又给湖湘文化带来活力和发展空间。所谓"一方水土养一方人",湖湘的这种区域特色,千百年来促成了极具内涵的湖湘文化,也为湖湘中医文化的形成、发展与繁荣奠定了坚实的基础。

　　"楚材"一直视为湖湘的骄傲,究其形成,湖湘文化功莫大矣。自楚人始,灿烂辉煌延续至今。屈原楚辞、马王堆汉墓、耒阳蔡伦造纸术等,无疑都是这一时期的代表之作。后魏晋玄学盛行,道教、佛教开始传入湖湘之地,促进了楚文化的进一步完善。这些与当时的中原文化相比还影响甚小,唯有宋时湖湘理学的形成,才可谓湖湘文化的集大成者。北宋营道(今道县)人周敦颐作《太极图说》《通书》,成为宋明理学开山鼻祖,后经胡安国、胡宏、胡寅相承,全盛于"朱张会讲"之时,影响着后世王夫之、魏源、曾国藩、左宗棠等的经世哲学。至近现代,谭嗣同、陈天华等资产阶级革新思潮,田汉、沈从文、丁玲、周立波等新民主主义和社会主义思潮星月相争,亦展现着几千年来厚重的湖湘文化。

　　湖湘文化之盛也造就了湖湘中医文化。俗话说"秀才学医,笼中捉鸡",湖湘许多儒者,或因考场失利,或因仕途不顺,承袭"不为良相,则为良医"之风,他们或师门传授,或亲炙,或私塾,一方面,因有理学之根基,故多能在医学中有所成就;另一方面,长期受理学思想的影响,使他们颇具"仁""和"之性,有大医精诚之德。此外,清朝"八股取士""考据之学"盛行,也影响了许多湖湘医家,他们皓首穷经,毕生致力于《黄帝内经》《难经》《伤寒论》等书的诠注,为后世留下了一笔丰富的财产。而近现代湖湘文化中的革新求变思潮则成为湖湘中西医汇通的有效推动力。各种文化的相互交融,成为湖湘中医发展的沃土。

　　正所谓"惟楚有材,于斯为盛"。湘医,成为代表性的楚材之一。湖湘医家,悬壶活人，传寿世之作，为中医药学之薪传贡献卓越。自神农尝百草卒炎陵，汉·苏耽橘井佳话，马王堆汉墓医书囊括医经、经方、房中、神仙，四者毕俱，唐·孙思邈龙山采药，宋·朱佐著《类编朱氏集验医方》，元·曾世荣有活幼之作，明·徐明善作《济生产宝》，清·朱增集撰《疫证治例》，周学霆著《三指禅》。至近代，李聪甫、刘炳凡、欧阳锜、谭日强、夏度衡"中医五老"，更显湖湘杏林。据计，湖湘医著约480部，其中宋17部，元3部，明22部，清363部，民国75部。其涉猎之广泛，议论之精辟，见解之独到，令人瞩目。凡此种种，实为湖湘中医之瑰宝。特此，本板块立足湖湘中医文化展开专论，旨在呈现湖湘中医文化之体貌，启迪湖湘中医药文化的研究思路与方法。

　　总体来说，湖湘中医文化源于湖湘，是湖湘文化遗产中的一块瑰宝，也可以说是中国地域中医药文化中的一朵奇葩。振兴湖湘中医文化应该是每一位湖湘中医人义不容辞的责任。一方面，加强对湖湘中医文化的研究，是为了更好地弘扬湖湘文化，传播优秀中医药文化，将对中医学的发展、中华文化的复兴、构建民族精神以及和谐社会建设起到积极的推动作用。另一方面，我们深知地域中医药文化是与当地的名医、名企文化密不可分的，如南阳的张仲景、亳州的华佗、新安的汪机、孟河的王肯堂、岭南的采芝林等，这些名医、名企无疑将成为当地的名片，从而提高本地区的知名度，带来本地区经济、文化、旅游、餐饮等产业的繁荣进步，给当地带来了不可估量的无形资产。因此，加强对湖湘中医文化的研究，更有利于湖南"文化强省""经济强省"战略的实施，也是促进地域中医文化创新性发展与创造性转化的重要研究。

探索湘医源流,打造现代湖湘中医文化

一、湖湘文化源流概说

1. 人文湘楚名儒名医辈出

湖南,自古就有"人文湘楚,山水湖南"之美誉,虽"北阻大江,南薄五岭,西接黔蜀,群苗所萃",是一块"不为中原人文所沾被"的荆蛮之地。然在这"四塞之地"上孕育的却是堪称中国传统文化之奇葩的湖湘文化。自炎帝于姜水而徙于南,数千年来,湖湘文化之发展可谓大儒迭起,书院崛兴,承前启后。

其大儒一者战国·屈原,楚国人,著"无韵之《离骚》"、《天问》、《九歌》,为文学之鼻祖;二者北宋·周敦颐,湖南道州人,作《太极图说》(仅 249 字)、《通书》(仅 2600 汉字),诠释《周易》奥义、阐发儒家"性命之道",言简意赅,被后代学者视为不刊之典,诚为宋明理学之开创者。梁绍辉在《周敦颐评传》中亦说:"湖湘之学源自濂溪(周敦颐号濂溪),创于胡宏而盛于张栻,流于明清而接续近现代,形成了以岳麓书院为中心的跨时代人才群体。"

论书院,有长沙岳麓书院、衡山石鼓书院,当时与庐山白鹿洞书院、应天之应天府书院并称宋初四大书院,岳麓书院更是湖湘学派的活动基地,在学术研究、人才培养等方面都走在全国书院的前列,成为天下士人学子所向往的求学问道圣地,同时也吸引了朱熹、陈傅良等著名学者前来讲学。湖南其他地方的讲习所也是不胜枚举。活跃的湖湘文化学术氛围,培养造就了大量人才,促进了湖湘文化的发展,也有利于医学的进步、医籍的问世。

自"洪杨之难"(指洪秀全、杨秀清所领导的太平天国运动)始,曾国藩领导的"湘军"与太平军交战中一举成名,更是确立了湖湘文化在中国近代史上的显赫地位。从魏源"师夷之长技以制夷";曾国藩、左宗棠等有识之士开启中国洋务运动之门;蔡锷、黄兴高举反对帝制、倡导共和的大旗;到毛泽东、刘少奇、彭德怀等共和国的缔造者,他们不愧为湖湘文化孕育和造就的美玉良才。

迄于今,马王堆西汉古墓,三国吴简,龙山里耶秦简以及有"苗疆万里墙"之称的凤凰南方长城等考古文物的相继发现,更是极大地丰富了湖湘文化遗存的宝库。

我们不禁感叹于"惟楚有材,于斯为盛"惊世骇俗之评价。然医,亦为材之一也。如此荆楚之域,历代名医更是迭起不穷。初有炎帝神农氏"尝味草木,宣药疗疾,救夭伤人命",尝百草,一日而遇七十毒。汉·苏耽"庭中井水,檐边橘树,可以代养。井水一升,橘叶一枚,可疗一人"之良药。又有长沙马王堆古医书 14 种,医经、经方、房中、神仙四者毕具,可谓中国医学稀世之璧玉。其后,自秦汉至晋隋,历经战乱,百业不兴,医亦不振。

然唐宋以后,"不为良相,则为良医"者,不乏其人,他们不仅医术精湛,医德高尚,而且不少医家穷究岐黄之旨,著书立说,汇成了浩瀚的湖湘医籍,给我们留下了宝贵的医学财富。宋代有刘元宾,通阴阳医药、术数,真宗试之,验,赐名通真子,著作十三种,二十余卷,尤精脉诊。朱佐著《类编朱氏集验医方》十五卷,采撷议论,详尽曲当,所载多为宋及宋以前不传之秘籍,有很高的临床实用价值。

元代有曾世荣著《活幼心书》二十卷、《活幼口议》三卷,精研小儿之生理、病理、诊断、治疗、药物、方剂及预防。其切脉观症,用药之道,靡不悉具,可谓集毕生之精华。

明代有郑元龙,医名于湘,可使蹙者弃杖,蛊者约带,赢者控拳,来诊者,轮蹄争门。许希周著《药性粗评》,杂举诸药中性味相对者,属之以词,其言用途,缀成骈句以便记诵。

清代有郑玉坛著《丹园医书》,阐发《伤寒论》"三纲鼎立"之说,倡言三阴病阴邪阳邪之论,辨别 69 个伤寒证治。大纲毕举,万目咸张,可谓集医学之大成。杨尧章,善医而长于辨治瘟疫,有《瘟疫辨义全集》行世,为医学名家中之佼佼者。朱增集,集三十年之经验,撰《疫证治例》五卷,对疫病之传变、鉴别、治疗见解精辟,所创芦根方,投之立应,效捷桴鼓。刘裁吾,"稽诸皇古往哲,参诸海内时贤,而以三十余年之经验,诊痉病十有一届之艰苦备尝"撰成《痉病与脑膜炎全书》,独倡"宣发太阳""开泄厥阴",别开生面,揆诸临床,甚是至理。鲍相敖认为单方最伙,选择宜精,故自幼立愿广求,或见于古今之载籍,或得之戚友之传闻,著成《验方新编》,荟萃宏富,各门具备,且具简、便、廉、验之特点,广为流传。周学霆著《三指禅》以发微脉学,先以缓脉说明正常脉象,然后依次论述各种病脉,以阴阳对待.恰好安置二十七脉,一奇一偶,配合天成。熊应相著《金针三度》,一度脉,二度病,三度方,别开生面,寻出候内候外奥秘,千古疑城,经先生点破,虽圣人复起不能易。黄朝坊著《金匮启钥》,凡三十五卷,约二百万言,具有医学全书的内容,且论理当,论证详,论治切,阅者一目了然。

民国有孙鼎宜,一生著述甚多,毕生精力从事古典医籍的编次、校订、疏证,贡献颇丰。何舒,中西医兼晓,提倡汇通,所著《何氏医学丛书》,凡十九种,三十六卷,宗《内经》之旨,荟萃诸家,分门别目,条理井然,理法方药悉备。

2. 与湖湘文化相关的古代名人

如此,湖湘医家所著之医经、伤寒、金匮、温病、诊法、本草、方剂、针灸、内科、外科、妇科、儿科、眼科、喉科、医史、医案、医话、养生面面俱到,实为湖湘中医文化之材。然有四人与湖湘中医渊源甚厚,分述于下:

炎帝神农氏

中华民族,肇始于炎黄。炎帝,号神农氏,于上古时代,尝百草,开医药先河。世人尊之为"医药之神""华夏之祖"。其在与大自然,与疾病的斗争中,他总结经验,留《神农本草经》传于世,为后世医药事业的发展奠定了基础。诚如韩愈在《赐樱桃诗》中所云:"汉家旧种明光殿,炎帝还书《木草经》。"《司马负·三皇本纪》载:炎帝"味草木之滋作方书以疗疾(察其寒温平热之性,办其君臣佐使之义,常一日而遇七十毒)。……后迁于曲阜,卒于茶乡"。茶乡即今湖南省株洲市炎陵县鹿原陵,由此炎帝与湖湘中医有着不解之缘。人们为了祭奠这位祖先,西汉时期,在今之株洲炎陵就建有炎帝陵,唐代已有奉祀,至宋代,太祖赵匡胤奉炎帝为感生帝,于是"立届陵前,肖像而祀",并设守陵记,禁樵牧。现今炎帝陵已成为全国重点文物保护单位和全国爱国主义教育示范基地,"弘扬炎黄文化,振兴民族精神",炎帝陵已成为湖湘中医文化中不可缺少的一部分。

辛追

1973年,长沙马王堆发掘了三座西汉古墓,墓主分别是辛追、利苍及利苍的儿子,墓中出土了大批帛书及部分竹木简。其中有相当部分是医药学方面的著作,包括《足臂十一脉灸经》、《阴阳十一脉灸经》甲本、《脉法》、《阴阳脉死候》、《五十二病方》、《却谷食气》、《阴阳十一脉灸经》乙本、《导引图》、《养生方》、《杂疗方》、《胎产方》等帛医书,尚有《十问》《合阴阳》《杂禁方》《天下至道谈》等竹木简医书,共计十四种。这些都是后世已经失传了的古医书,就连《汉书·艺文志》也未能著录,其出土填补了我国医学史上的空白。

论内容,《足臂十一脉灸经》和《阴阳十一脉灸经》,全面论述了人体十一条经脉的循行走向、所主疾病和灸法,这是我国最早论述经脉学说的文献。《脉法》和《阴阳脉死候》,虽残损严重,难以窥其全貌,但是最早关于脉学、诊断学的文献。《五十二病方》,是我国现在所能看到的最早的方剂。全书一万余字,共分五十二题,每题都是治疗一类疾病的方法,少则一方、二方,多则二十余方,现存医方总数

283 个,书中提到的病名现存的有 103 个,所治包括内、外、妇、儿、五官各科疾病。其中关于痔疮还记载了精彩的手术疗法,实在令人叹为观止。《却谷食气》是目前所能见到的最早专门论述气功导引的文献之一;《导引图》是我国现存最早的导引图谱,所绘人物形态逼真,栩栩如生,为研究我国特有的气功疗法的源流和发展,提供了很有价值的线索。《胎产方》则专论有关胎产的宜忌,内容涉及求子、养胎及产后处理等,类似古医书《产经》,是我国迄今发现的专论妇产科的最早文献。《杂禁方》及《养生方》《杂疗方》的一小部分,是一些禁祝方术。《养生方》《杂疗方》的主体,以及《十问》《合阴阳》《天下至道谈》等,其性质皆属于古代房中类著作,内容涉及养生学、性医学和性保健等。

这些医书的出土,更凸显了长沙作为历史文化名城的地位,也丰富了湖湘中医文化的内容,让世人看到了湖湘中医璀璨夺目的辉煌历史。

张仲景

张仲景,名机,史称医圣。南阳郡涅阳(今河南省邓州市穰东镇张寨村,另说河南南阳市)人。北宋高保衡、林亿等在《校正伤寒论·序》中说:"张仲景,《汉书》无传,见《名医录》云:南阳人,名机,仲景乃其字也。举孝廉,官至长沙太守。始受术于同郡张伯祖。时人言,识用精微过其师。其所论,其言精而奥,其法简而详,非浅闻寡见者所能及。"其与湖湘中医的关系也始于此。因其做过长沙太守,故亦有称"张长沙"者,其方书亦被称为"长沙方"。

张仲景在任长沙太守期间,用自己的医术,广救百姓,并择定每月初一和十五两天,端坐于衙门大堂,挨个仔细为群众诊治。后来时间久了便形成了惯例,每逢农历初一和十五的日子,其衙门前求诊者盈门。为了纪念张仲景,"坐堂医生"之称呼则始于此。

现在长沙蔡锷中路、湖南省中医院院内尚有张仲景祠,只可惜因年代久远失修,原有"张仲景祠"和"保节堂",现均已不复存在。

孙思邈

提起唐·孙思邈,其所著之《大医精诚》堪称"千古绝唱",《千金要方》《千金翼方》更是我国最早的医学百科全书,然其与湖湘中医之缘结于涟源龙山。俗话说"草生福地皆为药,人在名山总是仙",涟源龙山自古就是"天下药山"。汉·张仲景任长沙太守时,著《伤寒杂病论》,曾由昭陵(邵阳)县令陪同登龙山采药。

孙思邈的《千金要方》即撰于此,他长期居住于龙山采药、治病,许多地方都留下了他的足迹,如种药地"圣草坪",采药地"药柜山",晒药地"安坪村",药王庙遗址"捣药臼",给百姓治病的村庄"李八庄""汤洼",给龙虎治病之地"龙潭""虎岭"等。为纪念药王孙思邈,于唐贞观年间在龙山上建有药王殿,同时龙山山麓世世代代沿用孙家桥、孙家桥村、孙家桥乡、孙水河等地名,而孙家桥村全都姓孙,据考证系孙思邈嫡传后裔,到现时已有 30 余代。

文化现已成为当今世界的一种"力",这种"力"可以强国、强省和强市,通过文化产业的迅速崛起,可以推动经济社会的发展。湖南如此丰富的历史文化资源,多姿多彩的民族民间文化资源,独特的旅游文化资源,融而成独特的湖湘文化,其文化产业的发展,相比于全国,更是"朝阳"中的朝阳。2007 年 5 月 27 日,张春贤书记在湖南省第九次党代会的政府工作报告中,根据湖南的实际,即提出要着力于"文化强省"的建设。而作为湖湘文化重要一脉的湖湘中医文化,有着炎帝陵、仲景祠、马王堆汉墓、药王殿等特色风景线,我们更应该利用好湖湘中医文化这种"力",抓住机遇,深入研究,加强宣传,从而促进湖南中医药事业的发展。

二、加强对湖湘中医文化的宣传,从广度和深度上促进"文化湖南"建设

在以上对湖湘文化以及湖湘中医文化的粗略评述中,我们已经大致了解了具有深厚底蕴的湖湘中医文化。然而很多时候这种文化都被视为一种"精英文化",不为人民群众所熟知。就如同中医一样,被很多的人认为只是一种国宝,一种很古老的学问,只有停留于博物馆。所以也就失去其作为"文化"本身的意义,即需要教化,需要传播,将"文"化到社会当中去的一种现象。因此实现湖湘中医文化大众化,才是"化"最有效的途径。使它像屈原、李白、杜甫的诗,像罗贯中的《三国演义》,像曹雪芹的《红楼梦》,像欧洲贝多芬的音乐,像达·芬奇、米开朗基罗的绘画一样,人人都知道,人人都爱读爱看爱听,成为大众文化,才能做到最广泛的宣传。

湖南媒体有着丰富的宣传经验及成功案例,在以湖南广播影视集团、湖南出版集团、湖南日报报业集团等优势企业为代表下,其在全国的影响力不断扩大。曾经创造出了一批特色鲜明、风格各异、享誉全国的拳头电视产品,如《雍正王朝》《汉武大帝》等鸿篇巨制;《超级女声》《快乐男声》等更是使"电视湘军"享誉全国。《湖南日报》《三湘都市报》《文萃报》也同样广传着湖湘文化。所以在这些强势媒体庇护下,我们有信心将湖湘中医文化发扬光大。

对于湖湘中医文化的宣传,《大长今》热播的成功,应该给了我们一个很好的启示,它通过娱乐的方式,通俗易懂的形式,生动活泼的例子,介绍了大量有关中医中药方面的知识,如辨证论治、天人合一、针灸等,让广大老百姓看完后都津津乐道中医中药的良好功效,并从中学到一些有关中医的养生方法,增加其对中医中药的兴趣。还有像中国的少林文化、中国武功,现在以其博大精深而闻名于世,它靠的不是单纯的李小龙、李连杰,更多的是通过以少林文化为背景的电影的宣传。

所以我们在宣传过程中,一定要注意形式的多样性和灵活性,不断探索,找到最佳方案。一方面,可以加强湖湘中医文化在人民群众中的宣传教育,通过媒体、电视剧、纪录片、文学体裁、深入社区服务等多种形式,在社会中营造出湖湘中医文化的氛围,让更多的人来了解它,从广度上扩大其影响力。另一方面,可以通过开展湖湘中医文化学术论坛、专题讲座等,邀请湖湘中医名家、大家,阐释湖湘中医文化,从深度上扩大其影响力。

三、进一步整理湖湘中医文库

中医药古籍,上起周秦,下至清代,历时两千余年,是一个伟大而丰富的文献宝库,是我们的宝贵财富。从 1950 年 10 月中医古籍出版社成立以来,一直到现在,党和国家政府都非常重视中医古籍整理工作的进展,2001 年原国家中医药管理局局长佘靖在全国中医药工作会议上关于《深化改革,开拓进取,努力推动新世纪中医药事业的新发展》报告中仍然指出:当前和今后一个时期中医药继承发展的工作重点之一是"要着重做好对中医药古代文献的系统整理研究,对历代各种学说和流派进行研究"。据统计,目前我国已经初步建成了全国中医药科学数据资源共建、共享平台;在文献和基础研究方面,已整理、出版中医古籍 600 余种,包括《中医方剂大辞典》《中华本草》《中华医书集成》《传世藏书·医部》《中国医学通史》《中医古今脉案》《中医年鉴》《汉方研究》等巨著,还从国外影印回归 20 多种善本中医古籍。

而湖南对于湖湘中医古籍的整理,也是硕果累累,早在"九五"期间,就组编出版了大型中医古籍丛书《湖湘名医典籍精华》,该套丛书搜集、整理、精选了湖南历代名医的著作 10 余部,汇编成 13 卷 9 册共 1900 余万字,具有很高的学术价值和临床指导意义,并荣获全国优秀图书三等奖。还有曾勇教授著《湘医源流论》,系统记录了湖湘中医发展之脉络,内容翔实丰富。

但从总的情况来看,无论是理论,还是临床方面,都有必要进一步努力发掘,并加以提高,特别是对湖湘中医药古籍的整理研究,还不能满足当前的需要。因此,必须把对湖湘中医药古籍的整理研究,提到继承发扬湖南中医药学事业的高度去认识,进一步加强这一工作,扎扎实实地去整理研究。包括对历代湖湘名医其人、其术、其著、其事的整理研究;历代湖湘中医名著集成的整理;还包括现代湖湘名医专科专病丛书以及常见病中医科普丛书等。

在整理过程中,我们应根据其古籍在学术上的地位和影响,采取有重点,有计划地进行。若是学术价值较高的经典医籍,应列为重点古籍,按校勘、注释、按语和撰写校后记的方式进行整理研究；若是普通的、流通较广的古籍，则主要进行校勘和撰写点校说明。

对于古籍的校勘、注释等，应该来说只是最基础的，难以满足当今高科技时代对于信息的需求，所以应该在对传统文献整理研究工作的基础上进行延伸，构建湖湘中医古籍数据库，促进文献的数字化。成立湖湘中医古文献数字化研究室，以广泛服务于湖湘中医药文献研究、教学、临床、科研与开发。

四、促进"马王堆汉墓—炎帝陵—仲景祠—药王庙—湖南中医药大学博物馆"旅游产业链形成

湖南有着悠久历史和鲜明地域特色，其名胜古迹、文化名城、民俗风情、历史传说、名人名篇和爱国主义、革命传统教育基地等比比皆是。"十五"以来，湖南省委省政府结合实际，做出了"把湖南旅游业作为第三产业龙头和国民经济新的增长点来抓"的重大决策，"十一五"期间更是提出要"实现湖南由旅游资源大省向旅游产业大省跨越"的战略目标。所以高起点、高水平地规划、策划、开发一批深具湖湘文化内涵的旅游产品和旅游商品，增加湖南旅游业文化品位和内涵，扩大旅游消费领域，带动全省各区的文化产业发展，是一条必然之路。

目前，有如"韶山—花明楼"红色旅游线路、"湘西魅力""韶乐"等带有湖湘文化烙印的旅游成功经验，但是我们在文化与旅游的结合上并没有从整体上取得突破。而以湖湘中医为特色的旅游路线的提出，应该是一个很好的尝试。那么接下来的关键就是宣传、旅游、文化等三部门在深入加强湖湘中医文化研究、挖掘湖湘中医文化内涵的过程中，如何找准其与旅游的切合点和切合方式，从而采取市场运作办法，设计一台精彩的文艺节目，将湖湘中医文化打造成文化湖南的旅游名片，搬上正规舞台。

所以形成"马王堆汉墓—炎帝陵—仲景祠—药王殿—湖南中医药大学博物馆"旅游产业链的时机已经成熟，其作为湖湘中医文化的顶级代表，又有着浓郁的湖湘山水特色，应该有着诱人的前景，也能促进湖湘中医文化的广泛传播。

五、造就全国知名名老中医

20世纪，湖湘大地，五大名老中医声名鹊起：李聪甫，深究东垣脾胃理论，倡"形神学说为指导、脾胃学说为枢纽"的整体论，结合临床，确立"益脾胃、和脏腑、通经络、行气血、保津液，以至平衡阴阳"的治疗大法。刘炳凡，业医70年，孜孜精研医理，"新中国成立以来研究脾胃学之先河"，其研究的抗衰老药"古汉养生精"，现已成为中国名牌中成药，畅销国内外。谭日强，17岁拜师学医，博览群书，

对传染病的论治更是得心应手。欧阳锜，毕生从事中医临床、中医病名的系统化规范化研究，造诣精深，建树颇多。其研制的驴胶补血冲剂，迄如今仍为湖南名药。夏度衡，精于内科杂病，其从肝论治内科杂病独树一帜，所创肝胃百合汤疗效独特。

忆往昔，五大名老中医之峥嵘岁月，享誉全国；望今朝，湖南省现有省级名老中医 78 人（1999 年湖南中医管理局评定的有 50 人，2006 年评定的有 28 人），他们涵盖内、外、妇、儿、五官等各科，在湖南也算久负盛名，然能与李、刘、谭、欧阳、夏等相提并论者，又有几何？但不可否认，他们当中确有中医理论扎实，诵《内经》《伤寒》《金匮》如流水而滔滔不绝，学术造诣颇高，且临床水平精湛，活人无数，乞诊者门庭若市之人，他们完全有实力成为全国响当当的名老中医，只是我们在如何塑造现代名老中医方面未引起足够的重视。

2007 年 1 月 11 日，吴仪在全国中医药工作会议上强调，要以"名院、名科、名医"为重点，大力建设中医医疗服务网络，提高中医药服务水平和可及性。2007 年 3 月 27 日，湖南省政府关于加快中医药发展的决定（湘发〔2007〕5 号）中，继续提出要实施"名医战略"，大力加强中医药人才队伍建设，培养造就新一代名中医。2007 年 5 月 24 日，在长沙召开的纪念"衡阳会议"25 周年会议上，再次落实必须高度重视并认真贯彻"名院、名科、名医"战略。

所以，无论从国家政策，还是湖南现状，我们都有责任培育营造湖湘名中医的土壤，宣传湖南的名老中医，将其学术思想、临证经验，广播于众，让其走出湖南，影响中国。当人们再次问起：现如今湖南中医界谁能在全国独领风骚？也不至于你推我让，难挑其一。此乃湖湘中医之幸事，大事！

文章来源：何清湖.探索湘医源流，发展现代湖湘中医文化［J］.湖南中医药大学学报，2007（5）：1－4.

再论湖湘中医文化

笔者曾撰文"探索湘医源流,发展现代湖湘中医文化",文章首次提出"湖湘中医文化"一说,其后在 2008 年、2009 年湖南省政协会议中,笔者的两次提案内容均涉及"湖湘中医文化研究",得到省委省政府、省发改委的高度重视,引起了一定的社会关注。两年前提出的建议只能算是为"湖湘中医文化"研究"抛砖引玉",还有许多问题值得我们思考。比如,湖湘中医文化的产生背景? 如何定义"湖湘中医文化"? 湖湘中医文化有着怎样的精神特质,具体研究内容有哪些? 本文将就此一一进行论述。

一、湖湘中医文化的产生背景

湖南,东南西三面为崇山峻岭围阻,然北临洞庭湖,纳湘、资、沅、澧四水,吞吐长江。虽谓"四塞之地",实则"隔山不隔水"。隔于山,闭塞不通,交流不便,故湖湘文化有其相对独立性;连于水,动辄不腐,又给湖湘文化带来活力和发展空间。所谓"一方水土养一方人",湖湘的这种区域特色,千百年来促成了极具内涵的湖湘文化,也为湖湘中医文化的形成、发展与繁荣奠定了坚实的基础。

1."湖广熟,天下足"

湖湘之地,据现有考古资料分析,于旧石器时代便有人类繁衍生息。炎帝自姜水而徙于南、舜帝南巡葬于九嶷山等故事传说,也足以证明湖南与中原的早期联系。后楚人入湘,为湖湘发展之活水源头,以洞庭湖为中心,湘、资、沅、澧四水为区域的湖湘之地,因气候温和,雨量充沛,土地肥沃,四季分明,成为水稻种植之福地。在几千年的封建统治中,湖湘民众男耕女织,自给自足,得"鱼米之乡"美名。明清两代,更是转入全盛时期,《地图综要》载曰:"楚故泽国,耕稔甚饶。一岁再获柴桑,吴越多仰给焉。谚曰'湖广熟,天下足'。言其土地广阔,而长江转输便易,非他省比(明·李釜源)。"清·乾隆时甚有"湖南熟,天下足"一说。即当时包括长沙在内的整个湘北地区已是全国重要的粮食产地。明·宣德(1426—1435)

年间,湘江河上曾现"巨舰潜米,一载万石"的场面。粮食的增产丰收,促进了湖湘地区农业经济的大发展,很快邻省江西等地人口大批吸引入湖南,他们"插标为界,开垦落业"。据载,至洪武二十四年(1391)长沙人口已达50.913万人,此前明洪武四年(1371),国都南京的人口也不过20万人。经济繁荣、人口密集成为湖湘医药发展的最好助推剂。

同时,这种亚热带季风湿润气候,为动植物提供了良好的生存环境,也适宜中药材的生长、种植和栽培。如涟源的龙山自古就有"天下药山""植物王国"美称。张仲景、孙思邈、李时珍、周学霆等都曾亲赴山中采药。据统计,我省有药用动、植物种类2384种,总蕴藏量达1200余万吨,药材年产量17万多吨,居全国前列;全国361个重点中药材品种我省就占了241个,居第2位,堪称中药材资源大省,其中枳壳、白术、玉竹、杜仲、金银花、茯苓、鳖甲等41种道地药材更是驰名中外。这些都为湖湘医药的发展提供强有力的保障。

2."惟楚有材,于斯为盛"

"楚材"一直视为湖湘的骄傲,究其形成,湖湘文化功莫大矣。自楚人始,灿烂辉煌延续至今。屈原楚辞、马王堆汉墓、耒阳蔡伦造纸术等,无疑都是这一时期的代表之作。后魏晋玄学盛行,道教、佛教开始传入湖湘之地,促进了楚文化的进一步完善。这些与当时的中原文化相比还影响甚小,唯有宋时湖湘理学的形成,才可谓湖湘文化的集大成者。北宋营道(今道县)人周敦颐作《太极图说》《通书》,成为宋明理学开山鼻祖,后经胡安国、胡宏、胡寅相承,全盛于"朱张会讲"之时,影响着后世王夫之、魏源、曾国藩、左宗棠等的经世哲学。至近、现代,谭嗣同、陈天华等资产阶级革新思潮,田汉、沈从文、丁玲、周立波等新民主主义和社会主义思潮星月相争,亦展现着几千年来厚重的湖湘文化。各种文化的相互交融,成为湖湘中医发展的沃土。笔者认为,影响最大者莫过于理学。俗话说"秀才学医,笼中捉鸡",湖湘许多儒者,或因考场失利,或因仕途不顺,承袭"不为良相,则为良医"之风,他们或师门传授,或亲炙,或私塾,一方面,因有理学之根基,故多能在医学中有所成就;另一方面,长期理学思想的影响,也使他们独具"仁""和"之性。此外,清朝"八股取士""考据之学"盛行,也影响了湖湘许多医家,他们皓首穷经,致力于《黄帝内经》《难经》《伤寒论》等书的诠注,为后世留下了一笔丰富的财产。而近、现代湖湘文化中的革新、求变思潮则成为湖湘中西医汇通的有效推动力。

3."船到郴州止,马到郴州死,人到郴州打摆子"

在《史记·食货列传》中有"江南卑湿,丈夫早夭"的说法,一度使中原人望而生畏,这里的"江南"主要是指今江西、湖南和湖北一带。也就是说早在2000多年前,湖南的气候因过于湿热,男子的寿命都不太长。史料中还有同样的记载,如汉文帝时,贾谊被贬为长沙王太傅,曾担心"长沙卑湿",竟以为自己"寿不得长"。尤其是湘南等地,因处于南岭山脉之北,山高林密,交通不便,时年瘟疫流行,更有"船到郴州止,马到郴州死,人到郴州打摆子"的说法。汉·苏耽"井水一升,橘叶一枚"之良药则为此写照。然而,这些地区恶劣的自然环境又从另一方面促使湖湘医家穷极医理,与病魔相争,为百姓疾苦而孜孜不倦。如单在瘟疫证治方面,就著有《瘟疫论辨义》《瘟疫治例》《治疫十书》《瘟疫辑略》《瘟病正宗》等书 14 部,书中许多内容皆能发前人之所未备。

二、湖湘中医文化的提出与定义

目前,国家对于中医药文化的研究越来越重视。2009 年 6 月,国家中医药管理局还特别成立了以王国强部长为主任的中医药文化建设与科学普及专家委员会,负责规划和指导中医药文化研究和科普宣传。地域中医药文化的研究,如新安医学、孟河医学、吴门医学、岭南医学、津沽医学等,也取得了一系列成绩。这些使"湖湘中医文化"概念的提出有着浓厚的中医文化氛围。而近年来,风靡全国的"湖南文化现象",在传统湖湘文化的推动下,涌现了"电视湘军""出版湘军""报业湘军""动漫湘军""演艺湘军"等一批文化品牌,又为"湖湘中医文化"研究提供了良好的平台。基于文化和地域等原因,笔者遂提出"湖湘中医文化"研究,借以丰富湖南"文化高地"建设的内容。作为一种新兴的区域中医文化概念,"湖湘中医文化"从一开始就受到人们的关注和学术界的认可,许多人也开始研究,这是好事。但我们遇到的第一个问题就是如何定义"湖湘中医文化"?每个人站的角度、高度不同,那么定义起来肯定就会存在许多分歧,为了有利于下一步研究,我们有必要对它进行初步的规定,为湖湘中医文化划出一个可供讨论的范围。笔者认为,湖湘中医文化是指以湖湘文化和中医药为背景,湖湘历代医家在医疗实践中所形成的医疗品德、治学方式、学术思想、临证经验等非物质文化和湖湘中医物质文化的总和。

三、湖湘中医文化的精神特质

我们谈文化,很多时候偏重于文化具体内容的搜集,而对文化本身的精神和价值取向缺少总结,这样就显得太流于表面,缺乏对世人的启示作用。而精神特质作为文化意识层面的东西,作为一种思想元素,才是文化研究的重点。笔者将湖湘中医文化的精神特质大致归纳为这么几点:

1. 医德为先,心忧天下

湖湘文化是一种忧乐文化,强调"先天下之忧而忧,后天下之乐而乐",中医文化亦与其一脉相承,湖湘医家自古便怀救死扶伤之心,抱大医精诚之德。炎帝神农氏"遍尝百草,一日而遇七十毒",后因误食断肠草卒于株洲炎陵,为医药而贡献生命;医圣张仲景任长沙太守期间,感百姓之疾苦,于衙门大堂公开应诊,其医人重德之风亦昭于后世;药王孙思邈涟源龙山采药而作《千金方》,篇中《大医精诚》为湖湘乃至全国医家医德之规绳;时有长沙人卢佩芝,遇瘟疫流行,朝夕往视病者,毫无难色,且不索赀,人咸德之;元·曾世荣,衡阳人士,所著《活幼心书》首先便倡"(医者)凡有请召,不以昼夜、寒暑、远近、亲疏、富贵、贫贱,闻命即赴,视彼之疾举切吾身,药必用真,财无过望,推诚拯救,勿惮其劳";其后,明·吴中允,"凡延诊者,不分贫富,咸亲视诊,病痊不责其酬,乡党以此推重";清·善化人龚梁、湘乡人文负吉、邵阳人罗国瑛、新化人李志星、武冈人彭顺纪、安化人陶孝忠;近代名医李聪甫、刘炳凡等,皆仁心仁术,医德盛誉乡党之辈,不可胜数。

2. 思变求新,敢为人先

湖南人从来是不甘人后的,于医学亦不例外。马王堆医书,据考证,书中很多内容都早于《黄帝内经》,实为湖湘中医之渊源,亦为中国医药创新之源泉;后张仲景创伤寒六经学说,开辨证论治先河;湘乡罗国纲不拘古方之药,而师古方之法,创新方184首,"照脉照症制之,屡试屡验";周学霆,邵阳人,其发微缓脉,剖析病脉,重视足脉,以脉证病,舍脉从证,于脉学研究可谓自成一家,后乏来者;长沙郑玉坛阐发"三纲鼎力"之说;杨尧章创"胃气论";湘乡朱增籍对疫病初起,力主透发,所创芦根方,无不应手取效;双峰刘裁吾治流行性脑脊髓膜炎,或"宣发太阳",或"开泄厥阴",别具匠心;岳阳吴汉仙则倡形气并重,认为细菌之生灭由六气之变化;衡南欧阳锜建立"三纲鼎足,互为纲目"的辨证体系,倡"病证结合";当代蔡光先研制中药超微饮片,堪称"打破千年药罐第一人";等等。这些思变、求新思想于湖湘医学之发展影响巨大。

3. 执中致和,道法自然

我们知道,在湖湘文化发展历程中,儒家文化和道家文化为历代湖湘思想之主流,儒家承于周敦颐濂溪学说,后有朱张之名;道家继屈子之后,亦一脉相传至近、现代,深刻影响着湖湘医家的治学精神和治病思维,他们中许多倍崇执中致和之理、道法自然之效。如醴陵黄朝坊强调"天人合一",谓"人之生也,本天地之道化,而其体极具一小天地","凡医家治病,须揆天道以治人";罗国纲于《会约医镜》中曰"诡僻之方,怪险之法,毫不敢登",(用药)"必取其中正平稳,切于病症";李聪甫深究东垣脾胃理论,创"益脾胃、和脏腑、通经络、行气血、保津液,以至平衡阴阳"治疗大法;汨罗刘炳凡以"柔剂养阳"而达阴阳平和之效;欧阳锜更是明确提出"求衡是中医临床思维的核心"。故"和""道"实乃湖湘中医文化之精髓。

4. 兼容并举,中西汇通

湖湘文化同样是一种开放、包容的文化。宋时有张栻与闽学派朱熹会讲于岳麓书院,互相取长补短,促进了湖湘理学的发展;清·隆回魏源为"近代睁眼看世界第一人",倡"师夷长技以制夷",主张洋务运动;后有浏阳谭嗣同等戊戌维新,皆因"西学东渐"思潮涌动,湖湘医学界中西医汇通之说亦渐盛。如吴汉仙认识到细菌繁殖和"细菌之死亡消灭,亦莫不以六气之偏胜为转移",而且还认为中医治病"即不杀菌而菌亦灭也",开始有意识地将中医理论与西医理论相结合;邵阳何舒亦力倡中西医汇通,其"治医学有年,既究中医,兼通西法",且精通外语,涉诸西学,从而和之。这些都为后世湖湘医家中西医汇通的研究打下了基础。1993年湖南中医药大学开始招收全国第一批中西医结合专业本科学生,创建中西医结合系、中西医结合学院;1995年编撰出版了全国第一版中西医结合系列教材,许多年来湖南的中西医结合事业一直走在全国前列,深究起来亦与湖湘文化息息相关。

四、湖湘中医文化的研究内容

通过前面的叙述,我们对湖湘中医文化应该有了一个大概的了解。那么,我们具体应该研究些什么内容呢? 笔者认为有以下几点。

1. 湖湘中医溯源

从马王堆汉墓出土的古医书开始,上起先秦,下至民国,查阅历代正史、野史、人物传记、地方志、医史专著,对湖湘历代医林人物的有关资料进行收集、考证、整理,介绍其人姓名、字、号、籍贯、医德修养、医术专长、著作等,理清湖湘中医发展之源流。

2. 湖湘中医各家学说

论述湖湘著名医家的学术成就,内容大致分为医家生平、著作、主要学术或临床经验、简要总结等几部分。充分展示湖湘中医名家在古医籍的整理,新学术理论的建树,以及内科、外科、妇科、儿科、五官科、伤寒、本草等诸方面的证治经验和研究成果。

3. 现代湖湘中医风采

展现现代湖湘中医风采可以从以下五个方面进行:

一是湖湘"中医五老"。介绍新中国成立初期李聪甫、刘炳凡、欧阳锜、谭日强、夏度衡等"中医五老"的生平简介、成才之路、学术思想、主要经验(含专病诊治经验、独创处方、用药诀窍、独特疗法、康复保健等)、代表成果和著作。

二是当代湖湘名中医。对国家两部一局评定的国家级名老中医和湖南省中医药管理局评定的省级名老中医生平、著作、学术思想、主要经验等进行收集、整理、总结。

三是湖湘中医教育文化。以湖南中医药大学、湖南省中医药研究院和湖南省中医药高等专科学校为依托,介绍湖湘中医的现代教育体系、人才培养模式、科研成果等。

四是湖湘中医医院文化。论述湖南省各中医院的发展情况、专科专病建设以及医院文化建设方面的经验。

五是湖湘中药企业文化。介绍湖湘本土的、有影响的、规模较大的中药企业的基本情况、特色优势产品、企业文化等内容。

4. 湖湘中医文化风景线

以马王堆汉墓、炎帝陵、苏仙岭、仲景祠、药王庙等为代表,全面介绍与湖湘中医文化有关的遗址、出土文物、重大历史事件、历史人物、名胜古迹、旅游景点,以及与中医药有关的湖湘非物质文化遗产。

5. 湖湘中医文化现代化

在上述文献研究的基础上,深入调研、分析、论证,为实现湖湘中医文化的可持续发展,促进湖湘中医文化现代化、产业化,提出初步建议与设想,内容包括:成立湖湘中医文化研究所,建立湖湘中医文化网,实现湖湘中医文库的数字化,出版相关书籍,初步构建湖湘中医文化体系,为进一步研究建立平台。

大力宣传湖湘中医文化,一"化"政府,使其加大对湖湘中医文化研究的政策倾斜和经济投入;二"化"百姓,使其更加关心、关注湖湘中医文化事业;三"化"湖湘中医人士,使其更坚定继承发展中医的信心。内容包括:(1)逐步规划建设株洲炎帝陵"神农中医药文化馆"、中国龙山华夏中药文化园、湖南省博物馆马王堆汉墓陈列馆中医药专馆以及湖南中医药大学中医药博物馆等,对于构建"炎帝陵—马王堆汉墓—仲景祠—药王庙—湖南中医药大学博物馆"湖湘中医文化精品旅游产业链的可行性、科学性以及前景进行论证,促进湖湘中医药文化旅游产业的发展壮大;(2)定期举办全国性的湖湘中医文化研讨会。

深入挖掘湖湘中医文化内涵,一方面将其转化为企业生产力,促进产—学—研—医的结合,继肝复乐、古汉养生精、乙肝宁、驴胶补血颗粒、妇科千金片、中药超微饮片等全国知名产品之后,如何再创造出更多的、更好的产品;另一方面,汲取其在养生保健、治病防病方面的经验,用于指导现代老年病、常见病、多发病的预防治疗,如以马王堆养生、导引、性保健方面的成就为基础,开创"马王堆养生学",出版相关书籍等。

对湖湘中医文化的进一步传承,加强对湖湘名医的保护和研究。探索湖湘名医的思想渊源,力求揭示名医的个人特征,各人的特殊经历、思想和贡献,为启发现代中医教育的人才培养,以及如何打造现代湖湘名中医提供历史参照,开展湖湘名医培养工程。

五、振兴湖湘中医文化是湖湘中医人的责任

湖湘中医文化源于湖湘,是湖湘文化遗产中的一块瑰宝,也可以说是中国地域中医药文化中的一朵奇葩。振兴湖湘中医文化应该是每一位湖湘中医人义不容辞的责任。一方面,加强对湖湘中医文化的研究,是为了更好地弘扬湖湘文化,传播优秀中医药文化,将对中医学的发展、对中华文化的复兴、对构建民族精神以及和谐社会建设起到积极的推动作用。另一方面,我们深知地域中医药文化是与当地的名医、名企文化密不可分的,如南阳的张仲景、亳州的华佗、新安的汪机、孟河的王肯堂、岭南的采芝林等,这些名医、名企无疑将成为当地的名片,从而提高本地区的知名度,带来本地区经济、文化、旅游、餐饮等产业的繁荣进步,给当地带来了不可估量的无形资产。因此,加强对湖湘中医文化的研究,更有利于湖南"文化强省""经济强省"战略的实施。

文章来源:何清湖.再论湖湘中医文化[J].湖南中医药大学学报,2009,29(5):10 – 13.

三论湖湘中医文化

——打造现代湖湘名医

人类社会的发展"人才是关键",湖湘中医的发展同样要靠人才,其中最重要的是要靠大量汲取着湖湘文化养分长大的"湖湘名医"。三湘大地,医学发达,历代名医迭起不穷,初有炎帝神农氏尝百草葬于茶乡、张仲景长沙坐堂、孙思邈采药于龙山。传承到现代,以"湖南五老"而名扬全国的李聪甫、刘炳凡、谭日强、欧阳锜、夏度衡前辈,创造了湖湘中医的辉煌。时至今日,湖南省在国家遴选的第一至第四批全国老中医药专家学术经验继承工作指导老师中,共有 70 余人次入选。湖南省中医药管理局分别于 1999 年、2006 年评定了"湖湘名中医"共 78 人,他们涵盖内、外、妇、儿、五官等各科,在湖南亦久负盛名,然能与"湖南五老"相提并论者,又有几何? 不可否认,他们当中确有中医理论知识丰富,诵《内经》《伤寒》《金匮》如流水而滔滔不绝,学术造诣颇高,且临床水平精湛,活人无数,乞诊者门庭若市之人,他们完全有实力成为全国响当当的名中医。然而,我们在全国有影响力的名医却寥寥无几,这使得我们在如何打造现代名中医方面值得深思。本文就如何打造现代湖湘名医方面谈几点看法。

一、湖湘中医的精神特质

1. 医德为先,心忧天下

湖湘医家自古便怀救死扶伤之心,抱大医精诚之德。炎帝神农氏"遍尝百草,一日而遇七十毒",后因误食断肠草卒于株洲炎陵,为医药而贡献生命;医圣张仲景任长沙太守期间,感百姓之疾苦,于衙门大堂公开应诊,其医人重德之风亦昭于后世;药王孙思邈涟源龙山采药而作《千金方》,篇中《大医精诚》为湖湘乃至全国医家医德之规绳;近代名医李聪甫、刘炳凡等,皆仁心仁术,医德盛誉乡党之辈,不可胜数。

2. 思变求新,敢为人先

湖湘医学从来不甘人后。马王堆医书很多内容都早于《黄帝内经》,实为湖湘中医之渊源,亦为中国医药创新之源泉;后张仲景创伤寒六经学说,开辨证论治先河;当代蔡光先研制中药超微饮片,堪称"打破千年药罐第一人";等等。这些思变、求新思想于湖湘医学之发展影响巨大。

3. 执中致和,道法自然

湖湘医家的治学精神和治病思维受儒家文化和道家文化影响深刻。他们中许多倍崇执中致和之理、道法自然之效。李聪甫深究东垣脾胃理论,创"益脾胃、和脏腑、通经络、行气血、保津液,以至平衡阴阳"治疗大法;汨罗刘炳凡以"柔剂养阳"而达阴阳平和之效;欧阳锜更是明确提出"求衡是中医临床思维的核心"。故"和""道"实乃湖湘中医文化之精髓。

4. 兼容并举,中西汇通

湖湘医学是一种开放、包容的医学,兼容并举,中西汇通。如吴汉仙认识到细菌繁殖和"细菌之死亡消灭,亦莫不以六气之偏胜为转移",而且还认为中医治病"即不杀菌而菌亦灭也",有意识地将中医理论与西医理论相结合;邵阳何舒力倡中西医汇通,其"治医学有年,既究中医,兼通西法",且精通外语,涉诸西学,从而和之。这些都为后世湖湘医家中西医汇通的研究打下了基础。1993年湖南中医药大学开始招收全国第一批中西医结合专业本科学生,创建中西医结合系、中西医结合学院;1995年编撰出版了全国第一版中西医结合系列教材,许多年来湖南的中西医结合事业一直走在全国前列,深究起来亦与湖湘文化息息相关。

二、湖湘中医的历史地位

湖湘中医是中国医学的重要组成部分,为中国医学的发展做出了巨大贡献。论名医,早在黄帝时期,有浮邱子种苦读于浮邱岗,洗药于道水的记载;汉文帝时,桂阳苏耽,以庭中井水、橘叶,治疗天下疾疫,橘井佳话,传遍医林;晋代许旌阳,弃官炼丹方顶山,其铺毡处,草色皆赤。唐、宋、元、明、清乃至今天,更是名医辈出,数不胜数。他们治学严谨,理论渊博,医术精湛,医德高尚,堪为今人学习的楷模;论名著,长沙马王堆古医书,形成经络、疾病诊治、药物方剂、养生保健、性学、胎产、祝由等医学理论基础、临床治疗之雏形而发其端;炎帝著《神农本草经》创药学,为中药之鼻祖;汉代张仲景著《伤寒杂病论》确立了辨证论治原则,奠定理法方药理论基础,继其后由此成为完整的医学理论、临床治疗体系,可谓中国医学发展之渊源。

三、湖湘中医五老

20世纪,湖湘大地,五大名老中医声名鹊起。李聪甫,深究东垣脾胃理论,倡"形神学说为指导、脾胃学说为枢纽"的整体论,结合临床,确立"益脾胃、和脏腑、通经络、行气血、保津液,以至平衡阴阳"的治疗大法。刘炳凡,业医70年,孜孜精研医理,"新中国成立以来研究脾胃学之先河",其研究的抗衰老药"古汉养生精",现已成为中国名牌中成药,畅销国内外。谭日强,17岁拜师学医,博览群书,对传染病的论治更是得心应手。欧阳锜,毕生从事中医临床、中医病名的系统化规范化研究,造诣精深,建树颇多,其研制的驴胶补血冲剂,迄今仍为湖南名药。夏度衡,精于内科杂病,其从肝论治内科杂病独树一帜,所创肝胃百合汤疗效独特。湖湘五老使湖湘中医在20世纪达到了一个新的历史高度,他们的成才之路、学术思想都是我们在打造现代湖湘名医时可资借鉴的。

四、湖湘中医的几个发展趋势

1. 向专科发展

从历代名医来看,他们往往也只是在某一个学科领域内有自己独特的临床经验和学术成就,如东汉名医华佗,其精于外科治疗;明代傅山尤善治疗妇科病,著有《傅青主女科》。中医学博大精深,我们每个人的精力和能力都是有限的,很难全面掌握每一个临床学科的知识,我们难以"全而精",提倡"专而精",像湖南省中医药研究院附属医院的潘敏求教授,专于肿瘤的临床与研究,创制了我国第一个肝癌中成药制剂肝复乐;湖南中医药大学第一附属医院的张涤教授,精于儿科病的治疗,现已成为儿科著名教授,社会影响很大。

2. 掌握现代医学

任何一门学科都有自己的长处,也有自己的缺陷,我们在学习中医的时候,要掌握临床所需要的相关的西医学知识与诊疗技能,要注意吸收西医学有用的知识,取他人之长,补己之短,相互兼容,融贯中西。

3. 在临床中创新

作为一名中医临床医生,主要在于临床中比较熟练地运用中医药基本理论和辨证论治思维方法处理常见病、多发病和一些疑难杂症,在临床中不断积累经验和加深巩固中医药基本理论。但中医除了继承外,更应该创新,真正的名医不仅要有扎实的中医基本理论和丰富的临床经验,还应在自己的专科专病领域内有所发现,有所创新,具备区分于其他医家所独特的学术思想与临床经验。

五、打造现代湖湘名医

中医治病时将致病因素归纳为内因、外因和不内外因,其实打造现代湖湘名医也受内因、外因的影响。

1. 内因

即学医者自身的因素,这需要学医者刻苦修炼"内功"。那么,怎样修炼内功呢? 笔者认为可以从以下几方面着手。

一是了解湖湘文化。中医有着丰富的文化内涵,湖湘中医是生长在湖湘文化的土壤中,这就要求学医者首先了解湖湘文化,懂得湖湘文化的精神特质与内涵,只有这样在研究和学习湖湘中医时才能"为有源头活水来"。

二是读经典。从古到今,没有一个成功的医家不熟读经典的。因此,要打造现代湖湘名医,必须在读经典上下功夫,要精读《内经》《伤寒论》《金匮要略》《温病条辨》中医四大经典著作。有人曾形象地把中医学比作一棵大树,四大经典著作则是树根(本),其余各科及各家学说才是树干和树冠,可见四大经典的重要。要想在中医学上有所建树,必须熟读经典著作。

三是多临床。必须是做中医的临床,即真正依靠中医的办法解决临床的实际问题,其疗效最能体现中医药学的生命力,而疗效主要来源于临床实践。"国医大师"朱良春曾说:"中医之生命在于学术,学术之根源本于临床,临床水平之检测在于疗效。"有了扎实的基础知识理论后,必须经过大量临床病案诊治的检验,才能学验俱丰,在诊治疾病时才能得心应手。当然,也应辩证地看问题,熟读理论能指导实践,临床实践反过来也能丰富理论。名医之所以称之为"名",主要是能比一般医生更快速、更彻底地治愈常见病,能治愈一般医生治不好的疑难病,这与临床实践密不可分。在临床实践方面,我们认为要与读经典相结合,形成读经典—临床—再读经典的良性发展模式。总之,中医治学当溯本求源,古为今用,继承是基础,创新是归宿,认真继承中医经典理论,重视名老中医经验,指导临床诊疗实践,是打造现代湖湘名医的有效途径。

四是拜名师。老师固然多多益善,大师固然更能指点迷津,但并不是完全成比例的,因为真正起作用的是与你的困惑相适应的名师,其核心是能让你及时真切地感受到中医的实际境地,把你领入正途而能登堂入室,因此,在成才的不同阶段会有不同层次的名师。中医学是一门实践性非常强的学科,有众多的学派、模糊的定性定量、独特的诊治方法。每一位老中医,通过几十年的实践积累,都各有独到的经验,这些经验是很宝贵的,他们的指点可起到事半功倍的效果。古代的许多名医,如张仲景、孙思邈等大家,他们都有师承的记载,清代名医叶天士,先后拜过 17 位老师,终于成为一代大医。

在国家大力倡导发展中医药事业的今天,尤其需要跟师学习,学习他们的临床经验,怎样看病,怎样处理疾病的一些方法和技巧,这如同是站在巨人肩膀上,很快使医术得到很大提高。任何一门科学的发展,都是离不开继承和创新两个方面的。有继承才有创新,要创新就必须很好的继承。过去培养中医都是师带徒,一个一个的带出来。现在的硕士生、博士生,也可吸取师带徒的模式,湖南中医药大学第二附属医院和附属浏阳中医院在这方面即有很好的尝试。

五是信中医。就是要相信中医、信仰中医、热爱中医,这是决定能否真读经典、真做临床、真拜名师的前提,如果骨子里对中医缺乏信念、甚至怀疑,怎么会潜心、用心去寻找、领悟中医的真谛。

六是多总结。是指对历经实践积累的临床经验和学习别人的有效成果,要注意从理论的高度和全局的角度进行梳理、比较、归纳,形成较具规律性的或较有理论性的结论,这样才能从局部经验、分散学说中,得出具有普遍意义的观点,进而举一反三,推而广之地加以运用和提高。中医的博大精深,非一人之力所能穷尽,只有相互借鉴、互为补充,才能相对得到一个比较全面完备的知识框架,不断总结就是不断给这个博大的知识框架添砖加瓦,不断提高层次,开阔眼界。

总之,这六大要素之间,"了解湖湘文化"是源头,"信中医"是前提保证,"读经典"是理论基础,"多临床"是求真根蒂,"拜名师"是提速捷径,"多总结"是提升手段,它们是打造现代湖湘名医过程中相互依靠的不同方法,彼此共同构建才能打造现代湖湘名医。

2. 外因

一是充分利用国家政策。当前,国家政策高度重视中医药的发展,中医药事业迎来了一个新的历史发展时期。2007 年 1 月 11 日,吴仪在全国中医药工作会议上强调,要以"名院、名科、名医"为重点。其中,大力实施名医战略是核心和关键所在。2007 年 3 月 27 日,湖南省政府关于加快中医药发展的决定(湘发〔2007〕5 号)中,继续提出要实施"名医战略",大力加强中医药人才队伍建设,培养造就新一代名中医。2007 年 5 月 24 日,在长沙召开的纪念"衡阳会议"25 周年会议上,再次落实必须高度重视并认真贯彻"名院、名科、名医"战略。无论从国家政策,还是湖南现状,都已经营造了一个适合打造湖湘名中医的土壤,我们要充分利用国家有利的政策,打造现代湖湘名医。

二是加大宣传力度。现代社会"酒香也怕巷子深",对湖湘名医要多宣传,不要被动地等别人来宣传,要主动出击进行宣传。这其中包含两方面:其一,名医要自身主动宣传,要走出去,多到外地去讲学交流,要敢于发表自己的观点;其二,加大媒体宣传力度。湖南是文化强省,湖南媒体有着丰富的宣传经验及成功案例,在以湖南广播影视集团、湖南出版集团、湖南日报报业集团等优势企业为代表下,其在全国的影响力不断扩大,曾经创造出了一批特色鲜明、风格各异、享誉全国的拳头电视产品,如《雍正王朝》《汉武大帝》等鸿篇巨制;《超级女声》《快乐男声》等更是使"电视湘军"享誉全国。《湖南日报》《三湘都市报》《文萃报》也同样广传着湖湘文化。所以在这些强势媒体庇护下,我们要有信心将湖湘中医文化发扬光大,将湖湘名医宣传出去。

六、湖湘名医俱乐部

为了促进湖湘中医学术的发展,繁荣湖湘中医药事业,我们成立了"湖湘名医俱乐部",旨在促进湖湘名医内部的学术交流,加强对湖南省名中医临证经验和学术思想的研究整理,加大湖湘名医的宣传力度,打造大师级名中医;加强湖湘中医文化建设,凝聚湖湘中医的号召力。现在,我们已经出版了《当代湖湘名医》《马王堆古汉养生大讲堂》《一名真正的名中医——熊继柏》等书,获得了一致好评,尤其是《一名真正的名中医——熊继柏》一书对宣传湖南名中医熊继柏起到了较大的作用。"十年树木,百年树人",要培养一批真正的湖湘名医不是一朝一夕之功,需要学医者自身的努力,需要有一个良好的外部环境,需要我们湖湘中医人通过一代、二代甚至几代人的不懈努力!

文章来源:何清湖,万胜.三论湖湘中医文化——打造现代湖湘名医[J].湖南中医药大学学报,2010,30(9):5-7.

湖湘中医文献的特点、作用及研究内容

湖湘中医文献是湖湘中医文化研究的一个重要内容。湖湘中医文献记载了历代湖湘医家学术思想和实践经验,是一笔极其宝贵的财富。现就其特点、作用及研究内容探讨如下。

一、湖湘中医文献的特点

1. 历史悠久,著述浩繁

湖湘中医文献历史悠久。湖湘中医著作的发展,始于春秋,蹶于晋唐,起于宋元,盛于明清,先后辉映。长沙出土的马王堆古医书,是湖南乃至全国最早的医学文献;东汉后期,张仲景的《伤寒杂病论》是湖湘中医标志性的成就;宋元明清时期,湖湘医学进一步发展,中医著作如宋代朱佐的《类编朱氏集验医方》、宋永寿的《产经》,元代曾世荣的《活幼心书》《活幼口议》,明代许希周的《药性粗评》、滕弘的《神农本草经会通》,清代周学霆的《三指禅》等[1]。湖湘中医药文献数量丰富。曾勇主编的《湖湘中医源流》考证了历代史书、文艺著述、各种书目、笔记、杂说等书中有关记载,除马王堆出土的医书14种外,统计著述535部,作家达452人。据考证,有历史资料可查的湖湘名医典籍共519种[2]。然而由于历史条件局限,其中多数未能梓行。已梓行者,由于水火兵灾,遗失过半,现仅存148种。

2. 内容丰富,收藏分散

湖湘中医文献的内容非常丰富。湖湘中医著作从医学到药学,从中医基础理论到临床诊治应有尽有。其中长沙马王堆古医书,形成了经络、疾病诊治、药物方剂、养生保健、性学、胎产、祝由等中医学基础理论;炎帝《神农本草经》论药365种,乃中医药物渊源;张仲景的《伤寒杂病论》确立了辨证论治原则,奠定了理法方药理论基础,乃中医临床医学之鼻祖。湖湘医家其所著述,医经、伤寒、金匮、温病、诊法、本草、方剂、针灸、内科、外科、妇科、眼科、喉科、医史、医案、医话、养生、杂录一应俱全,无所不包。湖湘中医文献,收藏分散,版本珍稀,尤其是地市一级单位的古医籍藏书不明,亦有一些珍稀版本流散于民间,难以发挥其应有的作用。更有一些孤本、善本濒临绝世,亟待抢救。

二、湖湘中医文献的作用

1. 湖湘中医学术继承与创新的基础

湖湘中医药文献是湖湘中医药学术继承与创新的基础。湖南地处亚热带地区,气候炎热,潮湿多雨,其特定的自然气候,地理环境,生活习俗和人群体质等因素对该地区疾病的发生、发展有一定的影响,临床表现具有一定的特殊性,因而在治法上也就独树一帜,具有浓厚的地方特色。现存的湖湘中医药文献是湖湘中医几千年来实践经验的全面记录,蕴藏着大量的防病治病的经验,很多有价值的信息尚未被认识和发掘。因此,对湖湘中医文献进行深入系统的整理研究,对湖南地区常见病、多发病的发生及其防治规律进行探索,对湖湘医家学术思想进行深层次研究,为进一步提高湖湘中医临床水平,发挥湖湘中医的学术特色将起到重要的作用。

2. 对湖湘特色疗法有启迪和借鉴作用

湖湘中医文献记载了许多独特的诊疗方法。湖湘医家立足于本地,十分重视湖南地方病、常见病和多发病的防治。在长期的医疗实践中认识到南方环境、气候有别,人们的体质亦有所不同,因而总结出一整套因人而异、因地制宜、辨证施治的治疗方法。许多具有典型地方特点的常见病和多发病,湖湘中医都有自己独特的诊疗经验。湖湘中医文献记载了很多有效的验方,挖掘、整理湖湘医家的临床经验,为今人所用,对提高湖湘中医临床水平,发挥湖湘中医的学术特色,有启迪和借鉴作用。

3. 促进湖南中药资源的开发与利用

道地药材的研究与推广应用是湖湘中医的又一特色。湖南省地形地貌为东、西、南三面山地围绕,中部丘岗起伏,北部湖泊平原密布。优越的地势、气候蕴藏了丰富大量的药用植物,有植物药 2077 种,动物药 256 种,矿物药 51 种。其中道地特色药材有玉竹、吴茱萸、湘莲、栀子、白芷、鳖甲、朱砂、雄黄等[3]。湖湘中医重视当地特产的药材和民间用药经验,利用湖南地区的中草药资源进行医疗和保健。如今湖南地区的道地药材日益受到各地人民的重视和欢迎,湖湘中医文献的作用和价值体现在能解决临床实际问题,显示其卓越的疗效,适合湖湘地区人民防病治病的需要。然而,由于种种原因,目前湖湘中医文献所蕴含的许多有效方药和经验并未得到充分认识和利用。对湖湘中医文献进一步加以整理和研究,使之更好地为临床服务,为广大人民的健康事业服务,实属必要。

三、湖湘中医文献的研究内容

谈到湖湘中医文献的研究内容有必要先谈谈中医文献整理研究方法。以前我们着重对古籍加以标点、校勘、考证、注释和翻译等。在这方面湖湘中医人已经做了大量的工作。如周贻谋教授的《马王堆医书考注》、刘炳凡教授的《湖湘名医典籍精华》等。随着时代的发展,对文献整理提出了新的要求。为此,我们在进一步整理湖湘中医文献时,可以在以下方面进行研究。

1. 紧密联系生活,深入挖掘湖湘中医文献

对文献整理的目的之一就是挖掘文献中对我们现代生活具有实际意义的部分,为民众服务。我们在研究整理湖湘中医文献时也可以遵循这样的原则,紧密联系生活,把对民众实际生活有意义、有价值的部分挖掘出来,加以整理研究,使之适应现代人们的生活需要,实现学术价值与使用价值的完美结合。我们在2009年编著出版了《马王堆古汉养生大讲堂》一书。该书以马王堆汉墓出土的古医书为基础,以大讲堂的形式阐述了马王堆汉墓文化、中医养生理念、具体的养生方药、气功导引等内容,以及与现代养生理念结合后的体会与应用。该书是国内第一本对马王堆古汉养生文化、理念和方法进行系统整理与研究的书籍。书中充分尊重马王堆古医书的学术性,只对其养生方面内容进行研究,不涉及疾病治疗。其内容尊重文献、尊重史料、取材规范,力求有据可依。同时,语言通俗易懂、简明扼要,在援引原文的基础上结合现代养生方法进行详细阐释,实现了学术价值与实用价值的统一。书中提出了大量对现代养生具有指导意义的养生理念,如"人生三宝'精气神'""生命在于导引""七损八益之房事养生""饮食养生""芳香疗法"等[4],这些都与现代人的日常生活息息相关,并具备与现代医药保健企业进行产业、文化接轨的优势和基础。

2. 将近代当代湖湘名医之学术总结作为重点

以往的湖湘中医文献研究除了侧重于书本外,还多为古代湖湘医家的文献整理研究。而对于近代、当代湖湘名医名家的文献整理却鲜有见闻。如果我们只注重整理古代的文献,而忽视近代、当代的湖湘中医文献整理,就可能形成"湖湘中医文献"的断代。我们认为,对近代、当代湖湘名医名家的学术经验及文献整理工作应紧急开展起来。目前,湖南地区很多名医不断地谢世,他们的学术经验也随之而逝,再不抓紧进行整理与继承,恐怕这些中医学术瑰宝就要真的后继无人了!因此,当代湖湘名医的学术整理工作在眉睫,非常有必要开展"湖湘历代名医名家学术经验文献整理"的研究工作,重点对湖南当代名医名家的学术经验进行抢救式的文献整理。我们认为,这应该是现在湖湘中医文献研究的重要方向之一。

3. 加强对湖湘民族医药文献的整理与研究

湖湘民族医药是指以湖湘历代少数民族地区医家在医疗实践中所形成的医疗品德、治学方式、学术思想、临证经验等非物质文化和物质文化的总和。主要是指苗医苗药和土家族医药。湖湘民族医药文献的整理形势非常严峻。很多医药文献散在于民间;大量的口传医药古籍、手抄本、善本、孤本及历史上的名著、学术思想等面临着流逝和失传。目前湖湘民族医药文献资源存世情况尚未完全查清;收藏条件简陋,保护技术落后,古籍老化、破损严重。如果不能有效地加以保存和及时整理和研究,大量湖湘民族医药文献有湮灭的危险。这将给湖湘民族医药事业带来难以弥补的重大损失。因此,加强湖湘民族医药文献的保护工作刻不容缓。现在湖南地区对湖湘民族医药文献的整理与研究做了一些工作。如欧志安研究完成的《湘西苗药汇编》《湘西苗医初考》等有关苗医著作[4]。湖湘民族医药文献的整理与研究虽然取得了一定的成就,但还有很多工作要做。2007年国务院发布了《关于切实加强民族医药事业发展的指导意见》。近年来政府还把苗医和土家族医纳入了国家执业医师考试的范畴,这些都表明了党中央、国务院扶持和发展民族医药事业的鲜明态度,体现了党和国家对民族医药工作的高度重视。各级地方党委、政府也进一步加大了民族医药工作力度,制定实施了一系列扶持民族医药发展的法规、规划和政策措施。

如今在湖南省委和政府的高度重视下,湖湘民族医药文献的整理与研究迎来了一个非常好的发展时期,我们要抓住机遇,切实做好湖湘民族医药文献的整理与研究工作。首先要根据湖湘民族医药的发展规律,结合实际,选择有价值的文献进行整理与研究;其次要重视湖湘民族医药文献对当前少数民族地区医疗卫生和医药事业的指导作用,充分、有效的利用历史文献留给我们的宝贵财富,使之成为少数民族地区医疗卫生和医药事业创新和发展的活水源头。

参考文献:

[1]聂荣华.湖湘文化通论[M].长沙:湖南大学出版社,2005:7.

[2]曾勇.湖湘中医源流[M].长沙:湖南科学技术出版社,2008(12):294.

[3]蔡光先.湖南药物志[M].长沙:湖南科学技术出版社,2004:37.

[4]何清湖.马王堆古汉养生大讲堂[M].北京:中国中医药出版社,2009:12.

文章来源:万胜,何清湖.湖湘中医文献的特点、作用及研究内容[J].中医药导报,2010,11(3):10-12.

简析张仲景医学伦理思想

医圣张机,字仲景,东汉末年著名医学家。因建安年间(196—219)任长沙太守,后世医家称"张长沙",其方称"长沙方",是湖湘中医药文化的杰出代表人物。今南阳市医圣祠尚存古墓碑题"汉长沙太守医圣张仲景墓"[1]。张仲景著有《伤寒杂病论》,宋代据内容分为《伤寒论》与《金匮要略》二书传世。

《说文解字》注:"圣者,通也。"[2]张仲景被誉为医圣,其著作被誉为医中之本论,犹如儒家之"四书"。(清代张志聪言:"不明四书者不可以为儒,不明本论者不可以为医。")张仲景医道通达,医德高尚,有丰富的医学伦理思想,本文分别就其对患者、医学同行、民众所持道德操守进行分析,并思考其现世价值。

一、张仲景医学伦理思想

1. 对患者的伦理旨归:持守"医道"原则

"感往昔之沦丧,伤横夭之莫救"的创道初衷《伤寒杂病论》序中,张仲景自述:"余宗族素多,向余二百,建安纪元(196)以来,犹未十稔,其死亡者,三分有二,伤寒十居其七。"[3]可见张仲景著书创"平脉辨证"理论的创道初衷,是救治被伤寒等疾病折磨的诸多患者。

2. 重视与患者疾病相关的一切因素

张仲景批评有些医家不重视患者:"相对斯须,便处汤药,按寸不及尺,握手不及足"[3],这样很难全面了解患者病情。《伤寒论》中对患者的种种临床特征进行了大量的具体描述:"腹中痛,若转气下趋少腹者"(第358条)、"起则头眩"(第67条)等[4]。患者体质的强弱,正气的盛衰以及病势的进退缓急和有无宿疾(其他旧病)等情况,书中都要求医家予以重视和关注。美国主流医学界学者主张在"另类医学"(如中医学)现代化的过程中要保存其传统,如对病人投入更多的关注与时间[5]。如果医家对患者不够重视,"日处千方、月为千治"敷衍了事,则有违医德。

3. 结合体质辨证治疗

《伤寒论》以"家"来归类患者体质共 21 处,表称"平素患有某种疾病或具有某种体质状态的人。"[6] 如以宿疾命名"喘家"(第 18 条)、"疮家"(第 85 条)等[4]20。在缺乏患者病历档案的古代社会,分患者为某"家",可提醒并方便医家分辨患者疾病新旧、有无宿疾,有利于针对患者的不同体质而加以治疗,有效抵制误诊。

4. 弘扬医学人文关怀

对待患者,张仲景提倡"未病先防、既病防变、病瘥防复",注意预先防治疾病的不良发展趋势。《金匮要略·脏腑经络先后病脉证》中有:"夫治未病者,见肝之病,知肝传脾,当先实脾,四季脾王(同旺)不受邪。"为患者健康计于长久,反对"遗患以要财",不根除疾病。《伤寒论·自序》中鄙视某些医家:"但竞逐荣势,企踵权豪,孜孜汲汲,惟名利是务,崇饰其末,忽弃其本。"[3] 医家务必视患者的健康与利益高于自身名利。

罗伊·波特在《剑桥医学史》中曾指出:"(西方医学)考虑更多的是医学职业的发展而不是病人的利益。"主张从"东方医学传统(包括中医)中寻求另一种医学的智慧"。[7] 张仲景改善中药的煎服习惯(改原来的每日一煎一服为每日多煎多服),在同等药量消耗下提高疗效,有利于降低患者用药费用,以"医学的智慧"关注患者经济利益。

二、对医学同行的伦理示范:创"辨证"诊疗并无私传道

张仲景创"辨证"诊疗并无私传道,促进中医学走上效率医疗的道路,注重提高社会整体医疗效率。仲景学说创立的开放式、规范化诊疗体系是中医学效率医疗的基石。

1. 规范"辨证论治",反对轻率诊疗

《伤寒论》有记载"中寒家"患太阳病被庸医误治后当表里兼顾(第 163 条)[4]93。张仲景由接触误诊病案,意识到有许多医生不能具体分析患者病情,准确开方用药,因而重新审视汉代以《黄帝内经》为核心的中医学理论体系。《黄帝内经》理论精深抽象,不太重视应用,因此医家个体医术高明,行业却效率不足。

张仲景由此而创的"六经辨证论治",成为中医临床的重要支柱理论和精准实用的临床诊疗规范。仲景学说指导医家对患者疾病进行定性与定量的双重精准诊断分析,在此基础上再规定医家用方和选药(涵盖种类与分量)的若干范围。这就化《黄帝内经》等形而上抽象理论的主客分离为理论结合实践的辩证统一,搭建理论框架,规范指导医家全面分辨病、证、人(患者体质)、病程长短、邪正消长、所

处病程阶段诸多要素,再综合互参,实施诊疗。从而深刻地贯彻了以规范"辨证论治"为善、以轻率诊疗为耻的崇高医学伦理精神。

2. "考校以求验",反对轻信医书

晋·王叔和《脉经·序》称赞:"仲景明审,亦候形证,一毫有疑,则考校以求验。"张仲景宗族死亡者"伤寒十居其七",说明当时前人的医方医书已不足以对抗伤寒等疾病蔓延。此时还盲目轻信医书而不创新,实在有违医学伦理原则。

张仲景立足实践,对待前人的医方医书,不迷信,有斟酌。他反对医家不思进取,因循守旧,不精研医方医术。《伤寒论·自序》批评:"观今之医,不念思求经旨,以演其所知,各承家技,始终顺旧。"[3]主张求真务实,科学立论。

3. 简明无私传道,反对藏私揣道

作为提出"六经辨证论治"理论的原创医学家,张仲景守德不争,无私传道。《伤寒论·自序》中批评某些医家常有"不念思求经旨,以演其所知,各承家技,始终顺旧"[3]的技术保密风气。医学家选择无私传道还是藏私揣道,选择封闭式医疗模式抑或开放式医疗模式,其医德境界,高下自分。晋代医学家葛洪批评:"医多成袭世业,有名无实,但养虚声,以图财利。"[8]医家"吝术以自贵",有利于自身名利,却无益于医学发展与民众健康。仲景学说毫无保留传授医道与方剂,指导其他医家规范诊断与治疗。

张仲景著作,行文既简明又精确,如《伤寒论》原文第10条曰:"风家表解而不了了者,十二日愈。"[3]27不虚言,不妄言。依其理论,医家可确定疾病的性质,细致了解患者病邪入侵经络、脏腑的深浅来确定疾病的程度,再确定药物的种类与分量,对症下药,就可期待良好的疗效。"六经辨证论治"的无私传道,有利于普遍提升中医临床诊疗的客观性,消减其主观臆断性,便于更多医家精进医术,以推进中医学效率医疗,造福广大患者。

4. 对民众的伦理引导:相和于"治未病"

《素问·四气调神大论》云:"圣人不治已病治未病。"治未病,即应用食疗、运动等保健措施,预防民众疾病滋生。

倡导"治未病"的医家经济利益相对受损,旨在为民众健康而奉献,因医德之无私,《黄帝内经》誉治未病者为"圣人"。唐代孙思邈也有言曰:"余缅寻圣人设教,欲使家家自学、人人自晓。"[9]食疗、自救、养生保健与求医,都是针对疾病的手段。规模化培养民众医药、保健常识之后,民众面对疾病时可以选择医生,也可以选择自救。拥有入门医药、方剂常识的民众,"不仅占问病因、病情",还初通入门的治疗。尤其是张仲景著作中入门诊断知识与具体药方的普及,能有效提高社会医药水准。宋·陈自明《外科精要·自序》中描述为:"病有闲人说药方。"文献记载,张仲景发明"娇耳"(饺子),倡导民众在冬至前后食用祛寒。这一食疗,流传至今。世界卫生组织郑重宣布:"21 世纪的医学不能继续以疾病为主要研究领域,而应该以人类的健康为主要研究方向。"[10]治未病,便是以人类的健康为主要研究方向。

三、现世价值

张仲景的医学理论与医方至今在海内外广泛流传与应用,其医学伦理思想是中华民族优秀传统医学伦理文化的重要组成部分,对汉代中医理论创新与行业风气的发展均产生过重大的引导与规范作用。即使在 21 世纪的今天,仍具有一定的现世价值。

1. 创新有效途径,减少误诊

误诊,是医家大忌。当前医疗行业许多恶性医患冲突常常与误诊有关。中医学理论主张医家在接诊患者时应根据患者疾病新旧、有无宿疾与不同体质开展诊断与治疗,即"同病异治"。而患者的这些情况必须依赖医家的仔细询问、检验、观察才能获得。一般而言,医家对患者的病历、体质资料了解得越详尽,诊断的准确率也越高;反之,轻率诊疗常常会扩大误诊出现的概率。现代临床医学以规范患者电子病历档案来帮助医家尽可能了解患者病历与体质。张仲景虽处在汉代,却也立足现实,创新有效途径来抵制误诊,倡导医家高度关注患者体质,郑重要求医家根据宿疾、病因、体质诸因素来归类患者为"喘家""疮家"等,以因人因病施治。

就性质而言,医家因轻率诊疗而产生误诊,属于医学伦理上的非道德现象,而非单纯的技术差错。当前医疗资源相对短缺,"看病难"的现象较为普遍,医家对患者的病历、体质资料了解尚有限时,就轻率诊疗现象依然存在。借鉴张仲景结合体质辨证的方法,是减少误诊的有效途径。

2. 重视人文关怀,弘扬人文医学

社会不缺高明医生,但为病人着想的医生以及不功利的研究者一直是社会的需求。

医圣张仲景,心怀患者,不仅包括自己的患者,还有其他医家接诊的患者,甚至包括潜在的患者,急患者之所急,多方面为患者考虑。他所在的东汉建安年间,伤寒肆虐,因而创新医学理论以急患者之所急,《伤寒杂病论·自序》曰:"以为百病之急,无急于伤寒。"[3]这种关注的原动力,来自医家对患者利益的高度关注,对治疗患者疾病的使命感,不是受命于政府、师尊,更不是来自金钱、地位等诱惑。医家对患者之健康负有责任感的道德自觉,可体现医学伦理的自律本质。

张仲景所著《伤寒杂病论》基本涵盖了中医学治未病思想的全部内容：即未病先防、既病早治、已病防变、瘥后防复。《素问·四气调神大论》云："圣人不治已病治未病。"高明仁爱的医生不仅关注病人所患疾病,治疗疾病,还传授养生保健知识,让民众少生疾病,堪称圣人。

张仲景大力倡导中药每日一煎一服改为每日多煎多服。对于患者,同一处方开具的药材,仅仅通过多煎多服,就在同等药材的情况下,提高疗效,还可能缩短疗程,减少用药总量,可谓医学界的道德楷模。

3. 求真对待前人医学理论

对待前人的医方医书,张仲景本着科学求真的态度,既学习,又实践,"考校以求验",批判的继承传统医学理论。"不念思求经旨",行医必为庸医;而读医书者,也不能一味迷信前人的理论与经验,尽量运用于临床实践,反对"始终顺旧"的全盘肯定态度。现在中医理论既需要从业者传承,也需要考校、求验与发展。

4. 宏观与微观双重创新

张仲景所处的建安年间,伤寒泛滥的史实,暴露了当时中医行业的两大问题：(1)临床诊疗有待规范；(2)伤寒等疾病有待精研。

宏观上,张仲景创新中医临床诊疗规范体系；微观上,张仲景创新伤寒等疾病的有效诊疗方案。当时,经典的《黄帝内经》等医学理论过于玄妙,医家技艺的精进常靠个人领悟,中医理论、技术、人员等各方面还没有开始效率医疗的准备。仲景学说之创立,以"辨证论治"简化、规范、明确诊疗诸环节,和民众分享保健、食疗、方剂经验,追寻医者及医学的至高境界：服务民众健康。

参考文献：

[1]傅景华,安迪光.谒张仲景祠墓并观摩古碑记[J].中医杂志,1982(3):71.

[2](汉)许 慎.说文解字[M].北京:中华书局,1963:250.

[3](汉)张仲景.伤寒论[M].北京:线装书局,2012:1,27.

[4]湖北中医学院.金匮要略讲义[M].上海:上海科技出版社,1963.

[5]Fontanarosa P. B,Lundberg Go. Alternative medicine meet science[J]. Journal of American Medical Association,1998(280):1618 – 1619.

[6]刘虓岭.《伤寒论》"风家"求是[J].中医药导报,2014,20(2):11 – 13.

[7](英)罗伊·波特.张大庆.译.剑桥医学史[M].长春:吉林人民出版社,2000:4 – 5.

[8]王明.抱朴子内篇校释[M].北京:中华书局,1986:72.

[9](唐)孙思邈.备急千金要方[M].北京:华夏出版社,2008:15.

[10]杨金运,何义霞.关于提升张仲景文化国际话语权问题的思考[J].国医论坛,2014,29(5):61-62.

文章来源:刘蔚,何清湖.简析张仲景医学伦理思想[J].湖南中医药大学学报,2015,26(8):7-9.

炎帝神农氏医学实践与伦理思想研究

炎帝"尝百草",被世人尊称为"医药之神""华夏之祖",《司马负·三皇本纪》记载:"(炎帝)味草木之滋作方书以疗疾""察其寒温平热之性,辨其君臣佐使之义,常一日而遇七十毒""后迁于曲阜,卒于茶乡。"炎帝以自身的实践和探索的精神,奠定了中医学的基础,开创了中华民族中医学文化。

炎帝以一人之力"尝百草",甚至"日中七十毒",在学术界曾受质疑,是否具有现实的可能性[1]。笔者考辨文献,炎帝作为神农氏部落首领,身先士卒,率领族人遍尝百草,既符合文献记载,又具有现实的可能性:炎帝,应为当时姜姓部落首领的尊称;神农氏,应为当时姜姓部落氏族的尊称;尝百草的炎帝与阪泉之战中败于黄帝的炎帝并非同一人,只是都是神农氏部落首领,所处时代相差约几百年。本文讨论"尝百草"等医学卫生领域实践中蕴含的医学伦理思想,涵盖部落与首领,因此宜用"炎帝神农氏"这一合称为"尝百草"的医学伦理主体。

"医学伦理学,是研究医学道德的科学。它以医学领域中的道德现象和道德关系为自己的研究对象。"[2]文献记载的炎帝神农氏医学卫生领域实践,属于道德现象,体现其医学伦理思想。

一、炎帝神农氏的医学卫生领域实践

炎帝神农氏的医学伦理思想可以指导医学卫生领域实践,而其医学卫生领域实践也能深刻反映医学伦理思想的广度与深度。炎帝神农氏的医学伦理思想是"伦理实践"与"理论表述"的辩证统一。

医学范畴有广义和狭义之分。狭义的医学仅指医疗,广义的医学泛指卫生,即为增进人体健康,预防疾病,改善和创造合乎生理、心理需求的生产、生活环境所采取的个人和社会的一切措施。《黄帝内经》等中医理论经典,较多采用广义的医学范畴。炎帝神农氏致力于药物治疗、饮食、制药、音乐、衣物等途径来提升原始社会人民的健康水平。

1. 尝百草

炎帝神农氏尝百草是开创原始中药学的伟大实践。《纲鉴易知录》详细记载："民有疾，未知药石，炎帝始草木之滋，察其寒、温、平、热之性，辨其君、臣、佐、使之义，尝一日而遇七十毒。"[3] 由此可知：

（1）尝百草前"未知药石"，原始医学尚未产生；（2）尝百草上升到了认识药性，体察并按其寒、温、平、热分门别类以方便使用的理性认识层次；（3）尝百草遭遇巨大而频繁的危险，"一日而遇七十毒"。尝百草辨别药性属于科研实践。

2. 药草治病

用药草治病属于临床实践。《纲鉴易知录》记载："遂作文书上以疗民疾，而医道自此始矣。"[3] 因此，炎帝神农氏不仅开创了原始中药学，也为中医治疗学的开创做出了重要贡献。

3. 建立五谷为主食的食物结构

炎帝神农氏尝百草，另一大重要发现就是"获嘉谷"。《淮南子·修务训》有："古者民茹草饮水，采树木之实，食赢蚌之肉，时多疾病毒伤之害，于是神农乃始教民播种五谷。"已有多处出土谷物类考古资料证明中华民族是世界上公认最早种植水稻的人类。炎帝神农氏引导民众发展原始农业，建立五谷为主食的中华民族食物结构。

4. 倡导茶饮为日常饮料

南宋陆羽《茶经·六之饮》云："茶之为饮，发乎神农氏，闻于鲁周公。"茶，被炎帝神农氏认为可以和五谷一样进入民众的日常饮食结构，有益健康。茶饮与五谷主食一起，由炎帝神农氏引入中华民族的日常饮食结构，温和而持久地改善、提升民众体质。

5. 发明陶器并用以制药

《逸周书》载："（神农）作陶，冶斤斧。"陶器为炎帝神农氏发明。既然原始中药学、植物医学与陶器制作均已草创，熬制药液的最初实践应当已具备物质基础。长期熬制药液的实践中积累的经验，可能直到商汤时期才由治国名臣伊尹抽象为汤液理论。

6. 为怡民情削桐为琴

东汉·桓谭著《新论·琴道篇》云："琴，神农造也。"炎帝神农氏缘何造琴？西汉杨雄在《杨子》一书中解释道："昔有神农造琴以定神，禁淫僻，去邪欲，反其天真者也。"而"定神""去邪欲"都是中医学中有益健康之道。

7. 发明麻布以御民寒

《商君书·画策》记载："神农之世，男耕而食，妇织而衣，刑政不用而治，甲兵不起而王。"[4]炎帝神农氏创原始麻布或葛,用于民众遮羞与御寒,这样有利于规避天气变化时寒邪、暑邪等入侵身体。炎帝神农氏"发明麻布以御民寒",使民众根据气候加减衣物来御寒保暖。

二、炎帝神农氏的医学伦理思想:大仁、大勇、大智

深刻关系到中华民族存在与发展的原始医学,在炎帝神农氏统治中原时期结出丰硕成果。基于炎帝神农氏所进行的以"尝百草"为核心的医学卫生领域系列实践活动,可概括炎帝神农氏的医学伦理思想内涵为三方面:

1. 大仁:救世济民、无私奉献

开创原始医学能通过助人健康而救世济民。炎帝神农氏悲天悯世,心怀对生命的尊重,积极开展以"尝百草"为核心的医学卫生领域实践活动,用于拯救芸芸众生。炎帝神农氏的一切行为全部为了民众的大利,不营私利,不吝生死。

炎帝神农氏之所以在当时脱颖而出,成为统率中原的部落联盟盟主,并深受爱戴,获万世景仰,因其竭尽一切力量为民众服务。"人吃五谷,孰能无病",民众包括患者或潜在的患者。炎帝神农氏作为原始植物医学的开创者,无私奉献,其爱民为民之诚心,全身心为民众利益之努力,堪称"大仁"。

2. 大勇:勇于探索、科学认知

启动尝百草实践,需要巨大的勇气。尝百草在医学科研领域可界定为人体试验。作为医学科研的基本方法,人体试验历来都是医学科学发展的基本途径,也是对试验对象而言极具危险性的实验手段。现代医学伦理学一般严格规定:人体试验必须经由动物实验尽量规避风险之后,秉承试验对象的知情同意权与不伤害原则前提下方可进行。炎帝神农氏最初以极大的勇气开始"尝百草"。"一日而遇七十毒",如此巨大而频繁的危险,可炎帝神农氏明明知道而决意行之。炎黄子孙世代所使用茶饮、五谷、药草,受惠于炎帝神农氏的探索与牺牲。

"尝百草"已取得前期丰硕成果之后(对茶饮、五谷以及部分药草已有丰富认知),炎帝神农氏并未故步自封,还继续致力于药源的开发和疗效的探索,拓展医药知识广度与深度,最终尝到断肠草(《中国药用植物图鉴》称"大茶藤")而牺牲自己的生命,堪称"大勇"。

3. 大智:重视预防、以草为药

"人是文化的创造者,又是文化的产物,简言之,人是文化的作品。"[5]炎帝神农氏以"尝百草"为契机,开创原始中医学。原始中医学也给予了中华民族最初对医学、药学与饮食结构的深刻烙印。炎帝神农氏的医学卫生领域实践活动以"尝百草"为核心,却远不止于"尝百草",涵盖植物药学、植物医学,也涉及食疗、制药、

音乐心理疏导、衣着等广义医学的方方面面,在本质上全方位反映了人类对健康的追求。

中医学相对于其他民族的传统医学,具有两大鲜明特征:重视预防,具有大量合理有效的保健医学内容,探讨如何保养健康、延年益寿;以草为药,对植物医学高度重视,而植物相对动物、矿物等都具有较低的实际成本和寻求难度。"尝百草",是以实践检验认知的真理性,具有一定的科学性。炎帝神农氏寻求多渠道预防保健,开创原始植物医学,堪称"大智"。

三、现世价值

古为今用,炎帝神农氏的医学伦理思想具有一定现世价值。

1. 激励医务工作者积极探索,开拓创新,重视医学知识与技术的精进

每一医学领域的行为,都离不开医德。医德蕴含在医学领域行为的所有细节之中。炎帝神农氏等传统医学的奠基者,对不断精进医学以提高人民健康水平具有崇高的使命感。在生产力水平极其低下的原始社会,非常重视有效药物的发现,希望能在植物医学初创之际就尽可能掌握比较全面、科学的医疗知识。医务工作者需要积极探索,创新医学理论与实践。而医疗知识的掌握程度对于临床实践水平具有决定性意义。

2. 引导医学生与医务工作者心怀人民健康,立足以医济世

炎帝神农氏心无小我,造福万民。炎黄子孙中使用茶饮、五谷、药草的个人,世代受惠于炎帝神农氏的探索与牺牲。事实上,医务工作者如果缺乏心怀人民生命安危的胸襟,而满眼都是回扣提成之类的小利,即使为患者解除了痛苦,也可能影响自身健康与安全。大医孙思邈曾出警示之语:"若知进而不知退,知得而不知丧,嗜欲煎其内,权位牵其外",不仅会内热致疾,还可能遭遇"身灭覆宗之祸"[6]。医学生与医务工作者心怀人民健康,不贪小利,尽一己力量为民众服务,医患关系自然和谐。

参考文献:

[1]刘衡如.中国医药和阴阳五行的起源[J].中医杂志,1956(2):107-112.

[2]杜治政.社会主义医学伦理学教程[M].昆明:云南人民出版社,1984:61,62.

[3](清)吴乘权.纲鉴易知录[M].北京:中华书局,2009.

[4](战国)商鞅.商君书[M].北京:中华书局,2009:149,182.

[5]陈根法,汪堂家.人生哲学[M].上海:复旦大学出版社,2005:1.

[6]李景荣,苏 礼,任娟丽,等. 千金翼方校释[M]. 北京:人民卫生出版社,1998.

文章来源:刘蔚,何清湖. 炎帝神农氏医学实践与伦理思想研究[J]. 湖南中医药大学学报,2015,35(4):27-29.

李聪甫医学伦理思想研究

当代湖湘中医,"传承至以湖南'五老'而名扬全国的李聪甫、谭日强、欧阳锜、刘炳凡、夏度衡时代,更是开创了湖湘中医学的新辉煌[1]。""湖湘中医五老"之首,李聪甫(1905—1990),名明,号老聪,当代著名中医学家。新中国成立前,李聪甫曾在湖南省湘潭、湘乡、新化、溆浦、沅陵等地行医 10 余年。其间 1940 年更因著《麻疹专论》一书在湘西南麻疹流行地区救活了婴孩无数而名动医界。后定居长沙,是湖湘中医的杰出代表人物之一。

医学伦理思想可以通过医学工作者职业生涯中的医疗卫生实践和道德选择表现出来。李聪甫医德高尚,有丰富而鲜明的医学伦理思想:挚爱中医,关键时刻勇于挺身而出,在新中国成立前、后都多次著书立说,立场坚定地反对"废止中医案"等,堪称国内中医栋梁之一;贯彻国家卫生方针之"团结中西医",主持湖南省中医进修学校,促进现代医学知识与传统中医理论的结合,推进"中医科学化"进程;批判地传承李东垣脾胃理论等中医经典体系,师古而不泥古,以临床疗效为论证标准;一丝不苟地对待患者与疾病,强调全面观察,精准诊疗,注重疗效。这些医学伦理思想具有一定现实价值。

一、医学伦理思想

1. 挚爱中医,直言捍卫

身为著名中医学家,李聪甫挚爱中医,多次在中医面临生死存亡的关键时刻挺身而出,著书立说,直言捍卫中医行业地位。民国时期旗帜鲜明地驳斥废止中医。在李聪甫开始行医并成名的民国时期,中医遭遇来自余岩(字云岫,1879—1954)为倡导者的"废止中医案"危机。汪精卫等国民党政要以及当时卫生部、教育部的一些官员都有正式言论公开主张废止中医。

李聪甫以捍卫中医为己任,在《中央日报》上发表《国医节的感想和展望》《庆祝国医节的感言》等文章旗帜鲜明地驳斥废止中医的荒谬主张,为医学界抵制欧风美雨的横扫,留存民族医学血脉不留余力。

2. 新中国成立后公开抨击《中医问题处理草案》

新中国成立初,行医多年的李聪甫已名列"湖湘中医五老"之首,受过毛泽东、周恩来等国家领导人接见,曾任国家卫生部医学科学委员会委员。

在一次全国性卫生会议上讨论余岩提出的《中医问题处理草案》时,李聪甫当场慷慨陈词,抨击《草案》中对中医的不当言论与错误观点。会后,李聪甫著《对余岩〈中医问题处理草案〉的批判》,公开、系统地陈述自己身为中医人对中医理论的推崇与挚爱,并直言捍卫中医应有的行业地位,一时名噪全国,为弘扬中医学理论发挥了中流砥柱的作用。

3. 著作中明确弘扬中医学的宝贵价值

在当代中医界,李聪甫是难得的理论、临床并重的大家。在写作专业中医理论著作时,肯定并弘扬中医学的宝贵价值。

李聪甫在《新中医药》发表论文指出,中医学留下来的许多"症状观察和医疗经验,值得我们继承、发掘、整理和研究,应用到实际医疗工作中去[1]"。在另一著述中写道:"所录的方剂都来源于中医文献,经过临证实践证实的有效方剂;只要分清虚实,正确使用,就能左宜右有,取得疗效[1]。"挚爱中医,直言捍卫,体现了李聪甫作为中医界精英高尚的职业责任感。

二、借鉴西医,发展中医

李聪甫虽然立场鲜明地支持中医,却并不反对传统中医理论与现代医学知识以及矛盾论等唯物辩证思维方法的有机结合,因为这是"中医科学化"的发展之路。李聪甫参与制定、并坚决贯彻新中国卫生工作三大方针中的"团结中西医"。

1. 提出发展中医必须冲破束缚

李聪甫认为借鉴西医,发展中医,必须"冲破封建束缚"。因而在著《"活血化瘀"与〈医林改错〉》时,大力赞扬清代医学家王清任"历时四十多年,进行了解剖尸体的实验研究,绘成'脏腑图形',指出前人论述的错误。这种医学革命的精神,是值得人们尊重和学习的[1]。"

李聪甫主持湖南省中医进修学校工作期间,吸收开业中医师进修,组织他们系统学习解剖学、生理学等现代医学知识。"湖湘中医五老"中的刘炳凡也认为:"积极支持新方法的探索,是每个不愿意故步自封的中医理论家应有的态度[2]。"现代科学、哲学之精华,中医理论都可以借鉴。

2. 肯定中医价值并团结中西医

在肯定中医价值的基础之上,主张团结中西医。李聪甫认为:"中医学是有发掘不尽的丰富宝藏,须待我们中西医的共同努力。"文末又强调:"应在中西医合作的原则上,吸取其经验,进一步研究改进,更好地为医疗保健事业做出更大的著书立说贡献[1]。"西医与中医,不应是你死我活的天敌,而是共同为人民健康事业服务的医疗行业合作者。

借鉴西医,并团结中西医,这体现了李聪甫宽容、睿智的职业道德精神,也契合中医事业发展的根本利益。

三、立足临床,扬弃经典

中医学在我国有数千年的发展史,历代经典,浩如烟海。如何对待中医经典,可在两大层面上体现医家的伦理态度:医家学习、研究传统医学名著的认真程度,可直接与医家对前辈医学家智慧、经验的尊重程度相联系;医家在临床实践中运用传统医学名著中提及的理、法、方、药时,能否坚持以当下患者的健康为本而变通使用,可直接与医家职业道德水平相联系。

1. 以疗效为标准,研读中医经典

李聪甫在当代中医界以擅长精调脾胃而闻名,对李东垣等传统医学名家的著作、医案精心研读,学术根底深厚。

对于中医经典,能批判地传承,师古而不泥古,脚踏实地以临床疗效为检验标准来扬弃。既尊重前辈医学家成果,又珍视当下患者的健康,在临床治疗、科学研究上都体现了一定的道德水准。

2. 以矛盾分析法,解读传统中医理论

引入现代辩证唯物主义矛盾分析法,科学地研究李东垣脾胃理论。脾胃理论为李东垣医学体系之精华。李聪甫在《"脾胃学说"的论述》开篇即引用《矛盾论》中的一段文字:"科学研究的区分,就是根据科学对象所具有的特殊的矛盾性。因此,对于某一现象的领域所特有的研究,就构成某一门科学的对象。(《矛盾论》)"[1]在李聪甫所著的中医论文、医案中,常有采用现代矛盾分析法讨论李东垣脾胃理论等传统医学精华的提法。如在"火与元气"的矛盾问题上,李聪甫认为:"主要的矛盾方面是'元气不足',但也不能忽视次要的矛盾方面'阴火炽盛'。"[1]这也是李聪甫提出的著名中医观点之一。

3. 结合临证,批判而不盲从

批判地传承,师古而不泥古,萃取、弘扬传统中医精华。李聪甫质疑:"《元史》载东垣之医,'于伤寒、痈疽、眼目病为尤长'这种说法不全面[1]。"而取舍之际,主要以临床疗效为检验标准。李聪甫言:"对东垣诸方虽各有不同看法,但我认为全在于临证时的正确运用[1]。"而"临证应具体情况具体分析,不可能千篇一律[1]。"

弘扬东垣,而不盲从。"如因湿热,身腰沉重,东垣主张加黄柏、苍术和少量附子。我(即李聪甫)则认为湿热偏盛,必耗真阴,且黄柏、苍术辛苦而燥,更劫津液。在一定情况下,还须救肾之津液[1]。"关于东垣黄芪当归人参汤,李聪甫认为"方解不够全面,应该说,黄芪、人参之甘温益脾胃中元气;当归甘辛微温濡养血脉[1]"。李聪甫以临床疗效为检验标准,发展前辈成果。同时,其也重视现代科学方法的使用:"个人见解,需要进一步通过更广泛的临床实践用现代科学方法加以验证[1]。"这样,立足于东垣脾胃理论等前辈成果的基础之上,扬弃创新,将更有利于中医学的传承与发展。

四、珍视患者,疗效卓著

李聪甫一丝不苟地对待患者与疾病,坚持诊疗原则,强调全面观察,精准诊疗,珍视患者,疗效卓著。

1. 强调有效抵制误诊、误疗

临床上误诊、误疗是李聪甫深恶痛绝的,在著述中时时不忘警醒医家注意避免。"如果误认为外感有余之证而用发汗解表,重虚其表,必导致阳亡于外。"[1]全面观察、了解患者的症状,可以尽量减少误诊。"如误认青筋只是瘀血所致,单用破血化瘀,必致危殆。"[1]误诊往往直接导致误疗。"柴胡是湿温病的禁药,误服必致耳聋。"[1]开方时医家务必牢记用药的禁忌。"治小儿病,务须诊断准确,处方中肯,才能转危为安。"[1]误诊、误疗首先危害的就是患者的健康。"老年用药,以不伤正气为原则。"[1]药量也尽量精准,减少药物对患者的副作用。"诸如此类的辨证,避免世人用药之误。"[1]中医复杂的辨证诊断、治疗理论,医家要在理解的基础之上精通,以免"用药之误"。"不把辛温辛凉辨别清楚,那就要犯原则性的治疗错误。"[1]医学工作者必须追求疗效,精进医术。"使用吐法需要慎重。不要误将'浊气在上,则生䐜胀'的脾胃病,当作食物塞于胸中的肺实肝郁之证治之。"[1]慎重地对待患者,精准诊疗疾病,这才是医家的天职。

2. 自豪于临证时疗效卓著

药到病除,疗效卓著,是李聪甫的职业价值追求,也是他身为医学工作者发自内心的自信与自豪。在《中风卒中期的治疗管见》一文中记载接受自己治疗的患者:"在治疗过程中,曾两次厥绝。病家坚持守方,经治月余,健复如常。"[1]治疗的过程可谓艰险,患者对医家有信心,医家也担当了治疗的责任。"平生救治因伤风感寒为寒凉所迫几至危殆的小儿,据此论治而获安。"[1]救治一位病危的小儿成功,医家与患者的家人都能获得安心。

治疗"寒湿窒塞,猝发昏厥"的患者,"一剂而人事苏,再剂而形气胜。"[1]病因诊断准确,用药便有奇效。当李聪甫在记载自己的医案时,用到"覆杯而解"[1]"一药而荡平其势"[1]等语,充分体现了对自身医术、中医理论的热爱与推崇。

3. 主张医家必须体恤患者利益

体恤患者利益,珍视患者健康,李聪甫表现了高尚的医德。在《论脾胃"阴阳升降"的实质》一文中,本来"凡'病在上者皆可吐'",但李聪甫认为,"亦有病人思想上畏惧吐法者,不勉强行之。"[1]医家必须尊重患者的感受。

李聪甫在遭遇临床难题时,将患者健康摆在首位,肩挑医家责任。在治疗一位患儿时,"当病情进入危境,家人环视而泣,坚持上述治疗原则挽救了病儿。"[1]在危重患者与家属面前勇于坚持正确的治疗方案。

治疗一位"温邪犯肺,逆传心包"的患者时,李聪甫"地处龙山山区,缺医少药",为尽量治好患者,"只有调查当时当地能够寻找适应本病的中草药"。[1]这既要求医家具有职业责任感,克服现实困难,想方设法为患者解除疾病痛苦,又要求医家具有融会贯通医方药理的高妙医术,"灵活应变,不泥成方"。[1]所谓"大医精诚",即是此意。

五、现实价值

李聪甫是当代著名中医学家,医德医术都堪称楷模,其医学伦理思想具有一定现实价值。

1. 医德与医术成就,均可为行业楷模

李聪甫的医德医术成就,首先建立在对中医学的真挚热爱的基础之上。因其挚爱,所以勇于著书立说捍卫中医的行业地位;所以博览医书,精进医术,敢于在多种疾病的科研、临床领域与西医专家组开展探讨、竞争;所以有"海纳百川"的勇气,吸取现代科学、哲学,包括西医学的精华,为中医理论发展之所用,推进"中医科学化"进程;所以谦虚、科学地对待李东垣脾胃理论等传统医学精华,立足临床实践,既传承又发展;所以既精且诚,慎重、全面了解患者病情,排查相似病因、病证,精确诊断,斟酌处方药量,一生追求药到病除,疗效卓著,同时又注意体恤患者、家属的难处,克服种种困难,尽力维护患者健康与利益,患者常以"性命相托"。

2. 伦理境界与医德典故可融入德育体系

当代医学家面临的医德环境和今天的医学生处于同一时代背景之下,其榜样的影响力绝不容低估。英国教育家斯迈尔斯强调:"学校里更多的人为的教育和同学、朋友间的伙伴关系,开始通过榜样的影响对品格的形成发生作用。"[3]目前高等医学院校的思想政治教育体系中,可以考虑深度融合李聪甫等当代医学家的伦理境界与医德典故。

参考文献:

[1]邵湘宁,何清湖.李聪甫医案精华[M].北京:人民卫生出版社,2015:1-3.

[2]刘炳凡.读"当今中医必须走向现代化"一文后的我见[J].湖南中医杂志,1986,(3):1-3.

[3](英)塞缪尔·斯迈尔斯.刘曙光译.品格的力量[M].北京:北京图书馆出版社,1999:62.

文章来源:刘蔚,何清湖.李聪甫医学伦理思想研究[J]湖南中医药大学学报,2017,37(6):621-624.

建立健全电视传播体系,弘扬湖湘中医文化

　　湖湘文化博大精深,源远流长。作为湖湘文化重要支脉的湖湘中医文化,底蕴深厚,历久弥新。本文致力于发掘和利用湖湘中医文化的深厚底蕴和丰富资源,分析湖湘中医文化的内涵与特质,从现代传播学的角度探讨湖湘中医文化的电视传播特点,提出创新湖湘中医文化的电视传播手段和方法,从而建立和健全湖湘中医文化的电视传播体系。

一、湖湘中医文化的内涵与特质

　　湖湘中医文化是指以湖湘文化和中医药为背景,湖湘历代医家在医疗实践中所形成的医疗品德、治学方式、学术思想、临证经验等非物质文化和湖湘中医物质文化的总和。

　　湖湘中医文化内涵丰富,涉及面甚广。从马王堆汉墓出土的古医书到湖湘中医各家学说,从现代湖湘中医风采到新中国成立初期李聪甫、刘炳凡、欧阳锜、谭日强、夏度衡等"中医五老"的学术成就,从马王堆汉墓、炎帝陵、苏仙岭、仲景祠、药王庙等为代表的湖湘中医文化风景线到与中医药有关的湖湘非物质文化遗产等,无一不体现湖湘中医文化的精彩,散发着无穷的魅力。湖湘中医文化既有湖湘文化的普遍特点,也有中医文化"医德为先,思变求新,执中致和、道法自然,兼容并举,中西贯通"的独特气质。

二、湖湘中医文化在电视媒体上的传播现状

　　从多年前湖南电视台的《张医生信箱》、湖南生活频道的生活演播室《健康人》栏目到两年前湖南卫视的《百科全说》以及正在播出的湖南公共频道中老年节目《越活越来神》,湖南的电视媒体,在传播湖湘中医文化有过一些作为,但是传播手段单一,传播内容单调,既没有系统策划,也没有整体包装,导致普罗大众对湖湘中医文化依然缺乏全面的清晰的认识。目前,湖湘中医文化传播整体呈现出自

发性,零散性和非组织性。从偶尔见诸报端的"名医介绍"到电视新闻的"四季养生"报道,从本土中医名家的自身著述到媒体记者的求证释疑,湖湘中医文化只是媒体传播内容的一鳞半爪,尚未成为媒体传播的主流。

三、运用电视传播湖湘中医文化的必要性

电视传播是借助现代电子科技手段、集视听功能于一体的综合传播方式,也是目前最主流也是最广泛的大众信息传播渠道,它具有直接性与直观性、即时性与现场性相结合的功能特点,电视传播的途径很多,主要包括电视剧、电视节目、电视活动、电视广告等形式。电视传播具有即时现场传播、双重信息传播、屏上人际传播、媒介兼容传播和线性连续传播等特点,它是一种现场感极强的兼具视听双重功能、又有人际交往黏性,多媒体可融合的,按照时间线顺序发送和传递信息的一种传播方式。因此湖湘中医文化的电视传播规律必须遵循一般电视传播规律,同时注重传播内容的特点和个性,借助电视媒体传播湖湘中医文化,势必起到推波助澜的效果。

四、建立健全电视传播体系,弘扬湖湘中医文化

根据电视传播的特点结合湖湘中医文化的内涵,本人建议从以下具体途径入手,加强湖湘中医文化的传播力度,塑造湖湘中医文化品牌,建立和健全湖湘中医文化的电视传播体系。

第一,大制作、大投入、高起点推出以湖湘中医文化为主要元素的大型电视连续剧,占领电视传播的制高点。

电视是讲故事的艺术。任何一部经典的电视剧都有一个精彩的故事内核,电视剧也是目前最为丰富、最为完整的电视传播形态,如果能够制作出一部类似《大长今》的经典电视剧,对于湖湘中医文化的推广无疑可以起到很好的示范效应。

比如,以大型歌剧《梦圆马王堆》为蓝本,以马王堆的辛追夫人的传奇人生为线索,穿插汉代宫廷争斗、爱情纠葛、汉代医术等熔为一炉,邀请国内著名电视剧导演制作成大型电视连续剧。该剧《梦圆马王堆》剧本由著名编剧杨源明创作。作者的创作灵感来源于伴随辛追出土的帛画与幡(现展览于湖南省博物馆)。帛画以天上、人间、地狱三处演绎辛追的一生。《梦圆马王堆》这台歌剧以辛追与长沙王府的丞相利苍爱怨交加的情感发展为主线,生动地表现了一个既对丈夫和儿子充满柔情的贤妻良母又刚强向上的女子形象,重塑了两千多年前的德才兼备的"古汉伊人"。该故事的内核完全可以成为一部经典电视剧的骨架。

比如,还可以拍摄一部《医圣张仲景》电视连续剧,全景式展示医圣的传奇人

生。张仲景凭一部《伤寒杂病论》顽强地穿透历史的隧道,传播、扬名、济世、救人,而且是"道经千载更光辉",终成一代医圣。传说张仲景为长沙太守时,每逢农历初一、十五即停办公事,在大堂上置案诊病,称为"坐堂",故至今仍有药店称"堂",如同仁堂、长春堂、胡庆余堂等;药店应诊医生为"坐堂医生"。后世尊称仲景为张长沙,其方为长沙方,亦源于太守之说。从此可以看出,深入挖掘湖湘中医文化代表人物,是电视创作创新的源泉。

第二,精心打造一批传播湖湘中医文化的电视栏目,让湖湘中医文化的大众传播常态化。

电视媒体应该继续打造生活智慧养生节目,设立多个湖湘中医文化的传播窗口。《百科全说》曾是湖南卫视脱口秀形式的节目,该节目将综艺节目和养生节目相结合,诸多中医方面的专家做客现场,各行各业专家的加入,也让《百科全说》在富于娱乐性的同时也增加了知识性。《百科全说》推崇健康生活,话题紧跟时代发展,受到无数观众追捧。虽然该节目曾经一度因为张悟本事件,在社会上造成恶劣影响,但是如果严把节目选人关,注重节目导向,注重收视率的同时兼顾媒体责任和职业操守,这种智慧养生节目形式仍然值得推崇。可以邀请湖湘名老中医参与节目,使之成为老百姓耳熟能详的"健康明星"。在推广湖湘名医的同时弘扬湖湘中医文化。

第三,努力办好《湖湘名医大讲堂》,为湖湘中医文化打造一个持续发声的阵地。

2011年7月23日,由湖南中医药大学、湖南省博物馆共同主办、湖南中医药文化研究基地和湖南广播电视台公共频道共同承办的《湖湘国医大讲堂》在湖南省博物馆多功能报告厅开讲。大讲堂首次邀请了两位名医举办讲座。一位是国家级名中医、湖南中医药大学第一附属医院教授、香港浸会大学客座教授熊继柏,他以"内经养生基本法则"为题,深入浅出地介绍了中国传统的养生之道;另一位受邀的名医是湖南省政协常委、湖南中医药大学第一附属医院教授、《我是铁杆中医》作者彭坚,他以"中西文化激荡下的中医与西医"为题,讲述了中西医诞生的历史背景和不同的方法论,雄辩地证明了中医的科学性,从而引导人们走出中医养生方法莫衷一是的误区,两位湖南名医的讲座让人们重新认识了中医药文化的博大精深,让更多中老年人重视自身健康状况,了解适合自身的养生方法,从而进一步弘扬湖湘中医药文化。

《湖湘国医大讲堂》可与湖南广播电视台公共频道《越活越来神》结成战略合作伙伴关系,定期通过湖南公共频道录制播出。《湖湘国医大讲坛》立志变为中国名医的《百家讲坛》、岳麓书院《千年讲坛》的"国医版"。湖南广播电视台公共频道可以通过《湖湘国医大讲堂》的打造,延展电视创意空间,形成文化品牌,拓展老年收视市场,形成老年文化产业链。开办湖湘国医大讲堂对于传播湖湘中医药文化,普及和发展中医药事业,重拾人们对中医药的信心,展现中医药的独特魅力具有重要意义。《湖湘国医大讲堂》无疑是对"湖湘马王堆文化",这一泰斗级文化的最好肯定与弘扬。

第四,精心策划并推出"湖湘中医文化节",靠活动事件扩大影响。

本人建议每年举办一次"湖湘中医文化节",内容可以包含"湖湘中医高峰论坛""湖湘中医文化知识电视大赛""湖湘中医文化颁奖晚会"等项目;如邀请方舟子、张功耀等反对中医的"急先锋"与湖湘中医名家的对话并进行电视录播;原本已经在湘举办过四届的全国性大型学术交流会——国学国医岳麓论坛也可以纳入"湖湘中医文化节",同时加以电视化,通过电视节目的方式予以集中表现。该论坛邀请国家中医药管理局等领导与来自国内外相关研究机构的著名国学、中医药大师及众多企业高层人士、专家、学者共同出席本次会议。该论坛分设国学论坛、国医论坛、亚健康论坛、经络调理论坛、书画养生论坛、养生与新媒体论坛、长寿研究论坛七个分论坛。参会代表可就国学和中医药文化最新学术成果和方向进行交流与探讨。

第五,联合"湖南有线集团"推出湖湘中医文化数字电视频道,使之成为湖湘中医文化传播的平台。

湖南省有线电视网络(集团)股份有限公司是湖南省有线电视网络运营主体,负责省内有线电视网络的运营、管理和新业务的研究、开发和市场推广。目前已经开展了基本电视、专业频道、数据广播等业务,向用户提供120多套数字电视节目。据了解,该数字网络平台有一个健康医药频道,是社会公司在操作执行,因缺乏专业支持和内容支撑,社会影响很小。如果凭借湖南广电的专业制作队伍加上湖南中医药大学的专家队伍指导,组成湖湘中医文化传播的"梦之队",努力塑造湖湘中医文化的电视传播品牌。大手笔、全方位、立体化挖掘湖湘中医的独特内涵,打造系列喜闻乐见的数字电视栏目,在传播湖湘中医文化的同时强调受众互动,让大众在有趣又有用的节目中体验湖湘中医的无穷魅力。

无论是"湖湘中医文化节"还是"国医国药岳麓论坛"都应该与主流电视媒体合作,形成战略合作伙伴关系,并引入大型中医药企业集团,彼此建立长期合作关系,这样既为活动本身提供经济支撑也可以为媒体提供广告支持。

总之,湖湘中医文化为电视节目创新提供内容和源泉,电视媒体为湖湘中医文化的传播提供平台和动力,将两者有机结合起来,在保证节目质量的同时注重文化基因的植入,就能够创造出湖湘中医文化新的辉煌。

参考文献：

[1]何清湖.探索湘医源流,发展现代湖湘中医文化[J].湖南中医药大学学报,2007,27(5):1-4.

[2]刘明武.文化中医与中医文化[OL].中国儒学网.

[3]张其成.中医文化学体系的构建[J].中国中医基础医学杂志,1999,25(5):65-66.

[4]王世保.树立主体意识,推进中医文化世界性的转变[J].中医文化论.

[5]以文化为核心进一步推进中医药传播[OL].华夏中医网,2010-06-04.

[6]王利锋.从营销战略的角度看中医复兴[OL].博锐管理在线,2010-02-02.

[7]李红梅.中医养生观点常打架,谁来正经说中医[N].人民日报,2009-10-16(12).

文章来源: 李文泰　何清湖.建立健全电视传播体系　弘扬湖湘中医文化[J]湖南中医药大学学报,2013,33(2):22-23,38.

湖南发展中医药文化创意产业的若干思考

在大力发展与培育战略型新兴产业的战略背景下,文化创意产业和中医药产业都成为我国国民经济和社会发展中具有良好发展优势和广阔市场前景的战略型新兴产业。二者之间相互联系,有机结合,共同发展。其中,作为一种新兴的产业形态,文化创意产业在国内外迅速发展并逐渐成为衡量一个国家或地区经济发展水平的重要指标之一;而中医药产业作为我国独具特色和优势的民族产业和战略产业,近年来持续发展,已经初步形成了拥有一定规模的产业体系。由于"任何国家的创意产业都是建立在传统知识的基础上,而这些知识存在于其创意表达的独特形式之中,即属于这块土地及其人民的特有遗产如歌曲、舞蹈、诗歌、故事、图像和符号等"[1],因此,作为中国优秀传统文化的重要组成部分,中医药文化在我国文化创意产业蓬勃发展的浪潮中,理所当然能够成为被创意利用的重要文化资源。基于此,我们完全可以在继承发扬中医药优势特色的基础上,进一步挖掘中医药的文化价值,将中华传统医学博大精深的文化内涵和当今方兴未艾的创意产业相结合,发展中医药文化创意产业,走以文化为基础的原创发展道路,使之逐渐成为扶持和促进中医药事业发展的战略选择[2]。

一、湖南发展中医药文化创意产业的意义

中医药文化创意产业,是指中医药产业与文化创意产业相融合,经过创意加工后形成的产业,即通过借助现代信息传媒、科技手段,对中医药所蕴含的历史、地理、风土人情、传统习俗、生活方式、文学艺术、行为规范、思维方式、价值观念等人文元素进行创意加工以实现其巨大的产业价值。发展中医药文化创意产业无论是对于促进中医药事业本身的发展还是对人民群众健康水平的提高以及弘扬中华文化、促进经济发展和社会和谐都具有十分重要的意义。[3]对实施"文化强省"战略的湖南而言,发展中医药文化创意产业的意义尤为重要。

1. 发展湖南中医药文化创意产业是弘扬湖湘文化的需要

文化彰显的是一个国家的软实力，一个国家独具特色的民族文化是这个国家立足于世界的名片。中医药文化就是中华民族重要的独具特色的组成部分，以中医药文化为基本创意元素的中医药文化创意产业也就成为我国文化创意产业颇具特色的组成部分。由于文化产业的发展始终贯穿文化的传播。因此，从这个意义上说，发展中医药文化创意产业，也就能有力地促进中医药的文化传播。湖南通过发展中医药文化创意产业，可以帮助湖南人们树立民族自尊心和自信心，激发自己作为湖湘儿女的自豪感，并让湖湘文化尤其是湖湘中医药文化走出国门、走向世界，最终为世界人民的健康做出更大贡献。

2. 发展湖南中医药文化创意产业可以促进湖南中医药事业的发展

一方面，文化创意产业的发展可以成为传统产业转型的重要推动力，湖南中医药现代化的现代化当然需要其文化创意产业的大发展。从国际经验来看，英国从 1997 年开始，依托广告和设计等文化创意产业，使很多传统行业的性质和面貌发生了变化。从国内的尝试和经验来看，包括北京、上海、深圳等城市发展文化创意产业不仅使当地政府的协调机制建设非常顺畅，而且也借助文化创意产业彻底改变了传统产业的面貌，传统中医药要在科学技术日新月异的今天释放新的更大的能量，这个经验完全值得借鉴。另一方面，湖南发展中医药文化创意产业能从根本上解决我省中医药知识产权保护的机制和战略问题。因为文化创意产业最大的特点是利用创造性的活动形成知识产权，依靠知识产权市场化运作去自我就业。这一特征为中医药的继承、创新、现代化和国际化提供了新经验，特别是在如何通过再创造而实现知识产权的价值方面开辟了新路径。[4]

3. 发展湖南中医药文化创意产业是湖南实施"文化强省"战略的重要举措

可以为湖南文化产业的发展增添新的内容，为湖南文化产业的进一步发展拓展空间。湖南省自 2006 年提出"文化强省"战略以来，文化产业蓬勃发展，呈现出"文化经济化"的诱人景观。"十一五"期间，湖南省文化产业增加值年均增长24.8%；2010 年全省文化产业总产出就达 1868.49 亿元，增加值达 827.56 亿元，占 GDP 比重的 5.2%，对经济增长的贡献率达到 7.8%。预计到 2015 年，全省文化产业总产出目标为 4800 亿元，增加值达到 2000 亿元以上，占 GDP 的比重达到7%[5]。要说明的是，一直以来，湖南第一产业比重偏高、第二产业基础较差、第三产业起点低，要实现经济社会和谐发展，必须进行产业结构调整。毫无疑问，发展中医药文化创意产业就成为发展第三产业内部结构较高层的需要。

二、湖南发展中医药文化创意产业的基础和优势

湖南中医药文化历史悠久、资源丰富,在国家和省委省政府的大力支持下,已经具备了良好的产业基础和优势。

1. 湖南发展中医文化创意产业具有显著资源优势

其一,湖湘文化历史悠久、地域特色鲜明。湖南中医药文化作为湖湘文化的载体和重要组成部分,资源丰富、底蕴深厚。其中,马王堆汉墓是湖湘中医文化的顶级代表。尤其是 1973 年在马王堆出土的 14 种医药学方面的著作,不仅填补了我国医学史上的空白,更凸显了长沙作为历史文化名城的地位。而炎帝陵、仲景祠、药王殿等中医文化旅游胜地也蕴含着浓郁的湖湘山水特色,有着十分诱人的前景。[6] 历代湖湘中医名人则留给后人诸多宝贵经验和财富:在古代有中医创始人炎帝(神农)遍尝百草,发明了医药;"医圣"张仲景呕心沥血留下医学名著《伤寒杂病论》;药王孙思邈通过长期在湖南龙山采药、治病等实践,最终编写成《千金方》;明清时期,则有医学名家李时珍、周学霆等深入楚地,在湖南涟源龙山采药、治病和著书立说,为龙山增添了深厚的中医文化底蕴;近代湖南"中医五老"李聪甫、刘炳凡、欧阳锜、谭日强、夏度衡等也享誉国内外;当今湖南,中医人才辈出,名老中医妙手回春,中医文化浸染人心……所有这些,都是湖南发展中医文化创意产业的优势资源。

其二,湖南区位优势明显,中医药产业基础良好。作为我国中医药资源大省之一,湖南具有良好的科教基础和雄厚的技术力量,中医药产业发展已经初具规模。据统计,全省拥有药材品种 2384 种,占全国的 18.7%。药材总藏量 1200 多万吨,年产量 1.7 万多吨,居全国前列;全国 361 个重点中药材品种中,湖南省拥有 241 个,占全国的 66.8%,居全国第 2 位。[7] 湖南省还是全国 8 个中药材种植基地省份之一,种植面积达 410 余万亩。以木瓜、百合、茯苓、湘莲等为代表的一大批中药材质好价优,在国内外都有着较大影响。而获得 2009 年国家科技进步二等奖的中药超微饮片项目打破了中国沿用五千年的"药罐子",开创了中药行业的新纪元,充分展示了"中药湘军"在中药领域自主创新的实力。

2. 湖南发展中医药文化创意产业拥有坚实的相关产业支撑

近年来,结合湖南特有的历史、人文和地理条件,湖南文化产业发展成就斐然,尤其是文化湘军迅速崛起,以湖南广播电视、出版、演艺、旅游、文学、动漫设计、休闲养生等为代表的一批具有鲜明特色的本土文化元素的产业化在全国产生深远影响。这些文化元素充分展示了湖湘文化精神,它们之间互相渗透、互相促进,是湖南文化创意产业集群发展的坚实基础。有关数据显示,2010 年湖南文化

产业总产值达 1868.49 亿元,增加值达 827.56 亿元,占 GDP 比重 5.2%。文化产业支柱的形成,为湖南经济的持续、稳定发展注入了强大的活力,而且在优化产业结构、扩大居民消费、增加就业、带动相关产业发展、促进"两型社会"建设等方面都将产生越来越大的影响,"文化湖南"正成为推动"两型湖南"建设的强劲引擎。[8]

湖南发展中医药文化创意产业,完全可以依托湖南广电、新媒体网络、休闲养生等本土文化产业的发展。例如,湖南有强势媒体为后盾宣传湖湘中医文化。其中,湖南广电传媒开辟的"百科全说"和"湖湘中医大讲堂"等栏目就拥有很高的经济和社会收益;而洗脚、按摩等休闲行业融入中医元素后,可以提高其文化品位和技术含量;休闲养生又可以再融入旅游过程,旅游也可以依靠广电、出版、动漫的支持。这种一体化行为模式,决定了湖南在发展中医药文化创意产业方面具有广阔前景。

3. 湖南发展中医文化创意产业拥有良好的政策支持

近年来,党和国家高度重视中医药发展。2009 年,国务院下发了《关于扶持和促进中医药事业发展的若干意见》,明确提出"要坚持中西医并重的方针,充分发挥中医药作用",为中医药事业发展提供了极大的政策支持。[9]同年,国家中医药管理局强调,要着力打造中医药文化创意品牌,支持鼓励创作以中医药文化为主体的文学作品、影视剧、动漫作品、游戏软件等,满足群众多层次、多方面、多样化的中医药文化需求,将中医药文化的研究推向了一个新的高潮。2012 年,国家中医药文化建设"十二五"规划明确指出:要发展中医药新兴业态,培育中医药文化特色产业,逐步形成中医药文化产业链。所谓中医药新兴业态主要是指中医药文化创意、数字出版、移动多媒体、动漫游戏等。[10]

作为全国中医药大省,湖南省委、省政府也高度重视湖南中医药文化和产业的发展。1990 年,湖南省人大制定和颁布了全国第一部中医工作地方性法规《湖南省中医管理条例》,在此基础上,我省又于 1998 年重新修订颁布了《湖南省中医条例》,从而从法律上确立了中医药工作在全省工作中的重要地位。2007 年,湖南省委、省政府曾专门召开全省中医药发展大会,先后两次出台了关于加强中医药工作的《决定》,为湖南省中医药产业的发展提出具体目标和要求。《决定》着重指出:要"充分挖掘我省中医药文化资源,积极发展中医药文化事业"。2011 年,湖南在 2010 年制定的《关于加快培育发展战略性新兴产业的决定》基础上又制定了《湖南省战略性新兴产业文化创意产业发展专项规划》,为未来湖南大力发展文化创意产业群提供了总体思路,也为湖南发展中医药文化创意产业提供了良好的政策支持。

三、湖南发展中医药文化创意产业的基本思路

当前文化创意产业的强势兴起以及全国各地对相关创意产业发展的政策扶持,为传统中医药的现代发展提供新的发展思路和发展路径。同时也将为湖南中医药文化创意产业发展带来重大战略机遇,为湖南中医药文化创意产业发展指明方向[11]。

未来湖南中医药文化创意产业的发展,应该充分体现湖南中医药文化特色,利用已有的文化、旅游资源和设施,在结合湖南经济社会发展实际的基础上进行具体规划。

1. 坚持湖南中医药文化和旅游相结合,促进"马王堆汉墓—炎帝陵—仲景祠—药王庙—湖南中医药大学博物馆"旅游产业链形成[12]

目前,在湖南省"3+5"城市群发展战略中,"一陵"(炎帝陵)、"一祠"(仲景祠)、"一墓"(马王堆汉墓)、"一庙"(药王庙)等湖南中医药文化核心地标,都位于该城市群内。基于此,我们可以逐步规划建设"马王堆汉墓—炎帝陵—仲景祠—药王庙—湖南中医药大学博物馆、中医药体验馆"这条湖南中医药文化精品旅游产业链。通过对其可行性、科学性以及前景进行论证,促进湖南中医药文化旅游产业的发展壮大。与此同时,建议宣传、旅游、文化等部门在深入加强湖南中医文化研究、挖掘湖湘中医文化内涵的过程中,找准产业与旅游的切合点和切合方式,采取市场运作办法,例如,可以学习"印象刘三姐"模式,通过设计一台有创意的文艺节目,将湖湘中医文化打造成文化湖南的旅游名片,搬上正规舞台。[13]

2. 加强行业合作,着力打造湖湘中医文化特色创意项目

其一,可以依托省内文化创意骨干企业如金鹰卡通、蓝猫动漫、宏梦卡通、山猫卡通等,通过创意设计、产品策划和组织创意大赛,创作具有国际水准的湖湘中医药文化相关动漫作品。其二,推进中医文化与湖南出版业和湖南影视集团的合作,积极发展以湖湘中医药文化为内容的数字图书、数字报刊、互联网出版、手机出版、电视节目等以数字化内容、数字化生产和数字化传输为主要特征的新兴业态。其三,以提高人们身心健康水平为基本宗旨,大力发展各种中医药文化服务项目包括中医药健康教育、养生文化服务业、保健休闲娱乐业、药膳食疗以及中医药文化会展业等。其四,积极开发以湖湘中医药文化为内容的特色创意产品包括书刊音像制品、广告、装饰、设计、动漫、文化艺术、演出、保健饮品等,通过通俗化、大众化、生活化、时尚化的创意创作,使其融医、药、文、史、艺于一体,在给人们提供中医药科普知识和健康智慧的同时,还能满足人们的心理享受与精神需求。[14]应该说,湖南已经在这方面做了开拓性的工作。2003 年 4 月,湖南省博物馆文化

产业开发中心成立。该中心依托博物馆馆藏文物,以中国传统文化元素为基调与社会现实需要相结合的原则,大力开发特色文化商品,延伸博物馆的展览和教育功用。目前,"中心"与湖南中医药大学合作开发的养生枕、香炉等创意产品自投入市场以来,取得了良好的社会效应和经济效益。

3. 按照"一园主导""多点支撑"方针,建设湖南中医药文化创意产业园区

根据湖南中医药产业发展现状,建议湖南在发展中医药文化创意产业过程中,注重建设具有湖南地方特色的中医药文化创意产业园区。可以按照"一园主导"(以"长沙市浏阳生物医药园"为主导),"多点支撑"(以长株潭为中心,岳阳、衡阳、常德、邵阳等为扩展区,辐射其他区域的中医药产业发展格局为支撑)方针,建设包括长沙市浏阳生物医药文化创意园区、株洲炎帝陵"神农中医药文化创意园区"、中国龙山华夏中药文化创意园区、湖南省博物馆马王堆汉墓陈列馆中医药专馆以及湖南中医药大学中医药博物馆等在内的系列中医药文化创意产业园区。园区建设拟发挥政府引导,多方参与原则,实行市场化运作,通过招商引资、合作经营等方式,有效解决其建设过程中的资金瓶颈问题。

4. 发挥高校优势,加强校企联合,培养中医药文化创意人才

作为中医药人才的培养基地,中医院校如何根据文化创意产业发展的基本要求探索并建立一种地方中医药人才培养、科学研究和社会服务的新型机制,在文化创意产业人才培养模式改革中走到前列,是亟待研究解决的重要课题。建议:(1)适应文化创意产业发展人才需求特点,在中医药院校人才培养过程中,突出中医药专业教育,同时注重提升学生全面素质。(2)创新文化创意产业人才培养模式,以中医药为基础带动与之相关的多学科建设与发展。(3)构建多层次、多渠道的人才培养体系,一方面,对中医药专业学生展开文化创意和文化创意产业方面的教学和实践;另一方面,开展文化创意产业从业人员的中医药基础知识的"补课"训练。(4)建立有利于中医药文化创意产业人才培养的评价机制。

参考文献:

[1](巴西)埃德娜·多斯桑托斯.张晓明译.2008 创意经济报告[M].北京:北京三辰影库音像出版社,2008:35.

[2]张超中.我国中医药文化创意产业发展趋势[J].中国中医药信息杂志,2011(10):5.

[3]方成武,杨洁,杨晨等.安徽中医药文化创意产业发展之思考[J].安徽中医学院学报,2009(5):7.

[4]张超中,贾谦.关于创建中医药文化科技园区的构想[J].中国中医药信息

杂志,2009(1):7.

[5]2011-2015年湖南省文化创意产业投资分析及前景预测报告[EB/OL].http://www.ocn.com.cn/reports/2008575hunanwenhua.htm.

[6]何清湖.再论湖湘中医文化[J].湖南中医药大学学报,2009(10):13.

[7]阳宝华.湖南省发展中医药产业战略研究[J].经济研究参考,2008(9):24.

[8]李国斌.文化产业成为重要支柱产业[N].湖南日报,2011-11-02.

[9]国务院关于扶持和促进中医药事业发展的若干意见,国发[2009]22号.

[10]国家中医药管理局关于加强中医药文化建设的指导意见.国中医药办发[2011]51号.

[11]人民论坛专题调研组.中医药文化建设之要[C].人民论坛,2012.

[12]何清湖,周兴,陈小平,等.湖湘中医文化[M].中国中医药出版社,2011:450.

[13]何清湖.探索湘医源流,发展现代湖湘中医文化[J].湖南中医药大学学报,2007(5):4.

[14]蔡光先,陈志鹏,宁泽璞.加快中医药文化产业化发展[N].中国中医药报,2010-4-8.

文章来源:陈小平,何清湖.湖南发展中医药文化创意产业的思考,湖南省软科学研究成果选编(2012—2013).

十一　马王堆医学文化

编者按

　　1972—1974 年湖南省马王堆地区先后挖掘出三座墓葬,共出土丝织品、帛书、帛画、漆器、陶器、竹简、印章、封泥、农畜产品、中草药等遗物 3000 余件,以及一具时逾 2100 多年仍保存完好的千年女尸。马王堆汉墓的出土在全世界都引起了轰动的效应,成为 20 世纪中国与世界最重大的考古发现之一。其中,马王堆汉墓出土医书 14 种,中药材 10 余种,导引图 1 幅,器具若干,内容涉及方剂学、诊断学、治疗学、脉学、养生学、导引气功、经络学、妇产科学、中药学等多学科的知识,是研究汉代以前医药学发展的第一手重要资料,极大地弥补了现存远古医药文献的不足,极具研究与传播价值,是湖湘中医文化的重要组成部分。

　　我们团队致力于湖湘中医文化的研究和传播,其中马王堆医学一直是研究的重点方向,研究成果颇丰,承担有相关课题十数项,出版专著 5 本,发表相关学术论文 20 余篇,获得湖南省科技进步奖、中华中医药学会科技进步奖、湖南省优秀科普作品等数项奖项。

　　马王堆医书所在的马王堆三号墓处在"文景之治"的繁荣发展时期,国泰民安,生活富足,人们除了满足基本的生存需求之外开始注重生活质量,十分重视养生保健,马王堆医书中就有众多的养生文献。而在当今社会,养生保健也是热门需求,因此团队成员在马王堆医学研究中也着重从养生部分为切入点,进行马王堆医学文化的研究和传播。

　　马王堆医学中蕴含着怎样的养生思想,有着怎样的养生方法,何清湖等人通过对马王堆出土的 14 种医书进行深入解析,提炼出来马王堆养生思想精髓:聚精、养气、存神,并以此展开了对现代养生的指导,也对后续马王堆养生文化的研究起到了提纲挈领的作用。

　　马王堆养生文献涵盖饮食、起居、运动、情志、房事、用药等各方面。邓婧溪等人从具体实例出发,通过环境医学、社会医学及临床医学三个部分对马王堆汉墓出土的香具、药物在该时期湖湘地区的医学运用进行讨论。从文化角度出发,团队对马王堆养生文献折射出的文化价值进行分析,并展开对于现代养生保健的指导意义和参考价值的思考。陈洪等人就马王堆养生文化的产生背景、历史地位及价值取向发表了系列文章,对马王堆医学文化方向的研究起到了奠基作用。陈小平等人从民生角度对马王堆医学文化特点进行解析,并重点探讨了马王堆医学文化中蕴含的生态思想,明晰马王堆医学对当代的价值体现。

马王堆医学享誉国际,对其研究的海内外学者众多,成果颇丰,但不管是马王堆医学的理论研究还是文化探讨,都需要"落地"在对大众的传播上。魏一苇、邓婧溪等人对马王堆医学的研究和传播现况进行了厘清,并结合社会学、传播学、博物馆学等提出了新的发展方向。

总体而言,我们团队紧紧围绕马王堆医学,对其具体的医学内容解析,对其文化价值的探讨,对其研究的后续展望,对其传播的方式思考都展开了全面的分析,希望将马王堆医学文化鲜活起来,将其打造成湖湘中医文化的鲜明旗帜。

马王堆古医书养生思想浅谈

　　马王堆汉墓出土古医书 14 种,包括《足臂十一脉炎经》《阴阳十一脉灸经》(甲本、乙本)《脉法》《阴阳脉死候》《五十二病方》《养生方》《杂疗方》《胎产方》《却谷食气》《十问》《合阴阳》《天下至道谈》《杂禁方》《导引图》。据考证,大部分书的成书年代早于《黄帝内经》,填补了我国医学史上的许多空白,为经络学、脉学、方药学、保健学以及性医学的溯源提供了更为久远的可考文献资料。其中有部分篇幅论述了养生的理论与方法,提出了以精、气、神为基础,通过聚精、养气、存神而达"寿参日月",在今天仍有现实指导意义。笔者下面就这一养生思想做一浅谈。

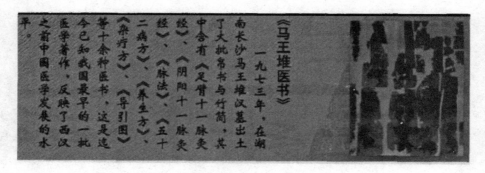

马王堆出土古医书概况

　　一、聚精

　　"凡彼治身,务在积精。"(《天下至道谈》)"累迣(世)安乐长寿,长寿生于蓄积";"以精为充,故能久长"。(《十问》)就是说凡调养身体,都必须积蓄精气,只有精气充满才能长生久视。如若过于耗泄阴精,则会经脉郁闭痿废,损身折命,即"坡(彼)生有央(殃),必亓(其)阴精(漏)泄,百脉宛(菀)废"。(《十问》)明确提出养生必须聚精、蓄精,勿使阴精漏泄。

1. 食养生精

安生之本,必资于食,最有益于身体健康的莫过于饮食,故《天下至道谈》曰:"人产而所不学者二,一曰息,二曰食。非此二者无非学与服。故贰生者食也。"《十问》开篇也提出:"食阴(拟)阳,稽于神明。"通过服食滋阴之品养阴扶阳,就可通达于神明。以下是马王堆医书中有关食养生精的记载:

(1)柏实、牛羊乳

"君必食阴以为当(常),助以柏实盛良,饮走兽泉英,可以却老复壮,曼泽有光。"(《十问》)常食滋阴之品,加上柏实(《神农本草经》载柏实:久服令人悦泽美色,耳目聪明,不饥不老,轻身延年)、牛羊乳,可返老复壮,使肌肤细腻润泽有光。

(2)毒韭

"子泽(绎)之,卧时食何氏(是)有? 淳酒毒韭……草千岁者唯韭,故因而命之。亓(其)受天气也蚤(早),亓(其)受地气也葆,故辟聂(慑)觐肤(怯)者,食之恒张;目不蔡(察)者,食之恒明;耳不闻者,食之恒葱(聪);春三月食之,苛疾不昌,筋骨益强,此胃(谓)百草之王。"(《十问》)毒(《说文》:毒,厚也。害人之草,往往而生)韭,即厚腴的韭菜。其受天地之气,睡觉前食用,可使心志舒张,眼睛明亮,听觉灵敏,疾病不生,筋骨强健。

(3)淳酒

"酒者,五谷之精气也,亓(其)人(入)中散溜(流),亓(其)人(入)理也彻而周,不胥卧而九(究)理,故以为百药繇(由)。"(《十问》)酒由五谷精气凝聚而成,能通行周身,助行药力。

(4)鸡蛋

"夫鸡者,阳兽也,发明声葱(聪),信(伸)头羽张者也。复阴三月,与韭俱彻,故道者食之。"(《十问》)鸡属于动物中的阳类,可以改善人的视力、听力,以鸡蛋与韭菜配合食用,有补阴通阳之效。

对于饮食方法,马王堆医书中也有严格的要求,如"于味也移",即饮食口味要多样化,不能偏食。因为美酒佳肴,五味之食,各有其功效("酒食五味,以志治气"),只有这样才能达到"目明耳葱(聪),被(皮)革有光,百脉充盈,阴乃盈生,繇使则可以久交,可以远行,故能寿长"。(《十问》)

2. 房中守精

房中养生是马王堆医书中的一个重要部分,《十问》《合阴阳》《天下至道谈》中都有许多关于积聚阴精的认识。《十问》曰:"人气莫如竣(朘)精。"就是说男阴之精是最重要的,"是以圣人合男女必有则也"。(《天下至道谈》)因此,我们在性生活中就应该遵循一定的原则与法度。主要包括：

（1）节欲

"阴阳九（窍）十二节俱产而独先死，何也？……至多暴事而勿（无）礼，是故与身俱生而独先死。"（《天下至道谈》）男阴与身体其他器官同时产生，功能却最先衰萎，主要是由于性生活太频繁而无节制。因此要做到"必爱而喜之，教而谋之，饮而食之，使其题領坚强而缓事之"。（《十问》）爱护它，掌握一定的性科学知识，用食物滋补它，节制房事，这样才能使男阴变得更为坚强。

（2）固精少泻

"于（呜）虖（呼）讔（慎）才（哉），神明之事，在于所闭。审操玉闭，神明将至。"（《天下至道谈》）性生活关键在于闭精少泻，若能持守闭精之道，精神元气就会到来。但我们也应当认识到"闭精"并不是完全的不泄精，正确的理解当如《十问》所说："精盈必写（泻），精出必补。"

（3）七损八益

七损八益是指在性生活中，有七种做法对人体精气有损害作用，即"一曰闭，二曰泄，三曰渴（竭），四曰勿，五曰烦，六曰绝，七曰费"。（《天下至道谈》）也有八种做法对人体精气有补益作用，包括："一曰治气，二曰致沫，三曰智（知）时，四曰畜气，五曰和沫，六曰窃（积）气，七曰寺（待）赢，八曰定顷（倾）。"如果不能运用八益，除去七损，"则行年卅而阴气自半也，五十而起居衰，六十而耳目不葱（聪）明，七十下枯上浇（脱），阴气不用，溧泣留（流）出"。（《天下至道谈》）

（4）不先女人

"人人有善者，不失女人，……如已不已，女乃大台（怡）。……（嬲）乐之要，务在（迟）久。句（苟）能迟久，女乃大喜。"（《天下至道谈》）善行房事者，绝不会在女子产生性冲动之前进行交合，这样才能使性生活舒缓持久，女子倍加欢喜。因此，《合阴阳》《天下至道谈》篇提出了在性生活中做到不先女人的具体技巧与方法，如五欲、十动、十節（节）、十脩（修）、八动、十已之徵等。

（5）药食养精

"与竣（朘）饮食，饮食完竣（朘），如养赤子。"（《十问》）告诉我们应像哺乳婴儿一样给男阴以饮食滋养，如用春雀卵、才开鸣的雄鸡等，即"椄（接）阴将众，蟿（继）以蜇虫，春爵（爵）员骀，兴坡（彼）鸣雄，鸣雄有精，诚能服此，玉筴（策）复生"。《养生方》中也有治疗阳痿方，如老不起、不起等；壮阳方，如加、麦卵等；补益方，如轻身益力、除中益气等，这些都有益于阴精的积聚。

二、养气

马王堆医书中有许多关于养气的理论,如《十问》中谈及的曹傲(第三问)、舜(第五问)、耇老(第七问)、师癸(第八问)等的接阴、养气之法,还提到具体方法与禁忌,"善治气者,使宿气夜散,新气朝最,以彻九徼(窍),而实六府。食气有禁,春辟(避)浊阳,夏辟(避)汤风,秋辟(避)霜(雾),冬辟(避)凌阴,必去四咎,乃探(深)息以为寿"。(《十问》)笔者认为,最重要的是明确了养气与聚精之间的辩证关系:"治气有经,务在积精。""翕(吸)气之道,必致之末,精生而不厥。"即积精是养气的基础,养气有利于精生。

1. 导引行气

导引行气之法,首载于帛画《导引图》,开创了我国气功导引养生先河。书中绘有 44 个不同姿态的男女,配以标题。其中大都是徒手运动,如通过上下肢、头、腰的姿势变换,也有少数是利用器械,如盘、球、棍杖、袋等辅助运动以及呼吸运动等。通过肢体运动、呼吸运动、意念活动的结合,使人体气血疏通,达到治疗某些疾病的目的,如烦、引颓、引聋、引膝痛、引胠积、引温病等;或保健养生的目的,如龙登、鹞背、鸟伸、熊经等。

2. 寒头暖足护气

"寒头暖足"首载于《脉法》:"气(也)者到下而【害】上,从煖(暖)而去清焉。听(圣)人寒头而煖(暖)足。"就是说阳气的运行常常有利于人体上部而有害于下部,因为它秉性追随温暖,远离清凉,所以圣人养生治病都采用使头部清凉,足部暖和的方法,用以保护阳气。经后世医家发挥而成为一条重要的养生原则。

3. 却谷食气

马王堆医书中有《却谷食气》专篇,主要记载的是有关服食养气的方法,如"去(却)谷者食石韦,朔日食质,日驾(加)一节,旬五而止;旬六始銧(匡),日口一节,至晦而复质,与月进退"。介绍了石韦的服食养气方法。还有呼吸养气,如"食气者为昫(呴)炊(吹),则以始卧与始兴。凡昫(呴)中息而炊(吹)"。以及四时的食气宜忌,"春食一去浊阳,和以銧光、朝暇(霞),昏清可。夏食一去汤风……秋食一去……冬食一去凌阴……"

4. 劳逸养气

导引、呼吸吐纳、服食之法皆属于运动养生范畴,即《十问》所说:"非事也,无以动亓(其)四支(肢)而移去其疾。"通过四肢的运动可以去除疾病。马王堆医书中也同样强调休息的重要性,如要适当的使头脑放松,"于脑也失",重视睡眠的作用,"子之长卧何邪? 夫卧,非徒生民之事也。举凫雁、鹄、萧(鷫)相(鸘)、蚖檀

（蟺）、鱼鳖（鼋）、奂（蚓）动之徒，胥食而生者也；食者，胥卧而成者也。夫卧，使食靡宵（消），散药以流刑者也"。（《十问》）因为睡眠是所有生物所必需的事，通过睡眠有利于食物的消化吸收；若是睡眠休息不好，会导致"食不化"等。

三、存神

《十问》第一问记载了天师服食神气的方法，第三问、第七问、第八问也有关于存神的记录，如通过固精勿泻之法或呼吸之法积聚神气，即"长生之稽，侦用玉闭（玉，生殖器之雅称；闭，闭精勿泻），玉闭时辟，神明来积"，"将欲寿神，必以奏（腠）理息"。还明确了聚精养气与存神之间的关系，"故善治气抟（抟）精者，以无征为积，精神泉益（溢），翕（吸）甘潞（露）以为积，饮榣（瑶）泉灵尊以为经，去恶好俗，神乃溜刑"。就是说若善于养气聚精，神气就会泉源不竭。

1. 顺察天地之道

《十问》首先讨论了万物与阴阳的关系，"（尔）察天地之请（情），阴阳为正，万勿（物）失之而不巤（继），得之而赢"。提出天地万物的变化都是以阴阳为准则。而人作为万物之一，要想养生长寿，也必须遵循阴阳规律，故曰"君若欲寿，则顺察天地之道……天地之至精，生于无征，长于无刑（形），成于无（体），得者寿长，失者夭死"。并以巫成招"长生不死"为例，曰"巫成招以四时为辅，天地为经，巫成招与阴阳皆生"。进一步说明顺察天地之道对于存神的重要性。

2. 神形相安

存神的另一个重要方面就是要做到神形相安，也可以说是"魂魄安形"，即《十问》所说："云云（魂）柏（魄）安刑（形），故能长生。""神和内得，云（魂）柏（魄）皇□，五臧（藏）軞（固）白（薄），玉色重光，寿参日月，为天地英。"只有神志相合，魂魄内守，五脏精气凝聚，方可寿比日月。

3. 喜怒制神

若是喜怒无常，就很容易损伤神气，如《十问》所说："喜怒不时，不明大道，生气去之。"如能谨慎控制着心志、精神，就将长生久视，即"心（制）死生，孰为之败？慎守勿失，长生累迣（世）"。（《十问》）

注：本文中有关马王堆医书原文参考周一谋主编的《马王堆医书考注》（1988年，天津科学技术出版社）。原文中的异体字、假借字随文注出，外加（ ）号；原有脱字，随文补出，外加【 】号；不能辨认或无法补出的字用□表示。

文章来源：何清湖，周兴.马王堆古医书养生思想浅谈[J].中医药文化，2009，4(5):49－51.

从马王堆汉墓出土香物探讨
楚地香文化及其医学运用

香文化发源于春秋战国时期,是中华民族在长期的历史进程中,围绕各种香品的制作、炮制、配伍与使用而逐步形成的能够体现出汉族的精神气质、民族传统、美学观念、价值观念、思维模式与世界观之独特性的一系列物品、技术、方法、习惯、制度与观念[1]。长沙马王堆汉墓群中出土古医书 14 种,其中不乏有用香料中草药来防治疾病的记载;出土植物性香料十余种,经鉴定有茅香、高良姜、桂皮、花椒、辛夷、藁本、姜、杜衡、佩兰、干姜等,这些药物皆具有辛香发散的特性;此外还出土有彩绘陶熏炉、香囊、香草袋、香枕、香奁、香薰罩等众多香具。它们基本反映了汉代楚地的用香习俗与文化特质。

一、从马王堆汉墓出土香物探讨楚地香文化的文化意义及运用

崇尚自然的古人,有着天人合一的希冀,自然对于芳香的植物有着难以言喻的热爱,将其作为熏香来膜拜使用。位于长江流域的楚地,崇山峻岭,雨水充沛,植被丰富,是香料植物的主要产地[2],对香料植物的运用自然是炉火纯青。楚地对于香料的运用大体分为三个部分:一是祭祀驱邪,二是明志及生活情趣,三是医学用香。

《汉书·地理志》记载有:"楚地 …… 有江汉川泽山林之饶……信巫鬼,重淫祀",巫术文化浓烈的楚地,利用香薰来祭祀驱邪是一直延续着的习俗[3]。《诗经·召南》中写道:"于以采蘩?于沼于沚 …… 被之僮僮,夙夜在公。被之祁祁,薄言还归",讲述楚地所在的南方众人采摘蒿草用于祭祀的情景。《楚辞·九歌·东皇太一》描述:"蕙肴蒸兮兰藉,奠桂酒兮椒浆……灵偃蹇兮姣服,芳菲菲兮满堂",用香草美酒来祭神,群巫共舞,芳香盈室。

楚文化的代表之作屈原的《离骚》中更是有着大量江离、辟芷、秋兰、木兰、宿莽、申椒、菌桂、蕙、茝、荃等香草的描述,是先秦时期涉及香草香木最多的典籍[4],

被誉为"香草美人"，"扈江离与辟芷兮，纫秋兰以为佩"般佩戴香囊以此明志，表达品质高洁。"昔三后之纯粹兮，固众芳之所在。杂申椒与菌桂兮，岂惟纫夫蕙茝！"抒发忠君爱国的情感。《九歌·湘夫人》："荪壁兮紫坛，匊芳椒兮成堂。桂栋兮兰橑，辛夷楣兮药房。罔薜荔兮为帷，薜蕙櫋兮既张。白玉兮为镇，疏石兰兮为芳。芷葺兮荷屋，缭之兮杜衡。合百草兮实庭，建芳馨兮庑门"，营造出了一个芬芳馥郁的花草之家，体现了古人浪漫的生活情趣。

宋人吴仁杰所撰的《离骚草木疏》认定《离骚》描述草药达 55 种，"朝饮木兰之坠露兮，夕餐秋菊之落英"，晨起饮木兰的露水，傍晚食秋菊的花瓣。可见楚地对香草在医学方面的运用已经初具雏形[5]，本文着重探讨楚地对于香料的医学运用。

二、从马王堆汉墓出土香物探讨楚地香文化的医学用香

1. 楚地香文化在环境医学的应用

长沙太傅贾谊云："长沙为卑湿之地，不利于长寿"，南方多湿气，多瘴气，疫病多发，蚊虫滋生。此外，楚地暑湿的气候容易造成流行病的传播，马王堆汉墓所处时期楚人便已运用饮食来祛湿除瘴，运用芳香类的药物祛湿防霉、杀虫去秽[6]。

马王堆汉墓中随葬的食品中有花椒、桂皮、姜等，此外还有一碗调味品，为豆豉、姜。而食用花椒、桂皮、姜、豆豉这类辛香药物也无不与湖湘区域地理气候特点相符合，花椒、桂皮、姜性温，味辛，有温中散寒、健胃除湿的功效，淡豆豉，治天行时疾，疫疬瘟瘴之药也（《本草汇言》）。辛香发散的药物能够祛寒去湿、开郁行气、活血化瘀，以此作为药膳能够起到很好的祛湿作用。

除内服之外，结合湖南区域多阴雨，湿度大，不仅人体受影响，同样衣物容易发霉且蚊虫多的环境特点，墓主人还很好地运用了外用之法。《颜氏香史序》云"焚香之法，不见于三代。汉唐衣冠之儒，稍稍用之"，焚香这一说法缘起于汉代，可见汉代确实是熏香的兴盛时期。在马王堆汉墓中出土有彩绘熏炉两件，竹熏罩两件，香囊七件（其中四件保存完整）。香炉的盖壁有三角形镂孔，盘内残留有茅香、辛夷、藁本等中草药，香囊中同样也装有这类中草药，可明确看出西汉初年的熏香习俗。而花椒、茅香、辛夷、藁本等草药用来熏香或佩戴能除潮湿，驱赶蚊虫。《神农本草经》中将花椒列入下药，称："下药除病能令毒虫不加，猛兽不犯，恶气不行，众妖并辟"，茅香也可用来驱虫，是防止蚊虫叮咬、防虫蛀的重要香料。此外，《神农本草经百种录》言"香者，气之正，正气盛则除邪辟秽也"，通过熏香起到避邪祛秽，空气消毒之效则是楚地防治疫病的一大特色。

2. 楚地香文化在社会医学的应用

现代医学研究认为，人具有社会性，社会环境中的种种复杂因素，生产力、社会经济、社会制度等都对人体的健康与疾患产生影响，而且这种影响并不比自然环境对人体的影响小[7]。楚地的熏香活动也被当时的社会环境所影响，发挥着独特的社会医学作用。

作为大一统的国家，西汉社会环境相对稳定，加之初期实行轻徭薄赋、休养生息的国策，使得社会经济稳步上升。国泰民安的社会经济对思想文化的发展也起到了极大的推进作用，使得楚汉以屈原为代表的浪漫主义蓬勃发展。《离骚》中的香草美人在上文中就有提及，马王堆汉墓中的浪漫情怀也随处可见。辛追夫人随葬的梳妆用品、精美华服、素纱襌衣，试想着贵族用香膏涂面，用香泽抹发，穿着熏香过后的华丽汉服，披一层素纱襌衣，香风袭人，举手投足间优雅迷人……

此外，汉代推崇黄老学说，马王堆汉墓中就出土有《黄帝四经》、《老子》甲本、《老子》乙本等黄老著作。而作为道家宗教礼仪，熏香活动是必不可少的。人们将自己的美好愿望依托在馨香的气体中冉冉升起，沟通神明，尝试着天人合一的境界。

这些熏香活动在有意无意间成为当时人类的一重精神寄托，抒发出了内心情感，在熏香中愉悦身心，舒缓情绪。且多数香类药物中含有挥发油，这些芳香气体的发散，通经走络，开窍醒神或能镇静安神，具有调节人的情绪、养生保健的积极作用，在熏香弥漫间驱逐忧愁，消除抑郁情绪。

3. 楚地香文化在临床医学的应用

随着医学经验的积累愈加丰富，对芳香类药物药效的认识也不断深入，更多的芳香类中草药被运用在疾病的治疗上。在马王堆出土的医书，香具及辛追夫人尸体保存上可看出这一时期楚地临床医学上芳香类药物的应用。

马王堆汉墓出土的帛书《五十二病方》中就有较多的描述。外治用"柳蕈一捼、艾二"焚熏治疗胸养（指外阴和肛周皮肤瘙痒）。内服有"□□膏、甘草各二，桂、（姜）、椒□□□□□□□□□□□□□□□□□□□□□□□□毁一垸（丸）音（杯）酒中，饮之"，治金刃、竹木外伤及跌打损伤等。此外，在《五十二病方》诸伤、巢者、颓（癞）、牡痔、疽痈、痂、虫蚀、蛊等病中的十二个病方中有桂、菌桂等入药；诸伤、寒、疽、痈、痂等病的七个病方中有用蜀椒等入药。蚖、□蠚者等的三个病方中有佩兰入药[8]。

除去帛书记载，马王堆汉墓中也出土了芳香类药物运用的实物。辛追夫人出土时两手各握一个香囊，头上枕着一个药枕，香囊里装有茅香、桂皮、花椒、高良姜等多种药物，根据《神农本草经》《本草纲目》等医书记载，茅香主治"恶气，令人身香,治腹内冷";桂皮主治"腹中冷痛,咳逆结气,脾虚恶食,湿盛泄泻,血脉不通";花椒"除风邪气,温中,去寒痹";高良姜"治腹内久冷气痛,去风冷痹弱";干姜"温中散寒,逐风湿冷痹,腰腹疼痛";杜衡治"胸胁下逆气"等。药枕里装的是佩兰,功能"疏风解表,祛风活血,散瘀止痛,去伤解郁",这些药物皆有温阳通痹、温经活脉、散寒止痛之功,能够治疗心胸冷痛、肝胁痛、寒痹等病症。据辛追的尸检报告可得知其生前患有动脉硬化、冠心病、多发性胆结石、血吸虫病等多种疾病[9],由此可得知辛追生前有心胸、肝胆疼痛之症,这些芳香类的中草药正好起着对症治疗作用。且佩兰含有挥发油,气味芬芳,做药枕还可起到安神助眠之效。

此外,马王堆汉墓中最引人注目的辛追遗体,两千多年来仍保存得十分完好,几乎与新鲜标本无异。女尸之所以能够保存得如此之好,很大一部分原因是墓葬的深埋及密封,由此达到的恒温缺氧环境。除此之外,女尸出土时是浸泡在几十公斤的酸性溶液里,这也给防腐带来了一定的作用。同时专家在检查女尸的身体状况时,还发现在她身上残留着香酒洗浴过后的痕迹,可见随葬的芳香类药物及香酒洗浴起到了一定的抑菌杀虫防腐的功效[10]。

三、楚地香文化及其医学运用对后世的影响

古人爱香,不仅用在祭祀礼仪及熏香时尚上,通过对马王堆出土香物的医学方面的探讨可见汉代楚地在保持使用香料祭祀尊礼这一习俗的同时,更多地转向了对香料现实用途的运用。两千多年前的古人对于芳香类药物已经十分了解并且挖掘出了其不同功效,并结合地域环境及人体疾病的特点广泛运用到日常生活的养生保健及疾病治疗当中,体现出了一定的中医辨证论治水平。

当代,在流感病毒盛行时,人们熏艾叶消毒杀菌,佩戴苍术、艾叶、藿香、防风、石菖蒲等中药组成的防病毒香囊;身体酸胀不适时行艾灸温阳通络;饮食上花椒、桂皮、姜、豆豉等调料在湘菜中广泛应用;生活起居上中草药药枕比比皆是,睡前香薰精油放松助眠,闲暇时光香薰水疗等;风俗方面,《荆楚岁时记》记载:"五月五日,谓之浴兰节",浴兰汤、饮蒲酒、悬艾草,至今每到端午时节仍然是满城艾叶飘香。楚地用香蕴含取用周围环境的生物资源作为药物,运用阴阳规律调节人的生存状态等丰富的生态思想,体现出了人们通过把握自然规律来适应自然,强调人与自然和谐相处,通过治病手段、养生理念达到获得健康的目的,是传统中医学生态思想的理论来源之一[11]。由此可见楚地香文化及其医学运用延续千年,至今产生着深远的影响,是湖湘文化中不可或缺的组成部分。

参考文献:

[1]《香市博览》编委.香市博览[M].北京:作家出版社,2009:12.

［2］肖军.打造荆楚香文化产业［J］.世纪行,2012,(9):28－29.

［3］谭小华,敖依昌.浸润于巫文化中的楚文化探析［J］.西华大学学报(哲学社会科学版),2015,34(3):61－67.

［4］姚智远,徐婵菲.先秦两汉花椒的用途及文化意义［J］.农业考古,2008,(1):168－176.

［5］吴韵.《离骚》与中医药［J］.现代养生,2011,(8):61.

［6］陈东杰,李芽.从马王堆一号汉墓出土香料与香具探析汉代用香习俗［J］.南都学坛,2009,29(1):6－12.

［7］孙溥泉.社会环境与疾病［J］.中国社会医学,1985,2:29－30.

［8］刘丽仙.长沙马王堆三号汉墓出土的药物［J］.中国医药学报,1987,2:40－41.

［9］熊传薪.她从两千年前走来——马王堆汉墓女尸探秘［J］.大自然探索,2005,4:72－76.

［10］林零.神秘气体造就女尸不腐［J］.大科技(科学之谜),2006,(1):24－25.

［11］陈小平,王歆妍,江娜.马王堆医书的生态思想及当代价值研究［J］.湖南中医药大学学报,2016,36(2):9－12.

文章来源:邓婧溪,何清湖,刘朝圣.从马王堆汉墓出土香物探讨楚地香文化及其医学运用［J］.湖南中医药大学学报,2016,36(6):8－10.

论马王堆养生文化的产生背景

马王堆三号汉墓出土古医书(以下简称马王堆医书)14 种,主要包括《足臂十一脉灸经》《脉法》《五十二病方》《导引图》《却谷食气》《十问》《合阴阳》《天下至道谈》《养生方》《胎产书》等。据考证,大部分书的成书年代早于《黄帝内经》,为经络学、脉学、方药学、保健学以及性医学的溯源提供了更为久远的可考文献资料[1]。马王堆医书从饮食、房事、气功、导引、药物、起居、情志等方面,记载了先秦西汉时期养生保健的原则和方法,书中贯穿的养生思想强调聚精、养气、存神等方面的整体调节,对亚健康者的养生和保健具有极大的优势[2]。以马王堆医书和出土文物为背景的马王堆养生文化,在内容和文献表述上具备通俗化的特点,在养生取材和养生方法上体现源于民众、服务于民众的文化内涵[2],对于现代养生保健具有重要的指导意义和参考价值。

据考证,马王堆出土医书的抄录年代大概是战国末期至西汉文帝十二年(公元前 168 年)之间,著作年代则更早[3]。因此,探讨马王堆养生文化的产生背景,其历史时期大致可以划定为先秦末期到西汉初期。笔者将从自然环境、政治环境、社会环境三个方面着手,探讨马王堆养生文化的产生背景。

一、自然环境孕育地域特色显著的马王堆养生文化

据现有考古资料分析,湖南于旧石器时代便有原始先民繁衍生息。湖南道县玉蟾岩洞穴遗址发现了迄今为止最早的人工培植稻谷,距今约 14000 年。湖南澧县彭头山遗址发现了迄今为止最早的人工栽培稻作农业遗存古稻田,距今约7000—9000 年。而有关中华农耕文化始祖炎帝自姜水而徙于南、乘凤鸟执衡司夏、尝百草卒于茶陵的故事传说,也充分说明湖南与中华民族农业文明的早期联系。先秦时期楚人入湘,筚路蓝缕,开启山林,中原文化的输入为湖湘发展注入活水源泉。同时,得天独厚的自然环境为湖南农耕文明的发展提供天然优势和保障。湖南北临洞庭湖,有湘、资、沅、澧四水归汇,水资源相当丰富,地处亚热带季

风湿润气候,日照充足,雨量丰富,土地肥沃,四季分明,为动植物提供了良好的生存环境。从马王堆出土的 30 个食品竹笥所装实物来看,可谓五谷杂粮,样样俱全。有稻、麦、黍、粟、大豆、赤豆、麦子等谷物;梨、梅、杨梅、枣、甜瓜等果品;冬葵、荠菜、竹笋、姜、藕等蔬菜;牛、羊、猪、鹿、狗、兔等兽类;鸡、鸭、雉、斑鸠、鹌鹑等禽类;鲤、鲫、鳊、鳜等鱼类。这充分表明,当时发达的农耕文明和丰富的物产资源,为饮食养生创造了良好的物质基础。而这种环境条件亦适宜于中药材的生长、种植和栽培,如涟源龙山自古就有"天下药山""植物王国"的美称。

马王堆汉墓出土了一批中药,包括佩兰、辛夷、桂皮、茅香等 10 余种,大都为辛香发散类药品,具备气味芳香的共同特性,起到杀菌除湿、温中散寒、行气止痛等功效。这与当时南方地区面临湿气、瘴气威胁的生活环境是密切相关的。《史记·食货列传》中载有"江南卑湿,丈夫早夭"的说法,这里的"江南"主要是指今江西、湖南和湖北一带,当时因过于湿热,男子的寿命都不太长,曾一度使中原人望而生畏。史料中便有类似记载,汉文帝时贾谊被贬为长沙王太傅,曾担心"长沙卑湿",竟以为自己"寿不得长"。尤其是湘南等地,因处于南岭山脉之北,山高林密,交通不便,瘟疫流行,更有"船到郴州止,马到郴州死,人到郴州打摆子"的说法[4]。这种恶劣的生活条件促使湖湘民众积极探索防病防疫的方法,中药除秽保健也就成为民间盛行之法。

二、民本政治培植民生内涵深厚的马王堆养生文化

纵观马王堆出土医书,有关养生的内容几乎占据半数,包括《导引图》《却谷食气》《十问》《合阴阳》《天下至道谈》《杂疗方》《养生方》等,所用俗文、俗药、俗法皆体现出为民所用的强烈意图。结合马王堆汉墓出土的中药、香囊、药枕、熏炉、食品竹笥等物品,亦可推测当时养生保健受到高度重视,并贯穿于百姓生活的方方面面。马王堆养生文化凸显出深厚的民生内涵,笔者认为这与西汉初期的民本政治密切相关。

西汉初年,由于长期战乱,灾害频繁,"民失作业而大饥馑",呈现出生殖失时、民力疲乏、人口锐减的凋敝之状。汉初统治者主张"反秦之弊,与民休息",实行休养生息和轻徭薄赋政策,推行"无为而治,从民之欲"的黄老政治。汉高祖实行"量吏禄、度官用,以赋于民";惠帝、吕后主张"从民之欲,而不扰乱,是以衣食滋殖,刑罚用稀";汉文帝多次"躬修言默,劝趣农桑,减省租税"[5],允许百姓入粟拜爵。这些民生政策的实施,创造了宽松、自由、安定的生存环境,有助于百姓休养生息,进而在生活实践中不断积累、总结有利于民力恢复、身体康健、人口繁衍的经验和方法。与此同时,统治者开展大规模的生产活动,必然需要快速增长人力,这就使

得养生保健在增加人口数量、提升人口素质方面的优势得以显露，必然受到高度重视。

汉初统治者确立了以孝治国的社会风尚，在政治上亲身躬行树立孝行典范；在经济上刺激生育，奖励孝悌力田；在文化上整合忠孝观念，把"孝"看成是修身之本，立国之基[6]。同时颁布养老敬老诏令。汉高祖诏令称，凡八十岁以上老人均可享受"养衰老、授几杖，行糜粥饮食"的待遇；凡五十岁以上的子民，若人品好，又能带领大家向善的，便可担任"三老"职务，与县令丞尉"以事相教"。汉文帝诏令称，"老者非帛不暖，非肉不饱"[5]这种奉行孝道、尊老敬老的社会风尚，对于人们重视养生、力争长寿的心态起到了鼓励和倡导作用；同时也使得帮助老人防治疾病、颐养天年成为奉行孝道的重要体现。

马王堆出土帛书《老子》甲乙本以及附于乙本之前的《黄帝四经》抄本，充分表明当时"黄老之学"已在长沙地区得以传播，汉初长沙国王侯治理国家的思想理念与汉初统治者提倡"无为而治"的黄老学说是完全一致的[7]。而探寻当时长沙国民本政治的另一个源头，还可以追溯到西汉长沙太傅贾谊，其思想体系中最为重要、最广为流传的便是民本思想，这无疑对当时的长沙国治国理政产生过深刻影响。长沙国作为马王堆养生文化的诞生地，其浓厚的民本政治氛围为马王堆养生文化的酝酿、形成奠定了坚实的民生基调。

三、社会思潮孵化人文色彩鲜明的马王堆养生文化

马王堆养生文化具有鲜明的人文色彩，无论是房中养生体现的阴阳调和、守精节欲的中和思想，还是饮食导引体现的天人相应、顺应自然的生态智慧，以及情志调摄体现的神和内得、形神共养的内修境界，都打上了深刻的文化烙印，并与当时的社会文化思潮密不可分。

先秦时期诸子百家学术争鸣，养生学说也尤为丰富多彩。道家养生提倡"重生""尊生"，即珍惜、尊重生命，认为"贵以身为天下，若可寄天下；爱以身为天下，若可托天下"[8]"夫天下至重也，而不以害其生，又况他物乎！"[9]，即珍视生命为治理天下的前提和普天之下的至高价值。道家提出了"返璞归真""虚静无为"的养生理论，其中老子主张清虚静泰、顺其自然、知足常乐，庄子则主张循天之理、虚无恬淡，认为"平易恬淡，则忧患不能入，邪气不能袭，故其德全而神不亏"[10]。儒家孔子提出了"仁者寿"的观点，认为"大德……必得其寿"[11]，并在饮食方面提出"食不厌精，脍不厌细"[12]，在生活起居方面提出"食不语""寝不言""寝不尸""居不容"[12]等安适自养的观点。此外，荀子提出"修身养心"[13]之术，认为养生应顺应自然，而又要有所节制。而法家韩非子的"啬神""少欲"[14]说，管子的"节欲存

精"[15]说,都和老子的养生思想一脉相承[16]。先秦时期尊重生命的价值观念和多元多样的养生思想,为汉初马王堆养生文化的发展提供了丰富的理论素材,这些原则和理念历经养生学家和普通百姓的再创造、再丰富,实现了从养生观到方法论的转化,形成了一系列行之有效的养生方法和技巧,从而构建起马王堆养生文化的独特知识体系。

在马王堆养生文化中,房中养生的内容占据相当大的比重,主要包括"节制房事""固精少泻""采阴补阳""七损八益""不先女人"等观点。形成于春秋战国时期的阴阳学说,是马王堆房中书产生的时代文化背景。孔子所作《易传》强调性交是一切生命的基础,所谓"男女构精,万物化生""一阴一阳之谓道……生生之谓易"[17]。阴阳学说成为房中书指导思想的理论骨架,阴阳两极的对立、交合与运作体现于房中书的各个方面[18]。马王堆房中书非常注重女性在房中养生中的作用,无论是性交合过程中有关女性"五声""十征""十势""八动"的细致观察,还是交合法则中的"不先女人",都体现出关心女性生理和情感的倾向。这与道家重阴的思想是有关联的,老子把道称作"玄牝",说宇宙万物出于玄牝,曰:"谷神不死,是谓玄牝。玄牝之门,是谓天地根。绵绵若存,用之不勤。"[19]这种思想可能使房中家们注意从女阴中寻找健身强体的生命力[20]。秦汉时期开放、自由、浪漫的性观念和爱情观,亦为房中术的盛行提供了宽松、健康的环境。而汉初楚风北上,社会巫风方术盛行,具有神秘主义色彩的神仙思想对于房中术的形成亦具一定的影响。

自然环境、民本政治和社会思潮的共同作用,造就了地域特色显著、民生内涵深厚、人文色彩鲜明的马王堆养生文化。作为湖湘中医文化的重要组成部分,马王堆养生文化既深受湖湘风土人情的影响,又处处流露出所处历史时代的印迹,尤其文化中所承载的深厚的民生情感,应当成为当前传承、弘扬、发展中医药文化的价值追求。

参考文献:

[1]何清湖,周兴.马王堆古医书养生思想浅谈[J].中医药文化,2009,(5):49-51.

[2]陈小平,何清湖.基于民生视角的中医药文化研究——以马王堆养生文化为例[J].湖南师范大学社会科学学报,2013,42(2):76-83.

[3]马继兴.马王堆古医书考释[M].长沙:湖南科学技术出版社,1992.

[4]何清湖.再论湖湘中医文化[J].湖南中医药大学学报,2009,29(5):10-13.

［5］班固.汉书［M］.北京:中华书局.1962.

［6］李博.孝道观念在西汉初期的发展及其影响［J］.学问,2009,000（6）:280－281.

［7］熊吕茂.马王堆汉墓与汉初长沙国的思想、文化和艺术研究［J］.中国科技博览,2009（4）:215－217.

［8］中国社会科学院哲学研究所,中国哲学史研究室.老子·庄子精译［M］.北京:文化艺术出版社,2004.

［9］张小木.庄子解说［M］.北京:华夏出版社,2008.

［10］庄周.庄子［M］.北京:中国纺织出版社,2007.

［11］王国轩译注.大学·中庸［M］.北京:中华书局,2010.

［12］张燕婴译注.论语［M］.北京:中华书局,2010.

［13］安小兰译注.荀子［M］.北京:中华书局,2010.

［14］韩非子.韩非子［M］.太原:山西古籍出版社,2003.

［15］黎祥凤.管子校注［M］.北京:中华书局,2004.

［16］张岚,邹纯朴.中医养生文化的渊源及发展概要［J］.贵阳中医学院学报,2013,35（1）:254－256.

［17］陈戍国.周易校注本［M］.长沙:岳麓出版社,2004.

［18］周浩礼,吴植恩.马王堆房中书的性养生理论及其文化内涵［J］.医学与社会,2001,14（6）:9－11.

［19］马德五.老子道德经（汉英对照）［M］.天津:天津古籍出版社,2008.

［20］朱越利.马王堆帛简书房中术产生的背景［J］.中华医史杂志,1998,28（1）:1－6.

文章来源:陈洪,何清湖,陈小平.论马王堆养生文化的产生背景［J］.中华中医药杂志,2014,29（10）:3077－3079.

论马王堆养生文化的历史地位

马王堆医书的出土刷新了多个中医发展史上之"最早",从而将中医理论、方法的发源追溯到先秦时期。其中,包括最早论述经脉学说的文献《足臂十一脉灸经》(以下简称《足臂经》);最早提出人体气脉关系的脉学理论文献《脉法》;最早的医方书《五十二病方》;最早的气功导引养生文献《导引图》;最早的气功辟谷文献《却谷食气》;最早的房中养生学文献《十问》《合阴阳》《天下至道谈》;最早的养生学文献《养生方》;最早的妇产科学文献《胎产学》。另有《阴阳十一脉灸经》(甲本、乙本,以下简称《阴阳经》)《阴阳脉死候》《杂疗方》《杂禁方》等,均为同时期抄录的珍贵医学文献。笔者通过分析马王堆医书对中医基础理论和养生文化的贡献,对马王堆养生文化的历史地位做出探讨。

一、马王堆医书初现中医基础理论的端倪

大量研究文献表明,马王堆医书已出现"精气""神气""经脉""五脏""六腑"等中医基本概念,针对这些概念以及它们的内在联系有着初步的描述和认识,并且呈现出"五行学说""阴阳学说""辨证论治"等中医基础理论的端倪。

1. 呈现人体五行的朴素认知

五行学说是中医基础理论的重要组成部分,而医学方面关于五行的朴素认识在马王堆医书中已有提及。比如,《胎产书》中论及十月怀胎,认为胎儿的血、气、筋骨、肤、毛之生长过程与自然界之水、火、金、木、土、石相应,"怀孕四月而水授之,乃使成血……五月而火授之,乃使成气……六月而金授之,乃使成筋……七月而木授之,乃使成骨……八月而土授之,乃使成肤革"[1]。又如《十问》论及睡眠,有"辟(譬)卧于食,如火于金"之说;论及"五味",有"含其五味,饮夫泉英""酒食五味,以志治气"之说。

2. 呈现阴阳调和的思想萌芽

阴阳学说贯穿中医基础理论体系,而关于人体与阴阳的关系在马王堆医书中

已有论及。如《十问》假托尧舜对话，将阴阳之道视为保全生命的首要法则，载有"尧曰：'治生奈何？'舜曰：'审夫阴阳。'"又如《却谷食气》提出"六气"之法，"六气"即呼朝霞、输阳、正阳、铣光、输阴、沆瀣，通过"和以朝暇（霞）""和以铣光"等六种呼吸吐纳方法，达到食气养生的目的。"六气"的命名及吐纳法则，均体现出阴阳调和的朴素认知，为中医学的"阴阳"提供了常识概念和医学概念的基础。阴阳学说亦贯穿马王堆房中书的思想主旨当中，不仅将男女交合视为阴阳交合，并且在房中术中充分推崇阴阳运动的法则和规律，主张"采阴拟阳"的保健方法。

3. 呈现辨证论治的思维迹象

辨证论治是中医学的特色和精华[2]，有关经络辨证的思维在马王堆医书中已有迹象。《足臂经》完整论述了十一条经脉的生理、病例和治疗方法，而《阴阳经》进一步发展，出现经脉的远心循行，并最早记录"是动病"与"所生病"的灸法治疗。有关"同病异治、异病同治"的思想在马王堆医书中亦有体现。如《五十二病方》记载治"癃"病的两种方法：一方用"水三斗，以龙须一束并煮"；又方"以水一斗煮葵种一斗，大围束一，分以为三，以酒半斗，煮之"[3]。又如《五十二病方》记载"疸"病题下有一个医方："治血痠、黄芪、芍药、桂、姜、椒、茱萸凡七物。骨疸倍血痠，肉疸（倍）黄芪，肾疸倍芍药。其余各一，并以三指大撮一入杯酒中，日五六次饮之。"指出针对疸病的不同证型来调整药物比例，体现了同病异治的观念[4]。

4. 呈现藏象关系的理论滥觞

藏象学说是中医基础理论体系的核心，而关于"脉""五脏""六腑"以及人体生理的认知，在马王堆医书中已有多种体现。《足臂经》及《阴阳经》承袭了晚周以来"脉"的初始概念（即"血管"），此时"脉"的起讫循行与实体观念已大抵形成[5]。参看《足臂经》可见，当时为了描述"脉"的分布路线与相关症状，必须详细指出身体的各相关位置，才得以说明不同部位之关系。这种身体"繁复化"的描述过程，使得医学内容变得复杂、范围得以扩大，同时也促成了精细化与深度[6]。参看《阴阳经》可见，其已出现心、肝、脾、肠、脘等器官的描述，列举了"脾（髀）不可以运""心与胁痛""骭蹶（肝厥）""心肠（惕）""（脘）痛"等病症。而"五藏六府"之名，最早同时出现于《十问》，其提到"虚而五藏""实而六府"等句。《十问》凸显当时除了内脏形质化的探索之外，时人的观察已扩展到内脏生理功能的表现，"藏、府"之名不再局限于实质器官，因器官运作而表现出来的身体内外诸现象逐渐吸引医家大部分的注意力成为主流意识，《内经》"藏象"理论之滥觞由此而生[7-8]。

二、马王堆医书初现中医养生理论的框架

马王堆医书载有大量养生的理论与方法。譬如，《养生方》记载了以滋补强壮、增强体力为主的 79 个医方(目前可辨出的方数);《却谷食气》记载了气功辟谷的理论、方法与经验;《导引图》展示了各种养生功和医疗功;《脉法》提出了"寒头暖足"的养生理念;《十问》讲述了天人相应、情志养生的原则方法;《合阴阳》《天下至道谈》提出了房中守精的原则法度;并有多部养生文献记载食养守精的方法。纵观马王堆养生理念和方法,涵盖"天人相应""四时调摄""饮食调摄""起居调摄""情志调摄"等内容,初步呈现出中医养生理论的框架。

1. 注重天人相应

《十问》中关于人与自然的关系的论述,被认为是现存最早关于天人相应的记录。《十问》记载,"黄帝问于天师曰:万物何得而行?草木何得而长?日月何得而明?天师曰:尔察天地之情,阴阳为正,万物失之而不继,得之而赢。"《十问》又载,"君若欲寿,则顺察天地之道……天地之至精,生于无征,长于无刑(形),成于无(体),得者寿长,失者夭死。"而关于如何处理人与自然的关系,《十问》进一步提出按照自然变化规律来聚积精气的方法,"故善治气槫(抟)精者,以无征为积,精神泉益(溢),翕(吸)甘潞(露)以为积,饮摇(瑶)泉灵尊以为经,去恶好俗,神乃溜刑。"

2. 注重顺应四时

《却谷食气》中关于服食石韦和气体的时间均有讲究。食用石韦要顺应日月盈亏的变化规律,"朔日食质,日贺(加)一节,旬五而(止)。(月)大始桃,日(去一)节,至晦而复质,与月进退。"食气要选择一天之中的"六气",即太阳即将从地平线升起时出现的"朝霞"、上午七八点出现的"输阳"、中午十二点出现的"正阳"、午后太阳被密云遮蔽出现的"铣光"、傍晚太阳落至地平线后出现的"输阴"、夜间十二点出现的"沆瀣"。四时的食气皆有宜忌,"春食一去浊阳……夏食一去阳风……秋食一去□□……冬食一去凌阴",而《十问》亦就一天及四季食气的避讳提出"四咎","食气有禁,春辟(避)浊阳,夏辟(避)汤风,秋辟(避)霜(雾),冬辟(避)凌阴,必去四咎,乃探(深)息以为寿"。

3. 注重饮食调摄

马王堆一号汉墓出土的随葬品中,食品类占据 62.5%,其中肉类就有羹、炙、熬、濯、脍、脯、腊等 7 种加工方法,并且偏好营养丰富、易于消化吸收的羹类食品,记载各种肉羹的竹简达 29 枚,占据出土竹简所系 312 枚竹简的 9.3%。根据出土文献来看,当时盛行养阴扶阳、食养生精的养生理念。《十问》提出"食阴(拟)阳,稽于神明",即通过服食滋阴食物实现养阴扶阳,并载有辅食柏实、牛羊乳等多种食养生精的方法。《十问》还有关于五味调和的记载,"酒食五味,以志治气。目明耳聪,皮革有光,百脉充盈,阴乃盈生,緛使则可以久交,可以远行,故能寿长。"《养生方》《杂疗方》中载有"益内利中"等多种食疗方法。

4. 注重起居调摄

马王堆一号汉墓出土的锦面枕,其填塞物全部为佩兰,具备芳香化湿、消毒辟秽、养血安眠的功效,是迄今为止发现的最早的保健药枕。随药枕出土的还有香囊、药袋、熏炉等,装有花椒、桂皮、杜衡、茅香、辛夷、高良姜、藁本等10余种中药,其共同特性都具有行气祛湿、通气健脾、防腐杀菌等作用。由此可见,当时的人们善于利用中药来改善居室环境卫生,预防湿气、瘴气等带来的疾病。出土文献也有关于起居养生方法的记载。《脉法》指出,"气(也)者到下而【害】上,从嫒(暖)而去清焉。听(圣)人寒头而煗(暖)足。"这是古医书中首次将"寒头暖足"四字紧密联系起来立论,为日常起居确立了指导原则。《十问》中还专门谈论了睡眠与人体发育及健康的关系,指出"夫卧,使食靡宵(消),散药以流刑者也。辟(譬)卧于食,如火于金。故一昔(夕)不卧,百日不复……故道者敬卧"。

5. 注重情志调摄

《十问》明确了积精、养气、存神之间的关系,指出"故善治气抟(抟)精者,以无征为积,精神泉益(溢)",即善于养气聚精,神气就会泉源不绝。怎样存神呢?《十问》主张"神和内得,云(魂)柏(魄)皇口,五臧(藏)铦白,玉色重光,寿参日月,为天地英"。只要神志相合,魂魄内守,五脏精气凝聚,就会容颜焕发青春,并且可以长寿,成为身体素质很强的人。《十问》还提出"喜怒"是引发疾病的重要原因,"坡(彼)得有央(殃),必其阴精漏泄,百脉宛废,喜怒不时,不明大道,生气去之"。

关于马王堆养生文化仍有更多散见的思想和方法值得探讨,作为我国形成年代最早的中医养生理念和方法,马王堆养生文化的学术价值和地位不容忽视。无论从前人经验传承的角度来看,还是从理论建构素材的角度来看,马王堆医书对于中医理论之大成者《黄帝内经》皆有奠基之功,可以称之为后世中医理论及养生理念的源头活水。

参考文献:

[1]陈农.《马王堆帛医书》的胎产生育观[J].上海中医药杂志,1993(8):37-38.

[2]师建平,郭静.中医辨证论治理论体系的研究现状与发展趋势[J].中华中医药杂志,2013,28(9):2508-2511.

[3]王心东.《五十二病方》治则学初探[J].中国中医基础医学杂志,1995(4):25-26.

[4]王勇,高爱玲.论辨证论治思维方法的形成[J].河南中医,2003(5):6-7.

[5]李建民.死生之域周秦汉脉学之源流[M].上海:华东师范大学出版社,2007.

[6]林伯欣,李建民,林昭庚.从马王堆医书看先秦中医生理观[J].中华医史杂志,2008,38(1):19-23.

[7]李如辉,包剑锋.《中医基础理论》若干理论问题的商榷(Ⅱ)[J].浙江中医学院学报,2002,26(6):58-59.

[8]傅延龄,丁晓刚,李德威.论脏腑概念及其命名[J].北京中医药大学学报,2000,23(3):1-4.

文章来源:陈洪,何清湖,陈小平.论马王堆养生文化的历史地位[J].中华中医药杂志.2014,29(10):3077-3079.

论马王堆养生文化的价值取向

文化层次理论认为,文化的外围是其显性的精神文化,内核则是其价值取向,即创造该文化的主体在思维和行为时的首要导向[1]。文化的价值取向是决定文化性质和发展方向的本质因素。中医药文化包括中医内在的价值观念、思维方式和外在的行为规范、器物形象等文化元素,其中的核心是价值取向和思维方式[2]。弘扬和发展中医药文化,必须建立在价值传承的基础之上。因此,当前探讨马王堆养生文化的价值取向,对于弘扬和发展马王堆养生文化具有重要意义。笔者通过深入剖析马王堆养生文化的产生背景和内容特点,认为其具备地域特色显著、民生内涵深厚、人文色彩鲜明等显性特征,而蕴藏其内的精神内核则是注重生命、注重民生、注重实用、注重生态4种价值取向。

一、注重生命的价值取向

马王堆养生文化以养护形神、延长寿命为目的,它的产生深受先秦以来道家"重生"价值观的影响,对人的生死问题进行了各种思考与探索,总结、积累了一系列追求长寿乃至获得永生的经验与方法。另外,从马王堆汉墓的墓葬以及出土文物的盛况,亦可窥见当时社会对于生命的高度尊重和对于永生的不懈追求。

马王堆三号墓出土的帛书中,包括《周易》《老子》等古籍抄本,说明以《周易》为理论源泉的道家思想在当时社会得到了继承与传播。根据相关专家考证,《周易》中最基本的阴阳观念,最早象征的正是生殖文化,其大部分内容都是围绕人生与生命这类问题而展开,传达出浓厚的生命关怀思想。道家对《周易》生命哲学思想的继承,集中体现为对《易经》中个体生命意识的继承[3],由此提出了"重生"观念,形成了敬畏生命的养生观。从马王堆医书中可以找到多处关于生命及生死的探讨,如《十问》中黄帝问于曹熬,说"民何失而死?何得而生?"黄帝问于容成,曰"民始敷淳溜刑,何得而生?溜刑成体,何失而死?何泄之人也,有恶有好,有夭有寿?"秦昭王问王期,曰"寡人何处而寿可长?"这些对话借托先人之口,表达了民众对于生死问题的各种困惑,其后所隐藏的正是对生的珍视,对死的避讳,以及对长寿的不懈追求。其中,尧问于舜,曰:"天下孰最贵?"舜曰:"生最贵。"这一问答更是直接表明了以生命为天下至贵,视生命为至高价值的重生思想。

马王堆一号墓出土的 T 形帛画,用浪漫主义的手法表现了西汉人对于天国的想象和永生的追求。这幅帛画被推测为一种叫幡的东西,用来召唤死者的灵魂。《礼记·郊特牲》言:"魂气归于天,形魄归于地。"[4] 人作为生命体,由魂气和形魄两部分组成,死后魂气升天,形魄则归于地。因此,西汉人相信,只要肉体不腐,有一天魂气归附形魄,人就可以"复活",从而获得永生[5]。正是这种关于"魂魄二元一体,天界地界人界自由游走"的生命想象,使得马王堆一号汉墓的墓主辛追在生前耗费了众多精力、物力和财力来营建死后的居所,并且借助至今难以破解的防腐手段,创造了历经 2200 余年而尸身不朽的传奇。这种关于永生的美好愿望和积极探索,在马王堆医书中亦可窥见。如《十问》中,"神和内得,云(魂)魄皇□,五藏(脏)固薄,玉色重光,寿参日月,为天地英"[6],"明大道者,亓(其)行陵云,上自麋摇,水溜(流)能远,(龙)登能高,疾不力倦,□□□□□□巫成昭□□□不死"等[6],这些都是关于长生不死的生动描述。而《合阴阳》《天下至道谈》中对于阴阳交合、男女生殖的潜心研究,更是其注重生命的重要体现。另从马王堆出土陪葬物品亦可看出,当时社会流行"视死如视生"的殡葬理念,随葬竹笥中盛有食品、中草药、衣物、丝织品、模型明器等多种物品,而随葬药枕、香囊、熏炉、化妆盒等更是体现出对逝者的悉心关照。

二、注重民生的价值取向

马王堆养生文化是一种根植于民本政治、来源于民众实践、服务于民众健康的养生文化,其产生背景、内容表述、方法取材等各方面均体现出重视民生的价值取向。

马王堆养生文化形成于民本思想盛行的西汉初期,与当时的统治者恢复战后经济社会,实施百姓休养生息的政治环境相适应。从内容上看,其涵盖民众饮食起居、房事生育、日常锻炼、精神蓄养等各个方面,针对生活实践的多个环节提出了身心养护的原则和方法,为民众颐养生命提供了多种途径,使得民众养生的可行性大大提高。从文法表述上看,马王堆出土文献平实直白,通俗易懂,其中提到的常见病名大部分命名通俗,有的则直接使用地方土名或者民间俗称,如"口烂者"(烧伤致溃疡)、"身疕"(身体疮疡)、"膏溺"(小便混浊)等,使得民众一看便知[7]。从表现形式上看,关于养生方法的表述形象生动而富有吸引力。如《十问》中假托三皇五帝、彭祖等先人之间的十段对话,提出民众对于养生的各种困惑,融合问答形式、先人传说以及类比说明等多种元素,大大增强了对于民众的可读性。同时,善用简单形象的口诀传达丰富的养生内涵,如《天下至道谈》中关于"七损八益"的口诀,《合阴阳》中关于"十动""十节""十修""八动"的口诀,都非常便于民众理解和记忆。而《导引图》更是通过直观形象的图画,以44种栩栩如生的人物姿势和动作,介绍了徒手锻炼、器械操作、行气吐纳、意念活动等多种功法。从养生食材和药材的选用上看,大都考虑了普通民众的承受能力,使得养生成本相对低廉,养生途径相对便利。如《十问》中扶阳生精所用的柏食、牛羊乳、醇酒、韭菜、鸡蛋、雄鸡、雀卵等,都是民众日常饮食中随手可取的食材;而《养生方》《杂疗方》中补益精气所用的细辛、干姜、石韦、乌喙(即附子)、防风等,都是非常普通的草药。包括出土药枕、香囊中所用的中药花椒、桂皮、茅香、辛夷等,都是价格低廉、取材方便的草药。

三、注重实用的价值取向

马王堆养生文化是一门侧重经验和方法传承的养生学,所涉养生理念与方法,既有理论上的分析阐释,又有实践上的方法指导,具备很强的可操作性和可传播性,体现出注重实用的价值取向。

从马王堆养生所要解决的问题来看,皆以服务日常生活为对象。"民以食为天",因而通过食养生精、药食养精,指导民众合理饮食;"饮食男女,人之大欲存焉",因而提出"十势八动""七损八益",指导民众进行性保健;"流水不腐,户枢不蠹",因而通过导引气功、辟谷食气,指导民众运动身体;七情六欲,人之本能,因而提出神和内得、顺应自然,指导民众调和情志;善摄生者,起居有节,因而提出寒头暖足、道者敬卧,指导民众衣着寝居。从马王堆养生解决问题的方法来看,皆以便于取材、便于操作为原则。如《杂疗方》中记载"益内利中方","取醇酒半桮(杯),温之勿热。毁鸡卵,注汁酒中,挠,饮之。恒以旦未食时饮之。始饮,饮一卵,明日饮二卵"显然具备民间俗法的特点,方法一目了然,取材家喻户晓,十分简单实用。再看《养生方》中记载"增强筋力方",以"走"和"疾走"为题,讲述了增强行走足力的方法,无论是行走本身,还是有关行走所食草药及其制作方法的指导,都体现出实用的特点。《胎产书》中记载有关生男生女的方法,如"取蜂房中子、狗阴,干而冶之,以饮怀子,怀子产男","欲产女,取乌雌煮,令女子独食肉歠汁",这就高度契合了民间的实用需求。而房中术书中对女性性心理生理反应过程的细致观察和研究,有关"五声""十征""八动"的生动描述,以及指导男性配合所用"十势",都非常直观、实用。另外,马王堆医书中关于药材或者食材的剂量表述,大都采用非规范的民间估量计量方法,如"乌喙十果(颗)""取醇酒半桮(杯)""日捐一椀

（丸）""大如酸枣""令薄如手三指""食以二（三）指最（撮）""日驾（加）一节"，这也大大增强了方法的实用性。

四、注重生态的价值取向

马王堆医书针对"人与自然"这一古老命题的探讨，不仅记载了有关天人相应的深刻认识，而且将人与自然的关系以各种生动、直观的形式，贯穿于饮食、睡眠、房事、日常锻炼之中，足以窥见古人对自然的浓厚兴趣，呈现出鲜明的生态价值取向。

《十问》以黄帝与天师的问答，指出万物的运动变化都是以天地阴阳为准则，"失之不继，得之而赢"，如果违背这个规律万物就不能生存、繁衍，适应这个规律就能兴旺发展。又以黄帝与容成的问答，进一步论述了人与自然的关系，提出"君必察天地之请（情），而行之以身"。人要健康长寿，就必须了解天地自然的变化规律，并按照规律身体力行。"天地之至精，生于无征，长于无刑（形），成于无（体），得者寿长，失者夭死"[6]，自然规律无征可循，无形可见，只有顺应自然之道才能通晓，从而获得长寿，否则就会短命夭折。关于如何与自然和谐相处，《十问》提出，"君必食阴以为常，助以柏实盛良，饮走兽泉英，可以却老复壮，曼泽有光"，"翕（吸）甘潞（露）以为积，饮榣（瑶）泉灵尊以为经，去恶好俗，神乃溜刑"[6]，认为食用自然产物，如柏树叶实、牛羊乳、甘露、瑶泉等，可以汲取天地精气，使人精神健旺、延缓衰老。《十问》还就顺时养生，提出治气应当避开春夏秋冬"四咎"，保持"朝息之志，如藏深渊""昼息之志，呼吸必微""暮息之志，深息长除""夜半之息，以长为极"。《却谷食气》亦针对呼吸自然"六气"作了细致阐述。

马王堆养生文化关于自然生态的认识，还在其他方面有所体现。比如，好用自然现象来解释人体生理，如以尺蠖颜色来类比人体肤色改变，"君欲练色鲜白，则察观尺蠖。尺蠖之食方，通于阴阳，食苍则苍，食黄则黄。唯君所食，以变五色"。另有用水鸟鱼鳖蛇等来解释人类睡眠，"夫卧，非徒生民之事也。举凫雁、萧（鹄）、相（鹔）、蚖檀（蟺）、鱼螯（鳖）、奚（蜸）动之徒，胥食而生者也；食者，胥卧而成者也"。好用自然之象来描述人类活动，如仿照动物活动来描述男女性交合的"十势"，"一曰虎游，二曰蝉付（附），三曰斥（尺）蠖，四曰困角，五曰蝗磔，六曰猿踞，七曰蟾诸，八曰兔骛，九曰蜻蛉，十曰鱼嘬"。又如仿照动物姿势来描述人体运动，导引图中便有"螳狼（螂）""鹤□""龙登""鹞北（背）""沐猴""猿呼""熊经""鹯"等术式。好用自然时节来取用食材药材，如"□春日鸟卵一，毁""到春，以牝鸟卵汁弁""以三月菁葴□熟煮""以五月望取荬、兰""以五月□备茯苓，才黄""五月望取勃赢，才黄""八月取菟芦实阴干"等。

参考文献：

[1]谭德贵.论《周易》中的真、善、美思想及其对中国文化价值取向的影响[J].东岳论丛,1997,5:84-86.

[2]孙建中.论中医药文化的内涵与核心价值[J].中华中医药杂志,2013,28(9):2505-2507.

[3]张永忠.敬畏生命——先秦道家养生观解读[J].兰台世界,2012,12:81-82.

[4]崔高堆.礼记[M].沈阳:辽宁教育出版社,2000:91.

[5]刘向斌.从西汉赋家的游仙逸思看生命价值观[J].辽宁学院学报(社会科学版),2009,11(5):83-89.

[6]何清湖,周兴,谭同来,等.马王堆古汉养生大讲堂[M].中国中医药出版社,2009:28,29,230.

[7]陈小平,何清湖.基于民生视角的中医药文化研究——以马王堆养生文化为例[J].湖南师范大学社会科学学报,2013,42(2):76-83.

文章来源：陈洪,何清湖,陈小平.论马王堆养生文化的价值取向[J].中华中医药杂志.2014,29(12):3689-3370.

基于民生视角的中医药文化研究

——以马王堆养生文化为例

民生问题,是中国革命、建设和改革开放过程中的基本问题,也是当前落实科学发展观、构建和谐社会所面临的重大课题[1]。"民生",顾名思义,即"人民的生计"。该词最早出现在《左传·宣公十二年》:"民生在勤,勤则不匮。"这里的"民",就是百姓的意思。高度重视民生问题,是中国共产党的一贯作风和优良传统,也是我们党全心全意为人民服务根本宗旨的体现。党的十八大报告明确指出:"加强社会建设,必须以保障和改善民生为重点。"[2]报告提出,改善民生就应该切实解决好包括提高人民健康水平在内的人民最关心最直接最现实的利益问题。

提高人民健康水平,最重要的就是要依托健康文化对广大百姓加强健康教育、倡导健康理念、培养健康意识、追求健康体魄。中医药文化是中华民族优秀传统文化的重要组成部分,是中医药学发生发展过程中形成的精神财富和物质形态,是中华民族几千年来认识生命、维护健康、防治疾病的思想和方法体系,是中医药服务的内在精神和思想基础,集中体现了中国传统文化和人文文化、科学精神和人文精神的统一[3]。中医药文化是一种关于健康的文化。其中,中医健康文化的核心理念之一是被认为是中医至高境界的"治未病"。《黄帝内经·素问·四气调神大论》有语:"是故圣人不治已病治未病,不治已乱治未乱,此之谓也。夫病已成而后药之,乱已成而后治之,譬犹渴而穿井,斗而铸锥,不亦晚乎!"《灵枢·逆顺》也明确提出,"上工治未病,不治已病。"中医"治未病",主要体现在两个方面:未病先防、已病防变,即主张通过饮食、运动、精神调摄等养生保健方法和手段来维系健康并达到预防和治疗疾病的目的。其中,倡导人们珍惜生命,注重养生,防患于未然是"治未病"的核心思想。1992年,世界卫生组织在维多利亚宣言中提出健康的四大基石:合理膳食、适量运动、戒烟限酒、心理平衡,这与中医药文化倡导的养生保健理念是完全契合的[4]。

一、马王堆养生文化及其主要养生理念

1973 年长沙马王堆汉墓出土的 14 种医书,主要包括《十问》《阴阳十一脉灸经》《胎产方》《养生方》《合阴阳方》《杂禁方》《天下至道谈》等。从长沙马王堆汉墓发现起,许多专家学者对马王堆 14 种医书中的养生知识进行了大量的研究,从房事、气功、导引、药物等方面介绍马王堆医书养生的具体内容。马王堆养生文化种类丰富,兼容并包,结合实际,涵盖了民众生育、饮食、行房、日常锻炼等生活的各个层面,满足了民众对颐养生命的需求,充分展示了我国秦汉时期关注民生的养生文化理念。概括而言,马王堆医书主要从三个方面奠定了中医养生的内涵,那就是聚精、养气、存神[5]。

1. 饮食生精养生

国以民为本,民以食为天。饮食问题理所当然是民众所关注的头等大事。马王堆出土的养生文献中有许多对于饮食养生的记载,《十问》开篇就提出:"食阴(拟)阳,稽于神明。"服食滋阴之品以养阴扶阳,就可以到达神明的境界。"君必食阴以为当(常),助以柏实盛良,饮走兽泉英,可以却老复壮,曼泽有光。"一定要将食阴之道持之以恒,加上柏实(《神农本草经》载柏实:久服令人悦泽美色,耳目聪明,不饥不老,轻身延年)作为辅助食品就更好,饮牛羊乳,也有返老复壮之功,可使肌肤细腻润泽有光。而《五十二病方》中记载的药品 200 多种中,谷、果、禽、兽、鱼等当时的一些日常食物占全书的四分之一,书中所载 50 余种病,半数左右可"以食治之",或"以食养之",可见当时对饮食与健康之间的联系已经非常重视。

在饮食过程中,要注意调配五味。马王堆汉墓出土的有稻、麦、黍、粟、大豆等谷物,梨、梅、杨梅、枣、甜瓜等果品;冬葵、荠菜、竹笋、姜、藕等蔬菜;牛、羊、猪、鹿、狗、兔等肉食品。可谓五谷杂粮样样俱全。其后的《黄帝内经》也曾总结出"五谷为养,五果为助,五畜为益,五菜为充,气味合而服之,以补精益气"的膳食配制原则,与马王堆的饮食养生文化有异曲同工之美。即告诫民众,不可对饮食的种类过于偏嗜或偏废,这样将极易导致人体内阴阳失调,从而损害健康,诱发疾病。在日常生活中,应该"五谷""五果""五畜""五菜"合理搭配,才能充分地补充人体气血精微,使脾胃行使正常的消化功能,更有益于对人体精气的补益,保证健康和长寿。

在饮食过程中,还要注意合理烹制。我国西汉时期主、副食品种类繁多,主食有米饭、蒸饼、粥及米羹之类,副食种类更是不胜枚举。根据马王堆汉墓出土的食具和文献来看,当时人们已经很讲究烹调方法,既强调饮食的卫生,也强调通过合理的烹制方式让食物的养分被人体更好地吸收。例如这一时期的民众在加工肉类食物时主要以羹类为主，如马王堆汉墓竹简中记录的食物有"牛白羹一鼎""鹿肉鲍鱼笋白羹一鼎""鸡白羹一鼎瓠菜""鲫白羹一鼎""狗酐羹一鼎""狗菫羹一鼎"。所谓羹，就是将剁碎的肉末做成汤，白羹即稻米熬粥加入肉末，牛白羹即稻米熬粥加入牛肉末，鸡白羹即稻米熬粥加入鸡肉末。由于羹类食物所用肉类全都剁成了细末，又熬得烂熟，皆为浓汁汤液，味美而易于消化吸收[6]。

　　除了强调合理烹制，马王堆养生文化还很注重饮食有节。认为饮食既要注意量，因为"过饥则气血来源不足，过饱则易伤脾胃之气"；还要注意进食时间，三餐定时，这样才能有利于人体健康。此外，在马王堆出土的《却谷食气》中，还对辟谷养生进行了详尽的记载，即在一段时间内少吃或是不吃，通过科学的辟谷方式，清除人体内的毒素和激发人体的潜能、刺激人体的应急系统、增强机体抗御病邪的能力，这种古老的养生方式在近几年也越来越受到人们的关注。而通过合理安排饮食保证机体的营养，使机体的生命活动过程处于阴阳协调、体用和谐、身心健康的最佳状态，从而延缓人体衰老的进程，这种理念对提高民众健康水平和延年益寿有着十分重要的意义。

　　2. 房事保精养生

　　中国房中养生学历史悠久，源远流长。其内容广博，学术精湛。我国古代房中养生学认为，性生活是人的自然本性，是仅次于水和食物的一种生理需求。《礼记·礼运》云："饮食男女，人之大欲存焉"，把性生活同饮食相提并论。同时，我国古代养生学还认为，性也是人的权利，是夫妇情意洽美的纽带，是家庭生活的调节剂。而马王堆汉墓出土的帛书《养生方》《十问》《合阴阳》和《天下至道谈》视房中养生为"天下至道"，足见古人对性的重视。

　　关于房事保精养生，马王堆医书认为，男女在进行性生活时，要注意和掌握一定原则，才有益于男女双方的养生与健康。

　　其一，交合有则。《天下至道谈》说："贰生者食也，孙（损）生者色也，是以圣人合男女必有则也。"男女交合必须遵循什么原则呢？《天下至道谈》就认识到：要使夫妻双方在性交合中保持身心健康，就必须在夫妻双方情意缠绵、难舍难分的两情交融轻松愉快的气氛中进行性交合活动。因此，提出"……先戏两乐，交欲为之，曰智（知）时……"强调性交合前，夫妻双方都应主动地与对方进行拥抱亲吻、抚爱嬉戏和调情娱乐使情志舒畅，激起双方的强烈性交欲望和性兴奋的最适宜时机"智（知）时"进行交合。即出现《合阴阳》中所记载的"五征"："一曰气上面热，徐响；二曰乳坚鼻汗，徐抱；三曰舌薄（薄）而滑，徐屯；四曰下汐股湿，徐操；五曰嗌干咽唾，徐撼；此胃（谓）五欲之征。"此时即可开始性交合，可使夫妻双方更加愉悦,心情舒畅而精神焕发,心身健康。

其二,以静为强。在夫妻性生活时,心境安静是最重要的,心情坦荡如水,则阴精内藏而不外溢。《十问》提醒人们:"桉(接)阴之道,以静为强,平心如水,灵路(露)内藏,款以玉爽(策),心毋秫(怵)荡,五音进合(答),孰短孰长……"着重强调男女之间的性交合活动时的一般法则,以平心静气、神志安定为宜,使心境情绪平静如水,则脏腑精气津液内藏而不轻易外泄。保持内心坦荡,不被担惊受怕或恐惧的情绪所干扰。在进行性生活时,还可根据女方性兴奋程度不同而发出的五种哆叫感叹和呼吸气息的声音而调整性交合动作,使女方达到最大快感和双方性交合达到最佳和谐程度。

其三,行房有度。我国古代房中养生学的重要内容之一就是"欲不可纵",即人的性行为不可放纵,要加以节制。节制房事、保养精气,是马王堆房中养生的一个重要观点。《天下至道谈》认为,绝不能"用八益、去七孙(损)"。其中,《天下至道谈》第一节和《十问》中第五问的内容相同,详细回答了性器官与人体其他器官同时产生而功能最先衰萎的原因,认为其中主要原因是"暴事而无礼",即指性生活频繁而无节制,生殖器被暴用,从而导致"与身俱生而独先死"。怎样调治性功能呢?"必爱而喜之,教而谋之,饮而食之,使其题坚强而缓事之。"即一定要爱护它,掌握性科学知识,用饮食滋补它,使阴茎保持坚壮强硬,缓减房事,节制两性生活[7]。

这些系统探讨男女性生活的专著,对性生活的基本原理、性交养生以及性交全过程的特点、男女协调配合等诸方面,都有精细的论述。强调夫妻间行房事要顺应自然,合乎法规,讲究科学的方法,这样不仅能使双方得到性的满足,增进感情,更重要的是有助于彼此的身心健康,延年益寿。

3. 导引行气养生

我国古代的"导引",是呼吸运动与躯体运动相结合的一种医疗保健体操,它目的明确,要求具体,简便易行,适于在广大民众中开展,效果显著。1973年,在挖掘长沙马王堆三号汉墓时,发现了我国出土文物中历史最早的医疗保健体操——帛画导引图。虽然帛画残破断裂比较严重,导引图中不少的图形和文字现已无法辨识,但就修复的材料来看,内容仍然是相当丰富的[8]。

徒手运动。帛画大部分为徒手锻炼,其广泛采用象形体操的方式即以模仿鸟兽形象编制的原始体操。例如从导引图中所画的"熊经"来看,是一男子两臂凌空环抱,正像熊攀树的样子。此外,还有模仿"鹤""堂狼(螳螂)"等鸟兽形态,如模仿"鹤"时两臂伸展,上体正直,屈膝转体,左右上步,做盘旋起伏的运行,像大鸟凌空飞舞,盘旋不定。模仿螳螂时则是一人站立,双臂上举微屈,上体外转并略做侧屈,模仿螳螂举臂观望目标的动作,动作极为生动活泼。人们通过这些活动,不仅能锻炼身体,消除疲劳,而且对转移思想、调剂精神,促进大脑皮质的兴奋与抑制转换,消除大脑疲劳,都有积极作用。

器械操作。过去普遍认为我国器械体操始于东汉,而导引图的出土足以说明,我国在西汉以前不仅有了徒手体操,而且器械体操也已经相当普及了。导引图中出现过盘、棍、球、袋等四种器械,用来辅助行功。这些利用轻器具进行体操锻炼的图形,说明我国当时在轻器械体操方面已经有了相当长时间的发展和比较丰富的内容。利用轻器械进行的体操活动,可以增加动作的幅度、难度和动作的复杂性,便于集中注意力和提高神经系统的兴奋性,对大脑皮质加强了刺激,加深了影响。为全面发展人们的体能和智力训练,为培养生活所需的一些实用技能打开了新的道路。

行气吐纳。在古籍中所提到的导引,有时是吐纳的意思,指的是呼吸食气,在肢体运动时,也极其注意呼吸的配合。因此也有"导气令和、引体令柔"之说。故导、引、吐、纳四字是经常联用的。同时古代导引术还有一种呼吸方法,要求在呼气的同时发出声音,这就可使呼吸更加充分,只有将气充分呼出,才能有充分的吸入,同时对内脏器官和各系统能起有振动与共鸣作用,以加强对内脏器官的影响。从导引图的一些图像即可看到,呼气时有的动作是也要作上述发声配合的,例如"仰嘑",在抬头呼气时应呼喝发声,即仰天大呼。这也近似五禽戏中的虎戏。虎戏是俯撑未动时以鼻吸气,然后当左臂、右腿前进一步时要呼气,同时发出"哈"声。通过这样的方式能有效缓解烦闷气郁不舒等症状。

除了躯体运动外,马王堆养生文化还强调人的意念活动。如某些图像表现为凝神入静存想的样子,在许多著作中被广为记载的气功、瑜伽等,已被心理学家、保健学家们从科学的角度进行谨慎的研究,得到了"宁神除烦"的印证。潜心入静之时,人的生理机能处于有序状态,意念的引导和快语默诵,实际上起到了"心理反馈"的作用。通过这一系列科学的躯体运动与意念活动共同作用,促进人体的健康。

4. 养气安神养生

道家讲节制情欲,不为外物所累,返璞归真,达到人与自然的高度和谐统一;儒家追求人格的完善,品性的修养,以致达到"真、善、美"的圣人境界。从养生的角度而言,二者是统一的。淡于名利,心胸豁达,顺其自然,浩然正气,当是养生的最高境界。

《十问》说:"坡(彼)有央(殃),必其阴精漏泄,百脉宛废,喜怒不时,不明大道,生气去之。"书中明确提出了"喜怒"是引发疾病的重要原因。那么,怎样才能有个好心情呢?《十问》主张:"神和内得,云(魂)柏(魄)皇口,五臧(藏)钻白,玉色重光,寿参日月,为天地英。"强调神和内得,精神和谐,就能精力充沛,五脏固健,容颜焕发,才可以长寿,成为身体素质很强的人。在这个部分,马王堆医书谈论的就是关于情志养生的问题,这也是中医养生的一个核心部分。

其次,古圣人教导我们,要做到安神养生,应顺察天地之道。《十问》:"君若欲寿,则顺察天地之道……得者寿长,失者夭死。故善治气槫(抟)精者,以无征为积,精神泉益(溢),翕(吸)甘潞(露)以为积,饮榣(瑶)泉灵尊以为经,去恶好俗,神乃溜刑。"意思是,一个人如果想要长寿,就要顺应天地自然之变化规律。能按照规律办的人就会长寿延年,失去它的人就会短命夭亡。

第三,古人还教导我们,应依照四时变化而防止不正之气的侵袭。淡于名利,真气顺畅,精神不外泄,又怎么能患病呢?所以说意志闲适而少欲望,心情便会安逸而无所畏惧;身体应劳作而不致疲倦,人体的正气则得以正常循行。认为饮食甘美,服饰满意,乐于习俗,高位与下位的人不相羡慕、嫉妒,这样的人就达到了回归自然的朴实状态。达到这种状态的人,嗜好欲望不能劳伤其目,淫意邪念不能蛊惑其心,智商高下不等的人均不为外物所累,这就合于养生之道。

实践证明,远古之人寿命百岁而动作不衰弱的原因,正是因为注重养气安神与自身品行的修养。

二、马王堆养生文化的主要特点

马王堆养生文化不仅在内容上切实关注民生,而且为了方便民众更好地认识和理解,其文献在文法表述上体现了通俗化的特点。与此同时,为了让民众能够比较容易获取和调配的,其在养生所需的食材或药材上尽量贴近普通民众;在养生方法上,马王堆养生文化则着力强调民众的实用性,无论是房中养生还是导引养生,其方法和步骤都是简单易行的,这就保证了马王堆出土的这些养生成果能更加容易为民众所用,体现了其源于民众、服务于民众的文化内涵。

1. 内容丰盈,皆为民所想

马王堆汉墓出土的《五十二病方》《阴阳十一脉灸经》《胎产方》《养生方》等十几部医著,其种类丰富,兼容并包,涵盖了民众需求的诸多方面。无论是其饮食养生、房事养生、精气神的调养还是运动养生,无一不是民众所普遍关注并能受益无穷的问题。

2. 文法通俗,易为民所知

为了让民众更好的理解和接受,马王堆出土的养生文献,还有一个显著特点,即文法通俗,相比其后的《黄帝内经》等专著的词句古奥,义理艰深难懂,其文字平实直白,容易为普通民众所认知。如其中提到的常见病名大部分命名通俗,有的则是直接使用地方土名,如:"口烂者"(烧伤致溃烂),"热者"(烧灼伤),"身疕"(身体疮疡),"乾瘙"(疥癣),"膏溺"(小便混浊)等,采用的多是民间俗称,民众一看便知。又如其中所记载的养生方法,如《十问》中假托黄帝、炎帝等人之间十段对话,其用语朴实,行文浅显,字词通俗,一问一答间既借先人之口提出民众对于养生中的疑惑,又提出了相应的解答以及具体的办法。而《天下至道谈》里谈房事中有"七损八益"的口诀,七损:"一曰闭,二曰泄,三曰渴(竭),四曰勿,五曰烦,六曰绝,七曰费。"八益:"一曰治气,二曰致沫,三曰智(知)时,四曰畜气,五曰和沫,六曰窃(积)气,七曰寺盈,八曰定顷(倾)。"告知民众在房事中应避免这七种有损人体健康长寿之事,而应通过八种方式促进人体身心康寿,非常便于民众理解与记忆。

3. 俗药、俗法,便为民所用

为了让民众更广泛地进行养生活动,马王堆养生文献中所用食材和药材大都考虑到了普通民众的承受能力。如饮食养生中所用的五谷、鸟卵、羊肉,以及杏、李、桃、枣等果实,均是极为普通的食材,民众将平时生活中所用食材稍加搭配或调整烹制方式便可以达到养生的功用。而辅助养生的药材中也多如普通草药、人发、鸡毛等,或价格低廉,或能在民间随手取来。而且药物或食材的剂量也不用"斤""两""毫""厘",除少数药物使用"升""斗""合"等剂量单位处,大部分使用"挺""束""把""颗""撮"等这一民间估量剂量单位,也是平实直白,方便民众理解。而马王堆养生文献中记载的养生方法,也体现了其方便民众采用的特点,如《养生方》中还有以"走"和"疾行"为题的两节属性,说的是加强行走足力的方法,可见步行在当时就被认为是一种最适合大众的健身运动,因其有利于增强体质和增强耐力之故。今天的科学证明:行走尤其是快步行走,是适合中老年锻炼耐力的有氧代谢运动,而持之以恒的有氧代谢运动,是增进中老年健康的最佳方式。看来,生活在两千多年前的中国古人的大众健身运动,与今人相比并不逊色。

三、马王堆养生文化的现代价值

十八大报告提出了新时期加强民生工程建设的工作任务,其中,对改善我国医疗卫生条件,提高群众健康水平提出了明确的要求:"坚持为人民健康服务的方向,坚持预防为主、以农村为重点、中西医并重,努力为群众提供安全有效方便价廉的公共卫生和基本医疗服务。"[2]坚持预防为主的主要方法就是要通过养生保健提高群众身体素质,预防疾病,这既是现代医学的理念,也与中医药文化中"治未病"的观点是相符的。

当前社会发展一个不容忽视的事实是：随着生活节奏的加快和工作、生活压力的加剧，民众往往很容易出现一种机体无器质性病变，但是有一些功能改变的状态，即"亚健康状态"。根据近年世界卫生组织进行的调查显示：全球真正健康的人约占5%；经医生诊断患有疾病的人约占20%。显然，其余75%的人就是处于一种健康和疾病之间的亚健康状态。据中国卫计委公布的的数据，目前我国处于亚健康状态的人数占总人口数的73%～77%[9]。虽然西医指标正常，但在中医看来，亚健康就是生病的信号。实践证明，亚健康状态是中医养生文化关注和发挥作用的重要领域。中医强调其养生之道必须法于阴阳、和于术数、形神并养、协调阴阳、谨慎起居、和调脏腑、动静适宜、养气保精、综合调养。因此，中医完全可以通过采用顺时养生、饮食养生、传统健身术等多种养生方法，逐渐改善人体的内环境，使人体的内环境、外环境、内外环境达到平衡、和谐，向更有利于人体健康的方向转化[10]。通过深入研究马王堆医书我们可以发现，医书中蕴含的养生文化以及丰富的养生理念同当前社会发展以及老百姓的健康需求是相吻合的。马王堆养生文化强调的聚精、养气、存神等方面的整体调节对亚健康者的养生和保健无疑具有极大的优势，对于当前改善民生，加强民生工程建设具有积极的现实指导意义。

1. 均衡营养有利于保障民众健康

人们的日常生活离不开每日三餐，如何合理地调配饮食，使之更有利于人体健康、滋补养生，是人们所关注的问题。常言道：药补不如食补，饮食养生是我国中医一个重要的传统理论，人们在长期的实践中积累了极为丰富的经验。当前名目繁多的电视传统养生节目（以湖南卫视的百科全说为代表）充斥着我们生活的方方面面，媒体的广泛传播揭示了伴随着经济的发展人们越来越重视养生，同时也有效地促进了传统中医养生理念和养生手段的普及。这些电视节目介绍的各种养生手段都尽量贴近普通百姓的平时生活，力求在低成本、低难度、短时间的基础上达到显著的效果，这与中医饮食养生的特点高度契合，因此饮食养生也就自然成为该类节目的热点。在这一轮饮食养生的热潮中，一些专家人士对于饮食养生提出了很多科学、有效的建议。但也有如张悟本之流的"伪专家"，对一些百姓进行误导，张悟本在他的书中提出，药方中没有灵丹妙药，而不可缺少的是白萝卜、绿豆和长茄子，他声称多次用它们治好了肺癌、糖尿病、心脑血管疾病、肺炎等数十种常见疑难病症。短短的几个月之间，绿豆在张悟本的神化后价格开始飞升，形成了一个奇异的乱象。

实际上，这种对单一食物的过分强调并不符合中医理念。传统中医养生讲求均衡营养，中医认为没有任何一种食物能全面包含人体所需的营养。正如马王堆出土文献中所指出的,在日常生活中,应该"五谷""五果""五畜""五菜"合理搭配,才能充分地补充人体气血精微,使脾胃行使正常的消化功能,更有益于对人体精气的补益,保证健康和长寿。以绿豆为例,在传统中医理论中,其味偏甘性偏寒,有清热解暑、利水的功效,但正因为它性偏寒,所以人在食用时应该有选择性。中医讲究阴阳平衡,如果一个脾胃虚的人长期食用绿豆,会适得其反。退一步说,即使是一个热重的人,长期大量食用绿豆,仍然可能造成不良效果,"物极必反"即是告诫民众不可对饮食的种类过于偏嗜或偏废,这样将极易导致人体内阴阳失调,从而损害健康,诱发疾病。任何一个病人,都要根据病人当时的身体状况、病人的体质来判断该怎么用食疗的方法。一万个人,可能开出一万个不同的方子,绝非张悟本所谓的"绿豆治百病大法"。既要吃山珍海味、牛奶,也要吃粗粮、杂粮、蔬菜、水果,这样才符合科学合理均衡营养观念。饮食合理,疾病就不易侵入。还要注意饮食方法,勿暴饮暴食,大饥大饱,一定做到定时定量,有针对性,均衡消化,保证营养。

2. 合理运动可增强群众体质

运动养生是指用活动身体的方式维护健康、增强体质、延长寿命、延缓衰老的养生方法。马王堆汉墓出土的导引图就是我国现今发现的最早相关记录。医学的发展,为运动养生提供了理论依据、指导原则、发展方向以及必要限制等,使运动养生向全面、合理的方向发展。然而《2010 年国民体质监测公报》显示,当前我国成年人,特别是城市成年人的健康状况不容乐观,工作中的体力活动大幅度减少,再加上摄入的能量提高,工作繁忙等因素,导致成年人的身体素质每况愈下,尤其是 25～29 岁年龄组刚大学毕业学生,由于是从学校到办公室,身体机能下滑得最厉害。其中很重要的一个因素就是他们严重缺乏体育锻炼。根据调查显示:过去 10 年,国人增长的体重几乎等同于西方人在过去 30 年增长的体重。我国 16 岁以上的城乡居民中,有 65% 的人一年没有参加过任何体育活动。由此可见,当前我国全民健身工作的现状还不能适应社会主义现代化建设的需要。

挖掘和整理中国传统体育医疗、保健、康复等方面的宝贵遗产,是全民健身计划的重要内容。近几年来,历史悠久的广场舞蹈重新焕发了青春,特别是进入 20 世纪 90 年代以后,各地建立了许多文化广场,如今的广场舞蹈活跃在祖国大地的各个角落,成为城市生活的亮点和风景线。这也给我们很深的启示,只要合理运用,有效开发,传统中医运动养生方式也是大有可为的。马王堆出土的《导引图》中画有按各种动物姿态进行锻炼的运动方式,其中除了虎式与鹿式运动因文字残缺不能确认外,其他动作如鸟式就有"鸟信(伸)""鹳""鹞背""鹤口"4 种;熊式有"熊经";猿式有"沐猴""猿谑",其将导引与养生、肢体锻炼与精神修养融为一体的功法,集修身、养性、娱乐、观赏于一体,动作优美,衔接流畅,简单易学,安全可靠,适合于不同人群习练,具有祛病强身、延年益寿的功效。例如长沙马王堆中学近年由《导引图》改编出包括"怀中抱月""霸王扬旗""翻花舞袖""雏燕凌空"等共22个招式的新广播体操,就在师生中推广并取得了较好的评价。可以说中国自古以来的导引术中的导引观念是完全建立在中国人的思想理论之上的,相信其更能适合中国人去学习、开发并运用。

3. 形神俱养能缓解心理压力

所谓情志,即指喜、怒、忧、思、悲、惊、恐等人的七种情绪。任何事物的变化,都有两重性,既能有利于人,也能有害于人。马王堆养生文化认为,人的健康躯体也是一种神形的表现,之所谓要神形兼备。人的健康的精神状态来自自身的思想意志,一方面人总是要有精神的,另一方面精神也要靠肢体以及人体的各种力量的养护,使人的思维、内脏各器官功能都保持兴旺状态,人才能显得精神无比。如马王堆帛书中某些图像表现为凝神入静存想的样子,包括其他许多著作中被广为记载的气功、瑜伽等,已被心理学家、保健学家们从科学的角度进行谨慎的研究,得到了"宁神除烦"的印证。潜心入静之时,人的生理机能处于有序状态,意念的引导和快语默诵,实际上起到了"心理反馈"的作用。通过这一系列科学的躯体运动与意念活动共同作用,促进人体的健康。心理学家认为,人之所以感到疲劳,主要原因是情绪使我们的身体紧张,因此要学会放松,让自我从紧张疲劳中解脱出来。除了躯体运动外,要树立正确的处世观,把压力看作是生活不可分割的一部分做好抗压的心理准备。遇到突如其来的困难和压力,不要惊慌失措,要静下心来,审时度势,理顺思绪,从困境中找出解决问题、缓解压力的办法。

其次,要确立切实可行的目标定向,切忌由于自我的期望过高,无法实现而导致心理压力,倘若目标经过积极努力有可能实现,无论出现何种艰难和困厄,都不要退缩和逃避,要借助压力的刺激,不断强化自己的意志,充分发挥全身的能量,达到目标。再者,要学会适度卸减压力,以保证健康、良好的心境,使体内的正气旺盛,去除致病的因素,早日回到第一状态,成为健康人。

总之,在我国现阶段,随着国民生活水平的不断提高,民众的养生保健意识也不断增强,这就要求我们以民众需求为本,推动养生保健在创建和谐社会工作中的重要作用。宣传传统中医文化,推广中医养生理念,能够帮助人们不生病、少生病,促进个人健康,促进家庭和谐、经济发展,提高生活幸福指数,为构建和谐社会做出贡献。而今天我们继承和发扬马王堆养生文化的精髓,就是要把马王堆养生文化同民众密切联系起来,使其真正为民所用:一是让民众加强自防、自养的观念;二是让民众学会自诊、自治的技能,使民众了解生命规律、健康规律,并能运用到实际当中去,更好地发挥中医药养生优势,防患于未然,最终达到减轻社会医疗负担,为人类健康事业做出更大贡献的目的。

参考文献:

[1]康洪.中国共产党民生思想的回顾与思考[J].湖南师范大学社会科学学报,2011(3).

[2]胡锦涛.在中国共产党第十八次全国代表大会上的讲话.2012年11月.

[3]国家中医药管理局关于加强中医医院中医药文化建设的指导意见的通知,国中医药发[2007(154号)].

[4]余川.让中医养生理念引领健康生活[J].江淮,2012(6).

[5]何清湖.马王堆古汉养生大讲堂[M].北京:中国中医药出版社,2009.

[6]周贻谋.从马王堆汉墓食品竹笥谈起[J].东方食疗与保健,2004(7).

[7]周浩,吴植恩.马王堆房中书的性养生理论及其文化内涵[J].中国性科学,2002(1).

[8]郑署彬.马王堆汉墓帛画(导引图)[J].历史学习,2007(1).

[9]世界中医药学会联合会亚健康专业委员会.首届世界亚健康学术大会资料汇编[C].北京,2006.

[10]孙涛.从亚健康说中医养生文化[N].健康报,2010-9-11(4).

文章来源:陈小平,何清湖.基于民生视角的中医药文化研究——以马王堆养生文化为例[J].湖南师范大学社会科学学报,2013(2):76-83.

马王堆医书的生态思想及当代价值研究

1973 年长沙马王堆三号西汉古墓出土的 14 种医书涉及了广泛的医学领域。《足臂十一脉灸经》《阴阳十一脉灸经》《五十二病方》《脉法》《阴阳脉死候》《导引图》《却谷食气》《十问》《合阴阳方》《杂疗方》《天下至道谈》《养生方》《胎产书》等文献[1]所记载的成果都是人们在长期的临床观察上总结得出的,是人与自然相和谐的结果。其中,医书提出运用大自然的资源改变人的病痛状态,总结出人在大自然中获得更好的生存的具体做法,展现了人与自然、人与人、人与社会的相处之道,不可置疑蕴含着丰富的生态思想。研究医书的生态思想、充分了解古人的生态理念,不仅对于我们当今的医疗与生活具有重要的指导意义,而且对于促进社会和谐发展和推进生态文明建设具有重要的参考价值,尤其是能为我们进行生态医学的理论架构提供基础认识。

一、马王堆医书蕴含的生态思想

1. 关于人与自然的关系

人是万物之一,人与自然之间究竟是怎样一种关系? 关于这个问题,马王堆医书进行了广泛的论述,认为人是自然界自身发展出来的对立物,他是以既同于自然又异于自然的身份存在于自然界之中的。

首先,人与自然界相"同"。人与自然界的"同"是指大自然是万物生存的基础,人本身就是自然界长期发展的产物。马克思曾明确提出:"人直接地是自然存在物。"[2]

正因为人与自然相"同",所以人体健康与养生必须与自然变化的规律相适应,也即是医书所认为的:人不能违背自然规律。例如,《十问》中,皇帝问于天师曰:"万勿(物)何得而行? 草木何得而长? 日月何得而明。"天师答曰:"玺(尔)察天地之请(情),阴阳为正,万勿(物)失之而不继,得之而赢。"意即世间万物的变化都受到阴阳变化的制约,违背了自然界阴阳变化规律的实物就无法继续生存,而顺应了自然界阴阳变化规律的实物就能够继续繁衍生存。《十问》里还记载："容成合(答)曰:君若欲寿,则顺察天地之道。天气月尽月盈,故能长生。地气岁有寒暑,险易相取,故地久而不腐。君必察天地之请(情),而行之以身。有征可智(知),间虽圣人,非其所能,唯道者智(知)之。天地之至精,生于无征,长于无刑(形),成于无(体),得者寿长,失者夭死。"这里描述了一幅人与自然息息相关的生动画面,人要健康长寿,就必须了解天地自然的变化规律。月有阴晴圆缺,所以能够长生;气候有严寒酷暑,地势有高低不平,所以大地能够永世长存而不腐烂。

同时,医书还认为:人与周围环境之间相得益彰。例如,《导引图》强调"吐纳"作用,认为人在呼吸时,吐出体内浊气,吸入新鲜空气,像熊一样攀枝,像鸟一样伸脚,便可长寿。同样在《却谷食气》中还记载了一种以却谷休粮结合呼吸吐纳的气功养生祛病方法,在用一种特殊的呼吸方法的同时,进食一些杂食药饵,使人在自然界中保持相对平衡的一种状态。即在人体的新陈代谢过程中,人与环境交换气体,吐故纳新起到不可低估的作用。人必须要天地阴阳二气的运动和滋养才能生存。

其次,人与自然界相"异"。人与自然界的"异"是指人不仅是自然界长期发展的产物,同时还是社会长期发展的产物。正是长期的社会劳动实践使得人成为有意识的独特的自然存在物。恰恰因为人有自己的思维意识,所以,人不会像动物那样绝对服从于大自然的安排,而是会以物质自然为对象,能动地认识自然和改造自然。正如马克思所指出的那样:"他不仅使自然物发生了形式变化,而且他还在自然物中实现自己的目的。"[3]

医书揭示出:人类为了生存,必须获得必要的生活资料。与动物不同的是,人所需的生活资料,除开自然界直接提供的之外,人们还可以通过利用自然、改造自然的过程获取,对所获取之实物,往往通过合理搭配和加工使之有利于身体健康。据医书记载,西汉时期主副食品种类繁多,为保证健康和长寿,古人非常讲究均衡营养,善于合理搭配"五谷""五果""五畜"和"五菜"。《黄帝内经》中就有"五谷为养,五果为助,五畜为益,五菜为充,气味合而服之,以补精益气"的膳食配制原则。马王堆的饮食文化追求的正是这样一种境界。而为了美味和便于消化吸收,当时的人们尤为讲究烹调方法,最具特色的当属"羹",即将剁碎的肉末做成汤,加大火熬至烂熟,形成浓汁汤液。根据竹笥所系 312 枚竹简统计,医书记载各种肉羹的竹简竟有 29 枚之多。如"牛白羹一鼎""鹿肉鲍鱼笋白羹一鼎"等。除"羹"以外,医书还记载了肉类食品的其他常用加工方法包括炙、熬、濯、脍、脯、腊等。可以说,医书记载的药食结合以追求身体健康的生态理念在今天仍然可以给人们诸多启迪。

2. 关于人与人之间的关系

马克思指出："人的存在体现着双重关系,一个方面是人们对自然的作用。另一方面,是人对人的作用"[4]"人们在生产中不仅仅影响自然界,而且也互相影响。他们只有以一定的方式共同活动和互相交换其活动,才能进行生产。为了进行生产,人们相互之间便发生一定的联系和关系;只有在这些社会联系和社会关系的范围内,才会有他们对自然界的影响,才会有生产。"[4]从马王堆医书中也可以看出,人是自然界的一部分,人类要获得更好的生存与发展,除了要与自然相和谐,人自身以及人与人之间也要和谐。

首先,医书认为:人体本身讲究阴阳平衡,人的"喜怒"直接关乎自身身心健康。中医理论认为,人体是一个极为复杂的阴阳对立的有机整体,《素问·宝命全形论》曰:"人生有形,不离阴阳",人体正常生命活动的健康状态,首先是指这个有机整体阴阳平衡的稳态,是阴阳两个方面保持着对立统一的协调关系,是动态平衡的结果。只有其阴阳平衡了,生命活动才能正常进行。《十问》云:"坡(彼)有央(殃),必其阴精漏泄,百脉宛废,喜怒不时,不明大道,生气去之。"明确提出了"喜怒"是导致阴阳失衡、引发疾病的重要原因。因此,《十问》主张:"神和内得,云(魂)柏(魄)皇口(注:由于部分帛书残损严重,不能辨识的字用口表示),五臓(藏)钴白,玉色重光,寿参日月,为天地英。"强调神和内得,精神和谐,就能精力充沛,五脏固健,容颜焕发,才可以长寿,成为身体素质很强的人。

其次,医书认为:人与人之间也讲究阴阳调和。医书关于人与人之间和谐关系的阐释在《十问》《养生方》《合阴阳》《天下至道谈》等关于房中术的描述中体现得淋漓尽致。其中《养生方》有云:"男女之欲,乃阴阳自然之道。"具有生命力的父母之精相媾,从而形成生命体。为了达到夫妻双方愉情悦性、身心健康,《天下至道谈》说:"贰生者食也,孙(损)生者色也,是以圣人合男女必有则也。"这个"则"就包括:"……先戏两乐,交欲为之,曰智(知)时……""楼(接)阴之道,以静为强,平心如水,灵路(露)内藏,款以玉爽(策),心毋秫(怵)荡,五音进合(答),孰短孰长……"

3. 关于人与社会的关系

马克思认为生命的生产"表现为双重关系:一方面是自然关系,另一方面是社会关系"[5]。人类在与自然发生关系的过程中结成了社会关系。社会是人与自然的统一,社会不能独立于自然之外。在这个意义上,只有在社会中,自然界才与人发生了关系,并成为连接人和人物质关系的纽带;只有在社会中,自然界才成为人的生活要素和存在基础;只有在社会中,人的自然属性才成为人的属性。

如前所述,医书体现出的人类所拥有的这种既同于自然又异于自然的身份,表明了人类不仅以个体的形式存在着,还以社会的形式存在着。人从属于社会,个人是社会关系的出发点,而人有自我意识,可以通过实践活动控制和改造社会关系。因此,人与社会和解,才能使人得到更好的生存与发展。

据考证,医书成书时期,正是我国社会形态由奴隶制向封建制过渡并初步形成大变革的时期,由此必然导致社会生产关系发生巨大变化,思想领域也就出现了"百家争鸣"的局面。正是在这样一种社会历史背景下,民众开始关注养生问题,无论是在养生理论还是实践上,都获得了很大的发展,最终导致中医养生学的兴起。其中,医书的基本养生理念"聚精、养气、存神"等无疑都是民众在当时的社会历史背景下长期生活实践经验的总结。无论是其饮食养生、房事养生、精气神的调养还是运动养生,无一不是民众所普遍关注并能受益无穷的问题。例如,关于饮食生精养生,《十问》开篇就提出:"食阴(拟)阳,稽于神明。"而《五十二病方》中记载的药品中,当时的一些日常食物如谷、果、禽、兽、鱼等占全书的四分之一。书中所载 50 余种病,半数左右可"以食治之",或"以食养之",可见当时对饮食与健康之间的联系已经非常重视;关于房事保精养生,《养生方》《十问》《合阴阳》和《天下至道谈》视房中养生为"天下至道",足见古人对性的重视;关于导引行气养生,《导引图》向人们生动形象地展示了一种呼吸运动与躯体运动相结合的一种医疗保健体操。并且,由于其目的明确,要求具体,简便易行,在广大民众中广泛开展[6]。由此可见,人们的养法理念必定与当时的社会历史条件息息相关。

二、马王堆医书生态思想的当代价值

1. 促进社会和谐协调发展

人类社会的发展理应是人与人、人与自然界、人与社会之间的协调发展。当前我国正处于社会转型期,促进人与人、人与自然、人与社会的和谐理所当然成为我们构建和谐社会的重要内容。

马王堆医书始终强调只有符合阴阳规律的事物才能得到生存以及更好的发展。其中,医书强调人的主体地位,认为人是有思维意识的存在,能够认识大自然,顺应大自然的规律,并通过改变自身、改造自然,维护生态的平衡,实现人与自然的和谐协调发展。人在通过劳动不断地改造和支配自然界的过程中,人的自身也得到了改造,进而引起人类社会的变革。这些理念对于今天我们构建和谐社会无疑具有重要借鉴意义。

2. 推进国家生态文明建设

建设生态文明,是对中华民族优良传统的继承,是对人类文明发展方向的指引,是关系人民福祉、关乎民族未来的长远大计。当前,我国不论在经济发展还是国民健康上,都迫切需要加强生态文明建设。因此,我们今天理应重新思考古人"天人合一"的智慧,使当代人形成健康文明的生产方式和消费模式。

事实上,正是缘于历史传承和现代发展,使得中医药得天独厚地成为中国的重要生态资源。作为重要的中医文献,马王堆医书蕴含的生态思想在建设生态文明的今天彰显出特殊的意义。新时期对医书的生态思想进行重新思考和实践应用,无疑有利于加快推动国家的生态文明建设。

3. 引导民众增强养生理念

中医被称为"国之瑰宝",其以生命与自然和谐共存为基础本质。马王堆医书丰富的生态思想使得医书体现的不仅仅是战胜病魔,更重要的是强调把人作为自然界的重要组成部分,与自然界一同作为整体来看待,通过医疗、运动、养生等方法来促进人类的健康,最终使人类得到更好的生存与发展。这些方法也集合成了马王堆的养生理念,即根据人体的自身规律,有意识地采取导引、聚精、养气、存神等方法,来达到减少疾病,延年益寿的目的。其养生理念体现了中医的"治未病"思想,符合中医养生的内在追求。

马王堆养生文化可以称为后世中医理论及养生原则的源头活水[7]。因此,从整体上把握马王堆医书的生态思想,运用医书记载的医疗养生方法,更有助于人们增强养生的理念,在实际生活中践行中医养生。

4. 助推生态医学的理论架构

生态医学是研究人体生命健康与疾病现象及其本质,以及其各种内外环境相互关系的规律性,从而利用想要的资源和手段,达到维护和增进人们的健康,从而提高人们生命质量的一门学科[8]。由于生态医学模式不仅强调生物属性的人与自然关系的和谐,而且倾注了强烈的人文情怀,表现出了强烈的人文关怀[9],生态医学模式将成为未来医学的发展方向之一。

马王堆医书所蕴含的生态思想是我国生态医学的理论来源之一。马王堆医书中,取用周围环境的生物资源作为药物、运用阴阳规律调节人的生存状态等丰富的生态思想,体现出了人们通过把握自然规律来改造自然,强调人与自然和谐相处,通过治病手段、养生理念达到获得健康的目的。这与生态医学模式的价值基础在根本上保持了一致性[10-11]。

三、结语

综上所述,马王堆医书蕴含着丰富的生态思想,饱含了追求人与自然、人与人、人与社会相和谐的理念。医书的出土不仅对于中国古代医学文献的研究有着重要意义,也为我们了解中国的传统文化以及其具有代表性的养生文化具有重要的参考价值。同时,医书所蕴含的生态思想能帮助人类增强养生理念、践行中医养生、促进社会和谐发展。因此,对于马王堆医书生态思想的研究不仅是学术的需要,而且还是建设美丽中国和健康中国的需要。

参考文献:

[1]何清湖,等.马王堆古汉养生大讲堂[M].北京:中国中医药出版社,2009.

[2]马克思.1844 年经济学哲学手稿[M].北京:人民出版社,2000:105.

[3]中共中央马克思恩格斯列宁斯大林著作编译局.马克思恩格斯全集·第23 卷[M].北京:人民出版社,1972.

[4]中共中央马克思恩格斯列宁斯大林著作编译局.马克思恩格斯选集·第1 卷[M].北京:人民出版社,1995.

[5]中共中央马克思恩格斯列宁斯大林著作编译局.马克思恩格斯选集·第4 卷[M].北京:人民出版社,1995.

[6]陈小平,何清湖.基于民生视角的中医药文化研究——以马王堆养生文化为例[J].湖南师范大学社会科学学报,2013,42(2):77-79.

[7]陈洪.后世养生文化的源头活水——湖南中医药大学副校长何清湖谈马王堆古汉养生文化[J].东方食疗与保健,2013,(9):47-48.

[8]刘典恩,吴炳义,王小芹.生态医学模式及其主要特征探析[J].医学与哲学:人文社会医学版,2013,34(1):14-18.

[9]雷文婷,陶功定."道"文化对《黄帝内经》生态医学思想的影响[J].亚太传统医药,2012,8(1):188-189.

[10]刘典恩,宫晓丽,于秀萍,等.科学发展观与生态医学模式[J].医学与哲学:人文社会医学版,2011,32(7):4-6.

[11]刘蔚,简论马王堆医书《十问》"审夫阴阳"生命观及现世价值[J].湖南中医药大学学报,2014,34(3):1-4.

文章来源:陈小平,王歆妍,江娜.马王堆医书的生态思想及当代价值研究[J].湖南中医药大学学报,2016,36(2):9-12.

马王堆养生理论研究的现状与展望

　　文明的形态有很多种,特别是对于有着五千多年历史积淀的华夏大地。从蛮荒时代的神灵佑护、卜天问卦,到养生思想的逐渐发展,养生理论的基本确立,中华养生文明包含了极为丰富的文化、历史、哲学、宗教、医学、饮食、体育、美学等科学人文内涵。这其中,作为既极具湖湘中医文化之魅力,又兼任养生文化之肇源的马王堆养生理论,尤其引起了广泛的关注与讨论。本文旨在厘清马王堆养生理论的研究现状,并简要分析其未来的研究方向与发展趋势。

一、马王堆养生理论的文献研究现状

　　自马王堆医书出土以来,相关领域专家进行了大量的考释、考注,出版了专著。首先,经湖南省博物馆和故宫博物院对帛书进行修复、整理、注释,1980 年由国家文物局古文献研究室编著出版的《马王堆汉墓帛书》是研究参考的重要原文索引。随后,1988 年由周一谋、萧佐桃编写的《马王堆医书考注》,1992 年由马继兴先生编撰的《马王堆古医书考释》等,成为阅读和研究马王堆医书的重要工具书籍。在此基础上,有学者从事了对于考释方面的补正、研究,发表了诸如《〈马王堆古医书考释〉补正》《马继兴〈马王堆古医书考释〉的训诂特点及成就》等相关文章。马王堆医书发掘后不久,还被迅速介绍到海外,如 1982 年,美国学者夏德安(Donald John Harper)出版了《五十二病方译注》(The "Wu Shih Erh Ping Fang": Translation and Prolegomena, University Microfilms International, Ann Arbor・London);1983 年,日本学者山田庆儿所编《新发现中国科学史资料研究・译注篇》(京都大学人文科学研究所)收有帛书六篇、竹木简四篇;1987 年,日本江村治树主编的《马王堆出土医书字形分类索引》出版。近年来,对马王堆文献的考释与研究更加深入细致,代表作有诸如《马王堆简帛外治法文献语词新释》等。

　　正是基于上述马王堆医书文字研究的成果,马王堆养生理论的专题研究得以渐次展开。关于马王堆养生理论的研究现状,笔者以为,大致可分为三条主线,即:针对《导引图》进行的体育健康方面的研究;房中类医书的性养生研究;起居饮食养生理论的研究。据此,下面特综述之。

1. 马王堆导引图的研究

(1)导引原图的考释。此类研究包括 1979 年由马王堆汉墓帛书整理小组通过文物出版社正式出版的《导引图论文集》,以及《西汉帛画"导引图"考辨》《帛书导引图题记"满欤"考》等考释、考注研究。

(2)导引养生理论的源流。沈寿所著《导引养生图说》[1]对马王堆导引图全图进行了解析,并纵向梳理了中国古代导引的源流和发展继承。《中国导引发展史略》[2]《考探中医学导引术的历史内容与现代进展》[3]《从祛病到象征:古代导引术的历史演进》[4]等公开发表的论文以及吴志超专著《导引养生史论稿》[5],着重理清了导引养生的历史脉络,有利于全面地把握中国导引养生观。周世荣《马王堆养生气功》[6]《中国气功学术发展史》[7]等分别从医理角度阐述了中国气功的源流变化及学术发展过程。王震[8]认为马王堆导引图功法涵盖了后世所有养生功法类型,是后世养生功法的原型,具有健身气功的本质特征。并将导引养生功法的发展脉络归纳为五条主线:疗病养生主线、仿生养生主线、吐纳养生主线、按摩养生主线、壮力养生主线。《荆楚武术历史与文化研究》[9]《传承与融合:中国武术对古代体操的影响》[10]等则讨论了马王堆导引术所代表的古代体操与中国传统武术之间的关系。其余还有从经络学说的视角探研马王堆导引术的健身原理[11],或通过调查研究、统计学的方法进行的马王堆导引术锻炼对中老年女性心境改善的实验研究等[12]。

(3)导引术动作的分析阐释。国家体育总局健身气功管理中心创编的《马王堆导引术》[13]是此类研究的代表性文献。该书以"循经导引、形意相随"为主要特点,围绕肢体开合提落、旋转屈伸、伸筋拔骨进行动作设计,对马王堆导引术的功法源流、功法特点基础以及动作说明进行了详细的讲解,并于 2012 年陆续发布了马王堆导引术健身动作的英文版、法文版、德文版[14]等,为马王堆导引术世界性传播做出了重要贡献。针对导引图单个动作的深入探讨研究,则有裘玲珍《对马王堆导引图中引腰痛动作的剖析》[15]等相关论文。

(4)中国导引术与异国体操的研究。我国被许多西方学者称为"医疗体操的祖国",这些专家认为西方现代的医疗体操事实上就是由中国早期的体操传入欧洲而逐渐演变而成的[16]。潘华《初探瑞典林氏医疗体操与中国古代医疗体操之关系》[17]、曹恒海《导引术启发林格创立瑞典医疗体操的可信性》[18]等论文主要从不同角度就中国导引术与西方体操之间的关系进行了分析和探讨。郝勤《中国导引术与近代西方体操的比较研究》[19]、张聪《中医导引术和印度瑜伽术比较研究》[20]则分别考察了两者理论与方法的异同,试图通过优势互补以促进共同发展,服务于现代康复养生。

2. 马王堆"房中"书的研究

(1)"房中"著作的学术源流。周一谋在专著《中国古代房事养生学》中指出,马王堆医书"是我国迄今发现的最早的房中养生学专著"[21],为此将其作为我国秦汉时期性科学源流的代表加以介绍。王立《中国传统性医学》一书,更将马王堆房中术看作中国古代性医学的形成框架[22]。

(2)房事养生理论的内涵价值。高燕[23]认为,马王堆医书中"不先女人"的性养生理论和"现代的观点相吻合,充分地考虑到女性的情绪和感受",指出马王堆房中书不是"单单把房事看作是传宗接代的活动,而是非常强调房事愉悦身心的作用。"针对"七损八益",《房室养生"七损八益"浅析》[24]探讨了性科学养生的问题;《从马王堆竹简〈养生方〉之"七损八益"探讨中医学术的发展》则讨论了中医学术从荒诞到健康,从片面到全面,向科学化、客观化发展的问题[25];顾植山等[26]认为"七损八益"说不仅仅是房中术的概念,它源于运气学说的阴阳气化格局,是中医基础理论的重要概念,关系到养生防病和辨证论治的许多方面。冯国超《中国古代性学报告》在对中国传统文化中的性文化做了全景式的展示和研究后,明确指出:在马王堆汉墓出土的帛书《十问》《合阴阳》《天下至道谈》《养生方》等,对于房中术的基本理论都有较为充分的论述,后世房中术著作基本上就是按照这一方向充实、发展的[27]。

(3)起居饮食养生理论的研究。目前,此类研究文献以期刊论文为主,比较零散。如《辟谷与养生》[28]《马王堆医书与饮食疗法》[29]《谈马王堆的食疗食补方》[30-31]等,分别介绍或讨论了"却谷食气"、药疗食疗的方法,分析了方药组成及其功用。《论马王堆医书中的饮食养生理念与方法》[32]强调了其饮食养生以养精生精为目的的理念,认定其养生理念、方法与同时期的《内经》互为映衬补充。

二、马王堆养生理论的研究展望

马王堆医书自出土之日起,就吸引了大量来自海内外学者的目光。它不仅因其具有医学肇源地位而文献价值卓越,而且以其鲜明的湖湘地域文化特征极具魅力。何清湖教授主编的《马王堆古汉养生大讲堂》[33]以简驭繁地将马王堆养生理论归纳为聚精、养气、存神三方面,引领人们更加清晰地把握其精神实质而不再囿于文献本身的图文考证,可谓开马王堆养生理论研究之新风。随着研究的深入,学术界必将使其理论得到不断完善和发展。而在此基础上,我们还可拓展研究领域,以发挥其更大的社会、经济效益。笔者以为,以下两个方面就极具诱人的前景。

1. 马王堆养生理论的社会学研究

学术界对于马王堆养生理论的医学保健价值已有相当一部分的文献探讨,如通过"寒头暖足"法研究足部养生、运用导引气功治疗失眠症等,但在其社会学价值方面,未来仍有极大的研究空间。马王堆养生理论所代表的中国养生,并不是单纯的医学理论指导,其中融汇着浩瀚博大的哲学、文化内容,因此,有学者提出,要注重对于马王堆中医文化的宏观架构与把握[34]。笔者相信,对于马王堆养生理论中哲学文化意义的跨学科研究可以丰富并指导现实生活,服务于人类。将马王堆养生理论运用于创新产业开发,如开发利用地区旅游、药膳餐饮、医药生产等,不仅可以带动医药养生经济的发展,亦有利于马王堆养生理论的传播。

2. 马王堆养生理论的传播研究

中医药文化国际化研究目前着重在理论的探讨和全局的考量,以及地区调研与策略建议上,相关论文如张永鹏的《中医药国际化之路》[35]、陆金国《中医药国际化存在的问题和对策》[36]、党海霞《现阶段我国中医药国际化发展的方向思考》[37]等。虽然也有零星的关于中医临床、中医术语翻译、针灸等具体领域的跨文化研究,但是中医的基础理论包括中医养生理论等却鲜有跨文化传播的探讨,更不用说从专业、具体的传播学角度进行探索。马王堆医书具有考古、地域、医学、文化等多重内涵,以马王堆养生理论为代表的中国古代养生理论独具湖湘文化魅力。虽然目前尚无运用具体、专业的传播学理论方法讨论马王堆养生理论跨文化传播的学术成果,但未来随着中医文化的推广,将引起更多的重视。马王堆养生理论传播有国内与国外两种路径。就国内的同文化传播研究而言,人们未来对于传播方式、媒介的思考或许更为多见;而在国际跨文化传播中,笔者认为宜将精力放在消除文化隔阂、传播马王堆养生精神等方面。譬如通过向国际推广马王堆导引气功以传播中国传统体育健身思维理念等,就是一种让"中医文化的传播最终造福于人类、社会"[38]的积极举措。推而广之,相关领域的更多研究理所当然地必将大有可为。

参考文献:

[1]沈寿.导引养生图说[M].北京:人民体育出版社,1992.

[2]竹剑平,胡利平.中国导引发展史略[J].按摩与导引,1987,3(5):24-27.

[3]沈晓东,王兴伊.考探中医学导引术的历史内容与现代进展[J].中医文献杂志,2010,28(5):55.

[4]李文鸿,戴国斌.从祛病到象征:古代导引术的历史演进[J].山东体育科

技,2013,35(2):17-20.

[5]吴志超.导引养生史论稿[M].北京:北京体育大学出版社,1996.

[6]周世荣.马王堆养生气功[M].武汉:湖北科学技术出版社,1990.

[7]王卜雄,周世荣.中国气功学术发展史[M].长沙:湖南科学技术出版社,1989.

[8]王震,邱丕相.从导引图与养生功法的流变探研中国健身气功的本质特征[J].体育科学,2005,25(7):49-52.

[9]王家忠.荆楚武术历史与文化研究[M].芜湖:安徽师范大学出版社,2012.

[10]李凯.传承与融合:中国武术对古代体操的影响[J].山东体育科技,2011,33(3):48-50.

[11]穆长帅,王震.从经络学说的视角探研健身气功·马王堆导引术的健身原理[J].中国运动医学杂志,2011,30(2):189-191.

[12]刘先萍,王震.健身气功·马王堆导引术锻炼对中老年女性心境改善的实验研究[J].中国体育科技,2010,46(5):118-121.

[13]国家体育总局健身气功管理中心.马王堆导引术[M].北京:人民体育出版社,2010.

[14]国家体育总局健身气功管理中心.健身气功马王堆导引术(英文版/法文版/德文版)[M].北京:外文出版社,2012.

[15]裴玲珍.对马王堆导引图中引腰痛动作的剖析[J].湖北体育科技,2008,27(2):161-162.

[16]李健兵.汉代健身图谱导引图探源[J].兰台世界,2011,10(23):57.

[17]潘华.初探瑞典林氏医疗体操与中国古代医疗体操之关系[J].体育文化导刊,1989,1:79-80.

[18]曹恒海.导引术启发林格创立瑞典医疗体操的可信性[J].体育成人教育学刊,2008,24(1):13-16.

[19]郝勤.中国导引术与近代西方体操的比较研究[J].体育文化导刊,1990(5):16-18.

[20]张聪,等.中医导引术和印度瑜伽术比较研究[J].环球中医药,2013,6(7):531-533.

[21]周一谋.中国古代房事养生学[M].北京:中外文化出版公司,1989.

[22]王立.中国传统性医学[M].北京:中医古籍出版社,1998:1-35.

[23]高燕.女性房事养生的古代文献整理研究[D].广州:广州中医药大学,

2007：8.

[24]孙学东.房室养生七损八益浅析[J].养生月刊,2003,24(7):316-317.

[25]吴伯平.从马王堆竹简养生方之七损八益探讨中医学术的发展[J].北京中医药大学学报,1984,6:13-14.

[26]顾植山,陈曦.七损八益仅仅是房中术吗[J].中医药文化,2006,1(2):33-36.

[27]冯国超.中国古代性学报告[M].北京:华夏出版社,2013.

[28]郭德才.辟谷与养生[J].少林与太极,2008,205(10):52-54.

[29]喻燕姣.马王堆医书与饮食疗法[J].华夏文化,1994(Z1):110-111.

[30]周一谋.谈马王堆的食疗食补方(上)[J].食品与健康,1995,21(5):22-23.

[31]周一谋.谈马王堆的食疗食补方(下)[J].食品与健康,1995,22(6):18-19.

[32]黄巍,何清湖,姚勤.论马王堆医书中的饮食养生理念与方法[J].湖南中医杂志,2013,29(7):6-8.

[33]何清湖.马王堆古汉养生大讲堂[M].北京:中国中医药出版社,2009.

[34]何清湖.湖湘中医文化[M].北京:中国中医药出版社,2011.

[35]张永鹏.中医药国际化之路[J].中国中医药咨询,2010,2(33):67-69.

[36]陆金国.中医药国际化存在的问题和对策[J].环球中医药,2009,2(3):205-206.

[37]党海霞.现阶段我国中医药国际化发展的方向思考[J].中国药业,2011,20(24):16-17.

[38]魏一苇,何清湖,等.试论中医文化传播的困境与出路[J].湖南中医药大学学报,2013,33(3):98-101.

文章来源:魏一苇,何清湖,刘禹希.马王堆养生理论研究的现状与展望[J].湖南中医药大学学报,2014,34(9):62-65.

马王堆医学传播方式的思考

　　1972—1974 年湖南长沙马王堆挖掘出了三座汉代的墓葬,出土精美文物3000余件,其中包括一具举世闻名的千年女尸,在国际上引起了巨大的轰动。对于中医学界来说,马王堆汉墓的出土也具有里程碑式的重要意义。马王堆三号墓中出土近十二万字的帛书、简牍,其中包含医书 14 种,经马王堆汉墓帛书整理小组整理后定名为:帛书 10 种,包括《足臂十一脉灸经》《阴阳十一脉灸经》《脉法》《阴阳脉死候》《五十二病方》《却谷食气》《导引图》《养生方》《杂疗方》《胎产书》。简牍4 种,《十问》《合阴阳方》《天下至道谈》《杂禁方》。内容涉及方剂学、诊断学、治疗学、脉学、养生学、导引气功、经络学、妇产科学等多门学科的知识,是研究汉代以前医药学发展的第一手重要资料[1]。这批医书的出现真实地反映出西汉早期医药学的发展水平,并且极大地弥补了现存远古医药文献的不足。马王堆汉墓中还出土了大量外形依然保存完整的中草药,经鉴定有茅香、高良姜、桂皮、花椒、辛夷、藁本、姜、杜衡、佩兰等,女尸出土时手上握有两个香囊,里面均装有茅香、桂皮、花椒、高良姜等多种中草药,头枕着一个装满佩兰的药枕。从 20 世纪 80 年代至今,这批中国现存最古老的医书及最早的中草药标本一直是各界学者研究的热点。

一、马王堆医学的传播趋势

1. 以文物复原为主的早期传播

　　随着马王堆帛书整理小组整理出的 14 种医书释文的陆续发表,对马王堆医学的研究在国内外广泛的开展。特别是 1980 年我校与湖南省博物馆联合成立的马王堆简帛医书研究小组,进行实地考察及文献整理,展开了医学、哲学、文字考释等全方位的马王堆医学研究,对马王堆医学的研究奠定了很好的基石。1981 年9 月在湖南南岳召开了第一次全国性的"马王堆医书研究学术报告会",会上成立了"长沙马王堆医书研究会",更是大大促进和推动了对马王堆汉墓医书的研究。

此期诸多学者从各个不同角度发表了一系列研究论文,内容涉及有帛医书成书年代考证、残缺文字补释、书籍、疾病命名、药物炮制、制剂、方药、治法、内外妇儿各科、五官科、皮肤科、食疗、祝由等[2]。

2. 以内容考释为主的中期传播

汉墓中出土的简帛作为中国现存最古老的医书,其带来的意义如同春雷一般引发了中医学界的轰动。通过早期对简帛书籍进行的复原工作,马王堆医学中期的研究集中在对书籍文字的考释,内外妇儿各科分科研究,治法方药等专业内容上,在医学、文献、考古等专业领域内广泛传播为主。国际方面,1979 年美国加利福尼亚大学举行了马王堆帛书学术会议;日本、加拿大等国家也对马王堆医学进行深入研究,这使得马王堆医学在国际上也享有盛誉。而汇集研究成果的《马王堆医书考注》《马王堆医学文化》《马王堆养生气功》的出版,以及湖南省博物馆打造的马王堆汉墓陈列馆展示出了部分马王堆医学文物,使得马王堆医学开始走入公众的视线,由此也拉开了马王堆医学进入大众化传播的序幕。

3. 面向大众化的后期传播

要面向大众化传播,内容必须与大众生活息息相关,通俗易懂,才能起到好的传播效果。众多医家从养生方面入手,从饮食、房事、气功、导引、药物、起居、情志等方面全面介绍了马王堆医书有关养生的内容和方法,对现代居民养生保健具有重要的指导意义[3]。其中湖南中医药大学何清湖教授及其团队对此建树颇多,除上文提到的养生内容探讨之外,还通过一系列的文章,从文化角度对马王堆养生思想进行整理,另与湖南省博物馆共同研发了马王堆养生药枕。此外,依据《养生方》而研制的马王堆养生制药古汉养生精及资阳固本胶囊,这些产品对于马王堆医学起到了极大的推广传播作用。目前,马王堆养生系列产品已经成为湖南省旅游的名片之一。除养生传播之外,有学者从产业方向对马王堆医学的发展传播做出了详细分析,通过地域中医药文化创意产业发展马王堆医学[4];何清湖教授更提出了"马王堆汉墓—炎帝陵—仲景祠—药王庙—湖南中医药大学博物馆"旅游产业链的传播形式[5]。电视媒体传播方面,湖南公共频道在其"公共大戏台"栏目讲授马王堆养生文化的内容,使得马王堆养生的传播获得有效的途径;此外还有马王堆医学的跨文化传播,推广马王堆养生精神,消除中西文化隔阂[6]。

通过对马王堆医学传播的整理分析,可以看出马王堆医学的传播从早期对文献的注释,补遗到中期对其内容展开实质性的综合探讨,后期日趋专科化的研究,再到近年来,呈现出侧重对马王堆医学大众化传播探讨的趋向。顺应这一趋势,笔者从博物馆传播这一视角对马王堆医学文化的大众化传播提出拙见,愿能对马王堆医学文化的传播尽绵薄之力。

二、马王堆医学博物馆形式传播

对马王堆医学进行大众化的传播研究是切实可行且有现实意义的,但这并不意味着对医学内容本身进行研究的否定。相反,科学的研究是永无止境的,马王堆医学这一座宝库还有无数的珍宝值得我们去挖掘。本文从大众化传播方向展开,一是由于马王堆医学的研究至今已有40年,将这期间众多专家、学者的研究成果进行梳理、汇整,并将其推广传播是对马王堆医学研究的众多学者心血的回馈。二是马王堆汉墓具有超然的地位,作为湖南地域文化的组成部分有着深远的影响和意义,其中马王堆医学占有很重要的部分,值得我们去推广传播。

在上文中提到部分学者的构想,通过文化创意产业化发展、电视传媒及跨文化传播等,笔者认为文化创意产业化发展是对文化发展的新形式,但作为产业来发展,过程中不可避免的是对经济效益的追求;电视传媒传播方式能够使文化推广面广,受众多,但也存在着一定的问题,即电视节目首要一点既是经济效益——冠名权、赞助商等软广告植入;其二,为了吸引观众的眼球,节目过分娱乐化,类似湖南卫视的《百科全说》栏目,终因专业性不足而停播[7]。笔者认为将文化归元于文化本身,“返璞归真”才能展现出马王堆医学文化的本质。所以通过博物馆媒介来传播马王堆医学不失为一种良好的传播方式。

其一,马王堆医学内容作为出土的重要文物,在湖南省博物馆也仅仅只有稍许带过,未曾展现出其精髓及意义。北京中医药博物馆等馆中也零散展现了马王堆医学的部分内容,目前系统的马王堆医学的博物馆传播还属空缺;其二,博物馆传播具有其他传播方式最大的不同在于集科研、教育、传播为一体,能够系统、直观、立体、生动并且专业地来进行知识的传播,这是博物馆传播的特色和优势,也是与其他传播活动的重要区别[8],对传播湖湘的区域文化有着积极作用。再者,中医学这类专业知识的传播,对它的认识不可能一蹴而就。中医文化的传播需要耳濡目染,需要有一个连续传承的条件及环境[9]。

通过博物馆来传播马王堆医学知识一方面能够对马王堆医学进行系统性规整,同时也为湖湘中医文化的建设提供新思路,建立健全湖湘中医药文化博物馆提供参考依据,使得湖湘中医文化有一个得以永久性继承与发扬的基地,凝聚马王堆医学文化乃至湖湘中医文化的灵魂。另一方面,高度浓缩马王堆医学知识的永久性展馆陈列,对于打响湖湘中医的口号能够起到有力的支撑,将会是湖湘中医文化的标志性名片之一,丰富博物馆的种类。再者,能够成为中医药文化的教育基地[10]。博物馆承载有教育的职能,与其他传播方式相比,“基于真实物件和现象来传播科学的博物馆展览所提供的信息会比口述或文字传授更可靠、可信、自主与安全"[11]，对于中医药这门博大精深的学科来说科学性是重中之重，不能仅仅为着好的传播效果而制造子虚乌有的噱头。抓住马王堆医学文化的鲜明的特色、超然的地位、非凡的意义及生动的实例进行专题展，借助现代科技的运用，如多媒体技术、3D 技术等，穿越到 2000 年前的汉代，了解古老的中医魅力。实现思想性与艺术性、科学性与观赏性、教育性与趣味性完美结合[12]。利用寓教于乐的方式对于大众特别是医学生了解马王堆医学知识，了解湖湘本土中医文化有极大的帮助。博物馆的教育意义不仅仅是一次授课，它能很好地引发观众的求知欲，在博物馆的环境中人们更愿意去思考，更能引起参观者的共鸣，使得知识的记忆更加牢固[13]。因此笔者认为以博物馆传播中医文化，传播马王堆医学是一种十分适宜的方式。

参考文献：

[1]甄雪燕,梁永宣.马王堆汉墓中的医学资料[J].中国卫生人才,2012,12:86 - 87.

[2]杜锋.《五十二病方》及其所载"茱萸"相关药名考辨[D].北京中医药大学,2011.

[3]陈洪,何清湖,陈小平.论马王堆养生文化的产生背景[J].中华中医药杂志,2014,10:3077 - 3079.

[4]陈小平.地域中医药文化创意产业发展研究[D].湖南中医药大学,2013.

[5]何清湖,周兴.探索湘医源流,打造现代湖湘中医文化[C].//国学国医岳麓论坛暨全国易学与科学学会研讨会、全国中医药文化学会研讨会.2007:190 - 194.

[6]魏一苇,何清湖,刘禹希.马王堆养生理论研究的现状与展望[J].湖南中医药大学学报,2014,(9):62 - 65.

[7]李文泰.中医类电视节目的传播研究[D].湖南中医药大学,2013.

[8]赵建鹏.基于博物馆陈列展览的传播学研究[D].江西师范大学,2013.

[9]王晖.建立中医博物馆保护中医药文化[N].河南日报,2009 - 03 - 09(003).

[10]王丽.中医药博物馆发展现状及建设方向初探[J].学理论,2014,08:141 - 142.

[11]金杏宝.博物馆展览,营造自主学习的开放空间[J].上海科技馆.2011,(2):35 - 42.

[12]罗月琴,吴鸿洲.浅论中医药博物馆的定位和建设[J].中医文献杂志,

2006(1):56 – 57.

[13]蓝韶清,郑洪,张书河,陈来香.中医药博物馆与素质教育[J].博物馆研究,2007,04:19 – 21.

文章来源:邓婧溪,何清湖,刘朝圣.马王堆医学传播方式的思考[J].中医药导报,2016,22(6):10 – 11,14.

马王堆养生文化国际传播及
其研究现状的特点探讨

作为湖湘中医文化精髓代表之一的马王堆养生文化,不仅是祖国医学的重要文化遗产,指导和启发当今中医养生思想的瑰宝,而且自它于 20 世纪 70 年代被发掘之日起,就在海内外引起了学者们极大的关注,其医学和文化的魅力在国际传播领域历久弥新。为了加强马王堆养生文化的国际传播,有必要对其国际传播及研究现状进行分析探讨。查阅大量文献,笔者认为现状主要可概括为以下特点。

一、传播阶段:尚处引荐阶段

国际上可搜索到的与"马王堆"直接相关的文献多集中于介绍引荐"马王堆",其中,英文是主要的文献传播语言,排在第二的是法语。笔者在全球最大的学术文章网络搜索引擎之一的 Google Scholar(谷歌学术)上分类整理了直接述及"马王堆"的研究文献,文章类型较为分散,囊括有马王堆考古[1]、老子[2]、易经文化[3]、医学[4]等各个种类,但总体而言还停留在对"马王堆"发掘的介绍描述上。就医学方面而言,直接论及马王堆养生理论的并不多,而是分散到了各个具体的范畴,如导引[5]、房室养生[6]、食疗食养[7]等,也基本停留在历史文化角度的描述阶段,鲜见更进一步地在医学方向上的比较或探讨。其中,马王堆导引术的相关研究最为丰盛。这一方面是由于马王堆导引图较其他养生理论更为直观,且未有跨文化翻译传播上的隔阂,另一大原因则是由于西方医疗体操研究的兴旺。我国被许多西方学者视为"医疗体操的祖国",认为西方现代的医疗体操是由中国早期的体操传入欧洲而逐渐演变而成的[8]。著名学者李约瑟的《中国科学技术史》中提道:"值得注意的是十八世纪时中国的治疗体操传入欧洲,并在现代的卫生和治疗方法上占有头等重要的地位。"[9] 匈牙利体育史学家拉斯洛·孔也在《体育运动全史》中表示:"林氏以中国古代医疗体操为基础,第一个在欧洲创立重视机体生命活力的体操流派。对此的一个重要原因是,林格在斯德哥尔摩博物馆见到了中国医疗体操的图画。"[9]上述所说的医疗体操就是指的导引术,尽管以上国外学者们在著书立说之时,马王堆导引图尚未被发掘,但它的出现更加可以成为这些学说思想的佐证。譬如,2009 年 Ivana Buljan 就从哲学的角度探讨了马王堆导引图中的动物模仿动作所带来的医疗体操的创新[10]。除此之外,在马王堆跨文化传播的文献搜索中,近年来,法文文献占据了除英文文献之外的非常活跃的位置,体现了法语区对马王堆文化的浓厚兴趣,如 Ernesto Nastari Micheli 就广泛引用了 Harper 和马继兴等学者的研究来介绍传播马王堆医书及其养生文化[11]。通过国际检索,Donald John Harper(夏德安)教授的文献在国际上被引用次数最多,可以说是介绍、研究马王堆医书、马王堆文化最为著名的学者。他从 20 世纪马王堆汉墓医书出土后不久,就即刻译注了《五十二病方》[12],1998 年所著的《早期中医文献:马王堆医书》[4]更是迄今为止马王堆医书在跨文化传播外文研究中被引用次数最多、应用范围最广的文献。此外,另一位著名学者 Livia Kohn 的马王堆养生文化国际传播研究则另辟蹊径,着重在通过介绍导引术传播中医长寿的理念[13]。但总的来说,国际相关领域的研究学者还是较为集中,因此也就容易出现研究内容重复、手法单一的问题。

二、传播态势:步履蹒跚而渐入佳境

尽管直接提到"马王堆"的跨文化传播文献总体来说还是较少,但近十年国际上开始逐渐出现繁荣之势。笔者于 Google Scholar(谷歌学术搜索)上输入"中医药"的英文搜索词"Chinese medicine",可查询到约 276 万条文献结果,其中中医养生"Chinese health preservation"包含 20 余万条,相较之下,到 2015 年 4 月为止,与"马王堆"(Mawangdui)有关的英文文献只有 4250 条左右文献搜索结果,尽管此国际搜索引擎中难免包含非严肃研究的信息,且其中有一部分文献是来自知网或万方的英文摘要,但如此大的悬殊仍在一定程度上体现出马王堆养生文化在国际传播过程中还有待着力加强。然而,特别值得指出的是,"马王堆"国际研究中 67%的文献增长可观察到是始于 2005 年,且持续着越来越繁荣的研究态势。究其原因,笔者认为相当大程度上可能是得益于中国经济、文化的飞速发展,促使"马王堆"所代表的中华传统医学得到世界更多的关注。

三、受众范围:仍然量小面窄

相较于中医药的国际化传播研究,马王堆养生文化的国际研究文献传播较为小众化,多所著名大学亦没有购买阅读权限。尽管从马王堆医书出土之日起,就吸引了大量来自海内外的目光,文献研究数量也在近十年来显著增长,但在文献搜索的过程中发现大部分研究尚未广泛开放给阅读者,且笔者使用了杜伦、华威、格拉斯哥等国际著名大学的账号亦未能顺利获取阅读权限,而只能通过某些中医文献网络分享组群阅读部分文献。这在一定程度上限制了其他学科对马王堆医学和养生文化的关注和创新。

四、传播策略研究:宏观纵论居多

迄今为止,在国内外学术文章中,直接对马王堆养生文化进行国际传播策略探讨的研究并不多,主要还是集中在中医药的宏观国际传播,不过也可从中管窥当今相关理论界的研究重点。有关中医药国际传播的研究文献基本可分为两大类:一是站在宏观的角度对中医药的跨文化传播的问题进行全局性的思考和探讨,诸如"试论中医文化传播的困境与出路"[14]"中医药国际化之路"[15]"中医药国际化存在的问题和对策"[16]"现阶段我国中医药国际化发展的方向思考"[17]等。二是对中医药在某个地区的发展传播进行的区域化的探索、研究,如著名的Elisabeth Hsu 对东非地区[18]、Volker Scheid 等对英国伦敦地区[19]所做的中医药跨文化传播等研究,以及全英中医药联合会主席马伯英先生对中医药在英国立法所做的思考[20]等。相较于中医药国际传播文献的繁荣,国内关于中医养生理论包括马王堆养生鲜有跨文化传播的探讨,因此,也就较为缺少从深层次、具体专业的角度进行国际传播研究,暂只能通过中医药国际传播文献来获得当今中医跨文化理论界的研究基础和认识。

综上所述,马王堆养生文化的国际传播及其传播研究,目前仍然存在较大的提升空间。伴随着整个中国文化、中医文化"走出去"的全球战略,伴随着中国社会经济的持续增长,无论从文化传播上、产业创新发展上,还是单纯的学科研究与学科融合上而言,代表湖湘中医文化精神之一的马王堆养生文化,在国际传播领域内亟须做出更深层次的传播突破。而欲实现这种突破,运用科学的传播学方法对马王堆养生文化进行跨文化传播研究将成为未来非常重要的议题之一。然则,如何促进中医药研究与传播学、社会学等学科融合,推动相关领域的国际性跨文化传播研究更加具体化、专业化、科学化、深刻化,或许正是当下和未来需要我们共同思考和勉力奋斗的方向。

参考文献:

[1] Elizabeth Bush. At Home in Her Tomb:Lady Dai and the Ancient Chinese Treasures of Mawangdui by Christine Liu – Perkins(review)[J]. Bulletin of the Center

for Children's Books,2014,67(9):465 - 466.

[2]Hongkyung Kim. The Old Master:A Syncretic Reading of the Laozi from the Mawangdui Text A Onward[M]. New York:State University of New York Press,2012.

[3]Larry Schulz. Structural elements in the Zhou yijing hexagram sequence[J]. Journal of Chinese Philosophy,2011,38(4):639 - 665.

[4]Donald Harper. Early Chinese medical literature:The Mawangdui medical manuscripts (Vol. 2)[M]. London:Routledge,1998.

[5]Livia Kohn. Chinese Healing Exercises:The Tradition of Daoyin[M]. Honolulu:University of Hawaii Press,2008.

[6]Donald Harper. Ancient and Medieval Chinese Recipes for Aphrodisiacs and Philters[J]. Asian Medicine,2005,1(1):91 - 100.

[7]Shawn Arthur. Early Daoist Dietary Practices:Examining Ways to Health and Longevity[M]. Maryland:Lexington Books,2013.

[8]李健兵. 汉代健身图谱导引图探源[J]. 兰台世界,2011(23):57.

[9]郝勤. 中国导引术与近代西方体操的比较研究[J]. 体育文化导刊,1990,05:16 - 18.

[10]Ivana Buljan. Philosophical Dimensions of Chinese Gymnastics (daoyinxingqi 導引行氣). Gymnastics as a Creative Imitation[J]. Filozofskaistra? ivanja,2009,29(3):485 - 503.

[11]Ernesto Nastari - Micheli. Recherchessur les origines et la formation de la médecinetraditionnellechinoise[M]. Paris:Springer,2012.

[12]Donald Harper. The Wu Shih Erh Ping Fang:Translation and Prolegamena[D]. Berkeley:University of California,1982.

[13]Livia Kohn. A Source Book in Chinese Longevity[M]. St. Petersburg:Three Pines Press,2012.

[14]魏一苇,何清湖,陈小平. 试论中医文化传播的困境与出路[J]. 湖南中医药大学学报,2013,33(3):98 - 101.

[15]张永鹏. 中医药国际化之路[J]. 中国中医药咨询,2010,2(33):67 - 69.

[16]陆金国. 中医药国际化存在的问题和对策[J]. 环球中医药,2009,2(3):205 - 206.

[17]党海霞. 现阶段我国中医药国际化发展的方向思考[J]. 中国药业,2011,20(24):16 - 17.

[18]Elisabeth Hsu. Chinese propriety medicines:An"alternative modernity?"The

case of the anti – malarial substance artemisinin in East Africa[J]. Medical Anthropology,2009,28(2):111 – 140.

[19]Volker Scheid, Trina Ward, Veronica Tuffrey. Comparing TCM textbook descriptions of menopausal syndrome with the lived experience of London women at midlife and the implications for Chinese medicine research[J]. Maturitas,2010,66(4):408 – 416.

[20]马伯英.英国中医立法的曲折历程和经验教训[J].环球中医药,2010,3(2):143 – 146.

文章来源:魏一苇,何清湖,陈小平,等.马王堆养生文化国际传播及其研究现状的特点探讨[A].世界中医药学会联合会中医药文化专业委员会第一届学术研讨会[C].2015:86 – 89.

十二　名老中医学术思想与学术流派

编者按

　　纵观中医药历史长河,可谓俊采星驰,群星璀璨。历代中医名家是祖国医学发展进步的重要推手,其学术思想和著作成为中医药发展过程中的重要里程碑。当前,国家重视和支持国医大师和名老中医的学术思想及临证经验的传承工作,从20世纪50年代起,国家先后组织多种形式的整理工作,总结老中医专家学术思想和独到经验。到1990年,人事部、卫生部、国家中医药管理局共同颁发了《关于采取紧急措施做好老中医药专家学术经验继承工作的决定》。2004年在中医药工作会上,吴仪副总理明确要求中医药行业实施以"名医、名科、名院"为核心的"三名工程"。2005年,国家还启动了被列入"十五"科技攻关计划的"名老中医学术思想、经验传承研究"的课题申报,强调了此课题的必要性和重要性。2009年,人力资源和社会保障部、卫生部、国家中医药管理局共同印发《关于表彰首届国医大师的决定》。2016年,习近平主席签发主席令,宣布《中华人民共和国中医药法》(简称《中医药法》)于12月25日通过,《中医药法》中第六章内容为中医药传承与文化传播,给予中医药传承人与传承项目以法律形式的支持和保护。这些政策都是为了推进中医药学术经验的继承与创新,做到代有传人,生生不息,对中医药事业发展具有重要的现实意义和历史意义。

　　本团队近年来开展了一些名老中医学术思想与学术流派的相关研究,团队成员学历层次涵盖硕士、博士、博士后20余名,形成了较高质量的学术梯队。团队先后承担2个国医大师工作室建设工作,1个名老中医工作室传承工作,省厅级课题10余项,主编出版名老中医相关专著10本,发表相关论文30余篇。本板块选择团队成果中有代表性的学术论文,从名老中医对经典的感悟,到其自身的学术思想及临证方法,对名老中医的德、道、术、法各个进行研究,呈现本团队该研究方向的成果精华。

　　何清湖等对国医大师孙光荣秉持德字当先,德业双修之理念进行探析,总结出唯有坚持精诚专一向医道,潜心治学,持之以恒,而后方能博古通今、发必中鹄。其所蕴含的医学伦理思想对中医行业之伦理现状,具备针对性、可操作性,用以指导执业者将有利于新时期我国中医临床人才培养。

名老中医学术思想的形成必然经历了勤求古训,思求经旨到强于临证,触类旁通最终上升为对中医学的整体性认识,从而形成自己的学术思想。王利广等对孙光荣研究当代名老中医典型医案思路与方法进行了总结;肖碧跃等从经典理论与临床实际相结合的角度入手;黎鹏程等则以中医临床"六难"为切入点;陈元、魏一苇等重点关注中医药学的六大优势和五大特色;尹周安则从方剂学角度探讨如何在医案中体现中医特色优势;徐超伍则总结出新一代中医临床骨干需要做到的"四精";叶培汉等总结了熊继柏对《黄帝内经》中诊法学的体悟;黎鹏程、贺菊乔等对谭新华教授男科、外科学术思想及其治疗男科病遣方用药特色探讨;彭亮等对岳阳张氏正骨流派治筋理念及其技术体系进行了初步梳理。以上构成了以孙光荣中和医派为代表的相关学术思想面面观。

谭新华老在中医外科、中医男科方面造诣颇深,张氏正骨是湖湘著名学术流派,板块也收录了数篇文章以作呈现。中医药学的发展离不开名老中医,继承与挖掘著名医家的学术思想和学术流派是加快中医药事业发展与创新的重要途径。

中医自律发展伦理之道

——解读国医大师孙光荣《医师规》

国医大师孙光荣为其弟子们所立《医师规》，蕴含了丰富的中医学伦理理念、原则、方法，尤对中医行业之伦理现状，具备针对性、实用性，用以指导执业者将有利于新时期我国中医临床人才培养。

一、纲领：严守伦理规范的简易之道

大道至简。《易传·系辞上》曰："乾以易知，坤以简能。"《医师规》全文仅1000余字，核心内容仅计"诚、净、严、精"四条，深度契合伦理规范制定的简易之道，既避免了伦理规则为追求全面化而趋于碎片化，也符合中医学文化沿袭的约法省言、简易疏阔之传统。

二、层次：注重应然实然的实际区分

《医师规》将四条核心准则又分为"必须""应当""不准"三个层次：必须做到的基本准则（"必须"），行业推崇的高尚境界（"应当"），以及需要规避的执业禁区（"不准"）。这就避免了伦理规范制定的大忌——"道德高标"，那样往往造成伦理规范脱离实际，难以践行。《医师规》切实关注个体道德规范的实践难度，立足现实，兼收并蓄，深深扎根于新时期中医临床人才培养的现实土壤。

其中"应当"这一层次，直接指向从业者的职业价值追求，重在倡导风气，属于"应然"层面，是较高标准的道德规范，不强制遵行，但是倡导更多的执业者做到。如《医师规》倡导"应当以仁爱、悲悯之心给患者一视同仁的重视、关心、照顾；在不违反法律法规的前提下及条件许可时，满足病人及其家属的合理要求；以诚恳、友好的态度建立互尊、互信、和谐、合作的医患关系"。这些"应然"层面的高要求，只奖励、不惩罚，明确指出了培养高尚医德的方向，可引导一批医德水准较高的执业者身体力行，而推动行业风气的优化。

而"必须""不准"这两个层次,属于"实然"层面,明确指向从业者在事理上、情理上乃至于法律上的绝对施行、绝对禁行,重在约束执业者行为,一定要践行"必须"层面要求,也一定要杜绝"不准"层面要求。这两个层次的规矩是基本层次的道德规范,带有一定的强制性,旨在规范执业者的执业行为。如《医师规》规定,必须坚持"生命至贵,病人至上"的服务理念,"尊重患者的人格与选择诊疗方式的意愿"。又规定:"不准以夸大病情等方式恐吓、误导、讹诈病人。"这些"实然"层面的要求,做到了才是医德合格的执业者,做不到的执业者必将在事实上破坏行业的风气、信誉与发展,有必要加以惩罚,甚至被清除出执业者之列,以促进行业风气的良性发展。

三、自律:针对常见多发的行业弊端

《医师规》瞄准人民群众深恶痛绝的行业伦理缺失的四大弊端,针锋相对,力求杜绝这些不良现象:一是拒绝收治病人,"不准由于种族、国籍、信仰、性别、出身、地位、病种、病情及经济状况等因素歧视甚至拒诊、拒治病人";二是过度医疗,"不准在非诊疗必需时为炫耀医术或为谋取利益而开具大处方、大检查";三是谋取不正当收益,"不准以任何方式接受企业及其中介为推销其产品而提供的赞助、提成、宴请、礼品、旅游、休闲等利益输送";四是同行相轻,"不准在患者、学生中诋毁、贬低、打击、讥讽同行"。这四种行业不正之风,有违基本的医德要求,不仅祸害行业的良性发展、阻碍医患之间的信任形成,也事实上常常是构成恶性医患冲突的导火线,务必令行禁止,最好能杜绝其发生,而促进行业风气的净化。

1. 立规矩必重执业初心。拒诊、拒治病人,尤其是由于病人的经济状况不佳等因素而拒诊,直接违背"生命至贵,病人至上"的核心理念,如此行事,只会让执业者、医疗机构,乃至行业都背负"见死不救""拿钱买命"之类的恶名。

2. 立规矩应参透人情。临床上,部分患者的种族、国籍、信仰、性别、出身、地位、病种、病情及经济状况等因素,可能会为医师的诊断、治疗甚至名誉带来一些困扰。即使如此,将患者诸如此类的因素、医师诊疗过程中会遭遇的困扰置于患者的生命健康之上,依旧是《医师规》所不能容忍的,包括"自顾名誉而隐避"导致的延误治疗行为。任何规矩的存在,无非基于利益的调节;而经济、声誉之类的利益,总是不宜凌驾于人的生命健康利益之上。

3. 立规矩要针对弊端。过度医疗,执业者一方面"滥伐无过"易损害病人的生命健康,另一方面在诊疗过程中徒增一些医疗资源耗费(这些耗费并不能真正提高诊疗价值),因之更具隐蔽性、普遍性。《医师规》明确列举了开具大处方、大检查这两类最常见的过度医疗行径。临床上,有执业者在确有把握治疗好患者疾

病的情况下,谋求不正当的经济利益而开具大处方、大检查,也有执业者为了规避医疗纠纷的风险而"狂轰滥炸"。无论哪种原因导致的过度医疗,既与医德相违背,也为我国法律所禁止。

以药品提成为代表的不正当收益,有的以现金支付,更具隐蔽性的是以宴请、礼品、旅游、休闲、赞助行业活动、会议等形式来支付。不论是哪种形式,这些费用最终还是会转嫁给患者以及支付医保的政府,侵犯的是人民、国家的利益。因此,《医师规》明确列举为执业者必须规避的"不准"类。

同行相轻,这一行业积弊由来已久,其滋生的土壤与医派的不同理念、执业者医术水平的高下都有关系。我国当前的同行之争,广泛发生在秉承不同传承理念的医派之间,中医与西医之间,乃至于纯中医与中西结合医、西医之间。对同一病人的不同诊疗思路,也常常不乏大量的学术理论、前期病案实践积累作为党同伐异的支撑。我国中医药行业发展,更是在近100年间经历过来自行业内外的诋毁、贬低、打击与讥讽,一度陷入生死存亡的危急时刻。其中,不排除一部分热衷于攻击同行的执业者,其实初衷是出于热爱自身所在医派、坚信自己秉承的理论与积累的经验。但"在患者、学生中诋毁、贬低、打击、讥讽同行",有违我国医疗卫生与健康工作的方针之中的"中西医并重",临床上也必然导致病人对行业整体的不信任感的滋生与蔓延。执业者的互相尊重,和谐共赢,才是真正有利于行业的学术繁荣、长远发展。

附:

医师规

为加强医德医风建设,规范执业行为,特秉持"大医精诚"精神制定医师规,以期本门同道谨遵恪守。

立规矩以简明、具体、易行为要,故本"医师规"仅列具"诚、净、严、精"四条,每条分为"必须""应当""不准"三个层次,共十二项。

一、以"诚"执业

1. 必须坚持"生命至贵,病人至上"的服务理念,尊重患者的人格与选择诊疗方式的意愿。

2. 应当以仁爱、悲悯之心给患者一视同仁的重视、关心、照顾;在不违反法律法规的前提下及条件许可时,满足病人及其家属的合理要求;以诚恳、友好的态度建立互尊、互信、和谐、合作的医患关系。

3. 不准由于种族、国籍、信仰、性别、出身、地位、病种、病情及经济状况等因素歧视甚至拒诊、拒治病人;不准以夸大病情等方式恐吓、误导、讹诈病人;不准由于畏势、畏强、畏惑等因素迁就患者及其家属不合理要求,要恪尽职守,维护医师的荣誉与尊严。

二、以"净"执业

1. 必须坚持"清廉自律,干净执业"的服务操守,严禁挟技谋取、交换患者的利益。

2. 应当不务虚名以求"心净",不图财色以求"身净"。

3. 不准参与、支持违背人道主义的行为;不准在非诊疗必需时为炫耀医术或为谋取利益而开具大检查、大处方;不准以任何方式接受企业及其中介为推销其产品而提供的赞助、提成、宴请、礼品、旅游、休闲等利益输送。

三、以"严"执业

1. 必须坚持"严谨尽职,规范执业"的服务风格,在临床、教学、科研、管理、宣传中,充分体现医师的职业风范和社会责任。

2. 应当保持谦虚谨慎的作风,对患者认真、耐心接诊,正确、亲切、朴实地与患者沟通;应当对同行的诊疗给予公正、准确的评价和正当的维护;应当对学生认真、正确地给予传授、指导。

3. 不准挟技危害患者或让患者在不知情时承担隐性的治疗风险,不准在未征得患者同意的情况下,以传授、指导为名泄露可能造成伤害患者身心的隐私;不准因自恃医术、自顾名誉而隐避、拒绝讨论或转诊以致造成误诊、误治或延误治疗,在任何情况下不准提供虚假的诊疗数据与资料;不准在患者、学生中诋毁、贬低、打击、讥讽同行;不准对违背医师道德的言行包庇和袒护。

四、以"精"执业

1. 必须坚持"勤求博采,精益求精"的服务精神,精确诊断、精准治疗。

2. 应当认真坚持终身学习,按年度完成师承、培训任务,积极参与学术交流,不断提高专业知识和技能;应当及时、精确记录诊疗过程和数据。

3. 不准自行对患者试用未经政府批准使用的药物、医技、医疗器械;不准隐瞒、销毁原始诊疗资料;不准在自身论著中剽窃、抄袭他人论文、著作;不准利用电视、广播、网络、报纸、图书、课堂等平台或载体,宣讲、传授、传播违背道德、违背科学或非自身熟悉专业的知识和技术。

医师职业重要而高尚,医师服务覆盖人类生老病死全程,首先必须遵守医师规,坚守职业道德,致力造福人民大众。

孙光荣谨订　二〇〇七年十月一日

文章来源:何清湖.中医自律发展伦理之道——解读国医大师孙光荣《医师规》[J].中医药通报,2017,16(1):1-3.

孙光荣教授研究当代名老中医
典型医案思路与方法

  孙光荣教授,著名中医药文献学家和临床家,享受国务院特殊津贴的有突出贡献的科学家。孙老幼承庭训,继从名师,从事中医药文献研究和临床 40 余年,学验俱丰,著作等身。笔者有幸参与由孙老任课题组长的"十五"国家科技攻关计划项目"名老中医学术思想、经验传承研究"之《当代名老中医典型医案集》研究和编纂,他的言传身教使笔者受益终生。现将孙老研究当代名老中医典型医案的主要思路与方法介绍如下。

一、关于医案的认识

1. 医案的定义

  孙老根据多年中医药文献研究经验,参照业界主流学术观点提出医案的定义。医案,是中医记录、解析个案的诊疗全过程的叙议结合的传统临证文本。该定义包含 6 个方面的内涵:第一,是中医临证记录的文本,而不是西医、中西结合医使用的文本,也不是中医记录其他论述的文本;第二,是中医临证个案记录的文本,不是记录某法、某方、某药临床治疗若干病例的临床观察报告的文本;第三,是记录中医临证诊疗全过程和诊疗结果的文本,包括初诊、复诊的四诊资料、证候演变、辨证论治、处方用药、护理、医嘱、预后的记录,即诊疗的理、法、方、药综合运用的整体表述;第四,是融合对该个案诊疗分析、体会的文本,包括对辨证论治的成功经验和误诊误治的教训的认识与总结;第五,是叙议结合的文本,不是单纯记录数据和检验报告的文本;第六,中医传统的临证记录的特殊文本,不是现代医学的病历、病案。

2. 医案与病历的区别

  医案又称诊籍、脉案、方案、病案[1]。医案和病历,都是诊疗记录,但病历是按照现代医院诊疗模式全面记录患者健康状况和疾病过程的医学文献,而医案是按照中医传统诊疗模式重点记录中医临证事实和诊疗思维活动的医学文献,二者在性质、内容、表述方式等方面存在着显著的区别,病历是基础,医案是在病历基础上的升华。孙老把医案与病历的区别概括见表1。

表1　医案与病历的区别

项别	病历	医案
性质	资料性	学术性
内容	全面收集	重点突出
表述	规范化,表格化	无模式
形成	即时采集	整理提炼
评述	无按语	可有按语
地位	法律	学术
作用	查阅,追询	研究,指导

3. 医案的地位

由于医案是中医临证的实录,保存了中医治疗疾病的大量第一手资料,而且是中医临证经验和临证思辨特点的集中反映,在中医学术领域和名老中医临证经验、学术思想传承研究中都具有极其重要的地位。孙老总结医案的地位:①医案是检验、比较各中医名家中医临证经验和临证思辨特点的原始依据;②医案是学习各中医名家中医临证经验和临证思辨特点的范本;③医案是研究名老中医学术经验的重要信息源。

4. 医案的作用

近哲章太炎先生曾说:"中医之成绩,医案最著,欲求前人之经验心得,医案最有线索可寻,循此钻研,事半功倍。"在医案研究中,孙老给我们指出,医案的主要作用在于中医研究和学习中医临证。①医案的研究,能够深入、准确地探索和归纳病证演变规律;②医案的研究,能够客观、真实地探索和总结前人临证的诊疗成功经验和误诊误治的教训;③医案的研究,能够全面、实际地探究中医学术流派的形成和发展的轨迹;④学习医案,能够深化中医药基本理论对临证指导作用的认识;⑤学习医案,能够完善对中医病证演变规律的认知和综合运用理、法、方、药的诊疗经验与临证思辨特点;⑥学习医案,能够加强中医药文化素养。

二、当代名老中医典型医案的整理研究

当代名老中医典型医案的整理研究,是从国家科学技术部、国家中医药管理局在"十五"期间确立的"名老中医学术思想、经验传承研究"总课题开始的,按照"立足现实着眼理想,立足个体着眼群体,立足继承着眼创新"的顶层设计思想,全面收集当代名老中医回顾性和前瞻性医案,再经过集中筛选、提炼、整理,最终集成《当代名老中医典型医案集》。

1. 名老中医典型医案研究设计原则

(1)科学性原则:坚持以中医药基本理论为主导,从需求分析到软件形成,从采集、编撰到后续挖掘,所有资源和软件支撑的研究结果必须体现三个"真是":真是中医的;真是中医临证的;真是名老中医临证的。排除一切干扰、混淆、阉割、掩盖名老中医临证特点的设计思路与方法。

(2)求精性原则:由于本研究对象不具备再生性、本研究对象的思维不具备复制性,同时由于各纵向课题组分布于全国,临证信息采集工程巨大,因此本课题关于从师病历的信息源(信息采集点)、从师病历模板、医案撰写的格式与要求等的设计,都必须精益求精,并要求各个名老中医学术思想传承研究纵向课题组加强医案文本的校对,并必须有研究对象的确认,防止抄袭、套用、遗漏、错讹。

2. 名老中医典型医案整理思路与方法

《当代名老中医典型医案集》按照病证分成章节,每章节首先将所入选的本类病证的当代名老中医典型医案特点予以综述;每案以中医病证名为标题,如有相应的、可参考的西医诊断的病名,则加括号注明;每案分为提要、案体、按语三个层次。孙老强调整理名老中医典型医案的总体要求是要把握"准、合、精、深"四个字:(1)审读——要把握一个"准"字:包括形式审读、医理审读、文字审读。(2)分类——要把握一个"合"字:当前中医医案普遍存在中医疾病病名、药名、度量衡混乱,亟须稳定化、标准化[2]。《当代名老中医典型医案集》根据《中华人民共和国国家标准·中医临床疾病分类标准》(简称"国标"),结合名老中医临证诊治风格,采用分册形式编辑出版发行。分为内科分册、外伤分册、妇科分册、儿科分册、五官科分册、针灸推拿分册。即人(名老中医)随医案走,医案随病证走,病证随分册走。因此,分类要把握一个"合"字:一是本案的病名与本案所述是否相合;二是本案中医病名与"国标"是否相合;三是本案中医病名与原案所列西医病名是否相合。(3)修订——要把握一个"精"字:对于基础好的医案(疑、难、重、稀、新疾病的医案;展示独家秘技绝招的医案;体现独家临证思辨特点的医案;辨证论治准确的医案;按语精彩的医案等)要进行重点修订;修订中要注重5点:①必须保留医案"原生态";②根据统一格式和要求修订;③注意前后呼应和环环相扣;④精心修订按语;⑤理顺文字,纠正错别字、错误的标点、字体、字号。(4)提炼——要把握一个"深"字:在分类、修订之后,根据"类案"撰写当代名老中医对本类疾病的认识、诊法、治法的综述报告,也就是根据"类案"提炼名老中医学术思想和临证思辨特点。因此,提炼要把握一个"深"字:①首先概述"类案"中体现的共性和个性;②其次精确解读各家的特点;③最后深入分析形成上述特点的源流和发展趋势。

三、名老中医典型医案的撰写

孙老一直教导笔者,名老中医典型医案的撰写,不是简单的编辑、整理和罗列、堆砌,而是学习、研究、提炼和升华的过程。要做到对主诊者学术思想和临证思辨特点有深入的研究,通过医案的叙议,成为一个有机的、缜密的、连续的和精练的学术成果展示。

1. 医案的构成

(1)病证名:以病证(或"症")为纲,以《国家标准·中医临床诊疗术语》进行规范,个别无法找到合适中医病证名称者,以主要症状为名,有西医明确诊断者加括号附后。

(2)本病的概述:主诊者对本病证的独特认识、基本方(有相对固定的处方或协定处方者)及其加减。

(3)临床资料:包括患者的一般情况(性别、年龄、婚姻状况、职业、居处环境),一诊、二诊、三诊等的主诉、就诊时间、主要症状、体征、中西医诊断结果、主诊者的治则处方,使用注意、煎服方法、饮食起居的医嘱。

(4)医案分析(按语):重点分析立法处方的思想和用药的独到之处(如药味加减的变化、剂量的变化或煎煮法的变化及加用别的方法的特别用意)。

2. 典型医案撰写要点

(1)提要:简单介绍本病的发生、发展的一般情况和普遍认识,重点介绍主诊者对本病的认识、基本学术观点,医者的治疗特色和常用处方(有协定处方者列出)。特点突出,简明扼要,一针见血。

(2)案体:诊断、立法和处方。诊断以中医诊断为主,附列西医诊断,突出辨证论治的思辨过程及其特点;立法中要突出主诊者的治法治则特点和治疗重点;处方要采用规范的药物名称和计量单位,即尽量使用药典使用和教材使用的学名,尽量避免使用别名或民间说法,处方剂量清楚,特殊用法,需要详细说明,有特殊医嘱者要一一说明。

(3)按语:是医案编写中最重要、最精彩的部分,也是最难写的部分。应将处方用药和患者病证、病机、发病有机结合起来,分析主诊者综合运用的理、法、方、药的特点。要求编写者对所写病证非常专业,对主诊者的学术思想非常了解,对疾病的辨证论治非常熟练,对所选药物的功能和彼此配伍的功能分析要非常到位。

　　孙老治学严谨,中国传统文化底蕴深厚,中医理论功底深厚,在中医药文献研究和名老中医学术继承方面造诣颇深。他认为医案是一代又一代中医在读书、临证、传承的实践中,不断继承、不断发展,不断实践、不断创新的结晶,名老中医医案是指导后继者的临证范本。特别是名老中医典型医案,是指诊疗难度大、诊疗具有特点、诊疗记录真实、诊疗资料齐全、医案元素完备、能真实体现名老中医学术经验的医案。整理名老中医典型医案者不仅要具备扎实理论基础和文字功夫,更要有丰富的临床经验,才能把当代名老中医的临证经验和学术思想准确的体现出来。

参考文献:

[1]苏礼.中医医案学概论.北京:人民卫生出版社,2009:3.
[2]赵宏岩.中医医案整理之浅见.长春中医学院学报,2005,21(2):7.

文章来源:王利广,何清湖,贾德贤.孙光荣教授研究当代名老中医典型医案思路与方法[J].中华中医药杂志,2010,25(6):885-887.

国医大师孙光荣谈如何将经典
理论与临床实际相结合

　　中医学理论博大精深,中医典籍是历代医家毕生心血的结晶,是几千年中医发展与创新的见证,经过几千年的临床验证而经久不衰。因此,"做名医,读经典"一直是中医莘莘学子的座右铭,近代多位中医大家的成长轨迹也验证了这一真理,凡成一代大家者,熟读、领悟经典,以知其源、溯其流,指导临床而终有所成就。现各界也掀起学中医经典之热潮,各种经典协会、经典委员会应运而生,各种经典与临床培训班也如火如荼,各大中医药院校也三令五申强调经典,并也采取了诸多相应措施。然学习经典最终要回归临床,服务于临床,国医大师孙光荣教授应时代之急,就"如何将经典与临床实际相结合"之问题提出了以下四个指导性意见。

一、熟读经典挈其纲,点睛之语切莫忘

　　孙光荣教授认为,学习经典首先要熟读经典,谙熟经典。典籍蕴含医学之精华,是历代医家经验、智慧的结晶,是培养中医思维的源泉。王冰说:"将升岱岳,非径奚为,欲诣扶桑,无舟莫适。"其所序"径"和"舟"就是指历代医家之典籍,说明入门中医学领域,并达到一定的高度,必须熟读《黄帝内经》《伤寒杂病论》《难经》等经典之籍,学习其中解决问题的方法,从而有效指导临床。熟谙先辈经典著作是中医学史理论的创新突破的基础。如河间学派代表人物刘完素,就是以《素问·至真要大论》中火热病为基础,扩大病证范围,并对病机加以详细阐述后而形成了火热论。但孙教授进一步提出,熟读经典并不意味着死读、死记原文,而是要在非常熟悉经典原文的基础上提纲挈领,领会中医经典之精髓。经典著作中蕴含许多点睛之语,如《素问·灵兰秘典论》云:"心者,君之官也,神明出焉……主明则下安。"中医认为人的五脏六腑都归心所主,也就是说只有心神安定,则五脏六腑都能得以安宁。此理论对临床的养生,还有抑郁症、失眠的治疗具有很好的临床

指导意义。并且以此理论为指导,对病人的心理疏导也有很好的指导意义。如临床上"病急乱投医"的现象不少,就是病人一旦知道自己有病,心乱了,主不明了,整个人也就乱了,这样会严重影响疾病的治疗效果。作为医生就应运用这样的经典理论对病人进行安抚、疏导,让其主明则下安,达到治愈之目的。还有如《素问·六微旨大论》指出:"升降出入,无器不有。"提示人要保持健康,就必须做到脏腑、经络、气化的升降出入协调有序,临床上要以调节脏腑、经络为气机准则,肺气逆者降之,肝气旺者疏之,脾气陷者升之,还有针灸、推拿等常用的下病上取、上病下取,俞穴治疗脏腑疾病等都是以升降出入理论为指导。另外《素问·六元正纪大论》中"有故无殒,亦无殒",《伤寒杂病论》中的"观其脉证,知犯何逆,随证治之""五脏元真通畅,人即安和""见肝之病,知肝传脾"等经典语句,都寓意深邃,对临床具有普遍指导意义,用于指导临床,奇妙无穷。所以孙教授认为在熟读经典之余,更进一步提出"熟读经典挈其纲,点睛之语切莫忘"之告诫,对经典医籍中这些点睛之语,要反复学习,不断温习,反复钻研,"学而时习之",不断"温故而知新",领会经典语句奥妙之处,临床运用时才能运用自如。

二、运用重在明思路,不在一药与一方

孙光荣教授认为运用经典理论重在明思路,而不是在于记住一药与一方。《伤寒论》《金匮要略》之方有经方之称,固然经典、重要,但《伤寒论》《金匮要略》最可贵之处在于张仲景留给我们的临床思维。从《伤寒杂病论》问世到现在,已经有几千年,社会在不断发展,环境在不断变化,临床上疾病以及病人的特点当然也在变化,如果我们学习经典还只停留在一方或者一药,必然会出现不适应现代临床发展之处。面对全新的疾病,临床要找到出路,找到更好的契合点,就必须明确中医经典医籍和名医名家的辨证思路,理法方药运用特点,以经典医籍的独特思路来指导临床,才能以不变应万变,提高疗效,提高临床服务能力。如2003年"非典"肆虐全国,人心惶惶,这是一个全新的疾病,中医典籍中并无记载,而中医大家运用温病的辨治思路,认为疫病当以四时之气为因,辨证施治以三焦辨证和卫气营血辨证互参,开方处药,临证不乱,疗效卓越。再如北京中医药大学陈明教授用麻黄汤加减治疗小便不利及闭经,黄煌教授运用芍药甘草汤加减治疗全身各种痉挛性疼痛、用白虎汤加减治疗甲状腺机能亢进和暴崩[1]等均是《伤寒论》六经辨证、有是证用是药思路的具体运用。"医者,意也",唐太宗在《帝范》中说:"取法于上,仅得为中,取法于中,不免为下。""法"即"思路",中医经典之"法"为上法,其辨证思路是前辈思维智慧的集中体现,是辨证法的典范,熟读经典,领悟透彻,明晓其思路,建立起符合中医特点的思维方式,行医才能把辨证论治了然于心,才

能阴阳汇通,更好地为社会服务,更好地促进中医理论的发展[2]。

三、娴熟一部常为用,各家学说时可参

孙光荣教授认为,学习经典还要学会选择经典医籍。中医典籍繁若星河、汗牛充栋,涉及内科、妇科、外科、儿科等,有大家为之熟悉的,如《黄帝内经》《伤寒杂病论》《难经》等,也有大家不熟悉的,如《中藏经》等。而一个人一生的时间和精力非常有限,以有限的时间和精力挖掘中医几千年的文化宝藏,最终可能忙忙碌碌而无一为精,临床也就会平平淡淡,有效者有之,无效者更有之。鉴于此,孙教授进一步提出学习经典"娴熟一部常为用,各家学说时可参",要根据自己研究的领域,不拘一格,找到一本最适合自己的经典医书,选中之后,重点研究,研究深,研究透,在此基础上触类旁通,博览群书,要法于经典,采撷各家,最终总结出自己学术之思想,以最有效的方法,最短的时间达到中医学术研究成功之彼岸[3]。如国医大师贺普仁研读针灸古籍,尤其是精研《针灸甲乙经》,旁通《黄帝内经》《难经》,根据自己的临床实践经验不断总结,最终创立了独具特色的贺氏针灸"三通法"针灸治疗学术体系[4]。洛阳郭氏正骨传承人在继承前人经验的前提下,潜心研究《医宗金鉴·正骨心法要旨》,揣摩其正骨八法,并不断融汇新知识、新技术,总结出具有郭氏正骨特色的现代正骨八法,并不断丰富、发展[5]。孙教授一生致力于《中藏经》的研究,锲而不舍,最终成为"中和医派"的创始人,此卓越成就与孙教授"娴熟一部常为用,各家学说时可参"之思想密不可分。

四、典型医案明经义,临证心得自显彰

孙光荣教授最后指出,典型医案的整理与学习是经典与实践相联系的很好桥梁。孙教授认为中医医案是中医记录、剖析临床个案诊疗全过程的传统临证文本,是中医临床实践活动的真实记录,它保存了中医治疗疾病的第一手资料,而且是中医医家临证经验和临证思辨特点的直接与集中反映,特色鲜明,在中医学术领域和名老中医临证经验、学术思想传承研究中都具有极其重要的地位。著名医家秦伯未前辈曾指出:"合病理、治病于一,而融会贯通,卓然成一家言,为后世法者,厥惟医案。"[6]自古以来,案例教学法在中医传承中就占有很重要的地位,通过整理、研究医案,能够全面、切实地探究中医学术流派的形成和发展的脉络。清代著名大家章太炎先生说:"中医之成绩,医案最著,欲求前人之经验心得,医案最有线索可寻,循此钻研,事半功倍。"[7]如《温病条辨》这部巨著,就是吴鞠通在研读《临证指南医案》的基础上,结合自己临床经验,并加以发挥、创造而成[8]。孙教授认为中医名家医案是一代又一代中医在研习、临证、传承的实践中,不断继承、发

展、不断实践、不断创新的结晶,是指导后学者的临证模本。特别是名老中医典型医案,是指特点鲜明、记录真实、资料完备、难度高、医案要素齐备、最能真实体现名家学术思想的医案。通过学习这些典型医案,能直接体会医家的临证思路和用药特色,尤其是一些以经典原文或者思维指导临床、行之有效的典型医案,能很好地诠释经典原文和内涵,更加容易彰显经典思维的精髓,能够深化经典思维对临证指导作用的认识,使看似深奥、抽象的经典简单化、明了化。

培养中医药人才是发展中医药事业的根本,而培养高水平的中医药人离不开中医经典。"读经典,做临床"具有重要的现实和时代意义,把经典理论与临床实际相结合,是读经典、研经典的必经之路,也是必然之路。相信在孙光荣教授提出的"熟读经典挈其纲,点睛之语切莫忘;运用重在明思路,不在一药与一方;娴熟一部常为用,各家学说时可参;典型医案明经义,临证心得自显彰"思维指引下,会培养出越来越多的新时代中医药人才,中医药事业也会得到越来越好的继承与发展。

参考文献:

[1]温兴韬.黄煌教授对白虎汤的认识与应用[J].国医论坛年代,1998,3(1):22-23.

[2]张志峰.熟读经典,培养中医思维[J].医学与哲学(人文社会医学版),2008,29(11):74-76.

[3]曹柏龙.从孙光荣教授的成长经历论中医大师成才之路[J].中国中医药现代远程教育杂志,2011,9(21):149.

[4]贺小靖,贺伯汉.国医大师贺普仁学术人生探讨[J].中医学报,2011,26(10):1171-1173.

[5]肖碧跃,郭艳幸,何清湖,等.平乐正骨手法源流浅述[J].湖南中医药大学学报,2016,36(1):49-51.

[6]秦伯未.清代名医医案精华[M].北京:人民卫生出版社,2006:1.

[7]徐衡之,姚岩琴.吴子明,等.点校.宋元明清名医类案[M].长沙:湖南科学技术出版社,2006:1.

[8]孟庆云.宣明往范,昭示来学——论中医医案的价值、特点和研究方法[J].中医杂志,2006,8(3):568-570.

文章来源:肖碧跃,何清湖,孙贵香,等.国医大师孙光荣谈如何将经典理论与临床实际相结合[J].湖南中医药大学学报,2018,38(3):235-237.

国医大师孙光荣教授论中医临床"六难"

　　孙光荣教授是国医大师,国家级名中医,主任医师、研究员,现为北京中医药大学教授,是享受国务院特殊津贴的著名中医临床家和中医药文献学家。孙教授指出当前中医临床面临"六难"的困境,现就孙教授有关中医临床医学"六难"的论述具体介绍如下。

一、诊断指标自身客观化、精细化、标准化困难

　　中医认识疾病和治疗疾病的基本原则是辨证论治,证候是辨证论治的核心内容,也是中医立法处方的依据。目前"微观辨证"以微观指标认识与辨别疾病的证候,为中医辨证治疗提供一定客观依据,如肺通气功能损害纳入了肺气虚证的诊断标准。此外,纤维镜、影像学等微观检测手段对中医辨证的客观化有一定的帮助,但"微观辨证"由于本身的局限性、机械性和专一性等缺点也影响了中医辨证的准确性。如CRP是急性胰腺炎患者常见的实验室异常指标,但同时也是冠心病患者常见的实验室异常指标,据报道不稳定型心绞痛患者中医证型形成的物质基础可能与CRP有关[1-3],这说明在"微观辨证"研究中仍存在中医证候规范化、客观化、精细化缺乏统一标准,且研究指标大多缺乏特异性。孙教授认为中医四诊收集的是人体上的模糊、笼统信息,不是一般定量标准所能确定的,所以这些所谓微观指标很难成为"客观指标"。中医学是整体医学模式,是整体观念指导下的辨证论治,其诊疗思维采取包容式思维,侧重于辨病因及分析邪气、正气的盛衰变化,通过扶正祛邪、补偏救弊使机体恢复健康。因此,孙教授认为中医临床医学诊断指标难以自身客观化、精细化、标准化。

二、临床路径、治疗方案规范化、标准化困难

　　以循证医学证据和指南为指导的临床路径,可以规范医疗行为,避免随意性,降低成本,进而提高临床治疗的准确性、提高医疗质量[4]。传统中医药和临床路

径相结合便产生了中医临床路径,中医临床路径是中医药管理部门为了规范中医院诊疗行为的一种标准化诊疗方法。虽然几年来通过推广中医临床路径,中医临床路径在规范中医药临床实践、提高医疗质量、缩短患者住院时间、控制医疗费用、突出中医药特色诊疗等方面确有重要作用,促进了中医临床优势的发挥。但孙教授认为,中医药学具有系统的理论与技术方法,具有个性化的辨证论治,由于中医临床在一定程度上具有多样性和主观性的特性,使中医辨证的不确定性特征更加突出,标准相对统一,这也是导致中医的临床疗效很多时候难以重复、评价困难的原因之一。此外,病人不完全按临床路径患病,如有些患者经入院治疗后,中医的某些病种或病证有时会发生变化,中医治疗主要是辨证论治,强调因人而异,主张进行个性化的治疗,且有中医药学术争鸣的特点,中医临床路径又如何能将其统一呢?此外,临床上还会出现"标准化"之外的证型,故临床路径难以规范化、标准化。

中医的生命力在于临床疗效,临床疗效又与治疗方案密切相关。中医药要走向世界,首先就是要进行中医药规范化治疗方案的研究。然而中医四诊信息中如脉象的客观信息,有时同一个病人不同的大夫切脉可能会得出不同的脉诊报告,然后据此拟定不同的治疗方案。而中医学的治疗特点则强调辨证论治及随证加减。由于辨证过程采集的是人体上的模糊、笼统信息,中医证候的相关信息大多无法用确切的数据定量描述,缺乏客观的、统一的规范和标准,故孙教授认为,中医治疗方案难以规范化、标准化。

三、治疗方剂格式化,剂量标准化困难

方剂是在辨证审因、确定治法后,选择两味及其以上的中药按配伍原则组合而成,共同发挥治疗作用,用以治疗疾病的主要工具之一。方剂讲究"君、臣、佐、使"的配伍原则,君药依据药物的功效针对主病或主证起主要治疗作用;辅助君药加强治疗作用或治疗主要兼病、兼证的药物作为臣药;佐药是佐助君臣药,或监制君臣药的毒性,缓和药性,或反佐君臣药;引经药或调和药则为使药。如《王氏医存·古方用药之妙》云:"立方之妙,多是以药制药,以药引药,非曰君臣佐使各效其能不相理也。"在确定方剂的君臣佐使药后,应考虑中药方剂的配伍方法,如散法和收法、温法和清法、攻法和补法等。另外,还应考虑气味厚薄、五气以及配伍环境、配伍技巧、炮制方法和剂型选择,如此才能配伍出符合病情的方剂。故孙教授认为治疗方剂难以格式化。

中药是方剂的基础,方以药成。药有个性之专长,方有合群之妙用。而中药剂量的多少更多的是前人经验的总结以及自身的临床体会。药物的用量不但是

方剂的重要组成部分,同时也影响临床疗效。临床有时辨证立法准确,但由于中药剂量运用不当,却收效甚微或治疗失败。中医不传之秘在于量,只有中药剂量运用恰当,才能确保方剂疗效和用药安全。方剂由药物构成,药物用量是方剂配伍的灵魂,方中各种药物剂量的变化会使方剂的功能、主治发生变化。研究表明,某味中药在处方中如果相对剂量高,越有可能成为该方的主要药物,而某味中药是否为该方的佐药或使药与相对剂量无关[5]。一些名老中医如李可、何复东等临床疗效显著,其临证用药具有剂量偏大、喜用重剂、超出常规的特点,故认为中医临床用药剂量难以标准化。

四、临床用药优选困难

中医临床治病用药,针对病因病机,使用相应的药物,达到"中和"的用药法度,才可通过祛除病邪,或扶助正气,或协调脏腑经络功能,纠正阴阳的盛衰,使机体重建或恢复其阴平阳秘的和谐正常状态,才能使病情得到"中和"而痊愈。临证处方,为适应特殊疾病的治疗需要,针对主症,兼顾次症,尽量选用一药多效的药物。如制何首乌具有补肾养血、安神通便之功效,心血管疾病伴失眠、大便干燥者尤宜选用。根据临床的治疗需要,加入针对性较强的"对药"于处方中,可以提高临床疗效。孙教授倡导中和,临证擅长使用对药、角药,"对药"如墨旱莲、女贞子同用,可以增强补肝肾、滋阴精、乌须发的功效;酸枣仁、炙远志同用以滋养阴血、交通心肾、增强宁心安神作用;角药如人参、黄芪、丹参同用,彰显了孙教授"重气血、调气血、畅气血"之基本临床思想[6]。临床还需注重专病专药类药物使用,如漏芦通乳、射干开咽、石菖蒲宣窍等。此外,临床运用中药,须注重药物炮制,注重同一药物的药效部位,注重对同名药物的辨析使用,故中医临床用药难以优选。

五、临床疗效评定客观化、标准化困难

中医学历经千年而不衰的原因是中医具有良好的临床疗效。孙教授认为,在长期的临床实践中,中医形成了认知健康与疾病的整体观[7]、调治健康与疾病的中和观[8]、预防疾病与维护健康的未病观[9]、关注个体健康与疾病的制宜观[10]等诊疗核心理念,传统的中医临床疗效评定方法是以经验为主,常常以患者的临床症状及舌象、脉象等一系列指标作为依据,往往根据个人经验来判定疾病的向愈与否,通常以某一疾病症状的改善、消失作为判定临床好转、痊愈的标准。目前,中医药临床疗效的许多个案报道及临床病例的疗效总结,其疗效评价的方法不但主观性强,而且缺乏统一标准,其研究结果往往没有可比性。由于中医存在着疗效评价标准不统一、以替代评价指标取代结局评价指标以及用"证"评价疗效的科

学性不明确等问题,或盲目借鉴西医疗效评价方法用同一评价标准对中医药进行疗效评价,则难以反映中医自身的特点和优势,故中医临床疗效评定难以客观化、标准化。

六、中医药学国际化困难

中医药学,是以天地一体、天地人和、和而不同的思想为基础,经过数千年以亿万计的人为载体的临床诊疗经验积累的医学科学,有着深厚的中国古代文化基础。中医具有整体观的优势以及辨证论治的诊疗特点。目前许多学者大力提倡中医"标准化",认为中医"标准化"是中医现代化的必然之路,中医"标准化"可以解决中医与国际接轨的问题。孙教授认为中医的标准化应该是在临床实践中渐渐形成,约定俗成、公认推行。由于目前中医诊断指标难以自身客观化、精细化、标准化;临床路径、治疗方案难以规范化、标准化;治疗方剂难以格式化,剂量难以标准化;临床疗效的评定难以客观化、标准化,因而就目前来说中医药学国际化困难。对于中医与国际接轨的问题,孙教授认为,中医独具特色优势,不应是中医模仿西医、做套西医化的标准,送出去与国际接轨,而应该是国际社会主动想方设法找来与中医接轨。

参考文献:

[1]林云,郭晓梅,张兴宗.急性胰腺炎若干实验室诊断指标综合评价[J].现代检验医学杂志,2010,25(4):25-27.

[2]任于军.血浆脂联素、TNF-α、hs-CRP与冠心病关系研究[J].中国实验诊断学,2014,18(9):1471-1473.

[3]滕龙,洪芳,何建成.冠心病中医证候微观诊断指标的研究进展[J].时珍国医国药,2012,23(12):3119-3121.

[4]王思成,韩梅,刘建平.临床路径概要与中医临床应用思路[J].中国中西医结合杂志,2009,29(12):1067-1069.

[5]李园白,崔蒙,杨阳,等.方剂剂量与君臣佐使关系初探[J].中草药,2015,46(33):2011-2014.

[6]杨建宇,孙文政,李彦知,等.孙光荣教授临床善用"角药"经验点滴[J].中国中医药现代远程教育,2011,9(2):23-25.

[7]刘应科,孙光荣.中医临证的四大核心理念之整体观[J].湖南中医药大学学报,2016,36(5):1-5.

[8]刘应科,孙光荣.中医临证四大核心理念之中和观[J].湖南中医药大学学

报,2016,36(9):1-7.

[9]刘应科,孙光荣.中医临证四大核心理念之未病观[J].湖南中医药大学学报,2016,36(7):1-4.

[10]刘应科,孙光荣.中医临证四大核心理念之制宜观[J].湖南中医药大学学报,2016,36(11):1-4.

文章来源:黎鹏程,何清湖,孙贵香,等.国医大师孙光荣教授论中医临床"六难"[J].湖南中医药大学学报,2017,37(11):1173-1175.

国医大师孙光荣论中医药学的六大优势

中医药学能在几千年的历史长河中得以保存,且能不断吸收各个时代的优秀成果丰富和发展自己,为中华人民的健康保驾护航。即使是在西方医学占主导地位的现在医疗体系中,它还能得到国内外人们的青睐,凸显其强大的生命力与远大的发展前景,故其优势是显而易见的。国医大师孙光荣将这种优势归结于六个方面:临床疗效确切;用药相对安全;服务方式灵活;费用比较低廉;创新潜力巨大;发展空间广大。在此,笔者将对这六个方面进行详细的阐述。

一、临床疗效确切

中医药的"个性化辨证论治"特色是其临床疗效确切的关键与决定因素。当前,一个小小感冒的治愈都经常需要耗费少则一个星期多则一个月的时间,甚至出现长时间不愈的状况,而面对各种发病率高、治疗难度高、病死率高的"三高疾病"则无能为力,一旦患上这一类型的疾病就将终身伴随,缓解和抑制症状成为其主要医疗目标。相反,中医能根据不同的症候、个人、时令、地理位置等采用不同方、药以及给药途径,达到高效、长效、速效的临床疗效。"个性化的辨证论治"针对的是得病的人,而非患者所得的病,因为同样的病,因证的不一样,治疗需要不同的药物。如同样是感冒,有风寒表证与风热表证之分,恶寒重,发热轻,头身疼痛,鼻塞声重,时流清涕,舌苔薄白而润,脉浮紧等属于风寒表证,可用荆防败毒散加减;身热较著,微恶风,头胀痛,咳嗽痰黏成黄,流黄涕,舌苔薄白微黄,脉浮数等属于风热表证,可用银翘散加减。同一病证的不同个体,其治疗需要不同的药物。同样是风寒感冒,因个体体质的不同,临床症状也有很大的区别,体质弱者表现为恶寒发热,汗出脉缓;体质强壮的表现为恶寒发热,无汗而喘,脉浮紧;内有寒饮者除恶寒发热外尚见咳嗽,痰多清稀,干呕;内有郁热者的症状表现为寒热俱重,烦躁口苦、咽干痛;素体阳虚者则表现为恶寒很重,发热轻,神疲欲寐,脉沉。临床症状的不同则要求不同的治疗方式,体质弱者可用桂枝汤;体质强者可用麻黄汤;内有寒饮者可用小青龙汤；内有郁热者可用大青龙汤；阳虚者可用麻黄附子细辛汤。同一病证的同一个体在不同的时令，其治疗需要不同的药物。如同一风寒感冒的患者在夏天与冬天适用的药物完全不同，因为夏季多夹暑湿，且皮肤腠理疏松，可用新加香薷散而非麻黄汤加减。即使是同一病证的同一个体在相同的时令内因所处地域的不一样，其治疗药物同样不同，如冬季受风寒感冒的同一患者在寒冷干燥的北方则宜用辛温解表的重剂外加滋阴润燥的药物；在寒冷潮湿的南方则应该用辛温解表的轻剂外加祛湿的药物。中医药与现代医学所面对的治疗对象的一致性，使得它在针对现代医学的复杂疑难病症的治疗中具有更多的经验与方法，能获得确切的临床疗效。中医药并不是仅针对慢性疾病的调养方式，它同时具有速效的临床效果，这一点我们可以从著名老中医李可治疗急危重症的临床疗效中得到充分的认证。

二、用药相对安全

中医药求衡化的防治原则、天然化的药物取向与科学化的药物配伍表明其对人体相对较小的毒副作用，凸显其用药相对安全的优势。中医药的求衡化防治原则指的是"中医在'治未病'的思想指导下，首重人体阴阳的动态平衡和生理机制的稳定，以'调之（阴阳）使平'为防治总则，以防为主、防治结合、养治结合，扶正祛邪"。[1]"以防为主"是疾病未发生或者处于萌芽状态时的防治方式，它以最小的代价获取最大的价值，采用的药物基本上属于轻剂量的平和药物，其毒副作用基本可以忽略不计。"防治结合"是疾病发生之后，在正气未受损伤之前，在去邪的同时阻断疾病的发展进程与先安未受邪之地的治疗方式，其采用的药物是在顺应人体自和机制的前提下发挥自己祛邪的功效，故不会对人体的正气形成损伤。"养治结合、扶正祛邪"是针对正气受损、邪气仍存状态下的治疗方式，其采用的药物可分为养正气与祛邪气的两部分，通过正气的调养，充分调动人体的自和机制，形成祛邪的目的，而非采取霸道的祛邪方式，对人体的损伤控制在较低的范围内。总体来说，中医药的求衡化防治原则是运用药物来调整人体阴阳之间的平衡。中药是古人根据"人法于天地"的基本原理，按照不同的季节（天）和产地（地）精选、精制的各种动、植、矿物等，属于天然化药物。[1]天然化药物相对化学合成药物来说毒性较小，其根源在于天然化药物能被人体吸收分解，而化学合成的药物则能被人体的免疫系统所识别，继而发生两者之间的对抗，造成细菌的不断分离与进化，故化学合成药每隔一段时间就需要更新，而中药在长达几千年的时间内都未出现身体的耐药性。从某种程度来说，身体的耐药性也是一种毒性的表现。中药的配伍理论与方法是中医药学家从亿万计的病人活体临床实践中，根据中药自身的四气五味、升降沉浮与脏腑归经特点逐步总结和积累起来的成果。中药的相畏相杀配伍是专门针对有毒药物的配伍方式,即利用某一种药物来消除与缓解另一种药物的毒性,大大提高毒性药物的用药安全性,如半夏与生姜是相畏配伍,生姜能减除半夏的毒性;乌头与大枣是相杀配伍,大枣能缓和乌头的毒性。中药的相反配伍指的是两者的合用能明显产生毒副作用的配伍,避免药物之间的相反配伍是以消极的方式提高药物的用药安全性。如乌头与半夏、甘草与海藻等配伍就是我们应极力去避免的。中药之间的寒热配伍、动静配伍、润燥配伍等均是利用两种性味相反药物之间的相互牵制,缓解药物的偏性使其性味趋于平和,从而降低甚至消除对人体的损害,如大黄与附子的寒热配伍、桂枝与白芍的动静配伍,半夏与麦冬的润燥配伍。中药之间的科学配伍不仅是提高疗效的重要手段,同时也是降低药物对人体的损害的有效方式。

三、服务方式灵活

中医药"人性化的治疗方法"与"多样化的给药途径"为其治疗提供了灵活的服务方式,使之"上可至庙堂,下可至山乡"。本着"以人为本"的理念,中医药简约、方便、快捷、灵验的服务要求促使着中医研究和应用了丰富的以无创伤为主的防治方法,包括药物疗法与针灸、推拿按摩、拔罐、食疗、水疗、泥疗、医学气功等非药物疗法;多样化的给药途径,包括煎剂、片剂、丸剂、散剂、丹剂、酒剂、滴剂、喷雾剂等口服方式;膏剂、饼剂等穴位熨帖方式;洗剂、冲剂、栓剂等孔窍给药方式。[1]如针对饮食停滞,中医可以采取保和丸加减;可以采用白萝卜拌陈皮的食疗方法;可以通过对天枢、中脘、足三里等穴位的针刺与按摩;还可以通过练习八段锦来理气消食等。

四、费用比较低廉

从诊断层面而言,相对于现代医学的高端设备的高昂诊断费用,中医四诊合参的费用可以忽略不计,同时面对多系统、多器官、多组织的综合病变,现代医学需要辗转各个科室进行诊断,而中医的诊断只需从整体的角度把握四诊合参即可。从治疗层面而言,现代医学的手术费用、靶向药物费用、高端设备的治疗费用等是十分昂贵的,超出一般民众的能支出范围;而中医药灵活的服务方式可以为民众选择最适合自己承受能力的治疗方式,且相对于现代医学的治疗费用而言,中医药的各种治疗方式的费用均比较低廉。

五、创新潜力巨大

中医药学科的特质与发展规律决定着它能利用当代的优秀成果丰富和发展自己;同时中医药学是一门具有悠久历史的古老医学,由于时代的局限性,它留下了有待挖掘、提炼的丰富宝藏,故说中医药学拥有巨大的创新潜力。中医药学是一门围绕"理、法、方、药"形成的学术体系,因此其巨大的创新潜力也应该从这四个方面去挖掘,即创新中医药学之"理",创造中医新辨证体系;创新中医药之"法",规范中医治则治法;创新中医药之"方",构建中医新组方模式;创新中医药学之"药",建立中药新培采研制标准。[2][3]创新中医药学之"理"的关键在于临床,而临床的关键在诊断,诊断所要解决的问题为"观其脉证,知犯何逆",而这一问题的解决需要明确的辨证方法与标准。前人在临床实践中因疾病谱的变化与临床认知的提升,不断总结出"八纲辨证""经络辨证""三焦辨证""脏腑辨证""卫气营血辨证"等辨证纲领,每一个新的辨证纲领的出现都意味着前一个纲领对新的病因、病机以及症候不能给出合理的解释。在当今随着疾病谱的变化,越来越多的疾病超出原有辨证纲领的辨证范围,迫切需要新的辨证体系的出现为其病因、病机与症候做出相应合理的解释,这种迫切的需求是辨证体系创新的不竭动力。规范中医药的治则治法也是一种的现实的需求,因为随着中医临床中"西医诊断""中医配方"的现象的普遍化,中医建立在审症求因、辨证论治基础上的"依证定则、依则立法、依法组方、依方用药"临证规矩将会退化或丢失。中医临床中出现的两种处方偏向:强调唯经方之是从的"崇古泥古"般的套用经方与强调唯经验之是从的"大杂烩"似的大处方,两者都偏离了中医临床处方的轨道。前者抹杀了经方年代与现代人们的因生活节奏、习惯、环境的差异而产生的疾病的区别,一味地生搬硬套,而后者则是不懂中医辨证论治的产物,两者共同的结果是摧毁中医药在人们心目中的地位,使其丧失学科自信。因此如何构建中医新的组方模式也是中医药应该重点创新的。目前市场上产出的药材因气候、土壤、水源、种子、施肥、除虫方式等的不一样,质量参差不齐;因仓储、运输、交易方式的差异,其交易质量也很让人担忧;针对膏丹丸散酒等传统中药制剂,没有统一的炮制和疗效评估标准,质量也存在着良莠不齐;对于新药的研制除了突出中医药基本理论之外,对其组方、用药、工艺、设备、疗效观察、使用说明等都需要建立新的研制和评估标准。因此为了确保中药的质量,药材的产出、交易、传统炮制以及新药的研制这四个方面都需要不断创新,从而建立新的规范与标准。中医药学"理、法、方、药"的缺陷与不足和国家对中医药行业的政策支持使得中医药具有巨大的创新潜力。

六、发展空间广阔

由以急性传染病和感染性疾病为主向与不良生活方式密切相关的慢性病为主的疾病谱的转变，由单纯的生物医学模式向生物—社会—心理医学模式的革新，人类对健康的定义不仅仅局限在生理，而是一个包括生理、心理、社会适应能力、道德等的大健康概念等，凸显了人类生命的质量与周围自然和社会环境的正相关关系，也使得以"天人合一"整体论为核心的中医药学逐步得到世人的接受与认可。伴随着中医药走出国门走向世界的同时，国际上对中医药学的教育、临床、科研、中药提出了更多更高的要求，这一方面能促进中医药在海外的广泛传播，另一方面则促进其自身的发展与完善，使中医药学能成为真正为全世界人们服务的主流医学。孙光荣教授称这为"中医药走向全球势所必然，中医药走向全球可以所为，中医药走向全球大有作为"。[4]针对国内而言，面对着诸多现代医学无法解决的疑难重新疾病，人们纷纷将希望寄托于中医药学的治疗；面对着现代医学单一的治疗方式与庞大的费用支出，越来越多的人愿意尝试具有灵活服务方式的中医药学的治疗；国家要妥善地解决好"三农"问题与人口的老年化问题就必须大力发展中医药学……总之，中医药学的发展空间与其自身的发展与完善是离不开的，中医药学的教育、临床、科研、中药等方面越完善其发展空间越广阔。

参考文献：

[1]孙光荣.中医药文化传承与发展战略的思考[J].中国中医药现代远程教育[J].2005,39(10):3-6.

[2]孙光荣.继承创新是提升中医药服务能力的根本方略[N].中国中医药报,2015-7-22(3).

[3]孙光荣.中医药创新切勿循"以西律中"之路[J].中医药通报,2015,14(6):1-3.

[4]孙光荣.促进中西医结合及中医药在海外发展[N].中国中医药报,2014-10-17(1).

文章来源：陈元,孙贵香,何清湖,等.国医大师孙光荣论中医药学的六大优势[J].湖南中医药大学学报,2018,38(2):122-124.

国医大师孙光荣论如何在医案中体现中医特色优势

医案又称诊籍、脉案、方案、病案。医案是按照中医传统诊疗模式重点记录中医临证事实和诊疗思维活动的医学文献。医案是临证的第一手资料,中医名家的辨证论治及其学术思想都具体体现在医案中,具有极其重要的学术地位。中医医案不同于病历,虽然两者都是诊疗记录,但病历是按照现代医院诊疗模式全面记录患者健康状况和疾病过程的医学文献,在性质、内容、表述方式等方面存在着显著的区别。病历是基础,医案是在病历基础上的升华。[1]

如何在医案中体现中医自身优势和特色,国医大师孙光荣教授提出了以下要求。

一、首重选题第一宗,疑难少新怪简凶

孙光荣教授将医案的选题作为第一要务。选题上要把握一个"精"字,即医案选题必须具有典型性、代表性,做到"宁缺毋滥",这样才能体现中医自身的特色优势。医案如何选题才能做到具有典型性? 孙教授概括为"疑、难、少、新、怪、简、凶"七字诀。

疑,怀疑,不确定之意,是指案例的诊断不明确。正是因为诊断不明确,所以选择此类素材作为案例,才有探讨的价值;难,困难之意,是指案例的治疗上比较棘手,不论是现代医学,还是中医都缺乏行之有效的处理措施,或者疗效不确切,或者付出的医疗成本和医疗代价巨大等,如白血病、再生性障碍性贫血、AIDS 等;少,少见之意,是指临床少见病、罕见病,此类案例极具有探讨的价值,理所当然的是中医医案选题的素材,如小儿川崎病等;新,最新、最近出现或流行的疾病,如近年出现的 SARS、埃博拉病等;怪,怪异,奇怪之意,指临床症候表现特殊、怪异之病症;简,简单,指临床症候简单,单一。临床症状体征越简单,临床诊断的可能性就越多,也最能体现医者的思辨能力;凶,凶险,危重之意,指病情危重,危急凶险。

危急重症最能体现中医临床水平,最能体现中医整体观与辨证论治的水平。

孙老认为,以上七种情况,是医案选题素材的首选,临床一般的常见病,多发病,或者病情较轻者探讨的意义不大,学术价值较低,都不宜纳入医案选题范畴。

二、疗效确切资料齐,引经释义意涵宏

孙老不仅强调医案的选题,对于医案的临床疗效、临床资料的完整性、医案解读等都提出了严格的要求。

孙老强调医案所记录的真实性、疗效性是中医学具有无限生命力的关键之所在,它不仅仅验证了中医理论的正确性、科学性,也是中医理论不断发展的摇篮。医案记载的临床疗效不确切,不仅不能为参阅者提供临床借鉴,反而会误导后学者。清代著名医家叶天士所著《临证指南医案》都是如实地记载临床疗效,该书真实地反映了叶天士的临床水平,吴鞠通在参阅该书的基础上,整理总结出《温病条辨》,被后世医家誉为"羽翼伤寒"之作,方中的银翘散、桑菊饮、宣痹汤、清营汤等都是出自《临证指南医案》的医案处方记载,此足以证明疗效对于医案整理的重要性。

其次,医案遴选,尽量做到临床资料的完整、齐全。这些临床资料,不仅仅包括病人就诊的基本信息、望闻问切四诊获取的资料,还包括患者相关的实验室检查、影像资料、病检结果等。临床资料信息越详尽,齐全,不仅仅对于医案的整理、分类有帮助,而且对于后学者的学习参阅大有裨益,更为中医科研提供基础。

孙老重视医案的解读,他认为医案的解读是必须引经据典来进行诠释,或解读病名,或诠释病机,或阐述方药心得体会等,最能体现医者对于疾病的认识和思辨能力,体现辨证论治的水平,体现个人独到的临床经验和学术思想,因此医案的解读最能体现中医自身的特色。

三、提要突出真亮点,案体叙述莫相冲

孙老对于医案的撰写,先列提要,突出"真亮点"。提要是医案的骨架,必须首先列出,方可起到提纲挈领的作用,读者根据提要内容,很快可以把握医案的主题及内容。

对于医案文体采用何种表达方式,孙老不做严格限定,可以根据自己的素材及个人风格喜好来选定,但是要注意前后内容信息一致,不要自相矛盾。

常用的方式有正叙法、倒叙法、夹叙夹议法等。

正叙法,即先列症候,再论病因病机。其特点在于突出临床症状和体征,然后才对其病因病机进行归纳描述,由浅渐深,朴实明了,使读者一目了然,易于仿效,

是初学者常用的写法。如《名医类案》载："病头痛旧矣，发则面颊青黄，晕眩，目塝张而口懒言，体沉重，且兀兀欲吐。此厥阴、太阴合病，名曰风痰头痛。以《局方》至壶丸治之，更灸侠溪穴，寻愈。生南星、生半夏各一两，天麻五钱，头白面三两，研为细末，滴水为丸如梧桐子大，每服三十丸。清水一大盏。先煎令沸，下药煮五七沸，候药浮即熟，流出放温。另以生姜汤送下，不计时服。"

倒叙法，即先论病因病机，再叙症候治疗。其特点在于突出病因病机，对症候的描述则很简略，而是将可能出现的症候寓于病机的描述之中，其寓意深刻，多为高年资中医所沿用。

夹叙夹议法，即症状体征与病因病机交织叙述，着重对临床症候从病因病机诸方面予以一一分析，引经据典地解读，具有分析细腻，说理透彻，条理清晰之特点。

以上三种是常见医案文体表述形式，还有一些特殊的、少见的就不再赘述，大家可以在把握原则的基础上发挥。

四、重点凸显辨治难，方药精准要注重

孙老强调医案重点在于一方面要凸显对于疾病"辨识"与"施治"的思辨过程，同时也要注重遣方用药的"精准"。

医案要完整地表达出医者对于疾病辨识的思维过程，包括对于望闻问切四诊资料收集与分析，诊断与鉴别诊断的要点，疾病的转归预后判断等，尤其要凸显中医的辨证论治全过程。对于诊断与辨证特殊有意义的四诊资料，要逐一点出。

遣方用药是辨证施治最核心的环节，用方如用将，用药如用兵，孙老非常强调方药的选择一定要"精准"，即遣方"精炼"，用药"准确"。如何做到"精准"？首先从方证对应入手。每一首方都有严格的适应病证及禁忌症，把握好每一首方的用方指征，尽量用经方、古方，加减变化必须根据病情而定，每增减一味都必须有充足的理由和证据，不得"随意加减"。遣方用药的过程，如实地记载在医案当中，必将为医案增色不少。

五、证候变化述亦变，变中要显思辨功

孙老言：医者最难把握的就是疾病的传变，医案中最要体现的也是对于症候变化的记载。而对于疾病的传变的把握，对于变证的应对措施最能反映医者的学术思想、临床功底及应变能力，因此医案中要反映这些思辨细节，为同行提供参考和借鉴。

疾病的传变有各自的规律，医案中要展示这种传变规律：伤寒病有六经传变基本传变规律,也有合病、并病、两感等特殊情况;温热类温病有卫气营血传变规律,也有"逆传心包""卫气合病""气血两燔""邪伏外感"的特殊传变,湿热类温病有三焦传变规律,也有从寒湿化,从热燥化的特殊类型;温毒类温病有起病急,传变快的特点,也有壅滞局部特殊情况。内伤杂病的传变,多在气血津液、经络、脏腑之间发生,可以参考气血津液学说、经络学说、脏腑学说、五行学说的相关理论进行把握。

六、全案精华是按语,千锤百炼莫放松

按语是针对该病案所作的一种归纳、总结,是从理论上进一步阐释,应包括审因论证、辨证依据、病理特点、论治议药、疗效评价、学术独到见解阐述等方面内容。因此,孙老指出按语是医案编写中最重要、最精彩的部分,也是最难写的部分。要熟练、准确地把握对疾病的辨证论治,方解,特别要对所选用药物的功能和彼此配伍的功能分析精准。要求与初诊、复诊所述紧密吻合,必须切中肯綮。如如何取舍四诊资料(舍脉从证、舍证从脉等),如何切入辨证纲领,如何把握病机,如何确定治则治法,如何组方用药等,应将处方用药和患者病证、病机、发病有机结合起来,分析主诊者综合运用理、法、方、药的特点,要侧重病因病机分析、方解、病情演变分析、调整方案分析、疗效分析,突出特点、重点即可,关键是归结本案临证思辨特点,如实体现主诊者的临证经验和独家心法,提示后人可思、可学之处,给读者临证以启迪。[1]

因此,医案按语要做到"千锤百炼",不能将中医医案"按语"写成西医学临床观察报告中的"讨论",不能在引经据典时生搬硬套或张冠李戴,既失去了传统医案的风采,更失去了中医药文化的光泽。同时也要注意按语一定要中肯,应避免空洞的议论,更不能牵强附会,真正做到对客观事实做出学术上的如实评价。

七、心得启迪显特色,一个亮点全案红

医案极具个性特点,每个医家都可以形成自己的医案风格。一个优秀的医案,必须兼顾医案的基本原则与个性特色。如何体现医案的个性化特点?孙老认为就是要求医案心得体现诊疗特色,在医案整理中凸显"亮点",亮点一二就足矣,宜少不宜多,宜精不宜滥,可谓"一个亮点全案红"!

哪些可以成为医案的亮点?或在选题上,或在诊断上,或在辨证上,或在遣方用药上,或在对于疾病的传变判断上,或在成败得失的阐述上。有些"亮点"体现在疾病本身的特殊性,有些"亮点"是需要医者去提炼,去总结,去升华,才能使医案具有较高的学术价值,同时也能体现出中医医案的文化底蕴,真正起到画龙点

睛之作用。

　　以上就是国医大师孙光荣教授总结出医案体现中医自身特色优势的七点要求,可为同行撰写、整理中医医案提供指导和参考。

参考文献:

孙光荣.医案研究与撰写的思路与方法[J].北京中医药大学学报(中医临床版),2013,20(5),3-5.

文章来源:尹周安,孙贵香,何清湖,等.国医大师孙光荣论如何在医案中体现中医特色优势[J].湖南中医药大学学报,2018,38(1):4-6.

国医大师孙光荣论"中医优势病种"

　　孙光荣教授是国医大师,国家级名老中医,主任医师、研究员,现为北京中医药大学教授,享受国务院特殊津贴的著名中医临床家和中医药文献学家。善于治疗妇科、心脑血管疾病等疑难杂症。孙教授认为中医优势病种主要是指西医目前没有好的治疗方法或疗效,而中医能治且疗效确切的疾病,或是中西医治疗疗效肯定,但中药药物毒副作用相对西医治疗较小,且不易引发药源性、医源性疾病的病种。现将孙教授有关中医优势病种的阐述介绍如下。

一、病毒感染性疾病

　　随着全球气候逐渐变暖,生态平衡遭到破坏,病毒性感染性疾病较以前有增多趋势,当前西医治疗病毒感染性疾病往往缺乏特效药。病毒性感染性疾病不但有病毒侵入的病理表现,还包含免疫功能的失调和脏器组织的病理损害表现。且西医抗病毒治疗对组织器官的修复往往无能为力。目前西医抗病毒药物种类少,疗效不够理想,尚缺少特效治疗药物。而中医却能找到很多有效的治法和药物,在治疗病毒感染上有巨大的优势和潜力。中医药治疗是整体观指导下的辨证论治,不仅对致病微生物有直接作用,还能扶助正气、增强机体抗病能力[1-2]。其治疗是抗病毒与整体调理、恢复脏腑的生理相结合。如病毒性肝炎,西医治疗目前缺乏疗效肯定的抗病毒药物。一般采取综合疗法,按照不同病情给予适当的药物辅助治疗。目前,中医中药治疗慢性肝病不仅有抗病毒功效,而且在抗肝脏炎症、抗肝纤维化、调节免疫功能以及改善临床症状等方面与西医相比具有明显的优势。近年来,中医药抗肝纤维化的研究取得明显成效,一批中药新药与中药复方广泛应用于临床,经研究证实具有较好的抗肝纤维化作用,其作用机制主要表现在保护肝细胞、恢复肝功能、抑制炎症反应及调节免疫机能等方面。孙教授认为肝硬化失代偿期类似中医鼓胀,病性属于本虚标实,基本病理变化为肝脾肾受损,气滞、血瘀、水停互结。治疗应攻补兼施,补虚不忘祛邪,祛邪应注重扶正。临床上不能单纯利水,应同时注意调理气机,必须配伍行气药,随症选用大腹皮、厚朴、枳壳、香附等药[1]。此外,公众熟知的传染性疾病如非典、禽流感等,广泛存在"热瘀"的病理变化,中医药运用凉血活血散血法可改善微循环障碍和减少组织纤维化。

二、功能失调性疾病

功能失调性疾病,相当于中医学的郁证、不寐、梅核气等疾病范畴,可发生在任何年龄阶段,但以青春期、更年期为主,且男性略少于女性。近年来随着生活节奏的加快,压力增加,功能失调性疾病的发生存在明显上升趋势。孙教授认为,目前西医治疗功能失调性疾病缺乏提高疗效的措施,功能失调性疾病多是由于七情过极导致情志失调,从而引起五脏气血阴阳失调,进而导致疾病的发生。中医治疗功能失调性疾病不但针对病因治疗,更重要的是坚持"中和观",注重"调和治中、以平为期",着眼于人体的整体调理,进行中和式的干预,通过调理人体的阴阳气血及气的升降出入运动,从而使人的整体功能恢复平衡协调的状态。《素问·调经论》云:"人之所有者,血与气耳。""气即无形之血,血即有形之气"(《不居集》)。"气为血之帅,血为气之母",故孙教授认为治疗功能失调性疾病第一要善于调气血。孙教授自创调气活血抑邪汤治疗功能失调性疾病,方中喜用黄芪、人参益气,丹参活血,常以此3药为君,并以此作为其他方的基础,如胆气虚则决断失常,症见多梦易醒,善恐易惊,忧郁寡言,加生龙齿、石菖蒲、远志;同时选用酸枣仁、茯神等以安心神。情志所伤,最易伤肝,致肝气失于调达,予柴胡、郁金、茯神、炒枣仁安神解郁[2]。

三、疾病缓解期或慢性期

西医对于疾病缓解期或慢性期的治疗,其疗效往往不佳。究其原因,孙教授认为,疾病缓解期或慢性期存在正虚邪恋的状态,由于西医治疗主要针对致病因子,定点清除致病因子,从而使机体康复;而中医治疗是在整体观念的指导下,注重对人体整体状况的调整,通过扶助正气以增强病人的体质,通过祛邪以消除病理损害以及调理阴阳使机体恢复健康。如肺心病初期使用有效的抗生素常常能够控制感染,但西医临床医学对细菌所产生的日益严重的对抗生素耐药问题缺乏有效解决办法。随着病情的不断进展,疾病处于缓解期或慢性期,人体正气的抗邪能力逐渐下降,病原菌对抗生素耐药性日益加强,加上目前抗生素很多情况下应用不合理,致使抗生素的用药剂量日益加大,其中部分感染使用抗生素已不能有效控制,而通过应用清热解毒、宣肺止咳、化痰活血、补益肺肾等中药配合西医治疗,有效地提高了抗感染的效率。由于肺心病属于积渐而成,病势缠绵,难期根治,是以在疾病的缓解期应常服扶正固本方药为主以增强人体正气,提高人体的抗病能力。再如中医药治疗支气管哮喘不及西医迅速,但缓解期的治疗以中医治疗为主,通过补肺固表,御六邪侵入;健脾补土,以绝生痰之源;补肾温煦下元,固摄真气,从而可使病情趋于稳定甚至痊愈。

四、原因不明的疾病

疾病就是内环境的变化,中医治疗着眼于内环境治理,中药的寒、热、温、凉就是治理内环境的需要,中医药治疗疾病的目的是实现人体内外环境的协调平衡[5-6]。原因不明的疾病,目前西医暂无好的治法,疗效也不理想,而中医在整体观念指导下运用辨证论治的原则,采用个体化的治疗方案却能取得较好的疗效。孙教授认为,中医治病主要立足于人体的整体调理,通过调理脏腑功能及人体的阴阳气血,从而使人体达到"阴平阳秘"的和谐状态。如变应性血管炎,目前西医对其发病原因尚未十分清楚,多认为是由感染、药物变态、血清病变等导致。孙光荣教授认为,先天禀赋、情志失调、痰瘀毒聚等因素与变应性血管炎的发生密切相关,在治疗方法上,孙教授根据药物功效来区分君臣佐使,创立了"三联药对"用药思想,以益气活血、调肝解毒、行气化痰为主,采取内外兼治、分段用药的方法,内服药物组方宜采用生黄芪、人参、丹参为君,以猫爪草、山慈姑、半枝莲为臣,佐以白花蛇舌草、地肤子、蒲公英,以连翘、紫苏叶为使,生甘草调和诸药[7];并配合大黄粉外敷,方中君臣药为必备之药,临证根据证候的变化加减施治,疗效确切。

五、病情复杂的疑难杂症

病情复杂的疑难杂症,西药长期服用时,药物的毒副反应凸显,且治疗成本居高。当前西医临床医学对治疗成本居高、病人不堪重负的问题缺乏有效解决途径。相反,由于中医诊断疾病强调三因制宜,注重脉诊,强调辨证论治,据证因势利导,注意调节整体平衡,故中医治疗病情复杂的疑难杂症临床疗效确切,且用药相对安全、费用比较低廉。有学者主张疑难杂症中医从痰、瘀、郁论治[8]。孙光荣国医大师认为,临床上凡遇疑难杂证,须先察阴阳气血及气的升降出入,调之使平,达到气血调和的和谐状态[9]。孙教授善于以调和阴阳气血的方法治疗妇科肿瘤、心脑血管疾病等疑难杂症,彰显了孙教授"重气血,调气血,畅气血"的基本临床思想,临床常以黄芪、人参、丹参组成的调气活血抑邪汤作为基础方,临证善于使用"对药""角药",通过调气血、平升降、衡出入,药用中和,以达到机体恢复阴阳平衡之目的[10]。但阴阳离不开气血,是以第一要善于调气血。如孙教授治疗冠心病心衰,通过中医辨证施治,调气血为要,采用温阳利水强心、益气活血、化瘀祛痰的方法,切合病机,故收良效。

六、疾病的综合调理

由于当前西医临床医学对"未病"状态新挑战缺乏有效应对方案、对环境、心理、社会等因素致病以及形神变化缺乏整体理论的支撑,故对疾病的综合调理西医缺少有效的措施,因而疗效也并不理想。中医对疾病的综合调理,主要在于辨证施治,可采取如中药内服、饮食调养、调摄精神、针灸推拿等方法综合调理,临床疗效显著。疾病的综合调理注重"和法"的灵活运用,重视调理气机[11]。孙教授认为,中医调理之方药应该药用"平和",忌大辛大热大补大泻,大辛易于散气,大热易于助火伤津,大补易于滋腻碍胃,大泻易于攻伐太过。方药中要阴阳结合,升降相应,收散共融,寒热共用等[12]。中医对疾病的综合调理要遵循三因制宜的原则,如对抑郁症患者,不能一律采取镇静的方法进行调理,在养心安神的同时,而应根据脏腑气血阴精亏虚以及是否兼有痰结、血瘀等不同情况而分别采用补虚泻实、升清降浊、化痰活血等不同的方法进行个性化的调理。此外,疾病的综合调理,还应注意心理调理、饮食调理,即保持心态平和,坚持饮食规律、起居有常、适度运动,努力做到孙教授所说的"上善、中和、下畅"[13]。

参考文献:

[1]夏惠文.病毒性疾病诊治探讨[C]//甘肃省中医药学会.甘肃省中医药学会2010年会员代表大会暨学术年会.甘肃省中医药学会,平凉,2010:3.

[2]杨晓君,刘冬凌.中医药治疗病毒感染性疾病初探[J].华西药学杂志,2004(2):156-157.

[3]李彦知,杨建宇,张文娟,等.孙光荣教授临证验案举隅[J].中国中医药现代远程教育,2010,8(4):9.

[4]陈瑞芳.孙光荣教授调气活血抑邪汤临证验案3则[J].中国中医药现代远程教育,2015,13(16):33-35.

[5]潘远根,旷惠桃.从人体内环境治理解读中医[J].湖南中医药大学学报,2011,31(3):6-9.

[6]刘应科,孙光荣.中医临证四大核心理念之中和观[J].湖南中医药大学学报,2016,36(9):1-7.

[7]刘勤建.孙光荣教授"三联药对"组方思想在变应性血管炎中的应用[J].中国中医药现代远程教育,2014,6(30):1-2.

[8]徐晓春,付荣.疑难杂症的中医治疗思路[J].医学信息(上旬刊),2011,24(9):5819.

[9]杨建宇,李彦知,张文娟,等.中医大师孙光荣教授中和医派诊疗胃肠病学术经验点滴[J].中国中医药现代远程教育,2011,9(14):129-132.

[10]刘辉.运用国医大师孙光荣调气活血抑邪汤治疗疑难杂证的点滴体会[J].光明中医,2015,30(4):694-696.

[11]张立平.中医"和法"的概念与范畴研究[D].北京:中国中医科学院,2012.

[12]孙光荣.气血中和百病消[J].中国中医药现代远程教育,2012,10(3):82-87.

[13]刘应科,孙光荣.中医临证四大核心理念之未病观[J].湖南中医药大学学报,2016,36(7):1-4.

文章来源:黎鹏程,何清湖,孙贵香,等.国医大师孙光荣论"中医优势病种"[J].湖南中医药大学学报,2018,38(1):1-3.

国医大师孙光荣论中医药学五大特色

　　中国传统医药学从远古绵延至今,是世界上历史最悠久而仍在持续为十多亿人造福并有别于西方医学的医学体系。作为我国原创的医学科学,中医药学具有自己独立的一套理论系统和疾病诊疗方式。要传承和发展中医药,首先就是要把握和坚持中医药学特色。

　　国医大师孙光荣教授是我国著名的中医临床家和中医药文献学家。孙老出身中医世家,毕生谨承古训,博极医源,穷究经旨,精研医道,通过近七十年的亲耕实践,总结并提炼出中医药学的五大特色,即个性化的辨证论治、调治求衡的防治原则、人性化的治疗方法、多样化的干预手段以及天然化的用药取向。这种关于中医药学特色和本质的睿知卓见,诚能醒聩指迷,令人获益匪浅。为此,本文特就此五大特色予以整理和阐发,以飨同道。

一、个性化的辨证论治

　　辨证论治是中医药学的核心特色与优势,是中医进行临床诊断和疾病治疗的主要思维模式。张仲景在《伤寒论》第十六条中云:"观其脉证,知犯何逆,随证治之。"孙老认为仲景此十二字极为精辟地概括了中医的辨证论治观。"观其脉证"主要指的是中医的诊断过程,区别于主要采用仪器进行检测的现代医学,传统中医讲究通过望、闻、问、切四诊方式来全面、整体地了解病情;"知犯何逆"则是一个更深入的辨证求本的过程,它要求在对病人的临床表现进行综合分析和整体判断的基础上,准确把握病人所犯的主"证";"随证治之"即最后的论治过程,中医根据"证"型确定治则、治法,并进行相应的遣方用药。

　　中医药学辨证论治观的精髓就是对中医"证"的把握和判断。在判断"证"的过程中,除了一定的标准和规范,还须因人、因时、因地制宜,具有极强的个性化辨证论治特点。与西方医学一般采取从病的共性入手进行研究不同,中医药学深受《周易》中变化和动态哲学思想的浸润,认为尽管疾病本身是有一定共性的,但是鉴于病人性别、年龄、体质、生活方式等的不同,以及时令、季节、气候、地域等的迥异,因此在辨证论治的过程中尤其要强调个体的特异性和疾病的动态变化。这一理念突出地体现在中医对同病异治和异病同治的个性化诊疗思维上。即便是同一种疾病,如果发生在不同的个体身上,可能会表现为不同的证;而只要病机相同,即便是不同的病,也可能会有相同的证。孙老在临床辨证论治过程中常考察的二十个元素是以形神为首,其次包括识别盛衰、阴阳、表里、寒热、虚实、主从、标本、逆顺、生死等十大重要元素,以及时令、男女、长幼、干湿、劳逸、鳏寡、生育、新旧、欲涩、旺晦等十个一般要素[1]。正是这种个性化辨证论治特色,使得中医药学具有了独立于西方医学的东方诊疗思路与独特的疗效优势。

二、调治求衡的防治原则

《黄帝内经·素问·至真要大论》曰:"谨察阴阳所在而调之,以平为期。""以平为期"正是中医药学的另一大特色——调治求衡的原则。中医对于疾病防治的求衡思维,汲取于中国阴阳理论的导源《周易》。《周易》指出阴阳是构成宇宙万事万物最基本的元素,而中医理论就是以阴阳学说为核心的理论体系。相较于西医"头痛医头,脚痛医脚"的对"症"下药,中医则认为疾病产生的根源就是由于人体内部的阴、阳失衡所致,因此在临床上应采取"虚则补之,实则泻之,寒则温之,热则凉之"的调治思路,最终目的就是为了达到人体阴阳平衡的健康状态,或称之为"中和"的状态。

孙老是我国"中和医派"的创始人。他强调"中和观"应成为中医药学健康观、疾病观、诊断观、治疗观和养生观的指导思想。所谓"中和",儒家经典《中庸》将其阐述为"中也者,天下之大本也;和也者,天下之达道也"。认为"中和"就是事物和谐与平衡的最佳状态。中医正是一门"中和"之医学,譬如,在健康观上,中医注重"天人和""形神和""藏象和";在疾病观上,中医指出身体"不和""失和"就会导致疾患;在治疗观上,中医推崇"调其不和";在养生观上,中医提倡"食饮有节、五味调和""起居有常、不妄劳作"的和合思想等[2]。调治求衡、求和的中医药学防治特色,是中国传统文化中阴阳、中和以及整体等观念在医学领域实践的充分体现。

三、人性化的治疗方法

强调以人为本是中医药学的另一个突出特色。西医传统采取"靶向治疗"的方式,即在获得了相应的检测结果之后,根据"击靶"的思维方式实施药物或手术治疗以对抗疾病,其治疗方法素来被认为具有规范化、精准化的优势;而中医则更倾向于用"以人为中心"的治疗方式来全面、整体地考察和治疗人体,认为治疗并不是一个对抗过程而是一个调节过程,通过调节阴阳、扶正祛邪可以调动起病人机体本身对疾病的积极反应,提高自我修复能力。正是因为传统中医学对以人为本和人性化的推崇,中医"大医精诚""济世活人"等医德思想与人文关怀理念也因此成了中医从业者的最高旨向。

此外,中医自古以来非常强调"治未病"的观念,所谓"上工治未病之病,中工治欲病之病,下工治已病之病。"其"治未病"的思想,体现的就是中医对于人、对于健康的尊重。中医"治未病"的概念与现代医学人性化的走向不谋而合。现代医学正在逐渐改变旧有观念,提倡不要再将疾病单纯地视为"靶子",也不要再将治疗过程仅仅视为与对手对抗,而是越来越重视病人个体本身的心理因素和与社会大环境的相互作用,越来越重视预防和保健,正走向生物—心理—社会三者相结合的新医学模式。显然,中国传统医药学之所以能历经几千年的历史洗礼而不被淘汰,与其以人为本、重视人性化的特色不无关系。

四、多样化的干预手段

多样化的干预手段和丰富的治法也是中医药学的特色之一。中医的传统治法大体可分为内治法和外治法,《黄帝内经·素问·至真要大论》中曾提出:"内者内治,外者外治"。所谓内治法,主要指的是中医在辨证施治过程中以开方处药作为主要的干预手段,病人通过内服中药来进行疾病治疗。针对此一治法,中医开发出了汤剂、丸剂、散剂、膏剂等不同的剂型以实施多样干预。而所谓外治法,则是相对于内治法而言的,泛指所有将药物、器械等直接作用于体外的治法。一般而言,药物外治法以药敷、药浴为多,剂型也十分多样,包括膏剂、贴剂、雾剂、散剂、洗剂、滴剂等。器械外治法则主要针对中医的外科手术而言,如古时著名的金针拨障术以及针对骨伤的各种夹板固定法等都可归入其中。此外,建立在中医经络学说基础上的针刺、艾灸、拔罐、推拿等疗法则被认为是极具中医特色的"内病外治"干预手段。

在中医药如此多样的干预手段中,特别值得一提的是中医在养生领域的不断探索。养生文化,源于中医对于阴阳调理的重视,对于"致中和"理想的追求,是中国传统医学独有的一种医学文化与理论。中医养生的干预手段十分丰富,在饮食方面,药膳、药酒、食疗等干预手段被广泛运用;在运动方面,气功、武术、太极拳等也备受推崇;在情志调节方面,一些譬如心理养生、怡情养生、中医情志治疗的干预手段也在不断涌现。中医干预手段的多样化正是建立在中医从整体、全面、宏观的角度来看待人体健康,正是建立在中医对个性化、人性化的重视上,它使得中医在世界医学领域拥有其独特的优势和特色。

五、天然化的用药取向

中医药学的另一个特色就是用药讲究天然。中医用药以自然的植物药居多,《说文解字》中曾释"药"为"治病草"。因此中药又被称为中草药、草本药。我国幅员辽阔、得天独厚的地理条件,使种类丰富的植物、动物药与矿物药等天然药材资源被中医广泛运用。

相较于主要研究和运用化学合成药的西方医学,中医自古以来更倾向于使用加工炮制后的自然药物。中医强调天人合一的哲学观念,注重人与自然的和谐统一,认为源于天然的中药材含有各自特殊的自然属性。如从四性辨之,有寒、热、温、凉之分;从五味来看,有辛、甘、酸、苦、咸之异;以质地轻、重而言,有升、降、浮、沉之别;以归经考察,不同的药物分别擅入不同的经络脏腑。然则,借助天然药物本身所具有的自然造化之力调节阴阳、祛除病邪,其副作用理所当然地也较许多化学合成药要小。此外,中医讲究整体观念,认为人体的各个器官和组织之间在功能上是相互协调、相互作用的,因此在治疗过程中一般不会也不可能如西方医学那样采用直接针对人体某类细菌或病原体的有明显靶向性的药物,而是依据君、臣、佐、使的组方理念来整体调和诸药,注重通过发挥天然药物自然特性之间的相互作用,从整体上、根本上扶正祛邪、改善体质。

中医药学特色是中医生存与发展的根基所在。而个性化的辨证论治、调治求衡的防治原则、人性化的治疗方法、多样化的干预手段以及天然化的用药取向,是孙老对中医药学特色的高度概括和凝练。孙老认为,中医药学作为由我们中华民族原创,并历经数千年传承和发展而形成的主流医学,即便在二十一世纪的今天,仍然极具优势和魅力,我们中医药人理当充满自信地把握和坚持其特色。

参考文献:

[1]刘应科,孙光荣.中医临证的四大核心理念之整体观[J].湖南中医药大学学报,2016,36(5):1-5.

[2]何清湖,孙相如.中医:"和"文化孕育的"和"医学[N].中国中医药报,2013-7-31(003).

文章来源:魏一苇,何清湖,孙贵香,等.国医大师孙光荣论中医药学五大特色[J].湖南中医药大学学报,2017,37(9):928-930.

国医大师孙光荣教授论"新一代中医临床骨干必须做到四精"

中医是中国的国粹,博大精深,中医药治病体现了"效、简、便、廉"等特点,人们需要中医,更需要发展中医,强大中医。而发展中医的关键是中医药人才,强大中医药人才队伍是做强中医药事业的根本。因此,培养中医药人才,培养中医临床骨干人才刻不容缓,任重而道远。现在各中医高校、医院也非常重视中医药人才的培养,纷纷制定出 5 年培养中医骨干人 500～1000 名等计划。那么到底怎么样培养中医临床骨干人才,怎样更高效率培养中医临床骨干人才,中医界同仁均积极探索。国医大师孙光荣教授也为之殚精竭虑,寻求有效之方案,提出了中医临床骨干人才"四精"之培养方案。

一、精读经典,一本垫底旁通诸家

国医大师孙光荣教授提出中医临床骨干人才第一点要做到"精读经典"。"工欲善其事,必先利其器",中医学子要枝繁叶茂,必先扎实基础。中医经典之作乃中医学之根、之魂、之宝藏。"自古名家出经典""读经典,做临床"是大多名医大师成才之经验,历代著名医家大都依靠精晓经典而获得成就。蒲辅周老前辈因治疗病人有有效者,亦有不效者,毅然决然停诊,闭门熟读 3 年经典,并反复揣摩、研思,之后临证得心应手,治病疗效卓著,最终成为屈指可数的国医大师而传为佳话,也足以说明致力于研习经典著作之重要。中医经典精义深奥,倾心研究,刻苦钻研,必有"心悟"。然中医经典之作颇多,有大家熟悉的《黄帝内经》《伤寒论》《金匮要略》《温病条辨》《难经》《本草经》等,亦有不为大家熟悉之经典著作,如《中藏经》《删补名医方论》等,它们都是历史文化之沉淀,医家宝贵经验之结晶。而一个人一生的时间和精力非常有限,以有限的时间和精力挖掘所有中华文明几千年的文化宝藏,最终可能忙忙碌碌而无一精。因此,孙老进一步提出"精读经典,要一本垫底而旁通诸家",只能有选择地去挖掘,去研究,重点选择某一个领域研究,找到一本最适合自己的经典医书,《医宗金鉴》可以,《伤寒杂病论》也行,重点研究,研究深,研究透,在此基础上触类旁通,博览群书,要法于经典,采撷各家,最终总结出自己的学术思想,以最有效的方法,最短的时间达到中医学术研究成功之彼岸[1]。孙老一生致力于《中藏经》的研究,并成为"中和医派"的创始人,与他在"精读经典,要一本垫底而旁通诸家"思想指导下的科学研究是密不可分的。

二、精通临证,一科独秀旁通诸证

孙光荣提出中医骨干人才第二点要做到"精通临证"。中医的生命力在于临床,中医是一门实践性很强的学科,高于临床同时又指导临床实践,实践出真知,中医没有临床实践很难体会其中之奥妙,只有加强临床实践,才能对中医有更深入的认识和理解。纵观历代名家成长之路,无一不是在临证中摸滚、跌爬,用心去体会,总结经验,精通临证而功成名就,如国医大师李振华 17 岁随父从侍诊到试诊、试方再到独立诊病,从医 60 余年,刻苦钻研,精心临床,行出真知,名扬内外[2]。周仲瑛十几岁涉猎群书,经常跟父出诊,不到 20 岁就亲临临床,不论亲疏,不避污秽,终成大家[3],如此之例,不胜枚举。名家李辅仁先生总结自己的成才之路,提出"中医学是实践医学,晦涩抽象的中医学理论只有在病人身上,在临床实践中才会变得异常灵动与直观"之观点[4],名老中医贺本绪先生也提出"学贵有恒,实践第一"之感慨。"做临床,重临床,多临床"是中医人才一贯遵循的信念,中医必须回归临床,临床实践是中医药人才必备的技能,中医骨干人才必须要精通临证。中医药人才也逐渐意识到临床的重要性,并逐渐加强中医临床,理论联系实际,注重治病,勇于实践。然随着时代的发展,中医临床分科也越来越细,如中医内科、中医妇科、中医外科、中医儿科等,这种分科从某种程度提高了专科的整体治疗水平,但又往往忽略了中医的整体观特点以及人的社会性和整体性。故孙光荣教授提出中医临床骨干"精通临证,要一科独秀旁通诸证",作为中医,思维不能局限于局部,精通本科的同时,要旁通诸证。中医本身就是一个大内科,要能运用中医辨证论治的思维诊治他科之疾病,要有扁鹊到邯郸即为带下医,过咸阳即为小儿医,过洛阳即为耳目痹医之精湛技术,方为上医。

三、精研师学,一师全承旁通诸派

孙光荣提出中医骨干人才第三点要做到"精研师学"。现代中医药教育,院校教育已成为中医药教育的主体,教学内容全面、规范,课程也已形成体系,并实行了专科、本科、硕士、博士等不同层次的教育,也是适应不断发展的各层次医疗、科研、教学单位的需要。但由于院校教育学生学习主要以课堂教学为主,背书本、记感念、应付考试是他们的主要方式,就是有一点临床机会,由于场地、教师等资源有限,大都是走走过场,学生并没有真正接触临床,所以,一到临床,学生不能适应,临床操作能力差或者不敢临床操作。这样,在一定程度上会打击中医药学子的临床信心。师承教育在几千年的中国医药学发展长河中,师徒传承的师承教育是培养中医药人才的可靠模式[6]。师承教育的最大优势就是以临证贯穿于教学过程的始终,能因材施教,步骤缜密,学生在每天随师侍诊的过程中把课堂的理论与师傅的临床经验逐渐融合,更深刻理解理论,扎实功底,并逐渐验证中医理论的可行性、优越性,从而提高中医临床能力和信心。国医大师邓铁涛老前辈曾说:"中医教育的危机从根本上说就是信心的危机。中医教育最大的失败就是没有能够解决学生的信心问题[7]。"几千年来,这种教育模式造就了一大批医术精湛、名扬内外、德才兼备的临床型、实战型的名医。有人对王玉川等30名"国医大师"的成长、行医之路进行探寻总结,发现虽然院校培养成才者有之,自学成才者有之,但大都是通过师徒授受和世医家传的方式,接力棒形式地传承着中医学术之精髓[8]。因此,为了传承并兴旺当代名老中医的学术特色和临床精髓,师承教育的优化实行又被各界提上了日程,现代中医师承教育重新开启。近年来,为继承并发扬中医的学术思想,培养新一代的中医临床骨干乃至名医,在全国范围内相继开展了"跟名师"的师承教育活动,在中医药人才培养上取得了卓越的成效。然每个师承老师都有自己的临床思想、诊疗风格、学术体系,学生学习、总结老师的学术精髓要注意力集中,全面总结,精研师学,要善于学习和继承导师的思维方法、独特经验以及医风医德。但也不要受门户学派的影响,只重一师之技、一家之言。因此,孙老师又进一步提出中医临床骨干人才"精研师学同时,要一师全承旁通诸派",在一师全承的基础上也要善于汲取适合自己专业的新理论、新知识、新方法、新技术和民间医药之经验,博采众长,全面学习,兼收并蓄,尽早成为中医临床骨干人才。

四、精工授受,一术贯通旁通诸术

孙光荣提出中医骨干人才第四点要做到"精工授受"。中医药学术、专业水平是中医药事业繁荣的生命线。作为中医药骨干人才要"精究方术""思求经旨演其所知",严于律己,潜心钻研,精通中医专业,熟悉中医药基本理论,精研经典,博采众长,不断获取中医药技术和方法,强大自身专业水平,驭繁就简,真正做到"上以疗君亲之疾,下以救贫贱之厄,中以保身长全以养其生",切实提高中医临床服务能力。做一名真中医,好中医,要么是精通开方,要么推拿或针灸技术娴熟,要么擅长理疗。但中医治病讲究整体观,不仅仅是在诊断、辨证、治法方面需要整体观思维,在治疗手段上同样要有整体观思维,中医治疗手段颇多,如果能综合运用,能达到意想不到的效果,大大提高临床疗效。《黄帝内经》中提到的治疗手段有针、灸、罐、药、推拿五种,在很多疾病中需综合选择几种手段,如《素问·玉机真藏论》在提到黄疸病治法就说:"……发疸,腹中热,烦心出黄时,可按、可药、可浴。"提出黄疸病可以用针灸、药物内服及外洗法等多种治疗方法。《玉机真脏论》在治疗脾风的方法上也提出了"可按、可药、可浴的综合疗法";《至真要大论》指出的"摩之,浴之"治疗方法,也体现了中医综合多种治疗的重要性。因此,孙光荣也认为作为中医临床骨干人才"精工授受,要一术贯通旁通诸术",对中医药人才,尤其是新一代骨干人才提出了更高的要求。孙老指出开方的医生,要懂推拿和针灸;针灸、推拿医生也要懂中医辨证,并能开方,一术贯通旁术,在临床才能如鱼得水,得心应手,提高疗效,强大中医。

孙光荣教授接受采访时曾说中医药学术进步与中医药事业发展的兴衰取决于是否培养、储备、使用真正的中医人才。中医人才,就是中医的未来。做强中医药队伍是做强中医药事业的根本,而做强中医药继续教育是做强中医药队伍的根本。孙老以"高精教育"思想为指导,以"精读经典、精通临证、精研师学、精工授受"为要领声声掷地,字字珠玑,为培养新一代著名中医临床家,培养新世纪中医临床领军人物之疑惑拨开了漫天云雾,豁然开朗。

参考文献:

[1]曹柏龙.从孙光荣教授的成长经历论中医大师成才之路[J].中国中医药现代远程教育杂志,2011,9(21):149.

[2]王海军,李郑生,王亮.国医大师李振华成才之路探讨[J].中医学报,2011,6(1):664 - 667.

[3]朱垚,郭立中,叶放,等.精勤不倦诚志高节——国医大师周仲瑛先生的治学之路[J].中医药文化,2011(1):5 - 7.

[4]曾智,申俊龙.国医大师的成才规律及其对中医传承的意义[J].南京中医药大学学报(社会科学版),2013,14(2):65 - 67.

[5]王新陆,付先军.名老中医成长因素分析及对中医人才培养的启示[J].中医教育,2003,1(1):7 - 12.

[6]郝光明.对中医教育而言,师傅手把手的言传身教太重要了[J].中医药学刊,2004,8(8):29 - 32.

[7]丰哲.中医教育创新与师徒相授[J].中医杂志,2007,48(1):90 - 91.

[8]曾智,申俊龙."国医大师"成才之路的普遍规律研究[J].医学与哲学,2013,34(12A):81-83.

文章来源:徐超伍,何清湖,肖碧跃,等.国医大师孙光荣教授论"新一代中医临床骨干必须做到四精"[J].中医药导报,2017,23(12):13-15.

国医大师熊继柏谈《黄帝内经》诊法学

诊法,即诊断疾病的方法。中医诊断理论的形成最早可追溯至先秦时期,其中《黄帝内经》论述了望神、察色、观形、闻声、问病、切脉等内容,强调整体观和辨病辨证相结合,为中医诊断学奠定了理论基础[1]。本文根据熊继柏教授在2017年11月世界中医药学会联合会中医诊断专业委员会第四次学术年会上的学术报告及相关资料予以整理,详细阐述《黄帝内经》诊法学内容及其对中医诊断学发展的贡献。

一、诊法学的整体观思想

《内经》论诊法是以整体恒动观为指导,以藏象经络为基础,"从外知内""以表知里""以常测变"、全面诊察、综合分析,测知疾病的阴阳表里、寒热虚实,进而做出正确的诊断。

《内经》认为诊断疾病必须注意各方面因素,如四时气候、地理环境、生活习惯、性情好恶、体质、年龄、性别、职业以及疾病的起始经过等,是集天、地、人合而为一的全面考虑。《素问·疏五过论》说:"圣人之治病也,必知天地阴阳,四时经纪,五藏六府,雌雄表里,刺灸砭石,毒药所主,从容人事,以明经道,贵贱贫富,各异品理,问年少长,勇怯之理,审于分部,知病本始,八正九候,诊必副矣。"不仅提出了诊法的原则,而且突显了整体观思想在诊断学方面的重要意义。

二、四诊合参的诊察方法

《内经》所述诊法内容归纳起来,主要见于《素问》"玉版论要篇""诊要经终论篇""脉要精微论篇""平人气象论篇""疏五过论篇""五藏别论篇""方盛衰论篇""大奇论篇""三部九候论篇""玉机真藏论篇",《灵枢》"五色篇""师传篇""五阅五使篇""外揣篇""禁服篇""本藏篇""邪客篇""论疾诊尺篇"等,主要有察色望形、听声嗅气、询问病情、按肤切脉四个方面,后世称之为"四诊"[2]。《灵枢·邪气藏府病形》说:"见其色,知其病,命曰明;按其脉,知其病,命曰神;问其病,知其处,命曰工。"在四诊中,《内经》尤其重视切脉和望色,正如《素问·五藏生成》所说:"能合脉色,可以万全。"

《素问·脉要精微论》云:"切脉动静,而视精明,察五色,观五藏有余不足,六府强弱,形之盛衰,以此参伍,决死生之分。"唯有四诊合参,全面诊察,综合分析,才能了解五脏的虚实、六腑的强弱、形体的盛衰。《灵枢·邪气藏府病形》又云"色脉形肉,不得相失也。故知一则为工,知二则为神,知三则神且明矣"指出望色、切脉与察形体应当相参合,这样才算是一位技术全面的医生。《素问·五藏别论》还强调"凡治病,必察其下,适其脉,观其志意,与其病也",更加明确了全面诊察的思想。《难经·六十一难》据此将其正式概括为望、闻、问、切的四诊方法,云:"望而知之谓之神,闻而知之谓之圣,问而知之谓之工,切而知之谓之巧。"

1. 望诊之法

《内经》诊法注重望诊,而望诊之中,尤重望色察神。《灵枢·邪气藏府病形》说:"见其色,知其病,命曰明。"《灵枢·五色》提出望色的纲领:"察其浮沉,以知浅深;察其泽夭,以观成败;察其散抟,以知远近;视色上下,以知病处;积神于心,以知往今。"望诊突出要点有三。

(1)察部位,辨脏腑

《灵枢·五色》说:"五色各有藏部",如"庭者,首面也""阙上者,咽喉也""阙中者,肺也""下极者,心也""直下者,肝也""肝左者,胆也""下者,脾也""方上者,胃也""中央者,大肠也""挟大肠者,肾也"。由于头面各个部位均内应于五脏六腑,故从不同部位的色泽变化就可测知脏腑的病变情况,如《灵枢·五阅五使》说:"肺病者,喘息鼻张;肝病者,眦青;脾病者,唇黄;心病者,舌卷短,颧赤;肾病者,颧与颜黑。"

(2)察神色,观成败

《素问·脉要精微论》云:"精明五色者,气之华也。"精明见于目,五色见于面,二者是五脏精气的外在荣华,故审察两目与面色即可测知五脏精气的盛衰。望目的神气主要辨其有神无神,若两目反应灵敏、瞳神灵活、精彩内含、炯炯有光,为有神;若两目反应迟钝、目光暗淡、瞳神呆滞、昏不识人,为无神。《脉要精微论》云:"夫精明者,所以视万物,别白黑,审短长。以长为短,以白为黑,如是则精衰矣。"

望色亦在于察神,凡色有神,则五色明润光泽、含蓄不露;色无神,则五色晦暗枯槁、暴露不藏。《医门法律》说:"色者,神之旗也。神旺则色旺,神衰则色衰,神藏则色藏,神露则色露。"《脉要精微论》所举"赤欲如白裹朱,不欲如赭;白欲如鹅羽,不欲如盐;青欲如苍璧之泽,不欲如蓝;黄欲如罗裹雄黄,不欲如黄土;黑欲如重漆色,不欲如地苍",皆提示了望色察神的关键所在。此外,《灵枢·五色》指出:"青黑为痛,黄赤为热,白为寒。"五色所主的一般病证,也是临床不可忽视的望色要点。

（3）察形态,测病变

人的体质强弱、体型肥瘦、形体动态,都与内在的脏腑精气相应。因此,内在的病变,必然在外部形态上有所反应和表现。《素问·经脉别论》指出:"诊病之道,观人勇怯、骨肉、皮肤,能知其情,以为诊法也。"《脉要精微论》所说的"头者,精明之府,头倾视深,精神将夺矣。背者,胸中之府,背曲肩随,府将坏矣。腰者,肾之府,转摇不能,肾将惫矣。膝者,筋之府,屈伸不能,行则偻附,筋将惫矣。骨者,髓之府,不能久立,行则振掉,骨将惫矣",即是望形态、测病变的重要方法之一。《素问·玉机真藏论》还指出:"大骨枯槁,大肉陷下,胸中气满,腹内痛,心中不便,肩项身热,破䐃脱肉,目眶陷,真藏见,目不见人,立死。"这又是通过望诊形态以判断生死预后的重要方法之一。

2. 闻诊之法——听声音,嗅气味

《素问·脉要精微论》云:"中盛藏满……声如从室中言,是中气之湿也;言而微,终日乃复言者,此夺气也;衣被不敛,言语善恶不避亲疏者,此神明之乱也;仓廪不藏者,是门户不要也;水泉不止者,是膀胱不藏也。"为后世闻诊听声音奠定了辨证先例,如声音低微、断续不接者属虚证;声音高亢、狂言乱语者属实证;声音重浊不扬者属中焦湿遏证。《素问·腹中论》云"有病胸胁支满者,妨于食,病至则先闻腥臊臭",又奠定了闻诊嗅气味的辨证先例。

3. 问诊之法——问病情,审病因

问诊是了解病情的重要方法,《灵枢·师传》强调:"入国问俗,入家问讳,上堂问礼,临病人问所便。"若不注重问诊,便是医生的一大过失。《素问·征四失论》提出警示:"诊病不问其始,忧患饮食之失节,起居之过度,或伤于毒,不先言此,卒持寸口,何病能中？妄言作名,为粗所穷。"通过问诊可以了解疾病的发生发展、病人喜恶及相关情况。《素问·疏五过论》明确指出:"凡欲诊病者,必问饮食居处,暴乐暴苦,始乐后苦,皆伤精气,精气竭绝,形体毁沮。暴怒伤阴,暴喜伤阳。……凡诊者,必知终始,有知余绪,切脉问名,当合男女,离绝菀结,忧恐喜怒,五藏空虚,血气离守。"《素问·三部九候论》也指出:"必审问其所始病,与今之所方病,而后各切循其脉,视其经络浮沉。"提示医者诊察病人必须全面,详细询问病人的起病情况、病程经过、现有症状、饮食居处及精神情志等,如此才能察知病证的本末。后世医家张景岳还特意编写了"十问篇"以示后人。

4. 切脉之法

"脉者,血之府也","微妙在脉,不可不察"。切脉是《内经》诊法中最主要的内容之一,要点有七。

(1)诊脉的一般要求

《内经》强调诊脉时病人和医生都必须保持安静。对病人言,即《素问·脉要精微论》所示:"诊法常以平旦,阴气未动,阳气未散,饮食未进,经脉未盛,络脉调匀,气血未乱,故乃可诊有过之脉。"意在要求病人保持平静状态。对医生言,即《脉要精微论》所说:"是故持脉有道,虚静为保。"后世医家对此极为重视,如《伤寒论·序》曾提出批评:"观今之医……按寸不及尺,握手不及足;人迎趺阳,三部不参;动数发息,不满五十。短期未知决诊,九候曾无仿佛……夫欲视死别生,实为难矣!"《备急千金要方》中也指出:"凡大医治病,必当安神定志""寸口关尺,有浮沉弦紧之乱……唯用心精微者,始可与言于兹矣。"

(2)切脉的部位

《内经》所论诊脉主要有两大部位。一为三部九候诊脉,即《素问·三部九候论》说:"上部天,两额之动脉;上部地,两颊之动脉;上部人,耳前之动脉。中部天,手太阴也;中部地,手阳明也;中部人,手少阴也。下部天,足厥阴也;下部地,足少阴也;下部人,足太阴也。"二为寸口诊脉,又称气口诊脉,《素问·经脉别论》云:"气口成寸,以决死生。"《素问·五藏别论》提出:"气口何以独为五藏主?……胃者,水谷之海,六府之大源也。五味入口藏于胃,以养五藏气,气口亦太阴也。是以五藏六府之气味,皆出于胃,变见于气口。"诊脉独取寸口的原理,其一在于气口属肺,为手太阴之脉。"肺朝百脉",脏腑经脉的气血盛衰变化,都可反映到气口,《难经·一难》指出:"寸口者,脉之大会,手太阴之脉动也。……五脏六腑之所终始,故法取于寸口也。"其二,气口属脾,为胃气之所归。《灵枢·营卫生会》说:"人受气于谷,谷入于胃,以传与肺,五藏六府,皆以受气。"气口虽属手太阴肺经所主,然其脉气却是源于足太阴脾经所转输的胃中水谷精气。因此,《五藏别论》谓:"气口亦太阴也。"寸口诊脉自《内经》提出之后,经《难经》进一步论证并付诸实践,自此便成为中医的诊脉大法。

(3)测脉的至数

《素问·平人气象论》指出:"人一呼脉再动,一吸脉亦再动,呼吸定息。脉五动,闰以太息,命曰平人。平人者,不病也。常以不病调病人,医不病,故为病人平息以调之为法。"一般而言,一呼一吸脉来四动或深呼吸时一息脉五动,均是正常脉象。少于或多于此数者即是病脉,甚至是死脉,《平人气象论》云:"人一呼脉一动,一吸脉一动,曰少气。人一呼脉三动,一吸脉三动而躁,尺热曰病温。……人一呼脉四动以上曰死,脉绝不至曰死,乍疏乍数曰死。"《难经·十四难》对此作了进一步阐述:"脉有损至……一呼再至曰平,三至曰离经,四至曰夺精,五至曰死,六至曰命绝,此至之脉也。……一呼一至曰离经,再呼一至曰夺精,三呼一至曰死,四呼一至曰命绝,此损之脉也。"《内经》提出的平息调脉法,已是几千年来临床所习用的诊脉方法。

(4)察脉的胃气

正常脉气禀承于胃气,故有胃气即是平人脉息的正常之气。《素问·平人气象论》云:"平人之常气禀于胃,胃者平人之常气也。人无胃气曰逆,逆者死。"人以水谷为本,脉以胃气为本。脉象柔和而流畅,便是有胃气之象,《素问·玉机真藏论》谓:"脉弱以滑,是有胃气。"《类经》对此做了概括:"脉弱以滑……谷气来也徐而和,是皆胃气之谓。大都脉来时,宜无太过无不及,自有一种雍容和缓之状者,便是胃气之脉。"为了说明脉以胃气为本,《平人气象论》还专门描述了四时、五脏有胃气的正常脉象,即"春胃微弦曰平""夏胃微钩曰平""长夏胃微软弱曰平""秋胃微毛曰平""冬胃微石曰平"。"平心脉来,累累如连珠,如循琅玕……平肺脉来,厌厌聂聂,如落榆荚……平肝脉来,软弱招招,如揭长竿末梢……平脾脉来,和柔相离,如鸡践地……平肾脉来,喘喘累累如钩,按之而坚。"对于四时、五脏脉察胃气的理论,后世医家作了进一步肯定,如《玉函经·生死歌决》谓:"春弦、夏洪、秋毛、冬石,此乃四时之正脉。然亦须诊得有胃气,乃为平和无病之人。……故四时皆以胃气为本。"《医宗必读·新著四言脉诀》亦云:"胃气脉者,缓而和匀,不浮不沉,不大不小,不疾不徐,意思欣欣,悠悠扬扬,难以名状者也。不拘四季,一切百病,皆以胃脉为本。"

脉象胃气的有无,决定着疾病的预后好坏。《平人气象论》说:"人绝水谷则死,脉无胃气亦死。所谓无胃气者,但得真藏脉,不得胃气也。"对此,《平人气象论》指出两点:其一,"肝不弦,肾不石",谓春天不见微弦之象,冬天不见微石之象。进而推测,夏天不见微钩之象,长夏不见微微柔软之象,秋天不见微毛之象,都是无胃气的脉象。其二,"春……但弦无胃曰死,夏……但钩无胃曰死,长夏……但代无胃曰死,秋……但毛无胃曰死,冬……但石无胃曰死"。"但弦、但钩、但代、但毛、但石",是五脏本脏脉无胃气而真气败露之象。《玉机真藏论》对"真藏脉"脉象作了最具体的描述:"真肝脉至,中外急……真心脉至,坚而搏……真肺脉至,大而虚……真肾脉至,搏而绝……真脾脉至,弱而乍数乍疏。"

(5)脉象的主病

诊脉的基本目的是测知病证。《素问·脉要精微论》云:"长则气治,短则气病,数则烦心,大则病进,上盛则气高,下盛则气胀,代则气衰,细则气少,涩则心痛。"《素问·平人气象论》又云:"欲知寸口太过与不及,寸口之脉中手短者,曰头痛;寸口脉中手长者,曰足胫痛;寸口脉中手促上击者,曰肩背痛。寸口脉沉而坚者,曰病在中;寸口脉浮而盛者,曰病在外。……脉盛滑坚者,曰病在外;脉小实而坚者,曰病在内。脉小弱以涩,谓之久病;脉滑浮而疾者,谓之新病。脉急者,曰疝瘕少腹痛。脉滑曰风,脉涩曰痹。缓而滑曰热中,盛而紧曰胀。"不仅提示了察脉测病证、辨表里虚实的思想方法,还为后世脉学发展奠定了基础。如《难经·六难》就提出:"脉有阴盛阳虚,阳盛阴虚,何谓也? ……浮之损小,沉之实大,故曰阴盛阳虚。沉之损小,浮之实大,故曰阳盛阴虚。"《难经·九难》又提出:"数者腑也,迟者脏也。数则为热,迟则为寒。诸阳为热,诸阴为寒。故以别知脏腑之病也。"

(6)脉合四时阴阳

人体脉象与自然界四时阴阳变化相应,《素问·脉要精微论》指出:"四变之动,脉与之上下,以春应中规,夏应中矩,秋应中衡,冬应中权","春日浮,如鱼之游在波;夏日在肤,泛泛乎万物有余;秋日下肤,蛰虫将去;冬日在骨,蛰虫周密,君子居室"。如果"春夏而脉沉涩,秋冬而脉浮大,名曰逆四时"。凡"脉从四时,谓之可治";"脉逆四时,为不可治"。《素问·玉机真藏论》说:"春脉者肝也……其气来软弱轻虚而滑,端直以长,故曰弦,反此者病","夏脉者心也……其气来盛去衰,故曰钩,反此者病","秋脉者肺也……其气来轻虚以浮,来急去散,故曰浮,反此者病","冬脉者肾也……其气来沉以搏,故曰营,反此者病。"总之,若"脉得四时之顺,曰病无他",则预后良好;"脉反四时……曰难已",则预后不良。

(7)脉合病证阴阳

脉象有阴阳之分,病证亦有阴阳之别。《内经》认为,脉象的阴阳与病证的阴阳相合与否,是判断顺逆、推测预后的一条重要依据。王冰说:"脉病相应谓之从,脉病相反谓之逆。"即谓阳证见阳脉,或阴证见阴脉,脉与证的阴阳相符者为从,反之者则为逆。《素问·方盛衰论》指出:"形气有余,脉气不足,死;脉气有余,形气不足,生。"《素问·平人气象论》所列"风热而脉静,泄而脱血脉实,病在中脉虚,病在外脉涩坚者,皆难治";《灵枢·玉版》所列"腹胀、身热、脉大,是一逆也;腹鸣而满,四肢清,泄,其脉大,是二逆也;衄而不止,脉大,是三逆也;咳且溲血,脱形,其脉小劲,是四逆也;咳,脱形,身热,脉小以疾,是五逆也"。皆说明脉象与病证之间的阴阳相逆,体现了《内经》脉证阴阳辨逆从的思想。

三、审察病机的纲领

《内经》讲"审察病机""谨守病机""无失病机",即是强调病机的重要性。何谓病机？《景岳全书》对此作了准确的解释："机者,要也,变也,病变所由出也。"疾病变化机制极其复杂,《内经》中论述了阴阳盛衰失调、邪正虚实消长、表里升降失常、脏腑功能紊乱、经络之气逆乱以及六气变化和疾病传变等内容,提出了阴阳、内外(表里)、寒热、虚实等辨证的基本纲领,为中医临床辨证提出了基本原则和方法。

1. 五脏六气病机

五脏病机的关键在于确定病位,六气病机的关键在于辨别病性。《素问·至真要大论》提出的"病机十九条"就是对五脏六气病机分类的纲领。其中,五脏病机5条,即"诸风掉眩,皆属于肝;诸寒收引,皆属于肾;诸气膹郁,皆属于肺;诸湿肿满,皆属于脾;诸痛痒疮,皆属于心"。上下病机两条,即"诸厥固泄,皆属于下;诸痿喘呕,皆属于上"。六气病机十二条,即"诸暴强直,皆属于风;诸病水液,澄澈清冷,皆属于寒;诸痉项强,皆属于湿;诸热瞀瘛,皆属于火;诸禁鼓栗,如丧神守,皆属于火;诸逆冲上,皆属于火;诸躁狂越,皆属于火;诸病胕肿,疼酸惊骇,皆属于火;诸胀腹大,皆属于热;诸病有声,鼓之如鼓,皆属于热;诸转反戾,水液浑浊,皆属于热;诸呕吐酸,暴注下迫,皆属于热"。但在六气病机中未言及燥气,故刘完素在《素问玄机原病式》中补充一条:"诸涩枯涸,干劲皲揭,皆属于燥。"

《内经》十九条并不能概括一切疾病的病机,提出十九条意在通过举例提示分析病机的方法,指出审察病机的纲领。如确定病变的脏腑所在部位,辨别病证的寒热风湿火属性,从相同的病症表现中探求其不同的病机("同病异治"的主要依据),从不同的病症表现中推求其相同的病机("异病同治"的主要依据)。

2. 阴阳寒热病机

阴阳盛衰,是在疾病过程中出现的阴阳偏胜偏衰的病理变化。寒热进退,即是阴阳盛衰的具体体现。《灵枢·刺节真邪》说:"阳胜者则为热,阴胜者则为寒。"阴阳相互制约,故热可因于阳胜,亦可由阴虚所致;寒可因于阴胜,亦可由阳虚所致。《素问·调经论》指出:"阳虚则外寒,阴虚则内热,阳盛则外热,阴盛则内寒。"《内经》以阴阳为纲领来分析内外、寒热、虚实病机的方法,对后世产生了极大的启发,并为八纲辨证奠定了基础。

3. 邪正虚实病机

疾病的发展变化过程始终贯穿着邪正双方的斗争,邪正斗争的盛衰反映在病理上,主要是虚实的变化。《素问·通评虚实论》说:"邪气盛则实,精气夺则虚。"凡邪气盛的便是实证,《素问·玉机真藏论》所述"脉盛,皮热、腹胀、前后不通、闷瞀"的五实证即是其例。凡正气衰的便是虚证,《玉机真藏论》所说的"脉细、皮寒、气少、泄利前后、饮食不入"的五虚证,即是五脏精气虚衰的病证。余如《灵枢·海论》所述四海有余、不足的病变以及《素问·藏气法时论》所述五脏虚实的病理变化等，都阐明了邪正虚实病机。这些论述对于临床虚实辨证均有一定的指导作用。

4. 气血营卫病机

《素问·调经论》说："人之所有者，血与气耳。"血气是维持人体生命的基本物质，贵在调和。血气是否调和，直接关系到人体阴阳平衡与否。若血气不调和，则如《素问·调经论》所说："血气不和，百病乃变化而生。"人体的血气有喜温暖而恶寒冷的特点，即《调经论》所说："血气者，喜温而恶寒，寒则泣不能流，温则消而去之。"在病理上，"寒则气收"，寒邪所伤则可导致血气凝滞，或为拘急、疼痛之病，或为症积、瘀块之证，此即"寒则泣不能流"之义。在治疗上，由于血气"喜温而恶寒"，因此去瘀破积多用温散、温通之法，如《金匮要略》用桂枝茯苓丸治疗妇女症病、温经汤治疗妇人半产后瘀血在少腹不去，皆寓"温则消而去之"之理。

营气与卫气，一阴一阳，二者亦贵在调和。营气营养脏腑，行于经脉之中；卫气温煦肌表，行于经脉之外。若营卫失调，则可产生许多病变。《素问·逆调论》作了举例："营气虚则不仁，卫气虚则不用，营卫俱虚则不仁且不用。"《素问·痹论》也说："营卫之气亦令人痹乎？……逆其气则病，从其气则愈，不与风寒湿气合，故不为痹。"《灵枢·营卫生会》还提出了营卫失调直接影响精神、睡眠的机制："壮者之气血盛，其肌肉滑，气道通，营卫之行，不失其常，故昼精而夜瞑。老者之气血衰，其肌肉枯，气道涩，五藏之气相搏，其营气衰少而卫气内伐，故昼不精，夜不瞑。"

参考文献：

[1]李灿东，吴承玉.中医诊断学[M].北京：中国中医药出版社，2012：1.

[2]熊继柏.熊继柏讲《内经》[M].长沙：湖南科学技术出版社，2010：11－116.

文章来源：叶培汉，孙贵香，何清湖.国医大师熊继柏谈《黄帝内经》诊法学[J].湖南中医药大学学报，2018，38(2)：117－121.

谭新华教授男科学术思想探析

谭新华教授为湖南中医药大学第一附属医院中医外科学教授,主任医师,全国第一批、第三批名老中医药专家学术经验继承工作指导老师,湖南省名中医。谭新华教授悬壶杏林五十余年,擅长外科疑难杂病的诊治,尤其对男科的前列腺疾病、男性不育症有着丰富的治疗经验。笔者有幸随诊学习,现就其男科学术思想探讨如下。

一、调治疾病,注重脾肾

谭教授调治男科疾病,重视脏腑辨证。脏腑之中,尤重脾肾。盖脾胃为后天之本,气血生化之源,具有主润宗筋和充养生殖之精的功能。脾气健运,水谷精微上输于心肺,"心肺化赤",以营养全身。《普济本事方续集》云:"何谓须用胃气,缘胃受谷气,谷气生则能生气血,气血壮则荣卫不衰,荣卫不衰则病自去矣。五脏六腑表里之间,皆出自谷气而相传授,生气血而灌荫五脏。"说明脾胃是维持全身脏腑气血正常生理功能之根本所在。《杂病源流犀烛》亦云:"有因脾胃湿热,气化不清,而分注膀胱者……精随而出。"说明脾胃不运,精微变生湿浊而下流,导致阳痿、遗精等病。故而谭教授把健补脾胃之气作为调治疾病的大法。在辨治慢性前列腺炎、弱精症、少精症、遗精、阳痿等杂病以及瘥后调理方面,谭教授把调补脾胃的方法灵活运用于对上述疾病的治疗。常用健脾方如四君子汤、补中益气汤、参苓白术散、八珍汤、归脾汤等;谭教授将常用药物如人参、茯苓、山药、扁豆、薏苡仁、芡实、莲肉等作为"补脾胃上药",尤喜用甘、微温的黄芪,正如《本草正义》所云:"黄芪,补益中土,温养脾胃,凡中气不振,脾土虚弱,清气下陷者最宜。其皮直达人之肤表肌肉,固护卫阳,充实表分,是其专长,所以表虚诸病,最为神剂。"

"男子以肾为先天",肾主藏精,肾精化生肾气,谭教授认为人体的形成是肾所藏之精互相结合的结果,肾精是生命存在的基本物质基础,无此基础则人无以构成与存在。人生成之后,其生长发育生殖与肾藏之精密不可分,如《素问·上古天真论》云："丈夫八岁,肾气实,发长齿更。二八,肾气盛,天癸至,精气溢泻,阴阳和,故能有子……七八,肝气衰,筋不能动,天癸竭,精少,肾脏衰,形体皆极。八八,则齿发去。"张介宾亦云："肾为精血之海,为元气之根。五脏之阴气,非此不能滋;五脏之阳气,非此不能发(《景岳全书·命门余义》)。"张锡纯说："元神随督脉下行至精室,与元气合而化精",表明人体的精髓、元气、精室、睾丸与精之化生皆为肾所主,说明肾为生精之本。谭教授在研究前人认识的基础上,结合长期临床经验,提出了"男科病证多根于脾肾"的学术理论,谭教授在治疗男科疾病时用药常顾及肾,其中以补肾阴为主的如左归饮、左归丸、固阴煎、大补阴丸、六味地黄丸等;以补肾阳为主的有右归饮、右归丸、八味肾气丸、固精丸、巩堤丸、赞育丹、五子衍宗丸、秘元煎、益肾生精汤、毓麟珠等。常用补阴药如熟地黄、枸杞子、女贞子、旱莲草、山茱萸等;常用补阳药如鹿角胶、鹿角霜、肉苁蓉、枸杞子、补骨脂、沙苑子、菟丝子、淫羊藿、巴戟天、杜仲、牛膝等。

二、心身相关,养心调肝

随着生物医学模式向生物—心理—社会医学模式的转变,出现了医学与心理学、社会学之间的相互交叉渗透,这种趋势在男科学范畴内表现得尤为显著。目前,人们愈来愈重视由心理、社会因素所导致的心身疾病。而大部分男科疾病属此范畴,如性功能障碍、前列腺疾病特别是慢性前列腺炎、不育症等,这些男科疾病,其病程多较长,患者容易出现烦躁、焦虑、悲观、忧郁、恐惧、失望、敏感多疑等情绪,而情志刺激对其发生、发展有重要影响。谭教授认为情志活动受心的主导、制约,有赖于肝气的疏泄、条达,太过或不及都可成为致病因素,在男科疾病的发生发展和转归的过程中,情志致病作用尤为突出,且情志致病最易伤肝,治疗上应强调关注"心身相关",重视养心调肝,采用解疑诱导、移情更性、七情调治等配合中药治疗,将心理行为治疗和躯体治疗相结合,心身并治。针对不同男科病患者的心理特点,因人而异,采取相应的心理疗法,如《理瀹骈文》所云:"情欲之感,非药可愈;七情之病,当以情治"。

肝为刚脏,性喜条达,肝主藏血,司疏泄,肝主筋,《灵枢·经脉》中足厥阴之脉"循股阴入毛中,过阴器,抵少腹"。心主血脉,为阳道振奋之物质基础;心主神明,喻嘉言在《医门法律·卷一·附答内经十问》中云:"心为情欲之府。"《景岳全书·遗精》亦云:"精之藏虽在肾,而精之主宰则在心。"若终日忧郁,六神无主,心阳必伤。男科杂病,多久治难愈,患者为病所困,情志抑郁,此张景岳所谓"因病而郁";亦有"因郁而病",情志失调致肝气郁结,气郁成痰、气滞血瘀或郁而化火,久郁未解而终成疑难顽症,如不育症,可因长期情志失调、久郁不解而导致不育,此乃"因郁致病";相反,长期不育,又可出现各种情志变化,此为"因病致郁"。"木郁达之",气血和平,则痼疾自愈。在临床中谭教授治疗男科疾病,除重视调理脾肾外,同时也注意养心调肝。以养心为主的如养心汤、黄连清心饮、封髓丹;以调肝为主的有荔枝核汤、柴胡疏肝散、逍遥散、沉香散等。常用药如柴胡、郁金、合欢皮、枳壳、香附、川楝子、蜈蚣、白芍、沉香、荔枝核、露蜂房、酸枣仁等。其中蜈蚣治疗阳痿有独特疗效,近年已被作为专药而应用[1]。露蜂房"治一切虚证,阳痿无子"。谭教授曾治疗一"心因性阳痿"患者。症见失眠多梦、精神压力大、勃起障碍,脉弦,舌淡红、苔薄白。方选逍遥散加蜈蚣、露蜂房、酸枣仁、合欢皮等,取逍遥散、蜈蚣、露蜂房调达肝气,酸枣仁、合欢皮养心安眠,服药 30 剂,诸症皆除,则阳痿自愈。

三、病证结合,突出中医

对病证结合,自古有之,张仲景《伤寒杂病论》的"病脉证治"已提出了病证结合。谭教授指出,中医男科的临床诊断应辨病与辨证相结合,先辨病,这个"病"包括中医的病,也包括西医的病;后辨证,证从病辨,以病统证。重视疾病病名的诊断与鉴别诊断,在病名诊断确定的基础上,再进行辨证。辨病可以从整体上把握疾病的发生、发展及转归,而"证"是疾病发生、发展以及转归的不同阶段,是在人体生命变化中的实质性的具体反映。故辨证可以了解疾病在不同阶段、不同个体的特殊性。在诊断上既辨病又辨证,在治疗上既辨病论治又辨证论治,这是谭教授反复强调的中医男科临证特色。

治疗疾病当从整体观念出发,重视辨病与辨证有机结合,强调"治病必求于本"。如患者出现尿等待、尿不尽感、尿滴沥等表现,首先辨病,应分清是慢性前列腺炎(中医学称精浊),或是前列腺增生症(中医学称精癃);在辨病的同时辨证论治,针对不同的病证处方用药,谋求疗效。临床上若只注重辨证,而忽视辨病,对于许多无明显临床症状的疾病或疾病的某一无症状的阶段,如前列腺增生症未引起梗阻或轻度梗阻时可全无症状,可因无证可辨而延误治疗;反之,只侧重于辨病,强调疾病病理改变,忽视疾病的动态变化及整体状态的调节,对于疾病的治疗,就会变得机械呆板。谭教授认为,辨病是正确治疗的保障,辨证论治则是中医的精华,可以抓住矛盾的关键所在,从而进行针对性治疗。临床上应注重病证结合,突出中医特色。谭教授曾谓:"用药者若不执之以理,而谓不杀人者,予未之信也。"谭教授强调临证必须重视四诊,辨证才有依据,施治才会更有针对性,有利于提高临床疗效。

四、奇经用药，颇多发挥

奇经者，冲、任、督、带、阴维、阳维、阴跷、阳跷八脉也。叶天士云："奇经八脉，隶于肝肾为多。"(《临证指南医案·腰腿足痛》)冲、任、督三脉皆起于胞中，下出会阴，一源而三歧，皆约于带脉，借十二经脉与脏腑相连，男科疾病与冲、任、督脉关系较为密切。生理上，冲脉为十二经脉之海；任脉总任一身之阴经，为阴脉之海；督脉总督一身之阳经，为阳脉之海；此三脉皆与生殖有关。

谭教授受叶天士奇经理论的影响，认为奇经为病，多与肝肾久损有关，治奇经以调补肝肾为要，用药选择血肉有情之品如鹿角胶、鹿角霜、龟板胶、紫河车等，配伍当归、枸杞子、菟丝子、肉苁蓉、巴戟天、沙苑子、杜仲、覆盆子、韭菜子等组成"柔剂阳药"，能入奇经而奏填补之功。如谭教授认为慢性前列腺炎的奇经受损证，是因久病致肾阴阳俱虚，肾气不固，精血不充，其冲、任、督脉必虚[2]。患者多有头晕，神疲，稍劳作尿道口即有白色分泌物溢出，腰骶、会阴部酸胀疼痛，下肢厥冷，双膝无力，阳痿，早泄，甚或滑精，舌淡胖边有齿痕，脉多沉细，尺脉尤弱。此证治宜温肾补虚，固摄冲任。方多用右归丸、二仙汤、龟鹿二仙膏加减。伴会阴部酸痛者用《丹溪心法》大补阴丸；腰疼痛者，用《医学衷中参西录》益督丸（杜仲、菟丝子、续断、鹿角胶），均有良效。谭教授认为，奇经为病，以虚实夹杂多见，冲、任、督亏虚为本，瘀血、痰湿为标，治当标本兼顾，分清主次治之，同时兼顾调和气血阴阳及调理脏腑功能。

五、善用古方，灵活化裁

谭教授治疗男科疾病的大部分方剂出自《景岳全书》《辨证录》《太平惠民和剂局方》《医林改错》《脾胃论》《丹溪心法》《类证治裁》等医书，另一部分方剂则来源于谭教授临证多年的经验方，这些方剂往往比他药捷而效速，值得临床应用参考。谭教授除善于汲取和传承前人的经验外，在治疗男科疾病方面也非常重视对古方、经方的化裁和应用。如治疗前列腺增生症，自创尿癃康，药用熟地黄、山茱萸、菟丝子补肾固精为君；山药补益脾阴，亦能固精，茯苓、牡丹皮、泽泻以利湿浊，赤芍、蒲黄、五灵脂、莪术、牛膝、益母草、丹参、穿山甲活血祛瘀为臣，散结消瘀，病久气弱，选黄芪益气为佐药。诸药合用补肾而不碍破瘀，祛瘀而不伤正气，瘀祛而尿窍通畅，气化则小便通利，标本同治，共奏补肾祛瘀、通关利水之功[3]。尿癃康以六味地黄丸、失笑散合桂枝茯苓丸加减而成。另外，谭教授常用加减赞育丹（黄芪、党参、茯苓、白术、熟地黄、白芍、当归、川芎、山茱萸、山药、沙苑子、菟丝子、肉苁蓉、杜仲、淫羊藿、仙茅、韭菜子、巴戟天、黄柏）治疗因慢性前列腺炎病久所致属肾阳虚弱夹湿热的不育症,此方实乃张景岳之赞育丹化裁而成。

除化裁古方外,谭教授又长于创制新方,以广临床应用。如针对慢性前列腺炎肾虚、湿热、瘀滞的基本病机,创制了前炎清方,方中取女贞子、旱莲草(二至丸)功善滋阴补肾;仿草薢分清饮之意,选草薢以分清浊,上三药滋阴、泄浊以为君药。久病之体,单用二至丸嫌其力薄,故又选菟丝子、山茱萸善补肾固精以辅之;虎杖、紫花地丁之苦寒,金钱草之利湿热,协草薢以清下焦之湿热而坚阴;穿山甲、延胡索、丹参、红藤补血活血以去瘀滞;此三组药是为辅君之臣药。病久气弱,选黄芪益气作为佐药。膀胱乃州都之官,气化则能出焉,故用乌药、石菖蒲行气通溺窍为使药。共奏补肾、固精、泄浊、化瘀之功,用以治疗肾虚湿热挟瘀型的慢性前列腺炎,常能获满意疗效。亦有三草安前汤:金钱草、鱼腥草(白花蛇舌草)、益母草(败酱草)、穿山甲、石菖蒲、乌药、丹参、虎杖、甘草,具有清利湿热、化瘀止痛之功效[4]。这些方剂和经验对男科疾病的证治产生了很大的影响。

参考文献:

[1]黄宇烽,李宏军.实用男科学[M].北京:科学出版社,2009:676.

[2]喻坚柏.谭新华教授治疗前列腺炎经验[J].湖南中医药导报,2004,10(12):10-12.

[3]黎鹏程,何清湖.谭新华教授男科疑难病治验举隅[J].中医药导报,2012,18(10):107-109.

[4]周兴,刘朝圣,何清湖.谭新华教授治疗前列腺炎学术思想的初探[J].湖南中医杂志,2007,23(4):4-5.

文章来源:黎鹏程,何清湖.谭新华教授男科学术思想探析[J].新中医,2014,46(2):22-24.

谭新华教授治疗男科病遣方用药特色探讨

　　谭新华教授系湖南中医药大学第一附属医院中医外科学主任医师,博士生导师,湖南省名中医,国家首批、第三批中医药学术经验继承人指导老师,享受政府特殊津贴。谭教授悬壶杏林 50 余年,在中医外科领域耕耘不止,硕果累累,尤擅论治男性生殖系统疾病,所创制的前炎清方、三草安前汤治疗慢性前列腺炎疗效显著,笔者跟师学习两年来,感受颇深,受益匪浅,现就谭新华教授治疗男科病遣方用药特色介绍如下。

一、培补先天,填补精气

　　肾主藏精,为先天之本,性命之根。《素问·上古天真论》云:"肾者主水,受五脏六腑之精而藏之。"张景岳曰:"五脏之伤,穷必及肾。"肾精化生肾气,肾气调和则督脉通达。谭老在治疗男科虚损病变时用药常顾及肾,以补肾阴为主的有左归饮、左归丸、固阴煎、大补阴丸、六味地黄丸等;以补肾阳为主的有右归饮、右归丸、八味肾气丸、固精丸、巩堤丸、赞育丹、秘元煎、益肾生精汤、毓麟珠等。用药主张取质重味厚填补滋养的血肉有情之品来栽培体内精血,反对单纯投草木无情之药,认为"以草木无情之物为补益,其气必不相应"。培补先天,注重填补精气,谭老常用血肉填精之品,如鹿角胶、鹿角霜、鹿角、鹿茸、龟板、紫河车等。对于肾阴虚,常常配用熟地黄、枸杞子、女贞子、旱莲草、山茱萸、沙苑子、菟丝子、杜仲等,热甚则酌加牡丹皮、黄柏、知母等。对于肾阳虚,在重用辛热有情之品的基础上,往往配以肉苁蓉、枸杞子、补骨脂、沙苑子、菟丝子、当归、巴戟天、杜仲、牛膝等,共同组成"柔剂阳药",是血肉填精法遣药组方的显著特点。在遣药上,一是虚损病证,虽有阳虚,应尽量避免使用肉桂、附子之类辛热雄烈的药物,因其刚燥之性容易劫伤阴精;二是虚损病证虽有阴虚之象,应尽量避免使用知母、黄柏之属,因其过于沉寒,不通奇经。此外,谭老十分推崇张景岳对熟地黄的认识,认为"形体之本在精血,熟地以至静之性,以至甘至厚之味,实精血形质中第一品纯厚之药,且其得升、柴则能发散;得桂、附则能回阳;得参、芪则入气分,得归、芍则入血分。"

　　笔者通过对谭老治疗男科病近两年来的 150 例医案及其治疗男科病的有效方剂 42 首进行统计,结果发现这 42 首方剂中药物使用频率最多的前 10 味是黄芪 85 次、熟地黄 68 次、茯苓 65 次、人参 52 次、甘草 49 次、金樱子 48 次、白术 43 次、山茱萸 36 次、菟丝子 35 次、杜仲 32 次,而这十味药组合起来实际上是四君子汤、六味地黄丸、加减赞育丹。而在这 42 首方剂中使用频率较高的四方分别是赞育丹 15 次、六味地黄丸 12 次、补中益气汤 11 次、秘元煎 9 次,谭老加减赞育丹由八珍汤去甘草加黄芪、山茱萸、山药、菟丝子、杜仲、淫羊藿、仙茅、沙苑子、肉苁蓉、韭菜子、巴戟天、黄柏等组成。六味地黄丸由熟地黄、山药、山茱萸(三补)加茯苓、泽泻、牡丹皮(三泻)而成。补中益气汤由四君子汤合当归补血汤去茯苓加陈皮、升麻、柴胡而成。秘元煎由四君子汤加炙远志、炒山药、金樱子、芡实、炒枣仁、五味子等组成。由此可见,男科疾病主要在于脾肾亏虚,谭师治疗男科虚损病变尤重视肾。

二、调理后天,甘药培中

　　脾主运化,转输水谷精微。脾胃为人体气血生化之源,后天之本,为人体气机升降之枢纽。脾胃虚弱,则水谷难化,虚不受补,人体气血生化无源,则诸疾由生。特别是"肠胃虚薄,不能消纳"的慢性虚损患者,也可致肾气日渐虚衰。故谭老主张治疗男科病要重视脾胃,借水谷精微的充养,助气血恢复,以后天充养先天,认为"诸虚病皆当以保护胃气为先"。调理后天,多用甘药培中,以味甘气温之品为主,组方以培补脾胃中州之气,常用的温补方剂中以健脾益气养血为主,有四君子汤、补中益气汤、参苓白术散、八珍汤、十全大补汤、异功散、归脾汤、黄芪建中汤等;培中要分别脾胃之阴伤阳伤。阴伤者治重在胃,用甘凉濡润,以养气阴,以通为补。阳伤者治重在脾,治用甘温。临床上其治疗多用甘平柔润之剂,常把人参、茯苓、山药、扁豆、薏苡仁、芡实、莲子等作为"补脾胃上药",尤喜用甘、微温的黄芪,谓:"黄芪,补益中土,温养脾胃,凡中气不振,脾土虚弱,清气下陷者最宜。其皮直达人之肤表肌肉,固护卫阳,充实表分,是其专长,所以表虚诸病,最为神剂。"又"黄芪,生用固表,无汗能发,有汗能止;炙用补中,益元气,壮脾胃。生血,生肌,排脓内托,疮痈圣药。痘症不起,阳虚无热者宜之"。

三、情志失调,养心调肝

　　情志活动,受心的主导、制约,有赖于肝气的疏泄、条达,太过或不及都可成为致病因素,在男科疾病的发生发展和转归的过程中,情志致病作用尤为突出,且情志致病,最易伤肝。肝主藏血,司疏泄,肝主筋,其经脉"过阴器,抵少腹"。心主血脉,为阳道振奋之物质基础;心主神志,若终日忧郁,六神无主,心阳必伤。临床中谭老治疗男科疾病,除重视调理脾肾外,同时也注意养心调肝。以养心为主的如养心汤、黄连清心饮、封髓丹;以调肝为主的有荔枝核汤、柴胡疏肝散、逍遥散、沉香散等。常用药如柴胡、郁金、合欢皮、枳壳、香附、青皮、川楝子、蜈蚣、白芍、沉香、荔枝核、露蜂房、酸枣仁等。其中蜈蚣辛温有毒,归肝经,治疗阳痿有独特疗效,近年被作为专药而应用[1]。谭老曾治疗一"心因性阳痿"患者。患者精神压力大,症见失眠,滑精,勃起障碍,脉细弦,舌淡红,苔薄白。方选逍遥散合秘元煎加减,取逍遥散使肝气调达、秘元煎收敛固涩、健脾养心,服药30剂,诸症皆除,则阳痿、滑精自愈。

四、寒温并用,通补兼施

对于复杂病症,谭老常效法张仲景,寒温并用,熔寒热药于一炉,其处方既能取寒热拮抗,又相互照顾,组成"复方多法"。如以自制前炎清方治疗肾虚湿热夹瘀证的慢性前列腺炎[2],方取女贞子、旱莲草(二至丸)功善滋阴补肾;选萆薢以分清浊,上三药滋阴、泄浊以为君药;久病之体,单用二至丸仍嫌其力薄,故又选菟丝子、山茱萸善补肾固精以辅之;虎杖、紫花地丁之苦寒,金钱草之利湿热,协萆薢以清下焦之湿热而坚阴;穿山甲、玄胡、丹参、红藤补血、活血以祛瘀滞,此三组药是为辅君之臣药;病久气弱,选黄芪益气作为佐药;膀胱乃州都之官,气化则能出焉,故用乌药行气通溺窍为使药。全方治本而兼顾其标,治标而不忘固本,共奏补肾、固精、泄浊、化瘀之功。方中黄芪合地丁、虎杖即是此法。另外,谭老常用加减赞育丹(药物组成:黄芪、党参、茯苓、白术、熟地黄、白芍、当归、川芎、山茱萸、山药、沙苑子、菟丝子、肉苁蓉、杜仲、淫羊藿、仙茅、韭菜子、巴戟天、黄柏)治疗因慢性前列腺炎病久所致属肾阳虚弱夹湿热的不育症,方中熟地黄、黄芪合黄柏,也是此法。此外,谭老治病既非一味呆补,又不猛浪攻泄,而常取通补兼顾,并行不悖的方法。如用自制的尿癃康[3]治疗肾虚血瘀型前列腺增生症,药用熟地黄、山茱萸、菟丝子补肾固精为君;山药补益脾阴,亦能固精,茯苓、牡丹皮、泽泻以利湿浊,赤芍、蒲黄、五灵脂、莪术、牛膝、益母草、丹参、穿山甲活血祛瘀为臣药,散结消瘀;病久气弱,选黄芪益气,金钱草之利湿热而坚阴,地龙通经活络为佐药。上药集补肾、通经、化气、利水于一方,诸药合用补肾而不碍破瘀,祛瘀而不伤正气,瘀去而尿窍通畅,气化则小便通利,标本同治,共奏补肾祛瘀、通关利水之功。方中六味地黄丸补肾,牡丹皮泄邪,赤芍、蒲黄、五灵脂、莪术、牛膝、益母草、丹参、穿山甲活血祛瘀,即是据正虚宜补,留滞宜通的原则而定,寓有通补之意。

五、中下兼顾，滑涩并施

谭老治疗虚损，常重视中下兼顾，脾肾双补。他认为，肾阳为全身阳气的根本，"脾主运化，得阳始运"；脾气中乏，日久也会殃及下元。因此，在补益后天时注重养先天，在培补先天时重视养后天，或在补脾药中加用菟丝子、韭菜子、肉苁蓉、杜仲、补骨脂、枸杞子、熟地黄、益智仁、沙苑子、巴戟天等，或在补肾药中加用黄芪、白术、山药、茯苓、党参、莲子等。

滑则通利，涩则填固。谭老治疗遗精，反对一味固涩，主张滑涩互施。因"精关已滑，涩剂不能取效，必用滑药引导"。针对"肾主闭藏"的生理特性，主张兼用补涩药物，如金樱子、芡实、山药、五味子、莲子、覆盆子等，可用于肾精外泄的治疗。固涩药常用煅龙骨、煅牡蛎、莲子、山茱萸、五味子、芡实等，而滑药则为远志、茯苓、砂仁等通利药物。

六、辨证施药，灵活多变

谭老认为，男科疾病的中医病因病机主要责之于脾、肾、心、肝等脏腑功能失调，导致气滞、痰浊、瘀血以及湿热内蕴、蕴久成毒等，从而形成虚实夹杂之证，且病多缠绵。因而，男科疾病的方药多补中寓泻，其临证加减有以下特点。

1. 行气多用香附、木香、乌药

男科疾病虚实夹杂之证，兼气滞者宜行气。临证中以肝郁气滞为多见，有些男科疾病患者因久治难愈，往往出现"久病成郁"的临床表现，故临床上常需调理肝气。谭老临证时，行气多用香附、陈皮、木香、乌药等，谓"香附主气分之病，香能窜，苦能降，推陈致新"。《本草正义》云："香附，辛味甚烈，香气颇浓，皆以气用事，故专治气结为病"；木香味苦辛，性温，《本草纲目》云："木香，乃三焦气分之药，能升降诸气。诸气膹郁，皆属于肺，故上焦气滞用之者，乃金郁则泄之也；中气不运，皆属于脾，故中焦气滞宜之者，脾胃喜芳香也；大肠气滞则后重，膀胱气不化则癃淋，肝气郁则为痛，故下焦气滞者宜之，乃塞者通之也"；乌药味辛性温，《药品化义》谓"乌药，气雄性温，故快气宣通，疏散凝滞，甚于香附。外解表而理肌，内宽中而顺气。以之散寒气，则客寒冷痛自除；驱邪气则天行疫瘴即却；开郁气，中恶腹痛，胸膈胀满，顿然可减；疏经气，中风四肢不遂，初产血气凝滞，渐次能通，皆借其气雄之功也"。

2. 祛瘀多用丹参、蒲黄、五灵脂

脏腑功能失调，致瘀血内生，谭老临证多伍以丹参、蒲黄、五灵脂。丹参苦微寒，《本草汇言》谓："丹参，善治血分，去滞生新，调经顺脉之药也。"故《明理论》以丹参一物,而有四物之功。《本草汇言》又云:"补血生血,功过归、地,调血敛血,力堪芍药,逐瘀生新,性倍川芎。"蒲黄甘平,《本草汇言》云:"蒲黄,性凉而利,能洁膀胱之源,清小肠之气,故小便不通,前人所必用也……至于治血之方,血之上者可清,血之下者可利,血之滞者可行,血之行者可止。凡生用则性凉,行血而兼消;炒用则味涩,调血而且止也。"五灵脂,味苦、咸、甘,性温。《本草经疏》谓:"五灵脂,其功长于破血行血,故凡瘀血停滞作痛,产后血晕,恶血冲心,少腹儿枕痛,留血经闭,瘀血心胃间作痛,血滞经脉,气不得行,攻刺疼痛等证,在所必用。"

3. 化痰常用法半夏、浙贝母

脾胃虚弱,运化失职,致痰浊内生,凝聚宗筋。谭老临床化痰每佐以法半夏、浙贝母等。半夏辛温,为燥湿化痰,温化寒痰之要药,《主治秘要》云:"燥胃湿,化痰,益脾胃气,消肿散结,除胸中痰涎。"张元素亦云:"半夏,热痰佐以黄芩,风痰佐以南星,寒痰佐以干姜,痰痞佐以陈皮、白术。"浙贝母味苦,性寒,功能化痰散结,《本草正》云:"大治肺痈肺萎,咳喘,吐血,衄血,最降痰气,善开郁结,止疼痛,消胀满,清肝火,阴耳目,除时气烦热,黄疸淋闭,便血溺血;解热毒,杀诸虫及疗喉痹,瘰疬,乳痈发背,一切痈疡肿毒,湿热恶疮,痔漏,金疮出血,火疮疼痛,较之川贝母,清降之功,不啻数倍";《本草正义》亦云:"主郁气痰核等证,虽辛散苦泄,开结散郁也"。

4. 通络常用穿山甲、露蜂房、蜈蚣

谭新华教授对一些慢性疾患,往往从"久病入络"去辨证,善将虫类药治疗男科疑难病症。久病入络,须借助虫蚁搜剔,如水蛭、虻虫、土鳖虫、蜈蚣、穿山甲、露蜂房、地龙、全蝎、蜣螂等,谭老尤喜用穿山甲、露蜂房、蜈蚣。谓"穿山甲,味淡性平,气腥而窜,其走窜之性,无微不至,故能宣通脏腑,贯彻经络,透达关窍,凡血凝血聚为病,皆能开之"。"露蜂房治一切虚证,阳痿无子。"蜈蚣辛温有毒,归肝经,《别录》云:"疗心腹寒热结聚、堕胎、去恶血","蜈蚣走窜之力最速,内而脏腑,外而经络,凡气血凝聚之处皆能开之。性有微毒,而转善解毒,凡一切疮疡诸毒皆能消之。其尤善搜风,内治肝风萌动,癫痫眩晕,抽掣瘛疭,小儿脐风;外治经络中风,口眼歪斜,手足麻木。为其性能制蛇,故又治蛇症及蛇咬中毒"。

5. 湿热夹毒喜用萆薢、金钱草、金银花

湿热内蕴,郁久成毒,谭老临证时喜用萆薢、金钱草清热利湿泄浊,金银花解毒。萆薢苦平,《药品化义》云:"萆薢,性味淡薄,长于渗湿,味苦亦能降火,主治风寒湿痹,男子白浊,茎中作痛";金钱草味干咸,性微寒,能除下焦湿热,《广东中药》谓:"平肝火,利水,通淋,清湿热。治肾结石,睾丸炎,吐血,肝热黄疸";《百草镜》云:"利湿热。治黄疸,臌胀,白浊,经闭。"金银花甘寒,清热解毒,散痈消肿,为治一切内痈外痈之要药,《本经逢原》云:"金银花,解毒去脓,泻中有补,痈疽溃后之圣药";《本草正》亦云:"金银花,善于化毒,故治痈疽、肿毒、疮癣、杨梅、风湿诸毒,诚为要药。毒未成者能散,毒已成者能溃。"

参考文献:

[1]黄宇烽,李宏军.实用男科学[M].北京:科学出版社,2009:676.

[2]谭新华,朱晓明,郭子华.前炎清颗粒剂治疗慢性前列腺炎30例临床观察[J].中医药导报,1999,15(5):7-8.

[3]谭新华,何清湖.尿癃康治疗前列腺增生症40例临床观察[J].湖南中医杂志,1997,13(5):16-17.

文章来源:黎鹏程,何清湖.谭新华教授治疗男科病遣方用药特色探讨[J].湖南中医药大学学报,2014,34(1):27-30.

谭新华中医外科学术思想之研究

谭新华,湖南炎陵人,主任医师,教授,博士生导师,湖南省名中医,全国中医药学术经验继承人指导教师,享受国务院特殊津贴。现任国家食品药品监督管理局新药评审专家,湖南省卫生系统中医药高职评审委员会副主任委员,湖南省中医药学会副会长,《湖南中医药导报》《湖南中医杂志》《湖南中医学院学报》等学术期刊编委。

1959年以优秀成绩考入湖南中医学院师资班深造,系统学习了中医学基础理论和临床各科。毕业后留校任教,从事中医外科工作。1962年师事中医外科名老肖梓荣教授,1964年师从名老中医汤炳光,1965年赴广州中医学院进修,师从名师张景述。

谭教授治学严谨,主张学中医必历经"读、背、临床"三部曲。精读、钻研,深识"久病入血""久病入络""久病多瘀""外科疾病多痰瘀",善用理气开郁、化痰软坚、活血化瘀等法治疗外科疑难杂症。主张外科病"内治与外治结合,治外必先安内"。他提出的"蛇伤解毒六法"和治蛇伤验方"百步丹""半边莲汤""蛇伤消肿散"均为效法良方。

完成"前炎清治疗慢性前列腺炎""前列舒通治疗前列腺增生症""熊胆消石片治疗胆石病"等科研10项,获省、厅级科技成果奖4项。出版著作12部,发表论文20余篇。任全国高等中医药规划教材《中医外科学》副主编、全国高等自考教材《中医外科学》主编;《传世藏书·医部》《中华医典》光碟版编审。培养硕士、博士、高级学术继承人18名。曾荣获湖南省人民政府三等功嘉奖。

一、法于阴阳,贵在详审

谭新华教授认为阴阳学说虽然是古代一种哲学思想,但引入中医后,成为具有医学特点的理论原则,是中医学的纲领,认识阴阳是从医者的基本功。中医学中的阴阳学说,突出说明了人体保持动态平衡的重要性,无论是人的生理、病理,还是临床辨证、处方、用药,均有阴阳之分。因此,他常告诫后学者,必须注重阴阳,详细审察,虽为外科,同为如此。他强调:"外科之症,百千万态,首重辨别阴阳,阴阳无误,治必中肯。"他非常推崇《洞天奥旨》的"疮疡最要分辨阴阳,阴阳不明,动手即错"的观点。古代有名的外科医家,诸如陈实功、王洪绪之辈均以阴阳为辨证规则,明确把疮疡分为阳证和阴证,这样,把阴阳学说贯穿到整个外科的诊疗过程,使阴阳成为外科辨证论治的总纲。

在具体疾病的辨证中,他认为《伤寒论》谓:"病有发热恶寒者,发于阳也;无热恶寒者,发于阴也",不但是六经辨证之纲,也是外科疾病辨证之大纲。认为阳证者,因火毒而生,其毒浅而来势急;阴证者,多因寒痰瘀凝,其位深而来势缓。临证时既要分清阴阳之所常,又要辨阴阳之所变,在临床上阴阳错杂转化,有阴从阳化,有阳从阴化,有属阳似阴,也有属阴似阳,因此,必须详审,明察秋毫,而在治疗上也必须随着阴阳转化而灵活权变。他曾说:"临证阴阳分清,才能药证合应。"他谆谆教导我们:对阴阳错杂的病证,不能刻舟求剑,胶柱鼓瑟,不然阴阳有误,势必吉凶反掌,当警省之。其善辨阴阳虚实,掌握阴阳转化规律,不为成法所拘,灵活应变,发前人之所未发,是为后学之津梁。

二、不拘门户,博采众长

中医这门学科,有史可载者,即已两千多年。"神农尝百草,一日而遇七十毒。"历代医籍和学说,皆饱含着前人用心血换来的经验。谭新华教授十分珍惜这些宝贵的经验,常说:"没有继承,就没有发展,想当一名好中医,不认真学习古代医籍是不行的。"

"师古不能食古不化,博学必须取舍长短"是谭师恪守的原则。他常说:前人之书,多为经验之作,不能因寸朽而弃连抱之材。古人习医大多以师承、家传,难免囿于一家之言,一技之长,互相诋毁之事也常见于医林。譬如古代外科名医王洪绪,秉承家学经验,基于"红痈乃阳实之证,气血热而毒滞;白疽乃阴虚之证,气血寒而血瘀",治疗宗"以和为贵,以托为畏"的观点,创用"非阳和通腠,何能解其寒凝"的阳和汤,可以说为疽症的治疗开拓了新的途径。但当时也有不少外科医家认为其理法方药是错误的,是保守的主张。如此,形成了各自的门户之见。谭师常说:"人生有限,经验有限,理论,难免犯粗创、臆测和转抄之弊,但其经验是可贵的,其理论也不无启迪,我们既不可生吞活剥,又不能全盘弃之。""善学者,学其全,不善学者,学其偏。"对各家之说,只有历史地分析,全面地考虑,才能识其真要,取其精华,吸收各人的长处和特色,为我所用。他主张活学善思多开卷,博览群书采其长。

三、调理脾肾,固护根本

脾为后天之本,属土,脾胃在人体为升降运动的枢纽,处于关键地位,只有"胃纳脾运",水谷精微才能上输于心、肺,下归肝、肾,敷布周身,充养肌肉,实"血气阴阳之根蒂也"。

肾藏精,为先天之本,是人体阴液的根本,对脏腑起着濡养和滋养作用。肾主骨生髓,肾精生髓,上充于脑,故与人体内外有密切联系。《景岳全书·命门余义》说:"肾为精血之海,为元气之根。五脏之阴气,非此不能滋;五脏之阳气,非此不能发。"谭新华教授在研究前人认识的基础上,结合自己数十年临床经验,提出了外科病证多根于脾肾的学术理论,如阴疽流痰,症发于外,其由气血脾肾先衰于里;脑疽疔疮虽见于外,受病之源在于脏腑蕴毒。脑疽可见诸肾火内伏,煎灼真阴而发;疔疮则由膏粱厚味、脾胃蕴毒而成。

脾为气血生化之源,气血又是化毒之本,因此在疮疡诊治中应十分重视脾肾,他对脾胃学说、脾肾学说的研究颇具心得,认为脾肾功能之强弱与疮疡之顺逆转化,休戚相关。虽患大症,若脾肾未败,尚有转机之望;如脾肾已败,百药难施,症多凶险难治。

在外科疾病治疗中,时时处处兼顾固护脾肾。就其疮疡而言,初期采用消法,以制其亢胜,衰其病势,保持机体的平衡,兼顾脾肾为治疗原则,俾其初起能消,溃则易敛,或则以大化小,不致变证。谭师遵循前人古训,认为初起阶段,"若脉证俱虚,便宜兼补",肿疡的消与成脓之演变,取决于邪正交争的转化,正胜邪则消散于无形,邪胜正则毒盛而成脓,应视病情攻补兼施,扶正则突出健运脾气。他每每告诫学生,外科消法中不可不定期用大剂苦寒药物,易损伤脾胃,因此,他每于苦寒之药中加一二味(如薏苡仁、茯苓、太子参等)健脾益气之品,意在维护和恢复脾气之健运,以助养正气,正谓:"所有虚实传变,都应以护脾为要。"

就内治中托、补法而言,更是基于"诸疮全赖脾土"的观点,处处以固护脾肾为要,借水谷精微的培养,以先天、后天共济,以助气血恢复,纠其偏胜,补其不足,以调整机体功能,而达消除正虚现象,临床往往能起沉疴。如他治疗骨结核,多采用培补脾肾为本,兼顾清其虚热,方用阳和汤或桂附地黄汤,温通经脉,使阴霾得散,痰消于无形,临证多例,效果显著。

四、识证求精,用药惟谨

中医的精华在于辨证论治,中医学强调辨证用药,从整体出发,调整机体功能,恢复机体正常平衡状态,使之战胜疾病。

在辨证施治方面,谭师谓:"用药者若不执之以理,而谓不杀人者,予未之信也。"任何疾病不管千变万化,都可以从阴阳消长,正邪相争的基本规律中,提出综合治疗措施,重新建立"阴阳自和"的状态,外科疾病局部有形症可见,使医生容易忽视整体,弃辨证不顾,只注重专方专药的应用,只见树木,不见森林,势必造成弊害。如谭师治疗一"右输尿管上段结石"患者。经摄片证实结石约 1.0cm × 1.2cm 大小,在某医院共住院达两月之久,服八正散 70 余剂,症状未有改善。复转尿石总攻法,住院 1 个月余,摄片复查,结石仍未下移,症状不仅无好转,反而因清利过多,津液亏损,出现腰膝酸软,形体消瘦,口干咽燥,舌红少苔,脉细数等一派阴虚火旺之症。后求治于谭师,处以知柏地黄汤加味治之,服药 21 剂,诸症皆除,尿石排出。谭师谆谆告诫医者,辨证不明不细,不仅投药罔效,反而使病情趋于严重和复杂。

因人制宜进行辨证,至为关键,也是谭师治病疗疾的特点之一。如一陈姓患者,年逾花甲,背部患有头疽。医者以五味消毒饮清热解毒,时逾 20 天,局部仍未化脓溃破,反见疮形散漫,颜色暗红,精神萎靡,纳食无味,舌淡苔白,脉数无力。求治于谭师后,他以 8 剂四妙汤加味而治,溃脓后霍然而愈。谭师道,有头疽一病,有因外感风温、湿热而致;有因脏腑蕴毒,凝聚肌表而发。而气血虚弱不能托毒外出亦时有见,尤以年高体虚者更易如此。前医一味用五味消毒饮治之,以为只要用大剂量具"抗菌""消炎"作用的药物就可以控制"炎症"发展,服五味消毒饮未效是未能因人制宜,殊不知任何病症都有阴阳虚实之分,因人之异。辨证不详,以致徒劳无功。

临床用药中,谭师可谓颇具慧心,有其独到之处。他一贯提倡用药要中和,不要霸道,他对那些要么全用温药,要么全用寒药的做法颇具微词。他认为:"天主生物,故恒于动,人有此生,亦恒有动。"外科疾病在发生发展过程中,五脏六腑,气血津液也处于动态之中,因此,应特别辨别脏腑机能正常与否,在折之亢进中,不忘补其不足。如他治疗疔疮、有头疽、肠痈等阳证疮疡时,以清热解毒、通里攻下药为主,而于其中加茯苓、太子参以调其苦寒,临床既能达到解毒消肿之目的,同时兼顾护胃气,药简功专,药用中和,以臻太平。

五、内外并举,精熟方药

徐大椿曾言:"凡言外科者,未有不本于内科者也,若不深明内科之旨而徒抄袭旧方,以为酬应,鲜有不蹈橐驼肿背之消矣。"外科虽有外症,然其理与内科一样,治法则一,所谓"医理药性无二,而法则神奇变幻"。故欲为外科必通于内科之理。

数十年来,谭师遵循外之症实根于内的理论,他常讲:"外科医生务必精内,疮疡病证其形于表根于内,治外而不治其内,舍本求末,何焉得瘳厥疾。"在临床中,往往从整体观点出发,治病求本。

然外科又不同于内科、妇科等,为了解除体表形症,必须配合使用外治法。正如前人所说"疡科之法,全在外治",临床上要获全效,除有深厚的内科基础外,还必须精于外治法。外治须"按其位,循其名,核其形,就病治病,皮毛隔而毛窍通,不见脏腑,却直通脏腑"。可见外治在表,而作用于内,治在皮腠而内通脏腑,治在局部而调节整体。所以外证取内治,内证取外治,机理相同,仅方法不同而已。因此欲为外科者,必须内外治并重。

随师学习多年,目睹谭师在临床中内外兼治,而使众多大疡、顽疾起死回生。如一附骨疽患者,左大腿疼痛,彻夜难眠,并见高热,烦躁不安,小便黄,大便结。经西医以抗生素治疗半月之久,而诸症未除,后延谭师会诊,他先以萆薢苗化毒汤清热解毒,化湿消肿,继以独活寄生汤养血通络,益肝补肾,外用桑寄生、艾叶、当归、赤芍药、牡丹皮、千年健诸药炒热,用酒温熨患肢,不出数日,诸症悉除,即能下地行走。

又如他治胆道蛔虫症,根据患者的症候、舌脉处以内服方药,再配合用苦楝根皮 30g、川椒 10g、葱白一撮、生姜 10g,混合捣烂,再在锅内炒热,然后乘热敷于脐孔,约几分钟后,即能安蛔止痛,临床屡试屡效。

在外治药物中,谭师最擅用虫类药物治疗疑难杂症。近 20 年来,他运用苍耳虫制成不同剂型,外治疔疮、疔疮走黄、有头疽、外痈、乳痈、下肢溃疡等多种体表感染化脓性疾病,而获良效。谭师自创蛇伤消肿散治疗毒蛇咬伤数百例,无一不效。

在外治药物和方法应用中,谭师也强调要进行辨病识证,据证立法。外治药物的选择应根据病性、病程、病位、病候的变化而确定,还应结合局部辨证而定,反之则达不到治疗目的。他常给我们谈起一例"髋关节结核"外治失误的教训。患者因左侧臀部形成"寒性脓肿"半月,局部不红不痛,前医所处内服汤药是正确的,但只知用如意金黄散箍围消肿,其结果是脓肿越敷越大。后改用温经活血,散寒化痰之温通散,阳和解凝膏外敷,疮形明显收束。可见,辨证用药不同,疗效迥然有别,内服药如此,外用药也是如此。

谭师不仅注重内外治并重,精熟方药,而且能熟练辨认 400 多种草药,为临床广泛运用草药治疗各种疾病,奠定了坚实基础。如用仙桃草治疗胸胁内伤、咯血、腰腿痛,蒴藋治疗陈伤发痛,野地黄治疗乳痈,鬼针草治疗蛇伤等。曾有一漆疮患者,谭师即采集花楸木这一草药为他医治,不出 3 日而愈。

文章来源:贺菊乔,何清湖.谭新华中医外科学术思想之研究[J].上海中医药杂志,2006(11):1-3.

谭新华教授中医外科学术思想初探

谭新华教授为湖南中医药大学第一附属医院中医外科主任医师,博士生导师,享受国务院政府特殊津贴专家,全国第一批、第三批老中医药专家学术经验继承指导教师,湖南省名中医。从事中医外科教学、临床、科研 50 多年,擅长外科疑难杂病的诊治。笔者有幸随师临诊,受益匪浅,今就谭新华教授中医外科学术思想予以探讨。

一、阴阳为纲,贵在明辨

谭师认为古代的哲学思想阴阳学说被引入中医后,便成为具有医学特色的理论原则。中医学中的阴阳学说,无论从人体的组织结构、生理、病理,到临床的辨证、处方、用药等方面,均有阴阳之分。因此,谭师常告诫我们,外科临证必须详审阴阳,阴阳辨证是一切外科疾病辨证的纲领。认为阳证多由火毒蕴结,其毒浅而来势暴急;阴证者多为阳虚痰凝瘀阻,其病位深而来势缓慢。临证时既要分阴阳之常,又要辨阴阳之变。临床上,阴中有阳,阳中有阴;有由阳转阴,由阴转阳;亦有阳证似阴,阴证似阳,因此,必须明辨阴阳。在治疗上同样也须随着阴阳变化而灵活权变。他曾谓:"外科之症,千变万态,首先须明辨阴阳,阴阳分清,才能药证合应。"

二、谨守病机,审证论治

谭师临证,遵循《素问·至真要大论》所云:"谨守病机,各司其属。"在补泻温凉治法的运用方面,总是谨守病机,审证论治。

中医治病是在整体观念指导下进行辨证论治,谭师强调临证时要多思善变,具体病情,具体分析,谨守病机,即使病证相仿也不能一概而论,应因人而异,辨证为本。谭师常说:"治病不仅应知其常证,更应知其变证、转证、兼证,酌见其初始至终,临床治疗方能有的放矢,知常达变。"如精浊(慢性前列腺炎),其病因虽较多,但因其病史一般较长,且反复发作,其病机多责之于肾虚、湿热、瘀滞等方面,多为虚实夹杂之证,谭老常用自制前炎清方治疗,方取女贞子、旱莲草滋阴补肾,萆薢以分清浊,上3药滋阴、泄浊为君药;菟丝子、山茱萸补肾固精以辅之;虎杖、紫花地丁之苦寒,金钱草之利湿热,协萆薢以清下焦之湿热而坚阴;穿山甲、玄胡、丹参、红藤补血、活血以祛瘀滞,此3组药是为辅君之臣药;病久气弱,选黄芪益气作为佐药;膀胱乃州都之官,气化则能出焉,故用乌药、石菖蒲行气通溺窍为使药。全方共奏补肾、固精、泄浊、化瘀之功[1],用以治疗肾虚湿热挟瘀证的慢性前列腺炎,常获满意疗效。谭老曾治疗一"脑积水"患者,在某西医院诊断为"病毒性脑炎",症见剧烈头疼,神志清楚,舌暗紫,脉沉。西医拟行"脑室引流术",其家人拒做手术,要求服中药治疗。后求治于谭师,中医诊为头痛,辨证当属瘀血阻窍,治拟活血化瘀、通窍止痛。处以通窍活血汤化裁,药用黄芪30g,赤芍10g,葱白3根,麝香(冲服)0.5g,桃仁10g,红花6g,生地黄15g,当归10g,炙穿山甲(冲服)5g,川芎10g。7剂,水煎服,每日1剂。服药后头痛明显好转,续予原方加减,约服100多剂,诸症皆除,头部CT复查示:脑积水消失。谭老谆谆告诫后学者,辨证不明不细,不仅投药罔效,反而加重病情,使病情趋于复杂,临证时只有谨守病机,辨证准确,才能获得良效。

三、内外并治,标本兼顾

徐灵胎在《医学源流论》中云:"凡言外科者,未有不本于内科者也,若不深明内科之旨而徒抄袭旧方,以为酬应,鲜有不蹈橐驼肿背之消矣。"外科虽有外症,然其机制与内科相通。内外科虽分为二,但不能截然分割,因临床上常有外科见内证,内科变外证,辨证不明,很易误诊。谭老认为:"外科医生务必精于内科,且尤擅外科",其临证常遵循"外之症实根于内"的理论,如谭师认为,"疮疡虽发于表而病根则在于里,若治外而不治其内,舍本求末,病焉能除?"临床上要获全效,不仅要有深厚的内科基础治法,而且还必须精于外治法。正如《医学源流论》说:"外科之法,最重外治。"《理瀹骈文》云:"外治之理,即内治之理,外治之药,即内治之药,所异者法耳。"外治在表,而作用于内,治在皮腠而内通脏腑,治在局部而调节整体。因此,治疗外科疾病,必须内外并治,标本兼顾。如谭老认为前列腺增生症的基本病机是肾虚气化不利和前列腺病理性增生的瘀血内阻,据此谭老提出治疗本病以补肾祛瘀、通关利水为大法。自创尿癃康,药用熟地黄、山茱萸、菟丝子补肾固精为君;山药补益脾阴,亦能固精,茯苓、牡丹皮、泽泻以利湿浊,蒲黄、五灵脂、莪术、牛膝、穿山甲活血祛瘀为臣药,散结消瘀,病久气弱,选黄芪益气、金钱草之利湿热而坚阴为佐药。诸药合用补肾而不碍破瘀,祛瘀而不伤正气,瘀去而尿窍通畅,气化则小便通利,标本兼顾,共奏补肾祛瘀、通关利水之功[2]。

四、重视二天,顾护胃气

脾胃为后天之本,五脏之大源,人体所需之气血、营卫、精津皆生于脾胃。《素问·太阴阳明论》曰:"脾者,土也……土者,生万物而法天地。"脾气健运,水谷精微上输于心肺,"心肺化赤",以营养全身。肾为先天之本,主藏精,主生长发育生殖,为"全身阴阳之根"。张介宾云:"肾为精血之海,为元气之根。五脏之阴气,非此不能滋;五脏之阳气,非此不能发。"(《景岳全书·命门余义》)然元气强弱,脾胃为本,《脾胃论·脾胃虚实传变论》中云:"元气之充足,皆有脾胃之气无所伤,而后能滋养元气。若胃气之本弱,饮食自倍,则脾胃之气既伤,而元气亦不能充,而诸病之所由生也。"谭老结合自己长期的临床实践,提出了外科病证多根于脾肾二天的学术理论,如阴疽流痰,症发于外,是由脾肾先衰于里;脑疽可见诸肾火内伏,煎灼真阴而发;疔疮则由膏粱厚味、脾胃蕴毒而成[3]。谭老认为外科病的诊治应以内科为基础,"外科大症、危症根于脾肾,治疗尤应固护根本。"如疮疡大症,倘若脾肾未败,尚有一线转机;若脾肾衰败,则百药难施,病多凶险。同时在外科疾病的治疗中,谭教授常把健补脾胃之气作为调治疾病的大法。如在辨治慢性前列腺炎、少弱精子症、遗精等男科疾病以及瘥后调理方面,谭教授灵活把调补脾胃的方法运用于上述疾病的治疗。常用健脾方如四君子汤、补中益气汤、参苓白术散、八珍汤、归脾汤等。谭教授将常用药物如人参、茯苓、山药、薏苡仁、芡实、莲肉等作为"补脾胃上药",尤喜用甘、微温的黄芪,正如《本草正义》所云:"黄芪,补益中土,温养脾胃,凡中气不振,脾土虚弱,清气下陷者最宜。其皮直达人之肤表肌肉,固护卫阳,充实表分,是其专长,所以表虚诸病,最为神剂。"

五、久病入络,虫蚁搜剔

久病入络是指某些慢性疾患迁延日久,病邪深入,血络受病。叶天士云:"初病湿热在经,久则瘀热入络"(《临证指南医案·痹》),"其初在经在气,其久入络入血"(《临证指南医案·疟》)。在治疗用药上,叶天士指出:"病久则邪正混处其间,草木不能见效,当以虫蚁疏逐,以搜剔络中之邪。"谭新华教授对一些慢性疾患,往往从"久病入络"去辨证,善用虫类药物治疗外科疑难病症。邪气一旦入络,就会形成络脉瘀阻。谭老治疗络病,认为"通血脉,攻坚垒,佐以辛香行气,是络病大旨"。通血脉、攻坚垒是治疗络病的主要方法,用药与一般的活血化瘀药有所不同,须借助虫蚁搜剔,如水蛭、土鳖虫、蜈蚣、穿山甲、露蜂房、地龙、全蝎等,谭师尤喜用穿山甲、露蜂房、蜈蚣。《医学衷中参西录》谓:"穿山甲,味淡性平,气腥而窜,其走窜之性,无微不至,故能宣通脏腑,贯彻经络,透达关窍,凡血凝血聚为病,皆能开之。以治疗痫,放胆用之,立见功效。"《本草纲目》云:"露蜂房阳明药也。外科齿科及他病用之者,亦皆取其以毒攻毒,兼杀虫之功耳",《滇南本草》亦云:"治一切虚证,阳痿无子"。《医学衷中参西录》谓"蜈蚣,走窜之力最速,内而脏腑,外而经络,凡气血凝聚之处皆能开之。性有微毒,而专善解毒,凡一切疮疡诸毒皆能消……为其性能制蛇,故又治蛇症及蛇咬中毒",且蜈蚣治疗阳痿有独特疗效,近年已被作为专药而应用[4]。同时,辛香行气也是治疗络病所不可或缺的,"非辛香无以入络"。辛香之品,宜通气机,具有将诸药引入络中的作用,药如小茴香、青皮、川楝子、延胡索、丹参等。故治疗络病,选药常常以通为用,如辛润之品当归须、桃仁等,具流通之性,善能入络通脉;辛温善散络中沉寒,如肉桂、小茴香等;辛咸善能入络软坚散结,如鳖甲、全蝎等。又有"络虚则热",治宜通络之法,佐以养阴清热之品,宣络中之热而肃余邪。

参考文献:

[1]谭新华,朱晓明,郭子华.前炎清颗粒剂治疗慢性前列腺炎30例临床观察[J].中医药导报,1999,15(5):7-8.

[2]黎鹏程,何清湖.谭新华教授男科疑难病治验举隅[J].中医药导报,2012,18(10):107-109.

[3]贺菊乔,何清湖.谭新华中医外科学术思想之研究[J].上海中医药杂志,2006,40(11):1-3.

[4]黄宇烽,李宏军.实用男科学[M].北京:科学出版社,2009:676.

文章来源:黎鹏程,何清湖,贺慧娥.谭新华教授中医外科学术思想初探[J].中华中医药杂志,2014,29(9):2818-2820.

岳阳张氏正骨流派治筋理念及其技术体系简析

　　"筋骨并重"一直是中医骨伤较为看重的治疗理念。岳阳市的张氏正骨流派作为湖南著名的中医正骨流派之一,在不断传承发展和实践中形成了根深蒂固的"筋骨并重、内外调和"治疗观,距今已有百余年的历史。[1]在骨伤疾病的治疗中,将"筋骨并重"的理念贯穿于医疗的各个环节,包括辨证、手法、用药、手术、康复及护理等各个阶段。在实践中对"筋伤"的重视,使得岳阳张氏正骨逐渐深化了对"筋"的独到认识,发展了中医筋伤理论及一系列"治筋"方法,并逐步形成"手法＋微创＋中药"三位一体的治筋体系,即"张氏正骨治筋技术体系",现将其思路及方法简介如下。

一、岳阳张氏正骨治筋理论发展

1. 张氏"治筋"体系的理论渊源

　　《说文解字》中说:"筋,肉之力也……筋之本,附着于骨。"《灵枢》:"骨为干……筋为刚";《素问》:"宗筋主束骨而利机关也。"《黄帝内经》中的许多论述都说明筋与骨的关系极为密切。与其他中医骨伤流派一样,张氏正骨对"筋骨"的认识也是立足于《黄帝内经》等中医典籍。

　　"筋骨同治,筋骨并重"的理念,最早可见于《诸病源候论》,并且在清《医宗金鉴·正骨心法要旨》更是将"筋骨并重"的正骨理念贯穿全书,并作为其主要学术思想。[2]通过文献研究分析,岳阳张氏正骨的主要正骨思想大体源自《医宗金鉴》,其"筋骨"治疗观,以及对于"筋"在骨伤科的应用,与《医宗金鉴》一脉相承。[3]

2. 张氏"治筋"理念的发展

　　"经筋"是中医学经脉学说的重要部分。中医学典籍中有关"经筋"的载述最早见于《灵枢·经筋》,是十四经脉行于较为浅表的部分,是经络系统在肢体外周的连属部分。[4]古典医籍通常认为经筋是"联缀百骸"的组织,与骨构成人体形态结构,用于稳固关节,并提供人体运动的组织。虽然有学者认为经筋与人体神经系统有一定关联,但主流观点仍认为经筋即现代解剖中骨骼肌、肌腱、筋膜、韧带及关节等处的所谓"筋肉系统"。[5]基于这个认识,张氏正骨将"筋"与"骨"的功能视为一体,也不足为怪。将"治筋"与"正骨"相互配合可以达到最大限度的骨科康复的目的。

医学发展到现代,特别是西方医学将人体解剖知识引入中国医学界,使得中医学界特别是涉及创伤的中医骨科逐渐发生着变化。中医骨科临床现状是,为了生存与发展,中医医院的骨科普遍开展了基于西方医学的手术治疗。岳阳张氏正骨也不例外。然而难能可贵的是张氏正骨没有一味地照搬西医手术治疗,而是将"精细解剖""功能解剖""筋膜链理论""整脊技术""脊椎病因学说"等用于优化和开发无创或微创的治筋技术,用开放的思维促进了传统手法技术的发展,做到与时俱进。经过不断发展,张氏正骨形成了包括治筋手法技术、治筋微创技术、治筋中药应用等"手法 + 微创 + 中药"三位一体、相互补充的治筋技术体系。

二、岳阳张氏正骨治筋技术体系

1. 张氏治筋手法技术

(1)张氏治筋推拿手法

张氏治筋手法类似于"旋转手法",结合了传统推拿手法特点和现代整脊技术,强调轻巧自然,借势发力,点到即止。以张氏治筋手法治疗椎动脉型颈椎病为例。治筋推拿主要包括:①放松手法:按揉法放松颈部软组织,对颈夹脊穴、风府、风池、大椎、肩井按揉为主。②理筋手法:患者采用仰卧位,使用弹拨手法放松斜方肌、胸锁乳突肌、斜角肌及枕下肌群等。医者一手扶下颌,一手托枕部,将患者头部水平旋转至弹性阻力角度,助手立于一侧扶按双肩。医者抱握患者下颌,做对抗拔伸牵引,时间 1 ~ 2min。力量适中,然后缓慢摇动,边旋边牵拉,操作成功,常可听到弹响,每次 30 ~ 60min。可以有效缓解纠正椎间失稳引起的小关节紊乱,改变骨刺和被压椎动脉的相对位置,从而减轻或解除骨刺对椎动脉的压迫。[6]

(2)张氏点穴推拿

岳阳张氏点穴疗法是张氏正骨第一代张瑞林将中国传统武术中的气功点穴等击打动作,应用到正骨临床而逐步演化而来,手法具有中医推拿手法刚柔相济,针对性强,刺激量大的特点。张氏点穴疗法点击力量较大,可很快激发经气,患者常感经气可沿经络直达病所,产生以通经止痛为主的独特疗效。张氏点穴手法内外兼修,其治疗手法有多种,主要的有两种大手法:一是弹点法,又分为中指弹点点穴法及四指弹点点穴法,分别用于一般的四肢及胸腹部的穴位或腰背部及臀部等肌肉丰厚的穴位。二是点揉法,即拇指着力在穴点上,守意于指端,力贯指尖,以疏经通络，适合于人体大部分穴位。[7]

现代张氏后人把张氏点穴手法和肌筋膜疼痛触发点（激痛点）理论结合应用，进一步提升了手法治疗效果。临床操作中往往可见，筋伤后，软组织出现明显的筋结，与肌筋膜链理论中的激痛点类似。点穴手法不但可以作用于腧穴，也可以作用于通过触诊发现的激痛点，疗效更佳。

（3）张氏踩蹻法

踩蹻是特色中医疗法之一。古时之按蹻是手和足并重的，且按、蹻是分别用手、足作为手段治疗疾病的一种外治疗法。张氏踩蹻推拿配合了推拿手法和人工牵引，形成了张氏特色踩蹻疗法。临床研究证明，该法对腰椎间盘突出症等腰部筋伤较常规保守治疗有较好的疗效。一般患者俯卧位，助手牵引患者患侧或双侧脚踝，嘱患者抓紧治疗床前端，行人工牵引；在病变脊椎间隙平行线上的腧穴行一指禅法、揉法、按法，放松患部，用旋转扳法，整复受损脊椎间隙下一椎体，纠正脊椎小关节错位，促使椎间盘复位或部分复位；然后医者立于治疗床上，一脚站于患者一侧，一脚在患者胸腰背上用单脚足尖点踩病变脊椎双侧背腧穴及阿是穴；接着通过搓踩、单足踩结束踩蹻；最后采用一指禅法、揉法、按法放松腰部，并拍打督脉结束。[8]

（4）筋膜松解锤

筋膜松解锤是张氏特有的筋膜松解用具组合。通过作用于筋膜层的适度力度的锤击，可以使疼痛、挛缩粘连的软组织快速地松解开，有效地改善局部微循环，解除局部神经卡压，使受损的肌肉张力平衡，使长期处于缺血缺氧的肌肉肌腱得到修复，瞬间矫正颈、胸、腰椎小关节的错缝。起到类似于现代整脊技术中整脊枪的功效，能有效缓解小关节错缝和筋膜粘连引起的疼痛及麻木。

2. 张氏治筋微创技术

（1）筋膜松解针

筋膜松解针是在古代九针中的"长针""大针"发展而来。筋膜松解针治疗方法与毫针不同。严格消毒后，经皮刺入皮下，不刺入肌肉，仅在筋膜层沿经络运针，采取平刺。因沿经脉方向进针，故刺为通穴，即一针多穴。可以有效促进皮下气血运行，松解筋膜粘连，从而缓解疼痛症状。

"筋膜松解锤""筋膜松解针"是张氏正骨流派的两种"绝活"，对颈肩腰腿痛等诸症具有很好的疗效。2016年张氏正骨流派"筋膜松解针""筋膜松解锤"从湖南省近百个申报项目中脱颖而出，成为第一批授予湖南省"中医专长绝技"殊荣的项目。

（2）张氏锋针疗法

张氏锋针是在古代九针中的锋针基础上，结合现代医学发展形成的，是一种介于手术方法和非手术方法之间的闭合性松解术，对于各种狭窄性腱鞘炎，如屈指肌腱狭窄性腱鞘炎和桡骨茎突狭窄性腱鞘炎等有独特疗效。狭窄性腱鞘炎属中医"筋痹"范畴，是由于肌腱、腱鞘及韧带长期劳损变厚，致经气运行受阻，气滞血瘀，以致局部出现肿痛，活动受限为主要症状的疾病。

张氏锋针疗法通过在治疗部位刺入深部到病变处进行切割、剥离有害组织，达到活血化瘀、通经止痛的作用；通过直接切开因慢性炎症刺激而增生肥厚、狭窄、嵌顿的腱鞘滑车，从而解除对肌腱的粘连束缚，调节腱鞘炎部位的动态平衡及力学平衡，以达到恢复人体四肢关节部位的力学平衡的目的来发挥其治疗效果。张氏锋针技术操作简单，创伤性小，无须缝合，对人体组织损伤较小，且恢复较快，不易引起感染，无不良反应，治疗时间短，患者易于接受。

3. 治筋中药应用

祖传方剂，是张氏正骨"一绝"，百余年来共积累了多种有效秘方，以及大量经方使用经验和特色方法。除了部分方剂主要应用于正骨术后康复外，还有一部分主要应用于筋伤治疗。[9]

以肌筋膜疼痛为例：该证属于中医学"痹证"范畴，因外邪入侵导致经络气血痹阻所致。《金匮要略》："外证……如风痹状，黄芪桂枝五物汤主之。"张氏正骨传人为加强祛邪通络效力，加入葛根、鸡血藤、海风藤、玄胡等。葛根具风药之性，发散而升，祛邪除痹；鸡血藤活血疏经，与黄芪相伍，能加强通络之功；海风藤祛风湿、通经络，可改善肢节疼痛、屈伸不利的症状；玄胡温通辛散，既入血分、又入气分，为行气止痛之良药。诸药合用，配伍成方，既可温经扶正和血，又可祛邪通络止痛，正中肌筋膜疼痛症状本虚标实的病机。[10]

穴位敷贴属外治法之一，具有药物刺激和穴位刺激的双重功效。而对于腰痛筋伤的患者，常采用口服加外敷的治疗方法中药汤剂独活寄生汤加减，水煎服。同时使用穴位敷贴治疗：选取大肠俞、关元俞、肾俞、心俞、关元等穴，在穴位上放置自制贴敷药膏，外敷医用胶布，嘱患者四小时后自行撕脱。药膏组成同口服中药，将药物打磨成细粉，用生姜汁调成糊状。根据足太阳膀胱经循行"其支者，从腰中，下挟脊，贯臀，入腘中"，根据经络学说"经脉所通，主治所及"的治疗规律，选取膀胱经上的穴位，予以穴位敷贴，通过渗透作用，药物进入血液循环到达脏腑经气失调的病所，发挥药物"归经"和功能效应。中药与穴位贴敷合用，共奏补肾强筋、通络止痛之功。[11]

4. 其他治筋疗法

除了以上代表性治筋技术以外，张氏正骨形成了包括"手法 + 微创 + 中药"治筋技术体系还有许多其他方法的应用，例如温灸疗法、电针、药熨、刺络拔罐等传统的、现代的方法用于筋伤的治疗。[12,13]并且，将相关联的疗法联合应用的三通四联法治疗膝关节骨性关节炎也是张氏正骨特色治筋方法之一。[14]

三、讨论

基于张氏正骨对"筋"的重视以及对"筋骨并重"观念的认识，使得各种治筋之法在张氏正骨的发展过程中处于与张氏流派"君臣佐使"正骨手法体系同样重要的地位，并逐渐形成体系。张氏正骨治筋体系中包括手法、针法以及中药外敷等内容，相对是比较完善和丰富的。纵观其特点，主要由以下三方面：一是强调筋骨并重，筋骨相和。强调筋与骨的关系，体现了中医整体观念。张氏正骨一直以来都不会把骨骼损伤的问题独立看待，将筋与骨联系起来考虑伤病是基本思路，将运动功能与筋骨气血联系起来，进而从整体考虑人体功能，以期达到最佳康复效果。二是逐步构建了"手法 + 微创 + 中药"三位一体的治筋体系。三是在继承基础上，注重更新理念。张氏前人在临床中积累了大量经验以及丰富的治筋方法，许多临床效果甚佳的方法很好地被保留了下来，例如张氏治筋手法、踩跷等。然而在现代医学技术的冲击下，传统的张氏正骨也默默地发生了变化。张氏传人认为一味地顽固保守不是发展之道。张氏流派发展到现在一直以开放的胸怀、学习的心态不断吸收营养。因此，如何将现代先进的技术方法应用于张氏正骨，促进传统技术优化发展，与时俱进，是让人期待的张氏正骨流派发展的必然。

参考文献：

[1]司马雄翼,蒋学余,彭亮,等.浅析岳阳张氏正骨"筋骨"治疗观[J].湖南中医杂志,2015(10):68 - 69.

[2]赖镭成,赖嘉凌.实用伤科典籍[M].北京:人民卫生出版社,2009:87 - 118.

[3]彭亮,黄会保,司马雄翼,等.《医宗金鉴》对张氏正骨流派学术思想的影响[J].湖南中医药大学学报,2016,36(9):44 - 47.

[4]谢占清,王玉双.经筋疗法的源流、理论和临床研究概述[J].环球中医药,2014,7(1):35 - 36.

[5]郭蕾,陈以国.经筋理论和经筋疗法的历史回顾[J].中华中医药学刊,2011(1):169 - 171.

[6]杨勇,王艳锋,黄会保.张氏治筋手法治疗椎动脉型颈椎病76例疗效观察[J].湖南中医杂志,2015(12):74-76.

[7]严森,蒋学余,刘晓瑜,等.张氏点穴疗法治疗肩周炎30例疗效观察[J].湖南中医杂志,2016,32(12):93-95.

[8]刘晓瑜,蒋学余,严森,等.改良踩跷推拿配合人工牵引治疗腰椎间盘突出症临床观察[J].中国中医急症,2015,24(12):2191-2193.

[9]孙明星,曹斌.身痛逐瘀汤加减治疗腰椎间盘突出症36例疗效观察[J].中医药导报,2013,19(2):59-61.

[10]李克刚.黄芪桂枝五物汤治疗颈肩肌筋膜疼痛综合征45例[J].中国民间疗法,2013,21(12):43-43.

[11]钱虹,李克刚.中药结合穴位敷贴治疗肾虚型腰肌劳损45例[J].中国民间疗法,2013,21(8):43-44.

[12]刘晓瑜,严全,谢慰,等.百会温灸结合透穴针刺治疗顽固性面瘫30例[J].世界针灸杂志(英文版),2015(4):48-52.

[13]刘晓瑜,蒋学余,刘芝俐,等.电针结合药熨疗法治疗腰椎间盘突出症疗效分析[J].中医临床研究,2016,8(31):37-38.

[14]司马雄翼,余畅,熊健.三通四联法治疗膝关节骨性关节炎42例[J].湖南中医杂志,2009(6):45-45.

文章来源:彭亮,黄会保,张伟,等.岳阳张氏正骨流派治筋理念及其技术体系简析[J].湖南中医药大学学报,2017,37(10):1086-1089.